JN237940

最新 カラー 組織学

著
L.P. ガートナー
J.L. ハイアット

監訳
石村和敬
井上貴央

西村書店

To my wife Roseann, my daughter Jennifer, and my mother Mary. — L.P.G.
To my grandchildren Nathan David, James Mallary, Hanna Elisabeth, Alexandra Renate, and Eric James. — J.L.H.

Translation of
Color Textbook of Histology
2nd edition

by

LESLIE P. GARTNER, Ph.D.
Associate Professor of Anatomy
Department of Oral and Craniofacial Biological Sciences
Baltimore College of Dental Surgery
Dental School, University of Maryland
Baltimore, Maryland

JAMES L. HIATT, Ph.D.
Associate Professor of Anatomy, Retired
Department of Oral and Craniofacial Biological Sciences
Baltimore College of Dental Surgery
Dental School, University of Maryland
Baltimore, Maryland

Copyright © 2001 by W. B. Saunders Company, Philadelphia, Pennsylvania,
a division of Elsevier Science.
Translated by Kazunori Ishimura, Takao Inoue et al.
Japanese edition copyright © 2003 Nishimura Co., Ltd.
All rights reserved.
Printed and bound in Japan.

監訳者序文

　本書はL. P. GartnerとJ. L. Hiattによる"Color Textbook of Histology"第2版を翻訳したものである。著者らの序文にもあるが，この本にはいくつかの特筆すべき事項がある。その第一は内容が非常に新しいことである。最近の細胞生物学や分子生物学，免疫学などの進歩によって多くの新知見が細胞学の分野に持ち込まれ，細胞や組織の構造と機能を分子の言葉で説明できるようになった。本書では，従来の組織学の教科書にはない，これらの新しい情報がふんだんに取り入れられている。第二の特色は，形態と機能との関連がよく分かるように，特に機能の説明に多くのスペースが割かれていることである。構造・形態と機能とは不可分の関係にあり，本書を読むとそのことがよく理解できるはずである。第三の特色は分かりやすいカラーイラストが豊富なことである。組織学の重要な点は，学生諸君が身体を構成する要素をイメージとして把握できるようにすることにある。すぐれたイラストは，学生諸君にとって組織構造を理解するうえで大きな助けになると思う。第四の特色は，各節の初めに内容の簡潔なまとめを置いてあることである。これにより，学生諸君はあらかじめ重要点を知ったうえで本文を読むことになり，一層理解が進むはずである。特色の第五は"臨床ノート"の存在である。学生諸君は，組織学で学ぶ事柄が，将来出会うであろう疾患とどのように結びつくのか，疾患の根底にどんな形態学的異常があるのかを知り，形態学の持つ意味を認識するに違いない。

　このように多くの特色を持つ本書の原本を見た瞬間，われわれはこの本をぜひ翻訳し，医学・歯学を学ぶわが国の学生諸君に紹介したいと思った。分かりやすく美しいイラスト，簡潔に要点をおさえた，何よりも新しい内容に惹かれたからである。翻訳に当たっては，わが国の代表的な，各分野の専門の方々にお願いし，われわれも分担しながら全体の訳文の統一を図った。また，臨床ノート中のいくつかのデータは日本のものに置き換えた。これらの作業によって，原訳の特色を損なった部分もあると予想されるが，それらの不備はすべて監訳者であるわれわれの責任である。

　本書の作成に当たっては西村書店の各位に大変お世話になった。この場をお借りして心からの謝意を表したい。

監訳者　石村和敬
　　　　井上貴央

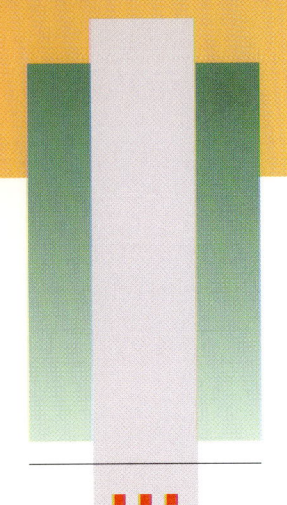

序　文

　新しいテキストを世に出すときはいつも喜びに満ちているが，そのテキストが翻訳されて，様々な国で広く受け入れられたときの喜びはさらに大きい。組織学は肉眼解剖学と生理学とをつなぐ総合的な学問である。近年，細胞生物学や分子生物学などの新しい学問分野が急速に発展してきた。これらの分野からもたらされた情報は古典的な組織学の体系に大きな衝撃を与え，多くの新しい知見が加わって組織学が大きく発展してきた。

　このような経緯を受けて，本書を執筆するに当たり，われわれは細胞生物学や分子生物学の分野の新しい情報を徹底的に検討し，組織学の理解に有用な最新の概念を取り入れてかなりの部分を改訂した。それとともに，昨今の医学・歯学教育におけるカリキュラム改革の動向に合わせて，内容を簡潔にするように心がけた。

　また，新しいカラーイラスト，光学顕微鏡写真，走査型電子顕微鏡写真，透過型電子顕微鏡写真を加え，本書を使って学習する学生諸君の理解の助けになるよう配慮した。多くの電子顕微鏡写真がどのような研究において撮影されたものであるかは，これらの写真の説明でご理解いただけると思う。学生諸君はそのような点にも思いを致して欲しい。初版を使った方はお気づきだと思うが，本書では各節の初めに短いまとめをつけて，その節の要点が明らかになるようにした。さらに，学生諸君が使いやすいように，本のサイズにも配慮した。

　初版のとき同様，分かりやすいテキストにすることに力を注いだ。このために模式図や表を多用し，内容を把握しやすいように心がけた。随所に機能的な説明や重要事項を挟み，読者の注意を促すようにした。重要な学術用語は太字にし，学生諸君が試験勉強のときに素早く読み返すことができるようにも配慮した。さらに，"臨床ノート"の欄を設け，疾患を理解するうえで組織学がどのように関連するのかを説明した。これらの工夫によって，構造と機能とを密接に関連させた本書の"新しい組織学"の意義をよく理解していただけるものと確信している。

　それぞれの項目について，最新で正確な記述を心がけたが，足りないところや誤りがあるのではないかと思われる。本書の改善のためには，いかなるお叱り，ご教示，忠告もいただく所存である。

Leslie P. Gartner
James L. Hiatt

謝　辞

　このテキストを執筆するに当たって協力していただいた次の方々にお礼を申し上げたい。Maryland大学のWilliam A. Falkler, Jr. 博士にはリンパ組織の章を，また，Norman F. Capra博士には筋紡錘の項を校閲していただいた。歯学部3年次学生のJennifer P. Bassiurさんには図の配置について多くの示唆をいただいた。

　James C. Huston博士とPaul May博士からはテキストの内容およびイラストの改善について多くの助言をいただいた。心からの謝意を表したい。Robert A. Bloodgood博士とFadhil Al-Lami博士，Nicholas A. Chiaia博士の3人はそれぞれの専門分野の記述について有益な意見を出してくださった。

　組織学は視覚的な学問なので，優れたイラストが不可欠である。Todd Smith氏には，本書の初版にも細部にまで注意の行き届いたイラストを提供していただいたが，この第2版ではさらに新しいイラストを作製していただいた。また，世界中の多くの研究者や出版社の方々から，多数の図や写真の引用を許可していただいた。併せて謝意を表したい。

　最後に，本書の作成に尽力してくださったW. B. Saunders出版社のWilliam R. Schmitt（医学書部門編集長），Carol Robins（Copy Editing Supervisor），Ellen Zanolle（デザイナー），Natalie Ware（Production Manager），Peg Shaw（Senior Illustration Specialist），Deborah Thorp（Development Editor）にも感謝の意を捧げたい。

訳者一覧

【監訳】

石村　和敬　（徳島大学医学部情報統合医学講座形態情報医学分野 教授）

井上　貴央　（鳥取大学医学部機能形態統御学講座形態解析学分野 教授）

【訳】

石村　和敬　（徳島大学医学部情報統合医学講座形態情報医学分野 教授）　　第5章, 第13章, 第18章, 第20章

井関　尚一　（金沢大学大学院医学系研究科組織発達構築学分野 教授）　　第17章

稲賀すみれ　（鳥取大学医学部機能形態統御学講座ゲノム形態学分野 助手）　　第3章

井上　貴央　（鳥取大学医学部機能形態統御学講座形態解析学分野 教授）　　第2章, 第7章（共）, 第14章, 第19章

江﨑　太一　（東京女子医科大学医学部解剖学・発生生物学講座 教授）　　第12章

海藤　俊行　（鳥取大学医学部機能形態統御学講座形態解析学分野 助教授）　　第6章, 第8章, 第11章

佐々木和信　（川崎医科大学解剖学教室 教授）　　第10章

佐々木順造　（岡山大学大学院医歯学総合研究科機能制御学講座細胞組織学分野 教授）　　第21章

塩田　清二　（昭和大学医学部第1解剖学教室 教授）　　第1章

千田　隆夫　（藤田保健衛生大学医学部解剖学第1講座 教授）　　第4章, 第15章

髙野　吉郎　（東京医科歯科大学大学院医歯学総合研究科硬組織構造生物学 教授）　　第16章

樋田　一徳　（徳島大学医学部情報統合医学講座形態情報医学分野 助教授）　　第9章, 第22章

椋田　崇生　（鳥取大学医学部機能形態統御学講座形態解析学分野 助手）　　第7章（共）

目 次

1. 組織学入門および基本手技 1
2. 細胞質 9
3. 核 45
4. 細胞外基質 63
5. 上皮と腺 75
6. 結合組織 95
7. 軟骨と骨 113
8. 筋 135
9. 神経組織 157
10. 血液と造血 189
11. 循環系 215
12. リンパ(免疫)系 233
13. 内分泌系 257
14. 外皮 277
15. 呼吸器系 293
16. 消化器系：口腔 311
17. 消化器系：消化管 323
18. 消化器系：唾液腺，膵臓，肝臓，胆嚢 349
19. 泌尿器系 369
20. 女性生殖器系 391
21. 男性生殖器系 413
22. 感覚器 433

和文索引 457
欧文索引 472

組織学入門および基本手技

　組織学 histology は動・植物の組織を研究する学問で，解剖学の一分野をなす。本書では，動物だけについて，とりわけ人体の組織について詳しく述べる。広い意味で，**顕微解剖学** microscopic anatomy を組織学の同義語として使うことがあるが，顕微解剖学は組織も含めて細胞，器官，器官系をも対象としており，その範囲は広い。

　人体は，細胞と細胞間質，これらを浸す細胞外液（組織液）から成り立っていることを，まずはじめに理解しておく必要がある。細胞外液は血漿に由来し，栄養物，酸素，シグナル分子などを全身の細胞に運ぶ。これとは逆に，細胞から放出されたシグナル分子，老廃物，二酸化炭素などは細胞外液を経て，血液やリンパのなかに入る。細胞外液や細胞間質などは，通常の組織学標本では観察できないが，その存在についてはよく知っておかなければならない。

　組織学の学習の目的は，単に人体の微細構造ばかりでなく，その機能についても学ぶことにある。実際，組織学はほかの分野とも密接に連関しており，それらの理解のためにも必要である。従って，本書では細胞生物学，生化学，生理学，病理学などの内容についても必要に応じて取り上げている。例えば，腎臓の組織構築を正しく理解するためにはその生理学的な機能も併せて理解する必要があり，これによって初めて腎臓を理解したことになる。

　本章では，人体の構造を理解するために必要な組織学の様々な方法について述べる。

光学顕微鏡

組織標本の作製

　組織標本を，できるだけ自然な生きている状態に近い形で作製するために，いろいろな技術が開発され改良されてきた。光学顕微鏡の標本の基本的な作製過程は，①固定，②脱水と透徹，③包埋，④薄切，⑤切片の貼り付けと染色などからなる。

固定

　固定 fixation とは，固定液を用いて組織の蛋白を変性させ，死後変化の進行を防いで，その後の生物学的な変化を停止させる操作であるといってよい。光学顕微鏡で最もよく使われている固定液としては，**ホルマリン** formalin，**ブアンの液** Bouin's fluid などがある。これらの固定液は，蛋白を互いに架橋して変性させることによって組織の変形を防ぐ。

脱水と透徹

　組織片は大量の水を含んでいるのでそのままではパラフィンに包埋できない。そこで，アルコール系列（50％から段階的に濃度を上げていき100％まで）で**脱水** dehydration を行い，組織内部の水を完全に除去する。さらに，パラフィンに包埋するための前処理として，脱水した組織片をキシレンで処理する。キシレンに組織片を浸けると，キシレンが浸透して組織が透明になるので，この過程を**透徹** clearing という。

包埋

　組織内で重なり合っている細胞や細胞外基質を，区別して見やすくするために，組織を薄く切って切片を作製する必要がある．軟らかいものは薄く切ることができないので，組織に適度な硬さを持たせなくてはならない．このために，組織片を適切な素材に**包埋**embeddingする．光学顕微鏡観察のための包埋剤としては，パラフィンが一般的である．加温して溶解したパラフィンのなかに組織片を入れ，組織にパラフィンを浸透させる．パラフィンが十分組織片に浸透したら，これを取り出してパラフィンとともに冷却して，包埋ブロックを作製する．

薄切

　薄切sectioningは**ミクロトーム**microtomeを用いて行う．組織を包埋したパラフィンの小ブロックを整形して余計なパラフィンを除いてから，ブロックをミクロトームに取り付ける．その後，包埋組織を鋭利な刃物で一定の厚さに切って薄い切片を作製する．普通の光学顕微鏡標本では，厚さ5～10 μmの切片を用いる．

　凍結させた組織をクリオスタットという装置を用いても薄切ができ，こうして作製した切片を凍結切片という．組織の凍結には，液体窒素やクリオスタット内の冷却装置を用いる．凍結切片は，冷却したスライドガラスに貼り付けた後，室温に戻す．種々の染色剤で染色したり，あるいは組織化学や免疫組織化学的な染色を行うこともできる．

貼り付けと染色

> パラフィン切片をスライドグラスに貼り付け，水溶性の染色剤で染色する．染色を施すことによって，細胞や組織の構造物が染め出され，微細構造を観察するのが容易になる．

　通常の**光学顕微鏡**light microscopeで用いられる切片は，金属製の鋭利な刃物で薄切し，スライドに**貼り付け**mountingる．組織の構成要素は，光に対してどれも同じような透過性があるので，そのままでは互いの識別が困難である．このために**染色**stainingという操作が必要になる．光学顕微鏡用の染色には，水溶性の染色液がよく用いられる．パラフィン切片の場合には，パラフィンを除去した後，組織に水分を戻してから染色することになる．染色が終わった切片は，再び脱水を行い，封入剤をかけてカバーガラスで被う．こうすることで，組織切片は傷ついたり乾燥したりせず，長時間にわたって光学顕微鏡で観察できるようになる．

　組織切片の染色法は，少なくとも次の3つのグループに分けることができる．

- 細胞内にある酸性あるいは塩基性の要素を識別する染色法
- 細胞外基質にある線維性要素を識別する染色法
- 金属を組織の特定の部位に沈着させる染色法

　組織学の分野で最も広く用いられている染色は，**ヘマトキシリン・エオジン染色**hematoxylin and eosin staining（H & E）である．ヘマトキシリンは塩基性の色素で，酸性の要素を青く染める．細胞内にある酸性要素の代表的なものはデオキシリボ核酸（DNA）やリボ核酸（RNA）で，これらを大量に含む核や，リボソームに富む細胞質の部分などが濃紺に染色される．酸性要素のこのような染色性を**好塩基性**basophilicという．これに対し，エオジンは酸性の色素であり，エオジンで染色すると細胞内の塩基性要素が淡赤色に染色される．細胞質中の多くの要素は塩基性であるので，細胞質部分はエオジンによって淡赤色に染まる．エオジンによく染まる染色性を**好酸性**acidophilicという．そのほかにも多くの染色法があり，目的に応じて染色法を使い分ける（表1-1）．

　トルイジン・ブルーtoluidine blueなどの染色剤は，組織内に高濃度の陰イオンが存在していると，色素の分子どうしが重合して本来の色素の色とは異なる色調を示すことがある．すなわち，組織内に高濃度の陰イオンが存在しないときには青色を呈するが，軟骨基質や肥満細胞のように高濃度の陰イオンを含む場合には紫色を呈する．このように，色素の元の色調とは異なる色に染色される組織や細胞の要素を**メタクロマティック**metachromaticと呼び，このような現象を**メタクロマジー**（**異染色性**）metachromasiaという．

表1-1　光学顕微鏡標本の染色剤（法）と染色特性

染色剤（法）	染色結果
ヘマトキシリン	青色：核，細胞質の酸性領域，軟骨基質
エオジン	淡赤～赤色：細胞質の塩基性領域，膠原線維
マッソンの3重染色	暗青色：粘液，膠原線維
オルセインの弾性線維染色	褐色：弾性線維
ワイゲルトの弾性線維染色	紫色：弾性線維
渡銀染色	黒色：細網線維
鉄ヘマトキシリン	黒色：筋の横紋構造，核，赤血球
PAS染色	紅色：グリコーゲン，炭水化物を含有する分子
ライト・ギムザ染色	血液細胞の鑑別染色に用いる 淡紅色：赤血球，好酸球の果粒 紫色：白血球の核，好塩基球の果粒 青色：単球やリンパ球の細胞質

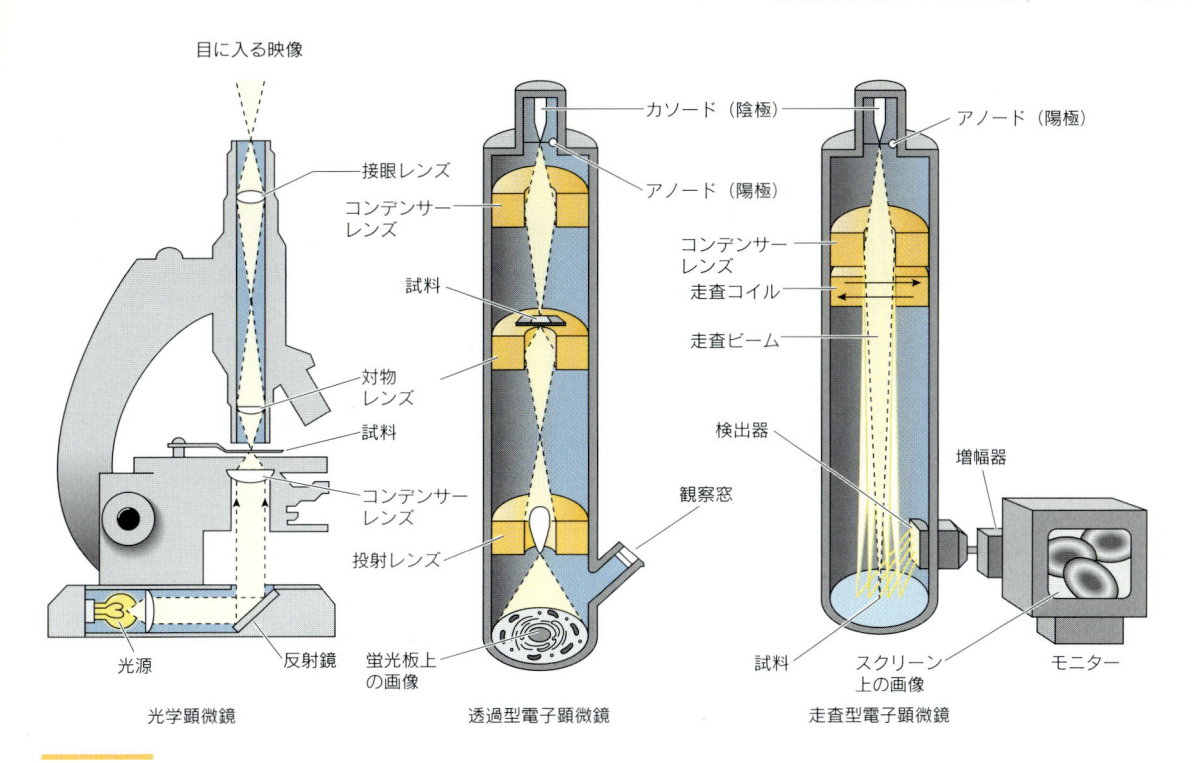

図1-1 光学顕微鏡，透過型電子顕微鏡，走査型電子顕微鏡の比較。

光学顕微鏡

複数のレンズを組み合わせた光学顕微鏡を用いることによって，高倍率と高解像度で組織を観察することができる。

最近の**光学顕微鏡** light microscopeでは，多数のレンズを複合させて用いることによって倍率を高めている（図1-1）。このような顕微鏡は**複合顕微鏡** compound microscopeと呼ばれる。光源は通常，タングステンフィラメントの電球である。光源から出た光線は，コンデンサーレンズによって集束して試料を照射する。

光線は，試料の下から上に向かって標本に集束する。標本を透過した光線は，対物レンズを通過する。対物レンズは，通常4，10，40，100倍の4種類のレンズがセットされている。ただし，100倍のレンズは油浸レンズなので，観察時には標本と対物レンズの間に浸潰油を充填しなければならない。

対物レンズを通過した光線は，さらに接眼レンズの働きによってもう一度拡大される。10倍の接眼レンズを用いれば，最終倍率は40，100，400倍となり，油浸の100倍レンズを使うと最終倍率は1,000倍にもなる。

焦点の調節は，標本と対物レンズとの距離を変えることによって行う。観察者の眼の網膜に投影する像は，元のものとは左右上下が逆転している。

像質は対物・接眼レンズの倍率だけでなく，その解像力にも大きく依存する。解像力は，近接する2点を2点として識別しうる限界の距離のことであり，これを分解能という。可視光線の場合には，分解能は0.25 μmであると考えられている。

顕微鏡には用いる光源の種類やその使い方などによっていろいろな種類があるが，組織学で最も繁用されるのは光学顕微鏡，透過型電子顕微鏡，走査型電子顕微鏡である。これ以外の顕微鏡については省略する。

デジタル画像法 digital imaging technique

デジタル画像法は，デジタルカメラで組織像を捉え，その画像をコンピューターを用いて画上で加工する技術である。フィルムに撮影した画像もデジタル処理することによって加工することができる。

コンピューター技術の進歩によって，画像をデジタル化することが可能になり，フィルムを使う必要がなくなった。この方法は次のような非常に有用な面を持っているが，必ずしも従来のフィルムを使った方法と対立するものではない。

- 取り込んだ画像を速やかに可視化できる
- デジタル画像を種々に加工できる
- 市販のソフトを用いて画像を強調することができる

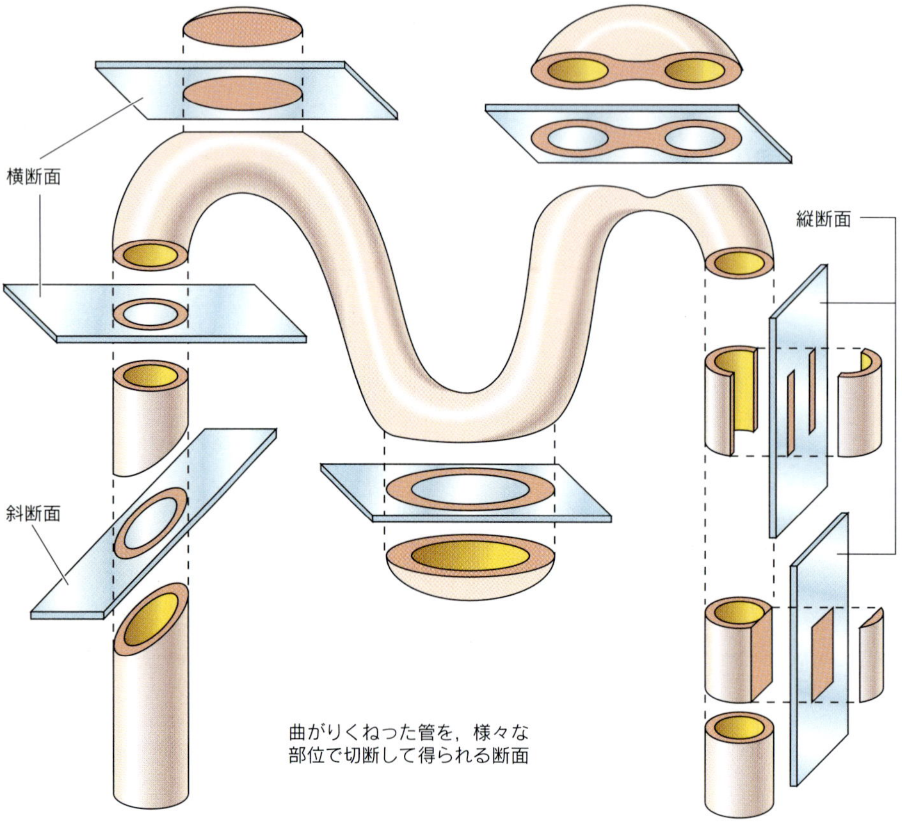

図1-2 組織学を理解するには、二次元の切片像に基づいて、頭のなかで三次元的な立体像を構築する必要がある。この図は、曲がりくねった管をいろいろな面で切断した二次元像と、三次元構造の関係を示している。

曲がりくねった管を、様々な部位で切断して得られる断面

さらに、このデジタル画像はコンピューターに取り込んで保存することが可能である。1枚のCD-ROMに数百枚の画像を保存することができ、しかも読み出しを瞬時に行える。またこのデジタル画像は、電子メールやインターネットを介して転送することが可能である。

顕微鏡像の解釈

組織学で最も難しくて間違いやすく、習得に時間を要するのは、二次元の切片像から三次元の構築をイメージすることである。図1-2のように、対象が曲がりくねったホースのような場合には、個々の二次元の切片像から三次元の立体像を構築するのは大変難しい。しかし、丹念に二次元の像を観察してそれを頭のなかで組み立てれば、真の立体像に到達することができる。

高度な組織学的方法

組織化学

> 組織化学は、細胞内および細胞外の巨大分子の存在とその局在を染色によって明らかにする方法である。

組織化学 histochemistry あるいは**細胞化学** cytochemistryは、組織や細胞内のある特定の化学的成分を可視化する方法である。目的とする物質の酵素活性、化学的反応性、物理化学的性質などを利用してその物質の局在を調べる手技である。これらの反応は、ある特定の色を発する不溶性の物質を沈着させることによって可視化できる。たいていの場合、組織化学は凍結切片を用いて行われ、光学顕微鏡および電子顕微鏡で観察することができる。

よく知られている組織化学の反応の1つに、シッフ試薬を用いたPAS (periodic acid-Schiff)染色がある。この反応では、グリコーゲンや種々の粘液多糖類と反応して赤紫色の沈殿物を生じる。この反応がグリコーゲンによるものかどうかは、隣接切片をアミラーゼで処理することによって明らかとなる。すなわち、アミラーゼ処理をしていない切片では、赤紫色の沈着物が観察されるが、アミラーゼ処理をした切片では陽性反応は見られない。

酵素類の組織化学的な検索は、酵素そのものというより、酵素反応の反応産物を見ているわけである。従って、酵素反応が起こった部位に、金属あるいは、色として見える反応産物が沈着するような工夫が必要である。

免疫組織化学

> 免疫組織化学は，蛍光色素あるいは酵素などで標識した抗体を用い，抗原-抗体反応を利用して抗原の所在を明らかにする方法である．組織化学法よりも特異性が高い．

組織化学法を用いると，ある特定の酵素や巨大分子の局在がよく分かる．しかし，物質局在をより正確に証明するには，**免疫組織化学**immunohistochemistryという方法が用いられる．このためには，目的とする分子に対する抗体を作製し，さらにその抗体をFITCあるいはローダミンなどの蛍光色素（あるいは酵素など）で標識することが必要である．

抗体の標識法には，直接法と間接法の2つの方法がある．直接蛍光抗体法（図1-3）では，巨大分子に対する抗体（一次抗体）に蛍光色素を直接標識し，抗原-抗体反応を起こさせた後，蛍光顕微鏡で観察する（図1-4）．

間接蛍光抗体法（図1-3）では，一次抗体に対する抗体（二次抗体）を蛍光色素で標識しておく．はじめに切片上で一次抗体を反応させ，緩衝液で余剰の抗体を洗い流す．次いで，二次抗体を反応させて蛍光顕微鏡で観察する（図1-5）．間接法は直接法よりも感度が良いことから広く用いられている．一次抗体に直接蛍光色素などを標識すると，免疫染色したときに感度が低下するためである．

免疫細胞化学では，蛍光色素の代わりに高電子密度のフェリチンや金粒子を標識した抗体を用いることによって，電子顕微鏡レベルにも応用が可能である．この場合にも，光学顕微鏡による免疫細胞化学と同様に，直接法と間接法がある．

オートラジオグラフィー

> オートラジオグラフィーは，ラジオアイソトープ（放射性同位元素）を巨大分子に取り込ませ，それをフィルム乳剤の上から観察する方法である．

オートラジオグラフィーautoradiography（radioautography）は，生体内で起こる現象を空間的だけでなく時間的に追跡するのに非常に有用な方法である．これには，トレーサーとしてラジオアイソトープ（ほとんどの場合トリチウム）を用い，それを目的の組織に取り込ませる（図1-6）．例えば，トリチウムで標識されたアミノ酸を用いると蛋白合成がどのように進行するのかを調べることができる．動物にラジオアイソトープで標識されたアミノ酸を投与し，経時的に組織を採取して固定する．そ

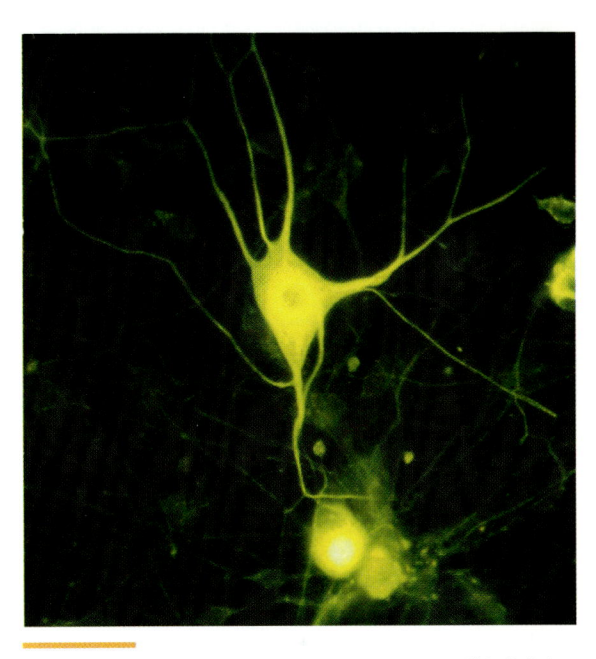

図1-4 直接法による免疫細胞化学の例．ラット上頚神経節由来の培養神経細胞を，抗インスリン受容体抗体を用いて免疫染色したもの．光っている部分がインスリン受容体と結合した抗体の場所である．このことから，インスリン受容体は，細胞体や突起の細胞質中にび漫性に見られるが，核内には見られないことが分かる．（James S, Patel N, Thomas P, Burnstock G: Immunocytochemical localisation of insulin receptors on rat superior cervical ganglion neurons in dissociated cell culture. J Anat 182:95-100, 1993.より）

図1-3 免疫細胞化学の直接法（左）と間接法（右）．
直接蛍光抗体法：抗原に対する一次抗体を蛍光色素で直接標識して観察する方法で，得られる蛍光像は抗体の存在場所を示す．
間接蛍光抗体法：一次抗体に対する抗体（二次抗体）を蛍光色素で標識したものを準備する．

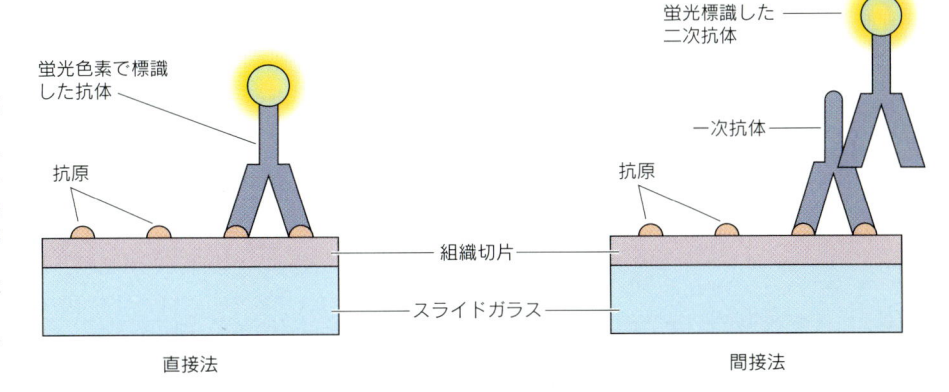

直接法 / 間接法

の後，組織切片をスライドグラスに貼りつけ，その上に薄い感光乳剤を塗布する．さらにこの標本を暗箱のなかに入れて，数日あるいは数週間露光する．この期間中，アイソトープが発する放射線が感光乳剤を感光させることになる．次いで，写真のフィルムを現像するのと同じ方法を用いて感光乳剤を現像して定着すると，アイソトープの存在していた部位に銀粒子が析出する．さらに，このようにして処理した試料を封入して光学顕微鏡で観察する．銀粒子の析出した部位が，ラジオアイソトープを取り込んだ物質の存在部位である．

例として，トリチウム標識したプロリンが，卵黄嚢の内胚葉上皮の基底膜に組み込まれていく経過を示す（図1-6）．銀の粒子（トリチウム標識されたプロリン）は，最初は内胚葉の上皮細胞の細胞質中に見られるが，やがて基底膜に集積していく．電子顕微鏡で観察すると，銀粒子はまず粗面小胞体に見られ，次いでゴルジ装置から小胞に移行し，最後には細胞外基質に見られるようになる

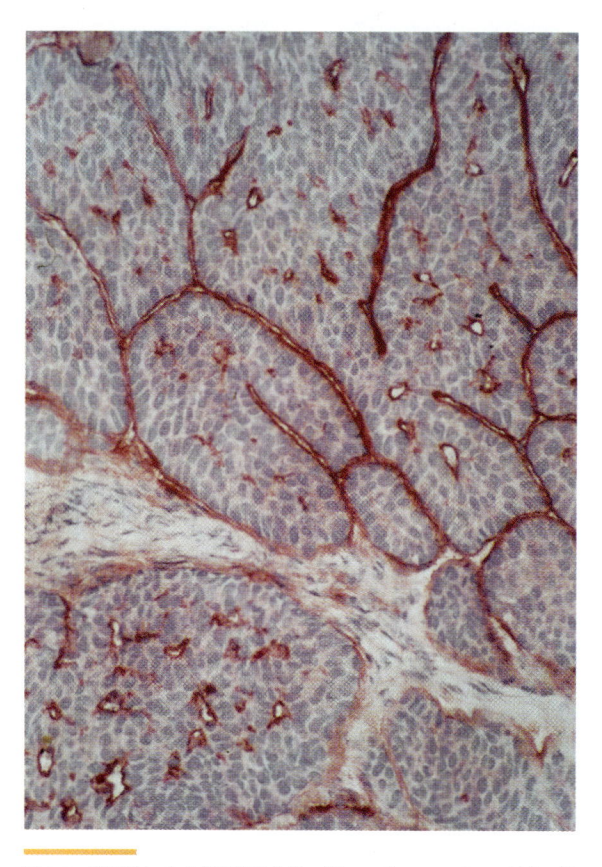

図1-5　間接法による免疫細胞化学の例．Ⅳ型コラーゲンに対する抗体を一次抗体として用い，アルカリホスファターゼ標識抗体を二次抗体として用いた．免疫反応陽性部位は赤く染色されており，特に悪性の腫瘍細胞周囲の基底膜上に強い陽性反応が見られる．(Kopf-Maier P, Schroter-Kermani C: Distribution of type VII collagen in xenografted human carcinomas. Cell Tissue Res 272:395-405, 1993.より)

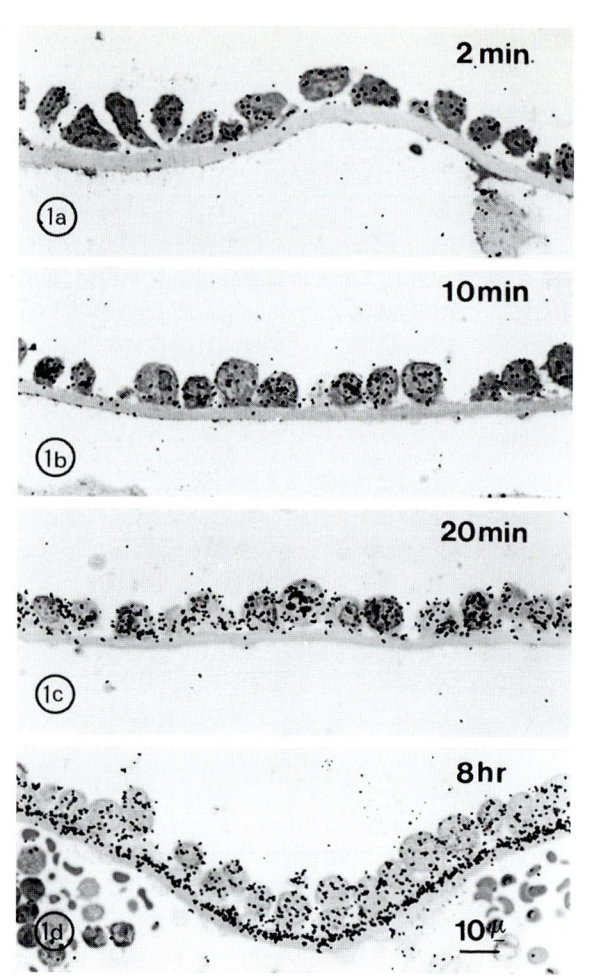

図1-6　オートラジオグラフィー．トリチウム標識したプロリンが，時間経過とともに内胚葉上皮の基底膜に集積してくるのが分かる．図の1a〜1cでは，銀粒子（黒い点）は上皮細胞の細胞質に分布している．しかし，8時間後には，銀粒子が基底膜にも観察されるようになる(1d)．銀粒子の存在している部分がトリチウム標識されたプロリンの存在部位である．(Mazariegos MR, Leblond CP, van der Rest M: Radioautographic tracing of ^{3}H-proline in endodermal cells of the parietal yolk sac as an indicator of the biogenesis of basement membrane components. Am J Anat 179:79-93, 1987.より)

（図1-7）．このようにして，**基底板** basal lamina の主要な蛋白の1つであるⅣ型コラーゲンの合成過程を時間経過を追って観察することができる．

電子顕微鏡

電子顕微鏡は，光線の代わりに電子線を用いた顕微鏡で，光学顕微鏡に比べるとはるかに解像力が高い．

光学顕微鏡では可視光線を光源とし，光学レンズを用

図1-7 電子顕微鏡レベルのオートラジオグラフィー。卵黄嚢の内胚葉の上皮細胞。トリチウム標識されたプロリンの局在を示す銀粒子（図1-6と同じ）が，粗面小胞体（rER），ゴルジ装置（G），分泌果粒（SG）などに見られる。プロリンに富むIV型コラーゲンは，上皮細胞で産生されて基底膜に分泌される。銀粒子は，蛋白合成に関与している細胞内小器官に一致して認められる。（Mazariegos MR, Leblond CP, van der Rest M: Radioautographic tracing of ³H-proline in endodermal cells of the parietal yolk sac as an indicator of the biogenesis of basement membrane components. Am J Anat 179:79-93, 1987.より）

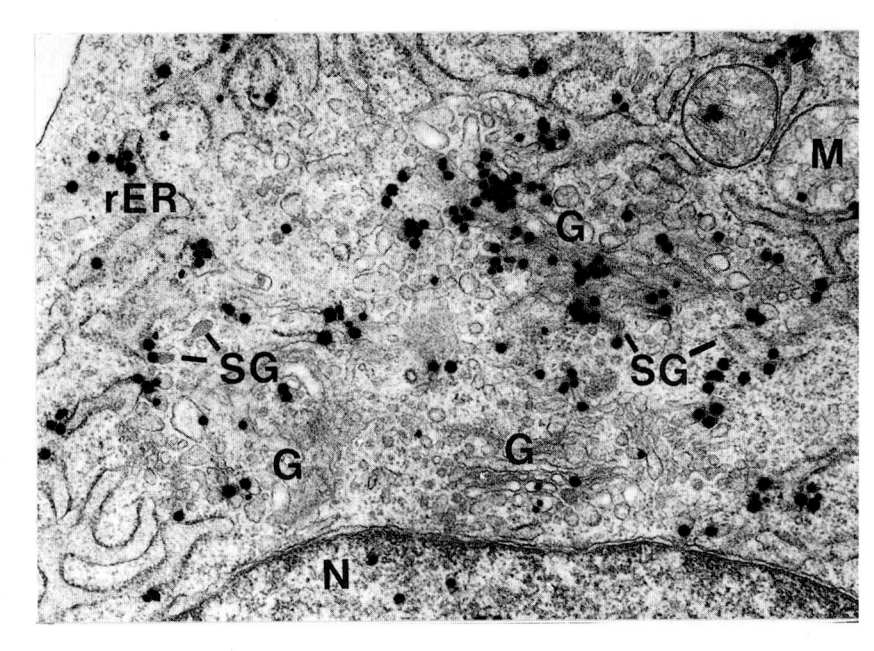

いて物体を観察するが，電子顕微鏡の場合には，電子線を用い，電磁石のレンズによって結像させる。電子線の波長は非常に短いので，理論的な分解能は0.005 nm（5 Å）にもなる。しかしながら，実際の**透過型電子顕微鏡**transmission electron microscope（TEM）の場合，分解能は0.2 nm（200 Å）程度である。それでも光学顕微鏡より数千倍も解像力が高い。**走査型電子顕微鏡**scanning electron microscope（SEM）の分解能は10 nm程度であり，これは透過型電子顕微鏡に比べてかなり落ちる。近年の電子顕微鏡の発達は目覚ましく，直接倍率で15万倍以上の観察が可能となり，DNAやミオシンなどの分子を直接観察することもできる。

透過型電子顕微鏡

透過型電子顕微鏡で観察する場合には，光学顕微鏡に比べて切片をはるかに薄くする必要があり，また色素性の染色剤ではなく重金属を用いた電子染色が行われる。

透過型電子顕微鏡transmission electron microscopeの標本作製は，基本的に光学顕微鏡標本の作製と同じである。電子顕微鏡標本の場合，解像度をより高くするために蛋白を強く固定する必要があり，特別な固定液が用いられる。固定液としては，**グルタールアルデヒド**glutaraldehyde，**パラホルムアルデヒド**paraformaldehyde，**四酸化オスミウム**osmium tetroxideなどの溶液が用いられる。四酸化オスミウムには，固定作用のほかに，試料のコントラストを高める効果がある。

これらの固定液は，光学顕微鏡に用いられるホルマリンよりも組織への浸透性が低い。そこで，試料を作製する場合には，固定する試料の大きさを十分小さくし，固定液の量を多くする必要がある。通常，透過型電子顕微鏡の試料の大きさは，およそ1 mm³以下である。さらに，包埋剤としてはパラフィンでなくエポキシ樹脂のような特殊な樹脂を使う。透過型電子顕微鏡法では，電子線を透過させるために，非常に薄い切片（超薄切片，厚さ25～100 nm）を作製する必要がある。

電子線は，**カソード（陰極）**cathodeと呼ばれるタングステンフィラメントを真空中で加熱することによって発生する。電子線は，**アノード（陽極）**anodeに引き寄せられる。これはドーナツ型をしており，中央に小さな孔があいている。カソードとアノードとの間に6万ボルトの電位差をかけると，電子線はアノードの小孔を高速で通過する。このような電子線発生装置を電子銃という。

電子線は，電磁石のコンデンサーレンズの働きによって，試料に収束する（図1-1）。超薄切片は，細胞や組織の特定の部位に沈着する性質がある重金属（鉛やウラン）であらかじめ染色しておく。電子線は，これらの重金属と衝突するとエネルギーを失う。従って，重金属が多く集積した場所は電子線の透過が悪く，それによって切片にコントラストがつく。

超薄切片を透過した電子線は，さらに対物レンズと投射レンズの電磁石の磁界を通って蛍光板上に到達する。電子線が蛍光板に当たると，その電子のエネルギーは光エネルギーに変換されて蛍光板が光る。その像を蛍光板の代わりに感光乳剤を塗ったフィルムに撮影して，白黒の逆転したネガティブ像を得る。

走査型電子顕微鏡

> 走査型電子顕微鏡を用いると，試料の三次元的な像が得られる。

走査型電子顕微鏡 scanning electron microscope は，透過型電子顕微鏡とは異なり，試料の表面構造を観察するのに用いられ，試料を立体的に観察することができる。試料を観察する場合，その表面に金やパラジウムなどの金属を薄く蒸着して，電子線照射による試料表面の帯電現象を防止する。

電子線を試料に照射すると，反射電子や二次電子が放出される。この反射電子や二次電子を検出器によって捉え，モニターに映し出して観察する（図1-1）。この像はフィルムに撮影したり，コンピューターにデジタル画像として取り込んだりすることができる。

フリーズ・フラクチャー法

フリーズ・フラクチャー法 freeze fracture technique は，細胞膜のなかに存在する巨大分子を観察できる。あらかじめ氷晶防止剤に浸漬した試料を急速に凍結すると氷の結晶が生じにくい。このようにして凍結した試料を，十分冷却したカミソリで破断すると，膜の内葉と外葉の境界部分で割れることが多い。

真空中で，試料の破断面にプラチナを角度をつけて斜めから蒸着すると，プラチナは突起のある凸側に集積し，突起の反対側には蒸着されない。そのため，破断面の凹凸を反映したレプリカを得ることができる。さらに，カーボンを蒸着してレプリカ膜を補強し，組織を漂白剤などで溶かして薄膜を得て，透過型電子顕微鏡で観察する。この方法を用いると，細胞膜を貫通する蛋白粒子を観察することができる（図1-8）。

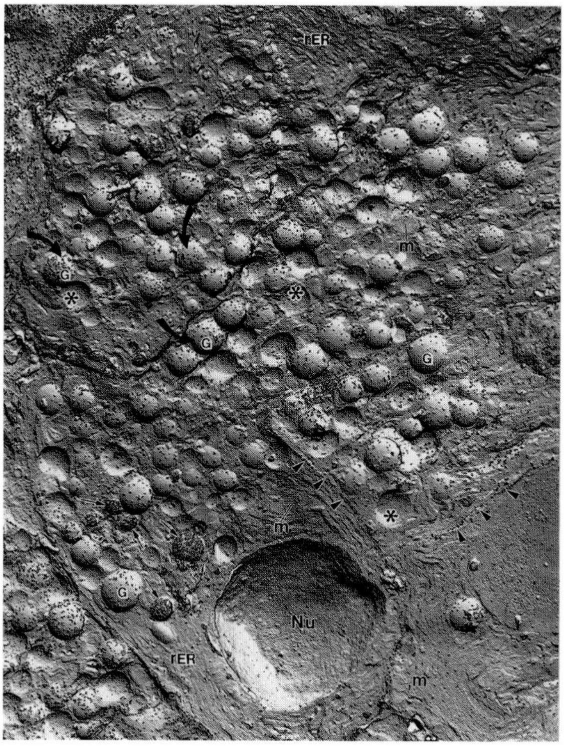

図1-8 ラット膵臓の腺房細胞のフリーズ・フラクチャー組織化学像。カタツムリレクチン−金コロイド複合体を用いてN−アセチル−d−ガラクトサミン残基の超微局在を調べると，その存在部位が金粒子の黒い点として観察される。核（Nu）はへこんだ形で認められ，粗面小胞体（rER）は平行して走る線条として観察される。分泌果粒（G）は丸い凹凸に見える。凸面（G）は果粒のE面（細胞質側の破面）であり，凹面（＊）はそのP面（細胞外側の破面）である。（Kan FWK, Bendayan M: Topographical and planner distribution of Helix pomatia lectin-binding glycoconjugates in secretory granules and plasma membrane of pancreatic acinar cells of the rat: Demonstration of membrane heterogeneity. Am J Anat 185:165-176, 1989. より）

細胞質 2

　細胞cellは複雑な生命体の基本的な機能単位である。互いに関連があり，決まった様式で機能する細胞や共通の目的を持った細胞が集まって，**組織**tissueを構成する。組織には，上皮組織，結合組織，筋組織，神経組織の4種類があり，これらの組織が集まって**器官**organを形成し，さらに器官が集まって**器官系**organ systemを構成する。それぞれの器官系は，消化，呼吸，生殖などのまとまった関連する機能を営む。

　人体は200種類以上の細胞からなり，おのおのが異なった機能を果たしているが，すべての細胞は共通する特徴があるので，細胞の特徴は一般的な共通用語で記載することができる。細胞は脂質二重層で取り囲まれており，そのなかには細胞小器官が入っている。細胞小器官はその機能を果たしたり，自らが用いるためのあるいは細胞外に送り出すための巨大分子を合成したり，エネルギーを産生したり，ほかの細胞と連絡を取り合ったりすることができる（図2-1〜図2-4）。

　原形質protoplasmは細胞の生命活動が営まれている部分で，**細胞質**cytoplasmと**核質**karyoplasmの2つの要素からなる。前者は細胞膜と核膜の間の空間にあり，後者は核内にある物質である。細胞質の詳細は本章で，核質については第3章で述べる。

　細胞質の多くは**水**waterで，そのなかに多様な無機質や有機質が溶けたり分散したりしている。この液性の物質は**サイトゾル**cytosolと呼ばれる。サイトゾルのなかには，特有の機能を行い，代謝活性を持つ細胞小器官という構造物がある（図2-5，図2-6）。さらに，サイトゾルのなかには，細胞の形の保持，移動，細胞内輸送に関与

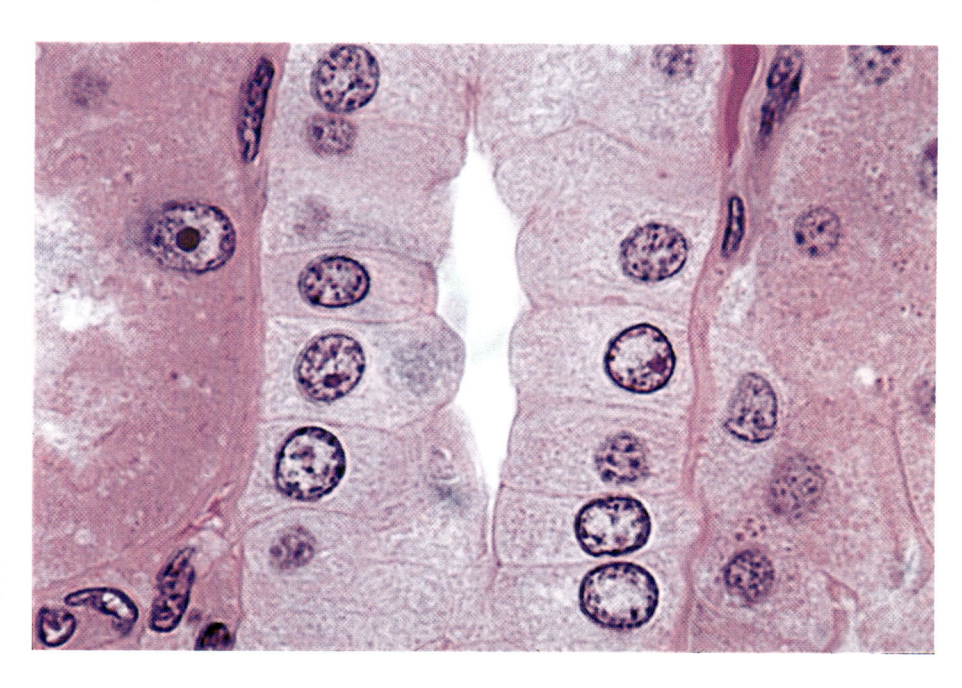

図2-1　サル腎臓集合管の上皮細胞（×975）。青い核とピンク色の細胞質に注意。個々の細胞の境界は容易に識別できる。

第2章 ■■■ 細胞質

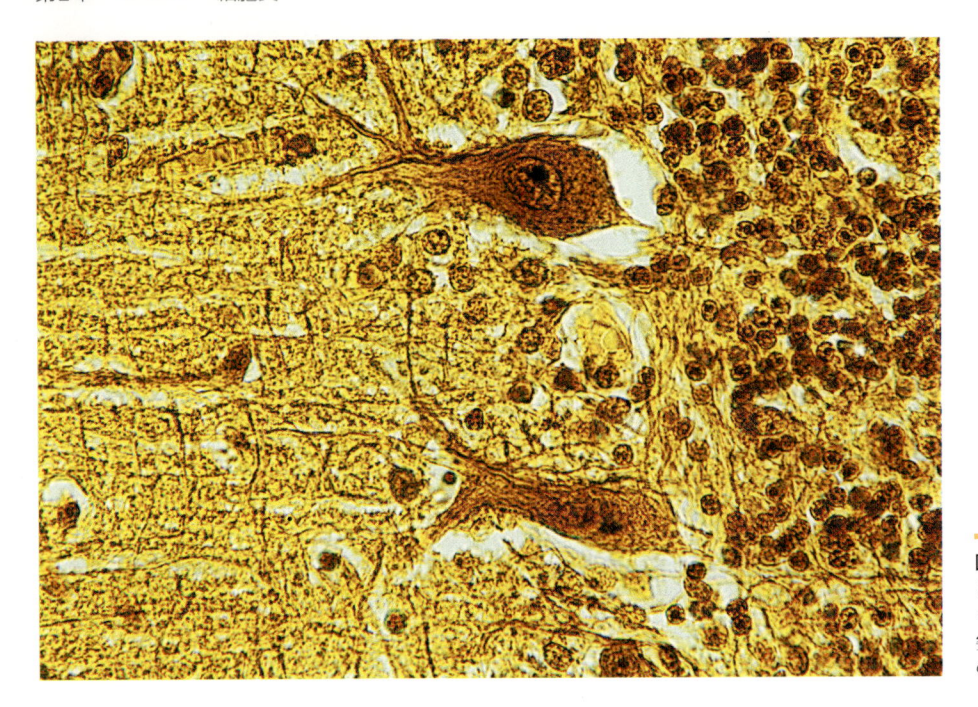

図2-2 サル小脳のプルキンエ細胞（×540）。細胞から分枝する長い突起（樹状突起）が見える。核は細胞の最も広い部位にある。

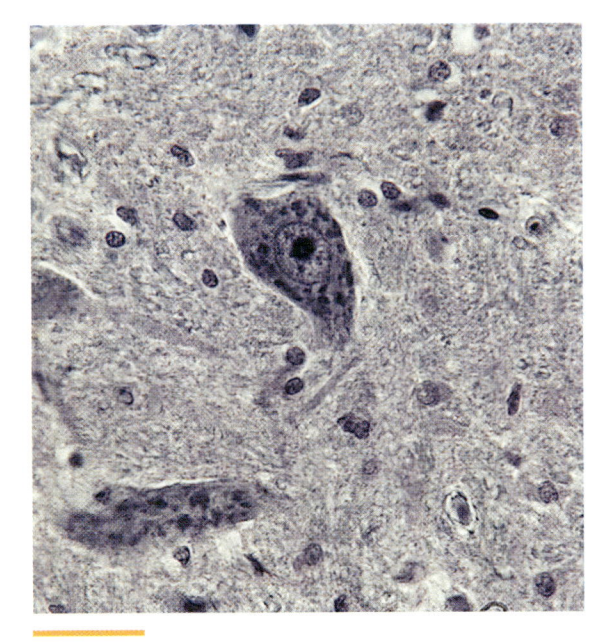

図2-3 ヒト脊髄の運動ニューロン（×500）。この神経細胞は多数の突起（軸索と樹状突起）を持っている。細胞の中央には核と1個の核小体が明瞭に見える。また，細胞質にはニッスル小体（粗面小胞体の塊）が明瞭に見える。

する**細胞骨格**cytoskeletonという小管やフィラメントがある。

最後に，細胞には**封入体**inclusionがあることがある。それは代謝産物であったり，種々の栄養素の貯蔵物であったり，あるいは不活性な結晶や色素であったりする。次に，細胞小器官，細胞骨格，封入体の主な成分の構造とその機能について述べる。

細胞小器官

細胞小器官は代謝を行う細胞内の構造物で，特有の機能を営む。

いくつかの細胞小器官は光学顕微鏡によって発見されてきたが，その構造と機能は電子顕微鏡，分離技術，生化学あるいは組織化学的技法によって初めて明らかにされた。これらの方法が応用された結果，細胞小器官の膜は脂質二重層でできていることが明らかになった。さらに，脂質二重層は細胞内小器官の仕切りであるばかりでなく，生命の維持に必要な生化学反応にとって，広い面積を提供する重要な場であることも分かってきた。

細胞膜

細胞膜は，細胞質と外界とを境し，選択的な透過性を持った膜である。

細胞質　　　第2章

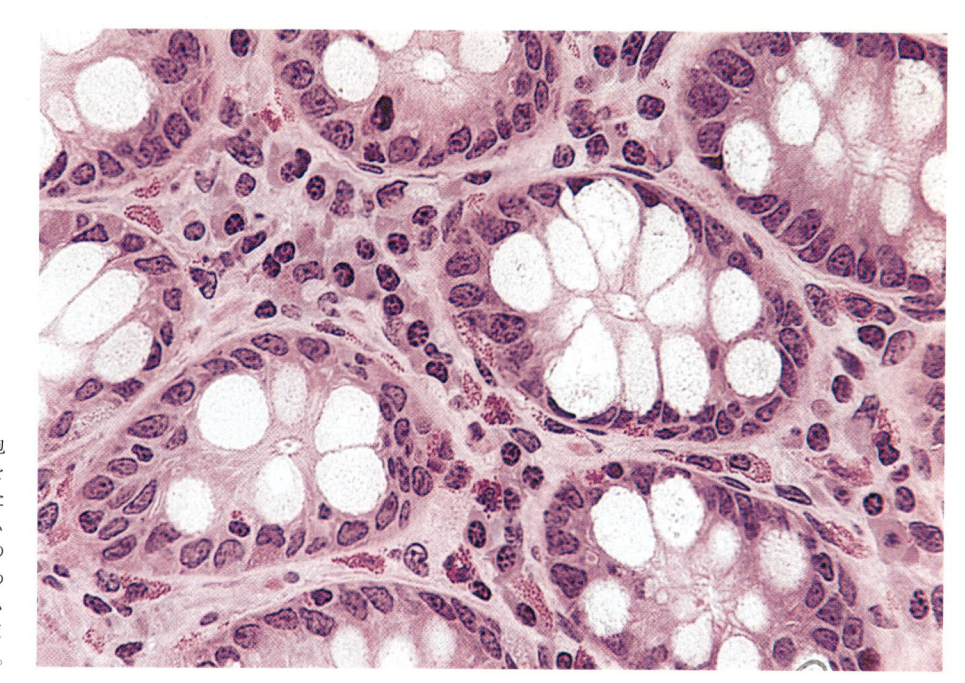

図2-4 サル結腸の杯細胞（×540）。杯細胞は粘液を分泌するように特殊化した細胞である。この細胞はムチノーゲンを産生し、その果粒が細胞の大部分を占める。試料作製の過程で、ムチノーゲンは溶出してしまい、何もないように見える。

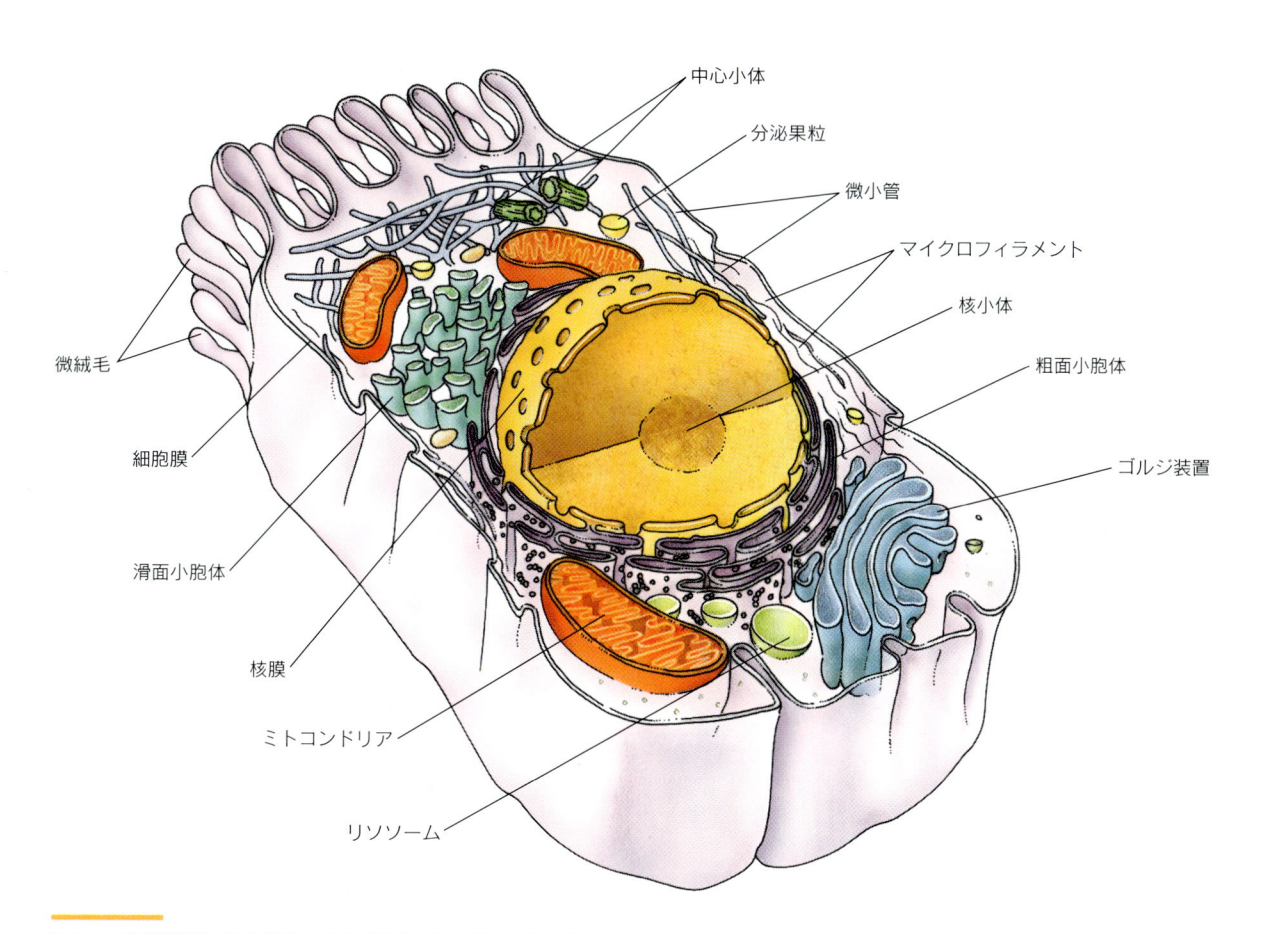

図2-5 電子顕微鏡で見た細胞の三次元的模式図。様々な細胞小器官や細胞骨格が示されている。

ラベル：中心小体、分泌果粒、微小管、マイクロフィラメント、核小体、粗面小胞体、ゴルジ装置、微絨毛、細胞膜、滑面小胞体、核膜、ミトコンドリア、リソソーム

11

第2章　細胞質

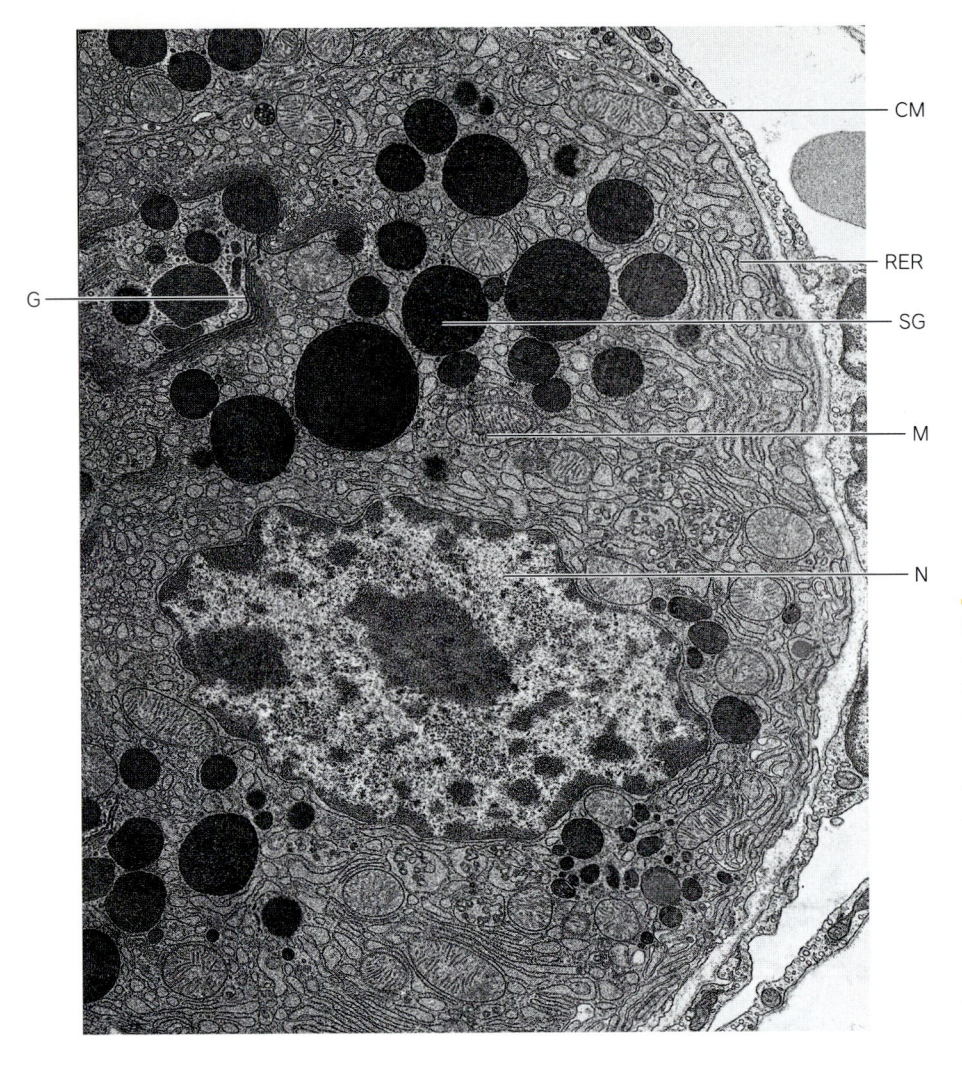

図2-6　マウス尿道腺の腺房の透過型電子顕微鏡写真。核のほかに，様々な細胞小器官が見える（×11,327）。M：ミトコンドリア，G：ゴルジ装置，N：核，SG：分泌顆粒，RER：粗面小胞体，CM：細胞膜。(Parr MB, Ren HP, Kepple L, et al: Ultrastructure and morphometry of the urethral glands in normal, castrated, and testosterone-treated castrated mice. Anat Rec 236: 449-458, 1993. より)

細胞は**細胞膜** cell membrane（**形質膜** plasma membrane, plasmalemma）で囲まれている。細胞膜には以下のような機能がある。

- 細胞の構造の維持。
- 細胞に取り込んだり分泌したりする物質の動きを制御（選択的透過性）。
- 細胞どうしの相互作用を制御。
- 受容体を介して抗体，外来性の細胞，老化した細胞を認識。
- 細胞質と外界との境界を構成。
- 特定の分子の輸送システムを構成。
- 細胞外の物理的・化学的情報を細胞内の情報に変換。

細胞膜は光学顕微鏡では観察できない。電子顕微鏡で観察すると，細胞膜は約7.5 nmの厚さがあり，2層の暗い部分とそれに挟まれた明るい部分からなる3層構造に見える。どの層も約2.5 nmの厚さがあり，これらの全体の構造物を**単位膜** unit membraneという（図2-7）。内側（細胞質側）の暗い部分は**内葉** inner leaflet（内板）で，外側の暗い部分は**外葉** outer leaflet（外板）である。

膜の分子構成

> 細胞膜はリン脂質の二重層と内在性および表在性の膜蛋白からなる。

膜を構成する葉は1層の**リン脂質** phospholipidと**膜蛋白** membrane proteinからできている。通常その構成比は1：1である。しかし，ミエリン鞘では，脂質の量が増えて膜蛋白との構成比は4：1になる。膜蛋白を伴う**脂質二重層** lipid bilayerは，細胞のすべての膜で共通の構造をしている（図2-8）。

二重層のそれぞれの**リン脂質分子** phospholipid moleculeは，膜の表面に位置する1個の**極性（親水性）の頭部** polar headと，膜の中央に伸び出す2本の長い**非極性（疎水性）の尾部** nonpolar tailからなる（図2-8）。2層の非極性の尾部どうしは，膜のなかで互いに向き合って弱い非共有結合を作っており，二重層を保持している。リン脂質分子は**親水性の頭部** hydrophilic headと**疎水性の尾部** hydrophobic tailからなっているので，その分子は**両親媒性** amphipathicといわれる。

極性の頭部は**グリセロール** glycerolからできており，そこに陽性に荷電したコリンと陰性に荷電した**リン酸** phosphateとがつながっている。2本の尾部のうちの1本は飽和脂肪酸，1本は不飽和脂肪酸で，それぞれがグリセロールと共有結合している。そのほかに，**糖脂質** glycolipid，**コレステロール** cholesterolなどの両親媒性の分子が細胞膜のなかに存在している。不飽和脂肪酸は膜の流動性を高め，コレステロールはそれを低下させる。

細胞膜を構成する膜蛋白は，**内在性蛋白** integral proteinとして脂質二重層の間に存在するか，あるいは**表在性蛋白** peripheral proteinとして脂質二重層の細胞膜側に付着しているかのどちらかである。大部分の内在性蛋白は膜を貫通しているので，**膜貫通蛋白** transmembrane proteinとも呼ばれる。膜貫通蛋白が細胞質や細胞外表面に突出している部位は，親水性のアミノ酸でできている。これに対し，膜内にある部分は，疎水性のアミノ酸からできている。膜貫通蛋白はしばしばイオンチャネルや輸送蛋白を構成し，特殊なイオンや分子が細胞膜を通過するのに役立っている。

これらの蛋白の多くは非常に長くて，膜を数回にわたって行き来するように折り畳まれている。このような蛋白は**複数回貫通蛋白** multipass proteinと呼ばれる（図2-8）。この蛋白の細胞質側および細胞外側には，特定の

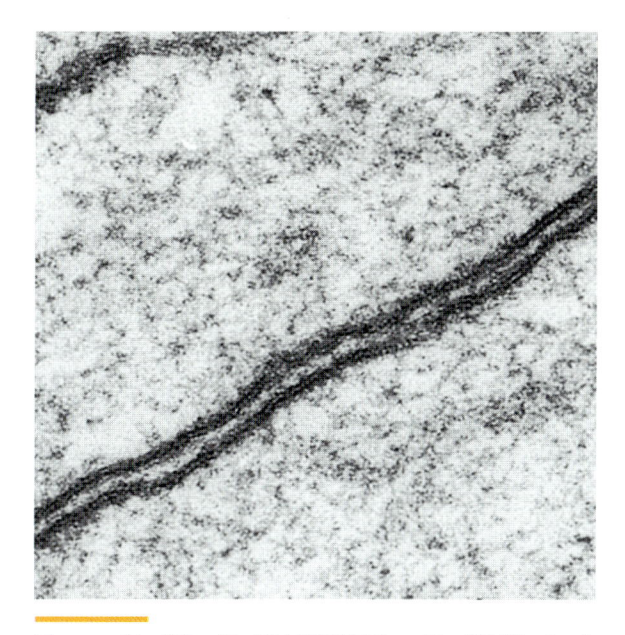

図2-7　2個の細胞の間の電子顕微鏡写真。2層の細胞膜には，それぞれ3層構造が見える（×240,000）。（Leeson TS, Leeson CR, Papparo AA: Text/Atlas of Histology. Philadelphia, WB Saunders, 1988. より）

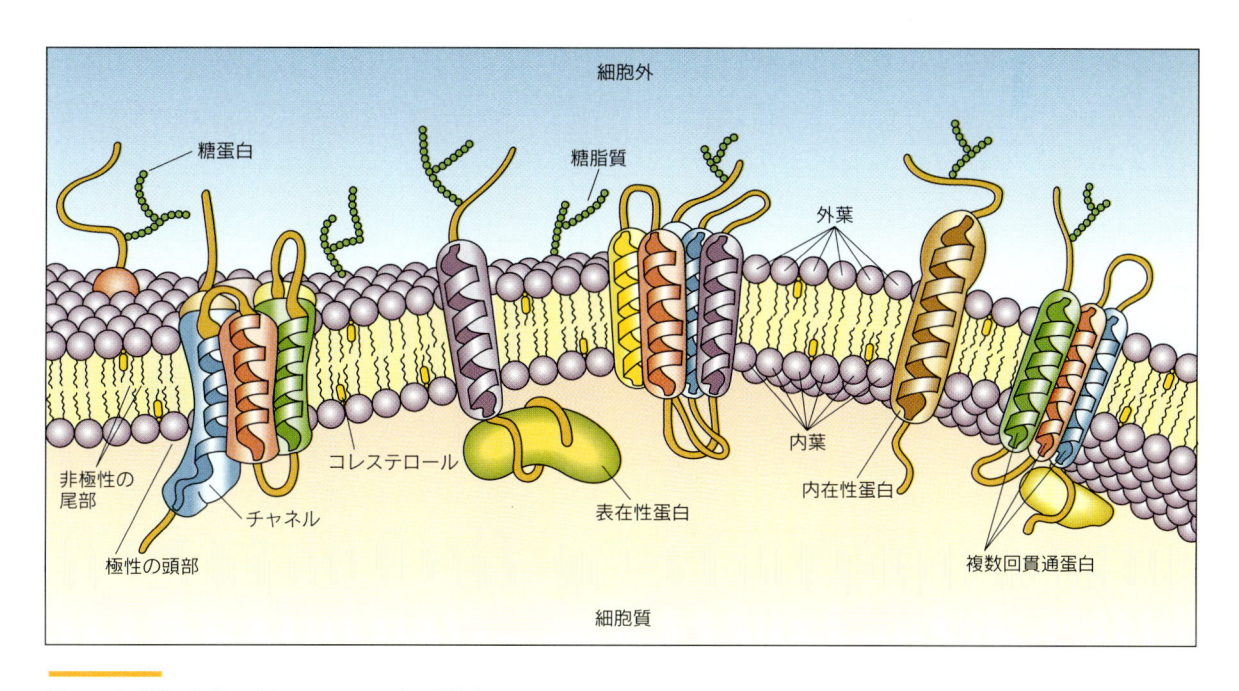

図2-8　細胞膜の流動モザイクモデルの三次元的模式図。

第2章　　細胞質

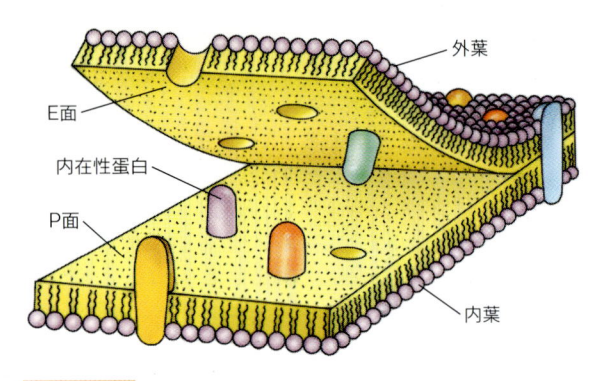

図2-9　細胞膜のE面とP面の模式図。

シグナル分子 signaling molecule に特異的な受容体の部位がある。これらの分子がこの受容体で認識されると，内在性蛋白は変形し，特殊な機能を果たすことができる。

内在性膜蛋白はリン脂質の海に氷山のように浮かんでいるので，この膜構造モデルは**流動モザイクモデル** fluid mosaic model と呼ばれる。しかしながら，特に極性のある細胞では，内在性膜蛋白はわずかしか動くことができないので，細胞の特定部位で特殊な機能が発揮される。

表在性蛋白は，内在性蛋白や細胞膜のリン脂質と共有結合を作らない。表在性蛋白は通常，細胞膜の細胞質側に存在しているが，細胞外表面に存在することもある。これらの蛋白は，リン脂質分子や膜貫通蛋白と結合しており，しばしば細胞のセカンドメッセンジャー系（後述）が備わっていたり細胞骨格を伴ったりしている。

フリーズ・フラクチャー法を用いると，細胞膜が2葉に解離し，疎水性の表面を見ることができる（図2-9, 図2-10）。内葉の外面はP面と呼ばれ（**原形質** protoplasm に近いので），外葉の内面はE面と呼ばれる（**細胞外腔** extracellular space に近いので）。フリーズ・フラクチャーした細胞膜を電子顕微鏡で見ると，E面よりP面に多くの内在性蛋白が認められる（図2-10）。

糖衣

糖衣は通常，糖鎖からできており，細胞表面を被っている。

電子顕微鏡によって細胞膜の表面を観察すると，**細胞被覆** cell coat や**糖衣** glycocalyx と呼ばれる，けば立った構造が認められることがある。この構造物は通常，糖鎖からできていて，膜貫通蛋白や細胞膜外葉のリン脂質分子と共有結合によってつながっている（図2-8）。さらに，細胞外基質にある分子には，細胞表面に吸着して糖衣の形成にあずかるものもある。その強度と厚さは様々で，消化管の吸収上皮では50 nmくらいの厚さのところもある。

糖衣には，陰性に帯電した多数の硫酸塩とカルボキシル基があるため，レクチン，ルテニウムレッド，アルシアンブルーなどの色素によく染まり，光学顕微鏡で見ることができるようになる。糖衣の最も重要な働きは，不適切な蛋白との相互作用や化学的・物理的な損傷から細胞を保護することである。さらに，血液凝固や炎症反応の際には，内皮細胞と好中球の間で細胞どうしの認識や接着を引き起こす働きがある。

膜輸送蛋白

膜輸送蛋白は，細胞膜を通して水溶性の分子やイオンを移動させる。

細胞膜の疎水性の部分は，膜を通しての極性分子の移動を妨げる。しかし，細胞膜には特殊な膜貫通蛋白があるため，親水性分子は細胞膜を通過することができる。この膜貫通蛋白やその蛋白複合体は，**チャネル蛋白** channel protein や**輸送蛋白** carrier protein と呼ばれ，細胞膜を横切るイオンや小さな分子の輸送に関与している。

ベンゼン，酸素，窒素などの非極性分子や，水，グリセロールなどの非荷電極性分子は，濃度勾配に従う**単純拡散** simple diffusion によって細胞膜を通って移動することができる。しかしながら，濃度勾配によって移動する場合でさえ，ほとんどのイオンや小さな分子の膜を通る

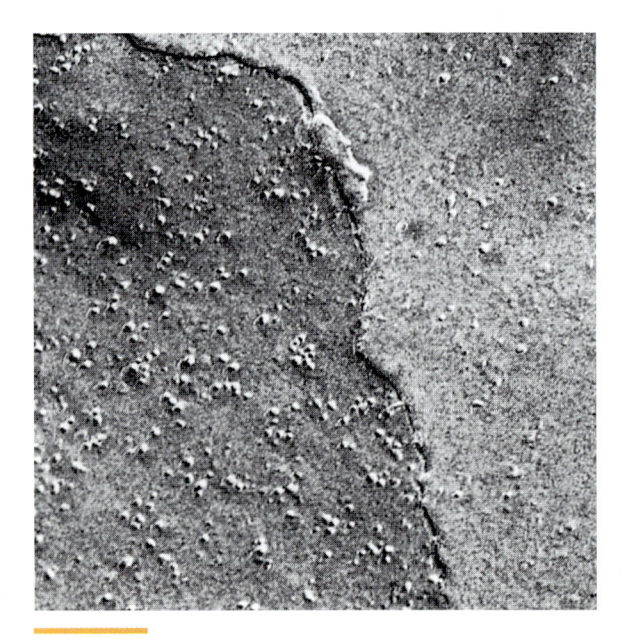

図2-10　細胞膜のフリーズ・フラクチャー・レプリカ像。右側にはE面が，左側にはP面が見える（×168,000）。(Leeson TS, Leeson CR, Papparo AA: Text/Atlas of Histology. Philadelphia, WB Saunders, 1988. より)

移動には，チャネル蛋白や輸送蛋白のどちらかの膜貫通蛋白の助けが必要である．このような過程は**促進拡散** facilitated diffusion と呼ばれる．いずれの拡散の場合でも，濃度勾配によって生じるエネルギー以外は必要としないので，**受動輸送** passive transport と呼ばれる（図2-11）．エネルギーを使うことによって，細胞は濃度勾配に逆らって，イオンや小さな分子を輸送することができる．このようなエネルギーを必要とする**能動輸送** active transport は，輸送蛋白の助けによって行われる．まず，促進拡散に関するいくつかのチャネル蛋白について述べ，輸送蛋白については後述することにする．

チャネル蛋白

> チャネル蛋白には開閉するゲートがあり，濃度勾配に逆らって物質を輸送することができる．

チャネル蛋白は細胞膜に組み込まれた蛋白で，**イオンチャネル** ion channel と呼ばれる親水性の孔を持つ．親水性のチャネルを形成するために，チャネル蛋白は複雑に折り畳まれた構造をしている．つまり，疎水性のアミノ酸は端に位置して脂質二重層のリン脂質分子のアシル基と相互作用し，親水性のアミノ酸はチャネルの内に並んで，親水性のチャネルを作っている．

イオンチャネルには100種類以上もあり，1つの特定のイオンに対応したチャネルもあれば，いくつかの異なるイオンや小さな水溶性分子を通過させるチャネルもある．これらのイオンや小さな分子は，化学的もしくは電気化学的濃度勾配に従って移動するが，チャネル蛋白は開閉する**ゲート** gate を有し，物質がこの親水性のトンネルに入るのを妨げる仕組みがある．大部分のチャネルはこのような**ゲートチャネル** gated channel であり，ゲートを持たないチャネルは少ない．ゲートチャネルはゲートを開く制御機構によって分類される．

電位依存性チャネル

電位依存性チャネル voltage-gated channel が開くと，膜の一方からもう一方へイオンが移動する．最も一般的な例は，神経刺激の伝達の際に起こる脱分極である．ナトリウムチャネルのようないくつかのチャネルでは，開口状態は不安定ですぐに不活性な状態になり，イオンの

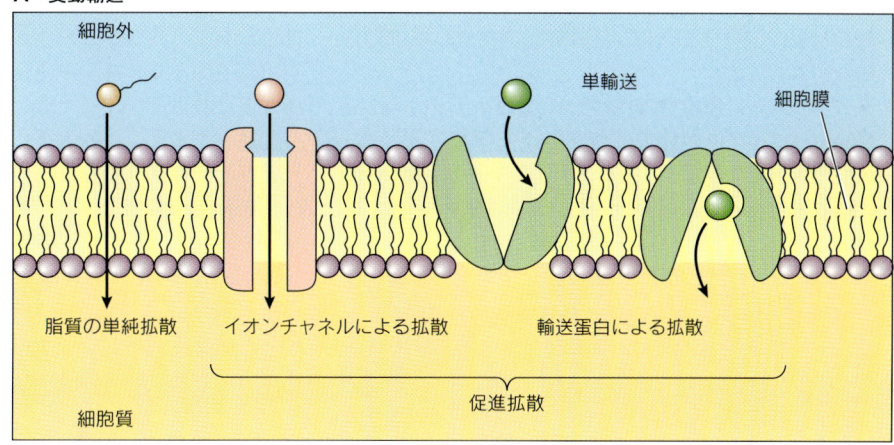

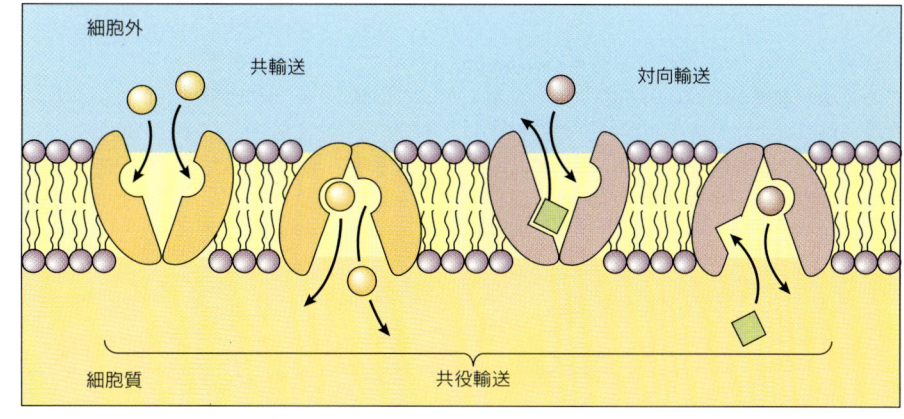

図2-11 輸送の形式．A：受動輸送（拡散，イオンチャネルによる拡散，輸送蛋白による拡散）．B：能動輸送：（共役輸送，共輸送と対向輸送）．

透過が阻止されて，短時間（数mm秒）の間はゲートを開くことができない。これが**不応期**refractory periodである（☞第9章）。脱分極に対する反応速度は様々なので，これらのチャネルは**速度依存性**velocity-dependentと呼ばれる。

リガンド依存性チャネル

ゲートを開くのに，チャネル蛋白に対するリガンド（シグナル分子）の結合を必要とするチャネルを**リガンド依存性チャネル**ligand-gated channelという。電位依存性チャネルと異なり，このチャネルはリガンドがチャネル蛋白から離れるまで開いたままであり，**イオンチャネル連結型受容体**ion channel-linked receptorと呼ばれる。これらのゲートを制御するリガンドは，神経伝達物質やヌクレオチドである。

- **神経伝達物質依存性チャネル**neurotransmitter-gated channel：通常，シナプス後膜にある。神経伝達物質がチャネル蛋白の特定の部位に結合すると，その分子構造が変化する。すると，チャネルすなわちゲートが開き，特定のイオンが細胞内に流入する。神経伝達物質には，**興奮性**excitatoryのものと**抑制性**inhibitoryのものがある。アセチルコリンのような興奮性神経伝達物質は膜の脱分極を，抑制性神経伝達物質は膜の過分極を引き起こす。
- **ヌクレオチド依存性チャネル**nucleotide-gated channel：シグナル分子はヌクレオチドで，例えば，嗅覚受容体では**サイクリックアデノシン一リン酸**cyclic adenosine monophosphate (cAMP)，網膜桿状体では**サイクリックグアノシン一リン酸**cyclic guanosine monophosphate (cGMP)である。シグナル分子がチャネル蛋白と結合すると，蛋白複合体の構造が変化し，イオンチャネルを通って，特定のイオンが移動する。

機械刺激依存性チャネル

機械刺激依存性チャネルmechanically gated channelでは，ゲートを開けるのに機械的な刺激が必要である。例えば，この機構は内耳の有毛細胞に認められる。基底板に載っている有毛細胞は**不動毛**stereociliumを有し，その先端が**蓋膜**tectorial membraneと接触している。基底膜の動きによって有毛細胞の位置が変化し，不動毛がひずむ。この機械的なひずみによって，不動毛にある機械刺激依存性チャネルが開き，陽イオンが細胞に流入して脱分極を引き起こし，脳が音として判断する刺激が生み出される。

G蛋白依存性イオンチャネル

イオンチャネル（例：心筋細胞の**ムスカリン性アセチルコリン受容体**muscarinic acetylcholine receptor）によっては，受容体とG蛋白複合体との相互作用が必要なものがある（後述）。このようなチャネルを**G蛋白依存性イオンチャネル**G-protein-gated ion channelという。活性化したG蛋白はチャネル蛋白に作用して，チャネルの開閉機構を調節する。

ゲートのないチャネル

カリウム漏洩チャネルpotassium (K^+) leak channelは，最も普通に認められる**ゲートのないチャネル**ungated channelである。このチャネルはカリウムイオンを通過させて，細胞膜の両側に**電位差**electrical potential (voltage) differenceを作るのに役立っている。このチャネルはゲートがないので，カリウムイオンの通過は細胞のコントロールを受けず，膜の両側のイオン濃度によってイオンの移動方向が決まる。

輸送蛋白

輸送蛋白はATPによる駆動運搬機序を使って，濃度勾配に逆らって細胞膜を通して特定の物質を輸送することができる。

輸送蛋白carrier proteinは，複数回貫通型の膜輸送蛋白で，脂質二重膜の両側に特定のイオンや分子との結合部位がある。溶質がこの結合部位に結合すると，輸送蛋白は可逆的な立体構造の変化を受ける。分子が膜を通過すると，輸送蛋白は元の構造に戻る。

先述したように，輸送蛋白による輸送は，電気化学的な濃度勾配に従う受動輸送のこともあれば，勾配に逆らう能動輸送の場合もある。また，1つの分子が一方向へ移動する場合もあれば（**単輸送**uniport），2つの分子が同一方向に移動したり（**共輸送**symport），あるいは2つの分子が逆方向に移動する場合（**対向輸送**antiport）や，2種類の溶質を同時にあるいは連続的に運ぶこと（**共役輸送**coupled transport）もある（図2-11）。

Na^+-K^+ポンプによる一次能動輸送

通常，Na^+の濃度は細胞内よりも細胞外の方が高く，K^+の濃度は細胞内の方が細胞外よりも高い。細胞はこの濃度差を，アデノシン三リン酸（ATP）を消費して**Na^+-K^+ポンプ**Na^+-K^+ pumpという共役対向輸送蛋白を駆動することによって維持している。このポンプは濃度勾配に逆らって，K^+を細胞内に，Na^+を細胞外に輸送する。このイオンの濃度差は，動物細胞が生存し正常な機構を営むうえで不可欠であり，すべての動物細胞の細胞膜にはこのポンプが数多く存在する。

Na^+-K^+ポンプには，外側に2個のK^+結合部位と，細胞質側に3個のNa^+結合部位がある。従って，2個のK^+が細胞内に運ばれると，3個のNa^+が細胞外に運び出される。

Na^+-K^+ポンプはNa^+-K^+ ATPアーゼ（Na^+-K^+ ATPase）という酵素であることが分かってきた。3個のNa^+がポンプの細胞質側に結合すると，ATPはアデノシンニリン酸adenosine diphosphate（ADP）に加水分解され，放出されたリン酸イオンはATPアーゼをリン酸化するのに使われる。すると，ポンプの立体構造が変化し，Na^+は細胞外へ運ばれる。ポンプの外側に結合した2個のK^+はATPアーゼを脱リン酸化させる。すると，輸送蛋白は元の立体構造に戻り，その結果K^+は細胞内へ運ばれる。

このポンプが恒常的に働くことによって，細胞内のイオン濃度が低くなり，その結果，細胞内の浸透圧が低下する。細胞内浸透圧が低下しないと，大量の水が細胞内に流入し，細胞が膨張したり破裂したりする。つまり，このポンプの働きによって，細胞は浸透圧と容量を制御することができるわけである。さらに，このポンプはK^+漏洩チャネルを補助して，細胞膜電位を維持している。

ポンプの外側には，K^+ばかりでなく，配糖体である**ウワバイン**ouabainとも結合する部位がある。この配糖体はNa^+-K^+ポンプの働きを阻害する。

共役輸送蛋白による二次能動輸送

Na^+が細胞外へATP駆動輸送されることによって，細胞内のNa^+濃度が低下する。このイオン勾配によって生じるエネルギーは，輸送蛋白がイオンやそのほかの分子を濃度勾配に逆らって輸送するのに利用される。このような能動輸送は，ATPの加水分解によって得られるエネルギーを用いる**一次能動輸送**primary active transportと区別して，**二次能動輸送**secondary active transportと呼ばれることがある。

二次能動輸送にかかわる輸送蛋白は，共輸送を行ったり，対向輸送を行ったりする。Na^+が輸送蛋白の細胞外の部分と結合すると，イオンやグルコースのような小分子が輸送蛋白の同側の部位に結合し，立体構造の変化を引き起こす。その結果，これらの分子は膜の対側に運ばれて，細胞内に放出される。

細胞のシグナル伝達

細胞のシグナル伝達は，シグナル細胞と標的細胞との間で起こる伝達をいう。

細胞間で情報伝達が行われる場合，シグナルを送る方を**シグナル細胞**signaling cell，シグナルを受け取る方を**標的細胞**target cellと呼ぶ。情報の伝達は，**シグナル分子**signaling moleculeが標的細胞の細胞膜（あるいは細胞質や核）にある受容体に結合することによって起こる。あるいは，ギャップ結合という，イオンやcAMPなどの小分子を通す細胞間の孔を通して情報が伝達されることがある。ギャップ結合については第5章で述べる。

シグナル分子は**リガンド**ligandとも呼ばれ，シグナル細胞から分泌・放出されたり，シグナル細胞の表面に結合したまま標的細胞に提示されたりする。細胞表面にある受容体の多くは膜貫通蛋白であるが，細胞内にある受容体は細胞質や核にある蛋白である。細胞表面の受容体に結合するリガンドは通常，**極性分子**polar moleculeで親水性であるが，細胞内の受容体に結合するリガンドは疎水性で，細胞膜を通過して拡散する。伝達様式には以下の種類がある。

- **シナプス型シグナル伝達**synaptic signaling：神経伝達物質は標的細胞のごく近くに放出されるので，リガンドによる作用は1個の細胞に限られる。
- **傍分泌型シグナル伝達**paracrine signaling：リガンドがシグナル細胞の周囲に放出され，近傍の細胞に作用を及ぼす。
- **自己分泌型シグナル伝達**autocrine signaling：シグナル細胞が自分自身の細胞にリガンドを送り，自らが標的細胞となる場合である。
- **内分泌型シグナル伝達**endocrine signaling：最も広範囲に及ぶシグナル伝達様式で，シグナル分子が血流に入り，シグナル細胞から遠く離れたところにある標的細胞へと運ばれる。

シグナル分子

シグナル分子は，細胞内・外の受容体と結合して特異的な反応を引き起こす。

ほとんどのシグナル分子はアセチルコリンのように親水性で，細胞膜を透過できない。それゆえ，細胞表面に受容体が必要である。ステロイドホルモンのように疎水性の，あるいは一酸化窒素のように小さな非極性分子からなるシグナル分子は，脂質二重層を通過して細胞内に拡散することができる。これらのリガンドには細胞内の受容体が必要である。親水性のリガンドはとても短命（数mm秒～数分）である。これに対し，ステロイドホルモンは長時間（数時間～数日）にわたって作用する。

シグナル分子はしばしば協調して作用し，特異的な細胞反応が起こるには，何種類かのリガンドが必要な場合がある。しかし，同一のリガンドでも，あるいはリガンドの組合せによっては，細胞が異なると違った反応を引き起こす場合がある。例えば，アセチルコリンは骨格筋細胞を収縮させるが，心筋細胞は弛緩させ，血管の内皮細胞に対しては一酸化窒素を放出させる。また，いくつかの分泌腺に対しては，その分泌顆粒の内容物を放出させる働きがある。

シグナル分子が受容体に結合すると，細胞内の**セカンドメッセンジャー系**second messenger systemが活性化する。すると，カスケード反応（連鎖的に増幅される反

応）が始まり，必要な応答を行う．例えば，あるホルモンが標的細胞の細胞膜にある受容体と結合すると，受容体はその形を変え，**アデニル酸シクラーゼ**adenylate cyclaseを活性化する．アデニル酸シクラーゼは膜貫通蛋白で，その細胞質側の部分は触媒として働き，ATPを最も一般的なセカンドメッセンジャーである**サイクリックアデノシーリン酸** cyclic adenosine monophosphate（cAMP）へ変換する．

cAMPは，細胞内で酵素のカスケード反応を活性化させ，細胞表面のわずかなホルモン分子の効果を増加させる．細胞内で起こる特異的な現象は，細胞内にある酵素に依存している．つまり，cAMPは内皮細胞にある一組の酵素を活性化させることもあれば，甲状腺濾胞細胞にある別の一組の酵素を活性化させることもある．それゆえ，同じcAMPでも，細胞が異なると違った効果を発揮することになる．ホルモンはファーストメッセンジャーで，セカンドメッセンジャーであるcAMPの形成を活性化させる（セカンドメッセンジャー系）．

そのほかのセカンドメッセンジャーとしては，カルシウムイオン（Ca^{2+}），サイクリックGMP（cGMP），イノシトールトリスリン酸（IP_3），ジアシルグリセロールがある．

コルチゾールなどのステロイドホルモンは，細胞膜を通って拡散によって細胞内に入り，**ステロイドホルモン受容体** steroid hormone receptorと結合する．リガンド受容体複合体は，核内に運び込まれて標的遺伝子の調節領域に結合し，**転写** transcriptionを活性化して**メッセンジャーRNA** messenger ribonucleic acid（mRNA）を形成する（遺伝子発現）．転写が直接引き起こされると速い**一次応答** primary responseが起こり，間接的に起こると遅い**二次応答** secondary responseが起こる．

細胞表面の受容体

細胞表面の受容体には，イオンチャネル連結型受容体，酵素連結型受容体，G蛋白連結型受容体の3種類がある．

細胞表面の受容体の大部分は，細胞膜に内在する**糖蛋白**glycoproteinで，シグナル分子を認識したり，シグナルを細胞内活動に変換したりする機能がある．この受容体蛋白は大きく分けて，イオンチャネル連結型受容体（前述），酵素連結型受容体，G蛋白連結型受容体の3種類がある．

酵素連結型受容体

酵素連結型受容体enzyme-linked receptorは膜貫通蛋白で，その細胞外の部分は特異的なリガンドに対する受容体として作用する．シグナル分子が受容体と結合すると，受容体の細胞質側の部分が活性化され，酵素として働く．この酵素はcAMPのようなセカンドメッセンジャーを作るか，あるいはシグナルを細胞内で伝達するための細胞内シグナル分子を集める．このシグナルは，さらに酵素系を活性化させたり，特定の遺伝子の転写を開始する遺伝子調節蛋白を活性化させることによって必要な反応を引き起こす．

G蛋白連結型受容体

G蛋白連結型受容体 G-protein-linked receptorは複数回貫通型の蛋白で，その細胞外の部分にはリガンドが結合する受容体の部分がある．また，その細胞内の部分には，2個の異なる部位がある．1つはG蛋白との結合部位で，もう1つは受容体の脱感作の際にリン酸化が起こる部位である（図2-12）．

たいていの細胞には2種類のGTPアーゼ（単量体と三量体）があり，どちらも，**グアノシン三リン酸**guanosine triphosphate（GTP），**グアノシン二リン酸**guanosine diphosphate（GDP）と結合することができる．G蛋白は三量体のGTPアーゼで，大きなαサブユニットと，小さなβサブユニットとγサブユニットからなる．G蛋白には以下の種類がある．

- **促進性G蛋白**stimulatory G protein（G_s）
- **抑制性G蛋白**inhibitory G protein（G_i）
- **百日咳毒素感受性G蛋白**pertussis toxin-sensitive G protein（G_o）
- **百日咳毒素非感受性G蛋白**pertussis toxin-insensitive G protein（G_{Bq}）
- **トランスデューシン**transducin（G_t）

G蛋白は，細胞内シグナル分子（セカンドメッセンジャー）であるcAMPやCa^{2+}のレベルを制御する酵素と受容体が結合することによって作用する．

G_s蛋白やG_i蛋白を介するシグナル伝達

G_s蛋白は通常，不活性な状態にある．その状態ではGDP分子がαサブユニットと結合している．リガンドがG蛋白連結型受容体に結合すると，受容体の形が変化し，G_s蛋白のαサブユニットと結合し，αサブユニットに結合しているGDPはGTPに変換される．GTPの結合したαサブユニットは，受容体から離れるばかりでなく，ほかの2個のサブユニットとも分離されて，膜貫通蛋白である**アデニル酸シクラーゼ**adenylate cyclaseと結合する．この結合によって，アデニル酸シクラーゼはATPから大量のcAMPを作り出す．アデニル酸シクラーゼの活性化が起こると，リガンドはG蛋白連結型受容体から離れ，受容体は元の形に戻る．数秒以内に，αサブユニットはそのGTPをGDPに加水分解し，アデニル酸シクラーゼから離れ，βサブユニットとγサブユニットと再び会合する．

G_i蛋白もG_s蛋白と同様の振舞いをするが，アデニル

CRE結合蛋白 CRE-binding protein（CREB）という遺伝子調節蛋白をリン酸化して活性化し，この遺伝子の転写を引き起こす。

cAMPが高濃度に保たれる限り，特定の反応が標識細胞で起こる。長期間にわたる反応を防ぐために，cAMPはcAMPホスホジエステラーゼ cAMP phosphodi-esteraseによって5'-AMPに速やかに分解され，Aキナーゼを活性化できなくなる。さらに，リン酸化カスケード反応によってリン酸化された酵素は，ほかの一連の酵素（セリン／トレオニンリン酸化蛋白ホスファターゼ serine/threonine phosphoprotein phosphatase）によって脱リン酸化されることにより不活性になる。

G_o蛋白を介するシグナル伝達

リガンドがG_o蛋白連結型受容体 G_o protein-linked receptorと結合すると，受容体はその形を変え，G_o蛋白と結合する。すると，この三量体の蛋白は解離し，そのサブユニットはホスホリパーゼC phospholipase Cを活性化する。ホスホリパーゼCは，膜のリン脂質であるホスファチジルイノシトールビスリン酸 phosphatidylinositol bisphosphate（PIP_2）をイノシトールトリスリン酸 inositol bisphosphate（IP_3）とジアシルグリセロール diacylglycerolに切断する酵素である。IP_3は膜を離れ，小胞体に入り，そこで別のセカンドメッセンジャーであるCa^{2+}をサイトゾルに放出する。ジアシルグリセロールは細胞膜の内葉に留まり，Ca^{2+}の助けを借りてプロテインキナーゼC protein kinase C（CキナーゼC kinase）を活性化する。次いで，Cキナーゼはリン酸化カスケード反応を開始し，その結果，特定の遺伝子の転写を開始する遺伝子調節蛋白を活性化する。

IP_3は脱リン酸化されることによって急速に不活性化され，ジアシルグリセロールは生じてから数秒以内に分解される。このようなわけで，リガンドに対する反応はごく短期間しか起こらない。

Ca^{2+}とカルモジュリン

サイトゾルのCa^{2+}は重要なセカンドメッセンジャーとして働くので，そのサイトゾルの濃度は細胞によって厳密に制御される必要がある。この制御機構には，小胞体によるCa^{2+}の取り込み，サイトゾルやミトコンドリアにあるCa^{2+}結合蛋白，細胞からのCa^{2+}の能動輸送がある。

IP_3がサイトゾルのCa^{2+}濃度を上昇させると，過剰のCa^{2+}がカルモジュリン calmodulinと結合する。カルモジュリンはたいていの動物細胞に高濃度に分布している。Ca^{2+}-カルモジュリン複合体はCa^{2+}-カルモジュリン依存性蛋白キナーゼ Ca^{2+}-calmodulin-dependent protein kinase（CaMキナーゼ CaM-kinase）という酵素群を活性化する。CaMキナーゼには，細胞におけるグリコー

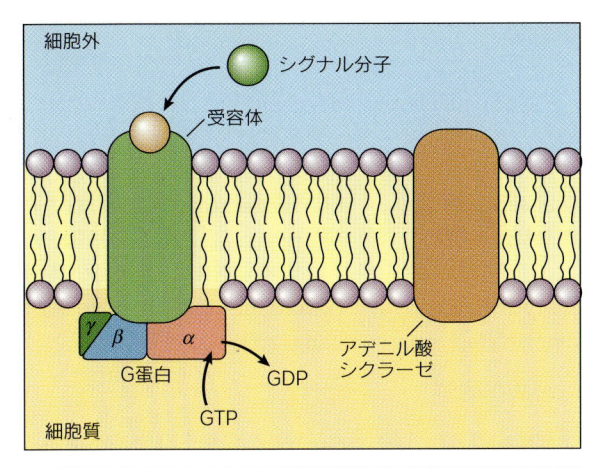

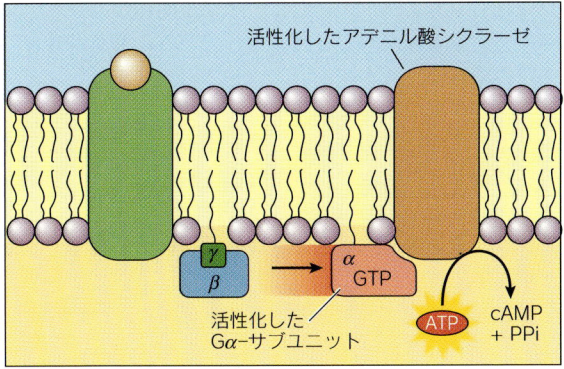

図2-12 G蛋白連結型受容体。シグナル分子がその受容体に接すると，αサブユニットがG蛋白から解離し，アデニル酸シクラーゼと接触してアデニル酸シクラーゼが活性化する。それによって，アデノシン三リン酸（ATP）はサイクリックアデノシン一リン酸（cAMP）に変換される。GTP：グアノシン三リン酸，PPi：ピロリン酸。

酸シクラーゼを活性化するのではなく抑制するので，cAMPは産生されない。cAMPを欠くので，特定の反応を引き起こす酵素のリン酸化（活性化）は起こらない。このように，特定の受容器と結合する特定のリガンドは，細胞を活性化させたり不活性化させたりするが，それはアデニル酸シクラーゼと結合するG蛋白の種類による。

セカンドメッセンジャーとしてのcAMPとその働き

cAMPは細胞内のシグナル分子で，cAMP依存性プロテインキナーゼ（AキナーゼA kinase）と結合することによって活性化する。Aキナーゼが活性化されると，**調節サブユニット** regulatory subunitと，2個の**活性型触媒サブユニット** active catalytic subunitに解離する。活性型触媒サブユニットはサイトゾル内にある酵素をリン酸化して，リン酸化カスケード反応を開始し，特異的な反応を引き起こす。ある種の細胞では，cAMPが上昇すると，調節部位に**cAMP応答因子** cyclic AMP response element（CRE）を有する遺伝子の転写が起こる。Aキナーゼが

ゲン分解の開始，カテコールアミンの合成，平滑筋の収縮など多数の機能がある。

細胞内の蛋白合成とパッケージング機構

細胞における蛋白合成は，リボソーム（とポリソーム），粗面小胞体，ゴルジ装置で起こる。

リボソーム

リボソームは，幅が12 nm，長さが25 nmの小さな粒子で，蛋白と**リボソームRNA** ribosomal RNA（rRNA）からなる。リボソームは蛋白合成の場であり，小サブユニットと大サブユニットからなる。どちらのサブユニットも核で作られて，別々の物質としてサイトゾルに入る。小サブユニットの沈降定数は40Sで，33個の蛋白と18Sの1個のrRNAからなる。大サブユニットの沈降定数は60Sで，49個の蛋白と3個（5S，5.8S，28S）のrRNAからなる。

小サブユニットには，mRNAと結合する部位，ペプチドである**転移RNA** transfer RNA（tRNA）と結合する**P部位** P-site，アミノアシルtRNAと結合する**A部位** A-siteがある。サイトゾルのなかでは，大・小サブユニットはそれぞれ分かれて存在しており，蛋白合成が開始されるまではリボソームを形成しない。

小胞体

小胞体 endoplasmic reticulum（ER）は，細胞のなかで最も大きい膜系であり，膜系構造物の約半分を占める。互いに連続した小管や小胞からできており，その内腔は**槽** cisternと呼ばれる。ERの表面やなかでは，蛋白の合成や修飾，脂肪やステロイドの合成，ある種の毒物の解毒，細胞膜の製造が行われる。ERには**滑面小胞体** smooth endoplasmic reticulum（SER）と**粗面小胞体** rough endoplasmic reticulum（RER）の2種類がある。

滑面小胞体

滑面小胞体は，吻合する小管や扁平～球形の小胞からなる（図2-13）。SERの内腔は，粗面小胞体の内腔とつながっている場合があると考えられている。SERが発達している細胞は，ステロイド，コレステロール，トリグリセリドの合成が盛んな細胞や，アルコールやバルビタールなどの毒性物質を解毒する機能を持つ細胞である。骨格筋細胞などの細胞では，SERは特殊化していて**筋小胞体** sarcoplasmic reticulumと呼ばれ，サイトゾルからカルシウムイオンを隔離して貯蔵し，筋収縮を制御する働きがある。

粗面小胞体

分泌蛋白の合成が盛んな細胞ではRERが発達してい

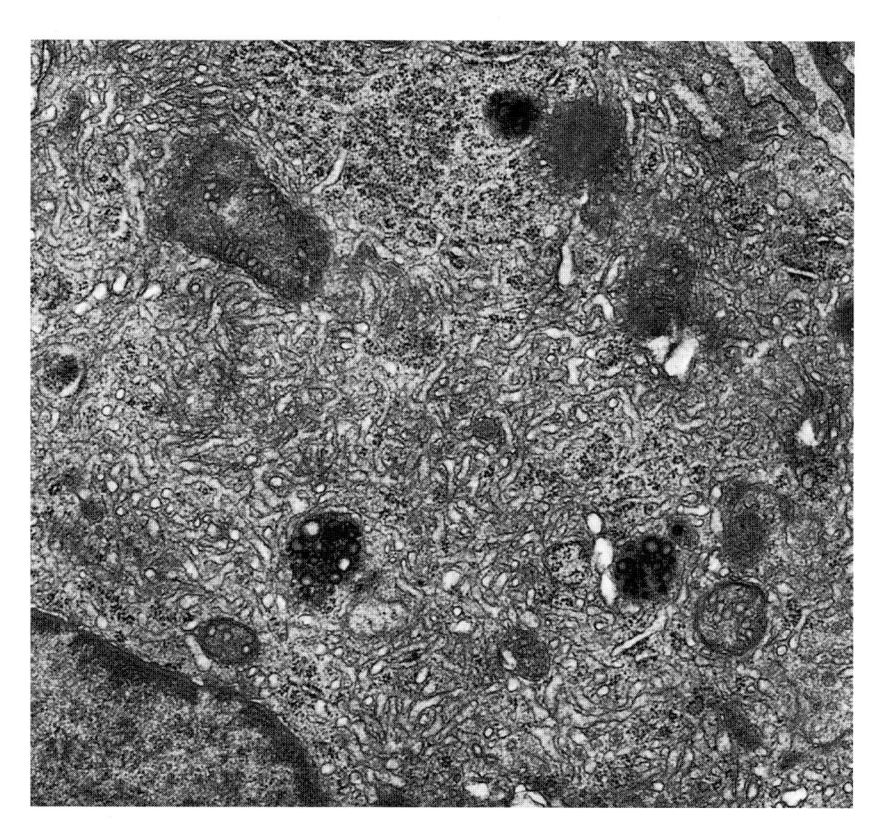

図2-13 ヒト副腎皮質の滑面小胞体の電子顕微鏡写真。（Leeson TS, Leeson CR, Papparo AA: Text/Atlas of Histology. Philadelphia, WB Saunders, 1988. より）

る（図2-6）。RERは通常，扁平な形をしている。RERの膜はほかの膜系小器官のものと若干異なっている。この膜には，サイトゾル側でリボソームと結合したり，RERの扁平な形態を保つための内在性蛋白がある。この蛋白には，**シグナル識別粒子受容体** signal recognition particle receptor（**ドッキング蛋白** docking protein），**リボソーム受容体蛋白** ribosome receptor protein，**蛋白輸送チャネル** pore proteinがある。

RERは，果粒に詰め込まれたり，細胞膜に運搬されるすべての蛋白を合成する。また，硫酸化，折り畳み，糖鎖形成（グリコシル化）などの，蛋白の合成後の修飾にも関与する。さらに，細胞のすべての膜を構成する脂質や内在性蛋白もすべてRERで作られる。RERの槽は，核内膜と核外膜との間にある核周囲槽とつながっている。

ポリソーム

果粒に詰め込まれる蛋白がRERの表面で合成されるのに対し，サイトゾルの蛋白はサイトゾルで作られる。蛋白の一次構造（アミノ酸配列）の情報は，核の**デオキシリボ核酸** deoxyribonucleic acid（DNA）にある。この情報は1本鎖のmRNAに転写されて，核から出て細胞質に入る。mRNAの**コドン** codon配列（3個の連続するヌクレオチドからなる）はアミノ酸の鎖を示す。どのようなヌクレオチドでも3個連続していればコドンになるので，蛋白合成に当たっては情報の始まりと終わりの部分を認識する必要があり，さもなければ間違った蛋白が作られてしまう。

3種類のRNAが蛋白合成に関与する。mRNAはアミノ酸の配列を特定するコードされた指令を運ぶ。tRNAはアミノ酸と共有結合して，**アミノアシルtRNA** aminoacyl tRNAを作る。この酵素触媒反応は特異的な反応で，どのtRNAにも，mRNAのコドンを認識する**アンチコドン** anticodonがある。rRNAは大量の蛋白と結合して，リボソームの大・小サブユニットを作る。

蛋白合成（翻訳）

蛋白合成（翻訳）はサイトゾルのリボソームや，粗面小胞体の表面で起こる。

蛋白合成に必要なものは次のものである。

1. 1本のmRNA
2. tRNA（アミノ酸を運搬し，特定のアミノ酸をコードするmRNAのコドンを認識するためのアンチコドンを持っている）
3. リボソームの大・小サブユニット

400個のアミノ酸からなる蛋白を合成するのに要する時間は約20秒である。1本のmRNAには，同時に15個のリボソームがつくことができるので，大量の蛋白分子が短時間で合成される。このmRNA–リボソーム複合体は，集まってラセン状〜長いヘアピン状をなす。このような構造物は**ポリリボソーム** polyribosomeまたは**ポリソーム** polysomeと呼ばれる（図2-14）。

サイトゾルにおける蛋白合成

サイトゾルにおける蛋白合成の一般的な過程を図2-15に示す。

第1段階

a. リボソームの小サブユニットのP部位に，**開始tRNA** initiator tRNAが付着して蛋白合成が始まる。開始tRNAは，アミノ酸である**メチオニン** methionineを結合している。
b. 小サブユニットがmRNAに結合する。
c. tRNAと結合した小サブユニットは，mRNAの鎖に沿って5'から3'方向に移動しながら，mRNAにある**開始コドンAUG** start codon AUGを探す。

第2段階

開始コドンAUGに出合うと，大サブユニットが小サブユニットと結合し，リボソームが完成する。

第3段階

アミノ酸を結合したアミノアシルtRNAがやってきて，自分のアンチコドンとmRNAのコドンとを比較する。もし合致すれば，そのtRNAはリボソームのA部位に結合する。

第4段階

P部位にあるtRNAに結合していたアミノ酸はtRNAから離れ，A部位にあるtRNAのアミノ酸とペプチド結合する。この反応を触媒するのは，**ペプチジルトランスフェラーゼ（ペプチジル基転移酵素）** peptidyl transferaseである。

第5段階

A部位にあったtRNAはP部位に移動する。同時に，リボソームの小サブユニットが，mRNA鎖を1コドン分（3ヌクレオチド分）移動する。この段階に必要なエネルギーはGTPの加水分解による。同時に，アミノがはずれたtRNAはP部位を離れる。

第6段階

第3段階から第5段階が繰り返され，小サブユニットのA部位が停止コドンに至るまで，ポリペプチド鎖が伸び続ける。停止コドンには3種類（UAG, UAA, UGA）あ

第2章　　■ ■ ■　　細胞質

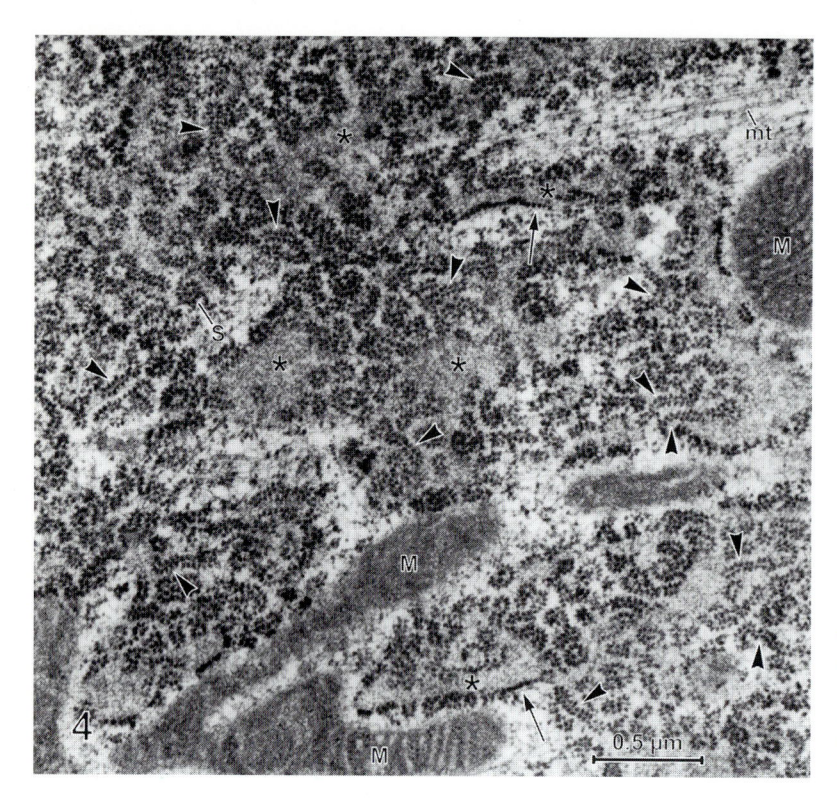

図2-14　ポリソームの電子顕微鏡写真。(Christensen AK, Bourne CM: Shape of large bound polysomes in cultured fibroblasts and thyroid epithelial cells. Anat Rec 255: 116-129, 1999. より)

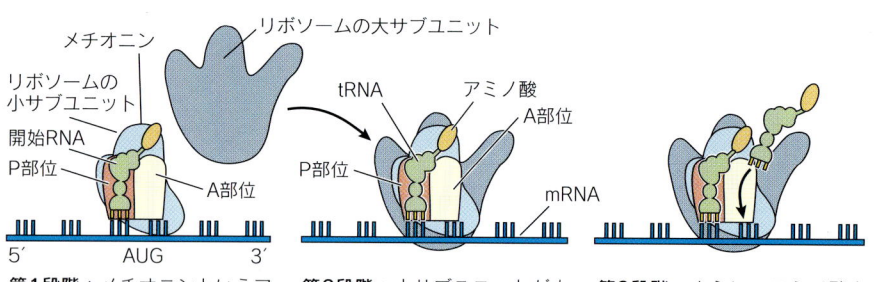

第1段階：メチオニンというアミノ酸を伴った開始tRNAが小サブユニットのP部位に結合する。この小サブユニットがmRNAと結合することによって蛋白合成が始まる。

第2段階：大サブユニットが小サブユニットと結合する。あいているA部位はアミノアシルtRNAを受け入れる準備をする。

第3段階：さらに、アミノ酸を結合したアミノアシルtRNAが、あいたA部位に結合する。

第4段階：P部位にあったtRNAのアミノ酸がはずれ、A部位にあるtRNAのアミノ酸とペプチド結合する。この際、A部位にあったtRNAはP部位に移動する。

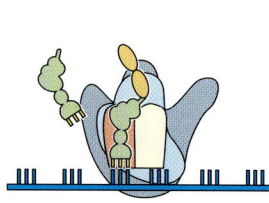

第5段階：A部位にあったポリペプチド鎖のついたtRNAがP部位に移動すると、P部位にあったtRNAはリボソームから離れ、リボソームは次のコドンがA部位に付着できるように、1コドン分mRNAを移動する。

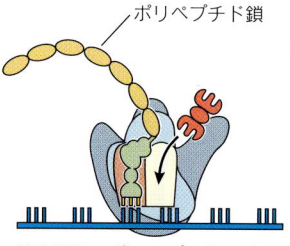

第6段階：ポリペプチドの合成は、リボソームが停止コドンに至るまで続く。停止コドンに至ると、終結因子がやってくる。

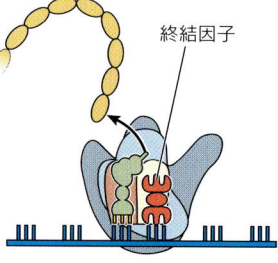

第7段階：終結因子がA部位と結合すると、ポリペプチドが分離される。

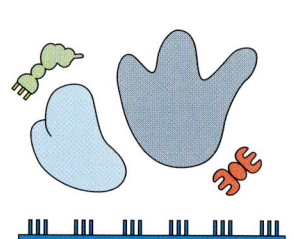

第8段階：蛋白合成が終了すると、リボソームの2個のサブユニットなどがmRNAから離れ、サイトゾルのなかに戻る。

図2-15　サイトゾルにおける蛋白合成の模式図。

る。

第7段階
a. 小サブユニットのA部位が停止コドンに到達すると、**終結因子** release factor がA部位に結合する。
b. この因子は形成されたポリペプチド鎖をP部位にあるtRNAから切り離し、サイトゾルに放出する。

第8段階
tRNAはP部位から、終結因子はA部位から離れ、リボソームの大・小サブユニットもmRNAを離れる。

粗面小胞体における蛋白合成

細胞外に輸送されるためや、単にサイトゾルから分離されるために果粒内に詰め込まれる必要のある蛋白は、認識されてRER槽に運ばれなければならない。認識はmRNAにある小さなセグメントで行われる。このセグメントは開始コドンのすぐ近くにあって、**シグナルペプチド** signal peptide と呼ばれる。

サイトゾルにおける蛋白合成で概説したのと同様の配列を使って、mRNAは翻訳を開始し、シグナルペプチドを形成する（図2-16）。このペプチドは、サイトゾルにある**シグナル識別粒子** signal recognition particle (SRP) に認識されて、結合する。この結合によって、蛋白合成が阻害され、蛋白合成は一時停止する。やがて、ポリソームはRERに移動する。

SRPとリボソームの大サブユニットは、それぞれRERの膜にあるSRP受容体（ドッキング蛋白）とリボソーム受容体と結合する。その結果、ポリソームがRERのサイトゾル側に付着することになる。以下のような現象がほぼ同時に起こる。

1. 膜蛋白が集まって、RERの脂質二重層に蛋白輸送チャネルが形成される。
2. シグナルペプチドが蛋白輸送チャネルを通って、RERに入る。
3. SRPが解離し、再びサイトゾルに戻る。
4. 蛋白合成が再開すると、合成された蛋白が蛋白輸送チャネルを通ってRERの槽に入る。
5. RER膜の槽側にある**シグナルペプチダーゼ** signal peptidase という酵素が、形成されつつある蛋白からシグナルペプチドを切り離す。切り離されたシグナルペプチドはアミノ酸に分解される。
6. 先述したように、停止コドンが到着すると蛋白合成が終了し、リボソームの大・小サブユニットが解離して再びサイトゾルに戻る。
7. 新しく形成された蛋白は、折り畳まれて糖鎖が形成され、RERの槽内でさらに修飾を受ける。
8. 修飾を受けた蛋白は、小さな**輸送小胞** transport vesicle（クラスリン被覆を受けない）となって、リボソームのないRERの部分で槽から離れる。

ゴルジ装置

> ゴルジ装置には、糖鎖の合成や、RERで作られた蛋白の修飾と選別を行う働きがある。

RERで作られた蛋白は、**デフォルト経路** default pathway を通ってゴルジ装置に至り、修飾を受けたり果粒内に詰め込まれたりする。RERに留まる運命にある、あるいはゴルジ装置以外に輸送される蛋白は、デフォルト経路からはずれるためのシグナルを有している。

ゴルジ装置では、扁平でやや弯曲した**ゴルジ槽** Golgi

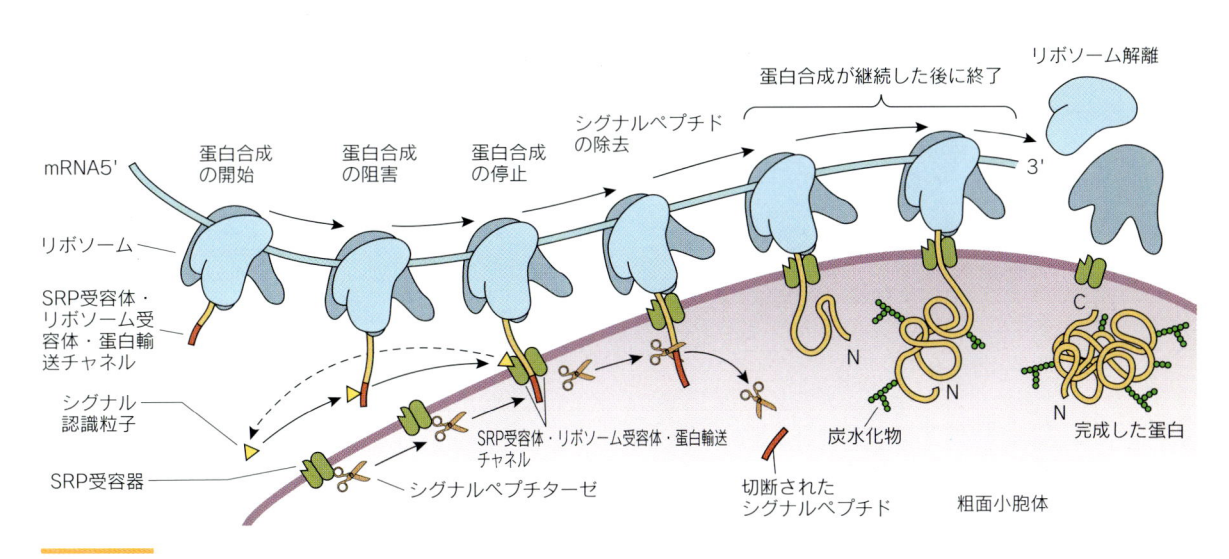

図2-16 粗面小胞体における蛋白合成の模式図。mRNA：メッセンジャーRNA、SRP：シグナル識別粒子。

cistern と呼ばれる皿状の膜構造が積み重なって**ゴルジ層板**Golgi stack を作っている（図2-17〜図2-19）。ゴルジ槽の辺縁部はやや拡張しており，小胞が付着している。この小胞は**ゴルジ小胞**Golgi vesicle と呼ばれ，ゴルジ槽の辺縁部は，ゴルジ小胞が癒合したり，出芽したりする部位である。

ゴルジ層板は以下の3種類に分類できる。

- **シスゴルジ槽（シスゴルジ網**cis Golgi network）：**シス側**cis-face にあるゴルジ槽
- **中間ゴルジ槽**：シスゴルジ槽とトランスゴルジ槽の**中間**medial（intermediate）にあるゴルジ槽
- **トランスゴルジ槽**：**トランス側**trans-face にあるゴルジ槽

シス面はRERに最も近い面で，凸面をなし，RERで作られた蛋白がゴルジ装置に入る面であると考えられている。これに対し，トランス面は凹面をなし，修飾を受けた蛋白が果粒に詰め込まれて出ていく面であると考えられている。

そのほかに2種類の興味深い構造物がある。1つは，RERとゴルジ装置のシス面の間にある小胞の区画で，**小胞体／ゴルジ装置中間区画**endoplasmic reticulum/Golgi intermediate compartment（ERGIC）と呼ばれる。この区画は小管小胞複合体とも呼ばれ，**移行小胞体**transitional endoplasmic reticulum（TER）というシスゴルジ槽に面するRER槽に由来する**輸送小胞**transfer vesicle が癒合して小胞や小管状の塊となったものである。この輸送小胞はTERから出芽し，RERの表面で合成され，槽のなかで修飾された初期の蛋白が入っている。もう1つの構造物はトランス面に関連するもので，**トランスゴルジ網**trans Golgi network（TGN）と呼ばれる。

ERGICに由来する小胞は，ゴルジ装置のシス面の辺縁に運ばれて癒合する。このようにして，さらなる修飾を受けるために蛋白が次々と運ばれてくる。修飾を受けた蛋白は，特定のゴルジ槽の辺縁から出芽したり癒合したりする小胞によって，シスゴルジ槽から中間ゴルジ槽を経てトランスゴルジ槽に運ばれる（図2-20）。蛋白はゴルジ装置を通りながら，ゴルジ層板内で修飾を受ける。糖蛋白分子のコアを作る蛋白には糖鎖が付加されるが，そのほかの蛋白は糖の一部分を獲得するか，あるいは失う。

マンノースのリン酸化がシスゴルジ槽で起こり，ある種の蛋白からはシスゴルジ槽と中間ゴルジ槽でマンノースが除去される。中間ゴルジ槽において，N-アセチルグルコサミンが蛋白に付加される。シアル酸（N-アセチルノイラミン酸）やガラクトースの付加は，アミノ酸のリン酸化や硫酸化とともに，トランスゴルジ槽で起こる。

ゴルジ装置・粗面小胞体関連小胞

輸送小胞やゴルジ小胞は，表面マーカーと同じように蛋白の被覆を有する。

小器官と小器官との間で蛋白輸送を行う小胞は，小器官から出芽し，その行き先が決まっている。小器官のサ

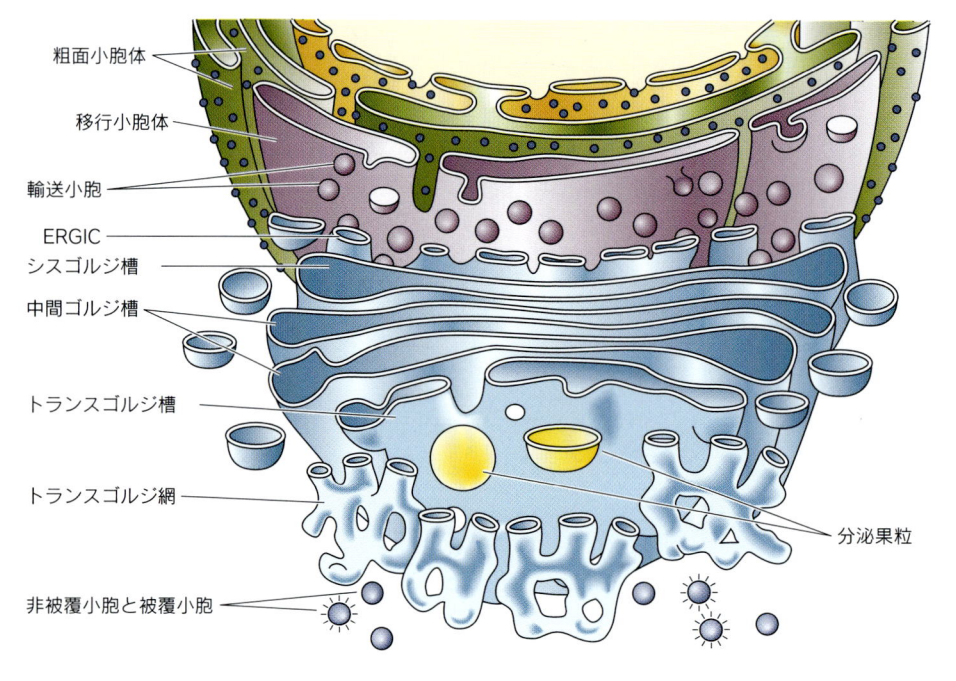

図2-17 粗面小胞体とゴルジ装置の模式図。輸送小胞には新しく合成された蛋白が詰め込まれており，ERGICに運ばれ，そこからゴルジ装置に至る。蛋白はゴルジ装置の様々な部位で修飾され，分泌果粒に詰め込まれるためにトランスゴルジ網に入る。ERGIC：小胞体／ゴルジ装置中間区画。

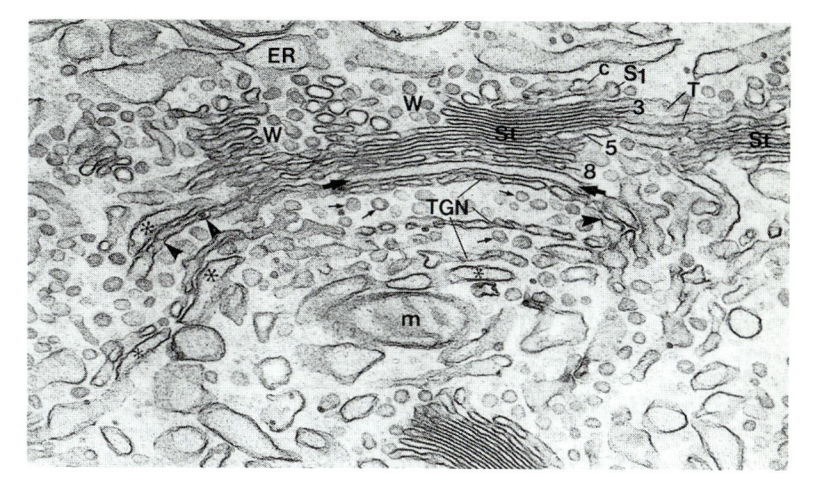

図2-18 ラット精巣上体管主細胞のゴルジ装置の電子顕微鏡写真。ER：小胞体，TGN：トランスゴルジ網，m：ミトコンドリア，数字はゴルジ装置の槽を示す。(Hermo L, Green H, Clermont Y: Golgi apparatus of epithelial principal cells of the epididymal initial segment of the rat: Structure, relationship with endoplasmic reticulum, and role in the formation of secretory vesicles. Anat Rec 229: 159-176, 1991. より)

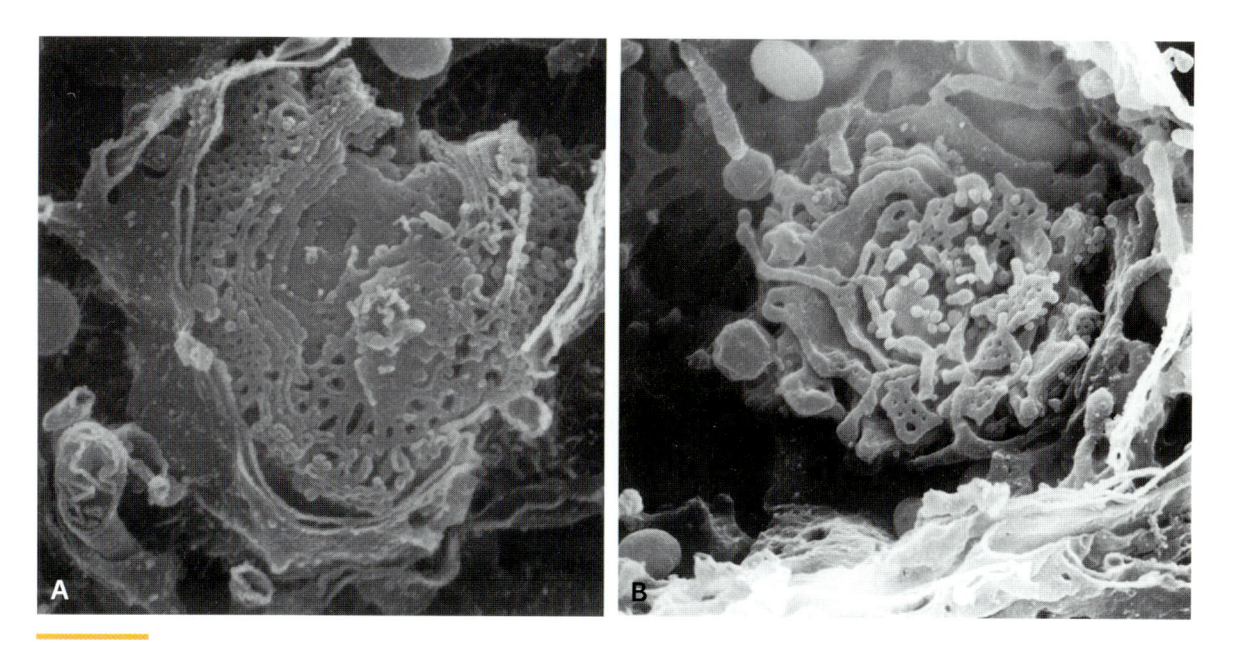

図2-19 A：精子細胞（ステップ6）のシスゴルジ槽の全景。シスゴルジ槽は膜性の管が吻合しながら網目構造を作っており，小胞体によって囲まれている。シスゴルジ槽の下には，数は少ないが，中間ゴルジ槽の大きくて不規則な孔が見える。B：精子細胞（ステップ6）のトランスゴルジ槽の全景。(Ho HC, Tang CY, Suarez SS: Three-dimensional structure of the Golgi apparatus in mouse spermatids: A scanning electron microscopic study. Anat Rec 256: 189-194, 1999. より)

イトゾル側に蛋白性の被覆が生じることによって出芽が始まる。被覆小胞の形成には，**コートマーⅠ coatomer Ⅰ（COPⅠ）**，**コートマーⅡ coatomer Ⅱ（COPⅡ）**，**クラスリン clathrin**という3種類の蛋白が関与することが知られている。小胞が形成される場所にこれらの蛋白が付着すると，膜から小胞を引き出すようにして小胞が形成される。小胞のサイトゾル側は，COPⅠ，COPⅡ，クラスリンなどの蛋白で被われており，それぞれ，COPⅠ被覆小胞，COPⅡ被覆小胞，クラスリン被覆小胞と呼ばれる。

移行小胞体を離れる輸送小胞は，ERGICに到着するまでは常にCOPⅡで被われている。ERGICに至ると，COPⅡの被覆は脱ぎ捨てられ，COPⅡはサイトゾルに戻ってリサイクルされる。新たに運搬された蛋白をシスゴルジ槽に運搬するためには，ERGICで生じた小胞はCOPⅠの被覆を必要とする。中間ゴルジ槽からトランスゴルジ槽やトランスゴルジ網に運ばれる小胞もすべてCOPⅠの被覆が必要である。しかし，トランスゴルジ網から生じる小胞の多くは，クラスリンの被覆が必要である。

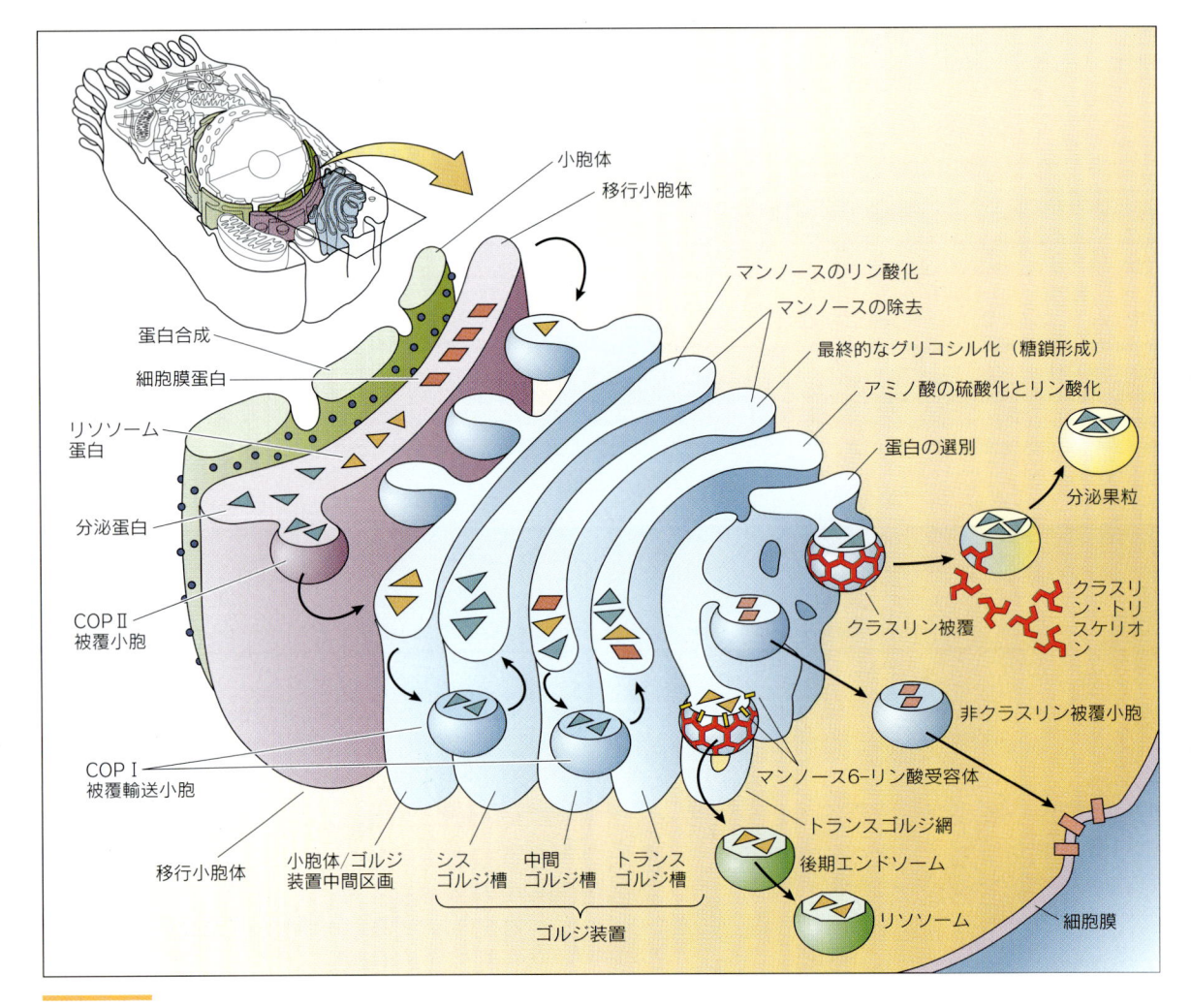

図2-20 ゴルジ装置と，トランスゴルジ網におけるパッケージを示す模式図。

　輸送の機序には，品質管理的な側面がある．もし，RER（または移行小胞体）にある固有の蛋白が小胞に詰め込まれてしまってERGICに到達したとすると，COP I 被覆小胞によってRERに戻される．このような輸送は，先述した蛋白の**順行性輸送**anterograde transportに対して，**逆行性輸送**retrograde transportと呼ばれる．

　これらの小胞は細胞内の特定の部位で形成され，目的地に運ばれなければならない．そのために，どのようにして目的地に運ばれるのかについて，さらなる機序が考えられなければならない．この機序については興味深い説があるが，複雑なのでここで詳細に述べることはせず，概略を紹介するにとどめる．詳細については，細胞生物学のテキストを参照して欲しい．

　荷物を含んだ小胞が形成されるにつれて，小胞はコートマーやクラスリンばかりでなく，表面マーカーや受容体も持つようになる．この受容体のなかには，微小管や小胞の輸送にかかわるモーター蛋白複合体と作用するものがある．後述するように（☞細胞骨格の項），微小管は長くてまっすぐな硬い管状の構造物で，細胞の**微小管形成中心**microtubule-organizing center（MTOC）で形成され，細胞の周辺部に伸び出す．

　MTOCはゴルジ装置の近くにあり，微小管のMTOC側の端は**マイナス端**minus end，細胞周辺側のもう1つの端は**プラス端**plus endと呼ばれる．小胞をマイナス端（MTOC側）に向かって運ぶモーター分子は，ダイニンとその付随蛋白複合体である．これに対し，小胞をプラス端（MTOCから離れる側）に向かって運ぶモーター分子は，キネシンとその付随蛋白複合体である．このように，小胞は，ERやERGICからMTOCにはダイニンによって，また，ゴルジ装置から逆行性にERGICやRERにはキネシンによって運ばれる．

トランスゴルジ網における選別

トランスゴルジ網は，細胞膜，分泌果粒，リソソームに至るそれぞれの経路に蛋白を選別する働きがある。

トランスゴルジ網から放出された荷物は小胞に包まれて，次のうちのいずれかの運命をたどる（図2-20）。

- 膜蛋白や脂質として細胞膜に組み込まれる。
- 細胞膜と癒合し，細胞外に放出される。
- **分泌果粒**secretory granuleとして頂部細胞膜の近くの細胞質に集まり，シグナルが伝達されると，細胞膜と癒合して，小胞内の物質を細胞外に放出する。
- **後期エンドソーム**late endosome（後述）と癒合し，小胞の内容物を後期エンドソームのなかに放出し，リソソームになる。

上記の初めの3つはエクソサイトーシスの過程である。細胞外に放出されたり，細胞膜に組み込まれたりするには，特定の制御過程を必要としない。このような過程は**構成性分泌経路**constitutive secretory pathway（default pathway）を経る。これとは逆に，リソソームや分泌果粒への経路には特定の制御過程が必要で，この過程を**調節性分泌経路**regulated secretory pathwayと呼ぶ。

リソソーム蛋白の輸送

リソソームへ運ばれる蛋白の選別過程は，シスゴルジ槽でマンノース6-リン酸（M6P）が付加されることによって始まる。この蛋白がトランスゴルジ網に達すると，M6Pはシグナルとして認識され，トランスゴルジ網の貫通膜蛋白であるM6P受容体と結合する。

トランスゴルジ網の一部に，**クラスリン・トリスケリオン**clathrin triskelionの助けによって小窩が形成される。クラスリン・トリスケリオンは蛋白複合体で，3本のクラスリン重鎖と3本のクラスリン軽鎖からなり，中心から3本の腕を伸ばした構造を形成している（図2-21，図2-20）。クラスリン・トリスケリオンは集合して，トランスゴルジ網のM6P受容体に富んだ膜の細胞質側を被う。小窩が深くなるにつれトランスゴルジ網からちぎれ，**クラスリン被覆小胞**clathrin-coated vesicleができる。クラスリン被覆は**クラスリンバスケット**clathrin basketとも呼ばれる。

クラスリン被覆小胞はトランスゴルジ網から離れると，すぐにそのクラスリン被覆を失うが，その過程はクラスリン被覆の形成とは異なり，エネルギーを必要とする。クラスリン被覆がはずれた小胞は後期エンドソームと融合し，その内容物を後期エンドソームに放出する（後述）。

クラスリン被覆はそのほかにも多くの種類の小胞に用いられる。受容体蛋白の細胞質側とクラスリンとの間には**アダプチン**adaptinという介在蛋白がある。アダプチンには多くの種類があり，クラスリンに対する結合部位と特定の受容体に対する結合部位がある。

調節性分泌蛋白の輸送

細胞外に不連続に放出される蛋白にも，クラスリン被覆小胞の形成が必要である。その形成のシグナルは分かっていないが，その機序はリソソーム蛋白の場合と同じであると考えられている。

リソソーム酵素を輸送する小胞とは異なり，この分泌果粒は極めて大きく，小胞の表面にある受容体よりもはるかに多くの蛋白を輸送する。さらに，分泌果粒から液体が失われて分泌果粒の内容物は，徐々に濃縮されるので（図2-6，図2-20），この小胞は濃縮小胞と呼ばれることがある。極性のある細胞では，分泌果粒は細胞の特定の部位にある。分泌果粒は集塊をなして存在し，神経伝達物質やホルモンなどの特定のシグナルを受けると，細胞膜と癒合し，その内容物を細胞外に放出する。

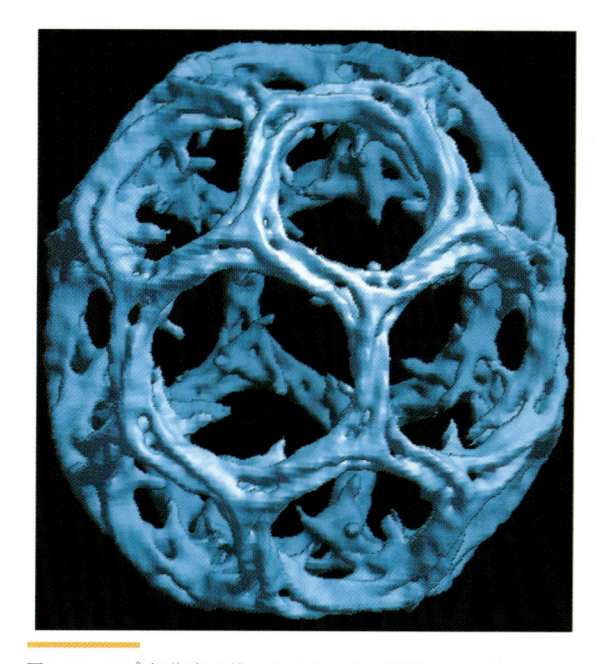

図2-21 21Å解像度で描いたクラスリン被覆のコンピューターシミュレーション像。トリスケリオンの様子がよく分かるように，アミノ酸末端ドメインとリンカーの大部分は図から除いてある。（Smith CJ, Grigorieff N, Pearse BM: Clathrin multiple membrane receptors. Embo J 17: 4943-4953, 1998. より）

構成性分泌経路による輸送

RERとシスゴルジ網との間やゴルジ槽の間を通る小胞や，トランスゴルジ網と細胞膜の間の構成性分泌経路で用いられる小胞などは，被覆を必要とする（図2-20）。しかしながら，これらの被覆はクラスリンではなく，**コートマー**coatomerと呼ばれる7個のユニットからなる蛋白複合体から構成されている。コートマー複合体蛋白は，**被覆蛋白サブユニット** coat protein subunit（COP）と呼ばれ，クラスリンとは異なり，被覆形成時にエネルギーを要し，目的地に至るまで被覆された状態が続く。先述したように，コートマーにはCOP ⅠとCOP Ⅱの2種類がある。

トランスゴルジ網から運ばれる小胞は，キネシンやその付随蛋白複合体を用いて微小管に沿って運ばれる。しかしながら，この小胞はまたアクチンフィラメントに沿っても運ばれ，おそらくこれが主な経路であると考えられる。この小胞を運搬するモーターはミオシンⅡである。ミオシンⅡはクラスリン・トリスケリオンが小胞形成の場に補充されるのに続いて，あるいはそれとともにトランスゴルジ網に運ばれると考えられている。

ゴルジ装置のもう1つの概念

> ゴルジ装置のもう1つの概念として，小胞が順行性輸送されるのではなく，槽の成熟が起こるという考え方がある。

小胞の順行性輸送と層板成熟の2つの学説が互いに張り合っており，どちらにもその説を支持する十分な証拠がある。層板成熟説とは，物質はゴルジ装置の様々な部位を通って運ばれるのではなく，物質は動かずにゴルジ装置の様々な酵素系が適切な間隔を置いて，また決められたときに逆行性に運ばれ，ある層板が次の層板に成熟するという考えである。

一見すると，層板成熟説は疑わしく見えるが，ゴルジ装置で起こる様々な現象を説明できる。止まっている列車に乗っていて，隣りの線路に止まっている列車を見ていたとしよう。列車の片方が動き始めると，乗っている人にとってはどちらの列車が動いているのか見極めるのが難しく，外界の景色がなければ理にかなった決定をすることはできないのと同じである。現在の研究段階においては，2つの理論のうちどちらが正しいかは分からない。しかし，大部分の組織学や細胞生物学の教科書は，順行性小胞輸送説に傾いている。

エンドサイトーシス，エンドソーム，リソソーム

> エンドサイトーシス，エンドソーム，リソソームは，細胞外から取り込んだ物質の摂取，隔離，劣化に関与する。

細胞が巨大分子や微粒子物質などの物質を細胞外から取り込む過程を**エンドサイトーシス**endocytosisと呼ぶ。エンドサイトーシスされた物質は，その大きさに見合う小胞に取り込まれる。小胞の直径が250 nmを超えれば，**ファゴサイトーシス（食作用）**phagocytosis，その小胞を**ファゴソーム（食胞）**phagosomeと呼ぶ。小胞の直径が150 nm以下であれば，**ピノサイトーシス（飲作用）**pinocytosis，その小胞を**飲み込み小胞**pinocytotic vesicleと呼ぶ。

エンドサイトーシスの機序

> エンドサイトーシスには食作用と飲作用の2種類がある。

食作用（ファゴサイトーシス）

微生物，細胞片，老廃赤血球などのような大きな粒子状の物質の取り込みは，**食細胞**phagocyteと呼ばれる特殊な細胞で行われる。最も一般的な食細胞は，白血球の**好中球**neutrophilや**単球**monocyteである。単球が食作用の仕事を行うため血流を離れると，**マクロファージ**macrophageになる。

食細胞には飲み込む物質の表面の特徴を認識する受容体があるので，その物質を内部に取り込むことができる。この表面の特徴でよく分かっているものは，抗体の**定常領域**constant region（Fc部位 Fc region）と**補体**complementと呼ばれる，血液中の一連の蛋白である。抗体の可変領域が微生物の表面と結合するので，Fc部位はその表面から突出している。

マクロファージや好中球は，抗原のFc部分と結合するFc受容体を持っている。この関係は細胞にシグナルとして働き，偽足を伸ばして微生物を包み込み**ファゴソーム**phagosomeを作ることによって微生物を内部に取り込む。微生物の表面についた補体もおそらく同様にして食作用を助けると考えられている。なぜなら，マクロファージはその表面に補体受容体も持っているからである。補体とその受容体との相互反応によっておそらく細胞が活性化され，偽足を形成して，害となる微生物を包み込むと考えられている。

飲作用（ピノサイトーシス）

大部分の細胞は細胞内で作られた物質を小胞に積み込んで，絶えず細胞膜に向かって輸送しているので，細胞は小胞の膜を産生する必要がある。また，細胞はその形や大きさを保持するために，過剰の膜を除去し，その膜をリサイクルしている。エキソサイトーシスやエンドサイトーシスによる膜の出入りは，**膜輸送**membrane traffickingと呼ばれる。大部分の細胞で最も活発に行われる輸送は，飲み込み小胞によるもので，膜のリサイクルに

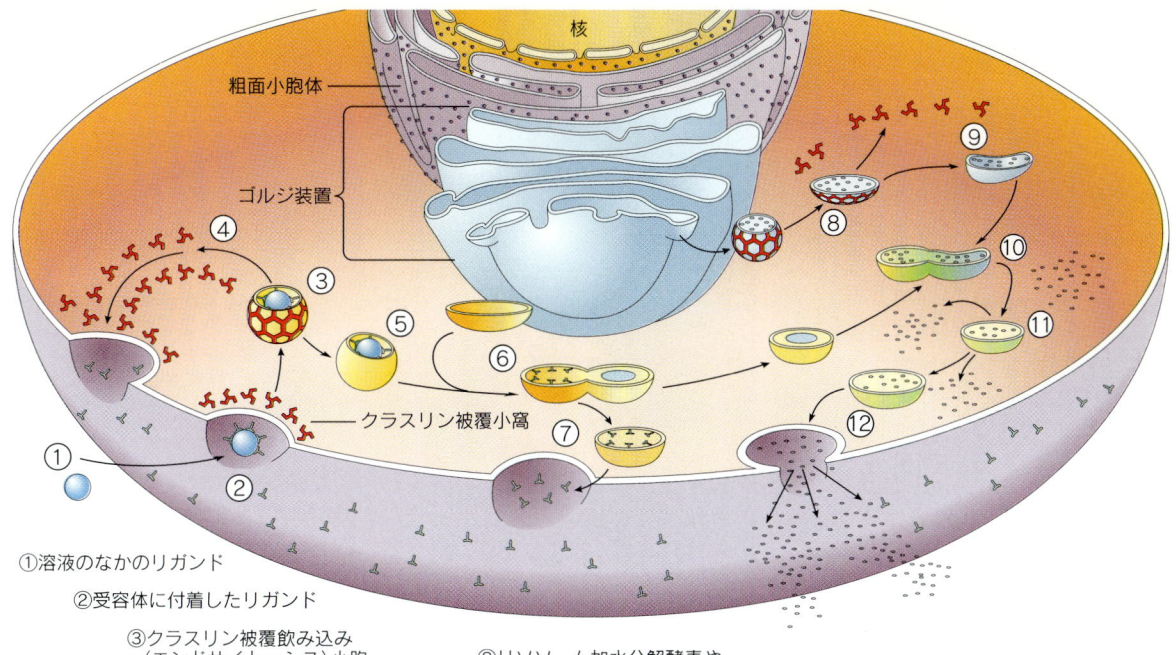

図2-22 エンドソームの経路を示す模式図。CURL：受容体やリガンドと結合していない成分。

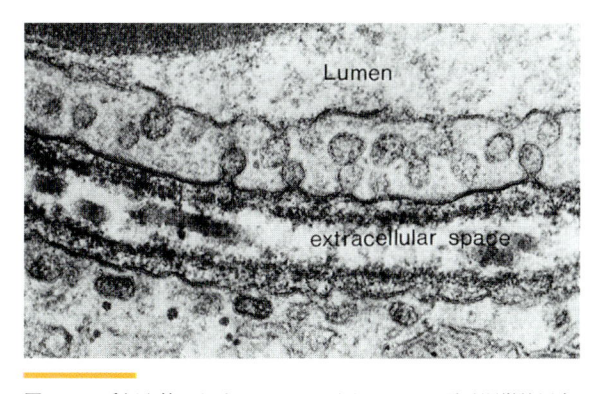

①溶液のなかのリガンド
②受容体に付着したリガンド
③クラスリン被覆飲み込み（エンドサイトーシス）小胞
④クラスリン・トリスケリオンは細胞膜でリサイクルされる
⑤非被覆エンドサイトーシス小胞
⑥初期エンドソーム（CURL）pH≅6.0
⑦受容体が細胞膜に戻る
⑧リソソーム加水分解酵素やリソソーム膜蛋白を含むクラスリン被覆小胞
⑨後期エンドソームpH≅5.5
⑩多胞小体（リソソームの一種）
⑪残余小体のなかの分解産物
⑫残余小体は細胞膜と癒合し，内容物が細胞から除去される

図2-23 毛細血管におけるエンドサイトーシスの電子顕微鏡写真。
(Hopkins CR: Structure and Function of Cells. Philadelphia, WB Saunders, 1978. より)

最も寄与している（図2-22）。

受容体依存性エンドサイトーシス

多くの細胞はいくつかの種類の巨大分子を飲作用できるように特殊な構造を持っている。このような物質を捕らえるのに最も効率的な方法は，細胞膜にある受容体蛋白（**荷物受容体**cargo receptor）の存在である。荷物受容体は膜貫通型蛋白で，細胞外では特定の巨大分子（**リガンド**ligand）と，細胞内では**クラスリン被覆**clathrin coatと関連している（図2-20）。

荷物受容体の直下にクラスリン・トリスケリオンが集合すると，細胞膜が引っ張られ，クラスリン被覆小窩が形成される（図2-23，図2-24）。この小窩はやがて**飲み込み小胞**pinocytotic vesicleとなり，表面から垂れ下がる液体のしずくのようにリガンドを包み込む。この飲み込み小胞を細胞内に取り込むために，GTP結合蛋白（GTPアーゼ）である**ダイナミン**dynaminの分子が，小胞の頸部に作用して頸部を閉鎖し，飲み込み小胞は膜を離れて細胞質に取り込まれると考えられている。このようなエンドサイトーシスは**受容体依存性エンドサイトーシス**receptor-mediated endocytosisと呼ばれ，飲み込み小胞内のリガンド（例：低密度リポ蛋白）濃度を上げることができる。

典型的な飲み込み小胞には，異なる巨大分子と結合するために，何種類かの1,000個もの荷物受容体があるよ

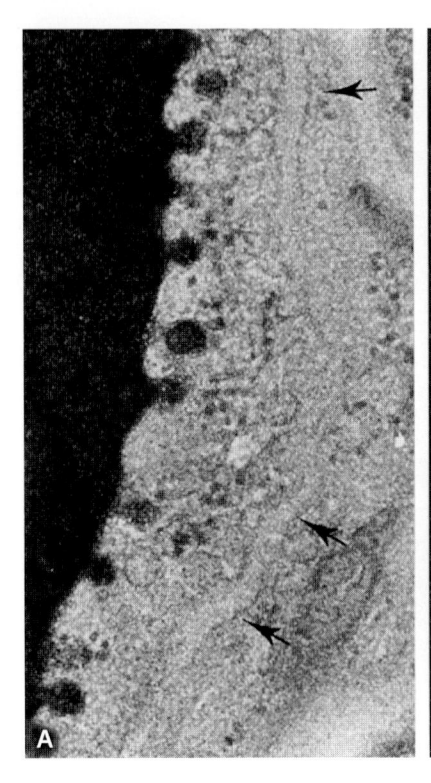

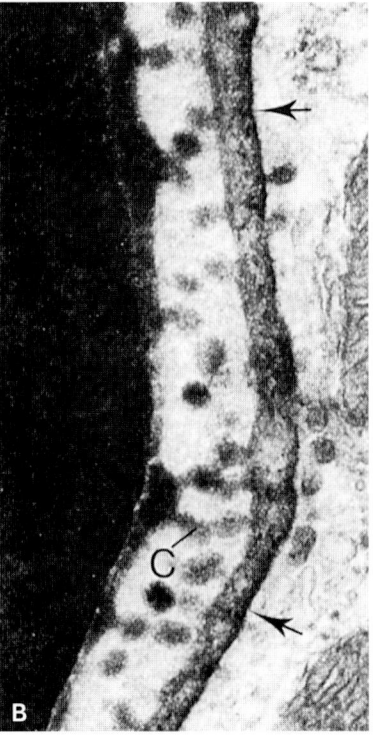

図2-24 トレース分子であるマイクロペルオキシダーゼが毛細血管の内皮細胞を通って輸送される様子を示す電子顕微鏡写真（×35,840）。A：毛細血管の内腔はトレーサーで満たされている。内腔面の飲み込み小胞による取り込みに注意。毛細血管周囲の結合組織腔（矢印）には，トレーサーはまだ出ていない。B：1分後にはトレーサーは内皮細胞を横切って運ばれ，細胞外腔の結合組織にエクソサイトーシスされる（矢印）。C：毛細血管の内腔と細胞外腔との間の一時的なチャネルをなす融合した小胞を示す。（Hopkins CR: Structure and Function of Cells. Philadelphia, WB Saunders, 1978. より）

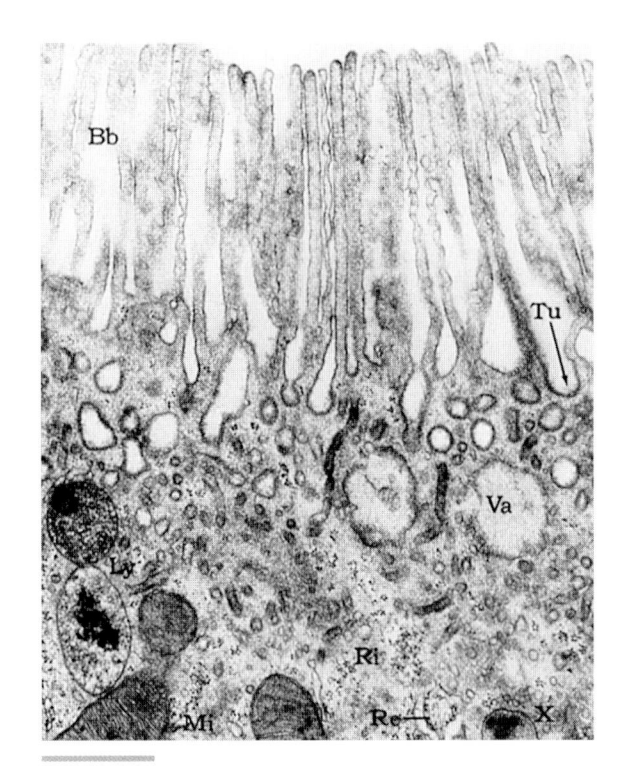

図2-25 腎皮質の近位尿細管上皮の電子顕微鏡写真（×23,125）。飲み込み小胞（Tu），微絨毛（Bb），リソソーム（Ly），ミトコンドリア（Mi），粗面小胞体（Re），遊離リボソーム（Ri）とおそらく初期エンドソーム（Va）に注意。（Rhodin JAG: An Atlas of Ultrastructure. Philadelphia, WB Saunders, 1963. より）

うである。それぞれの荷物受容体は固有のアダプチンと結合している。アダプチンは，クラスリン・トリスケリオンに対する結合部位と，受容体の細胞側に対する結合部位を持った蛋白である。

エンドソーム

エンドソームには初期エンドソームと後期エンドソームの2種類があり，前者は細胞の周辺に，後者は細胞質の深部に位置する。

飲み込み小胞は形成されるとすぐにそのクラスリン被覆を失う。クラスリン被覆はサイトゾルのなかに戻り，クラスリン・トリスケリオンとしてプールされる。飲み込み小胞は，細胞膜の近くにある小胞と小管がつながった構造からなる**初期エンドソーム** early endosome と癒合する（図2-25，図2-22）。飲み込み小胞の内容物が分解される必要があれば，初期エンドソームの物質が**後期エンドソーム** late endosome に運搬される。後期エンドソームは初期エンドソームと同様，小管と小胞がつながった構造からなり，ゴルジ装置近くの細胞質の深部にある。後期エンドソームの内容物は後にリソソームに運ばれて分解される。

初期エンドソームと後期エンドソームを併せて**エンドソーム構造** endosomal compartment という。すべてのエ

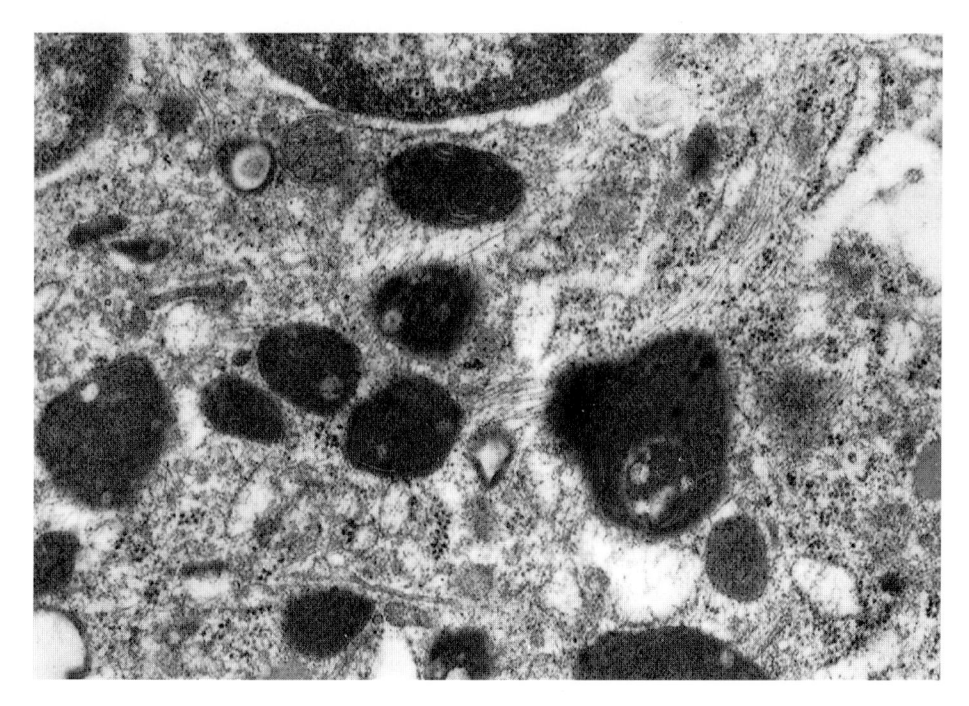

図2-26 ラット培養肺胞マクロファージのリソソーム（×45,000）。(Sakai M, Araki N, Ogawa K: Lysosomal movements during heterophagy and autophagy: With special reference to nematolysosome and wrapping lysosome. J Electron Microsc Tech 12: 101-131, 1989. より)

ンドソームの膜にはATP依存性H^+ポンプがある。このポンプは活発に水素イオンをエンドソームの内部に汲み入れて，エンドソームのなかを酸性にしており，初期エンドソームはpH6.0，後期エンドソームはpH5.5の酸性環境である。

初期エンドソームに取り込まれた飲み込み小胞に由来する膜成分や荷物受容体は，初期エンドソームで回収されて最初の細胞膜に戻る。飲み込み小胞が初期エンドソームと癒合すると，その酸性の環境によって，リガンドがその受容体から解離(脱共役)する。リガンドは初期エンドソームの内腔に留まるが，低密度リポ蛋白受容体などの荷物受容体は細胞膜に戻る。このようなタイプの初期エンドソームを，**受容体・リガンド脱共役構造** compartment for uncoupling of receptor and ligand (CURL)と呼ぶ研究者もいる(図2-22，図2-25)。

初期エンドソームに入って2～3分すると，低密度リポ蛋白のようなリガンドは後期エンドソームに運ばれる。血液中の鉄を運ぶ蛋白であるトランスフェリンのようなリガンドは，トランスフェリン受容体と結合したまま詰め込まれて細胞膜に戻され，そこで細胞外に放出される。また，上皮細胞増殖因子のリガンドとその受容体は，後期エンドソームに運ばれて分解される。

初期エンドソームと後期エンドソームとの間の輸送機構はまだ解明されていない。初期エンドソームが微小管に沿って細胞の深部に移動し，後期エンドソームになると考えている研究者もいる。また，初期エンドソームと後期エンドソームは別々の構造であり，特殊な**エンドソーム輸送小胞** endosomal carrier vesicleが初期エンドソームから後期エンドソームに物質を輸送するという考えもある。この小胞は，多数の小さな小胞を含む大きな小胞であると考えられており，電子顕微鏡では**多胞小体** multivesicular bodyとして観察されてきた。どちらの説でも，初期エンドソームやエンドソーム輸送小胞が，微小管系によって後期エンドソームへ運ばれると考えられている。

リソソーム

リソソームは酸性に保たれており，加水分解酵素を持つ。

後期エンドソームの内容物は酵素による消化のために，**リソソーム** lysosomeという特殊な細胞小器官の内腔に運ばれる(図2-26，図2-25)。リソソームは円形のものもあれば，多様な形をしているものもある。その平均的な直径は0.3～0.8 μmで，そのなかにはスルファターゼ，プロテアーゼ，ヌクレアーゼ，リパーゼ，グリコシダーゼなどの，少なくとも40種類の異なった**酸性ヒドロラーゼ(加水分解酵素)** acid hydrolaseが含まれている。このような酵素が適正に機能するには酸性の環境が必要なので，リソソームの膜にはH^+ポンプがあり，水素イオンを活発にリソソームのなかに汲み込んで，内腔をpH 5.0に維持している(図2-22)。

リソソームには，巨大分子や食作用を受けた微生物，細胞片，細胞などばかりではなく，ミトコンドリアやRERなどの，過剰のあるいは古くなった小器官を消化する働きがある。取り込まれた物質は，様々な酵素によって小さい水溶性の最終産物に消化される。その後，リソ

ソームの膜にある輸送蛋白によってリソームからサイトゾルに運搬され，細胞によって再利用されたり細胞外に運び出されたりする。

リソームの形成

リソームはその加水分解酵素と膜をトランスゴルジ網から受け取る。しかしながら，それらは異なった小胞として到着する。どちらのタイプの小胞も，小胞がトランスゴルジ網を離れるときはクラスリンで被覆されているが，クラスリン被覆は間もなく失われ，被覆がはずれた小胞はやがて後期エンドソームと癒合する。

リソームの酵素を運ぶ小胞は，**マンノース6-リン酸受容体** mannose-6-phosphate（M6P）receptor を持っており，それに酵素が結合している。後期エンドソームの酸性の環境において，リソームの酵素はその受容体から離れ，マンノース残基は脱リン酸化してリン酸基が離れ，リソームの酵素が完成する。そしてM6P受容体はトランスゴルジ網に戻ることによってリサイクルされる。脱リン酸化されたリソーム加水分解酵素は，もはやM6P受容体と結合することができないので，後期エンドソームのなかに留まる（図2-20，図2-22）。

後期エンドソームが酵素と膜との両方の成分を持っている場合，後期エンドソームはリソームと癒合するのではないかと考えている研究者がいる。一方，それが成熟してリソームになると考えている研究者もいる。

リソームへの物質輸送

リソームで分解される物質は，ファゴソーム，飲み込み小胞，オートファゴソームのいずれかによってリソームに至る（図2-22）。

ファゴソーム phagosome に含まれている食作用を受けた物質は細胞の内部へ移動する。ファゴソームは，リソームか後期エンドソームのいずれかと結合する。加水分解酵素はファゴソームの内容物の大部分，特に蛋白と炭水化物を消化する。しかしながら，脂肪は完全な消化を受けることはなく，リソームのなかに閉じ込められて残り，**残余小体** residual body となる。

古くなったミトコンドリアなどの細胞小器官や，活動していない線維芽細胞のRERなどは，細胞にとってもはや必要ではないので消化される必要がある。このような小器官は小胞体によって取り囲まれ，**オートファゴソーム** autophagosome と呼ばれる小胞になる。この構造物は後期エンドソームやリソームと癒合し，ファゴソームとしての運命をたどる。

臨床ノート

リソーム蓄積症

先天性酵素欠損によって様々な巨大分子を可溶性物質に分解できない場合がある。すると，不溶性の中間産物が細胞のリソームのなかに蓄積するので，リソームが大きくなり，細胞の機能が発揮できなくなる（表2-1）。このような病気でよく知られているのは**テイ・サックス病** Tay-Sachs disease である。この病気はユダヤ人家系の北東ヨーロッパの小児や，アメリカ合衆国のルイジアナ州に住むケイジャン人家系によく見られる。このような小児はヘキソサミニダーゼAという酵素を欠いており，ガングリオシドGM_2を分解することができず，大部分の細胞のリソームのなかにガングリオシドGM_2が蓄積するが，最も問題となるのは，中枢および末梢神経系のニューロンである。このような細胞（ニューロン）のリソームは大きくなり，通常の機能を阻害し，発病から5年以内に植物状態になるか，3歳以下で死亡する。

表2-1　リソーム蓄積症の主な種類

種類	病名	欠損酵素	蓄積する代謝産物
グリコーゲン蓄積	ポンペ病（Ⅱ型）	リソームのグルコシダーゼ	グリコーゲン
スフィンゴ脂質蓄積	GM_1ガングリオシド蓄積症	GM_1ガングリオシドβガラクトシダーゼ	GM_1ガングリオシド（ガラクトースを含むオリゴ糖）
スフィンゴ脂質蓄積	GM_2ガングリオシド蓄積症（テイ・サックス病）	ヘキソサミニダーゼA	GM_2ガングリオシド
スフィンゴ脂質蓄積	GM_2ガングリオシド蓄積症（ゴーシェ病）	グルコセレブロシダーゼ	グルコセレブロシド
スフィンゴ脂質蓄積	GM_2ガングリオシド蓄積症（ニーマン・ピック病）	スフィンゴミエリナーゼ	スフィンゴミエリン
ムコ多糖蓄積	ムコ多糖症Ⅰ型（ハーラー症候群）	α-L-イズロニダーゼ	ヘパラン硫酸とデルマタン硫酸
ムコ多糖蓄積	ムコ多糖症Ⅱ型（ハンター症候群）	L-イズロン酸スルファターゼ	ヘパラン硫酸とデルマタン硫酸
糖蛋白蓄積		糖蛋白の多糖側鎖を分解する酵素	酵素によって異なる

（Kumer V, Cotran RS, Robbins SL: Basic Pathology, 5th ed. Philadelphia, WB Saunders, 1992. を改変）

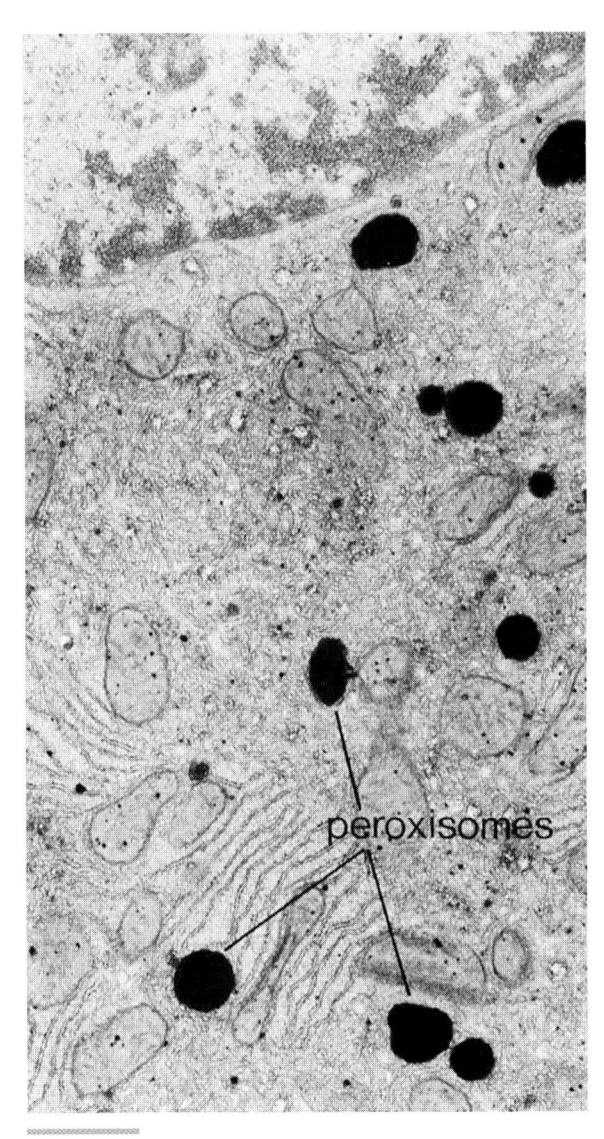

図2-27 肝細胞のペルオキシソーム（×10,700）。細胞は3',3'-ジアミノベンチジンと四酸化オスミウムで処理されており、ペルオキシソームにあるカタラーゼ酵素による黒色の反応産物ができている。(Hopkins CR: Structure and Function of Cells. Philadelphia, WB Saunders, 1978. より)

ペルオキシソーム

> ペルオキシソームは自己複製する細胞小器官で、酸化酵素を含んでいる。

ペルオキシソーム peroxisome（マイクロボディ microbody）は、直径が0.2〜1.0 μmの球形〜卵形の膜で囲まれた小器官である。そのなかには**尿酸酸化酵素** urate oxidase、**カタラーゼ** catalase、**D-アミノ酸酸化酵素** D-amino acid oxidaseなどの40種類以上もの酸化酵素が含まれている（図2-27）。これらの酵素は大部分の動物細胞に存在し、長鎖の脂肪酸の分解（**β酸化** β oxidation）にかかわっており、脂肪酸の水素と酸素分子を結合して、**アセチル補酵素 A** acetyl coenzyme A（CoA）や**過酸化水素** hydrogen peroxide（H_2O_2）を形成する。アセチルCoAは、細胞自身の代謝に使われたり、細胞間隙に放出されて隣接する細胞によって用いられる。過酸化水素はエタノールなどの種々の有毒物質を無毒化し、微生物を殺す。過剰の過酸化水素は**カタラーゼ** catalaseという酵素によって破壊される。

ペルオキシソームの蛋白は、RERではなくサイトゾルで作られ、2種類の特殊な**ペルオキシソーム標的シグナル** peroxisome targeting signalによってペルオキシソームに運ばれる。このシグナルは蛋白をサイトゾルからペルオキシソームへ導き、そこで標的シグナルに特異的な膜受容体に認識される。しかし、ペルオキシソーム膜蛋白のあるものはRERで作られ、その後ペルオキシソームに運ばれると考えられている。ミトコンドリアと同様、ペルオキシソームは大きさを増し、分裂して、新しいペルオキシソームを形成する。しかしながら、ペルオキシソームはミトコンドリアと異なり、それ自身の遺伝物質は持っていない。

プロテアソーム

> プロテアソームは蛋白分解酵素の複合体で、ユビキチンで標識された異常な形の蛋白を分解する働きがある。

細胞のなかの蛋白には一定の流れがあり、合成、放出、分解が絶えず行われている。代謝を制御するのに働く蛋白は、刺激に対する代謝反応が長引かないように、分解されなければならない。さらに、変性したり、損傷を受けたり、形成不全の蛋白は除去されなければならない。また、抗原提示細胞によって取り込まれた抗原性蛋白は、Tリンパ球が認識して免疫応答を起こすように、小さなポリペプチド片（**エピトープ** epitope）に分解されて提示されなければならない。

サイトゾルでの蛋白分解は、細胞によって入念に制御されている。将来分解されるべき蛋白は、目印をつけて認識できるようにしなければならない。この過程は**ユビキチン化** ubiquinationと呼ばれ、数個のユビキチン分子（76個のアミノ酸からなる長いポリペプチド鎖）が、分解される予定の蛋白のリシン残基と結合し、**ポリユビキチン化蛋白** polyubiquinated proteinを形成する。このようにして蛋白がユビキチン分子で標識されると、多数のサブユニットからなる蛋白複合体である**プロテアソーム** proteasomeによって分解される。蛋白分解を受けるとユビキチン分子は放出されてサイトゾルのなかに再び戻る。ユビキチン化には、**ユビキチン活性化酵素** ubiquitin-activating enzymeなどの酵素の協力，**ユビキチン結合酵素**ubiquitin-conjugating enzymeの仲間，**ユビキチン連結酵素**ubiquitin ligaseが必要である。

ユビキチン化，分解される蛋白からのユビキチンの分離，プロテアソームによる蛋白変性過程はすべてエネルギーを必要とする。

ミトコンドリア

> ミトコンドリアには独自のDNAがあり，酸化的リン酸化と脂質の合成を行う。

ミトコンドリアmitochondriaは，屈曲性を持った棒状の小器官で，幅は約0.5～1 μmで，長さは7 μmに及ぶことがある。たいていの動物細胞には多数のミトコンドリアがあり，例えば1個の肝細胞には約2,000個のミトコンドリアがある。**酸化的リン酸化**oxidative phosphorylationによってミトコンドリアはATPを産生する。ATPはエネルギーの安定した貯蔵型であり，様々なエネルギーの要求に対して，細胞で用いられる。

ミトコンドリアは平滑な**外膜**outer membraneと，折り畳まれた**内膜**inner membraneの二重の膜からなる（図2-28）。内膜のヒダは**クリスタ**cristaと呼ばれ，膜の表面積を増大している。ミトコンドリアのクリスタの数は細胞のエネルギー要求量と密接な関係がある。例えば，心筋細胞のミトコンドリアは骨細胞のミトコンドリアより多くのクリスタを持つ。内膜と外膜の間にある，幅が10～20 nmの狭い間隙は**膜間隙**intermembrane spaceと呼ばれる。また，内膜で囲まれた空間は**基質腔**matrix space（**クリスタ間腔**intercristal space）と呼ばれる。この2つの空間の内容物は異なっており，後で詳述する。

ミトコンドリアの外膜と膜間隙

外膜には複数回貫通蛋白である**ポーリン**porinが多数存在する。ポーリンは大きな水チャネルで，そこを通って10 kDの大きさの可溶性の分子が通過すると考えられている。この膜は蛋白を含む小さな分子に比較的透過性があるので，膜間隙の内容物はサイトゾルと似ている。外膜にあるそのほかの蛋白はミトコンドリアの脂質の形成にかかわるものである。

内膜

> 内膜は折り畳まれてクリスタを形成し，ATP合成酵素と呼吸鎖のための広い場を作り出している。

ミトコンドリア基質を囲む内膜は，折り畳まれてクリスタを形成している。この膜には，通常のリン脂質が有する2本ではなく，4本の脂肪酸アシル鎖を持つリン脂質である**カルジオリピン**cardiolipinが豊富に存在する。このリン脂質が高濃度に存在するため，内膜はイオン，電解質，水素イオンに対してほとんど透過性がない。

ある部分では，外膜と内膜は互いに接している。この**接触部位**contact siteは，蛋白や小さい分子が基質腔に出入りする通路として働く。接触部位は2種類の蛋白からなる。1つは運搬にかかわる輸送蛋白で，もう1つは特殊な巨大分子の透過性を示す指標を認識するための調節蛋白である。

そのほかの部位でも外膜や内膜や基質に組み込まれる巨大分子の輸送を行うことができる。これらの部位では，2枚の膜は互いに接触しているのではなく，内膜と外膜の両方に受容体分子を持っている。この受容体は，輸送される巨大分子ばかりではなく，特定の巨大分子の運搬にかかわるサイトゾルの輸送分子（とシャペロン）を認識する。

ネガティブ染色した標本を電子顕微鏡で観察すると，内膜には**ATP合成酵素**ATP synthaseと呼ばれる蛋白の複合体でできた内膜サブユニットが，きのこ状に大量に存在しているのが分かる。ATP合成酵素はADPからATPと無機リンを産生する。このサブユニットの球状の頭は直径が約10 nmあり，幅4 nm，長さ5 nmの細くて扁平な円筒状の茎を持っており，内膜から基質のなかに突出している（図2-28）。

さらに，蛋白複合体からなる多数の**呼吸鎖**respiratory chainが内膜に存在する。呼吸鎖は**NADH脱水素酵素複合体**NADH dehydrogenase complex，**シトクロムb-c₁複合体**cytochrome b-c$_1$ complex，**シトクロムオキシダーゼ複合体**cytochrome oxidase complexの3つの呼吸酵素複合体からなる。これらの複合体は**電子伝達系**electron transport chainを構成する。電子伝達系はこの鎖に沿って電子を通過させる働きがある。もっと重要なことは，プロトンポンプが基質腔から膜間隙に水素イオンを輸送し，ATP合成のためにエネルギーを供給する**電気化学的勾配**electrochemical gradientを作ることである。

基質

基質腔matrix spaceは，蛋白が少なくとも50％を占める濃い粘稠の液体からなる**基質**matrixで満たされている。基質にある蛋白の多くは，脂肪酸とピルビン酸から中間代謝産物である**アセチルCoA** acetyl CoAを作り，その後，アセチルCoAを**クエン酸回路**citric acid cycle（**トリカルボン酸回路**tricarboxylic acid cycle，**クレブス回路**Krebs cycle）において酸化するための酵素である。基質には，ミトコンドリアのリボソーム，tRNA，mRNAがあり，直径が30～50 nmで暗調の球状を呈する**ミトコンドリア果粒**mitochondrial granule（**基質果粒**matrix granule) も認められる。

　ミトコンドリア果粒の機能は分かっていない。ミトコンドリア果粒はリン酸リポ蛋白からなり，特に骨や軟骨の細胞などでは，マグネシウムやカルシウムを含んでいることがある。この果粒は，サイトゾルのカルシウム濃度が上昇したとき，カルシウムの毒性から細胞を守るためのカルシウム貯蔵庫ではないかと考えられている。

　基質にはまた，**ミトコンドリア環状DNA** mitochondrial circular deoxyribonucleic acid (cDNA) とミトコンドリア遺伝子の発現に必要な酵素がある。cDNAは，13個のミトコンドリア蛋白，16SrRNAと12SrRNA，22種類のtRNA遺伝子の合成に関する情報を含んでいるだけである。ミトコンドリアの形成や機能に必要なコードの大部分は核の遺伝子に含まれている。

酸化的リン酸化

酸化的リン酸化の過程によって，ATPが形成される。

　脂肪酸のβ酸化とグルコースの分解によって生じるアセチルCoAは，クエン酸回路のなかで酸化され，二酸化炭素（CO_2）のほかに，大量の還元型の補酵素であるニコチンアミドアデニンジヌクレオチド（NADH）とフラビンアデニンジヌクレオチド（$FADH_2$）を産生する。これらの補酵素は水素化物イオン（H^-）を放出し，その2個の高エネルギー電子が取られて水素イオン（H^+）になる。電子は電子伝達系に運ばれて，ミトコンドリアの呼吸によって酸素（O_2）が水（H_2O）に還元される。

　化学浸透圧説 chemiosmotic theory によれば，電子の連続的な運搬によって放出されたエネルギーは，H^+を基質腔から膜間隙に輸送するのに使われ，高い水素イオン濃度がその間隙に生じ，プロトン駆動力を働かせる

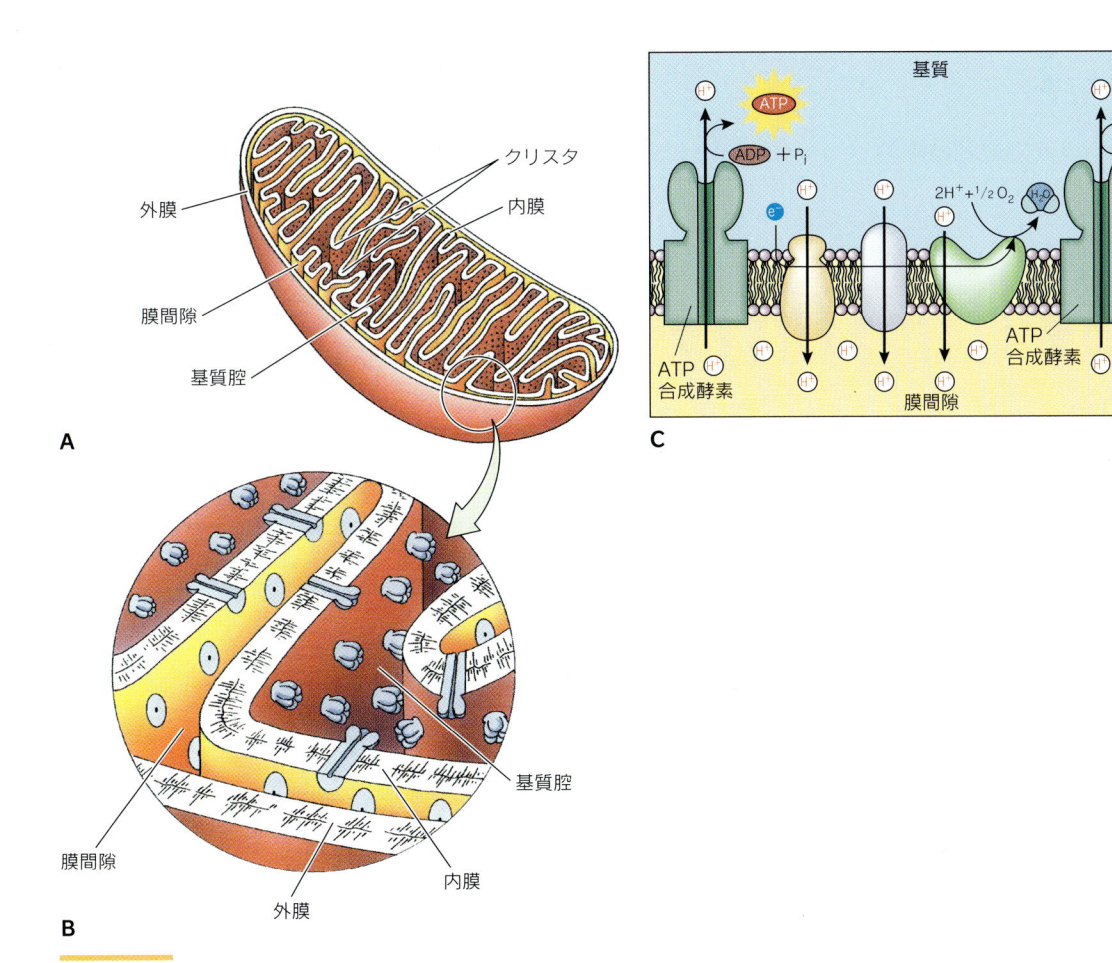

図2-28　ミトコンドリアの構造と機能を示す模式図。A：ミトコンドリアの縦断面。外膜と，折れ曲がりを持つ内膜を示す。B：Aの円で囲んだ領域の模式図。C：2個のATP合成酵素複合体と，基質から膜間隙にH^+を汲み出すのに関与する5個の電子伝達鎖のうちの3個を示す模式図。ATP：アデノシン三リン酸。

（図2-28）。ATP合成酵素によってのみ，H⁺は膜間隙から基質に再び入ることができる。プロトンがこの電気化学的勾配に沿って移動すると，プロトン駆動力のエネルギーの差は，ATPの安定な高エネルギー結合に変換される。これは内膜サブユニットの球状頭部で起こり，$ADP + P_i$からATPが作られる。新しく形成されたATPはミトコンドリアで使われるか，ADP-ATP対向輸送系によってサイトゾルのなかに運搬される。解糖，クエン酸回路，電子伝達系の全過程を通して，1個のグルコースから36個のATPが作られる。

冬眠する動物の褐色脂肪細胞には，**サーモゲニン** thermogeninと呼ばれる脱共役蛋白がある。この蛋白はATP合成酵素と似ているが，ATPを産生せず，H⁺チャネルの働きをする。通常，ミトコンドリアの電子伝達系では，酸化的リン酸化（電子伝達）とATP合成の共役する反応が起こるが，サーモゲニンは電子伝達で得られたエネルギーをATP合成に用いるのを阻害し，ATPの代わりに熱を産生する。H⁺はサーモゲニンを通って再び基質に入るので，プロトン駆動力のエネルギーは熱に変換されるわけである。冬眠の状態から動物を目覚めさせるのはこの熱である。

ミトコンドリアの起源と複製

ミトコンドリアは遺伝子を持っているので，嫌気性の真核細胞が細胞中に侵入したり細胞によって食作用を受けて，細胞内に寄生するようになった構造物であると考えられている。ミトコンドリア様の生物は宿主から保護と栄養を受けるとともに，宿主の酸素量を減らし化学エネルギーを安定に供給することを可能にした。

ミトコンドリアは自己複製する。その意味でミトコンドリアは以前から存在するミトコンドリアから生まれたものと考えられる。ミトコンドリアは大きさを増して，DNAを複製して分裂する。分裂は通常，基質腔の中央部を横切るようにして起こる。ミトコンドリアの外膜が，対側から互いに基質腔に伸び出して癒合し，その後分離して，2個のほぼ等しい大きさのミトコンドリアが生じる。ミトコンドリアの平均寿命は約10日である。

有窓層板

有窓層板は，槽構造が平行に積み重なったものである。通常6～10枚の板状の槽が重なり，層板を形成する。この槽には核膜複合体に似た構造があり，隣り合う槽の窓とつながっている。有窓層板の槽の間隔は8～10 nmであり，一部はRERとつながっている。

有窓層板は通常，細胞分裂の盛んな卵細胞，腫瘍細胞，胎児性細胞にのみ存在する。核膜とよく似ているので，これらの迅速に分裂する細胞では核膜に対するリザーバーとして働いているのではないかと考えられている。しかしながら，免疫組織学的な研究によるとこの説は否定的で，その機能や重要性についてはよく分かっていない。

封入体

封入体 inclusionは細胞のなかにある生命現象を伴わない構造物で，代謝活性もなく，膜で囲まれてもいない。最も普通に見られる封入体は，グリコーゲン，脂肪滴，色素，結晶である。

グリコーゲン

グリコーゲンはグルコースの貯蔵型である。

グリコーゲン glycogenは，動物におけるグルコースの最も一般的な貯蔵型で，筋や肝臓の細胞に特に多く見られる。電子顕微鏡で観察すると，グリコーゲンはβ果粒からなる集まりである**ロゼット** rosetteを形成しており，肝臓ではより大きなα果粒からなる。グリコーゲンはリボソームに似ており，SERの近くに存在する。必要に応じて，解糖に関与する酵素がグリコーゲンをグルコースに分解する。

臨床ノート

糖原病

グリコーゲンが分解できないために糖原病が起こることがある。この病態では，細胞のなかにグリコーゲンが過剰に蓄積される。この病態は，肝性，筋原性，ミセル性の3つに区別される。分解に関与する酵素の1つが欠損したり形成不全をきたすとこの病気が起こる（表2-2）。

脂肪滴

脂肪滴はトリグリセリドの貯蔵型である。

脂肪滴はトリグリセリドの貯蔵型で，**脂肪細胞** adipocyteに貯蔵されるばかりでなく，様々な細胞，特に肝細胞において小滴として存在している。組織標本の作製で使われるアルコールなどの有機溶剤はトリグリセリドを細胞から抽出してしまうので，標本では抜けてしまった構造になる。しかし，その抜けた部位を見ると，そこに脂肪滴があったことが分かる。四酸化オスミウムを固定剤として使うと，脂質やコレステロールはその場に固定されて，灰色～黒色の細胞内の小滴として観察される。脂肪滴は非常に効率的なエネルギー貯蔵庫で，脂

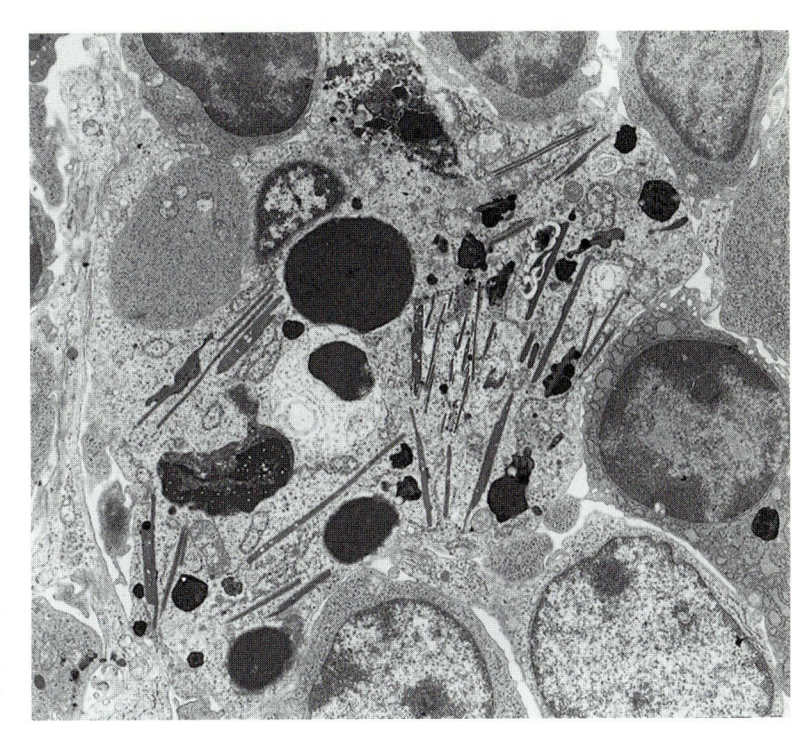

図2-29 マクロファージに見られた結晶様封入体の電子顕微鏡写真（×5,100）。(Yamazaki K: Isolated cilia and crystalloid inclusions in murine bone marrow stromal cells. Blood Cells 13: 407-416, 1988. より)

肪からは，同量のグリコーゲンから産生される2倍の量のATPが生じる。

色素

赤血球にあるヘモグロビンを除けば，人体で最も多く見られる色素はメラニンである。メラニンは皮膚・毛のメラノサイト，網膜の色素細胞，脳の黒質にある特殊な神経細胞で産生される。この色素は皮膚においては保護機能があり，網膜では視覚を助ける暗幕としての働きがあるが，毛やニューロンにおける役割はよく分かっていない。

中枢神経系のニューロンや心筋細胞などの寿命の長い細胞には，黄褐色の**リポフスチン**lipofuscinという色素が認められる。ほかの封入体と異なり，リポフスチン色素は膜で囲まれており，リソームによって消化されなかった残余物ではないかと考えられている。この果粒はいくつかの**残余小体**residual bodyが癒合して形成される。

結晶

結晶crystalはどの細胞にも見られるものではないが，精巣のセルトリ細胞（**シャルコベッチャー結晶**crystal of Charcot-Böttcher）や間細胞（**ラインケ結晶**crystal of Reinke）に認められる。また，マクロファージのなかに見られることもある（図2-29）。このような構造は，蛋白の結晶であると考えられている。

表2-2 糖原病の主な種類

種類	欠損酵素	組織変化	臨床症状
肝性 肝腎性（フォン・ギールケ病）	グルコース-6-ホスファターゼ	肝細胞や腎皮質の尿細管の細胞内にグリコーゲンが蓄積	肝臓と腎臓の肥大 低血糖とそれに伴う痙攣 高尿酸血症 出血 50％生存率
筋原性 マックアードル症候群	筋ホスホリラーゼ	骨格筋細胞にグリコーゲンが蓄積	強い運動後に痙攣 成人に発症
ミセル性 ポンペ病	リソソーム酸性マルターゼ	グリコーゲンが蓄積 肝細胞のリソソームが肥大	心肥大 発病後2年以内に心・呼吸不全 成人では骨格筋のみが冒される

細胞骨格

細胞骨格は，マイクロフィラメント，中間径フィラメント，微小管の3つの要素からなる。

動物細胞の細胞質には，蛋白からできたフィラメントの三次元的な複雑な網目構造があり，**細胞骨格** cytoskeleton と呼ばれている。これは細胞の形の保持に役立つ。さらに，細胞骨格は，細胞質のなかにある細胞小器官の動き，小胞の輸送に関与し，細胞の部分的あるいは全体的な動きにも関与している。細胞骨格は，マイクロフィラメント，中間径フィラメント，微小管の3つの要素からなる。

マイクロフィラメント

マイクロフィラメントはアクチンでできたフィラメントで，ミオシンと相互作用して，細胞内あるいは細胞そのものの動きを生み出す。

マイクロフィラメント microfilament は，球状の**Gアクチン** G-actin という蛋白が重合して，線維状の**Fアクチン** F-actin という蛋白を作り，その2本の鎖がラセン状に巻きついたものである（図2-30，図2-31）。筋細胞などでは**細いフィラメント** thin filament と呼ばれることもある。アクチンは非筋細胞の全蛋白量の約15％を占めるが，線維状をとっているのは全アクチン量の約半分に過ぎない。というのは，単量体のGアクチンはその重合を妨げる**プロフィリン** profilin や**チモシン** thymosin などの小さな蛋白と結合しているからである。アクチン分子は様々な脊椎動物や無脊椎動物の細胞に存在する。これらのアクチン分子は互いにアミノ酸配列が似ており，アクチンは非常に保守的な性質を持っていることがうかがえる。

マイクロフィラメントの幅は6 nmで，速く伸びる**プラス端** plus end と，ゆっくり伸びる**マイナス端** minus end がある。アクチンフィラメントが必要な長さに達すると，**キャッピング蛋白** capping protein と呼ばれる小さな蛋白がプラス端に付着し，フィラメントの伸長を停止させる。アクチンフィラメントの短縮は，ATP，ADP，Ca^{2+}の存在下にゲルソリンなどのキャッピング蛋白によって制御されている。細胞膜のリン脂質である**ポリホスホイノシチド** polyphosphoinositide には逆の作用があり，ゲルソリンのキャップを除去してアクチンフィラメントの伸長を促す。

等電点によって，アクチンは筋肉にある**αアクチン** α-actin，**βアクチン** β-actin，非筋細胞にある**γアクチン** γ-actin の3種類に分けることができる。アクチンは運動に関する構造を組み立てたり，様々な細胞の突出構造を作り出すのに関与するが，その基本的な構成は同じである。

アクチンは種々のアクチン結合蛋白と相互作用することによって様々な役割を果たすことができる。これらの蛋白で最もよく知られているのは**ミオシン** myosin であるが，αアクチニン，スペクトリン，フィラミン，ゲルソリン，タリンなどの様々な蛋白もアクチンと結合し，細胞に必要な機能を果たしている（表2-3）。

アクチンフィラメントは非筋細胞において，細胞の機能によって様々な長さの束を形成する。この束には以下のような3種類のものがある。

- **収縮性フィラメント束** contractile bundle
- **ゲル状ネットワーク** gel-like network
- **平行フィラメント束** parallel bundle

収縮性フィラメント束のアクチンフィラメントは，プラス端とマイナス端が交互に平行に並んでおり，通常ミオシンを伴っている。このフィラメント束は有糸分裂のとき，分裂溝（収縮輪）の形成にかかわる。また，細胞小器官の移動や小胞の輸送をはじめ，糸状足偽（フィロポ

表2-3　アクチン結合蛋白

蛋白	サブユニットの大きさ（D）	サブユニットの数	機能
αアクチニン	100,000	2	アクチンフィラメントを束ね，収縮性フィラメント束にする
フィンブリン	68,000	1	アクチンフィラメントを束ね，平行フィラメント束を作る
フィラミン	270,000	2	アクチンフィラメントをクロスリンクし，ゲル状ネットワークを作る
ミオシンⅡ	260,000	2	アクチンフィラメントが滑走することにより収縮をきたす
ミオシンⅤ	150,000	1	アクチンフィラメントに沿って小胞や細胞小器官を動かす
スペクトリン			赤血球の細胞膜を支持する網目構造を作る
α	265,000	2	
β	260,000	2	
ゲルソリン	90,000	1	アクチンフィラメントを解離し，キャップする
チモシン	5,000	1	G-アクチンサブユニットと結合し，単量体の形を維持する

る。ミオシンIは，偽足の形成などの**細胞表層** cell cortexの突出構造の形成にかかわるアクチンの動態に関与している。

ゲル状ネットワークは，細胞表層に構造的な基盤を与える。その硬さはフィラミンというアクチン結合蛋白によっており，アクチンフィラメントの疎なネットワークを構築し，局所的に高い粘性を生み出す。フィロポディアが形成される場合，ゲル状ネットワークは**ゲルソリン** gelsolinなどの蛋白によって液状化し，ATPや高濃度のCa^{2+}の存在のもとでアクチンフィラメントを解離し，そのプラス端にキャップを構成することによって，その伸長を阻止する。

フィンブリン fimbrinや**ビリン** villinというアクチン結合蛋白は，アクチンフィラメントを束ねて，密で平行なフィラメント束を作る。前者は微小突起に，後者は微絨毛に認められる。これらのアクチンフィラメントの束は，その基部では**終末扇** terminal webでつなぎ止められている。終末扇は細胞表層の一部で，中間径フィラメントと**スペクトリン** spectrinという蛋白のネットワークからなる。スペクトリン分子は屈曲性のある棒状の四量体で，細胞表層の構造的な硬さを保持する。

アクチンはまた，細胞が細胞外基質と**局所的接着** focal contactをなし，それを維持するのに重要である（図2-32）。局所的接着部位では，細胞膜にある貫通蛋白である**インテグリン** integrinが細胞外基質にある**フィブロネクチン** fibronectinなどの糖蛋白と結合している。同時に，インテグリンの細胞内の部位では，**タリン** talinという蛋白を介してアクチンフィラメントとつながっている。タリンはアクチンフィラメントのほかにも，**ビンキュリン** vinculinとつながっている。ビンキュリンは，アクチンを収縮性フィラメント束に束ねる，アクチン結合蛋白のαアクチニンとも結合する。このような収縮性フィラメント束は，培養線維芽細胞では**ストレスファイバー** stress fiberと呼ばれる。ストレスファイバーは2つの接着部位の間や接着部位と中間径フィラメントの間に張っており，細胞内で生じた張力を細胞外基質に及ぼす。

中間径フィラメント

中間径フィラメントとその付属蛋白は，細胞の三次元的な構築骨格を作るとともにそれを維持する働きがある。

筋細胞の電子顕微鏡の観察によって，太いフィラメントと細いフィラメントの中間の直径（10 nm）を持つフィラメントが発見され，**中間径フィラメント** intermediate filamentと名付けられた（図2-30）。このフィラメントの機能は次のようである。

■ 細胞の構造学的支持。

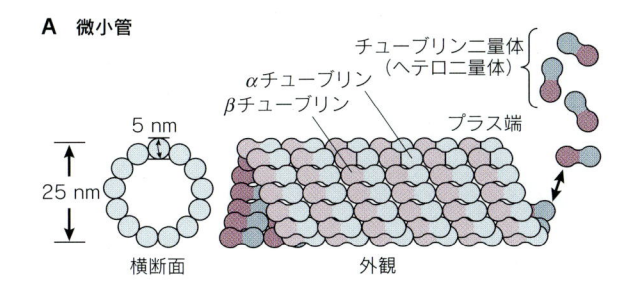

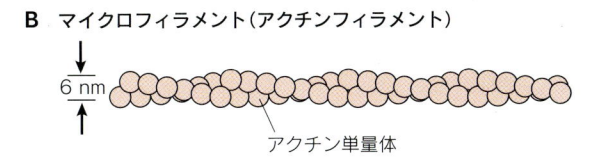

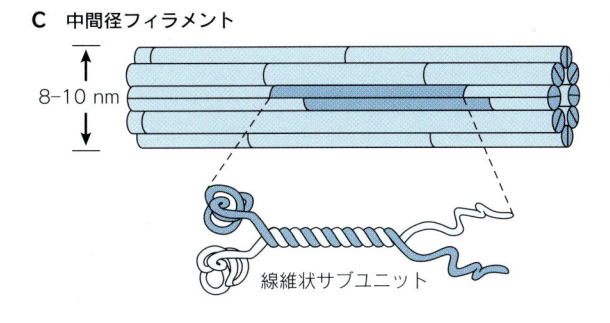

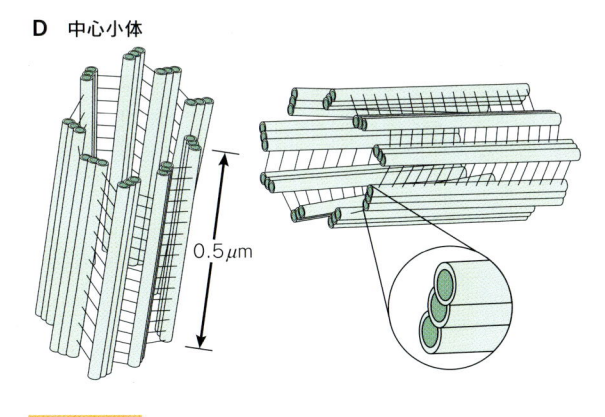

図2-30 細胞骨格の要素と中心小体の模式図。

ディア）の形成，細胞の集合のほか，エクソサイトーシスやエンドサイトーシスなどの細胞活動にも関与している。

これらの収縮性フィラメント束に伴っているミオシンには，**ミオシンI** myosin I〜**ミオシンIX** myosin IXの種類がある。ミオシンIIは，直径15 nmの**太いフィラメント** thick filamentを構成し，筋細胞ではアクチンフィラメントを動かす。ミオシンVはアクチンフィラメントばかりでなく，小胞などの細胞小器官と結合し，それらをアクチンフィラメントに沿って細胞のなかで移動させ

第2章　細胞質

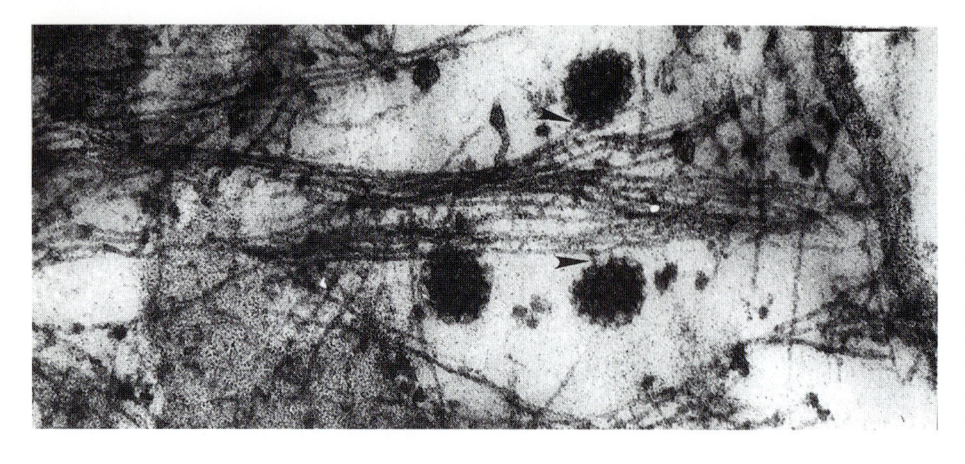

図2-31　ラット卵巣の果粒層細胞に見られたクラスリン被覆小胞とそれに付随するフィラメント（矢頭）（×35,000）。(Batten BE, Anderson E: The distribution of actin in cultured ovarian granulosa cells. Am J Anat 167: 395-404, 1983. より）

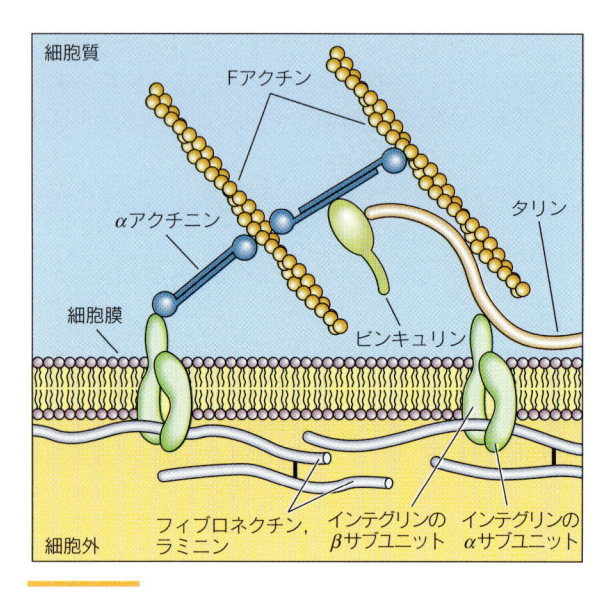

図2-32　細胞骨格の模式図。インテグリン分子にある、フィブロネクチン受容体領域あるいはラミニン受容体領域は、フィブロネクチンやラミニンと細胞外で結合している。インテグリン分子の細胞内にあるタリンやαアクチニンとの結合部位には、タリンやαアクチニンが結合している。このように、インテグリン分子は細胞骨格と細胞外支持構造とをつないでいる。

造・機能状態を保護している。

　生化学的な分析によって、中間径フィラメントにはいくつかの種類があることが分かってきた。同じ形態的・構造的な特徴を持っていても、その組成は異なる。中間径フィラメントはロープのような構造をしている。棍棒状の蛋白の四量体からなり、しっかりと束ねられて長いラセン状に並んでいる。四量体のサブユニットには、**ケラチン** keratin，**デスミン** desmin，**ビメンチン** vimentin，**グリア細線維酸性蛋白** glial fibrillary acidic protein，**ニューロフィラメント** neurofilament，**核ラミン** nuclear lamin がある（表2-4）。

　何種類かの中間径フィラメント結合蛋白が発見されている。これらの蛋白が中間径フィラメントと結合すると、三次元的なネットワークに組み込まれ、細胞骨格の形成が容易になる。次の4つの蛋白が最もよく知られているものである。

- **フィラグリン** filaggrin：ケラチンフィラメントと結合し、束を作る。
- **シナミン** synamin と **プレクチン** plectin：それぞれデスミンとビメンチンと結合し、細胞内で三次元的網目構造を作る。
- **プラキン** plakin：ケラチンフィラメントとヘミデスモソームとを結合する。

- 細胞に対して可変で三次元的構造上の枠組を形成。
- 核を適切な場所につなぎ止める。
- 細胞膜と細胞骨格との結合。
- 核膜を裏打ちして構造的な枠組をなす。

　細胞膜のインテグリン分子に結合している線維成分を除去すると、張力が働いて細胞骨格がゆがみ、ひいては核の変形や核小体の再配列が起こる。このように、細胞骨格、特に中間径フィラメントは、細胞外基質で発生する力に対して反応し、細胞小器官の形や位置を制御することによって、外部からの圧迫や引っ張りから細胞の構

臨床ノート

　起源の分からない腫瘍の中間径フィラメントの種類を区別するのに、特殊な免疫蛍光抗体を用いる免疫組織化学法が用いられる。腫瘍の起源が分かることによって、その診断がつくばかりでなく、効果的な治療計画を考えるのにも役立つ。

微小管

> 微小管は長くてまっすぐな管状の構造物であり，細胞内の物質輸送のレールとして働く。

微小管は長くてまっすぐで，円筒状構造をしており，外径は25 nm，内径は15 nmである（図2-30，図2-33）。微小管には重合して速く伸びる**プラス端** plus end と，安定している**マイナス端** minus end がある。マイナス端は**中心体** centrosome に埋め込まれている。中心体は核の近くにあり，なかに中心小体が入っている（後述）。

中心体の外側は，電子顕微鏡写真ではけばだった塊に見える。ここは細胞の**微小管形成中心** microtubule-organizing center（MTOC）であると考えられている。この微小管形成中心から，細胞の大部分の微小管が伸び出している。微小管は動的な構造物で，しばしば成長のスパートを受けてその長さが長くなったり逆に短くなったりする。どちらの過程もプラス端で起こり，微小管の平均的な半減期はほんの10分しかない。微小管の主な機能は次の通りである。

- 細胞に硬さを付与し，細胞の形を保つ。
- 細胞内小器官の移動や小胞の輸送を制御。
- 線毛（鞭毛）の運動を行う。

微小管は13本の平行に配列した**プロトフィラメント** protofilament からなる。このプロトフィラメントは球状のポリペプチドであるαチューブリンとβチューブリンのサブユニットからなる。そのサブユニットは500個のアミノ酸からなり，約50,000 Daの大きさを持つ（図2-30）。ヘテロダイマーの重合にはMg^{2+}とGTPが必要である。細胞分裂のときには，存在している微小管とともに新しく微小管が形成され，紡錘装置が作られる。

> **臨床ノート**
>
> コルヒチンなどの抗細胞分裂薬を作用させると，薬剤がチューブリン分子と結合して，プロトフィラメントへの凝集が阻止され，細胞分裂が止まる。

微小管結合蛋白

> 微小管結合蛋白はモーター蛋白で，細胞内の小器官や小胞の輸送に関与する。

チューブリンの四量体のほかに，微小管には**微小管結合蛋白** microtubule-associated protein（MAP）があり，微小管の周辺に32 nmの間隔で結合している。MAPには様々な種類があり，分子量は約5万〜30万である。MAPは，微小管の脱重合を防ぐとともに，細胞小器官や小胞の細胞内輸送に関与するモーター蛋白として働く。

微小管に沿うモーター蛋白の動きは，プラス端の方にもまたマイナス端の方にも起こる。微小管のモーター蛋白の主なものは，**ダイニン** dynein と**キネシン** kinesin で，どちらも小胞などの細胞小器官を微小管と結合する。小器官はそれぞれ独自のモーター蛋白を持つと考えられている。ATPの存在下で，ダイニンは小胞を微小管のマイナス端に向かって運ぶ。それとは逆に，キネシンはプラ

表2-4 主な中間径フィラメント

フィラメントの種類	構成ポリペプチドの大きさ（Da）	存在する細胞	機能
ケラチン（30種類） 　I型（酸性） 　II型（中性/塩基性） 　トノフィラメント	 40,000〜70,000 40,000〜70,000 40,000〜70,000	 上皮細胞 毛や爪の細胞 上皮細胞，特に角化重層扁平上皮	細胞の集合体を支え，細胞骨格に対し引っ張りに対する強さを与える デスモソームやヘミデスモソームの形成に関与
デスミン	53,000	すべてのタイプの筋細胞	骨格筋では筋細線維を結合（Z板の周囲） 平滑筋では細胞質の単調部に付着
ビメンチン	54,000	胎児の間葉系の細胞：線維芽細胞，好中球，内皮細胞	核膜の周囲を囲む 核膜複合体の細胞質側に付随
グリア細線維酸性蛋白（GFAP）	50,000	アストロサイト，シュワン細胞，オリゴデンドログリア	グリア細胞の構造を支持
ニューロフィラメント 　NF-L（低分子量） 　NF-M（中程度の分子量） 　NF-H（高分子量）	 68,000 160,000 210,000	ニューロン	軸索や樹状突起の細胞骨格をなす 細胞質のゲル状態の形成に関与 大きな引っ張り力に対してクロスリンク
核ラミン 　A 　B 　C	65,000〜75,000	すべての細胞の核膜に付随	核膜を制御し，形成する 核周囲クロマチンの形成

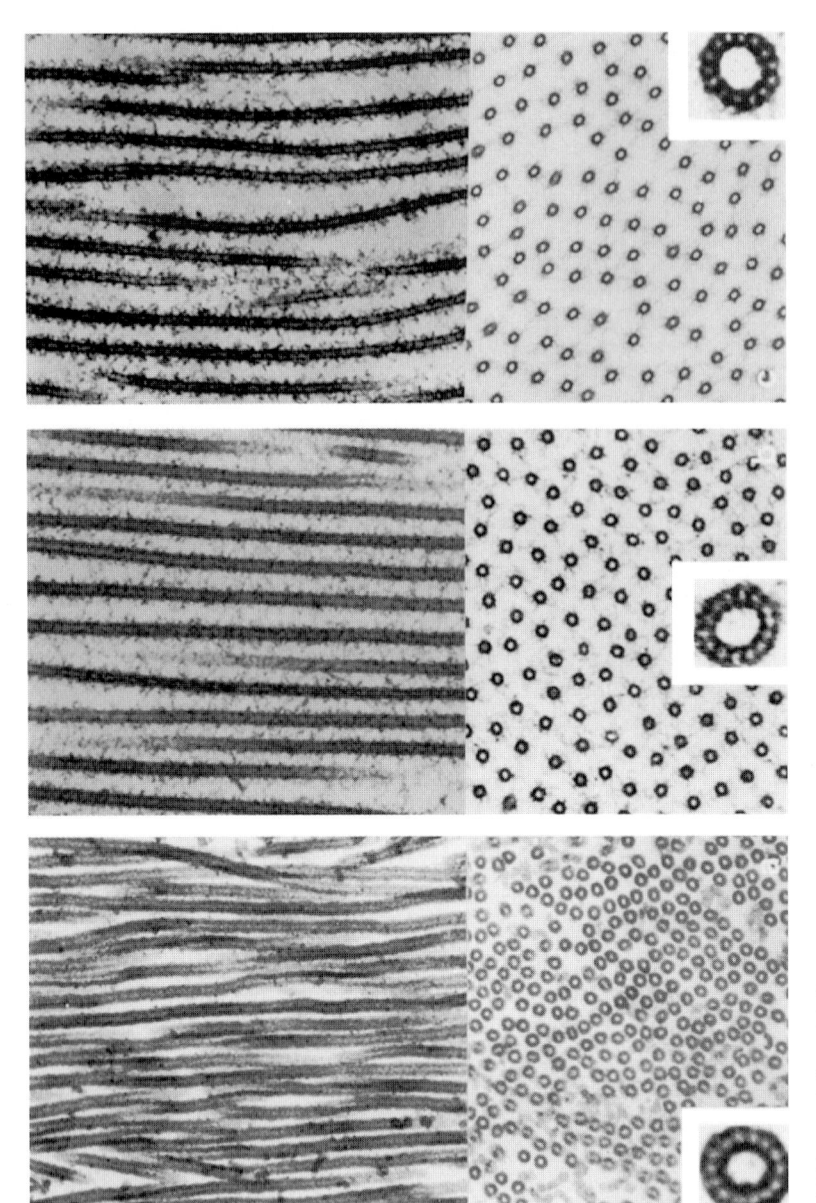

図2-33　微小管結合蛋白（MAP）の存在下やこれを欠く環境で重合させた微小管の電子顕微鏡写真（×65,790）。上：MAPを分別せずに重合させた微小管。中：MAP₂の存在のもとで重合させた微小管。下：MAPなしに重合させた微小管。(Leeson TS, Leeson CR, Papparo AA: Text/Atlas of Histology. Philadelphia, WB Saunders, 1988. より)

ス端に向かって運ぶが，これらのMAPによって使われるATPの機序はよく分かっていない。また，ダイニンとキネシンはそれぞれマイナス端とプラス端の形成に関与する。

中心小体

中心小体は小さい円柱状の構造をしており，9本の三連微小管からなる。中心小体は微小管形成中心すなわち中心体の芯にある。

中心小体（中心子） centrioleは小さな円柱状の構造物で，直径が0.2 μm，長さが0.5 μmである（図2-30）。通常，中心小体は対をなし，互いに直交し，ゴルジ装置の近くにある**中心体** centrosomeと呼ばれる微小管形成中心のなかにある。中心小体の周辺には，γチューブリンの輪状複合体，ペリセントリン，そのほかの微小管核形成巨大分子からなる物質があり，中心体を作っている。細胞分裂に先立つ自己複製の場合などでは，中心体は微小管を形成して配列する働きがある。

中心小体は，9本の三連微小管が風車のように同心円状の配列をとったものである。三連微小管は，1本の完全な微小管と2本の不完全な微小管が互いに融合したものからなり，不完全な微小管は3個のプロトフィラメン

トを共有している。完全微小管からなるA小管は円筒の最も中心に近い方にあり，C小管は最も遠いところにある。隣り合う三連微小管のA小管とC小管との間は，互いに線維性物質でつながっている。その線維性物質の組成はよく分かっていない。それぞれの三連微小管は，隣りの三連子に対しては斜めに，5番目の三連子に対しては平行に並んでいる。

　細胞周期のS期には，対をなす中心小体が自己複製する。それぞれの中心小体の長軸に対して90°の角度で前中心小体を形成する。この詳しい機序は分かっていない。前中心小体の形成初期には微小管は存在しない。しかし，チューブリン分子が元の中心小体の近くで重合を始め，元の中心小体から離れたプラス端で成長する。中心小体が実際に複製するに当たっては，γチューブリンリングが必要である。これは微小管の一部ではないが，形成しつつあるプラス端とマイナス端を占めることによって微小管の伸長を促す構造物である。γチューブリンリングとペリセントリンは，中心小体が発達するのを支える梁のような役割をすると考えられている。さらに，αチューブリンやβチューブリンと関係のあるδチューブリンが，三連微小管構造を形成するのに必要である。

　中心小体は中心体の形成に働き，細胞分裂の活動の際には紡錘装置の形成に関与する。さらに，中心小体は線毛や鞭毛の形成を導く基底小体と同等の構造物である。

核 3

核nucleusは細胞内で最大の器官である（図3-1）。核には，その細胞の**デオキシリボ核酸**deoxyribonucleic acid（DNA）と**リボ核酸**ribonucleic acid（RNA）のほとんど全部とこれらを合成するための機構がある。また，核小体はリボソームサブユニットの合成の場である。核は2枚の脂質膜によって細胞質と境界されており，次の3つの主な要素からなる。

- **クロマチン（染色質）**chromatin：細胞の遺伝物質
- **核小体**nucleolus：リボソームRNA（rRNA）合成の中心
- **核質**nucleoplasm：細胞の維持にかかわる高分子を含む

核は一般に球形で，細胞のほぼ中央に位置する。しかし，細胞によっては紡錘形ないし楕円形であったり，ねじれていたり，分葉形あるいは円板状を呈するものもある。また，核は1個の細胞に通常1個存在するが，破骨細胞などのように複数ある場合や，成熟した赤血球のように脱核していて核を欠くものもある。通常の細胞では，核の大きさや形態は一定であるため，癌化した細胞の悪性度を臨床的に診断するのに役立つ。

核膜

核膜は2枚の平行な単位膜からなり，ところどころに核膜孔がある。核膜孔は2枚の単位膜を貫通し，この部分で単位膜が互いに移行し合っている。

核は，2枚の平行な単位膜からなる**核膜**nuclear envelopeによって囲まれている。**内核膜**inner nuclear membraneと**外核膜**outer nuclear membraneとの間は，10～30 nmの**核周囲槽（核膜槽）**perinuclear cisternaと呼ばれるスペースで隔てられている（図3-2，図3-3）。核膜には，**核膜孔**nuclear pore（後述）が開いており，細胞質と核内との間の物質移動が可能である。核膜孔では，内核膜と外核膜が互いに移行し合う。核膜は，核と細胞質との間の大型分子の移動を制御したり，クロマチンの形成にかかわっている。

内核膜

内核膜 inner nuclear membraneは厚さが約6 nmで，核質に面しており，**核ラミナ**nuclear laminaと呼ばれる

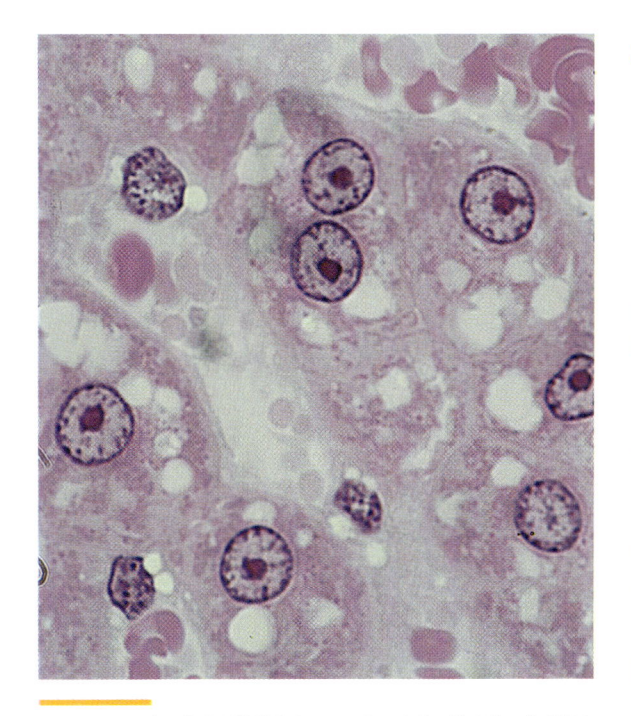

図3-1 細胞核の光学顕微鏡像（×1,151）。球形の核を持つ典型的な細胞。クロマチン果粒と核小体が見られる。

第3章　核

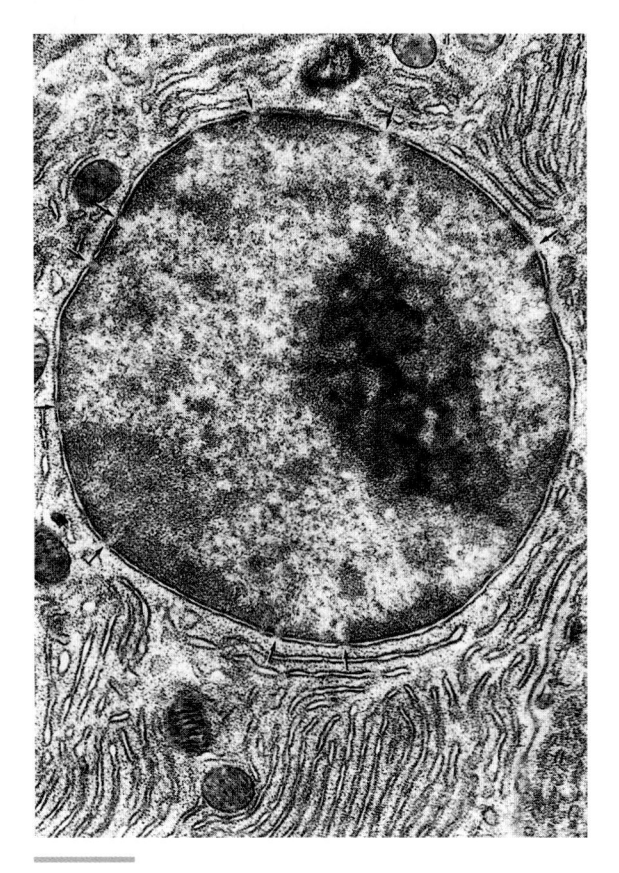

図3-2 細胞核の透過型電子顕微鏡像（×11,062）。電子密度の高い核小体と、核の周辺部にある電子密度の高いヘテロクロマチン、および電子密度の低いユークロマチンが観察できる。核を囲む核膜は内核膜と外核膜からなり、ところどころに核膜孔（矢印）が存在する。(Fawcett DW : The Cell. Philadelphia, WB Saunders,1981. より)

核膜孔

> 核膜孔は核膜にある孔で、核と細胞質との物質移動の場である。核膜孔で、内核膜と外核膜が互いに移行し合っている。

　核膜には**核膜孔**nuclear poreという開口部があり、核と細胞質との間の物質移動を可能にしている（図3-4）。核膜孔では、外核膜と内核膜が互いに移行している。核膜孔の数は細胞の物質代謝の活性度に関係し、数十～数千個までの幅がある。高分解能電子顕微鏡によって、核膜孔の縁が非膜性の構造物で取り囲まれていることが明らかにされた。これらの構造物と孔を併せて**核膜孔複合体**nuclear pore complexと呼び、孔を通過する物質を監視している（図3-5）。核膜孔複合体は、核ラミナや核膜孔をつなぐ線維によって互いに影響を及ぼし合っているのではないかといわれている。

網目構造によって裏打ちされている。核ラミナは核質の周縁部に位置し、厚さは80～100 nmあり、**ラミン**lamin A，B，Cからなる中間径フィラメントでできた網目構造である。この核ラミナは脂質二重膜および核周部クロマチンの形成や核の形の保持にかかわっている。内核膜の蛋白には、直接的に、あるいはほかの核蛋白を介して、核RNAや染色体と結合しているものがある。

外核膜

　外核膜 outer nuclear membraneは内核膜と同様に厚さが約6 nmで、細胞質側に面している。しばしば粗面小胞体（RER）と連続しているので、RERが特殊化した部分と考える研究者もいる（図3-2, 図3-3）。外核膜の細胞質側は、**ビメンチン**vimentinを成分とする中間径フィラメントからなる、薄くて粗い目の網状構造で囲まれている。外核膜の細胞質側表面にはリボソームが付着しており、ここで合成された膜蛋白は外核膜か内核膜かのどちらかに振り分けられる。

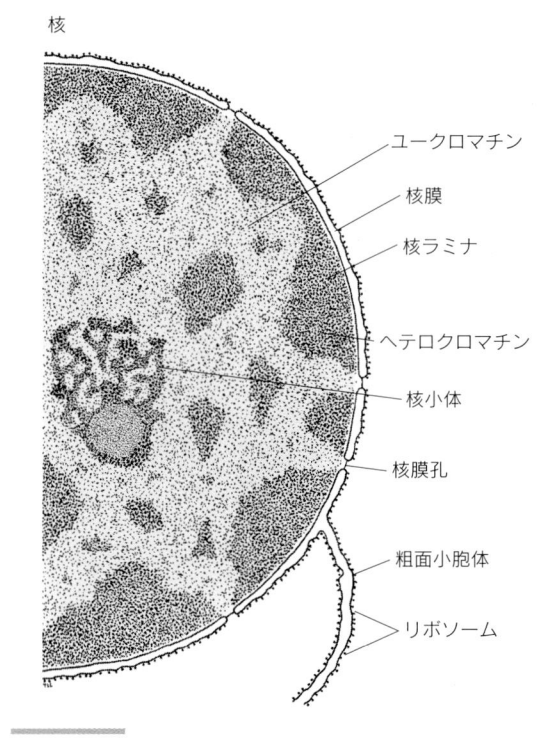

図3-3 核の模式図。外核膜は細胞質側の表面にリボソームが付着し、粗面小胞体に連続している。内核膜と外核膜の間の空間は核周囲槽（核膜槽）で、2枚の膜は核膜孔で移行している。

核　■■■　第3章

核膜孔複合体

> 核膜孔複合体は，核膜孔とこれを囲む一群の糖蛋白で構成されている。

核膜孔複合体（**核膜孔装置**）nuclear pore complexは，直径が80〜100 nmで，2枚の核膜にまたがっている。リング状に配列した蛋白が3段積み重なった構造をしていて，細胞質側から順に，細胞質リング，中間リング，核質リングと呼ぶ。それぞれのリングは8回対称性を示し，リングの水平面に並んだ一連のスポークによって連結されている。核膜孔複合体には，さらに，**細胞質フィラメント** cytoplasmic filament，**トランスポーター**（**輸送体**）transporter，**核バスケット** nuclear basketなども存在する（図3-6）。

細胞質リング cytoplasmic ringは8個のサブユニットからなり，核膜孔の細胞質側の縁に局在する。各サブユニットには，Ran結合蛋白（GTP結合蛋白ファミリー）からなる細胞質フィラメントがあり，これが細胞質側へ伸びている。この線維はガイドとして働いて，細胞質にある物質を核膜孔に導き，核膜孔複合体を通しての核内への輸送に関与すると考えられている。

中間リング middle ringは，核膜孔の縁の中央部にあり，8組の膜貫通蛋白によって構成されている。これらのスポーク様蛋白は核膜孔複合体の糖蛋白成分を核膜の縁に固定しているのではないかと考えられている。

中間リングの中央には，**トランスポーター**（**輸送体**）

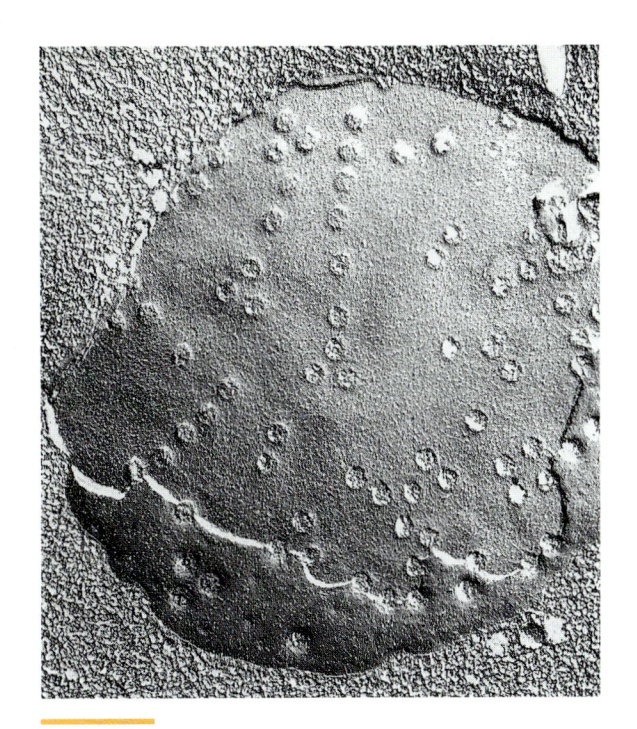

図3-4　核のフリーズ・フラクチャー像（×31,533）。多数の核膜孔が観察される。（Leeson TS, Leeson CR, Paparo AA: Atlas of Histology. Philadelphia, WB Saunders, 1988.より）

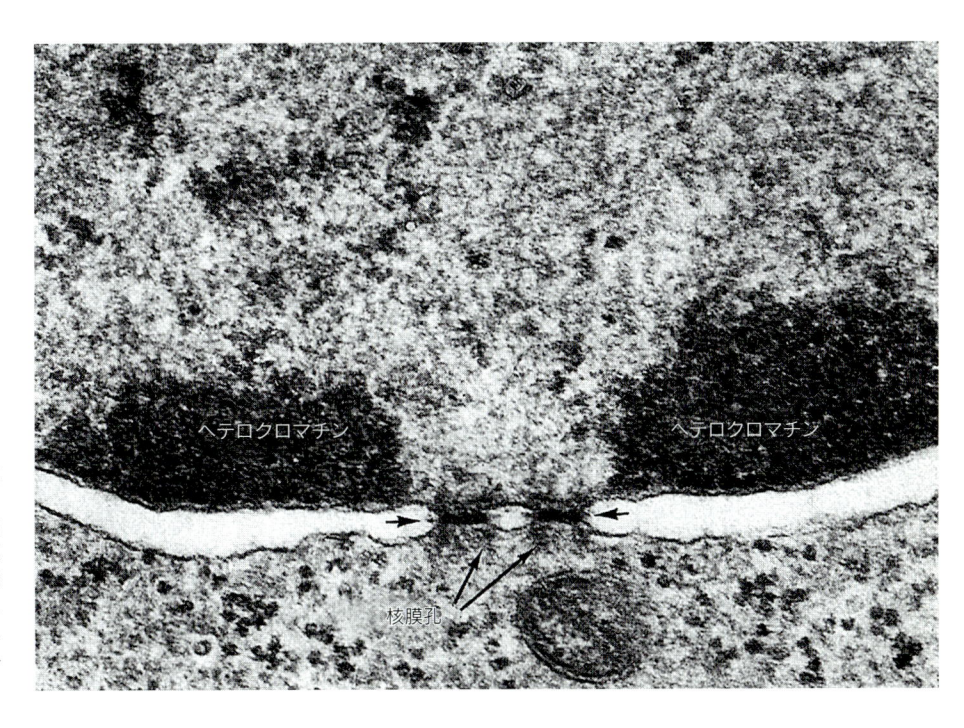

図3-5　核膜孔の透過型電子顕微鏡像（×248,280）。ヘテロクロマチンは内核膜に接している。内核膜と外核膜が核膜孔で連続していることに注意。（Fawcett DW: The Cell. Philadelphia, WB Saunders, 1981.より）

47

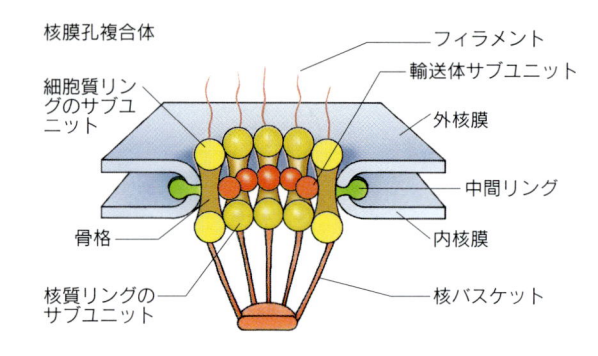

図3-6 核膜孔複合体の模式図。8個ずつのサブユニットの組合せが集まって構成されている。(Alberts B, Bray D, Lewis J, et al: Molecular Biology of the Cell, 3rd ed. New York, Garland Publishing, 1994 を改変)

transporterとして知られるトケイソウ（時計草）形の構造物があり，中間リングのスポーク様蛋白と結合している．中間リングの中央の孔は，細胞質と核質との間の受動的な拡散を制限するゲート様のチャネルと考えられており，これには核膜孔複合体を通る物質輸送を調節するほかの蛋白複合体も関係している．

核質リング nucleoplasmic ringは，細胞質リングと似ている．核膜孔の核質側の縁に局在し，ある種のRNAが核外に輸送されるのを補助する．**核バスケット** nuclear basketは，線維状で柔軟性のあるかご状の構造物で，核質リングから吊り下げられて核質内へ突き出している．核バスケットは，核外への物質輸送に際して変形する．

核膜孔

核膜孔では，二方向性の核細胞質輸送が行われる．

核膜孔 nuclear poreそのものは比較的大きいが，核膜孔複合体を構成する構造物によってほとんど閉塞しており，幅9〜11 nmの通路が残されているだけである．この通路は，イオンの単純拡散や小さな分子の移動は可能であるが，11 nm以上の高分子や粒子は，単純拡散では核内・外に移動できない．このような大きな分子は，**受容体仲介輸送** receptor-mediated transportという過程を経て選択的に輸送される．核膜孔を通って輸送される分子のシグナル配列は，核膜孔複合体の多くの受容体部位の1つによって認識されると考えられている．

核と細胞質との間の二方向性の輸送は，**エクスポーチン** exportin (RNAなどの高分子を核から細胞質へ運ぶもの）と**インポーチン** importin (リボソームの蛋白サブユニットなどを細胞質から核へ輸送するもの）という蛋白によって仲介される．エクスポーチンとインポーチンの機能は，Ranとして知られるGTP結合蛋白の1つのファミリーによって調節される．核膜孔を通過しての輸送は，通常はエネルギーを必要とする．

クロマチン（染色質）

クロマチンはDNAと蛋白の複合体で，ほどけて脱コイル化した状態の間期核の染色体である．

遺伝物質であるDNAは，細胞分裂の過程で，明瞭に観察できる**染色体** chromosomeを形成する．染色体は細胞分裂期以外は，ほどけてクロマチンの状態になっている．クロマチンの形態は転写活性に依存し，**ヘテロクロマチン（異染色質）** heterochromatinとして凝縮されたり，あるいは**ユークロマチン（正染色質）** euchromatinとして引き伸ばされる．

ヘテロクロマチンは凝縮した不活性なクロマチンで，**フォイルゲン染色** Feulgen stainで濃く染まるので，光学顕微鏡での観察が可能となる．ヘテロクロマチンは主に核の周辺部に局在する．それ以外のクロマチンはユークロマチンと呼ばれ，核全体に散在していて，光学顕微鏡では観察しにくい．ユークロマチンは，クロマチンが活性状態にあり，そこではDNAの遺伝情報がRNAへ転写されていることを意味する．

ユークロマチンを電子顕微鏡で観察すると，太さ30 nmの糸状の物質で構成されていることが分かる．これらの糸がほどけると幅11 nmの"糸に通したビーズ"様の構造になる．このビーズを**ヌクレオソーム** nucleosomeという．ビーズをつなぐ細い糸は直径2 nmの**DNA分子** DNA moleculeである（図3-7）．

ヌクレオソームは，4種類の**ヒストン** histone (H_2A, H_2B, H_3, H_4)の2分子ずつからなる八量体の周囲にDNAが2回転（〜150塩基対）巻きついたものである．隣り合うヌクレオソームをつなぐDNAの部分は**リンカーDNA** linker DNAといい，およそ200塩基対の長さがある．このヌクレオソーム構造は，核内でのクロマチン凝縮の最も単純な形であるといえる．核内のクロマチンのほんの一部だけがこのような形態をとっていることから，この部位でDNAが転写されていると考えられている．

細胞周期の間に新しく合成されたDNAは，**クロマチン凝集因子1** chromatin assembly factor 1 (CAF-1)によって，ヌクレオソームからクロマチンへと速やかに凝集されるので，鋳型にはなれない．そのため，ヌクレオソーム／ヒストンの凝集が，クロマチンの高次構造を作るばかりでなく，DNAの修復，複製，転写といった重要な制御機構としても働く．

電子顕微鏡で核の構成要素をさらに詳細に観察すると，直径30 nmのクロマチン線維が認められる．連続したヌクレオソームが1回転当たり6個の割合でコイル化し，**ヒストンH_1** histone H_1によってまとめられて，クロマチ

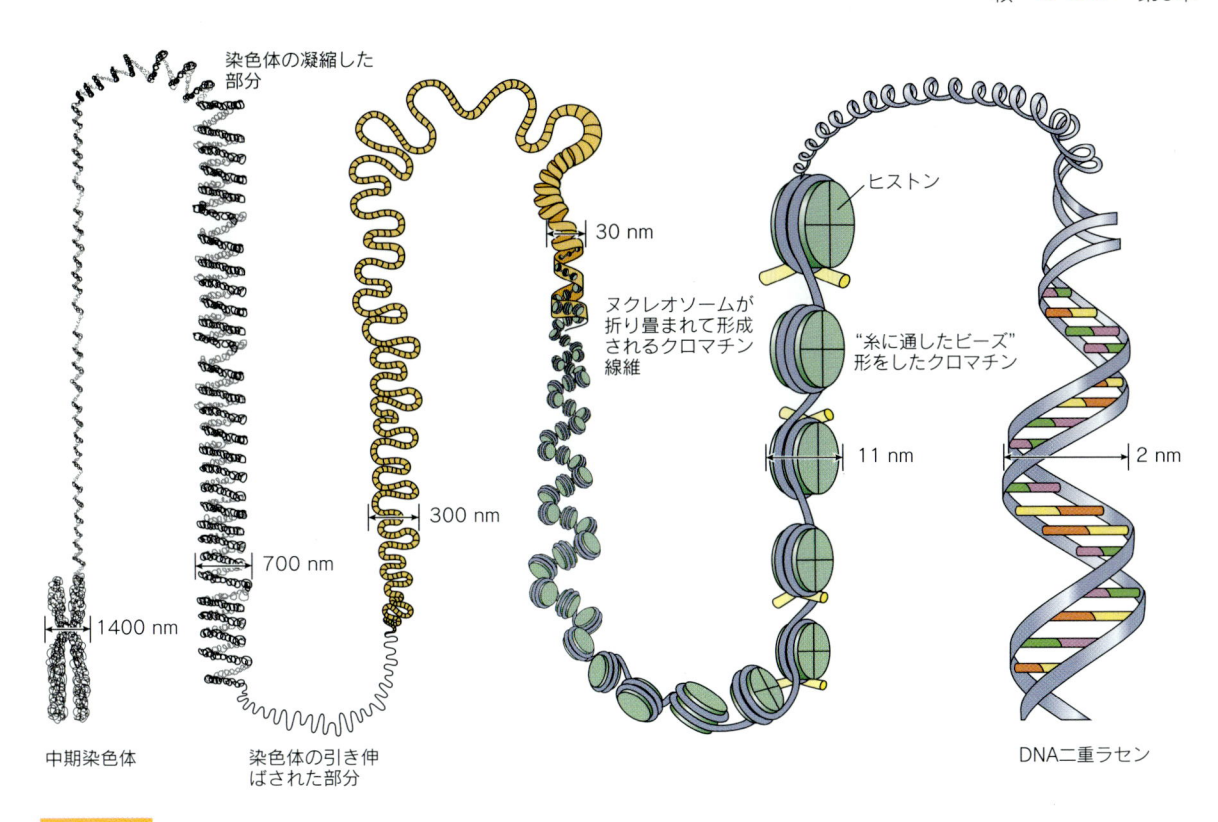

図3-7 クロマチンの折り畳み．クロマチンが染色体を形成するまでのDNA-ヒストン複合体の折り畳まれ方を段階的に示した模式図．

ンの30 nm線維への折り畳みが起こると考えられている（図3-7）．非ヒストン蛋白もクロマチンと関与しているが，その機能は明らかでない．

染色体

> 染色体は，有糸分裂や減数分裂が起こる際に，クロマチン線維が高度に凝縮して密にコイル化したもので，光学顕微鏡で観察することができる．

細胞が間期から離れて有糸分裂や減数分裂を行うとき，クロマチン線維は広範囲にわたって凝縮し，光学顕微鏡で観察できる**染色体**chromosomeを形成する．すなわち，30 nm線維がループ状になり，基部となる特殊蛋白-DNA複合体に一緒に固定されて300 nmのループを形成する．さらに，300 nmのループが700 nmのラセン状にコイル化することによって密に畳み込まれ，クロマチンの凝縮が完成する．このようにして，有糸分裂や減数分裂の中期に観察される染色体が形成されると考えられている（図3-7）．

体細胞の染色体数は生物の種によって決まっており，正常なヒトの染色体数は46本（23対の相同染色体）である．対をなす相同染色体の一方は父親に，もう一方は母親に由来する．23対のうち22対を**常染色体**autosome，残りの1対を**性染色体**sex chromosomeという．女性の性染色体は2本のX染色体（XX）からなり，男性の性染色体は1本のX染色体と1本のY染色体（XY）からなる（図3-8）．生物種固有の遺伝情報は**ゲノム**genomeと呼ばれる．つまり，ヒトのゲノムとは，22本の常染色体とX染色体およびY染色体に含まれる遺伝情報のことである．

性染色質

女性の体細胞にある2本のX染色体のうち，一方だけが転写活性を有する．不活性のX染色体は発生の初期にランダムに決定され，その生涯を通じて不活性のままである．女性の細胞の間期核を顕微鏡で観察すると，密にコイルした一塊の**性染色質**sex chromatin（**バー小体**Barr body）が見られる．これは2つのX染色体のうちの不活性な一方である．性染色質を調べるには，頬の内側の粘膜上皮細胞や，血液塗抹標本の好中球が有用である．性染色質は，口腔粘膜上皮細胞の塗抹標本では核膜の縁に，好中球の核では小さなドラムスティック状の突起として観察される．性染色質を確認するには，多くの細胞を調

べる必要がある。

倍数体

すべてが対になった染色体（ヒトの場合は46本）を持つ細胞を**二倍体**diploid（2n）という。生殖細胞（成熟卵子または精子）は**半数体**haploid（1n）といい，染色体の相同対の一方が存在する。受精すると，染色体数は二倍体（2n）量に復帰する。

コルヒチンのような植物由来のアルカロイドは，染色体が最も凝縮する分裂中期で細胞分裂を阻害する。これを用いて，ヒト培養リンパ球を使って**核型分析**karyotypingが行われる（図3-8）。

ギムザ試薬は染色体のアデニン–チミンに富んだ部分を染色して，**Gバンド**G bandのパターンを生じさせる。このバンドのパターンは個々の染色体対に特有のものである。Gバンドを注意深く分析することによって，染色体の部分的な欠損，不分離，転座などを知ることができ，染色体異常によって起こる遺伝疾患の診断に役立つ。

臨床ノート

核型分析を行うと，**異数性** aneuploidy（染色体数の異常）が分かる。例えば，**ダウン症候群**Down syndromeでは，21番染色体を3本持つ（21トリソミー trisomy 21）。この症候群では，精神発達遅滞，短い手，および多くの先天的な奇形，特に心臓の奇形が生じる。

性染色体の数に異常のある場合もある。**クラインフェルター症候群** Klinefelter syndromeは，3本の性染色体（XXY）を持っているために起こる。この症候群では，表現型は男性であるが第二次性徴が現れず，不妊である。**ターナー症候群** Turner syndromeは性染色体の**一染色体性**（モノソミー）monosomy（XO）と呼ばれる異数性である。この患者の表現型は女性であるが，卵巣が発達せず，乳房は未発達で子宮が小さく，精神発達遅滞が見られる。

デオキシリボ核酸（DNA）

> 細胞の遺伝物質であるDNAは，核内にありRNA転写の鋳型として機能する。

デオキシリボ核酸 deoxyribonucleic acid（DNA）は，二重ラセンをなす2本鎖のポリヌクレオチドで，そのほとんどが細胞の核のなかにある。それぞれのヌクレオチドは，窒素を含んだ塩基，デオキシリボース，リン酸分子から構成されている。ヌクレオチドは，糖分子の間に形成されるリン酸ジエステル結合によって互いに連結されている。

塩基には，**プリン**purine（**アデニン**adenineと**グアニン**guanine）と**ピリミジン**pyrimidine（**シトシン**cytosineと**チミン**thymine）という2つのタイプがある。二重ラセンは，DNA分子の各鎖にある相補的な塩基どうしが水素結合によって結合して形成されている。水素結合は，アデニン（A）とチミン（T），およびグアニン（G）とシトシン（C）の間に形成される。

遺伝子

1個の細胞世代から次の世代へ伝達される生物学的な情報は，DNAの特定の領域にあり，**遺伝子**geneと呼ばれる。遺伝子は，個々の蛋白を合成するためにコードするDNA分子の特定の部分である。遺伝子を構成する連続した塩基配列は，蛋白のアミノ酸の配列を意味する。遺伝暗号は，連続した塩基の三つ組である**コドン**codonが，特定のアミノ酸を意味するようにデザインされている。それぞれのアミノ酸は異なったコドンによって表される。

ヒトゲノムプロジェクトは，ヒトゲノムの約10万個の遺伝子と30億個の塩基配列を決定し，遺伝子地図を作製する過程を完了しつつある。

リボ核酸（RNA）

> RNAはDNAと似ているが，1本鎖であること，塩基の1つがチミンの代わりにウラシルであること，糖がデオキシリボースの代わりにリボースである点で異なっている。

リボ核酸ribonucleic acid（RNA）は，ヌクレオチドが1列に並んで構成されている点ではDNAと似ているが，RNAは1本鎖（図3-9）である。また，そのなかにある糖は，デオキシリボースではなくリボースである。塩基の1つであるチミンはアデニンと相補的であるが，RNAではチミンに似た**ウラシル**uracil（U）に置き換えられている。

核内のDNAは鋳型として働き，これと相補的なRNA鎖が合成される。この過程を**転写** transcriptionという。RNAには以下の3種類あり，それぞれ異なった3種類の**RNA ポリメラーゼ** RNA polymeraseによって触媒されて合成される。

- **メッセンジャーRNA**（伝令RNA）messenger RNA（mRNA）：RNAポリメラーゼⅡ
- **トランスファーRNA**（運搬RNA）transfer RNA（tRNA）：RNAポリメラーゼⅢ
- **リボソームRNA** ribosomal RNA（rRNA）：RNAポリメラーゼⅠ

転写のメカニズムは，RNAの3つのタイプとも基本的

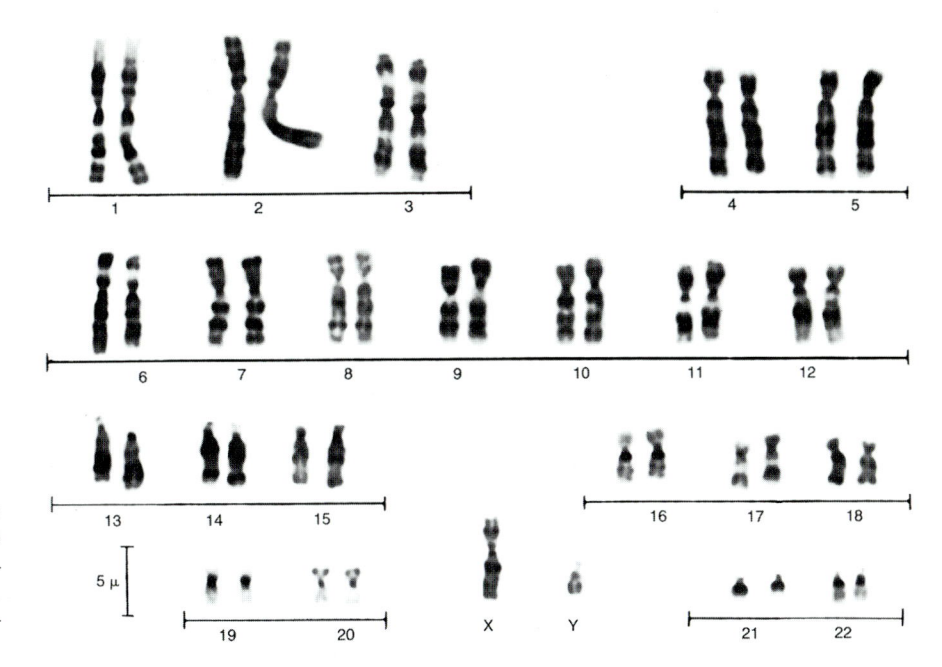

図3-8 ヒトの核型。バンドパターンを示す正常なヒトの核型。(Bibbo M: Comprehensive Cytopathology. Philadelphia, WB Saunders, 1991.より)

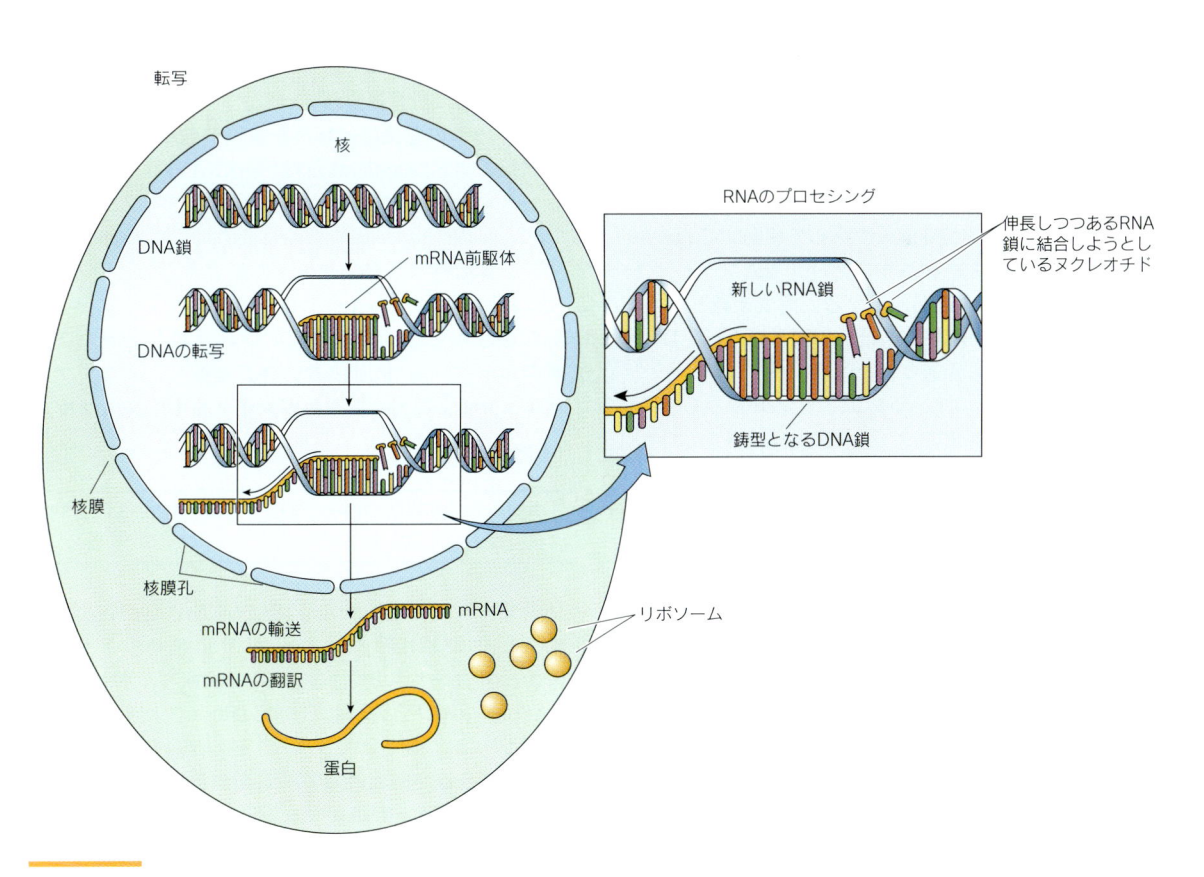

図3-9 DNAの転写を示す模式図。DNAのメッセンジャーRNA(mRNA)への転写を示す。(Alberts B, Bray D, Lewis J, et al: Molecular Biology of the Cell, 3rd ed. New York, Garland Publishing, 1994.を改変)

メッセンジャーRNA

> メッセンジャーRNAは，蛋白合成の鋳型として働き，遺伝暗号を核から細胞質に運ぶ。

メッセンジャーRNA messenger RNA（mRNA）は，蛋白の一次配列を指定する暗号をコードしたDNAの遺伝情報を，核から細胞質内の蛋白合成機構に運搬する（図3-9）。それぞれのmRNAは，1個の遺伝子を規定するDNA分子の領域の相補的なコピーである。1個のmRNA分子は，特定のアミノ酸に対応する一連のコドンからできている。mRNAには，蛋白合成開始のために必要な**開始コドン** start codon（AUG）と，蛋白合成を終了させるのに作用する1個またはそれ以上の**停止コドン** stop codon（UAA，UAG，UGA）がある。核内でmRNAが作られると，細胞質に運搬されて，蛋白に翻訳される（☞第2章）。

転写

DNAのmRNAへの**転写** transcriptionは，遺伝子に隣接して存在する特殊なDNA配列である**コアプロモーター** core promoterに，RNAポリメラーゼⅡが結合することによって始まる。一連の共役因子の存在下で，RNAポリメラーゼⅡは，DNAの二重ラセンをほどき，ヌクレオチドとDNA鎖のコドンを露出させて，転写が始まる。酵素が露出されたDNA鎖の一方を鋳型として使い，RNA分子の相補的塩基を重合させる。

RNAポリメラーゼⅡがDNAに沿って移動するにつれて，二重ラセンの新しい領域がほどけ，順次ヌクレオチドが重合して，mRNA鎖が伸長する。酵素が離れると，重合したmRNA鎖は鋳型DNA鎖から切り離され，DNA鎖の二重ラセン構造も元通りになる（図3-9）。

転写は，開始コドンの三つ組ヌクレオチド（AUG）の部位で始まり，RNAポリメラーゼⅡが，停止コドン（UAA，UAG，UGA）に相補的な**チェインターミネーター** chain-terminator部位を認識すると終了する。酵素は，チェインターミネーターに達するとDNA分子から離れ，再び新しい転写にとりかかる。同時に，新しく形成されたRNA鎖（一次転写産物）がDNA分子から切り離される。

一次転写産物は，**メッセンジャーRNA前駆体** precursor messenger RNA（pre-mRNA）と呼ばれる長い1本鎖のRNA分子である。これにはコード領域（**エキソン** exon）と非コード領域（**イントロン** intron）の両方が含まれるので，イントロンを取り除いて，エキソンだけを集めなくてはならない。この過程をスプライシングという。このために，pre-mRNAと核のプロセシング蛋白が，**RNAスプライシング** RNA splicingを開始する**ヘテロ核リボ核蛋白粒子** heterogenous nuclear ribonucleoprotein particle（hnRNP）という複合体を形成する。こうしてpre-mRNA分子の長さが減少する。さらなるプロセシング反応には，**スプライソソーム** spliceosomeが関与する。スプライソソームは，5個の**小さな核リボ核蛋白粒子** small nuclear ribonucleoprotein particle（snRNP）と多数の**非snRNPスプライシング因子** non-snRNP splicing factorの複合体で，スプライシング機構において，**メッセンジャーリボ核蛋白** messenger ribonucleoprotein（mRNP）を産出するのを助ける。最後に，核のプロセシング蛋白はその複合体から除去され，核膜孔複合体を経由してmRNAを核から細胞質へ輸送できるようにする（図3-9）。

ここで述べたmRNAの転写メカニズムは，ほんの概観に過ぎず，詳細を省いている。さらに詳しく知りたい人は，分子細胞生物学のテキストを参照してほしい。

トランスファーRNA

> トランスファーRNAは，活性化されたアミノ酸をリボソーム／mRNA複合体に渡して，蛋白を形成させる。

トランスファーRNA transfer RNA（tRNA）は，RNAポリメラーゼⅢによってDNAから転写された小さなRNA分子である。約80ヌクレオチドの長さがあり，いくつかのヌクレオチドの間で塩基が対をなしてクローバーの葉のような形に折り畳まれている。

tRNAの2つの領域には特別な意味がある。その1つである**アンチコドン** anticodonは，mRNAのコドンを認識する。もう1つは，分子の3′末端にあるアミノ酸結合領域である。tRNAは，細胞質内ばかりでなく核内でもアミノアシル化（アミノ酸がエステル結合すること）される。これは細胞質内でtRNAが正しく機能するように促す意味があると考えられている。tRNAは活性化されたアミノ酸をリボソーム–mRNA複合体に運搬し，そこでアミノ酸がペプチド結合して蛋白が形成される（☞第2章）。

リボソームRNA

> リボソームRNAは，核内で蛋白と酵素を結合させてリボソームを形成する。

リボソームRNA ribosomal RNA（rRNA）は，核小体の線維状の領域（**線維部** pars fibrosa）でRNAポリメラーゼⅠによって合成される（図3-10）。一次転写産物は，45S rRNA（pre-rRNA）と呼ばれる約13,000ヌクレオチドの巨大分子である。核で合成された1個の5S rRNA分子は，細胞質内で合成されたリボソーム蛋白と同様，核小体内に輸送され，45S rRNA分子と結合して非常に大きい1個の**リボ核蛋白粒子** ribonucleoprotein particle（RNP）を形成する。このRNPは，いくつかの内在する分子によって，核小体の果粒部領域で大小のリボソームサブユ

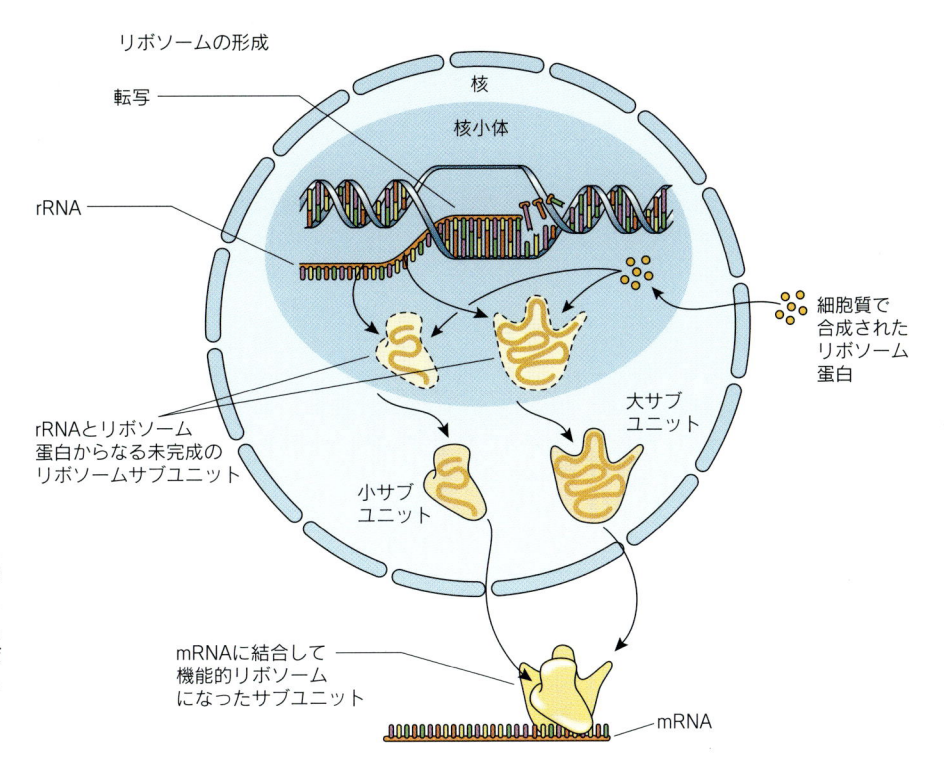

図3-10 リボソームの形成。核におけるリボソームの形成過程を示す模式図。(Alberts B, Bray D, Lewis J, et al: Molecular Biology of the Cell, 3rded. New York, Garland Publishing, 1994.を改変)

ニットの前駆体に加工される。この後，18S rRNAとほかのリボソーム蛋白で作られた小リボソームサブユニットの集合体は，核小体から細胞質へ核膜孔複合体を経由して輸送される。残りの28S，5.8S，5SのrRNAは，大リボソームサブユニットになり，核膜孔複合体を通って核から細胞質へ輸送される。

核質

核質は，クロマチン間果粒，クロマチン周辺果粒，RNP，核マトリックスからなる。

クロマチン間果粒 interchromatin granule（IG）は，直径が20～25 nmの果粒で，RNPとATPase，GTPase，β-グリセロホスホターゼ，NAD-ピロホスファターゼなどの酵素である。これらの果粒は，核のクロマチン間に分散していて，互いに細い線維で連結されているように見えるが，その機能はよく分かっていない。

クロマチン周辺果粒 perichromatin granule（PCG）は，直径が30～50 nmの果粒で，ヘテロクロマチンの縁に存在する。この電子密度の高い果粒は，電子密度のやや低い幅25 nmのハローに取り囲まれている。この果粒は，4.7Sの低分子量RNAが密に詰まった細線維と2個のペプチドとの複合体で，**ヘテロ核リボ核蛋白粒子** heterogeneous nuclear ribonucleoprotein particle（hnRNP）と似ている。

核内低分子リボ核蛋白粒子 small nuclear ribonucleoprotein particle（snRNP）は，スプライシング，切り取り，hnRNPの輸送に関与している。大部分のsnRNPは核にあり，そのいくつかは核小体に限局している。この粒子の少数サブグループのいくつかは最近発見されたばかりで，機能についてはまだよく分かっていない。

核マトリックス

核マトリックス nuclear matrixは，組織学の用語としても，また生化学用語としても用いられるが，その内容には多少の違いがある。これまでに報告された組成の違いは，研究に用いられた抽出方法の違いによるものと思われる。生化学的に見ると，核マトリックスには，総蛋白量の約10%，総RNA量の30%，総DNA量の1～3%，総核リン酸の2～5%が存在する。組織学的には，核膜孔-核ラミナ複合体と，抽出後に残る核小体，RNPネットワークおよび細線維状の成分が含まれている。

機能的には，核マトリックスは，DNA複製部位，rRNAとmRNAの転写とプロセシング，ステロイド受容体の結合，ヒートショック蛋白，カルチノゲン結合，DNAウイルス，ウイルス蛋白などと関係がある。しかし，これですべてではないし，それぞれの機能的意義もまだ詳細には分かっていない。核には，遺伝子発現を時

核小体

> 核小体は，核のなかにある膜に包まれない濃染構造物で，rRNA合成と大小リボソームサブユニットの構成にかかわっている。

核小体 nucleolus は，核内にある高電子密度の構造物で，膜に包まれていない。細胞分裂のときには消失するので，間期の間だけ観察できる。rRNAと蛋白に富み，ヘマトキシリン-エオジン染色で好塩基性に染まる。核小体はほんのわずかしか不活性のDNAを含んでいないので，フォイルゲン染色では染まらない。通常，核小体は1個の核に3個以上存在することはないが，一般的にその数や大きさ，形は細胞の種類や細胞の合成活性と関係する。蛋白を盛んに合成している細胞では，核内で核小体が占める割合が25％にもなる。濃く染まる領域は**核小体結合クロマチン** nucleolus associated chromatin と呼ばれ，rRNAの転写が起こっている部分である（図3-2，図3-3）。細胞が癌化すると核小体が大きくなる。

核小体は次の4つの明瞭な領域に区分されている。

- **淡染性線維中心** pale-staining fibrillar center：不活性な（転写されていない）DNAを含む部分。
- **線維部** pars fibrosa：転写されつつある核小体RNAを含む部分。
- **果粒部** pars granulosa：成熟したリボソームサブユニットが集まっている部分。
- **核小体マトリクッス** nucleolar matrix：核小体形成において活性のある線維状の網目構造。

また，淡染性領域には，ヒトでは13番，14番，15番，21番，22番染色体の先端があり，**核小体形成領域** nucleolar-organizing region（NOR）を含んでいて，rRNAをコードする遺伝子座が位置している。

細胞周期

> 細胞周期は，細胞が2個の娘細胞に分裂するまでに起こる細胞内での一連の過程である。

細胞周期 cell cycle は短時間の**有糸分裂** mitosis と，より長い**間期** interphase の2つに分けられる。細胞分裂によって，核と細胞質が分裂して**娘細胞** daughter cell が生じる。間期には，細胞の大きさと構成要素が増加し，遺伝物質を複製する（図3-11）。細胞周期は，**有糸分裂期**（M期）mitotic phase の終期が終了した時点に始まり，その後に間期に入ると考えてもよい。間期はさらに3つの段階に分けられる。

- **G_1期** G_1 phase：G（gap）は間隙という意味で，DNA複製のために必要な高分子の合成が始まる時期で，DNA合成準備期またはDNA合成前期ともいう。
- **S期** S phase：S（synthetic）はDNAが複製される時期。
- **G_2期** G_2 phase：有糸分裂のための準備期間で，DNA合成後期ともいう。

分裂を繰り返して高度に分化した細胞のなかには，神経細胞，筋細胞などのように永久に分裂しない細胞や，末梢リンパ球などのように一時的に分裂を中止し，しばらくしてまた細胞周期に復帰する細胞がある。細胞周期からはずれた細胞は，休止期または**G_0期** G_0 phase，または**安定期** stable phase にあるという。

間期

間期 interphase は，G_1期，S期，G_2期の3期に分けられる。

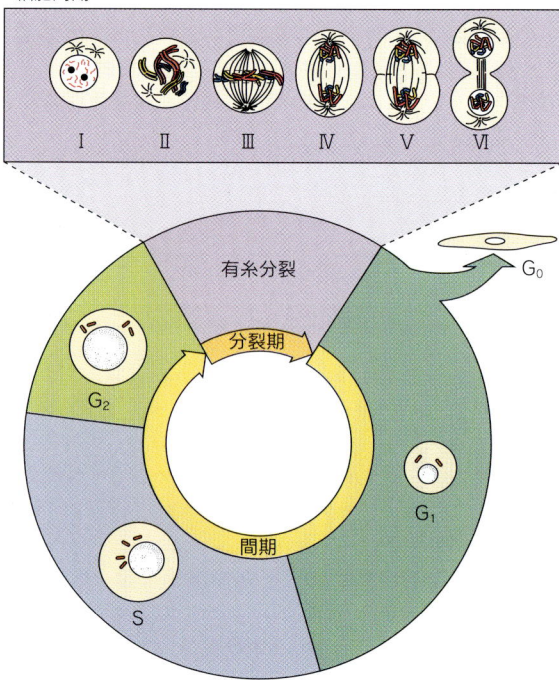

図3-11 細胞周期。活発に分裂している細胞の細胞周期を示す模式図。神経細胞など分裂しない細胞はG_0期に入ったままである。リンパ球など多くの細胞は細胞周期に戻る。

G_1期

> G_1期は，細胞が成長し，RNA合成が起こり，また次の細胞分裂のための準備が行われる期間である。

分裂期に形成された娘細胞がG_1期 G_1 phaseに入る。G_1期に，細胞はRNAやDNA複製に必要な調節蛋白や酵素の合成を行う。このようにして，細胞分裂の間に半減した細胞の体積は元に戻る。さらに，核小体もこの時期に再び形成される。中心小体の複製も始まり，G_2期 G_2 phaseまでに完了する。

細胞分裂は，平滑筋の引き伸ばしなどの機械的な力，阻血などの組織の損傷，細胞死などが引き金となって起こる。このような引き金は，組織内のシグナル細胞からリガンドの放出を引き起こす。このリガンドの多くは，**原癌遺伝子** protooncogene（細胞の増殖経路をコントロールする遺伝子）の発現を間接的に誘導する因子である。原癌遺伝子の発現は，不必要な増殖や調節不可能な増殖に対しては，極めて厳格に調節されなければならない。実際，原癌遺伝子の突然変異によって細胞は制御不能になり，無制限に分裂して癌を引き起こす。このような原癌遺伝子の突然変異は，**癌遺伝子** oncogeneとして知られている。

細胞増殖を誘導するリガンドは，標的細胞の表面受容体蛋白と結合し，第2章で述べた**シグナル伝達経路** signal transduction pathwayを活性化する。すなわち，細胞表面で認識された細胞外シグナルは細胞内へ伝達され，**細胞質プロテインキナーゼ** protein kinaseのカスケードの連続的活性化を引き起こす。このキナーゼは，原癌遺伝子の発現を調節する一連の**核内転写因子** transcription factorを活性化し，細胞分裂を引き起こす。細胞周期の調節は，特定の**サイクリン依存性キナーゼ** cyclin-dependent kinase (CDK) と**サイクリン** cyclinという関連蛋白群との相互作用によって行われている。

- **サイクリンD** cyclin D：G_1期の初めに合成され，CDK4，CDK6と結合する。さらに，G_1期の終わりには**サイクリンE** cyclin Eが合成され，CDK2と結合する。これらの3つの複合体は，ほかの因子を介して細胞をS期に進行させる。
- **サイクリンA** cyclin A：CDK2やCDK1と結合する。これらの複合体は細胞をS期からG_2期に移行させ，また，サイクリンBの形成を誘導する。
- **サイクリンB** cyclin B：CDK1と結合する。その結果生じた複合体は，細胞をG_2期からM期に移行させる。

サイクリンは機能を果たすと，ユビキチン－プロテアソーム経路に入り分解される。細胞周期は**チェックポイント** checkpointという監視機構によって，各段階への移行が早すぎないようにする安全対策がとられている。各チェックポイントは，細胞周期が次の段階に移る前に必ず，その段階が十分完了しているか，例えば，DNAが正確に合成されているか，染色体が正しく分離されているかなどを確認する。細胞は，抑制経路を活性化したり，活性化経路を抑制したりして，細胞周期の進行を遅らせる。

実際のチェックポイント機構は，ここに述べた以上に複雑で，ここではその全ステップを紹介することができない。詳細は分子生物学のテキストや細胞周期に関する最近の文献を参照してほしい。

S期

> DNA合成はS期に起こる。

S期 S phaseは合成期とも呼ばれ，ゲノムが複製される時期である。ヒストンなどの核蛋白が核内に取り込まれ，DNA分子に組み込まれてクロマチンが形成される。この時期の細胞は，通常の2倍のDNA相補対を持っている。体細胞の場合は，S期の前は二倍体（2n）のDNA量があるが，分裂に先立ってその倍（4n）になる。それに対して，減数分裂によって産生された生殖細胞は，半数体（1n）の染色体数であり，DNA量も半分（1n）である。

G_2期

> G_2期は，DNA合成が終了して有糸分裂が始まるまでの期間である。

G_2期 G_2 phaseは，細胞分裂に必要なRNAと蛋白が合成され，有糸分裂のためのエネルギーが蓄えられる。また，有糸分裂に必要な微小管の成分であるチューブリンが合成される。さらに，この時期にDNA複製にエラーがないかどうか分析され，あればエラーの部分が修正される。

有糸分裂

> 有糸分裂は，2個の娘細胞が形成される細胞分裂の過程である。

有糸分裂 mitosis (M) は，G_2期に続いて起こる。有糸分裂は，細胞質と核が2個の全く同じ娘細胞に等しく分割される過程である（図3-12～図3-14）。最初に，**核分裂** karyokinesisという過程で核物質が分割され，次いで**細胞質分裂** cytokinesisと呼ばれる細胞質の分割が起こる。有糸分裂の過程は，**前期** prophase，**前中期** prometaphase，**中期**metaphase，**後期**anaphase，**終期**telophase の 5 段階に分けられる（図 3-15）。

前期

前期の間に染色体は凝縮して核小体は消失する。

前期 prophase の初めには，染色体が凝縮して顕微鏡で観察できるようになる。それぞれの染色体は平行に並んだ 2 本の**姉妹染色分体** sister chromatid からなり，**セントロメア** centromere 1 点だけで互いに接合している。染色体が凝縮するにつれ，核小体は消失する。**中心体** centrosome もまた 2 つの領域に分離して，それぞれが 1 対の**中心小体** centriole と**微小管形成中心** microtubule-organizing center (MTOC) をなし，細胞の対向する両極に移動する。

それぞれの MTOC から**星状体** astral ray と**紡錘糸** spindle fiber が発達し，**紡錘装置** mitotic spindle apparatus ができる。星状体は紡錘体の極から放射状に出ている微小管をいい，細胞の極において MTOC の方向を定めるのを補助しているらしい。染色体のセントロメア領域に接着している微小管が紡錘糸で，染色体が極へ移動する方向づけに役立っている。中心体がないと，微小管は細胞質中に分散して，星状体や紡錘糸が正しく形成されず，有糸分裂が適切な順序で進行しない。

各染色分体のセントロメア領域に，新しい微小管の形成中心である**動原体** kinetochore ができる。紡錘糸は，染色分体の移動に備えて動原体に結合し，核分裂をもたらす。

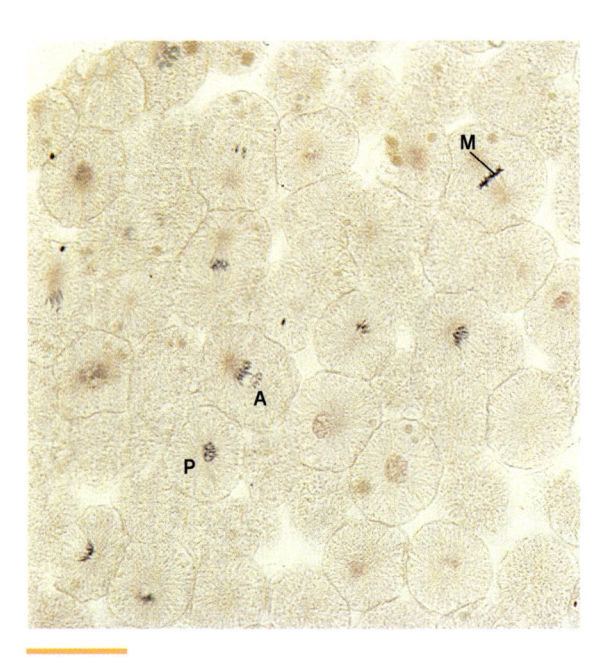

図 3-12 有糸分裂を示す光学顕微鏡像（×250）。様々な段階に注目。A：後期，M：中期，P：前期。

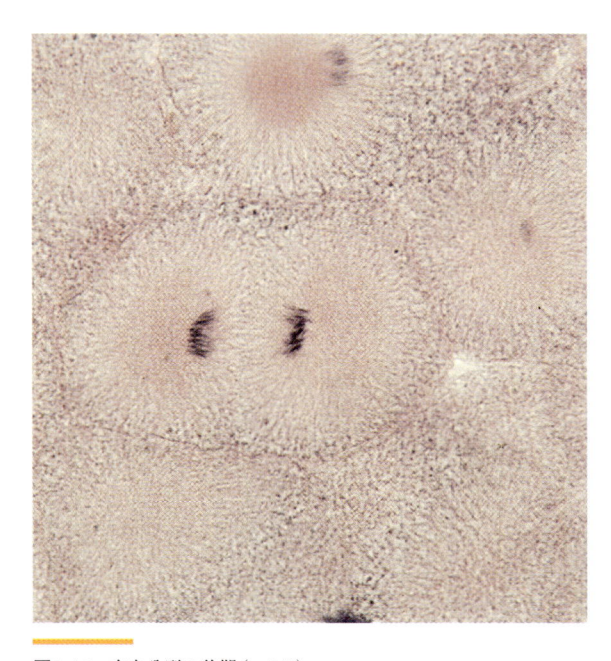

図 3-13 有糸分裂の後期（×540）。

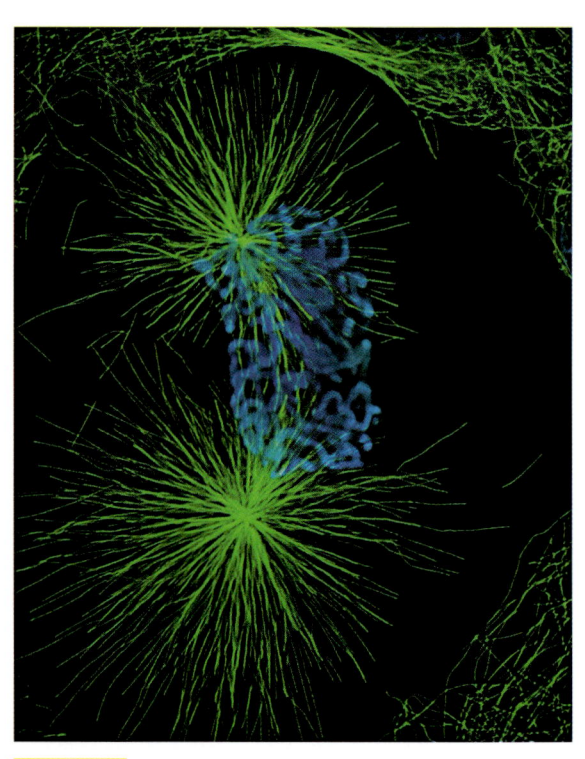

図 3-14 有糸分裂初期の細胞の蛍光染色像。微小管が緑色に光っている。（写真提供：Dr. Alexey Khodjakov）

前中期

核膜が消失して前中期に入る。

核ラミンがリン酸化されて核膜が消失すると，**前中期** prometaphase に入る。この時期には，染色体は細胞質内に無秩序に配列している。動原体と接着した微小管は，**紡錘体微小管** mitotic spindle microtubule，紡錘装置に組み込まれない微小管を**極微小管** polar microtubule という。極微小管は，有糸分裂の起こっている間，両極間のスペースを保っていると考えられている。紡錘体微小管は，染色体が整列するのを助ける。

中期

中期は，新しく複製された染色体が，紡錘体の赤道上に整列したときに始まる。

中期 metaphase では，染色体は最も凝縮した状態になり，紡錘体の赤道（**中期板** metaphase plate）に整列する。それぞれの染色分体は赤道に平行に並び，動原体に接着した紡錘体微小管が紡錘体の極へ向かって放射状に並ぶ。染色体が凝縮して紡錘体上に並ぶときは，姉妹染色分体は密着した状態にある。後期になると，染色分体間に局在していた結合蛋白が消失して姉妹染色分体が分離し，両極への移動が始まる。

後期

後期になると，姉妹染色分体が分離して細胞の両極に移動し，分裂溝が出現する。

後期 anaphase になると，中期板に並んだ染色分体が引き離されて，両極へ移動し始める。染色分体の動原体に付着した紡錘糸が引っ張られるので，腕部は引きずられるようにして極に向かう。

このような動きは，微小管が動原体側の端で脱重合して短くなる結果生じると考えられている。この現象は，動原体と関係するダイニンの最近の知見と考え合わせると，微小管に沿った小胞輸送に類似していると思われる。後期の終わりには，細胞質分裂のときに分割される場所を示す**分裂溝** cleavage furrow が，細胞膜に形成され始める。

終期

終期は有糸分裂の最終段階で，細胞質分裂，核と核膜の再形成，紡錘糸の消失，染色体からクロマチンへの脱凝縮などが起こる。

終期 telophase になると，染色体の対がそれぞれ別の極に到達し，核ラミンが脱リン酸化されて核膜が再形成される。染色体は，コイルがほどけて間期細胞のヘテロクロマチンとユークロマチンになる。核小体は，5組の染色体にある**核小体形成領域** NOR からできてくる。

細胞質分裂

細胞質分裂は，有糸分裂の際に細胞質を2つの等しい部分に分ける分裂である。

分裂溝が深くなると，細胞質の橋渡しである**中央体** midbody と極微小管のみで2個の娘細胞がつながっている状態になる（図3-16）。極微小管の周囲には，細胞膜の

有糸分裂

間期　前期　前中期　中期

細胞質分裂　終期　後期

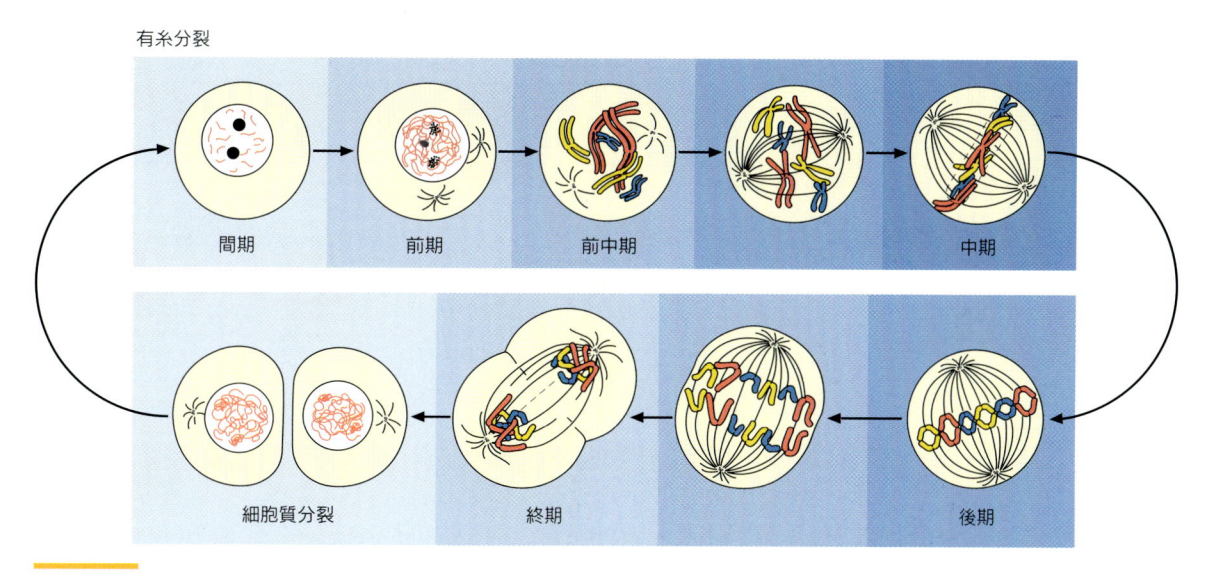

図3-15 有糸分裂の各段階。二倍体（2n）6本の染色体を持つ細胞の有糸分裂過程を模式的に示したもの。

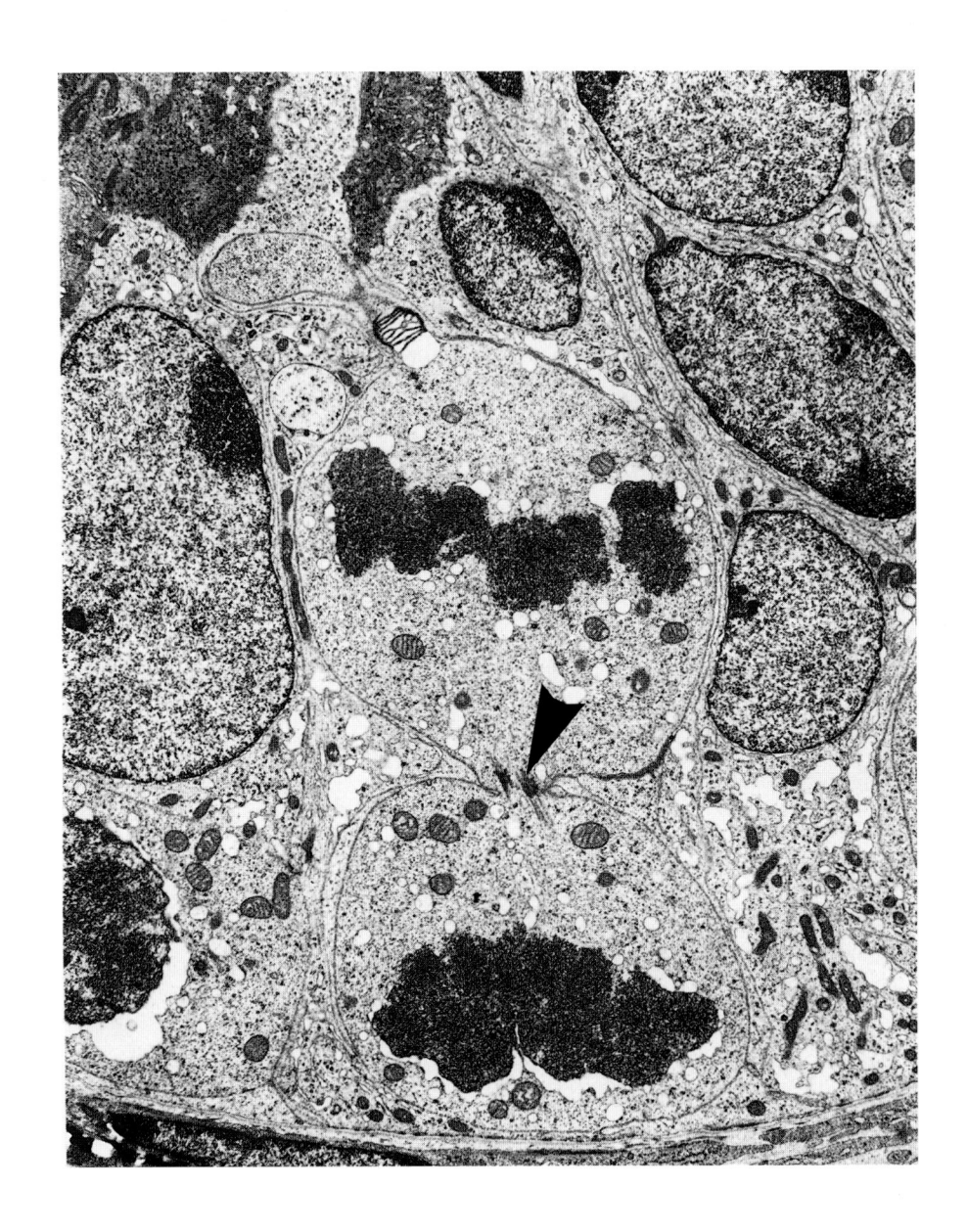

図3-16 細胞質分裂の透過型電子顕微鏡像(×8,092)。終期の終わりの精子細胞が中央体(矢頭)を形成している。娘細胞の染色体はほどけ始めている。(Miething A：Intercellular bridges between germ cells in the immmature golden hamster testis: Evidence for clonal and non-clonal mode of proliferation. Cell Tissue Res 262: 559-567, 1990.より)

内側に**収縮環**contractile ringができる。収縮環は細胞膜に付着するアクチンとミオシンのフィラメントからなる。収縮環が狭窄すると，2個の娘細胞を隔てている紡錘体微小管の脱重合が起こる。娘細胞が分離すると収縮環と紡錘装置の微小管は分解し，細胞質分裂が終了する。有糸分裂によってできた娘細胞は，完全なゲノムを含む二倍体（2n）の染色体を持っている。

臨床ノート

有糸分裂と細胞周期が解明されることによって，細胞周期の個々のステージにある細胞に薬剤を使うことが可能になり，癌の化学療法に役立ってきた。例えば，**ビンクリスチン**vincristineは，紡錘体を分解して細胞分裂を阻害する。**コルヒチン**colchicineは，同様の効果を持つ別の植物性アルカロイドであるが，染色体の研究や核型分析に広く用いられてきた。プリンの合成を抑制する**メソトレキセート**methotrexateやピリミジンの合成を抑制する**5-フルオロウラシル**5-fluorouracilは，いずれも細胞周期をS期で停止させて細胞分裂を妨げる。どちらも一般的に用いられる化学療法剤である。

癌遺伝子oncogeneは，細胞分裂を制御する蛋白をコードする原癌遺伝子と呼ばれる正常遺伝子の突然変異型である。癌遺伝子は，ウイルスの侵襲や種々の要因によって遺伝子が傷害された結果生じると考えられている。癌遺伝子が細胞内に存在すると，正常な原癌遺伝子の対立遺伝子を凌駕して遺伝子を支配し，調節不能の細胞分裂と増殖を引き起こす。癌遺伝子によって生じる癌細胞の例として，**膀胱癌**bladder cancerや**急性骨髄性白血病**acute myelogenous leukemiaなどが知られている。

減数分裂

減数分裂は配偶子の形成時に起こる細胞分裂で，細胞の染色体数が二倍体（2n）から半数体（1n）に減少する。

減数分裂meiosisは生殖細胞（卵子と精子）を作り出すときに起こる特殊な細胞分裂である。この分裂は以下の2つの特徴がある。

1. 染色体数が**二倍体**diploid（2n）から**半数体**haploid（1n）へ減少する。従って，各配偶子は半数の染色体（半量のDNA）しか持たないことになる。
2. 遺伝子を組み換え，遺伝子プールの変化と多様性をもたらす。

第一減数分裂 meiosis I（**還元分裂**reductional division）：染色体の相同対がいったん対合した後に分かれてそれぞれ対向する極へ移動し，細胞が2つに分かれる。こうして娘細胞の染色体数は半分になる。

第二減数分裂 meiosis II（**同型分裂** equatorial division）：それぞれの染色体の2本の染色分体が，体細胞分裂のように分かれてそれぞれ対向する極へ移動し，2個の娘細胞ができる。

第一減数分裂

第一減数分裂は，染色体の相同対を分離させ，染色体数が二倍体（2n）から半数体（1n）に減少する。

減数分裂は，間期に引き続いて起こる。配偶子の形成過程では，生殖細胞がS期にあるとき，DNA量や染色体数は倍化して4nになる。第一減数分裂は，図3-17に示すように進行する。

第一減数分裂前期

第一減数分裂前期は，減数分裂の始まりであり，S期にDNAが4nに倍化した後に始まる。

第一減数分裂前期prophase Iは長く持続し，さらに次の5段階に分けられる。

1. **細糸期（レプトテン期）**leptotene stage：セントロメアで接合した2本の染色分体からなる染色体が凝縮し始め，核内で長い紐状になる。
2. **合糸期（接合糸期，ザイゴテン期）**zygotene stage：染色体の相同対が互いに接近し，遺伝子座と遺伝子座の位置が重なり合うように並び，**シナプトネマ複合体**synaptonemal complexによって接合し，4分染色体になる。
3. **厚糸期（太糸期，パキテン期）**pachytene stage：染色体はさらに凝縮して，太く短くなる。
4. **複糸期（ディプロテン期）**diplotene stage：染色体はさらに凝縮し，やがて分離し始めるが，このとき相同染色体の間で遺伝物質の交換が起こる。この現象を**乗換え**crossing overといい，交叉部分を**キアスマ**chiasmaという。
5. **分離期（移動期）**diakinesis stage：染色体の凝縮は最高に達し，核膜と核小体が消失すると，染色体は細胞質内に分散する。

第一減数分裂中期

第一減数分裂中期metaphase Iでは，染色分体の相同対が赤道板上に並ぶ。

第一減数分裂中期に，相同染色体が対になって紡錘装置の赤道板上に無秩序に並ぶので，母親由来と父親由来の染色体の混ぜ合わせが生じる。紡錘糸が染色体の動原

第一減数分裂

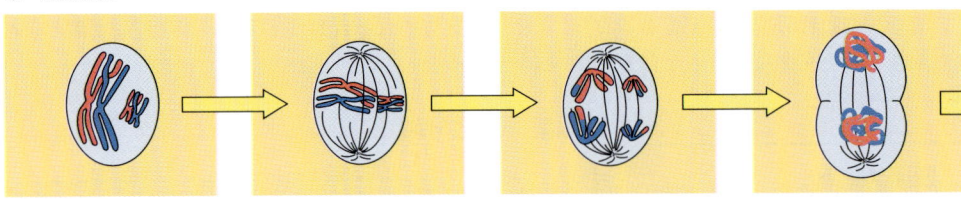

第一減数分裂前期	第一減数分裂中期	第一減数分裂後期	第一減数分裂終期
相同染色体が複製，凝縮，対合して4分染色体を形成する。	4分染色体が赤道面に並ぶ。	相同染色体は分離して細胞の両極へ移動する。	染色体が2つのまとまりを形成する。細胞は中央でくびれ始め，2個の娘細胞に分かれる。

図3-17 減数分裂の各段階。二倍体数(2n)4本の染色体を持つ細胞の減数分裂の経過を模式的に示したもの。

体に接着する。

第一減数分裂後期

第一減数分裂後期には，相同染色体のそれぞれの対が引っ張られ，両極に移動する。

第一減数分裂後期 anaphase Ⅰに，相同染色体が離れて移動し，両極に向かう。このとき，染色体はまだ2本の染色分体からなっている。

第一減数分裂終期

第一減数分裂終期になると，2本の染色分体からなる移動中の染色体が両極に到達する。

第一減数分裂終期 telophase Ⅰは，有糸分裂の終期と似ている。染色体が両極に到達し，核が再形成され，細胞質分裂が起こって2個の娘細胞ができる。それぞれの細胞には23本の染色体(1n)があるが，各染色体は2本の染色分体を持つので，DNA含有量はなお二倍体の量がある。形成された2個の娘細胞はそれぞれ第二減数分裂に入る。

第二減数分裂

第二減数分裂はDNA合成なしに起こる。4段階の各期と細胞質分裂の過程がすばやく進行し，半数の染色体を持つ4個の娘細胞が形成される。

第二減数分裂には直前のS期がない。体細胞分裂とよく似ていて，**第二減数分裂前期** prophase Ⅱ，**第二減数分裂中期** metaphase Ⅱ，**第二減数分裂後期** anaphase Ⅱ，**第二減数分裂終期** telophase Ⅱ，**細胞質分裂** cytokinesis の段階に分けられる(図3-17)。染色体は赤道上に並び，紡錘糸が動原体に接着して染色分体が両極に移動し，細胞質分裂によって細胞が2つに分裂する。元の二倍体の生殖細胞から4個の娘細胞ができる。この娘細胞は半数の染色体と半量のDNAを持っている。

同一の染色体を持つ二倍体の娘細胞ができる体細胞分裂とは異なり，減数分裂でできた4個の娘細胞の染色体は半数で交叉が起こるために遺伝的にも異なる。こうしてできる配偶子は，それぞれ独特の遺伝因子を持つことになる。

臨床ノート

同一の染色体の数の異常は，減数分裂で起こると考えられている。第一減数分裂の間に1対の相同染色体が分離するとき，染色体の**不分離** nondisjunction が起こることがある。1個の娘細胞のなかに相同染色体の両方が入ると，染色体は24本となり，一方の娘細胞は22本の染色体を持つことになる。それぞれが正常な配偶子(23本の染色体)と受精すると，その結果できる受精卵は47本(**トリソミー** trisomy)または45本(**モノソミー** monosomy)のいずれかの染色体を持つことになる。不分離はある染色体ではより頻繁に起こり(8番，9番，13番，18番，21番染色体のトリソミーなど)，それぞれに特有の特徴(例えばダウン症候群[21トリソミー]の特徴など)が生じる。

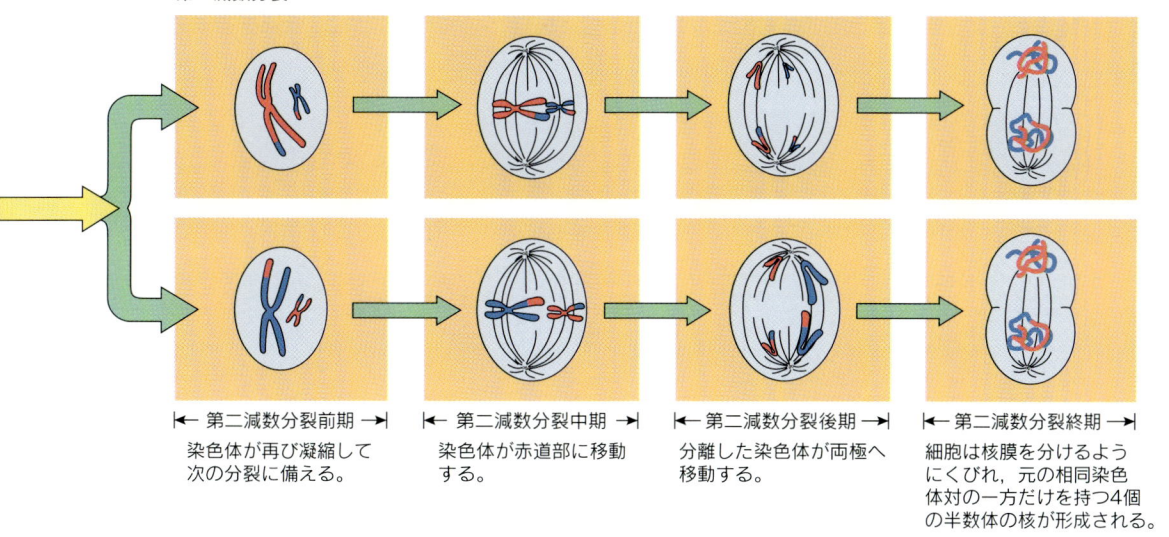

第二減数分裂

|← 第二減数分裂前期 →|
染色体が再び凝縮して
次の分裂に備える。

|← 第二減数分裂中期 →|
染色体が赤道部に移動
する。

|← 第二減数分裂後期 →|
分離した染色体が両極へ
移動する。

|← 第二減数分裂終期 →|
細胞は核膜を分けるよう
にくびれ，元の相同染色
体対の一方だけを持つ4個
の半数体の核が形成される。

アポトーシス

　急性傷害，事故，血液供給の不足，病原体や免疫システムによる破壊，遺伝的プログラムなどの様々な原因によって細胞は死ぬ。ヒト胎児の尾に見られるように，胎児が発生する間に，多くの細胞が遺伝的に決められている死へと追いやられる。これが，**アポトーシス** apoptosis (**プログラムされた細胞死** programmed cell death) の能動的な意味である。アポトーシスは，生後にも成人になっても起こる。特に，血液細胞などの老化した細胞は，病原体によって攻撃されて死に至る細胞のように，アポトーシスによって死に追いやられる。アポトーシスは生命体や細胞に対して重大な結末をもたらすので，注意深く調節され，制御・監視されなければならない。
　アポトーシスは，**カスパーゼ** caspase という酵素ファミリーをコードする遺伝子によって調節されている。カスパーゼは，核と細胞質内で調節蛋白と構造蛋白を退化させる。シグナル細胞から放出された**腫瘍壊死因子** tumor necrosis factor (TNF) などのサイトカインが，標的細胞のTNF受容体に結合したときにカスパーゼが活性化される。TNF受容体は膜透過蛋白であるが，細胞質においてはカスパーゼが結合しているアダプター分子と結合している。いったんTNFがその受容体の細胞外の部分と結合すると，シグナルがカスパーゼに伝わりカスパーゼが活性化される。活性化したカスパーゼが放出され，次々に染色体や核ラミンおよび細胞骨格蛋白の崩壊をもたらすカスパーゼのカスケードの引き金となる。最後には，細胞全体が断片化し，その断片はマクロファージによって貪食される。このマクロファージは炎症性の反応を引き起こすサイトカインを放出しない。

細胞外基質 4

　構造的，機能的に関連し合ったものが集まって，**組織** tissueと呼ばれる集合体を作る。生体を構成する基本的な組織は，上皮組織，結合組織，筋組織，神経組織の4種類に分類される。しかしいずれの組織も，**細胞** cellと**細胞外基質** extracellular matrixからなる点は共通している。細胞外基質とは，細胞が産生して細胞外に放出した高分子物質の複合体で，それ自体には生命現象はない。

　組織によっては上皮組織のように，細胞がシート状に配列し，細胞外基質がほとんどない場合もある。それと対称的なのが結合組織で，その大部分が細胞外基質からなり，そのなかに少数の細胞が散在しているに過ぎない。細胞は，特殊な結合装置によって細胞周囲の巨大分子と自分自身を固着させることで，細胞外基質との関係を保っている。

　最も一般的な結合組織である疎性結合組織の細胞外基質は，水分に富むゲル状の**基質** ground substanceのなかに**線維** fiberが埋まったものである。基質はクッションとして作用し，線維は引っ張りに対して強い。基質では，栄養素や老廃物が細胞外液に溶けているので，これらの物質の物質交換はすばやく行われる（図4-1）。

基質

基質は，グリコサミノグリカン，プロテオグリカン，糖蛋白からなる。

　基質 ground substanceには，**グリコサミノグリカン** glycosaminoglycan（GAG），**プロテオグリカン** proteoglycan，**接着性糖蛋白** adhesive glycoproteinが含まれている。これらの巨大蛋白は互いに関連しているばかりでなく，線維結合組織の細胞と線維や，上皮細胞とも関連している（図4-2）。

グリコサミノグリカン

グリコサミノグリカンはマイナスに荷電した二糖類の鎖で，大量の水と結合することができる。

　GAGは，二糖類が繰り返し続く長い鎖からなり，分岐しない多糖類である。反復する二糖類のうちの1つは，

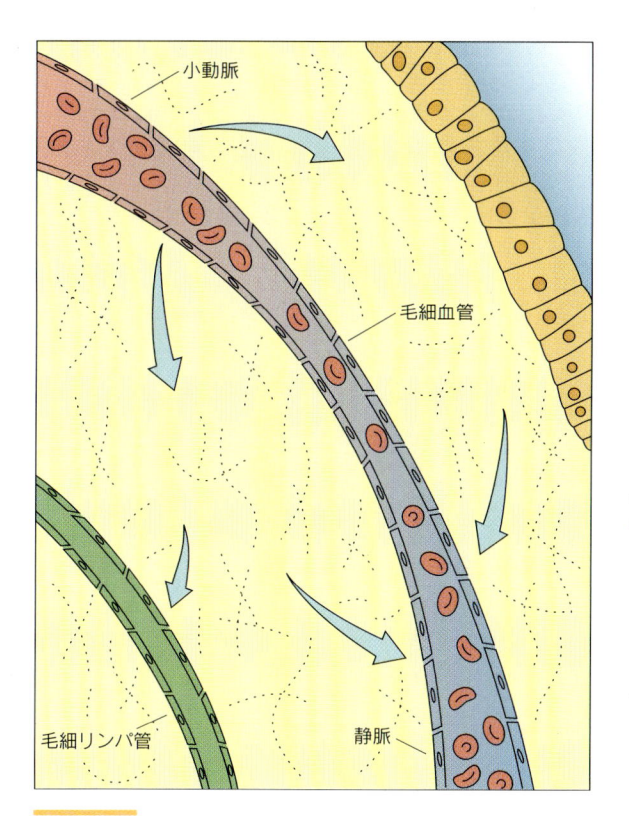

図4-1 組織液の流れを示す模式図。毛細血管や静脈から滲み出た血漿成分が結合組織腔に入り，細胞外液となって基質に浸透する。細胞外液は静脈と毛細リンパ管に入る。

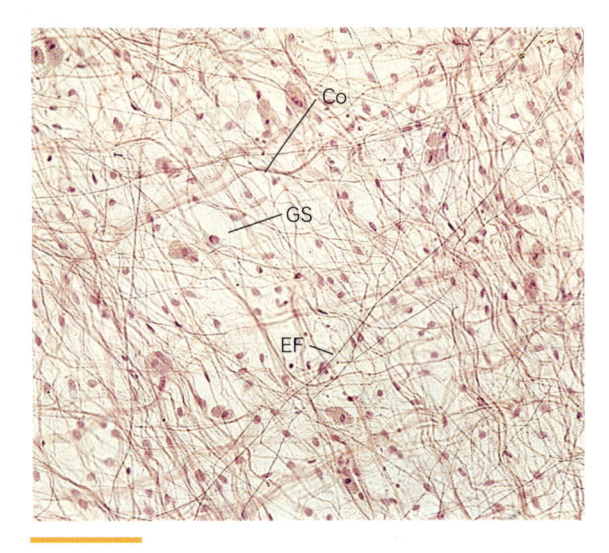

図4-2 疎性結合組織の光学顕微鏡像(×122)。種々の細胞のほか，膠原線維(Co)，弾性線維(EF)などが見える。基質(GS)は無構造に見える。

常に**アミノ糖**aminosugar(N-アセチルグルコサミンかN-アセチルガラクトサミン)で，もう1つは一般的には**ウロン酸**uronic acid(イデュロン酸かグルクロン酸)である(表4-1)。アミノ糖は通常，硫酸化を受けており，カルボキシル基が伸び出している。硫酸基やカルボキシル基はマイナスに荷電しているので，ナトリウムイオン(Na^+)などの陽イオンを引きつける。基質中のNa^+濃度が高いと，細胞外液を引き寄せるので，細胞間質を水和することによる緩衝作用をなす。これらの分子が接近すると，そのマイナスの荷電によって反発し合うので，全体としては滑らかな性質を持つことになる。このことは，粘液，眼球の硝子体，滑液が滑らかな性状を持つことからも分かる。

1つの例外を除いて，細胞外基質の主要なGAGは硫酸化されており，300個以下の反復二糖鎖でできている(表4-1)。硫酸化GAGには，ケラタン硫酸，ヘパラン硫酸，ヘパリン，コンドロイチン4-硫酸，コンドロイチン6-硫酸，デルマタン硫酸がある。これらのGAGは，通常は蛋白分子と共有結合してプロテオグリカンとなっている。唯一の非硫酸化GAGは，**ヒアルロン酸**hyaluronic acidである。これは25,000個もの二糖類がつながった巨大分子で，蛋白分子とは共有結合しない。

プロテオグリカン

プロテオグリカンは巨大な分子群をなす。その構造は，コア蛋白にいくつかのグリコサミノグリカンが共有結合したものである。

硫酸化GAGはコア蛋白と共有結合して**プロテオグリカン**proteoglycanという巨大分子を形成し，細胞外基質の広い空間を占める。プロテオグリカンの構造は，瓶を洗うのに用いるブラシと似ている。コア蛋白はブラシのワイヤーで，コア蛋白から周囲の空間に向かって伸び出しているコンドロイチン硫酸などの硫酸化GAGがブラシの毛に相当する(図4-3)。

プロテオグリカンの大きさは様々で，約5万Da(デコリンとベタグリカン)から，大きなものでは300万Da(アグリカン)にも達する。プロテオグリカンのコア蛋白は粗面小胞体(RER)で作られ，GAGはゴルジ装置で共有結合する。硫酸基転移酵素による硫酸化とエピマー化(糖の炭素原子周囲での各基の再配置)も，ゴルジ装置で起こる。

多くのプロテオグリカン，特に軟骨と疎性結合組織に

表4-1 グリコサミノグリカン(GAG)の種類

GAG	分子量(Da)	反復二糖類の種類	硫酸化アミノ糖	蛋白との共有結合	存在部位
ヒアルロン酸	$10^7 \sim 10^8$	グルクロン酸とN-アセチルグルコサミン	なし	なし	大部分の結合組織，滑液，軟骨，真皮
ケラタン硫酸	10,000〜30,000	ガラクトースとN-アセチルグルコサミン	N-アセチルグルコサミン	あり	軟骨，角膜，椎間板
ヘパラン硫酸	15,000〜20,000	グルクロン酸(またはイデュロン酸)とN-アセチルガラクトサミン	N-アセチルガラクトサミン	あり	血管，肺，基底板
ヘパリン	15,000〜20,000	グルクロン酸(またはイデュロン酸)とN-アセチルグルコサミン	N-アセチルグルコサミン	なし	肥満細胞の果粒，肝臓，肺，皮膚
コンドロイチン-4-硫酸	10,000〜30,000	グルクロン酸とN-アセチルガラクトサミン	N-アセチルガラクトサミン	あり	軟骨，骨，角膜，血管
コンドロイチン-6-硫酸	10,000〜30,000	グルクロン酸とN-アセチルガラクトサミン	N-アセチルガラクトサミン	あり	軟骨，ワルトンゼリー，血管
デルマタン硫酸	10,000〜30,000	グルクロン酸(またはイデュロン酸)とN-アセチルガラクトサミン	N-アセチルガラクトサミン	あり	心臓の弁，皮膚，血管

第4章　細胞外基質

膠原細線維
ヒアルロン酸分子

臨床ノート

黄色ブドウ球菌をはじめとする多くの病原性細菌は，**ヒアルロニダーゼ** hyaluronidase を分泌する。この酵素はヒアルロン酸を小さなフラグメントに分解し，細胞外基質のゲル状態をゾル状態に変える。その結果，細菌は結合組織内で急速に広がることができるようになる。

プロテオグリカンの機能

プロテオグリカンには，様々な機能がある。広い空間を占めるので，圧迫に対するクッションとなるし，微生物の拡散や腫瘍細胞の転移を防ぐ働きがある。さらに，プロテオグリカンは基底膜とともに，様々な孔径と荷電を備えた分子フィルターを形成し，そこを通過しようとする高分子を選別し，あるものに対してはその通過を阻止する。

プロテオグリカンはまた，ある種のシグナル分子，例えば**トランスフォーミング増殖因子** transforming growth factor-β（TGF-β）の結合部位を有している。プロテオグリカンはシグナル分子と結合することでシグナル分子の到達を妨げ，その機能の発現を阻止することがある。あるいは逆に，シグナル分子を結合することでシグナル分子を1か所に濃縮させ，その機能を増強させることもある。

シンデカン syndecan などのプロテオグリカンのように，細胞外基質に放出されずに，細胞膜に付着したままのものもある。シンデカンのコア蛋白は膜貫通蛋白で，細胞骨格のアクチンフィラメントと結合している。一方，シンデカンの細胞外にある部分は，細胞外基質成分と結合して細胞を基質の巨大分子と固着させる。そのほか，線維芽細胞のシンデカンは線維芽細胞増殖因子と結合し，それをすぐ近くの細胞膜上にある線維芽細胞増殖因子受容体に受け渡し，受容体の補助因子として機能する。

ヒアルロン酸
架橋蛋白
コア蛋白
コンドロイチン硫酸
プロテオグリカン
II 型コラーゲン

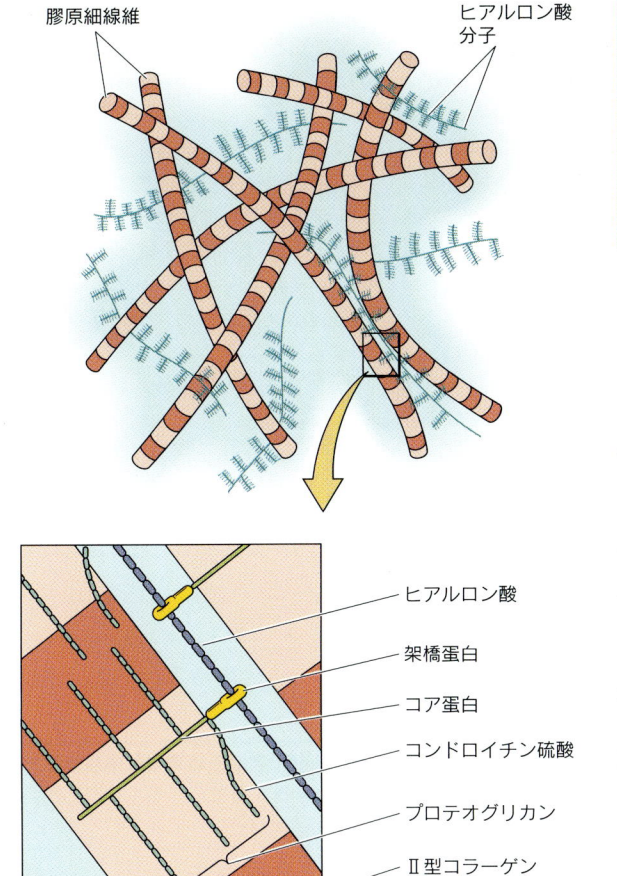

図4-3　プロテオグリカンのアグリカンが膠原細線維に結合する様子を示す模式図。下の図はアグリカン分子の拡大図である。プロテオグリカンのコア蛋白に，グリコサミノグリカン（この場合はコンドロイチン硫酸）が付着している。コア蛋白は架橋蛋白によってヒアルロン酸に結合している。(Fawcett DW: Bloom and Fawcett's A Textbook of Histology, 11th ed. Philadelphia, WB Saunders, 1986.を改変)

糖蛋白

細胞接着性糖蛋白は，細胞外基質の成分に対する結合部位と，細胞膜のインテグリン分子に対する結合部位を有する。

ある巨大分子**アグリカン** aggrecan は，ヒアルロン酸と結合している（図4-3）。その結合様式は非共有イオン結合であり，ヒアルロン酸の糖鎖とプロテオグリカン分子のコア蛋白が結合している。その結合を，小さな**架橋蛋白** link protein が補強している。架橋蛋白は，アグリカンのコア蛋白とヒアルロン酸の糖鎖の間をつなぐ。ヒアルロン酸は長さが20 μm 程度もあるので，この結合の結果，アグリカン複合体は巨大な空間を占め，その分子量は数百万Daにも達する。

このような巨大分子があるため，細胞外基質はゲル状を呈し，水溶性の物質が急速に浸透することを妨げている。皮下に注射された注射液の水塊がゆっくりと消失していくのは，このためである。

細胞と細胞外基質との接着は，**細胞接着性糖蛋白** cell adhesive glycoprotein によることが多い。これは巨大な分子で，いくつかの領域からなる。これらの領域は，**インテグリン** integrin という細胞膜蛋白や，膠原線維，あるいはプロテオグリカンと結合する。このような結合によって，接着性糖蛋白は組織の様々な成分をつないで

る。接着性糖蛋白の主なものには、フィブロネクチン、ラミニン、エンタクチン、テネイシン、コンドロネクチン、オステオネクチンがある。

フィブロネクチン fibronectin は2つの同じポリペプチド鎖からなる、大きな**二量体** dimer である。1つのポリペプチド鎖は約22万Daで、互いのカルボキシル末端でS-S結合しており、V字型をなす。この巨大分子の鎖には、細胞外成分（コラーゲン、ヘパリン、ヘパラン硫酸、ヒアルロン酸）と細胞膜蛋白のインテグリンに対する結合部位がある。インテグリンと接着する部分には、アルギニン（R）、グリシン（G）、アスパラギン酸（D）の3つの残基が並んでおり、**RGD配列** RGD sequence と呼ばれる。このアミノ酸配列は、多くの接着性糖蛋白のインテグリン結合部位に特徴的である。フィブロネクチンは主に**線維芽細胞** fibroblast で作られる。フィブロネクチンは血液中にも存在し、**血漿フィブロネクチン** plasma fibronectin と呼ばれる。さらに、フィブロネクチンには一時的に細胞膜と結合するものもある（**細胞表面フィブロネクチン** cell-surface fibronectin）。このフィブロネクチンは胎生期に細胞が移動する経路を規定する。このため、発生に伴って移動する細胞は、その目的地にたどり着くことができる。

ラミニン laminin は、巨大な糖蛋白で（95万Da）、A、B_1、B_2 の3つのポリペプチド鎖からなる。B鎖はA鎖を取り巻き、1本の長鎖と3本の短鎖が十字形をなす。3本の短鎖はS-S結合によって、その位置が固定されている。ラミニンの存在部位は、基底膜の近くにほぼ限られている。そのため、ラミニンにはヘパラン硫酸、Ⅳ型コラーゲン、エンタクチン、細胞膜との結合部位がある。

硫酸化糖蛋白である**エンタクチン** entactin は、ラミニンの3本の短鎖が会合する部位で、ラミニン分子と結合する。エンタクチンはⅣ型コラーゲンとも結合するので、ラミニンはコラーゲン網に組み込まれる。

テネイシン tenascin は、6本のポリペプチド鎖がS-S結合でつながってできた大きな糖蛋白である。この巨大分子の構造は昆虫の姿に似ていて、中心の体部から放射状に6本の足が伸びている。この分子には、膜貫通型プロテオグリカンであるシンデカンや、フィブロネクチンとの結合部位がある。テネイシンは通常、胎児組織にしか見られず、ある種の細胞の移動を導く働きがある。

コンドロネクチン chondronectin と**オステオネクチン** osteonectin は、フィブロネクチンとよく似ている。前者は、Ⅱ型コラーゲン、コンドロイチン硫酸、ヒアルロン酸、および軟骨芽細胞と軟骨細胞のインテグリンに対する結合部位を持っている。これに対し、後者はⅠ型コラーゲン、プロテオグリカン、および骨芽細胞と骨細胞のインテグリンに対する結合部位を持っている。そのほかに、骨におけるヒドロキシアパタイト結晶とⅠ型コラーゲンとを結合する。

線維

膠原線維と弾性線維は、結合組織にある主要な線維性蛋白である。この2つの線維は構造が異なっており、そのため生化学的にも物理学的にも明確な違いがある。

細胞外基質の線維は、基質に張力と弾性を与えている。古典的な組織学では、その形態と染色性から、**膠原線維** collagen fiber、**細網線維** reticular fiber、**弾性線維** elastic fiber の3種類の線維に分類された（図4-2）。現在では、細網線維は膠原線維の1亜型であることが分かっている

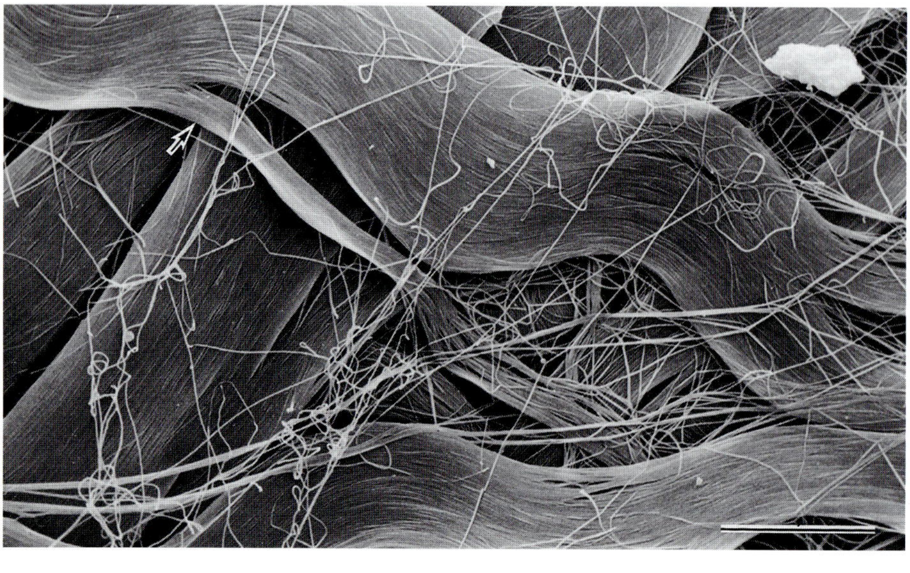

図4-4 ラット坐骨神経の神経上膜をなす膠原線維束の走査型電子顕微鏡像（×2,034）。膠原線維束はさらに細い線維束からできている。（Ushiki T, Ide C : Three-dimensional organization of the collagen fibrils in the rat sciatic nerve as revealed by transmission and scanning electron microscopy. Cell Tissue Res 260: 175-184, 1990. より）

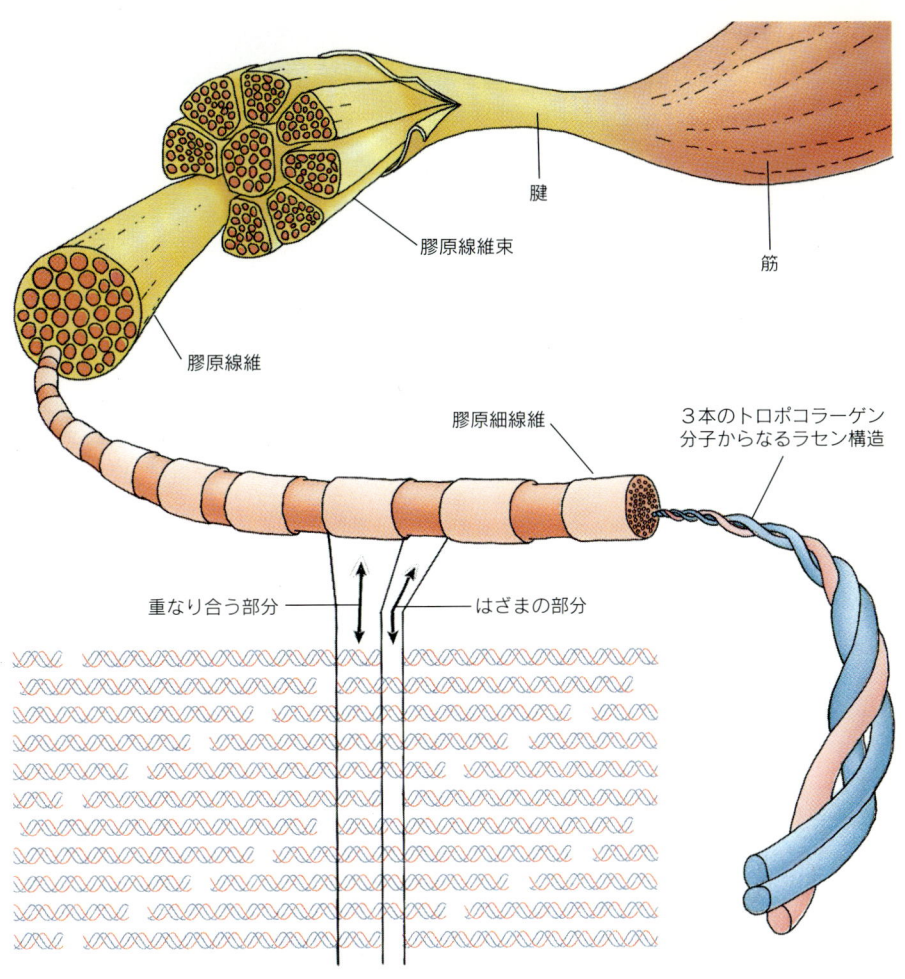

図4-5 膠原線維の構成を示す模式図。トロポコラーゲン分子の規則正しい配列によって，重なり合う部分とはざまの部分ができる。それによって，Ⅰ型コラーゲンでは，長軸に直交する67 nm間隔の縞模様ができる。

が，細網線維という用語はこの特殊な膠原線維を大量に含む組織を記載するときに便利なので，いまだによく使われている。

膠原線維：構造と機能

膠原線維は，トロポコラーゲンのサブユニットから構成されている。そのα鎖のアミノ酸配列から，膠原線維は少なくとも15種類に分類することができる。

細胞外基質が圧縮力に抵抗できるのは，基質にGAGやプロテオグリカンが含まれているからである。また，引っ張りに対する抵抗性は，硬くて強靱で弾力性のない蛋白である**コラーゲン**collagenからできた膠原線維による。コラーゲン蛋白は大量にあり，人体全体の総蛋白の約20％を占める。コラーゲンは柔軟性のある線維を作り（図4-4），その張力は同じ太さのステンレスの針金にも勝る。

膠原線維が多量に存在する部位では，光沢のある白色を呈する。そのため，膠原線維は白い線維とも呼ばれる。結合組織の膠原線維の太さは通常，10 μm以下であり，染色をほどこさない限りは無色である。ヘマトキシリン・エオジンで染色すると，膠原線維は長くて波打った淡赤色に染まる線維束として観察される。

膠原線維を重金属で染色して電子顕微鏡で観察すると，線維の長軸と直交する67 nm間隔の縞模様が見える。これは膠原線維の特徴である。膠原線維は，直径10〜300 nmの**膠原細線維**collagen fibrilが平行に束ねられてできたものである（図4-5）。膠原細線維は，さらに小さな**トロポコラーゲン分子**tropocollagen moleculeが規則正しく配列してできている。1つのトロポコラーゲン分子の長さは280 nmで，直径は1.5 nmである。トロポコラーゲン分子は，α鎖と呼ばれる3本のポリペプチド鎖がラセン状に絡み合ってできている。

1本のα鎖は，約1,000個のアミノ酸からなる。3個のアミノ酸ごとにグリシンがあり，残りのアミノ酸の大部

第4章　細胞外基質

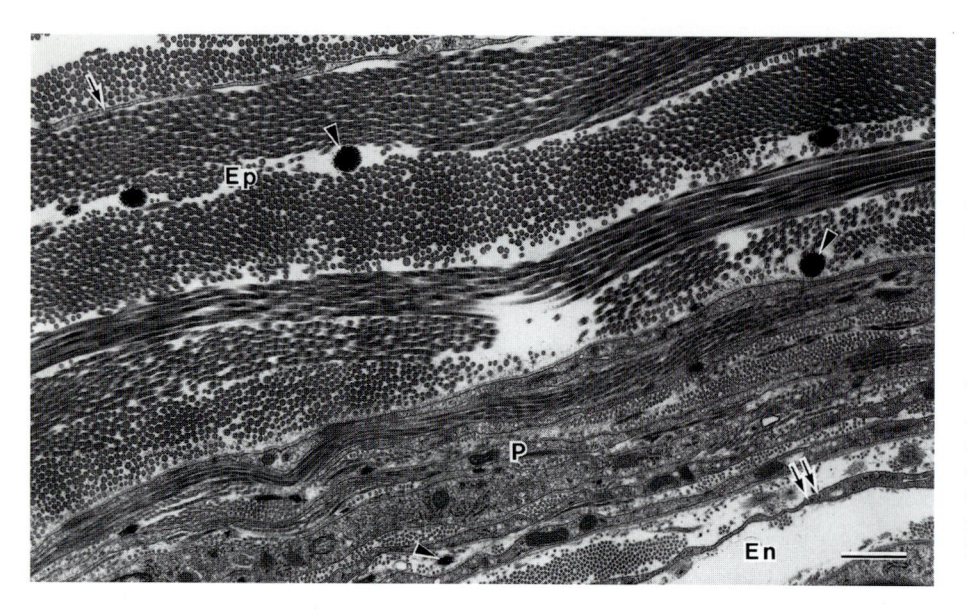

図4-6　ラット坐骨神経の神経周膜をなす膠原線維の電子顕微鏡写真（×22,463）。Ep：神経上膜，En：神経内膜，P：神経周膜。（Ushiki T, Ide C: Three-dimensional organization of the collagen fibrils in the rat sciatic nerve as revealed by transmission and scanning electron microscopy. Cell Tissue Res 260: 175-184, 1990. より）

分はプロリン，ハイドロキシプロリン，ハイドロキシリジンからなる。

グリシンは小さいので，3本のα鎖が密着でき，ハイドロキシプロリンの水素結合が3本のα鎖をしっかり固着させ，ハイドロキシリジンがコラーゲン分子を互いに結合させて膠原細線維を作り上げる。

α鎖アミノ酸の配列の違いによって，少なくとも15種類のコラーゲン分子が知られている。ここではそのうちの6種類について述べる。それぞれのα鎖は，異なるメッセンジャーRNA（mRNA）にコードされている。それぞれの種類のコラーゲンは，それぞれ特定の部位で膠原線維をなしており，そこで様々な機能を発揮している（表4-2）。

- I型コラーゲン type I collagen：最も一般的なコラーゲンで，太い線維を作る。疎性結合組織，骨，象牙質，セメント質に存在する（図4-6）。
- II型コラーゲン type II collagen：細い線維を作り，硝子軟骨と線維軟骨の基質にのみ存在する。
- III型コラーゲン type III collagen：細網線維と呼ばれる線維を構成する。今日では，細網線維は膠原線維の一種であると考えられている。このコラーゲンには非常に多くの糖がついており，直径0.5～2.0μmの細い線維である。
- IV型コラーゲン type IV collagen：線維を作らず，プロコラーゲン分子の網目をなし，それが組み合わさって基底膜を作っている。
- V型コラーゲン type V collagen：67 nm周期の横縞を持つ非常に細い線維を作る。I型コラーゲンに付随している。

表4-2　コラーゲンの主な種類とその特徴

分子型	分子式	産生細胞	機能	存在部位
I	$[α1(I)]_2α2(I)$	線維芽細胞，骨芽細胞，象牙芽細胞，セメント芽細胞	引っ張りに耐える	真皮，腱，靱帯，臓器の被膜，骨，象牙質，セメント質
II	$[α1(II)]_3$	軟骨芽細胞	圧迫に耐える	硝子軟骨，弾性軟骨
III	$[α1(III)]_3$	線維芽細胞，細網細胞，平滑筋細胞，肝細胞	脾臓，肝臓，リンパ節，平滑筋，脂肪組織の構造的な枠組みを作る	リンパ組織，脾臓，肝臓，心血管系，肺，皮膚
IV	$[α1(IV)]_2α2(IV)$	上皮細胞，筋細胞，シュワン細胞	基底板の緻密板の網目構造を作り，基底板の支持機能と濾過機能に関与する	基底板
V	$[α1(V)]_2α2(V)$	線維芽細胞，間葉細胞	I型コラーゲンに付随し，胎盤の基質にも付随	真皮，腱，靱帯，臓器の被膜，骨，セメント質，胎盤
VII	$[α1(VII)]_3$	表皮細胞	基底板の緻密板をその下の線維細網層に固定するアンカー細線維を作る	表皮と真皮の接合部

- **Ⅶ型コラーゲン** type Ⅶ collagen：アンカー細線維 anchoring fibril と呼ばれる細い線維を作り，基底膜とその下にあるⅠ型，Ⅲ型膠原線維束とをつなぐ。

> ### 臨床ノート
> 　外科手術の最後には，皮膚の創面を注意深く縫い合わせる。通常，1週間後に縫合糸を除去する。抜糸直後の縫合部の強度は，正常の約10％しかない。4週間後には約80％まで回復するが，100％にまで戻ることは少ない。抜糸直後の強度が弱いのは，創傷治癒の初期にⅢ型コラーゲンが形成されることによる。しかし，後に瘢痕が生成され，Ⅲ型コラーゲンがⅠ型コラーゲンに置換されると強度が増す。
> 　人によっては，創傷治癒過程でコラーゲンが過剰に蓄積することがある。このような場合，**ケロイド** keloid と呼ばれる隆起性の瘢痕が生じる。

コラーゲンの合成

> コラーゲンは1本1本のプレプロコラーゲン鎖（α鎖）として，粗面小胞体で合成される。

　コラーゲンの合成は，まず**プレプロコラーゲン** pre-procollagen 鎖（図4-7）がRERで合成される。プレプロコラーゲンはアミノ基とカルボキシル基の両方に，**プロペプチド** propeptide と呼ばれる付加的なアミノ酸配列を持っている。プレプロコラーゲンはコラーゲン分子のα鎖となる。プレプロコラーゲンは合成されながらRERの内腔に入り，そこで修飾を受ける。はじめに，この分子をRERに誘導してきたシグナルペプチドが除去される。次に，プロリン残基とリジン残基のいくつかが（ペプチジルプロリン水酸化酵素とペプチジルリジン水酸化酵素という酵素によって）水酸化されて，それぞれ水酸化プロリンと水酸化リジンになる。次いで，水酸化リジンのあるものは，グルコースとガラクトースの糖付加を受ける。

　3個のプレプロコラーゲン分子が絡み合って，**プロコラーゲン分子** procollagen molecule のラセン構造ができる。その配列は，プロペプチドによるところが大きい。これらのプロペプチドは互いの周りに巻きつくわけではないので，プロコラーゲン分子は両端のほぐれたロープに似ている。プロペプチドには，プロコラーゲン分子を水に溶けやすくする作用がある。そのため，細胞のなかでプロコラーゲンが自然に膠原細線維に凝集することはない。

　プロコラーゲン分子は輸送小胞によってRERから離れ，ゴルジ装置へ運ばれる。さらに，そこで少糖の付加による修飾を受ける。修飾されたプロコラーゲン分子は，トランスゴルジ網で詰め込まれ，直ちに細胞外に運び出される。

　プロコラーゲンが細胞外に出ると，蛋白分解酵素である**プロコラーゲンペプチダーゼ** procollagen peptidase が，アミノ末端とカルボキシル末端からプロペプチドを切断する（ほぐれた両端を取り去る）（図4-7）。このようにして，新たにできた短い分子は（長さ280 nm），**トロポコラーゲン分子** tropocollagen molecule と呼ばれる。トロポコラーゲン分子は長軸方向に自然に集まって，規

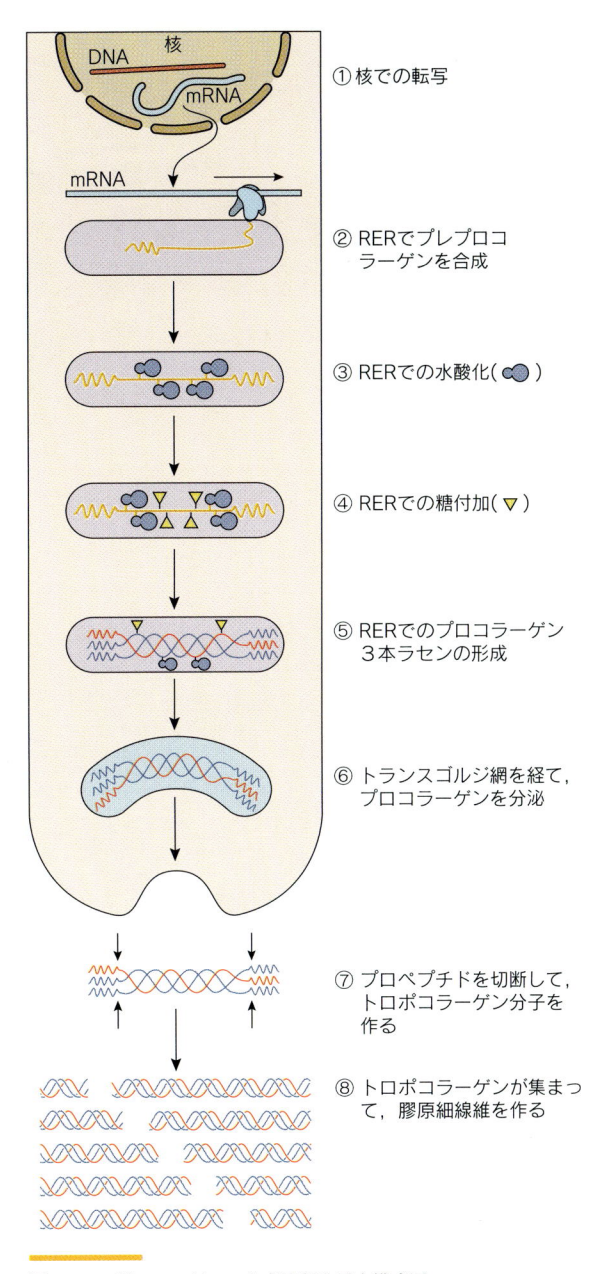

① 核での転写
② RERでプレプロコラーゲンを合成
③ RERでの水酸化(●)
④ RERでの糖付加(▽)
⑤ RERでのプロコラーゲン3本ラセンの形成
⑥ トランスゴルジ網を経て，プロコラーゲンを分泌
⑦ プロペプチドを切断して，トロポコラーゲン分子を作る
⑧ トロポコラーゲンが集まって，膠原細線維を作る

図4-7　Ⅰ型コラーゲンの合成過程を示す模式図。

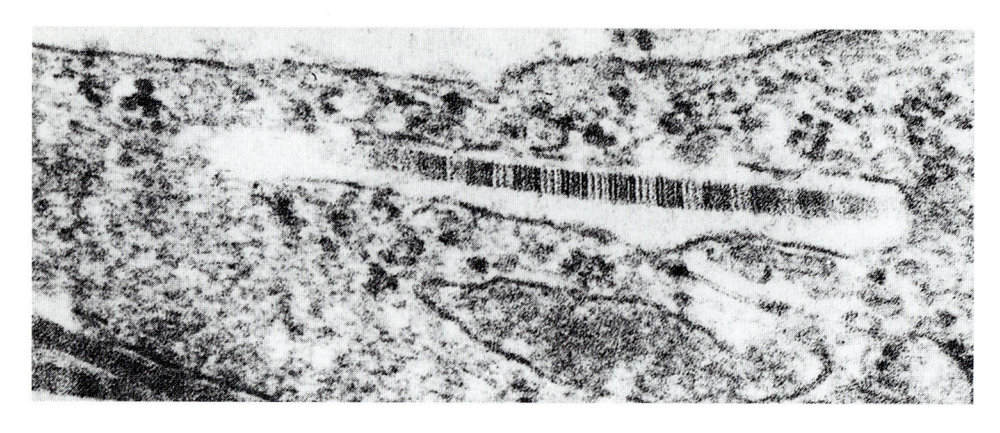

図4-8 線維芽細胞によるⅠ型コラーゲンの分解。(Ten Cate AR: Oral Histology: Development, Structure, and Function, 4th ed. St. Louis, Mosby-Year Book, 1994.より)

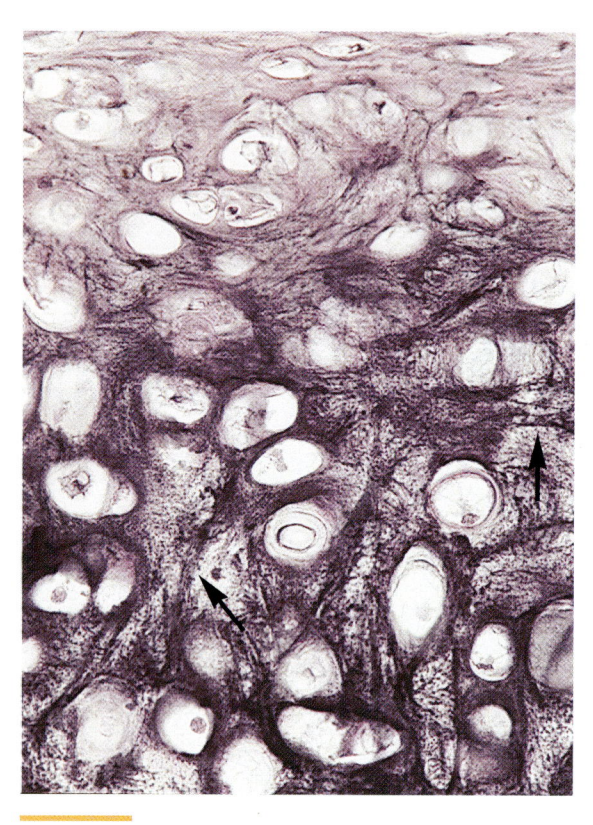

図4-9 弾性軟骨の光学顕微鏡写真(×250)。基質に弾性線維(矢印)が存在することに注意。

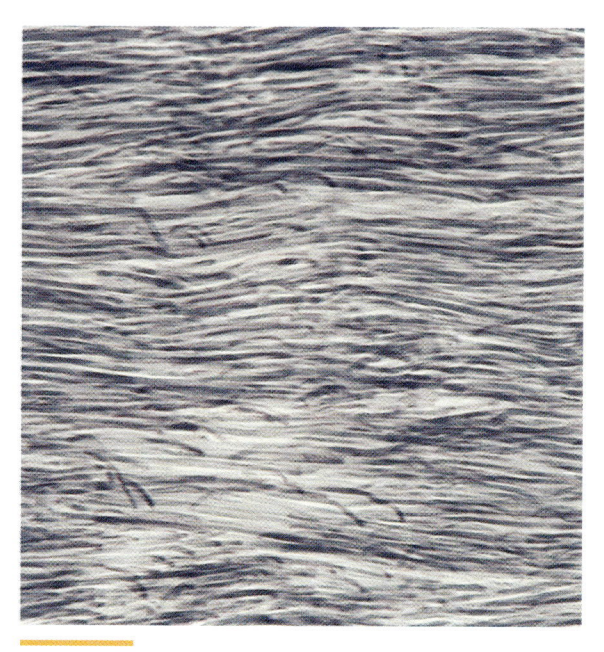

図4-10 緻密な弾性組織。弾性線維は短く，平行に走っていることに注意。

則正しい互い違いの配列をとり，67 nmの縞模様を呈するⅠ，Ⅱ，Ⅲ，Ⅴ，Ⅶ型コラーゲンになる(図4-5)。線維構造の形成と維持は，隣接するトロポコラーゲン分子のリジン残基とハイドロキシリジン残基の間の共有結合による。

トロポコラーゲン分子が集まって三次元配列をとる際，1本の列に並んだ一連の分子の頭尾間の空間は，67 nmごとの**はざまの部分**gap regionを作り出す(図4-5，図4-7)。隣り合う列の頭部と尾部の重なりは，**重なり合う部分**overlap regionとして観察される。電子顕微鏡用の試料の染色に用いられる重金属は，はざまの部分に沈着する。その結果，電子顕微鏡で観察すると，膠原線維は明暗の縞模様が見える。黒く見える部分は重金属が沈着したはざまの部分で，明るく見える部分は重金属が沈着していない重なり合う部分である(図4-6)。

膠原細線維と膠原線維束の配列は，それらを合成する細胞によって決まる。プロコラーゲンは細胞膜のヒダや溝に放出され，そのヒダや溝が，作られた細線維を適当な方向に配列する鋳型となる。さらに，細胞が細線維を引っ張ったり引きずったりして，必要なパターンに合わせる。

Ⅳ型コラーゲンは，線維構造をとらない。それは，プロペプチドがプロコラーゲン分子から除去されないためである。このプロコラーゲン分子はダイマーとなり，フェ

ルト状の網目を作る。

できている（図4-11）。弾性線維の形成過程を見ると，微細線維がまず形成されて，その間隙にエラスチンが沈着していく（図4-12）。

> **臨床ノート**
>
> プロリン残基の水酸化には，ビタミンCが必要である。このビタミンが欠乏している人では，トロポコラーゲン分子のα鎖が安定なラセン構造を作ることができないので，凝集して膠原細線維になることができない。このような状態は，**壊血病** scurvy を引き起こす。この疾患では，歯根靱帯や歯肉などの結合組織におけるコラーゲン分解が亢進する（図4-8）。これらの構造は歯を歯槽に固着するのに重要なので，壊血病では歯肉出血が見られたり，歯が抜けやすくなったりする。ビタミンCの欠乏が長期化すると，ほかの臓器にも影響が出てくる。このような症状は，ビタミンCに富む食物を摂取することで軽減する。
>
> **リジン水酸化酵素** lysyl hydroxylase が欠損すると，**エーラース・ダンロス症候群** Ehlers-Danlos syndrome という遺伝病を引き起こす。この疾患では，トロポコラーゲン分子間に異常な結合が見られる。この病気になると，異常な膠原線維が産生され，そのために関節の可動域の拡大や皮膚の過伸展が起こる。また，皮膚は傷つきやすくなり，関節の脱臼が起こりやすくなる。

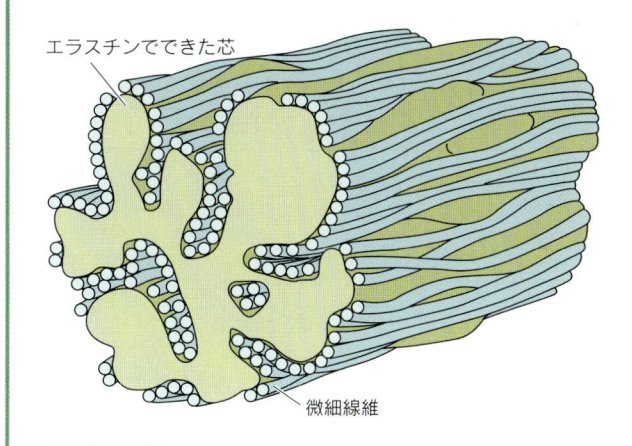

図 4-11 弾性線維の模式図。微細線維が不定形のエラスチンを取り囲んでいる。

弾性線維

> 弾性線維はコラーゲンと異なって弾力に富んでおり，その静止長の1.5倍に引き伸ばしてもちぎれない。力を緩めれば，弾性線維は静止時の長さに戻る。

結合組織の持つ弾性の大部分は，細胞外基質にある**弾性線維** elastic fiber による（図4-9，図4-10，図4-2）。弾性線維は，疎性結合組織では細長くて分枝しているが，脊柱の黄色靱帯や大血管にある弾性板では，太い束を作っている。

弾性線維は，結合組織にある線維芽細胞，血管平滑筋細胞，弾性軟骨の軟骨細胞で作られる。弾性線維は**エラスチン** elastin という蛋白からなる。この蛋白はグリシン，リジン，アラニン，バリン，プロリンが豊富で，ハイドロキシプロリンは含まれない。異なったエラスチン鎖に属する4つのリジン分子が，互いに共有結合して**デスモシン架橋** desmosine cross-link を作り，それによってエラスチン鎖どうしが結合する。デスモシン残基は変形性に富み，そのため弾性線維は静止長の約150％まで伸びることができる。また，引き伸ばされた弾性線維は，再び元の長さに戻ることができる。

弾性線維の芯はエラスチンでできているが，その周囲は**微細線維** microfibril で取り囲まれている。その微細線維の直径は10 nmで，糖蛋白の**フィブリリン** fibrillin で

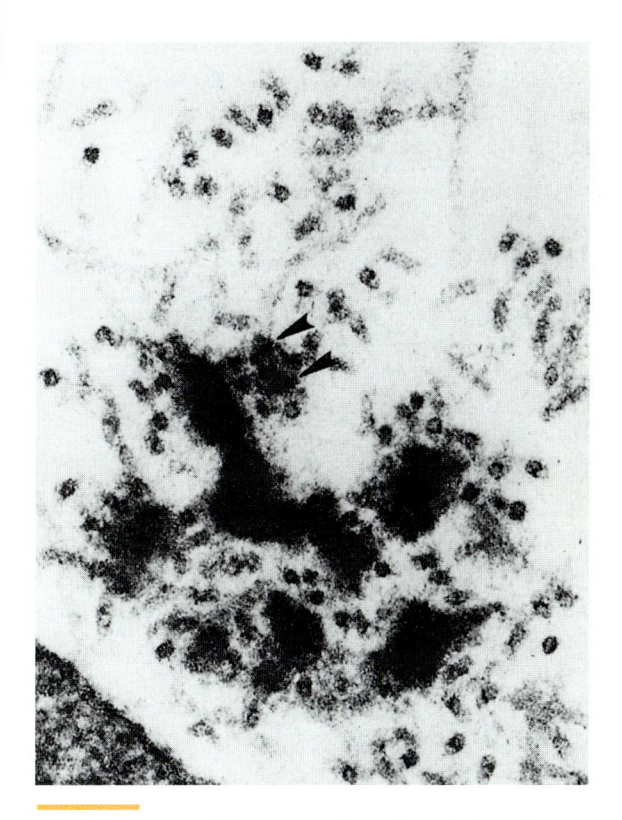

図 4-12 形成中の弾性線維の電子顕微鏡写真。不定形の基質エラスチン（矢頭）とその周囲を取り囲む微細線維に注意。（Fukuda Y, Ferrans VJ, Crystal RG: Development of elastic fibers of nuchal ligament, aorta, and lung of fetal and postnatal sheep: An ultrastructural and electron microscopic immunohistochemical study. Am J Anat 170: 597-629, 1984. より）

第4章　細胞外基質

> **臨床ノート**
>
> 弾性線維の機能が正常に働くかどうかは，微細線維によるところが大きい。**マルファン症候群** Marfan syndromeの患者では，微細線維をコードする15番染色体上の遺伝子に欠損があり，そのために弾性線維は正常に発達しない。重篤な症例では，大動脈の破裂という致命的な結末に至る。

基底膜

光学顕微鏡で見える基底膜を電子顕微鏡で観察すると，基底板と線維細網板からなる。

　上皮と結合組織の境には，**基底膜** basement membraneがある。基底膜は，PAS反応などのGAGを検出する染色法でよく染まる。平滑筋細胞，骨格筋細胞，脂肪細胞，シュワン細胞を取り囲む**外板** external laminaは，基底膜と同様の構造である。基底膜は光学顕微鏡でも見えるが，電子顕微鏡で観察すると，その構造がよく分かる。基底膜は**基底板** basal lamina，**線維細網板** lamina fibroreticularisの2層からできており，前者は上皮細胞によって，後者は結合組織細胞によって作られる（図4-13）。

基底板

基底板は上皮細胞によって作られ，透明板と緻密板からなる。

　基底板 basal laminaは，電子顕微鏡写真で観察すると2つの領域が区別できる。1つは上皮のすぐ下にある透明板で，厚さ50 nmの電子密度の低い領域である。もう1つは緻密板で，厚さ50 nmの電子密度の高い領域である（図4-13〜図4-15）。

　透明板 lamina lucidaは主に，細胞外糖蛋白であるラミニンやエンタクチンと，膜貫通型ラミニン受容体である**インテグリン** integrinと**ジストログリカン** dystroglycan（いずれも後述）からなる。インテグリンとジストログリカンは，上皮細胞膜から基底板の方に突出している。

　緻密板 lamina densaはⅣ型コラーゲンの網目構造から

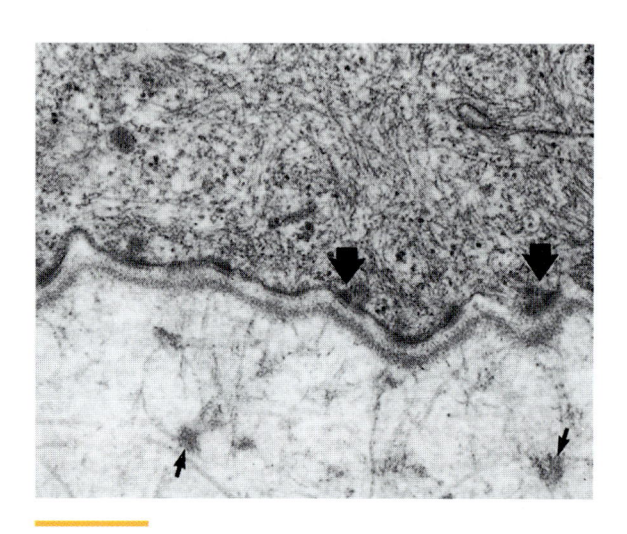

図4-13　ヒト角膜の基底板の電子顕微鏡写真（×46,250）。ヘミデスモソーム（大きな矢印）とアンカー細線維のなかに見られるアンカー斑（小さな矢印）に注意。（Albert D, Jakobiec FA: Principles and Practice of Ophthalmology: Basic Sciences. Philadelphia, WB Saunders, 1994.より）

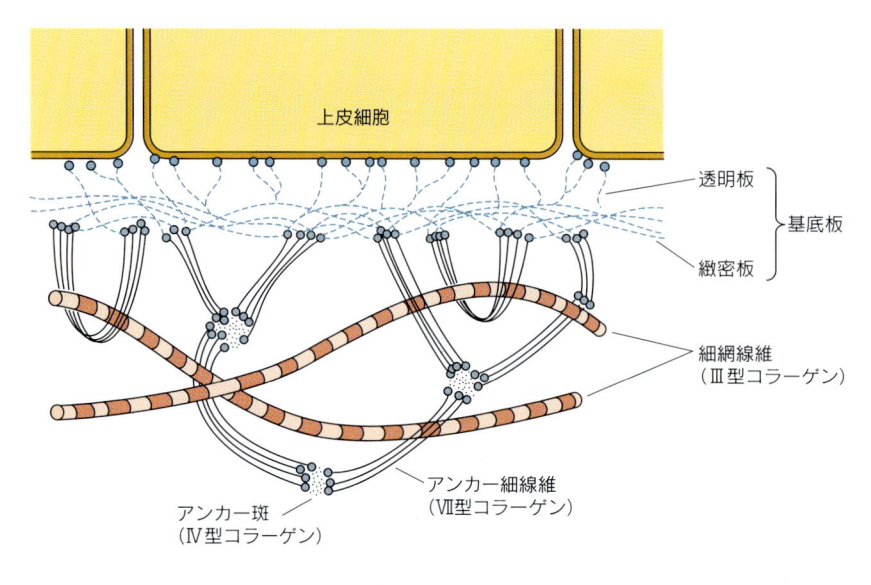

図4-14　基底板と線維細網板の模式図。（Fawcett DW: Bloom and Fawcett's A Textbook of Histology, 12th ed. New York, Chapman and Hall, 1994.を改変）

なる．その透明板側と線維細網板側の表面は，プロテオグリカンである**パールカン** perlecan で被われている．パールカンの蛋白コアから出ている**ヘパラン硫酸** heparan sulfate 側鎖は，多価陰イオンを有する．緻密板の線維細網板側の表面には，**フィブロネクチン** fibronectin がある．

ラミニンには，Ⅳ型コラーゲン，ヘパラン硫酸，および上皮細胞膜のインテグリンとジストログリカンに結合する部位がある．従って，ラミニンは上皮細胞を基底板につなぎ止める役割を果たしている．基底板はフィブロネクチン，アンカー細線維（Ⅶ型コラーゲン），微細線維（フィブリリン）などの物質によって，線維細網板にしっかりと固定されている．これらの物質はすべて，結合組織の線維芽細胞によって作られる（図4-16）．

基底板には分子フィルターとしての働きと，上皮の支持体としての働きがある．フィルターとしては，Ⅳ型コラーゲンが網目構造を形成しているので，それが一定サイズの孔を有する物理的フィルターとして働く．もう1つはヘパラン硫酸がマイナスに荷電しているので，マイナスにチャージした分子の通過を制限することにもよる．基底板は細胞が移動する際のガイドとしても機能し，創傷治癒時の上皮の再生や，運動神経の再生時の神経筋接合の再構築の過程などに重要な役割を果たす．

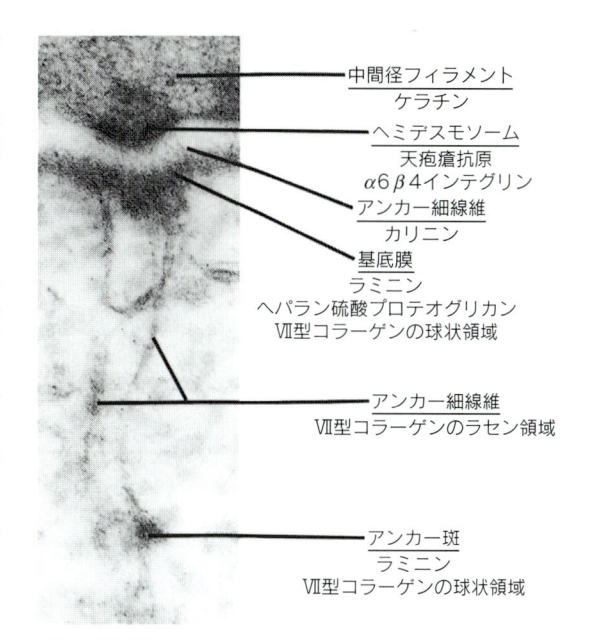

図4-16 角膜上皮の基底板の電子顕微鏡写真（×165,000）．（Albert D, Jakobiec FA: Principles and Practice of Ophthalmology: Basic Sciences. Philadelphia, WB Saunders, 1994.より）

線維細網板

線維細網板は結合組織の線維芽細胞に由来し，基底板の緻密板をその下の結合組織につなぎ止める．

線維細網板 lamina fibroreticularis（図4-13，図4-14，図4-16）は，線維芽細胞が作るⅠ型・Ⅲ型コラーゲンからできている．線維細網板は基底板とその下の結合組織との緩衝帯をなし，その厚さは部位によって異なる．例えば，皮膚では線維細網板はかなり厚いが，肺胞の上皮下にある線維細網板は非常に薄い．

結合組織の膠原線維は線維細網板に入り込み，線維細網板の微細線維やアンカー細線維と絡み合う．さらに，これらの膠原線維の塩基性の部位が，緻密板のGAGの酸性部位と結合し，フィブロネクチンのコラーゲン結合領域とGAG結合領域が，基底板の線維細網板への足場作りを補強している．上皮細胞の層は，このような弾力性のある基底板や線維細網板によって，その下の結合組織につなぎ止められている．

インテグリンとジストログリカン

インテグリンとジストログリカンは，ラミニン受容体として働く膜貫通糖蛋白で，基底板の形成にも関与する．

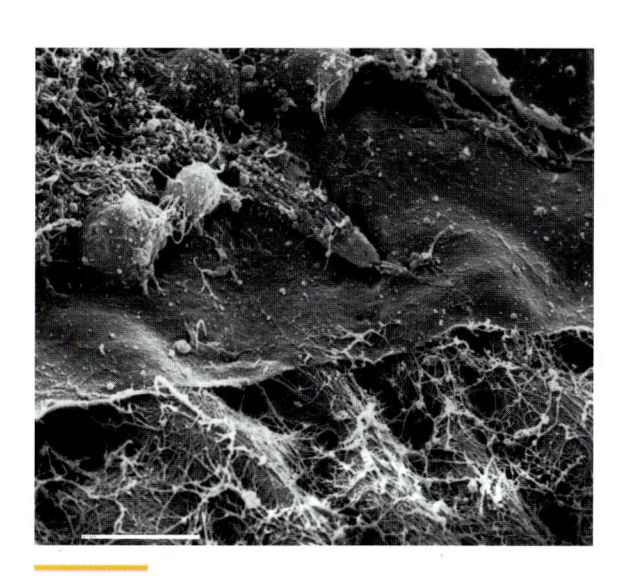

図4-15 発生6日のニワトリ胚の角膜．一部の上皮を剥がして，基底膜の上にある上皮細胞が分かるようにした．基底膜自体も部分的に剥がれ，その下にある角膜支質が見えている．角膜支質には，直交する膠原細線維の配列が見える．左下の白線は10 μmを示す．（© Robert L. Trelstad）

インテグリンintegrinは，様々なリガンドと結合する細胞膜受容体と同様の構造を持った膜貫通蛋白である。受容体と異なる点は，インテグリンの細胞内領域が細胞骨格に結合していることと，インテグリンに結合するのはシグナル分子ではなく，コラーゲン，ラミニン，フィブロネクチンのような細胞外基質の構造蛋白であることである。さらに，インテグリンとそのリガンドとの結合強度は，受容体とそのリガンドの結合に比べて著しく弱い。しかし，インテグリンは数が非常に多いので，それによって結合の弱さを補っている。また，結合が弱いので細胞外基質の表面を細胞が移動することができる。

インテグリンはαとβの糖蛋白鎖からなるヘテロダイマー(分子量：～250,000)である。糖蛋白鎖のカルボキシル末端は，細胞骨格のタリンやα-アクチニンと結合しており，アミノ末端は細胞外基質の巨大分子との結合部位となっている(☞第2章，図2-32)。インテグリンは細胞骨格と細胞外基質とをつなぐ**膜貫通架橋**transmembrane linkerとも呼ばれる。インテグリンのα鎖分子は，リガンドへの結合維持に必要な2価陽イオン(Ca^{2+}またはMg^{2+})と結合する。

インテグリンには様々な種類があり，リガンドに対する特異性，細胞内分布，機能が異なっている。リガンドの受容体には，ラミニン受容体，フィブロネクチン受容体などがある。細胞は2価陽イオンの有効性を調節したり，インテグリンの構造を変化させたり，インテグリンのリガンドへの親和性を変えて，リガンドと受容体との結合を制御している。インテグリンが細胞外基質の巨大分子と結合しても，細胞はその場に固定されてしまうことはなく，インテグリンとリガンドの結合を緩めることによってほかの場所に移動することができる。

インテグリンは細胞接着に関与するほか，セカンドメッセンジャー系を活性化させることによって，生化学的シグナルを細胞内に伝える機能がある。このシグナルの伝達に関して，インテグリンには多彩な機能が知られている。インテグリンは，マイトゲン活性化プロテインキナーゼ，プロテインキナーゼC，ホスホイノシチド伝達系を介して，細胞周期，細胞分化，細胞骨格再構築を促進し，遺伝子発現やさらにはアポトーシスによるプログラム細胞死を調節する。

ジストログリカンdystroglycanは，膜貫通型βジストログリカンと細胞外αジストログリカンの，2つのサブユニットで構成される糖蛋白である。αジストログリカンもインテグリンと同様，基底板を構成するラミニンに結合するが，ラミニン分子のインテグリン結合部位とαジストログリカン結合部位は異なっている。βジストログリカンの細胞内部分は，アクチン結合蛋白である**ジストロフィン**dystrophinと結合し，ジストロフィンは細胞骨格のαアクチニンと結合する。

ジストログリカンとインテグリンは，基底板の形成に重要である。なぜなら，これらのうちのどちらか一方でも欠損すると，正常な基底板は形成されないからである。

臨床ノート

常染色体劣性遺伝の**白血球接着異常症**leukocyte adhesion deficiencyでは，白血球のインテグリンβ鎖が合成できない。そのような白血球は血管内皮細胞に接着できないので，炎症部位に移動できず，その結果，この疾患では細菌感染を招く。

5 上皮と腺

人体にはおよそ200種類の細胞が存在する。同じような構造と機能を持った細胞の集まりと細胞間質を併せて**組織**tissueという。組織は基本的に**上皮組織**epithelial tissue，**結合組織**connective tissue，**筋組織**muscle tissue，**神経組織**nervous tissueの4種類に分けられ，これらを4大組織という。組織が様々に組み合わさって器官を形成する。これからの数章にわたって，これらの組織とその構成細胞について説明する。

上皮組織

上皮組織epithelial tissueは次の2つの様式で存在する。1つは，体表面，管腔の内表面，体腔の表面を被う上皮細胞の層であり，もう1つは，上皮の落ち込みに由来する腺を作る上皮である。

上皮の大部分は外胚葉と内胚葉に由来する。外胚葉由来の上皮としては，口腔上皮，鼻腔上皮，角膜，表皮，皮膚腺の上皮，乳腺の上皮などがある。また，内胚葉からは，肝細胞，膵臓の分泌細胞，導管上皮，呼吸器の上皮，消化管の上皮などが生じる。さらに中胚葉からは，尿細管や尿管の上皮，生殖器の上皮，脈管の内皮，体腔上皮（**中皮**mesothelium）などが生じる。

上皮組織には次のような働きがある。

- 下層にある組織の保護。
- 物質輸送。
- 粘液，ホルモン，酵素などの分泌。
- 吸収（例：消化管の上皮，腎臓の尿細管の上皮）。
- 上皮を通しての選択的透過。
- 感覚（例：味蕾，内耳の有毛細胞）。

上皮

上皮組織は隙間なく並んだ細胞が，シート状をなして体表，体腔，管腔などの表面を被う。

上皮epitheliumは，上皮細胞が横に隙間なく並んでシート状になったもので，体表面，管腔の内表面，体腔の表面などを被う。上皮細胞どうしは，接着複合体によって固く結合している。上皮組織では細胞間隙が狭く，細胞間質がほとんどない。上皮の下には**基底板**basal lamina, basement membraneがあり，その下に結合組織がある。基底板は上皮細胞が作る。上皮には血管がなく，栄養や酸素の供給は上皮下の結合組織にある血管からの拡散による。

上皮の分類

上皮細胞の形態と配列の組合せによって上皮を分類する。

上皮は，上皮細胞の形態と配列の組合せによって分類される（表5-1）。上皮細胞の形態は，**扁平**squamous, **立方**cuboidal, **円柱**columnarの3つに分類される。さらに，上皮が1層の上皮細胞からできていれば**単層上皮**simple epitheliumといい，細胞が2層以上重なっていれば**重層上皮**stratified epitheliumという（図5-1）。この組合せによって，単層扁平上皮，単層立方上皮，単層円柱上皮，重層扁平上皮，重層立方上皮，重層円柱上皮に分類される。ただし，重層上皮の場合は最表層の細胞の形態で名称をつけることになっている。すなわち，重層扁平上皮では表層の細胞だけが扁平で，深層の細胞は立方ないし円柱状である。これ以外に，**多列円柱上皮**pseudostratified epitheliumや**移行上皮**transitional epitheliumという特殊な上皮もある（図5-1）。

第5章 ■■■ 上皮と腺

表5-1 上皮の分類

上皮の型	表層の細胞の形	存在部位	機能
単層上皮			
単層扁平上皮	扁平	肺胞，ヘンレのループの細い部分，ボウマン囊，内耳，中耳，血管，リンパ管，胸膜，腹膜	外界との仕切り，液体の輸送，ガス交換，潤滑，摩擦の軽減
単層立方上皮	立方状	外分泌腺の導管，腎臓の尿細管	分泌，吸収，保護
単層円柱上皮	円柱状	卵管，精巣輸出管，子宮，細気管支，消化管，胆囊，外分泌腺の太い導管	輸送，吸収，分泌，保護
多列円柱上皮	円柱状	気管，主気管支，精巣上体，精管，耳管，中耳の一部，鼻腔，涙囊，男性尿道，太い導管	分泌，吸収，潤滑，保護，輸送
重層上皮			
非角化重層扁平上皮	扁平(有核)	口腔，咽頭口部，食道，声帯ヒダ，腟	保護，分泌
角化重層扁平上皮	扁平(無核)	表皮	保護
重層立方上皮	立方状	汗腺の導管	吸収，分泌
重層円柱上皮	円柱状	眼球結膜，太い導管，男性尿道の一部	分泌，吸収，保護
移行上皮	ドーム状(収縮時)，扁平(伸展時)	尿路(腎杯から尿道の初部)	保護，膨張

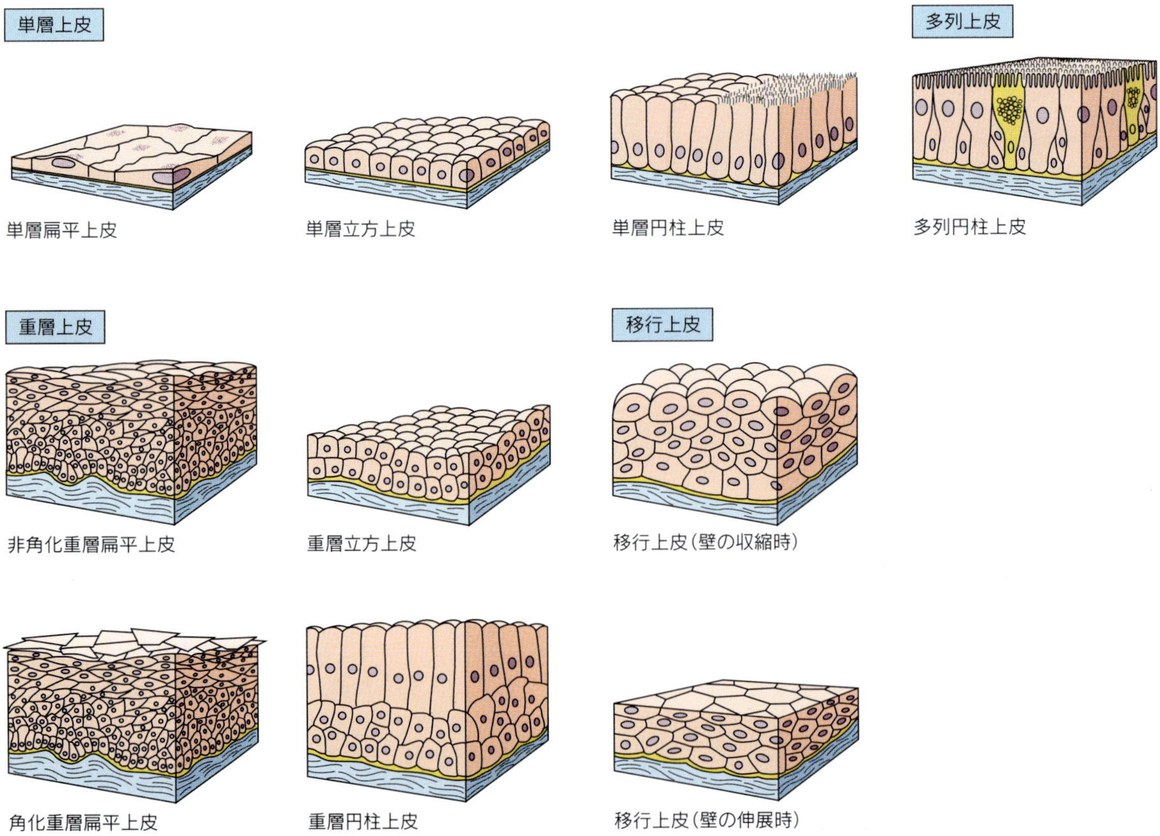

図5-1 上皮の種類

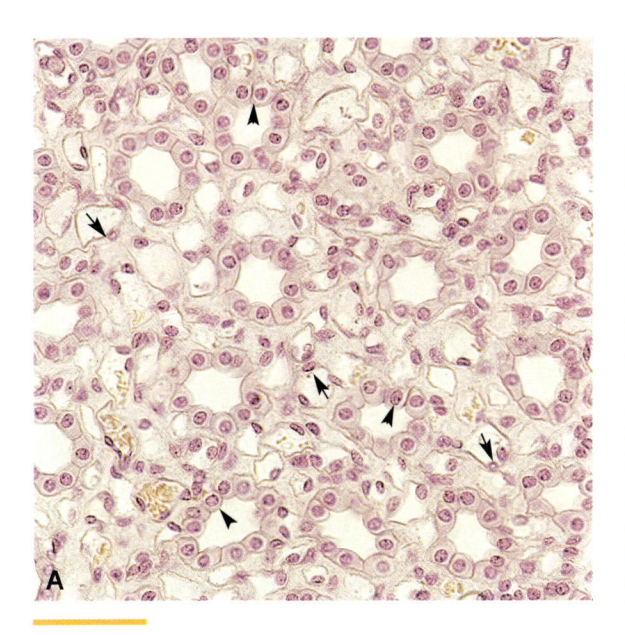

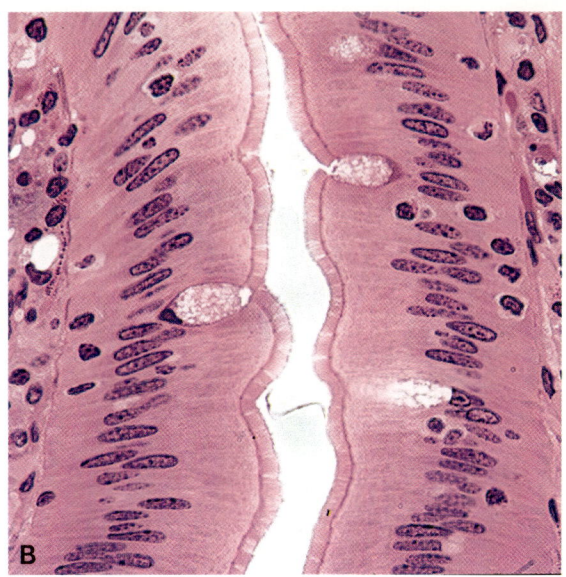

図5-2 単層上皮の光学顕微鏡写真（×250）。A：単層扁平上皮（矢印）と単層立方上皮（矢頭）。上皮細胞とその核の形に注意。B：単層円柱上皮（×500）。縦長の核とその位置，刷子縁に注意。

単層扁平上皮

単層扁平上皮は扁平な細胞が1層に並んだものである。

単層扁平上皮 simple squamous epithelium は，1層に並ぶ扁平な細胞によって作られたものである。この上皮はタイルを敷きつめた床面を想像すると分かりやすい。ただし，上皮細胞の中央部には核があるため，表面にはその高まりがある（図5-2A）。切片像では，少数の細胞にのみ扁平な核が見られる。これは断面が核のあるところをめったに通らないからである。単層扁平上皮の例は，肺胞上皮，腎臓のヘンレのループの上皮やボウマン嚢の上皮，血管やリンパ管の内皮，胸膜や腹膜の上皮（中皮）などである。

単層立方上皮

単層立方上皮は，丈の低い六角柱状の細胞が1層に並んだものである。

単層立方上皮 simple cuboidal epithelium は，丈の低い六角柱状の細胞が1層に並んだものである（図5-2A）。縦断像では，四角形の細胞の中央に円形の核が見られる。単層立方上皮の例は，甲状腺の濾胞上皮，腎臓の尿細管上皮などである。

単層円柱上皮

単層円柱上皮は，丈の高い六角柱状の細胞が1層に並んだものである。

単層円柱上皮 simple columnar epithelium は，1層の円柱状の上皮細胞からなる。この上皮の上面の様子は，単層立方上皮と同じであるが，縦断像ではその違いが明瞭である。核は卵円形で，丈の高い細胞の中央から基底寄りに位置する（図5-2B）。この型の上皮は，胃や腸，胆嚢，外分泌腺の太い導管などで見られる。上皮の自由表面には，**刷子縁** brush border と呼ばれる薄い層が見られることがある。これは長さと太さのそろった**微絨毛** microvilli が密生したもので，小腸の上皮や腎臓の近位尿細管上皮などに見られる。子宮や卵管，精巣輸出管，細気管支などでは自由表面に**線毛** cilia がある。

重層扁平上皮

重層扁平上皮では細胞が何層にも重なっており，非角化性のものと角化性のものがある。

重層扁平上皮 stratified squamous epithelium は，上皮細胞が何層にも積み重なっており，最深層の細胞だけが基底板に接している。名称のもとになっている扁平な細胞は表層にあり，深層の細胞は立方状〜円柱状，中層の細胞は多角形である。この型の上皮には，非角化性のものと角化性のものがある。

非角化重層扁平上皮 nonkeratinized stratified squamous epithelium では，基底層から最表層の細胞まで核や細胞小器官が保持されている。口腔や咽頭口部，食道，声帯ヒダ，腟の粘膜上皮に見られる（図5-3A）。

角化重層扁平上皮 keratinized stratified squamous epithelium では，表層の細胞が角化している。すなわち，

第5章 上皮と腺

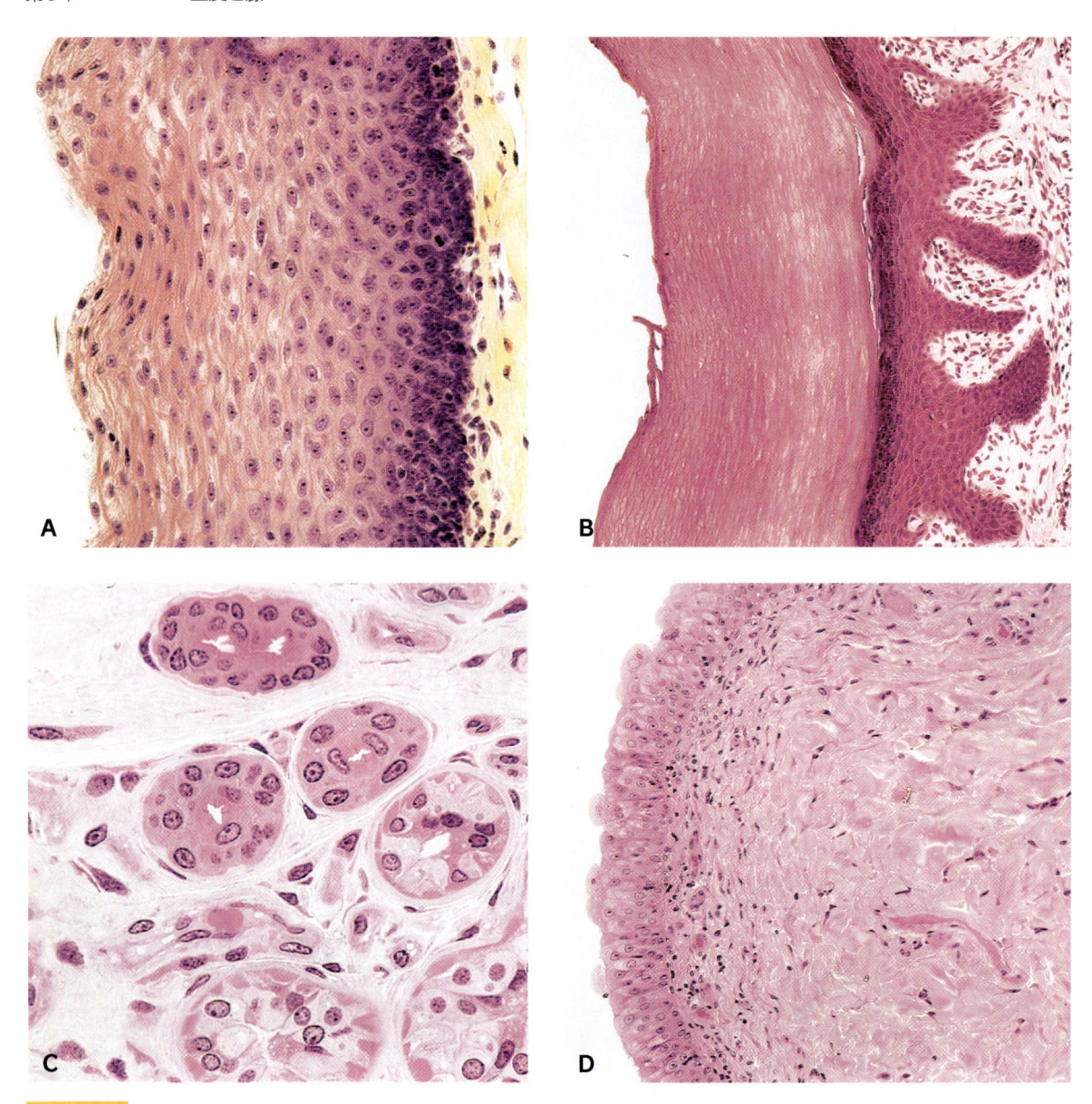

図5-3 重層上皮の光学顕微鏡写真（×471）。A：非角化重層扁平上皮。深層の細胞は立方状であるが、表層の細胞は扁平である。最表層の細胞にも核が存在する。B：角化重層扁平上皮（×116）。C：重層立方上皮（×471）。汗腺の導管。D：移行上皮（×116）。最表層の細胞がドーム状に内腔側へ突出している。

核や細胞小器官が失われ、ケラチンと呼ばれる蛋白で置き換えられて"死んで"いる（図5-3B）。この型の上皮は機械的な刺激に強く、水分を透過しない。表皮が典型的な例である。

重層立方上皮

重層立方上皮 stratified cuboidal epithelium は2層の立方状の細胞からなり、汗腺の導管などに見られる（図5-3C）。

重層円柱上皮

重層円柱上皮は上皮細胞が2層以上重なっており、最表層の細胞が円柱状を呈するものである。

重層円柱上皮 stratified columnar epithelium は最表層の細胞が円柱状で、深層の細胞は多角形〜立方状である。この型の上皮は、眼球の結膜や男性尿道の一部、外分泌腺の太い導管の一部など限られたところにしかない。

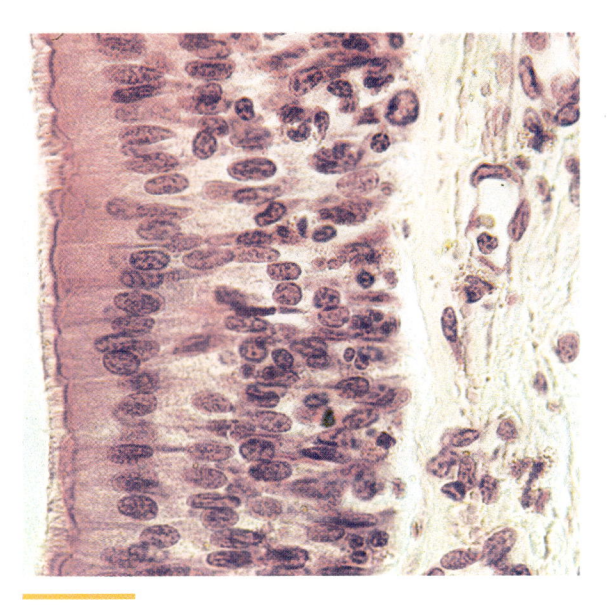

図5-4　多列円柱上皮の光学顕微鏡写真（×500）。一見，重層上皮に見えるが，上皮細胞はすべて基底板に接している。

移行上皮

移行上皮は数層の上皮細胞からなるように見える。表層の細胞は大きく，ドーム状に盛り上がっている。

移行上皮 transitional epithelium は，腎杯から尿道の起始部までの尿路に見られる。移行上皮という名前は，重層円柱上皮と重層扁平上皮の2つの型の間を移行するという誤った考えに基づいてつけられた。膀胱を例にとると，尿がたまっていないときは重層円柱状に，たまっているときは重層扁平状に見えるからである。

移行上皮は実際は特殊な単層上皮で，丈の異なる細胞が一見重層上皮のような配列をとっている。どの細胞も基底板に接しているかどうかは，まだ論争の的となっており，結論が得られていない。最表層に頭を出している細胞を被蓋細胞といい，上部がドーム状に盛り上がっていて，しばしば2個の核を持つ（図5-3D）。尿がたまって上皮が引き伸ばされると，上皮細胞が互いにずれて，形は扁平になるが，上皮の種類が変化するわけではない。

多列円柱上皮

多列円柱上皮は一見重層に見えるが，どの細胞も基底板に接している。

多列円柱上皮 pseudostratified columnar epithelium は特殊な単層上皮である。丈の異なる細胞からなるため，核が様々な高さにあり，一見重層上皮に見えるが，どの細胞も基底板に接しており，丈の高い細胞だけが上皮表面に頭を出している（図5-4）。丈の低い細胞は基底側が大きく，上部が細い形をしている。これに対して，丈の高い細胞は基底部が細く，上部が大きい。この型の上皮は，気道や精巣上体管などに見られる。

多列円柱上皮では，表面に頭を出している細胞が線毛を備えていることがある。このような上皮を**多列線毛上皮** pseudostratified ciliated epithelium といい，気道や耳管，涙嚢などで見られる。

上皮細胞の極性と細胞膜の特殊構造

上皮細胞の極性と細胞膜の特殊構造は，細胞の形態や機能と密接に関係している。

ほとんどの上皮細胞には**極性** polarity がある。すなわち，上皮細胞の細胞質について，基底板に近い側を**基底側** basal，核の自由表面側を**核上部** supranuclear region などといい，細胞小器官の分布に一定の傾向がある。例えば，粗面小胞体（RER）は核の横から基底側にかけて存在することが多く，ゴルジ装置は核上部に位置することが多い。また，細胞膜では基底板に面している部分を**基底側** basal，隣り合う細胞に面している部分は**側面** lateral，自由表面側を**頂部** apical という。頂部細胞膜には微絨毛や線毛などの構造があり，側面細胞膜には隣接細胞との，また，基底細胞膜には基底膜との接着装置がある。接着装置のうちの**密着帯** zonula occludens が，頂部細胞膜と側面細胞膜の境をなしている。

頂部細胞膜

頂部細胞膜は上皮細胞の自由表面側の細胞膜である。

頂部細胞膜 apical plasma membrane は，自由表面側の細胞膜である。この部分には多くのイオンチャネル，輸送蛋白，プロトンポンプ，糖蛋白，酵素蛋白，**アクアポリン** aquaporin などが存在する。アクアポリンは水分子のチャネルである。外分泌細胞では，分泌物の放出が頂部細胞膜で起こる。この部分には，細胞が機能するためのいくつかの特殊な構造がある。これには，**糖衣** glycocalyx を持った微絨毛，不動毛，線毛，鞭毛などがある。

微絨毛

微絨毛は，上皮細胞の自由表面側に見られる小さい指状の細胞質突起である。

微絨毛 microvilli は長さが1～2 μmの指状の細胞質突起である。小腸の吸収上皮細胞や腎臓の近位尿細管上皮細胞では特に密集しており（図5-5），光学顕微鏡的には**小皮縁** striated border とか**刷子縁** brush border と呼ばれる。微絨毛は自由表面の面積を広げ，吸収の効率を上げる働きがある。各微絨毛のなかには25～30本の**アクチ**

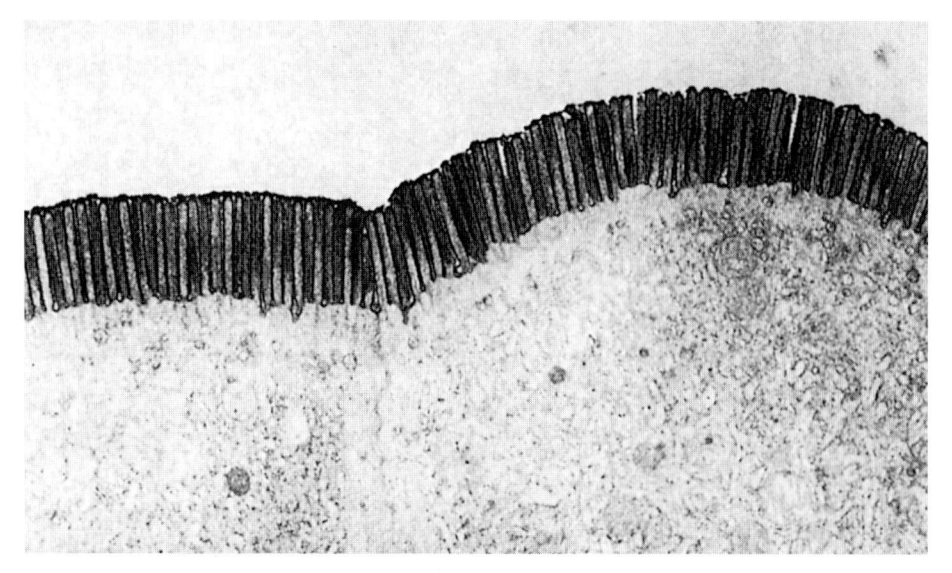

図5-5　小腸上皮細胞の微絨毛の電子顕微鏡写真（×2,800）。（Hopkins CR: Structure and Function of Cells. Philadelphia, WB Saunders, 1978. より）

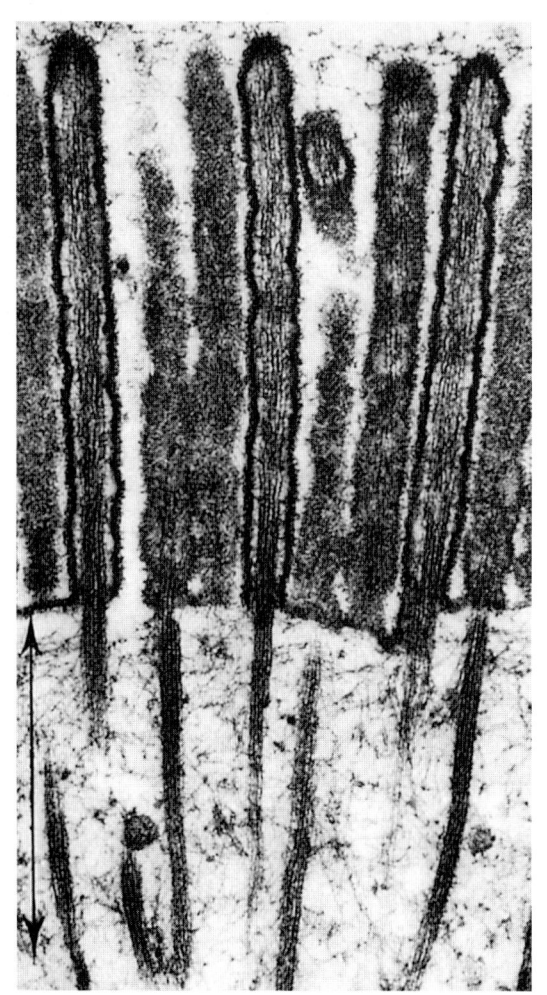

図5-6　微絨毛の強拡大の電子顕微鏡写真（×56,240）。左下の矢印は終末扇の範囲を示す。（Hopkins CR: Structure and Function of Cells. Philadelphia, WB Saunders, 1978. より）

ンフィラメントactin filamentが入っている。これらのアクチンフィラメントは，互いに**ビリン**villinという蛋白で架橋されており，細胞膜とは**ミオシン-Ⅰ** myosin-Ⅰと**カルモジュリン**calmodulinによって一定の間隔で連結されている。また，アクチンフィラメントの端は，微絨毛の先端では不定形の物質によってつなぎ止められ，他端は微絨毛の根本から細胞質に入り，**終末扇（ターミナルウェブ）** terminal webのなかに放散する。終末扇は微絨毛のすぐ下の細胞質にある薄い層で，アクチン，スペクトリン，中間径フィラメントで構成され，細胞小器官は存在しない（図5-6〜図5-8）。吸収や物質輸送に関与しない上皮細胞の微絨毛には，アクチンフィラメントの芯は見られない。

　糖染色を施すと，微絨毛の表面に**糖衣**glycocalyxがあるのが分かる。電子顕微鏡で観察すると，糖衣はもやもやした層として認められる。糖衣は細胞膜に存在する糖蛋白や糖脂質の糖鎖部分で，細胞の保護や細胞認識の役割を果たしていると考えられている（☞第2章）。

　不動毛stereociliaは長い微絨毛で，精巣上体管上皮細胞と内耳の有毛細胞にのみ見られる。英名には"線毛cilia"という名前がついているが線毛ではない。不動毛のなかにはアクチンフィラメントの芯があり，比較的硬い。精巣上体管の不動毛は表面積を広げる働きをしており，有毛細胞の不動毛はインパルスの発生にかかわっている。

線毛

線毛は，上皮細胞の自由表面側に見られる運動性の細長い突起である。線毛のなかには，軸糸と呼ばれる特別な配列を持った微小管の組が存在する。

線毛ciliaは直径が0.2 μm，長さが7〜10 μmの運動性

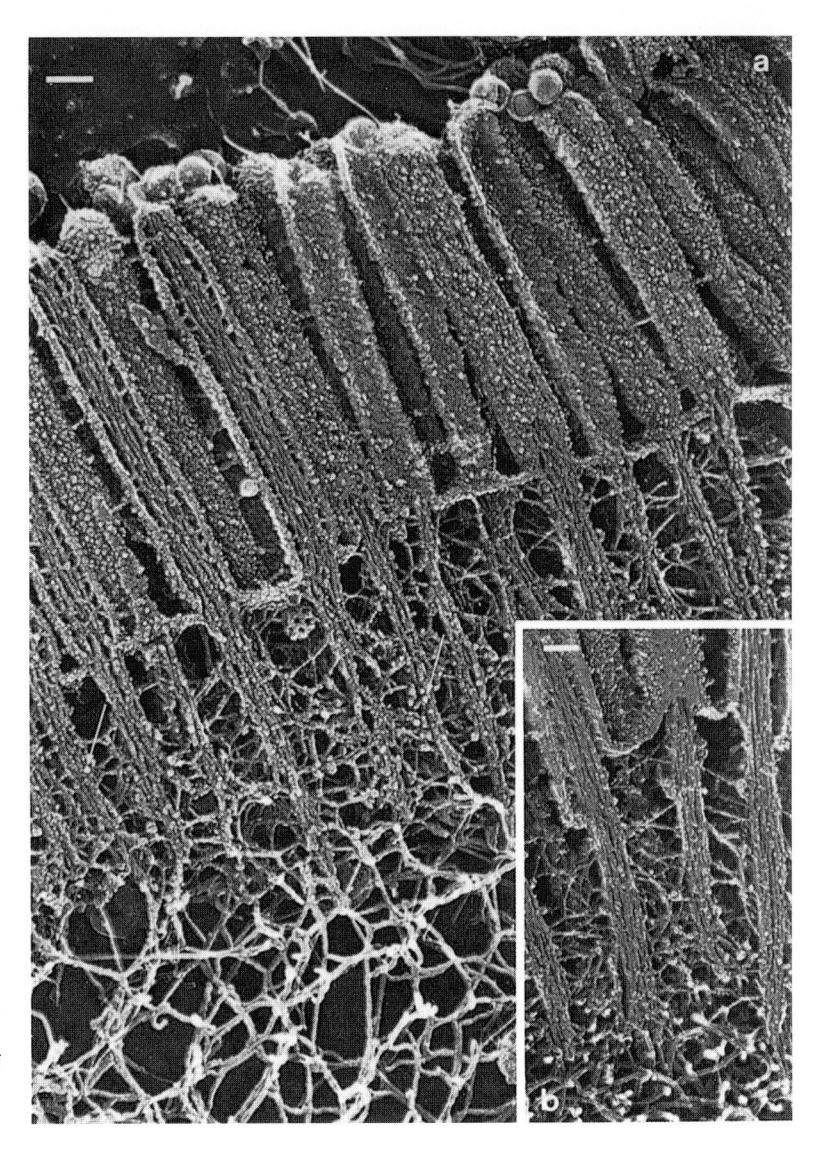

図5-7 微絨毛と終末網のフリーズ・フラクチャー・レプリカの電子顕微鏡写真 (a：× 83,060, b：× 66,400)。微絨毛内のアクチンフィラメントが終末網に入り込んでいる。(Hirokawa N, Tilney LG, Fujiwara K, Heuser JE: Organization of actin, myosin, and intermediate filaments in the brush border of intestinal epithelial cells. J Cell Biol 94:425-443, 1982.より)

の細胞質突起である。気道（気管，気管支）や卵管の線毛細胞には何百本もの線毛があり，線毛の協調運動によって，塵埃をからめた粘液や受精卵を輸送する。輸送の方向は決まっていて，気管や気管支であれば喉頭の方へ，卵管であれば子宮へ向かう。これに対し，内耳の平衡斑の有毛細胞には線毛は1本しかない。この線毛は平衡覚の感受にかかわり，運動性はない。

電子顕微鏡で観察すると，線毛は動・植物を通じて共通の構造をしている（図5-9，図5-10）。線毛のなかには**軸糸**axoneme と呼ばれる微小管が存在する。この微小管は9＋2構造という独特の配列をとる（図5-10B）。すなわち，中央に2本の微小管（中心微小管）があり，その周りを9個の**ダブレット（辺縁微小管）**doublet が取り囲んでいる。中心微小管は2本の**シングレット** singletで，それぞれが13本の素線維からなる。辺縁微小管は，A微小管とB微小管の2本の微小管の組からなる。A微小管は13本の素線維からなり，横断像で完全な円形を示す。B微小管は10本の素線維からなり，3本の素線維を共有する形でA微小管に結合していて，横断像では不完全な円形を示す。

いくつかの柔軟性に富む蛋白が軸糸についている。**スポーク** radial spoke は，辺縁微小管のA微小管と中心微小管を包む**中心鞘** central sheath の間にある。隣り合う辺縁微小管のA微小管とB微小管の間は，**ネキシン** nexin で連結されている（図5-9）。

ダイニン dynein は，1つの辺縁微小管のA微小管から，隣りの辺縁微小管のB微小管に向かって出ている突起で，ATPase活性を持つ。ダイニンは24 nmの周期でA微小管に存在する。ダイニンのATPaseが線毛運動のエネルギーを提供する。線毛運動はダイニンの突起が隣りの辺

縁微小管の素線維に一過性に結合し，線毛の先端に向けてスライドさせることで始まる．しかし，隣接する辺縁微小管を連結するネキシンは，この動きをある程度制限するために線毛が弯曲する．ダイニンの突起がB微小管から離れると，微小管は元の位置に戻り，線毛も元のまっすぐな形に戻る．この復帰運動にはエネルギーは要らない．

9+2構造は線毛のほぼ全長にわたって認められるが，基部の構造はやや異なり，基底小体に続いている（図5-9）．基底小体の形は中心小体と似ていて，9個の**トリプレット（三微小管）**tripletからなり，中心微小管を欠く．

基底小体は**前中心子オーガナイザー**procentriole organizerから発生する．チューブリンの2量体が加わると，前中心子が伸長し，9個のトリプレットからなる特徴的な基底小体ができる．この後，基底小体は頂部細胞膜の下に移動し，ここから線毛が生じる．線毛の9個のダブレット微小管は，基底小体の9個のトリプレット微小管からできてくる．これに2本の中心微小管が加わり，線毛の特徴的な9+2構造が完成する．

鞭毛

鞭毛flagellaは基本的に線毛と同じ構造をとるが，線毛よりはるかに長く，本数が少ない．人体で鞭毛を備える細胞は精子だけである．鞭毛の構造については男性生殖器の章（☞第21章）で説明する．

基底側面細胞膜

側面細胞膜と基底細胞膜を併せて基底側面細胞膜という．

これらの膜の領域には，固有の結合装置，ホルモンや神経伝達物質に対する受容体，Na^+-K^+ ATPase，イオンチャネルなどが存在する．構成性分泌が起こるのもこの膜領域である．

細胞間の接着装置

上皮細胞の側面細胞膜には接着装置が存在する．

上皮細胞間には，細胞と細胞を接着する特別な構造がある．光学顕微鏡での観察によって，上皮細胞間に**閉鎖堤**terminal barと呼ばれる構造があることが知られてい

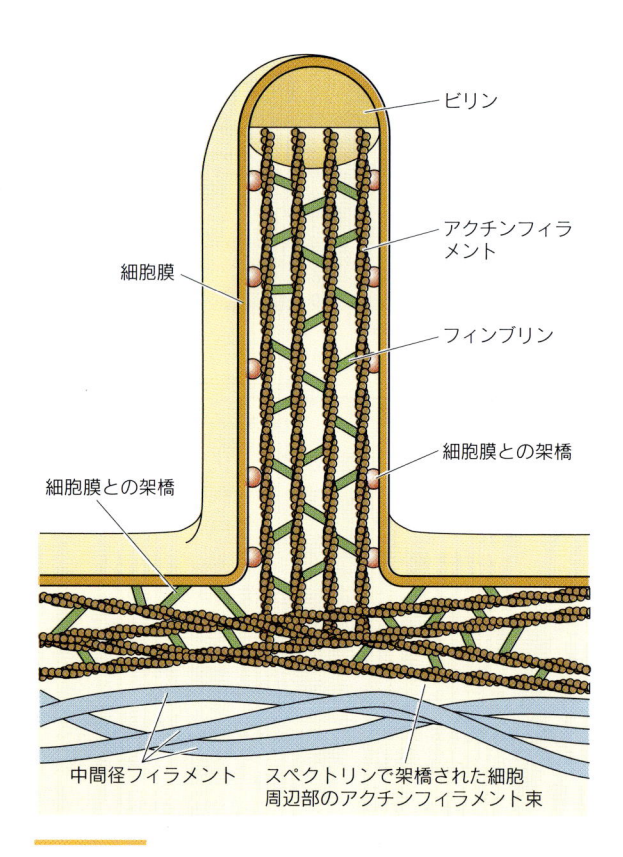

図5-8 微絨毛の模式図．

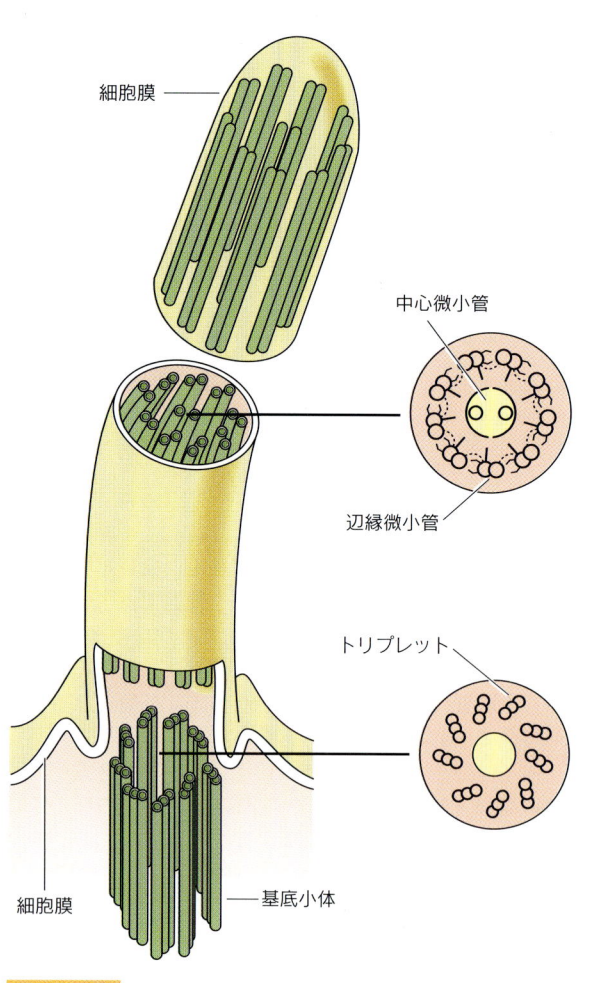

図5-9 線毛の構造の模式図．

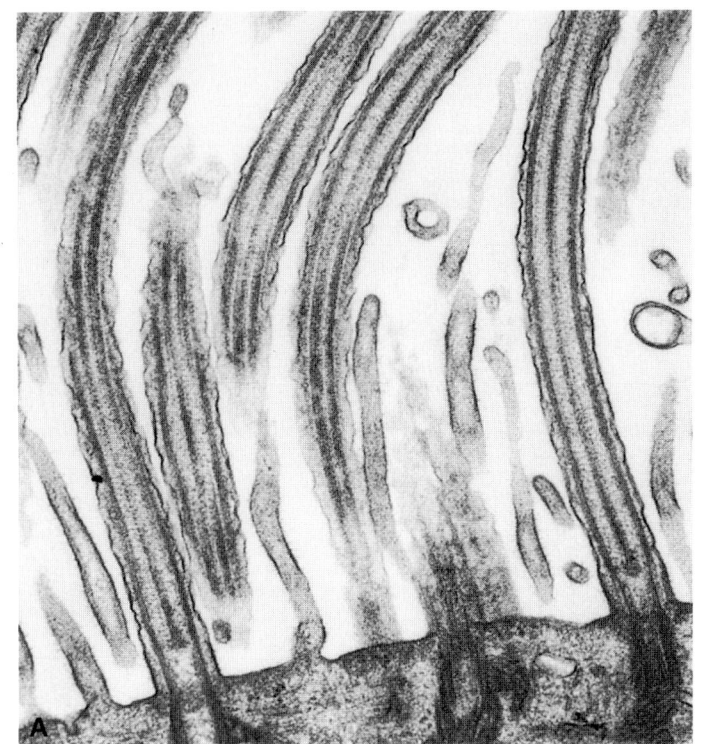

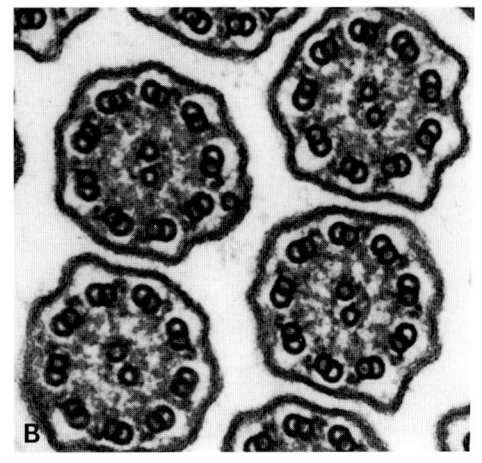

図5-10 線毛の縦断像（A, ×29,646）と横断像（B, ×72,468）の電子顕微鏡写真。線毛内の微小管の配列に注意。（Leeson TS, Leeson CR, Paparo AA: Text/Atlas of Histology. Philadelphia, WB Saunders, 1988. より）

た。閉鎖堤は，腸管の内面にある単層円柱上皮の側面細胞膜の上部で特に明瞭に認められ，無構造なセメント状物質からなると考えられた。閉鎖堤を通る上皮の水平断を見ると，閉鎖堤は上皮細胞の全周を取り巻くように存在しており，上皮細胞が隣接する細胞のすべてと接着していることを推測させる。電子顕微鏡で見ると，上皮細胞間の接着装置は異なった種類のものが一定の配列で並んでおり，この組合せを接着複合体junctional complexという。接着複合体は密着帯（閉鎖帯），接着帯，デスモソームからなる（図5-11，図5-12）。閉鎖堤というのは，これらのうちの密着帯と接着帯を併せたものに相当する。細胞間の接着装置は以下の3つのタイプに分類できる。

- **密着結合**occluding junction：隣接する細胞を密着させ，物質が細胞間を通り抜けるのを阻止する働きがある。具体的には密着帯がこれに当たる。
- **接着結合**anchoring junction：細胞と細胞，細胞と基底膜とを結合する。これには接着帯，接着斑，デスモソームなどが含まれる。
- **情報伝達結合**communicating junction：イオンや信号物質の細胞間での移動を可能にする結合で，隣接する細胞を電気的，代謝的に結合する。これの代表はギャップ結合である。

密着帯

密着帯は，頂部細胞膜と基底側面細胞膜との間において膜蛋白の移動を止めるほか，細胞間の間隙を塞いで，物質の移動をせき止める働きがある。

密着帯zonula occludensは**閉鎖帯**tight junctionとも呼ばれ，側面細胞膜の最も頂部寄りにある接着装置で，上皮細胞の全周を帯状に取り巻いている。密着帯は細胞間の間隙を閉じて物質の通過を阻止する働きがある。電子顕微鏡で密着帯の超薄切片像を見ると，隣接する細胞膜の外葉どうしが0.1〜0.3μmの間隔で癒合している（図5-12）。一方，フリーズ・フラクチャー像を見ると，P面にはヒモ状の高まり（**ストランド**strand）が，E面ではこれに対応する溝が網目状に広がっている（図5-13）。この網目が超薄切片像の癒合点に対応する。

密着帯では，**クラウディン**claudinと**オクルディン**occludinという膜貫通蛋白が細胞膜に存在するが，クラウディンの方が密着帯の機能に関係が深いと考えられている。クラウディンはカルシウム非依存性で，接着力そのものはあまり強くなく，どちらかといえば細胞間の閉鎖に重要な役割を果たしているらしい。このため，密着帯における細胞膜の結合は，**カドヘリン**cadherinや細胞質蛋白のZO1，ZO2，ZO3などによって補強されている。

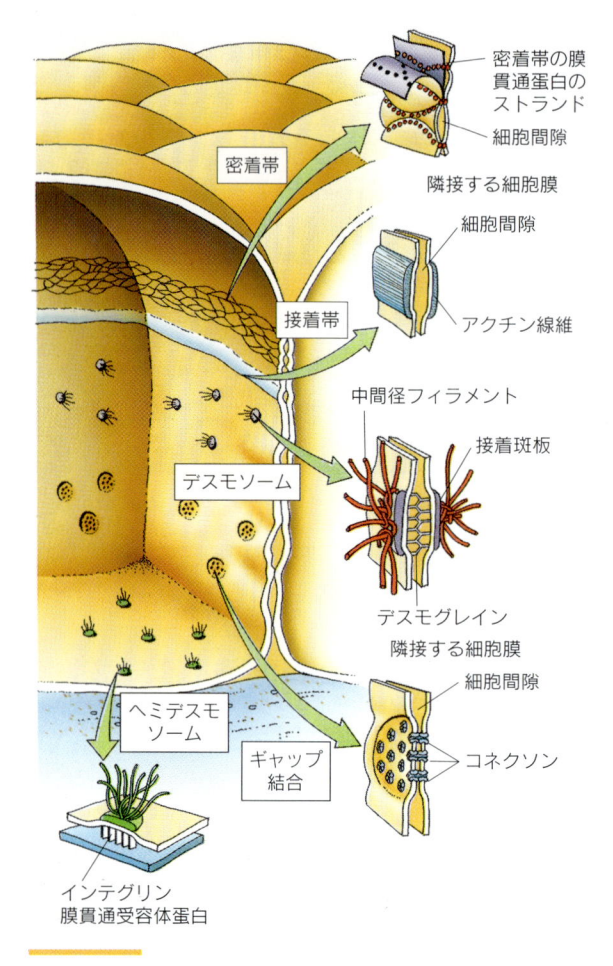

図5-11 接着複合体(密着帯，接着帯，デスモソーム)，ギャップ結合，ヘミデスモソームの模式図。

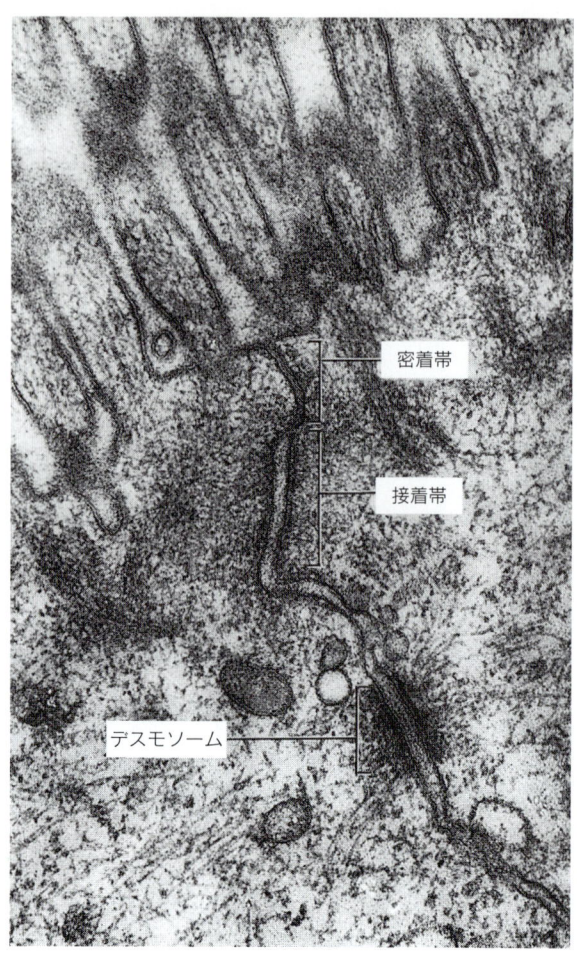

図5-12 接着複合体。(Fawcett DW: The Cell, 2nd ed. Philadelphia, WB Saunders, 1981.より)

密着帯には次の2つの役割がある。①頂部細胞膜と基底側面細胞膜の間における膜蛋白の移行を阻止する。②密着帯を挟む2つのスペース間の物質移動を防止する。この防止力は，密着帯を形成するストランドの数と配列によって決まる。これが，上皮内・外の間の物質透過に対する上皮の遮蔽力に対応する。

接着帯

接着帯は細胞どうしをベルト状に結合する。

接着帯 zonula adherentes は密着帯のすぐ基底側に位置する接着装置で，密着帯と同様に細胞の全周を取り巻いている。接着帯の部分には，細胞膜の間に15～20 nmの隙間があり，ここに**カドヘリン** cadherin の細胞外部分が存在する(図5-12)。カドヘリンはカルシウム依存性の膜貫通蛋白である。カドヘリンの細胞質部分は，終末扇，特に細胞膜と平行に走るアクチンフィラメントと結合している。アクチンフィラメントは互いに架橋されているばかりでなく，**ビンキュリン** vinculin や**α-アクチニン** α-actinin を介して細胞膜と結合している。カドヘリンの細胞外部分は，相対する細胞膜のものと結合している。このようにして，この接着装置は細胞膜を連結するだけでなく，カドヘリンを介して細胞骨格も連結している。

接着条 fascia adherens は接着帯に似ているが短く，細胞の全周を取り巻いていない。これは心筋細胞の結合部などに見られる。

デスモソーム(接着斑)

デスモソームはスポット状の接着装置で，側面細胞膜のあちこちにある。

デスモソーム desmosome (**接着斑** macula adherentes)は斑状の接着装置で，接着複合体のなかでは最も基底側に位置するほか，側面細胞膜のあちこちに不規則に分布

する。また，重層上皮では細胞どうしが接触する部分に存在する。

デスモソームで向かい合う細胞膜の細胞質側には，円板状の**接着斑板** attachment plaque（～400×250×10 nm）がある（図5-14）。接着斑板には，**デスモプラキン** desmoplakinや**パコグロビン** pakoglobinなどの接着蛋白がある。

接着斑板には，**ケラチン** keratinを成分とする**中間径フィラメント** intermediate filamentがヘアピン状に入り込んだ後，Uターンして戻っていく。これらのフィラメントには，細胞にかかる力を分散させる働きがあると考えられている。

デスモソームにおける細胞間隙は約30 nmで，中央にはやや暗調の層とこれに入る線維状構造がある。デスモソームにおける結合分子は，**デスモグレイン** desmogleinである。デスモグレインはカドヘリンファミリーに属する膜貫通蛋白で，向かい合う細胞膜から突き出た細胞外部分が，カルシウム依存性に結合する。すなわち，カルシウムが十分存在するときは向かい合うデスモグレインどうしが結合しているが，カルシウムキレート剤などでカルシウムを除去すると，この結合が解けて細胞が離れる。デスモグレインの細胞質にある部分は，接着斑板のデスモプラキンやパコグロビンと結合している。

> ### 臨床ノート
>
> デスモソームの蛋白に対する自己抗体ができることがある。このような現象が表皮で起こると，**尋常性天疱瘡** pemphigus vulgarisになる。自己抗体がデスモソーム蛋白と結合すると細胞が離開し，ここに水疱ができる。治療しないと水疱が拡大しながら融合して大きくなり，やがて致命的となる。治療にはステロイドや免疫抑制剤などを用いる。

ギャップ結合

ギャップ結合はネクサスとも呼ばれ，細胞間の情報伝達に関与する。

ギャップ結合 gap junctionは上皮細胞ばかりでなく，心筋細胞，平滑筋細胞，神経細胞などの細胞間に存在する。先述の密着結合や接着結合は接着機能が主であるが，ギャップ結合は細胞間の情報伝達にかかわっている点で大きく異なる。ギャップ結合ではイオンや種々の小分子が細胞から細胞へと伝達される。ギャップ結合における細胞間隙は狭く，2～3 nmである。

フリーズ・フラクチャー法で観察すると，ギャップ結合は直径10 nm前後の小粒子からなる（図5-15）。この小粒子は**コネクソン** connexonという膜貫通蛋白で，6個の**コネキシン** connexinからできている（図5-11）。コネキシン蛋白は細胞外に約1.5 nmほど突き出ており，6個のコネキシンが1.5～2.0 nmの親水性の小孔を囲むように並んでいる。向かい合うコネキシンがぴったり結合するとこの小孔が通じ，細胞間を連絡するチャネルが形成される。イオンやアミノ酸，cAMPなどの分子量が1kDより小さいもののほか，ある種のホルモンがこのチャネルを通過する。

ギャップ結合のチャネルは常に開いているわけではなく，閉じたり開いたりしている。その調節機序はよく分かっていないが，細胞質のpHが低下したり，カルシウ

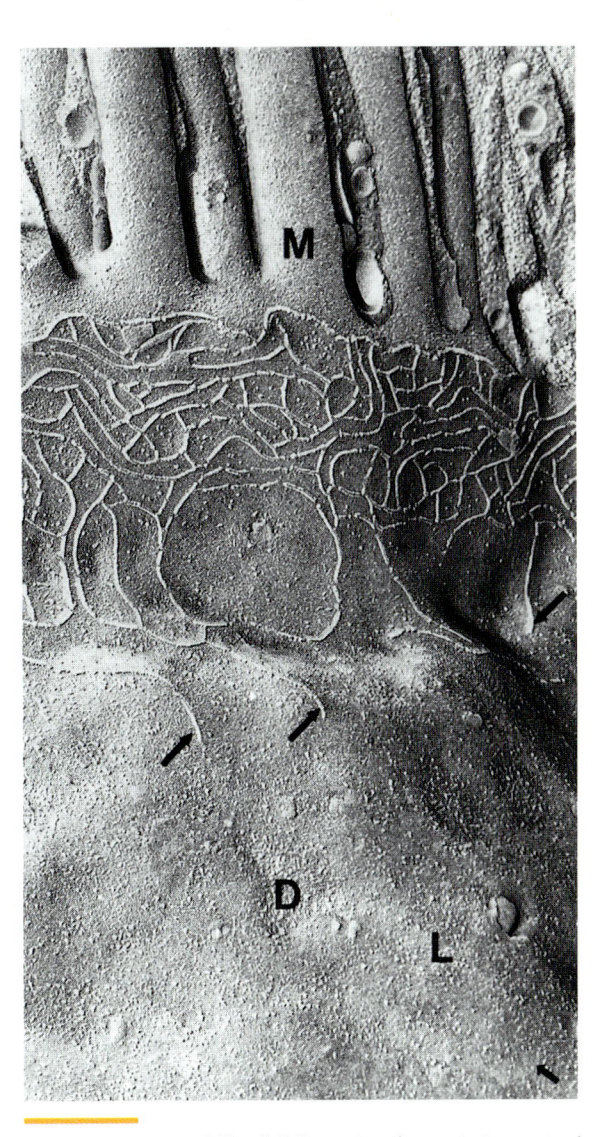

図5-13 モルモット小腸の密着帯のフリーズ・フラクチャー・レプリカ像（×55,500）。微絨毛細胞膜（M）のP面では側面細胞膜（L）のP面より膜内粒子が少ない。矢印は密着帯のストランドの端を示す。D：デスモソーム。（Trier JS, Allan CH, Marcial MA, Madara JL: Structural features of the apical and tubulovesicular membranes of rodent small intestinal tuft cells. Anat Rec 219:69-77, 1987.より）

第5章　■■■　上皮と腺

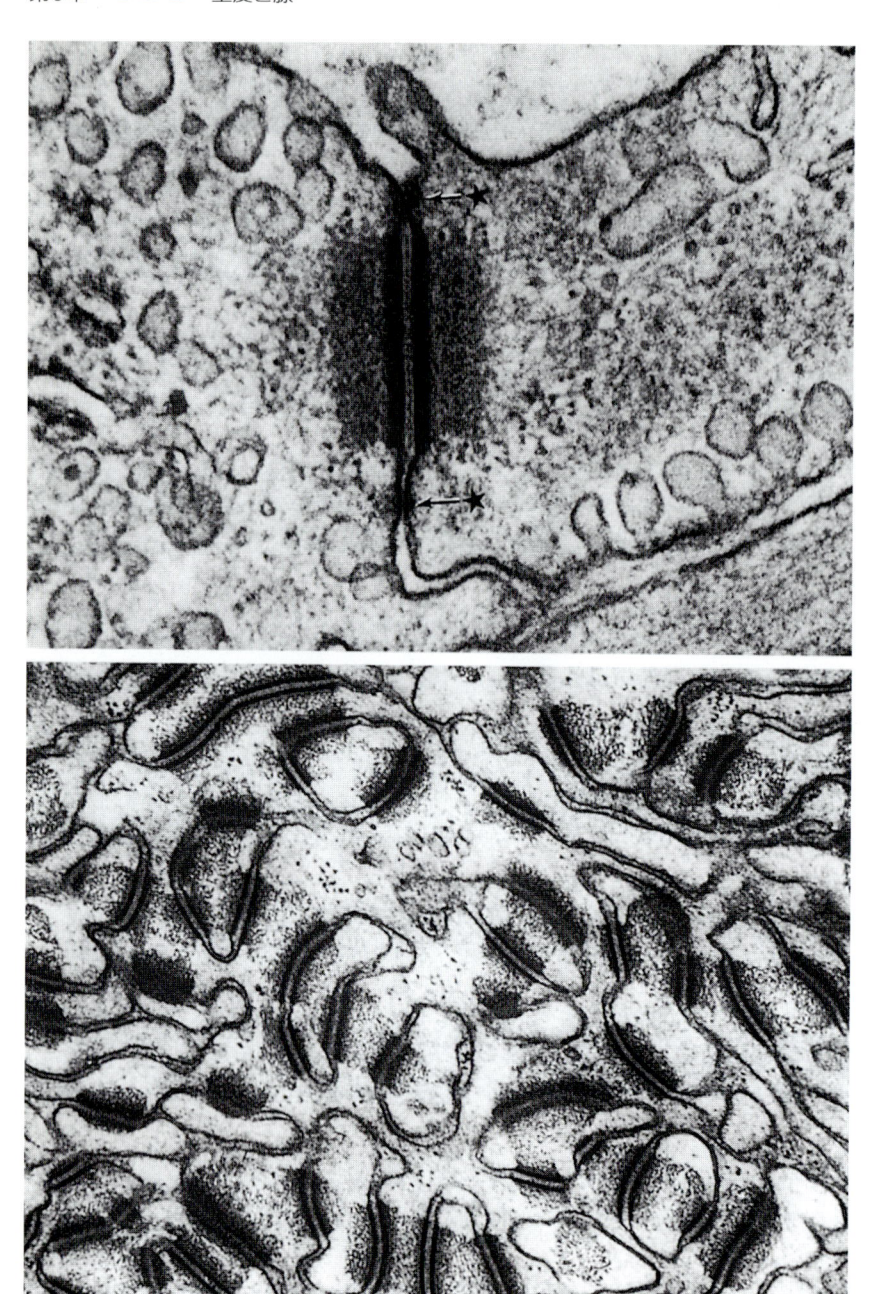

図5-14　デスモソーム。接着斑板とこれに入る中間径フィラメントに注意。星印は密着帯を示す。（Fawcett DW: The Cell, 2nd ed. Philadelphia, WB Saunders, 1981.より）

ム濃度が上昇するとチャネルが閉じ，逆にpHが上昇したりカルシウム濃度が低下すると開くことが知られている。ギャップ結合にはいろいろなタイプがあり，分布や通過できる分子に違いがある。また，ギャップ結合は胚発生に際して細胞の協調に重要な役割を果たす。

> **臨床ノート**
>
> コネキシンをコードしている遺伝子の突然変異は，遺伝性疾患である**無症候性難聴**nonsyndromic deafnessや，皮膚病である**変異性紅斑角皮症**erythrokeratodermia variabilisを引き起こす。さらに，発生段階における神経堤の移動の機能異常によって，コネキシン遺伝子の突然変異を引き起こし，心臓の肺動脈欠損症を引き起こすことがある。

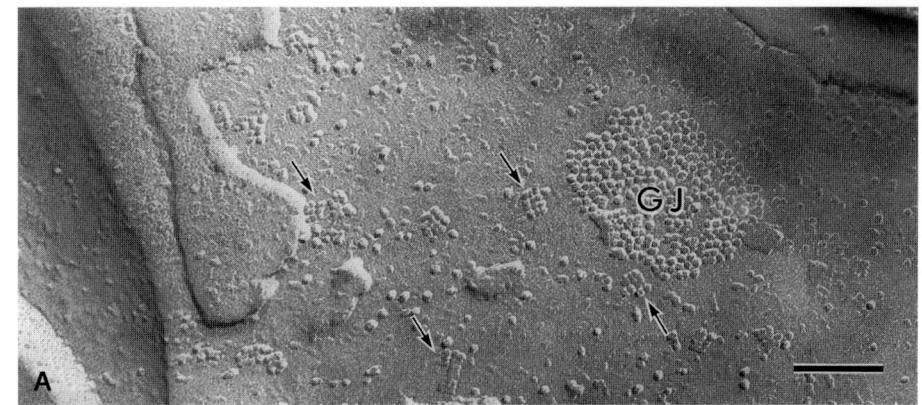

図5-15 アストロサイト細胞膜のフリーズ・フラクチャー・レプリカ像。A：P面。ギャップ結合（GJ）の近くに膜内粒子の四角形配列（OAP，矢印）が見られる。OAPとGJの膜内粒子の形，配列の違いに注意。B：E面。P面に対応したくぼみの四角形配列（矢印，四角の囲み）が見られる。(Yakushigawa H, Tokunaga Y, Inanobe A, et al: A novel junction-like membrane complex in the optic nerve astrocyte of the Japanese macaque with a possible relation to a potassium channel. Anat Rec 250:465-474, 1998.より)

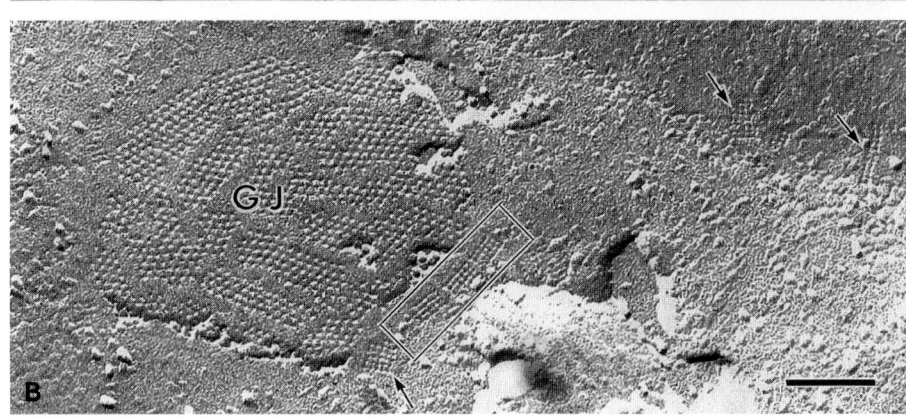

基底細胞膜の特殊構造

基底細胞膜の特殊構造には基底陥入とヘミデスモソームがある。

上皮細胞の基底細胞膜には，基底陥入とヘミデスモソームと呼ばれる2種類の特殊な構造がある。ヘミデスモソームは基底板（☞第4章）との接着装置である。

基底陥入

基底陥入は，物質輸送などにかかわる基底細胞膜の表面積を広げる働きがある。

基底陥入basal infoldingは基底細胞膜の深いヒダで，表面積を広げる働きがあり，イオン輸送などの盛んな細胞でよく発達している。細胞膜の直下には多数のミトコンドリアが存在し，イオンの能動輸送に必要なエネルギーを供給する。例えば，腎臓の尿細管では，このイオン輸送によって上皮を挟んで浸透圧勾配ができ，水分の移動が行われる。密な細胞膜のヒダとそれに平行して並ぶミトコンドリアは，光学顕微鏡では細胞基底部の縦方向の線条として見え，これを**基底線条**basal striationと呼ぶ。唾液腺の導管の**線条部**striated portionは，この基底線条が発達した部分である。

ヘミデスモソーム

ヘミデスモソームは，基底細胞膜を基底板に結合する。

ヘミデスモソームhemidesmosomeは，基底細胞膜を基底板に結合する装置で，デスモソームの半分の形をしていることから**半デスモソーム**half desmosomeとも呼ばれる（図5-16）。デスモソームと同様，接着斑板があり，ここにデスモプラキンとその関連蛋白が存在する。ケラチンの**張フィラメント**tonofilamentが接着斑板に入り込み，デスモソームの場合より急角度でヘアピン状にUターンして戻っていく。ヘミデスモソームの結合蛋白は，**インテグリン**integrinという細胞外基質に対する受容体蛋白の1つである。インテグリンも膜貫通型の蛋白で，その細胞質部分は接着斑板に，細胞外部分は基底板の**ラミニン**lamininと**Ⅳ型コラーゲン**type Ⅳ collagenに結合している。

上皮細胞の更新

上皮細胞の更新は比較的速い。更新速度は上皮の種類によってほぼ決まっており，その上皮の位置と機能に関

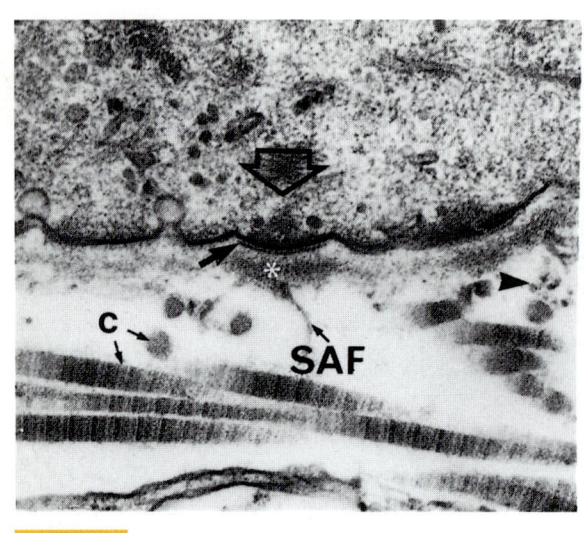

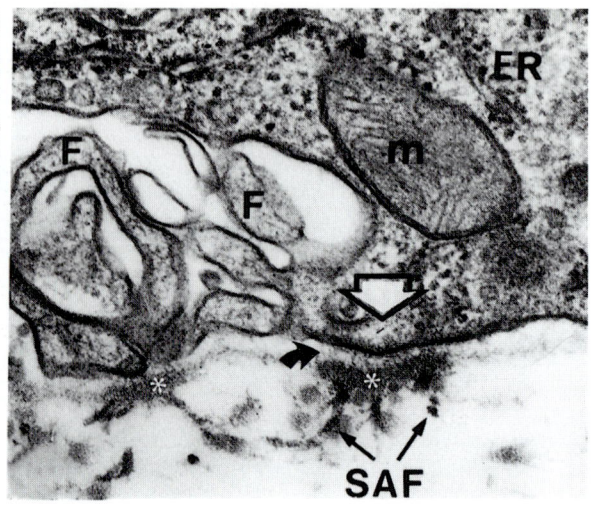

図5-16 ヘミデスモソーム。Ⅶ型コラーゲンからなる係留線維（SAF）が基底板の緻密層や網状層のⅢ型コラーゲンと接触している。C：膠原細線維，ER：粗面小胞体，F：細胞の突起，白矢印：ヘミデスモソームの細胞質側，＊：SAF斑。(Clermont Y, Xia L, Turner JD, Hermo L: Striated anchoring fibrils-anchoring plaque complexes and their relationto hemidesmosomes of myoepithelial and secretory cells in mammary glands of lactating rats. Anat Rec 237:318-325, 1993. より)

係が深い。

　例えば，角化重層扁平上皮の表皮では，基底側の胚芽層で上皮細胞が分裂，増殖し，ここから表層へ向かって移動する。移動しながら角化した細胞はやがて表面から剥げ落ちるが，この経過に要する日数はおよそ28日である。ほかの上皮細胞では更新速度はもう少し速い。

　小腸の上皮細胞は4〜6日で更新される。小腸では陰窩で上皮細胞の分裂，増殖が起こる。上皮細胞はここから絨毛の先端へ向かって移動し，ここで死んで剥げ落ちる。このようにして，どの上皮でも細胞が一定に保たれているが，なんらかの原因で上皮が失われたときには細胞の増殖が亢進し，速やかに元の状態に戻る。

> **臨床ノート**
>
> 　上皮にはそれぞれの場所や機能に応じた固有の性質がある。しかし，病的な状態下では上皮は別の型に変わることがあり，これを**化生**metaplasiaという。
>
> 　例えば，喫煙量の多い人では，気管支上皮の多列円柱線毛上皮が**扁平上皮化生** squamous metaplasiaを起こし，重層扁平上皮に変化していることがある。しかし，このような変化は原因が取り除かれると元に戻り得る。
>
> 　上皮由来の悪性腫瘍を**癌**carcinomaといい，腺上皮に由来する場合には**腺癌**adenocarcinomaという。

腺

　腺glandは腺細胞，すなわち分泌をする細胞が単独または集団をなしているものである。原則として上皮に由来し，多くの場合，元の上皮細胞の列から結合組織のなかへ深く入り込んでいる。腺の**実質**parenchymaを構成するのは腺細胞と導管系の細胞であり，**間質** stromaを構成するのは結合組織である。間質は実質を小葉に分け，実質の働きを支える。

　腺細胞glandular cellは細胞内で分泌物を合成し，通常，**分泌顆粒** secretory granuleの形で蓄えている。分泌物はペプチドホルモン（例：下垂体ホルモン）や脂質性物質（例：耳道腺の分泌物），粘液（例：杯細胞の分泌物），あるいはこれらの混合物（例：蛋白，脂質，糖からなる乳汁）など様々である。汗腺は水分と少量の電解質を分泌する。分泌物は分泌された後に，導管系の細胞によって修飾を受けることもある。例えば，大唾液腺の線条部はイオンポンプとして働き，分泌物に水分を付与する。

　腺は分泌物をどこに分泌するかによって，大きく次の2つに分けられる。

1. **外分泌腺**exocrine gland：直接もしくは導管を通じて，分泌物を体外あるいは体外につながる腔に放出する腺。
2. **内分泌腺**endocrine gland：導管を持たず，ホルモン（☞第2章）と呼ばれる分泌物を結合組織腔に放出する腺。分泌物はここから血管あるいはリンパ管に入り，身体のほかの部分に運ばれる。

上皮と腺 ■■■ 第5章

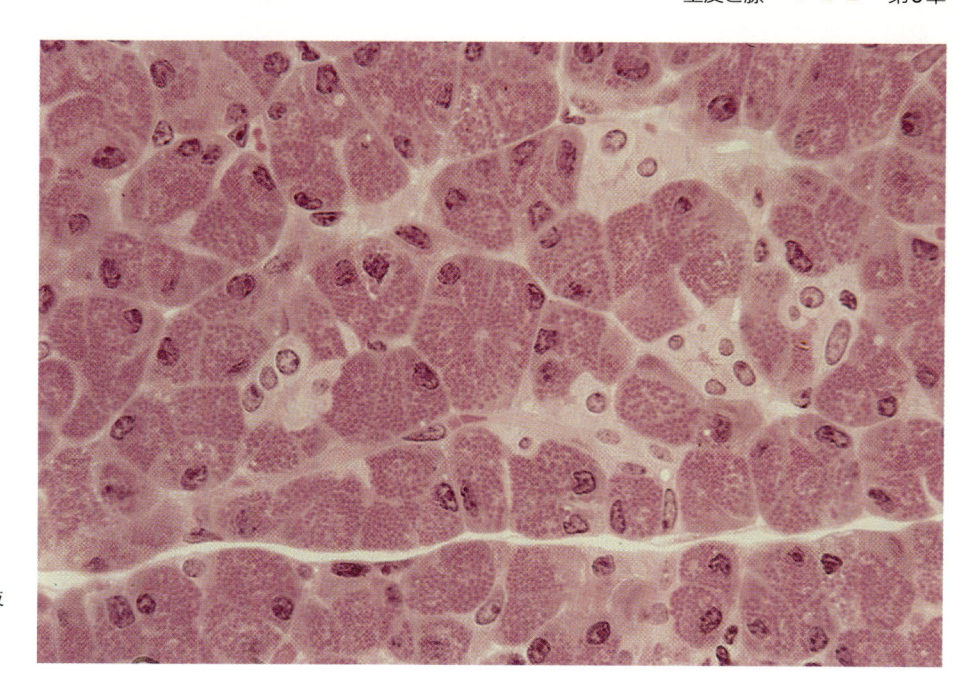

図5-17 サル膵臓の漿液腺房の光学顕微鏡写真（×500）。

　内分泌腺では分泌細胞とその作用を受ける細胞（**標的細胞** target cell ☞第2章）との距離によって次の3つに分けられる。

- **自己分泌** autocrine：分泌細胞自身が標的細胞であるもの。
- **傍分泌（パラクリン）** paracrine：分泌細胞と標的細胞がごく近くに位置しているもの。この場合，ホルモンは血管やリンパ管に入らず，組織液を介して標的細胞に達する。
- **内分泌** endocrine：分泌細胞と標的細胞が遠く離れている場合。ホルモンは血管やリンパ管を通じて運ばれる。

　腺細胞に限らず，分泌物を合成して放出する細胞では，**構成性分泌経路** constitutive secretory pathwayと**調節性分泌経路** regulated secretory pathwayの2通りの分泌経路が区別される。前者では，分泌物が作られると細胞内に貯蔵されることなく連続的に放出される。これに対して，後者では，作られた分泌物はいったん細胞内に蓄えられ，分泌刺激がくると一気に放出される（☞第2章，図2-20，図2-22）。

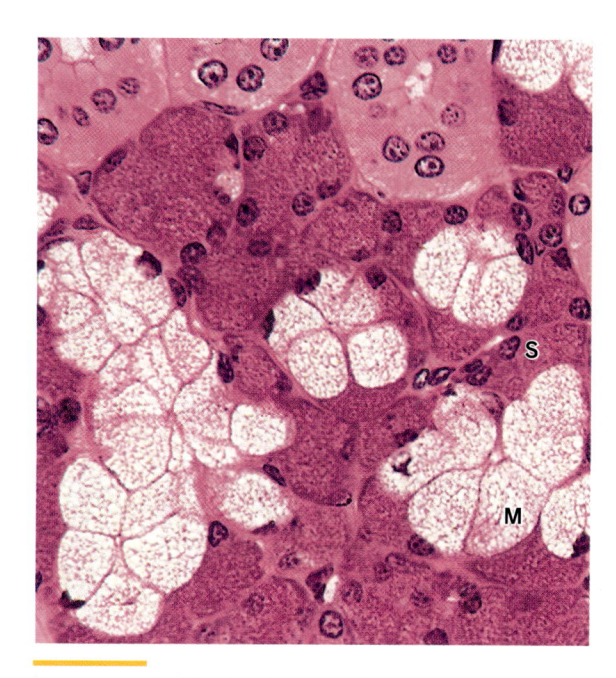

図5-18 サル顎下腺の終末部の光学顕微鏡写真（×500）。M：粘液性終末部，S：漿液性終末部。

外分泌腺

> 外分泌腺は，導管を通じて分泌物を放出する。

　外分泌腺 exocrine glandは，腺を構成する細胞の数や分泌物の性状，分泌の様式によって分類される。消化器系や呼吸器系，泌尿生殖器系にある外分泌腺は，分泌物の性状によって粘液腺，漿液腺，混合腺の3種類に分けられる。

- **粘液腺** mucous gland：粘液 mucusを分泌する。粘液の主成分は**ムチン** mucinと呼ばれるムコ多糖で，水分を含むと膨張し，粘調のゲル状になって上皮表面を保護する。粘液腺の例としては杯細胞や舌，口蓋の小唾

第5章　上皮と腺

A　全分泌　　　　B　部分分泌　　　　C　アポクリン分泌

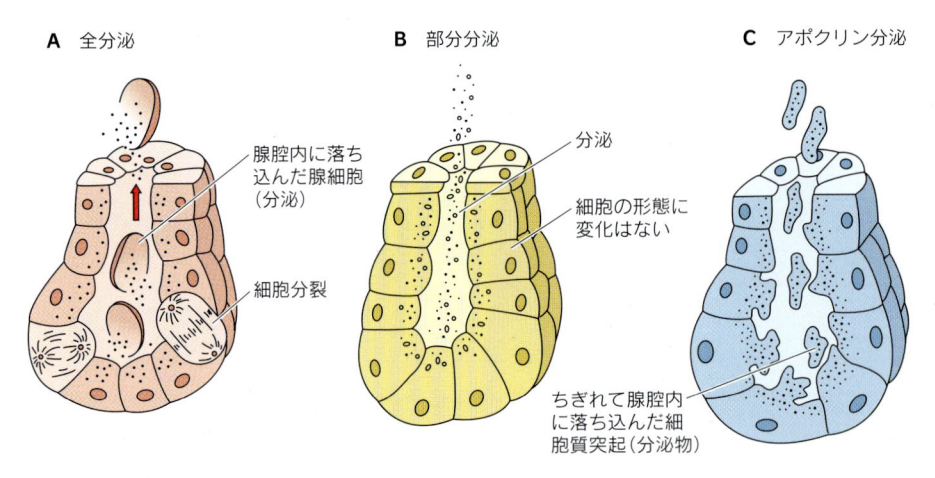

図5-19　分泌の様式を示す模式図。

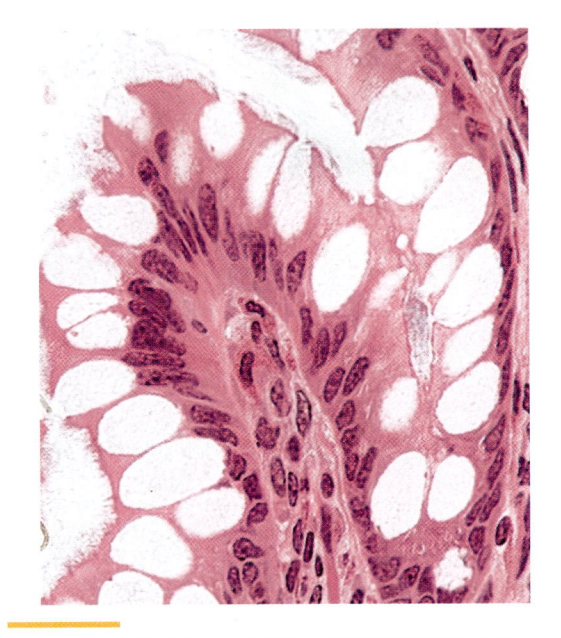

図5-20　サル回腸吸収上皮の杯細胞の光学顕微鏡写真（×540）。

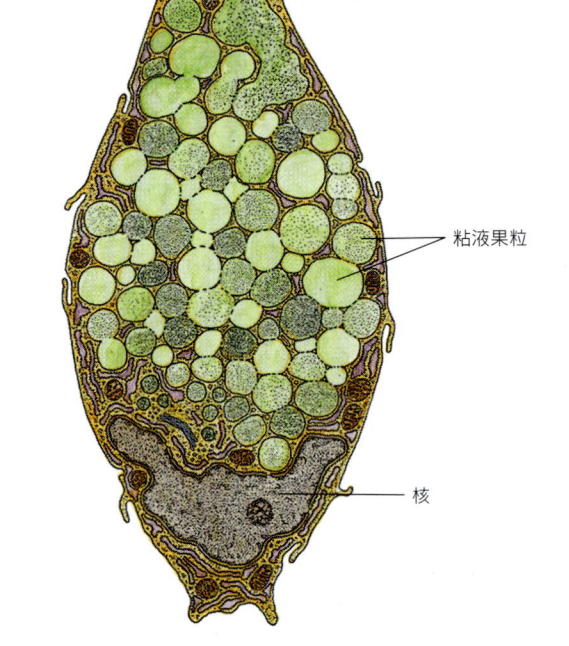

図5-21　杯細胞の模式図。細胞上部に分泌果粒が充満し，核は細胞の基底部に押しやられている。(Lentz TL: Cell Fine Structure: An Atlas of Drawings of Whole-Cell Structure. Philadelphia, WB Saunders, 1971.より)

液腺が挙げられる。

- **漿液腺** serous gland：酵素を主とする蛋白に富んださらさらした分泌物を出す。膵臓の外分泌部が典型例である（図5-17）。
- **混合腺** mixed gland：漿液を分泌する部分と粘液を分泌する部分の両方が存在するものである。しばしば管状の粘液性終末部の先に漿液性終末部が帽子のようについて，**漿液性半月** serous demilune を作る。例としては舌下腺や顎下腺などがある（図5-18）。

外分泌腺における分泌物の放出のメカニズムには次の4通りがある（図5-19）。

- **開口分泌** exocytosis：分泌果粒の限界膜が細胞膜に融合し，その融合点に孔が開いて内容物だけが細胞外に放出される。細胞膜とつながった果粒の限界膜は，細胞内に回収され，再利用される。
- **アポクリン分泌** apocrine secretion：アポクリン腺（例：乳腺）で見られる。細胞の上部がふくれ出し，根本がくびれて膨隆部が腺腔内にちぎれ落ちる。この方

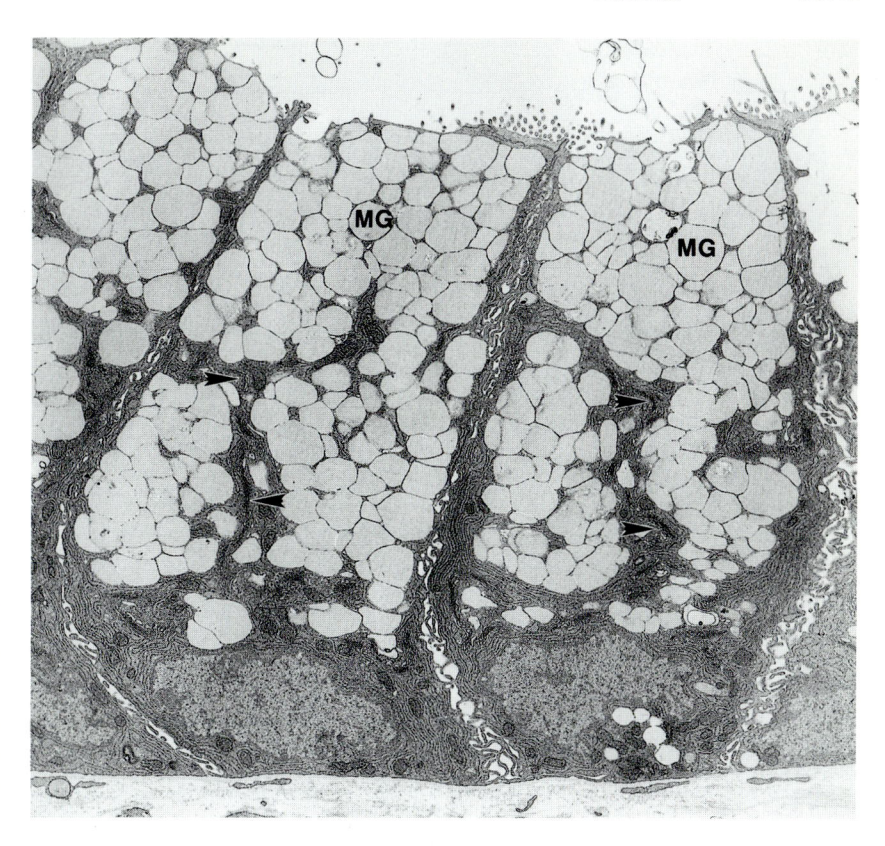

図 5-22 ウサギ結腸の杯細胞の電子顕微鏡写真（×7,176）。ゴルジ装置（矢頭），細胞上部に充満した粘液果粒（MG）に注意。(Radwan KA, Oliver MG, Specian RD: Cytoarchitectural reorganization of rabbit colonic goblet cells during baseline secretion. Am J Anat 198: 365-376, 1990.より)

式では，細胞質の一部が分泌物とともに失われる。
- **全分泌** holocrine secretion：皮脂腺で見られ，腺細胞のなかに皮脂が充満し，細胞全体が分泌物となって腺腔内に剥げ落ちる。
- **透出分泌** diacrine secretion：分泌物が細胞膜を透過するもので，明瞭な形態的変化がない。汗腺がその例である。

単細胞腺

単細胞腺は最も単純な外分泌腺である。

単細胞腺 unicellular gland は最も単純な腺で，腺細胞が上皮のなかに単独で存在する。これの典型的な例は**杯細胞** goblet cell で，胃や腸，気道の上皮内に散在している（図5-20，図5-21）。杯細胞から分泌された粘液は上皮の表面を被い，上皮を保護する働きがある。

杯細胞の名称はその形からつけられたものである（図5-22）。細胞の上部には分泌果粒がたまって大きく拡張しており，基底部は細くなっている。この様子は光学顕微鏡標本の方がよく分かる。大量の分泌果粒は細胞質を細胞の周辺部に押しやり，核を基底部に押しつけている。粘液の放出は化学的な刺激や副交感神経によって促進される。分泌の様式は開口分泌である。

多細胞腺

多細胞腺では，機能的に分化した細胞がまとまりを持った配列をとる。

多細胞腺 multicellular gland は，様々な配列をとる腺細胞の集団からなる。分泌活動はこの腺細胞の集団のまとまりとして営まれる。多細胞腺の形態は子宮や胃の腺のように単純なものから，導管や終末部が枝分かれする複雑なものまでいろいろである。この導管と終末部の形態の組合せによっても多細胞腺を分類することができる（図5-23）。

多細胞腺を終末部や導管の分枝，終末部の形態を組み合わせていくつかの型に分類する。終末部が枝分かれしているものを**分枝腺** brabched gland，枝分かれしていないものを**不分枝腺** unbranched gland という。また，導管が枝分かれしているものを**複合腺** compound gland，枝分かれしていないものを**単一腺** simple gland という。さらに，終末部の形態が管状のものを**管状腺** tubular gland，ブドウの房のようにふくらんでいるものを**胞状腺** alveolar gland，両方が一緒になっているものを**管状胞状腺** tubuloalveolar gland という（図5-23）。

大きな多細胞腺は周囲を結合組織性の**被膜** capsule で包まれており，これの続きが腺の実質内に入り込んで小

第5章　上皮と腺

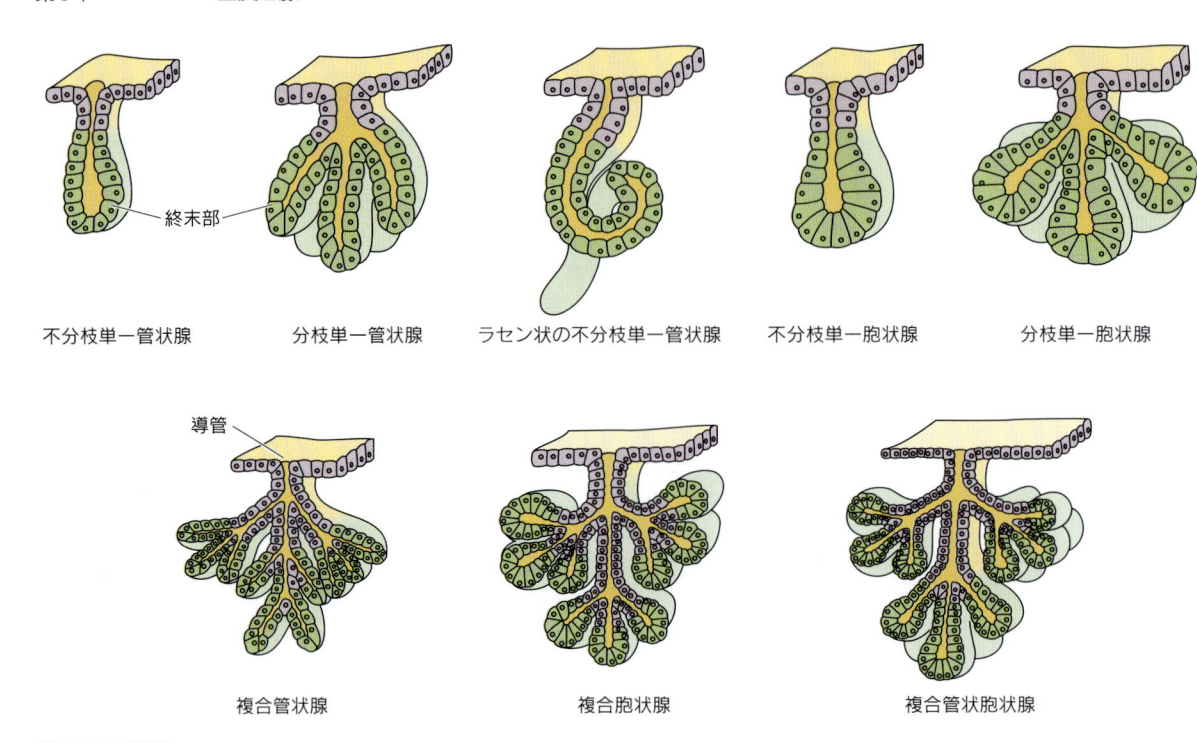

図5-23　外分泌腺の分類。終末部を緑色で，導管を紫色で示してある。

（上段左から）不分枝単一管状腺／分枝単一管状腺／ラセン状の不分枝単一管状腺／不分枝単一胞状腺／分枝単一胞状腺

（下段左から）複合管状腺／複合胞状腺／複合管状胞状腺

葉間結合組織interlobular connective tissueとなり，実質を**小葉**lobuleに分けている。結合組織は腺に構造上の骨組みを与える。さらに，血管や神経はこの結合組織を介して実質内に入り，導管は逆に実質から出ていく。

外分泌腺のうち，汗腺や大唾液腺，涙腺，乳腺などでは，終末部や細い導管の周囲を**筋上皮細胞**myoepithelial cellが取り囲んでいる。筋上皮細胞と腺細胞，結合組織の間には基底板が存在する。筋上皮細胞は上皮由来であるが，平滑筋のような収縮性を持っている。核は小さく，放射状に広がる細胞質突起がある（図5-24，図5-25）。筋上皮細胞が収縮すると，腺腔や細い導管にある分泌物が押し出される。

内分泌腺

> 内分泌腺は導管を持たない。分泌物は結合組織腔に放出され，次いで血管内やリンパ管内に入って全身に運ばれる。

内分泌腺endocrine glandは，その分泌物であるホルモンを結合組織腔を経て血管やリンパ管に送り出す。主な内分泌腺には下垂体，松果体，甲状腺，上皮小体，副腎，卵巣，精巣，胎盤などがある。

ランゲルハンス島や精巣のライディッヒ細胞はやや特殊である。ランゲルハンス島は内分泌細胞の小集団で，これが膵臓の外分泌部のなかに散在しており，ライディッヒ細胞は集団をなして精巣の曲精細管の間に存在する。

ホルモンはその化学的性状によって蛋白・ペプチド，アミノ酸誘導体，ステロイドなどに分類される。内分泌腺については第13章で詳しく説明する。

内分泌腺の腺細胞は多くの場合，索状の配列をとり，この細胞索を毛細血管が取り囲む。ホルモンは合成された後，いったん貯蔵され，適当な分泌刺激に応じて放出される。下垂体前葉，上皮小体，ランゲルハンス島などがこの例である。

内分泌腺のうち，甲状腺では腺細胞が濾胞構造を取り，単層の濾胞上皮細胞が濾胞腔を取り囲んでいる。濾胞腔内にはホルモン前駆体が存在する。分泌刺激がくると，濾胞腔内のホルモン前駆体を濾胞上皮細胞が取り込み，完成品にして濾胞周囲の結合組織腔に放出する。

散在性の内分泌腺

> 散在性の内分泌腺では，分泌物がすぐ近くの細胞に傍分泌として作用する。

消化管や気道では，内分泌細胞が上皮細胞の間に散在している（**散在性神経内分泌系**diffuse neuroendocrine system）。これらの内分泌細胞の一部は，傍分泌によって作用を発揮する。かつて，消化管や気道の内分泌細胞は，アミン前駆体を取り込んで脱炭酸する能力があるこ

上皮と腺　■■■　第5章

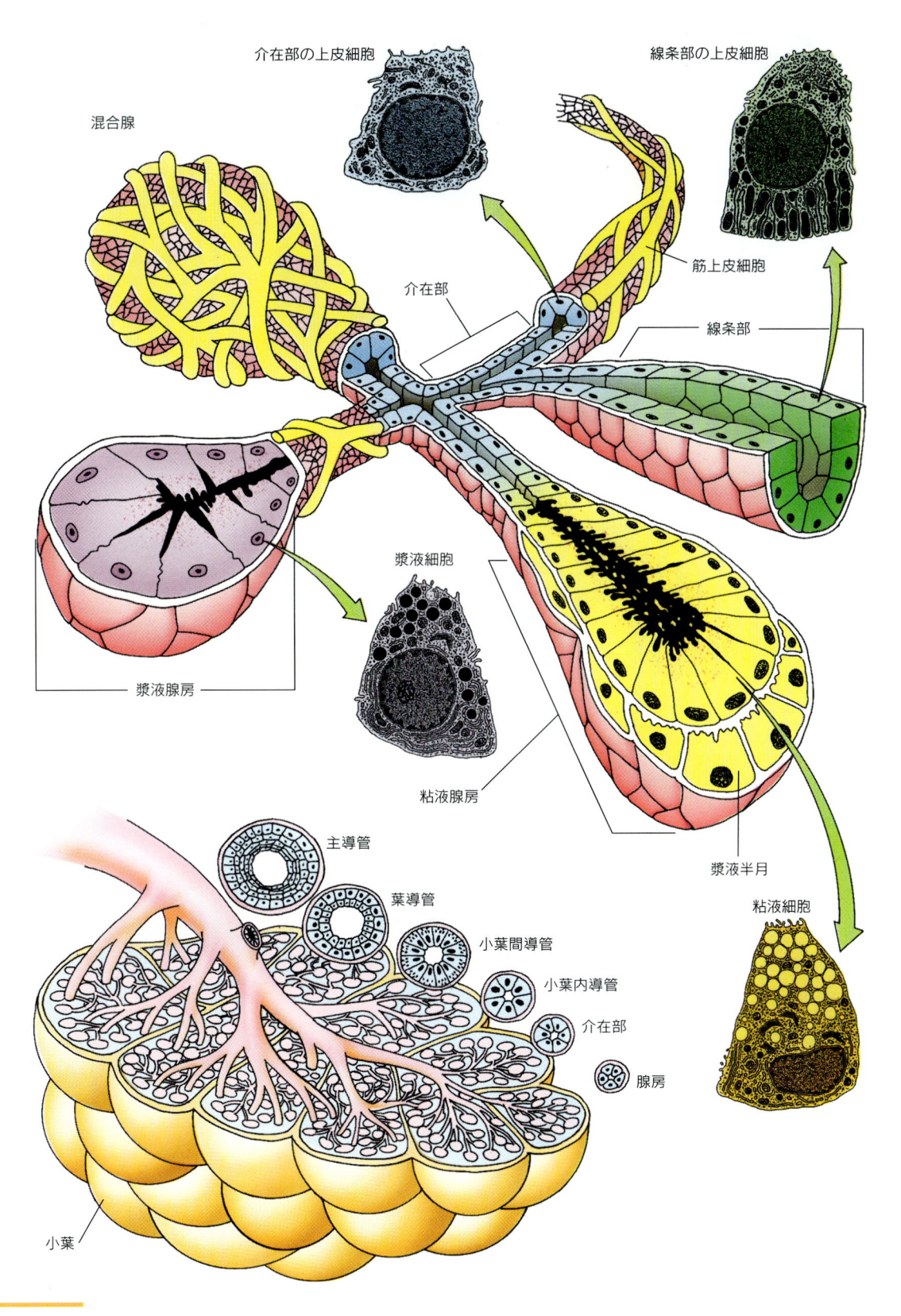

図5-24　唾液腺の模式図。

とから，APUD (*a*mine *p*recursor *u*ptake and *d*ecarboxylation) 細胞と呼ばれたことがある．また，これらの細胞のあるものは銀染色で染まり，**銀親和性細胞** argentaffin cell あるいは**好銀性細胞** argyrophil cell とも呼ばれた．これについては第17章で詳述する．

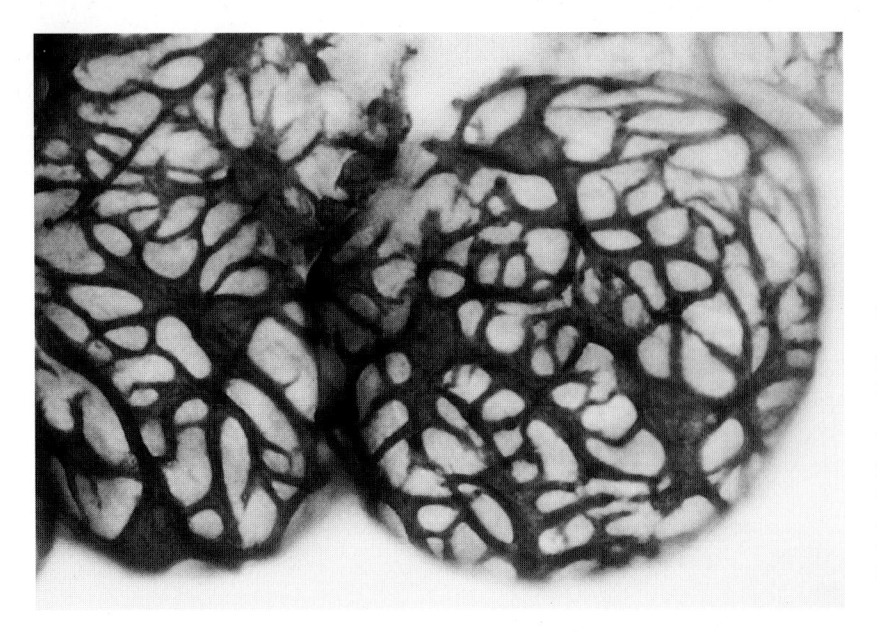

図5-25 終末部を網目状に取り囲む筋上皮細胞の光学顕微鏡写真(×640)。筋上皮細胞内のアクチンを免疫染色したもの．(Satoh Y, Habara Y, Kanno T, Ono K: Carbamylcholine-induced morphological changes and spatial dynamics of [Ca^{2+}] c in Harderian glands of guinea pigs: Calcium-dependent lipid secretion and contraction of myoepithelial cells. Cell Tiss Res 274: 1-14, 1993.より)

6 結合組織

結合組織 connective tissue は，その名の通り，上皮組織，筋組織，神経組織，結合組織どうしを結合して身体を構築する組織である。大部分の結合組織は**中胚葉** mesoderm に由来する。この中胚葉から，胎児性多能性細胞の集団である**間葉** mesenchyme が生じるが，頭頚部のある部分では，神経堤からも間葉が生じる。**間葉細胞** mesenchymal cell は全身に遊走して，骨，軟骨，腱，被膜，血液と造血細胞，リンパ系細胞などの結合組織とその細胞を作る（図6-1）。完成した結合組織は**狭義の結合組織** connective tissue proper と**特殊結合組織** specialized connective tissue（軟骨，骨，血液）に分類され，前者は本章で，後者は第7章と第10章で論じる。

結合組織は細胞と細胞外基質で構成されており，後者は基質と線維からできている（図6-2，図6-3）。ある結合組織では，細胞が最も重要な成分である。例えば，疎性結合組織では線維芽細胞が最も重要な成分である。この細胞は細胞外基質を構成する線維と基質を生産し維持する。これに対し，腱や靱帯の結合組織では線維が最も重要な成分である。また，基質が特殊な機能を果たし，最も重要な成分である結合組織もある。従って，人体の結合組織はその機能を果たすうえで，細胞，基質，線維の3成分すべてが重要であるといえる。

結合組織の機能

結合組織には多くの機能がある。その主な機能を以下に挙げる。

- 構造の支持作用：骨，軟骨，靱帯，腱の結合組織には支持作用がある。臓器の被膜や間質の結合組織にも支持作用がある。
- 物質交換の媒体：細胞と血管の間で，老廃物，栄養分，酸素などを交換する媒体として機能する。
- 身体の防御と保護：食作用を有する細胞が細胞断片，異物粒子，微生物を食べ込み破壊する。また，免疫系細胞が抗体を産生する。さらに，生理活性物質を産生して炎症を制御する細胞もある。結合組織の線維成分は微生物の侵入や拡散を防ぐ物理的な障壁となって，身体を保護している。
- 脂肪の貯蔵

細胞外基質

細胞外基質 extracellular matrix は基質と線維からなり，圧力や張力に対して抵抗性を示す。細胞外基質の成分は第4章で述べるが，その特徴を簡単に説明しておく。

基質

基質 ground substance は水和した無定型の物質で，グリコサミノグリカン（二糖類の直鎖状重合物），プロテオグリカン（コア蛋白の芯に多様なグリコサミノグリカンが共有結合した物質），接着性糖蛋白（細胞外基質の多様な成分どうしを結合したり，細胞外基質成分と細胞膜のインテグリンやジストログリカンを強固に結合する巨大高分子）で構成されている。

グリコサミノグリカン glycosaminoglycan には大きく分けて2種類ある。1つは硫酸基を含むもので，ケラタン硫酸，ヘパラン硫酸，ヘパリン，コンドロイチン硫酸，デルマタン硫酸がある。もう1つは硫酸基を含まないもので，ヒアルロン酸がある。

プロテオグリカン proteoglycan はヒアルロン酸と共有結合して，**アグリカン凝集物** aggrecan aggregate を形成し，細胞外基質をゲル状態にする（☞図4-3）。

接着性糖蛋白 adhesive glycoprotein には様々な種類がある。ラミニン laminin は基底膜に局在する。**コンドロネクチン** chondronectin と**オステオネクチン** osteonectin

第6章　結合組織

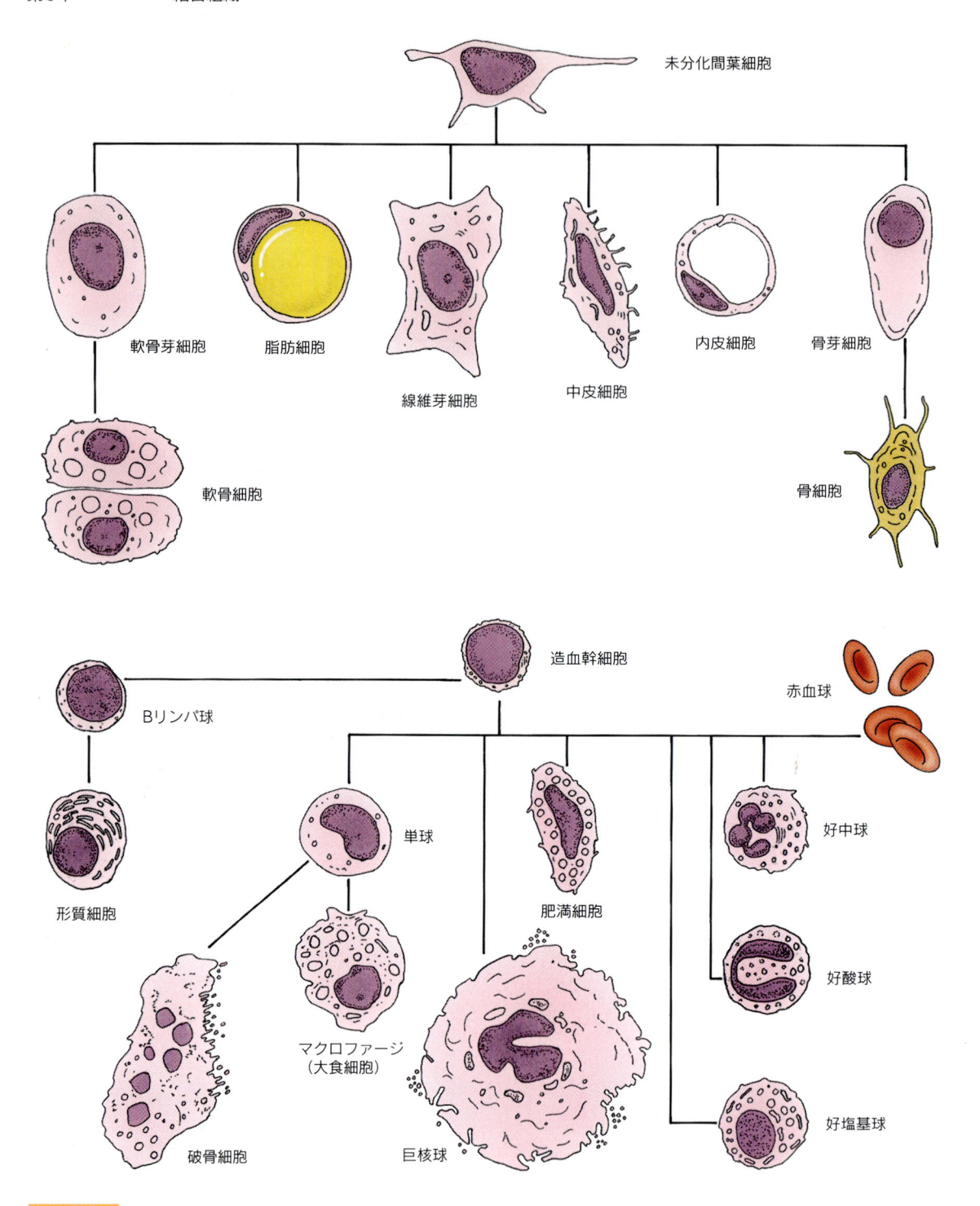

図6-1　結合組織細胞の起源を示す模式図。細胞の大きさは実際の比率とは異なる。

は，それぞれ軟骨と骨にある。**フィブロネクチン** fibronectinは一般的に細胞外基質全体に分布している。

線維

細胞外基質の線維には**膠原線維** collagen fiber（**細網線維** reticular fiberも含む）と**弾性線維** elastic fiberがある。

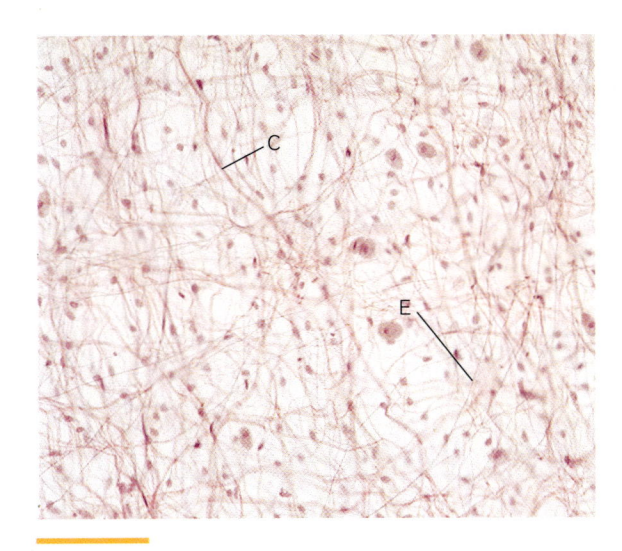

図6-2 疎性結合組織の光学顕微鏡写真（×121）。膠原線維（C），弾性線維（E）と通常の結合組織細胞が観察される。

膠原線維は弾力性に乏しいが引っ張りに対して極めて強い。1本の膠原線維はトロポコラーゲン分子の細いサブユニットで構成されている。トロポコラーゲン分子はラセン状に巻く3本のα鎖でできている。少なくとも15種類の膠原線維が知られており，それぞれα鎖のアミノ酸配列が違っている。膠原線維に共通のアミノ酸は**グリシン** glycine，**プロリン** proline，**ヒドロキシプロリン** hydroxyproline，**ヒドロキシリジン** hydroxylysineである。以下に，6種類の主要コラーゲンの存在部位をまとめた（☞表4-2）。

- **Ⅰ型コラーゲン** type Ⅰ collagen：狭義の結合組織，骨，歯の象牙質とセメント質に存在。
- **Ⅱ型コラーゲン** type Ⅱ collagen：硝子軟骨，弾性軟骨に存在。
- **Ⅲ型コラーゲン** type Ⅲ collagen：細網線維を作る。
- **Ⅳ型コラーゲン** type Ⅳ collagen：基底板の緻密板を作る。
- **Ⅴ型コラーゲン** type Ⅴ collagen：Ⅰ型コラーゲンと関連。胎盤に存在。
- **Ⅶ型コラーゲン** type Ⅶ collagen：基底板を線維細網板に付着。

電子顕微鏡で見ると，大部分の膠原線維には67 nm周期の横縞がある。これはトロポコラーゲン分子のずれによってできる間隙に，固定と染色によって重金属が沈着してできたものである。Ⅳ型コラーゲンは長い線維の形をとらないので，周期的な縞模様はない。

弾性線維は**エラスチン** elastinと**微細線維** microfibrilからなる。弾性線維は極めて弾性に富み，断裂することなく元の長さの1.5倍にも引き伸ばされる。エラスチン蛋白は線維に弾性をもたらし，微細線維は線維に安定性をもたらす。エラスチンは無定型物質で，その主要構成アミノ酸はグリシンとプロリンで，リジンも豊富に含んでいる。リジンは**デスモシン残基** desmosine residue形成の主体となるアミノ酸で，デスモシン残基によって弾性線維は高度の弾性を有する。

細胞成分

結合組織の細胞は，**固定細胞** fixed cellと**遊走細胞** wandering cell（**一過性細胞** transient cell，**自由細胞** free cell）の2つのカテゴリーに分けられる（図6-1）。

固定細胞は，結合組織のなかで生じ，そこに留まって機能を果たす結合組織固有の細胞である。その寿命は長く，以下の種類の細胞がある。

- **線維芽細胞** fibroblast
- **脂肪細胞** fat cell
- **周皮細胞** pericyte
- **肥満細胞** mast cell

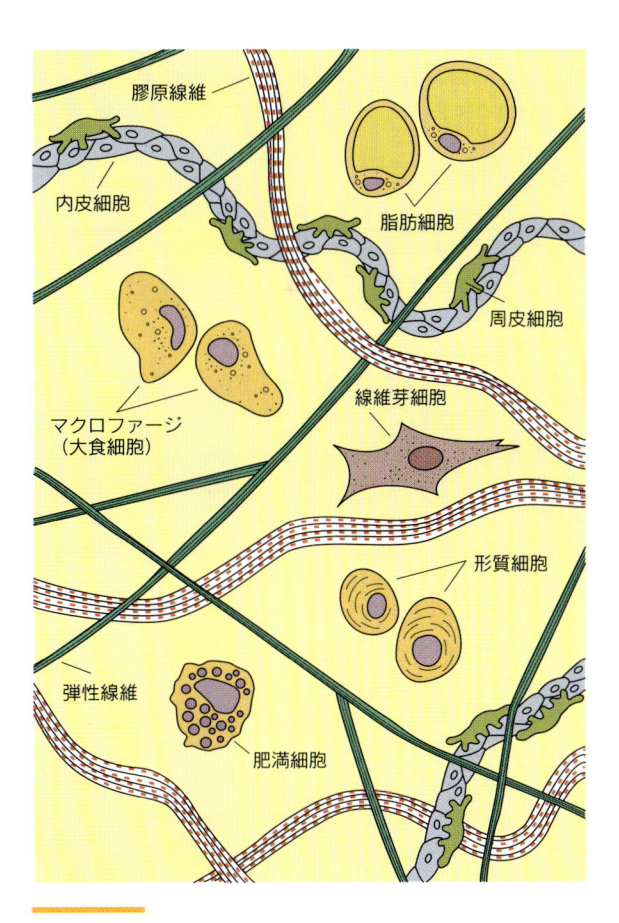

図6-3 疎性結合組織に存在する細胞と線維の模式図。細胞の大きさは実際の比率とは異なる。

第6章　結合組織

■ マクロファージ（大食細胞）macrophage

　さらに，特定の大食細胞（例：肝臓のクッパー細胞）を結合組織の固定細胞と見なす研究者もいる。

　遊走細胞は主に骨髄に由来し，血液中を流れている。適当な刺激や情報を受けると遊走細胞は血流から結合組織に遊走し，特有の機能を発揮する。遊走細胞の大部分は寿命が短いので，幹細胞から常に補充される必要がある。遊走細胞には次のものがある。

■ 形質細胞 plasma cell
■ リンパ球 lymphocyte
■ 好中球 neutrophil
■ 好酸球 eosinophil
■ 好塩基球 basophil
■ 単球 monocyte
■ マクロファージ（大食細胞）macrophage

固定結合組織細胞

　結合組織に定住する細胞のうち，線維芽細胞は最も数が多く組織内に広範に分布している。ここでは，固定性である4種類の結合組織細胞について述べ，定住性と遊走性があるマクロファージについては後述する。

線維芽細胞

> 線維芽細胞は結合組織で最も数が多い細胞で，細胞外基質のほとんどすべてを合成する。

　線維芽細胞 fibroblastは未分化間葉細胞に由来し，結合組織の細胞外基質を合成する（図6-1）。線維芽細胞には活動状態のものと休止状態のものがある。後者を特に**線維細胞** fibrocyteと呼ぶ研究者もいる。しかし，これらの状態は移行するので，本書では線維芽細胞という名称を用いる。

　活動状態にある線維芽細胞は，膠原線維束と近接してその線維の長軸に沿って存在することが多い（図6-4）。このような線維芽細胞は長い紡錘形を呈し，明るく染まる細胞質を持つ。ヘマトキシリン-エオジン染色標本では細胞質と膠原線維を区別するのは難しい。暗染する核は大きな卵形でよく目立つ。核質は果粒状で，明瞭な核小体を持つ。

　電子顕微鏡で観察すると，線維芽細胞は著明なゴルジ装置と多数の粗面小胞体を持つ。これらは創傷治癒時のように細胞が活発に細胞外基質を合成するときによく発達する。細胞の辺縁にはアクチンとα-アクチニンが局在し，細胞質全体にミオシンが存在する。

　休止状態にある線維芽細胞は小さくて卵形を呈し，好酸性の細胞質を持つ。核は小型で細長く，濃染する。電子顕微鏡で観察すると，粗面小胞体は少ないが自由リボソームは豊富である。

　線維芽細胞は結合組織の固定細胞と見なされるが，ある程度の運動能がある。この細胞は，通常，細胞分裂することはないが，創傷治癒過程では分裂する。線維芽細胞は脂肪細胞，軟骨芽細胞，骨芽細胞に分化することもある。

筋線維芽細胞

> 筋線維芽細胞は線維芽細胞の変異型で，線維芽細胞と平滑筋細胞の両方の特徴を有する。

　通常の光学顕微鏡によって，組織学的に線維芽細胞と**筋線維芽細胞** myofibroblastを区別するのは難しい。しかし，電子顕微鏡観察によって，筋線維芽細胞は平滑筋細胞と同様にアクチン細糸束と暗調小体を持つことが明らかになった。核の輪郭は平滑筋細胞と似ているが，筋線維芽細胞は平滑筋細胞と違って基底膜で取り囲まれていない。筋線維芽細胞は創傷治癒部位で豊富に見られる。また，歯周靱帯にも認められ，歯の萌出を助けるのではないかと考えられている。

周皮細胞

> 周皮細胞は毛細血管と細い細静脈の内皮細胞を取り巻いているが，細胞は基底膜を持っているので，厳密にいうと結合組織の範囲外に存在する細胞である。

　周皮細胞 pericyteは未分化間葉細胞に由来し，毛細血管と細い細静脈の内皮細胞を部分的に取り巻いている（図6-3）。厳密にいうと，周皮細胞は自らの基底膜で包まれているので結合組織の範囲外にある。この基底膜は，内皮細胞の基底膜とつながっている。周皮細胞は平滑筋細胞と内皮細胞の両方の特徴を持っており，状況によっては，ほかの細胞に分化する可能性がある。周皮細胞については第11章でさらに詳しく述べる。

脂肪細胞

> 脂肪細胞は脂肪を合成，貯蔵，放出する機能を有する，分化した細胞である。

　脂肪細胞 fat cell, adipocyteは未分化間葉細胞に由来するが（図6-5），線維芽細胞からも分化すると考えている組織学者もいる。脂肪細胞は完全に分化した細胞で，細胞分裂を起こさない。脂肪細胞はトリグリセリドを合成，貯蔵する働きがある。

結合組織　　第6章

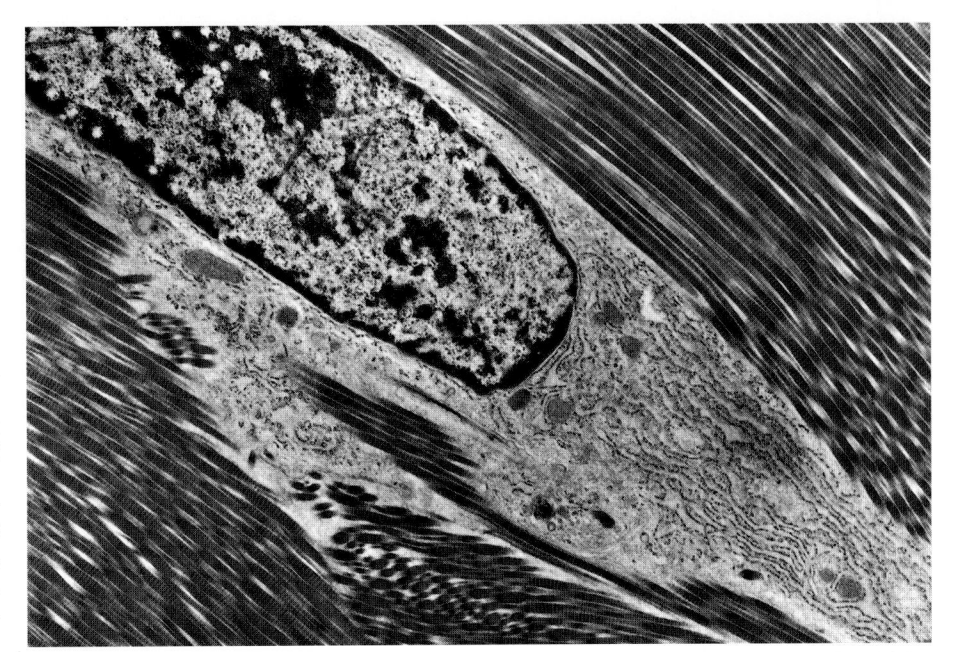

図6-4　ラット腱の電子顕微鏡写真。線維芽細胞の一部と密な膠原線維束を示す。線維芽細胞では核のヘテロクロマチンと細胞質の粗面小胞体が観察される。膠原線維の縞模様も見える。(Ralphs JR, Benjamin M, Thornett A: Cell and matrix biology of the suprapatella in the rat: A structural and immunocytochemical study of fibrocartilage in a tendon subject to compression. Anat Rec 231:167-177, 1991.より)

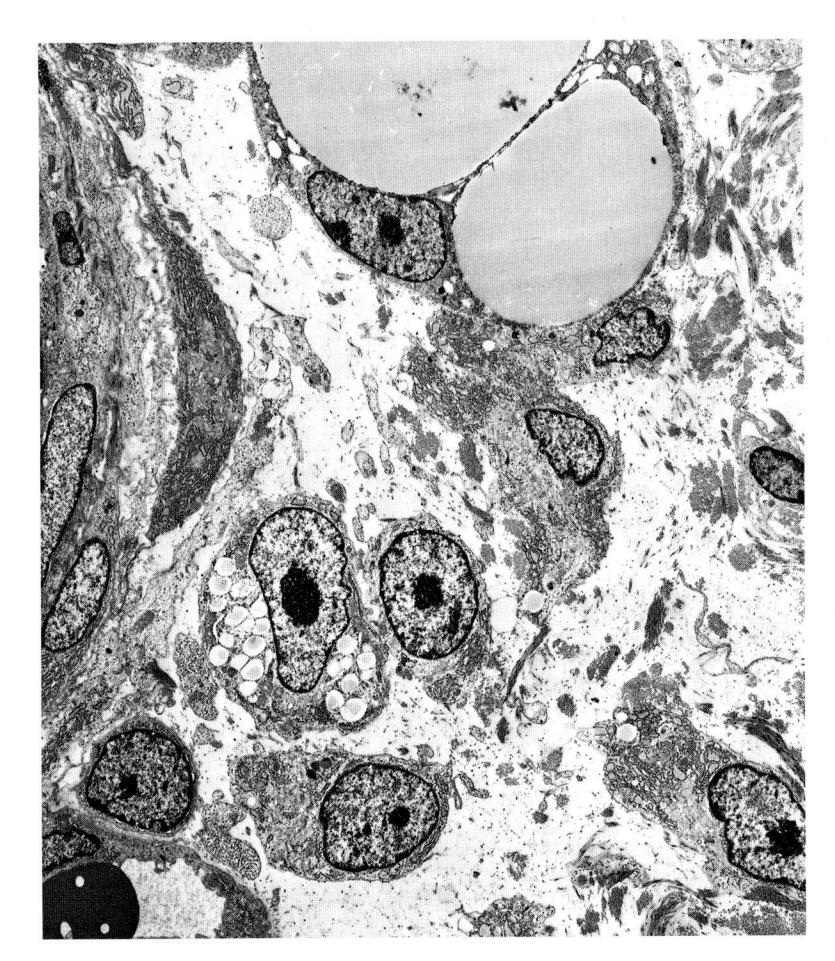

図6-5　ラット皮下組織の電子顕微鏡写真。様々な成熟段階の脂肪細胞を示す。写真の最上部の脂肪細胞は核と細胞質が脂肪滴によって辺縁に押しやられている。(Hausman GJ, Campion DR, Richardson RL, and Martin RJ: Adipocyte development in the rat hypodermis. Am J Anat 161:85-100, 1981.より)

脂肪細胞には2種類あって，2種類の脂肪組織を構成している。大きな脂肪滴を1つ持つ細胞は**単胞性脂肪細胞** unilocular fat cellと呼ばれ，**白色脂肪組織** white adipose tissueを形成する。これに対し，小さな脂肪滴を多数持つ細胞は**多胞性脂肪細胞** multilocular fat cellと呼ばれ，**褐色脂肪組織** brown adipose tissueを形成する。成人の大部分の脂肪組織は白色脂肪からなり，褐色脂肪は極めて少ない。後述するように，2種類の脂肪細胞の分布と生理機能は異なる。ここでは，脂肪細胞自体の組織学的特徴を述べる。

白色脂肪の単胞性脂肪細胞は直径120 μmに達する大きな球形の細胞であるが，細胞が密集して脂肪組織を構成すると個々の脂肪細胞は多面体状を呈する（図6-6）。この脂肪細胞は，1つの脂肪滴に持続的に脂肪を取り込む。脂肪滴が大きくなると細胞質と核は細胞の辺縁に押しやられるので，光学顕微鏡で観察すると印環状（印鑑のついた指輪状）に見える。

電子顕微鏡で観察すると，核付近に小さなゴルジ装置があり，ミトコンドリアは少ない。粗面小胞体は疎らで，リボソームは比較的多い。光学顕微鏡でははっきりしないが，電子顕微鏡観察によって脂肪滴は膜に包まれていないことが判明した。細胞膜の外面は基底板様物質で被われている。小さな飲み込み小胞が細胞膜に認められるが，その機能は不明である。絶食状態にすると，細胞表面に偽足様の突起を持つようになり，細胞は不整形になる。

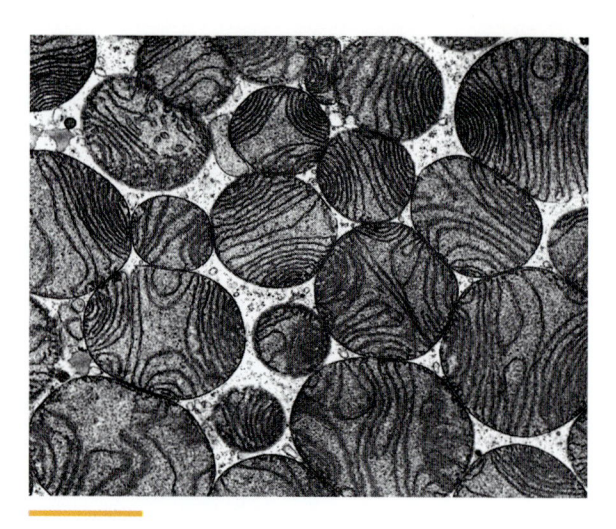

図6-7 コウモリ褐色脂肪細胞（一部）の電子顕微鏡写真（×8,059）。多数の球形のミトコンドリアに注目。(Fawcett DW: An Atlas of Fine Structure: The Cell. Philadelphia, WB Saunders, 1966. より)

褐色脂肪の多胞性脂肪細胞には，単胞性脂肪細胞と比べて明瞭な相違点がある。この細胞は単胞性脂肪細胞より小型で，細胞の形はより多角形である。また，その名の通り多数の小さな脂肪滴を有するので，核は細胞の辺縁に押しやられず中央付近に位置し，球状を呈する。細胞質には，単胞性脂肪細胞と比べて多数のミトコンドリアを有するが，自由リボソームは少ない（図6-7）。また，粗面小胞体は認められないが，滑面小胞体を有している。

脂肪の貯蔵と放出

消化の過程で，摂取された脂肪は十二指腸において**膵リパーゼ** pancreatic lipaseの働きによって，**脂肪酸** fatty acidと**グリセロール** glycerolに加水分解される。これらの物質は消化管上皮で吸収されるが，吸収上皮細胞の滑面小胞体で再エステル化して**トリグリセリド** triglycerideになる。トリグリセリドは蛋白で包まれて**カイロミクロン** chylomicronを形成する。カイロミクロンは吸収上皮細胞の基底側面細胞膜から細胞外腔へ放出されて，絨毛の中心乳糜腔のリンパに入り，胸管を経て左静脈角のところで血流に入る。血液中にはそのほかに，肝臓で合成されたVLDL（**超低密度リポ蛋白** very-low-density lipoprotein）とアルブミンと結合した脂肪酸などが存在する。

VLDL，脂肪酸，カイロミクロンは，脂肪組織の毛細血管のなかで，脂肪細胞で作られた**リポ蛋白リパーゼ** lipoprotein lipaseと反応すると，遊離脂肪酸とグリセロールに分解される（図6-8）。この遊離脂肪酸は脂肪組織の結合組織中に出ると，拡散によって脂肪細胞の細胞膜を通過して脂肪細胞に取り込まれる。すると，脂肪細胞は取り込んだ脂肪酸を細胞内にあるグリセロールリン酸と結合させて，トリグリセリドを作り，脂肪細胞の脂

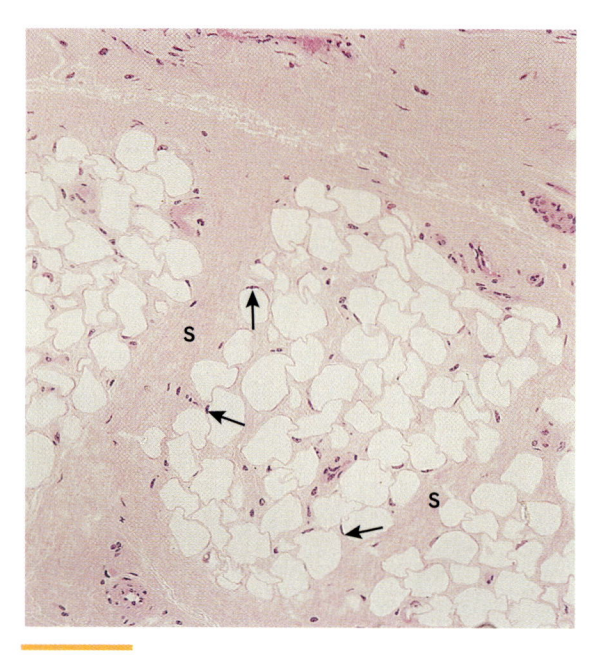

図6-6 サル皮下組織の白色脂肪組織を示す光学顕微鏡写真（×121）。脂肪は標本作製過程で有機溶媒により溶失している。細胞質と核（矢印）は細胞の辺縁にあることに注意。疎性結合組織性の中隔（S）が脂肪組織を小葉に分けている。

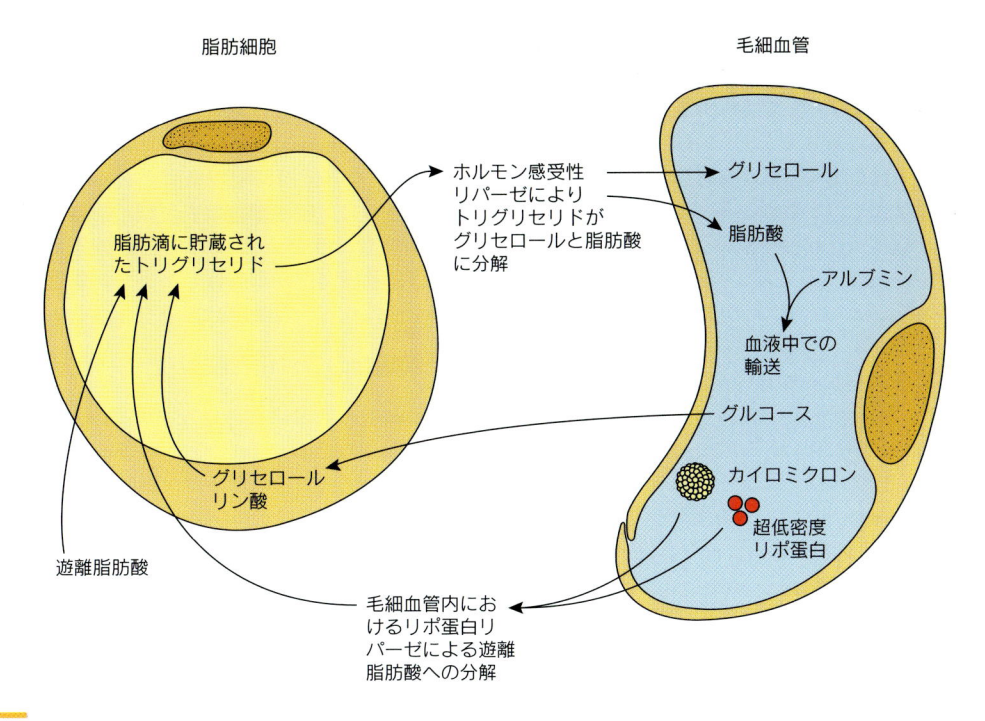

図6-8 毛細血管と脂肪細胞の間の脂質輸送を示す模式図。脂質はカイロミクロンと超低密度リポ蛋白（VLDL）の形で血流中を輸送される。脂肪細胞で合成されたリポ蛋白リパーゼは毛細血管腔に輸送され，脂質を遊離脂肪酸とグリセロールに加水分解する。脂肪酸は結合組織中に拡散して脂肪細胞に達し，そこで再エステル化されてトリグリセリドとして貯蔵される。脂肪細胞に貯蔵されたトリグリセリドは，必要に応じてホルモン感受性リパーゼにより脂肪酸とグリセロールに加水分解される。すると，これらは結合組織を経て毛細血管に入り，脂肪酸はアルブミンと結合して血液中を輸送される。毛細血管からのグルコースは脂肪細胞に輸送され，脂質に変換される。

肪滴に蓄える。インスリンの刺激を受けると，脂肪細胞はグルコースやアミノ酸を脂肪酸に変換することができる。

　脂肪細胞の近くにある交感神経節後線維の終末から，**ノルアドレナリン** noradrenalin が放出される。また，激しい運動をすると，副腎髄質からアドレナリンやノルアドレナリンが放出される。これらのホルモンは，脂肪細胞の細胞膜にある受容体と結合して，**アデニル酸シクラーゼ** adenylate cyclase を活性化し，セカンドメッセンジャーの**サイクリックAMP（cAMP）**を合成する。その結果，**ホルモン感受性リパーゼ** hormone-sensitive lipase が活性化される。この酵素の作用によってトリグリセリドは脂肪酸とグリセロールに分解され，血流中へ放出される。

　脂肪細胞は集まって脂肪組織を形成する。脂肪組織は，全身の疎性結合組織のなかや，全身の血管周囲に認められる。

肥満細胞

肥満細胞は骨髄の幹細胞に由来する。この細胞は炎症反応や即時型過敏反応を引き起こす働きがある。

　肥満細胞 mast cell は，結合組織の固定細胞のなかでは最大級の細胞で，直径は20〜30μmである。細胞は卵形を呈し，中心には球状の核がある（図6-9）。これまでに述べた3種類の固定細胞と異なり，肥満細胞は骨髄の前駆細胞に由来すると考えられている（図6-1）。

　肥満細胞の最大の特徴は細胞質に多数の果粒を持つことである（図6-10）。果粒は膜で囲まれており，その大きさは0.3〜0.8μmである。この果粒には，硫酸基を持つグリコサミノグリカンである**ヘパリン** heparin（または**コンドロイチン硫酸** chondroitin sulfate）が含まれている

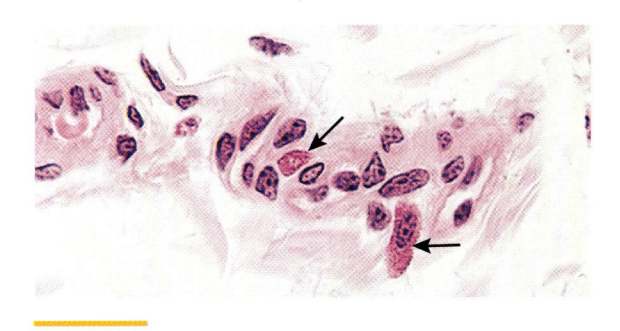

図6-9 サル結合組織の肥満細胞（矢印）の光学顕微鏡写真（×540）。

ので，トルイジンブルー染色を行うと，果粒は異染性を呈する（本来の青色でなく赤紫色に染まることを異染性という）。電子顕微鏡で果粒を観察すると，その大きさや，形状，微細構造は様々で，1つの細胞のなかでさえ異なっている。果粒を有する点を除けば，細胞質にはこれといった特徴はなく，少数のミトコンドリア，疎らに分布する粗面小胞体，比較的小型のゴルジ装置が認められるに過ぎない。

肥満細胞の果粒には，ヘパリンのほかにも，**ヒスタミン** histamine（または，**コンドロイチン硫酸** chondroitin sulfate），**中性プロテアーゼ** neutral protease（トリプターゼ tryptase，キマーゼ chymase，カルボキシペプチダーゼ carboxypeptidase），アリルスルファターゼ aryl sulfatase，そのほかの酵素（β-グルクロニダーゼ β-glucuronidase，キニノゲナーゼ kininogenase，ペルオキシダーゼ peroxidase，スーパーオキシドジスムターゼ superoxide dismutase など），**好酸球走化因子** eosinophil chemotactic factor（ECF），**好中球走化因子** neutrophil chemotactic factor（NCF）を含んでいる。果粒に含まれているこれらの生理活性物質は**一次伝達物質** primary mediator（**既成伝達物質** preformed mediator）と呼ばれる。果粒のなかにある物質のほかに，肥満細胞は膜の**アラキドン酸前駆物質** arachidonic acid precursor から，ロイコトリエン leukotriene（LTD$_4$，LTE$_4$，LTC$_4$），トロンボキサン thromboxane（TXA$_2$，TXB$_2$），プロスタグランジン prostaglandin（PGD$_2$）などの多くの伝達物質を合成する。また，アラキドン酸前駆物質に由来しない多数のサイトカインも放出する。例えば，**血小板活性化因子** platelet-activating factor（PAF），ブラジキニン bradykinin，インターロイキン interleukin（IL-4, IL-5, IL-6），**腫瘍壊死因子-α** tumor necrosis factor-α（TNF-α）である。このような伝達物質は，分泌の際に新たに合成されるので，**二次伝達物質** secondary mediator（**新規合成伝達物質** newly synthesized mediator）と呼ばれる。

肥満細胞の由来と分布

好塩基球と肥満細胞とは，いくつかの共通する特徴があるので，好塩基球がその任務を果たすために血流から結合組織に侵入したものが肥満細胞であると考えられていた。しかし，現在では，好塩基球と肥満細胞は異なる細胞で，別の前駆細胞から生じると考えられている（図6-1）。肥満細胞の前駆細胞は骨髄に由来し，短期間血中を循環して結合組織に入り，そこで肥満細胞に分化して特徴的な果粒を持つようになると考えられている。肥満細胞の寿命は数か月以下で，ときに細胞分裂することがある。

肥満細胞は全身の結合組織に存在し，細い血管の周囲に認められることが多い。呼吸器や消化器の上皮下の結合組織（粘膜固有層）にも存在する。結合組織中の肥満細胞は果粒内に主にヘパリンを含んでいるが，消化管粘膜の肥満細胞は，ヘパリンの代わりにコンドロイチン硫酸を含んでいる。前者は結合組織型肥満細胞，後者は**粘膜型肥満細胞** mucosal mast cell と呼ばれる。

2つの異なる肥満細胞の集団がある理由は分かっていない。さらに，肥満細胞は表現型，形態，組織化学，含有伝達物質，反応が多様なことが確かめられている。例えば，粘膜型肥満細胞はヒスタミンを放出して胃の壁細胞を活性化し，胃酸（塩酸）を分泌させる。

肥満細胞の活性化と脱果粒

肥満細胞の表面には，免疫グロブリンE（IgE）に対して高い親和性を有するFc受容体（FcεRI）がある。免疫系における肥満細胞の働きは，**即時型過敏症反応** immediate hypersensitivity reaction（この全身型はときに致死的で，**アナフィラキシー反応** anaphylactic reaction と呼ばれる）として知られる免疫反応を引き起こすことである。この反応は一般に，ハチ毒，花粉，ある種の薬物などの抗原によって誘発され，次のような過程で進行する。

1. 初回の抗原曝露がIgE産生を促す。IgEは肥満細胞の細胞膜にあるFc受容体（FcεRI）に結合して細胞を**感作** sensitizing する。
2. 同一抗原に再度曝露すると，抗原は肥満細胞表面のIgEと結合して，IgE抗体の架橋と受容体の凝集を引き起こす（図6-11）。
3. 架橋と凝集によって，膜結合型の**受容体カップリング因子** receptor coupling factor が活性化され，少なくとも2つの独立した過程が始まる。1つは果粒からの**一次伝達物質** primary mediator 放出であり，もう1つはアラキドン酸前駆物質由来または，ほかの細胞質や

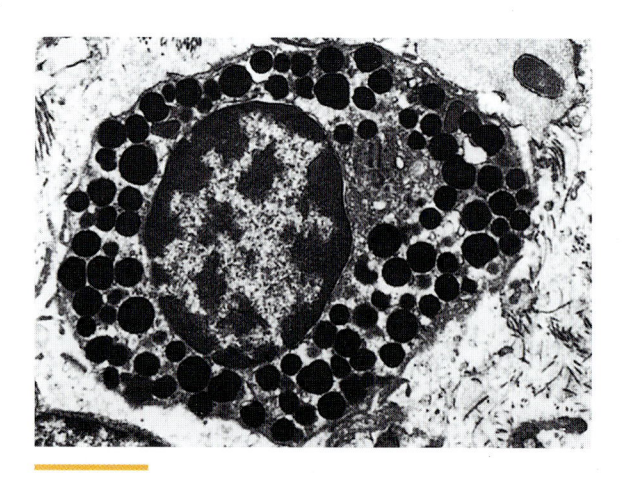

図6-10　ラット肥満細胞の電子顕微鏡写真（×4,845）。高電子密度の果粒が細胞質を満たしている（Leeson TS, Leeson CR, Paparo AA: Text/Atlas of Histology. Philadelphia, WB Saunders, 1988. より）

結合組織　■■■　第6章

① IgE-レセプター複合体に抗原が結合すると，IgEの架橋の結果として受容体の凝集が起こる

抗原　IgE
Fc受容体
受容体カップリング因子

② アデニレートシクラーゼの活性化
③ プロテインキナーゼの活性化
④ 蛋白のリン酸化
⑤ Ca^{2+}の放出
⑤a ホスホリパーゼの活性化
⑥a 細胞膜のアラキドン酸の変換
⑥ 果粒の融合
⑦ 果粒内容物の放出

コンドロイチン硫酸
ヒスタミン
ヘパリン
好酸球走化因子(ECF)
好中球走化因子(NCF)
アリルスルフアターゼ

⑦a ロイコトリエン，トロンボキサン，プロスタグランジンの分泌

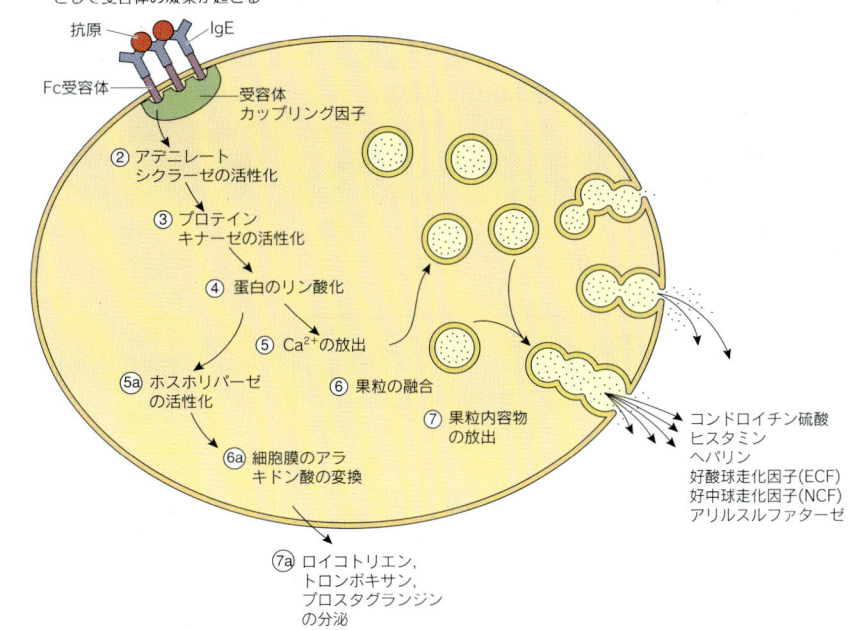

図6-11　肥満細胞の細胞膜上の免疫グロブリンE（IgE）に抗原が結合したときの状態を示す模式図。抗原−IgE受容体複合体が架橋し，脱果粒によってヒスタミン，ヘパリン，好酸球走化因子（ECF），好中球走化因子（NCF）が放出される過程と，膜のアラキドン酸からロイコトリエンとプロスタグランジンが合成・放出される過程が進行する。

膜脂質由来の**二次伝達物質** secondary mediator の合成と放出である。

4. 一次伝達物質の放出は，**アデニレートシクラーゼ** adenylate cyclase の活性化によって始まる。この酵素はATPをcAMPに変換する。
5. cAMPレベルが上昇すると，細胞内の貯蔵部位からカルシウムイオン（Ca^{2+}）の放出が起こり，同時に細胞外からもCa^{2+}が流入する。その結果，細胞質Ca^{2+}が上昇して，分泌果粒を細胞膜に融合させたり，分泌果粒どうしを融合させる。このようにして，**脱果粒** degranulation が起こり，果粒内のヒスタミン，ヘパリン，中性プロテアーゼ，アリルスルフアターゼなどの酵素，好酸球走化因子，好中球走化因子が放出される。
6. また，膜に結合したIgEの架橋は**ホスホリパーゼA_2** phospholipase A_2 を活性化する。この酵素は膜のリン脂質に作用して**アラキドン酸** arachidonic acid を作る。
7. アラキドン酸は二次伝達物質のロイコトリエンC_4，D_4，E_4，プロスタグランジンD_2，トロンボキサンA_2に変換される。さらに，肥満細胞はそのほかの新規に合成した生理活性物質やサイトカインを放出する。これらの二次伝達物質は肥満細胞の果粒に貯蔵されているのでなく，放出時に合成されることが重要な点である。

肥満細胞から放出される一次，二次伝達物質の由来と作用を表6-1に示す。

即時型過敏反応の際に放出される一次，二次伝達物質は炎症反応を引き起こし，炎症部位に白血球を誘導して身体の防御システムを活性化する。そして炎症の程度を調節する。

炎症反応における一連の現象

1. **ヒスタミン** histamine は血管の拡張と透過性の亢進を引き起こす。また，気管支攣縮と気道の粘液分泌増加の原因にもなる。
2. 血管から漏出した補体成分が**中性プロテアーゼ** neutral protease によって切断されて，さらに炎症物質が作られる。
3. **好酸球走化因子** eosinophil chemotactic factor は炎症部位に好酸球を誘導する。好酸球は抗原抗体複合体を食べ込み，寄生虫を殺し，炎症反応を抑制する。
4. **好中球走化因子** neutrophil chemotactic factor は好中球を炎症部位に誘導する。好中球は微生物を食べ込んで殺す。
5. **ロイコトリエンC_4，D_4，E_4** leukotriene C_4, D_4, E_4 は血管透過性を高め，気管支攣縮を引き起こす。これらの物質の血管への作用は，ヒスタミンの数千倍も強い。
6. **プロスタグランジンD_2** prostaglandin D_2 は気管支攣縮を引き起こし，気管支粘膜の粘液分泌を増加させる。
7. **血小板活性化因子** platelet activating factor は血管透過性を高める。

8. **トロンボキサンA_2** thromboxane A_2 は強い血小板凝集と血管収縮を引き起こす。この物質は，すぐに不活性型のトロンボキサンB_2に変化する。
9. **ブラジキニン** bradykinin は強い血管拡張物質で，血管透過性を高める。また痛覚の原因にもなる。

通常，肥満細胞の脱顆粒は局所的に起こる現象なので，炎症反応は軽く局所的である。しかし，過敏症の人は全身性の強い即時型過敏反応を起こすことがあり，治療を行わないと数時間のうちに死亡することがある。

臨床ノート

花粉症 hay fever の患者は，鼻粘膜の肥満細胞から放出される**ヒスタミン** histamine の作用に苦しむ。ヒスタミンは微小血管の透過性を上げて鼻粘膜の浮腫を引き起こし，その結果，鼻がつまり（鼻閉），息苦しくなる。

喘息 asthma の患者は，肺で放出される**ロイコトリエン** leukotriene によって気管支の攣縮が起こり呼吸困難に苦しむ。

マクロファージ（大食細胞）

> マクロファージは単核食細胞系に属しており，食細胞と抗原提示細胞の2つのグループに分けられる。

先述したように，**マクロファージ** macrophage には固定細胞として振る舞うものと遊走細胞として振る舞うものがある。マクロファージは活発な食作用を持つ細胞なので，細胞の断片を取り除いたり，外部からの侵入者から身体を守る働きがある。

マクロファージは直径が10〜30 μmある不整形の細胞である（図6-12）。細胞の表面には，短くて先がふくらんだ突起や指状の糸状仮足などが見られる。活性化したマクロファージの細胞膜には，細胞運動と食作用の結果，様々な形のヒダが見られる。細胞質は好塩基性で，多数の小空胞と電子密度の高い小果粒がある。核はやや偏在しており，線維芽細胞の核よりも暗調に染まる。その形は独特で，通常は片側がくびれていて，ソラマメの形をしている。通常，核小体は見られない。電子顕微鏡で見ると，ゴルジ装置，粗面小胞体，リソソーム（光顕では暗調な小果粒に見える）がよく発達していることが分かる。

マクロファージは成熟するにつれて大きくなり，それに伴って粗面小胞体，ゴルジ装置，微小管，マイクロフィラメントが増え，蛋白合成が高まる。

マクロファージの由来と分布

かつて，マクロファージは細網細胞のような貪食能を持たない細胞からなる**細網内皮系** reticuloendothelial system の細胞に由来すると考えられていた。しかし現在は，細網内皮系の概念に代わって，**単核食細胞系** mononuclear phagocyte system が提唱されている。これは，単核食細胞系に属するすべての細胞は，骨髄の共通の幹細胞から生じ，リソソームを持っており，食べ込み能があり，免疫グロブリンG（IgG）に対するFc受容体（FcγRⅠ）と補体受容体を細胞表面に持つというものである。

単球は骨髄に由来し，血液中を循環する。適切なシグナルを受け取ると，単球は遊走して毛細血管や細静脈の

表6-1 肥満細胞が放出する主な一次および二次伝達物質

伝達物質	（伝達物質の種類）一次，二次の別	由来	作用
ヒスタミン	一次	果粒	血管透過性亢進，血管拡張，気管支の平滑筋収縮，粘液産生亢進
ヘパリン	一次	果粒	ヒスタミンに結合し不活化する抗凝固因子
コンドロイチン硫酸	一次	果粒	ヒスタミンに結合し不活化
アリルスルファターゼ	一次	果粒	ロイコトリエンC_4を不活化して炎症反応を制限
中性プロテアーゼ	一次	果粒	補体（特にC3a）活性化のための蛋白分解，炎症反応を強める
好酸球走化因子	一次	果粒	好酸球を炎症部位に誘導する
好中球走化因子	一次	果粒	好中球を炎症部位に誘導する
ロイコトリエンC_4, D_4, E_4	二次	細胞膜の脂質	血管拡張，血管透過性亢進，気管支平滑筋収縮
プロスタグランジンD_2	二次	細胞膜の脂質	気管支平滑筋の収縮，粘液分泌の亢進，血管収縮
トロンボキサンA_2	二次	細胞膜の脂質	血小板凝集，血管収縮
ブラジキニン	二次	果粒内の酵素の作用で形成	血管透過性亢進，痛覚に関係
血小板活性化因子	二次	ホスホリパーゼA_2によって活性化	好中球と好酸球の誘導，血管透過性亢進，気管支平滑筋の収縮

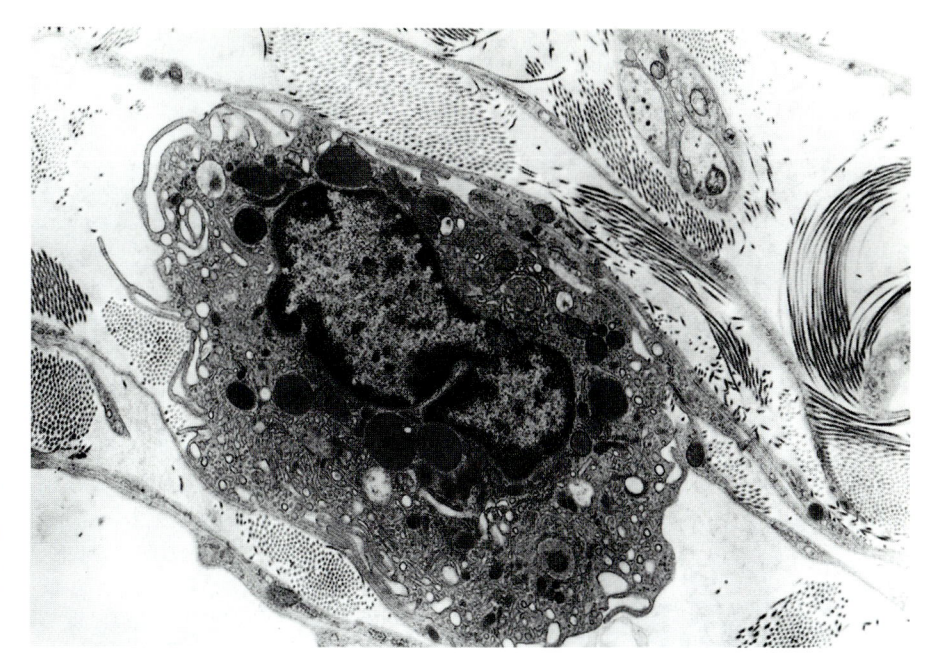

図6-12 ラット精巣上体のマクロファージの電子顕微鏡写真。(Flickinger CJ, Herr CJ, Sisak JR, Howards SS: Ultrastructure of epididymal interstitial reactions following vasectomy and vasovasostomy. Anat Rec 235:61-73, 1993. より)

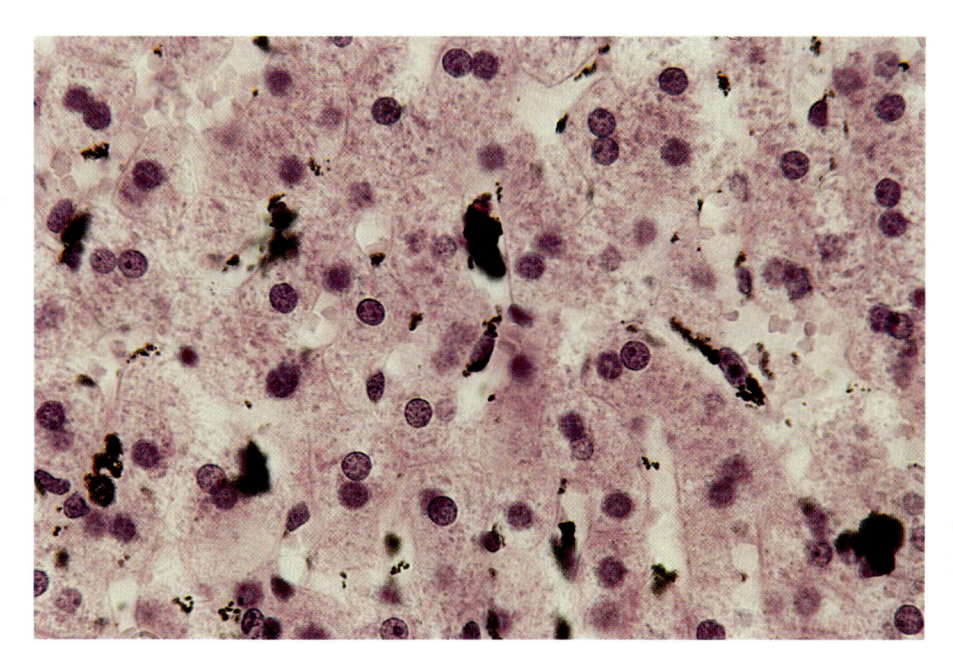

図6-13 墨汁を注入した動物の肝臓の光学顕微鏡写真（×540）。墨汁を食べ込んだクッパー細胞が分かる。

内皮を通過し，血流から結合組織に出る。そこで単球は成熟してマクロファージになる。普通，マクロファージの寿命は約2か月である。

身体の特定部位に存在するマクロファージは，それらの起源が判明する以前につけられた特有の名前がある。従って，肝臓の**クッパー細胞** Kupffer cell（図6-13），肺の**塵埃細胞** dust cell，皮膚の**ランゲルハンス細胞** Langerhans cell，血液の**単球** monocyte，結合組織・脾臓・リンパ節・胸腺にあるマクロファージは，すべて単核食細胞系に属しており，形態と機能は類似している。

さらに，骨の**破骨細胞** osteoclastと脳の**小膠細胞** microgliaは形態は異なるが，単核食細胞系に属している。

慢性炎症では，マクロファージが凝集して細胞が巨大化し，多角形の**類上皮細胞** epithelioid cellになる。処理しなければならない粒状物質が極めて大きいと，数個から多数のマクロファージが融合して**異物巨細胞** foreign-body giant cellを形成する。

結合組織に存在するマクロファージは**固定マクロファージ** fixed macrophageと呼ばれ，外来性の刺激によって生じ，その刺激部位に遊走する細胞は**自由マクロファー**

第6章　結合組織

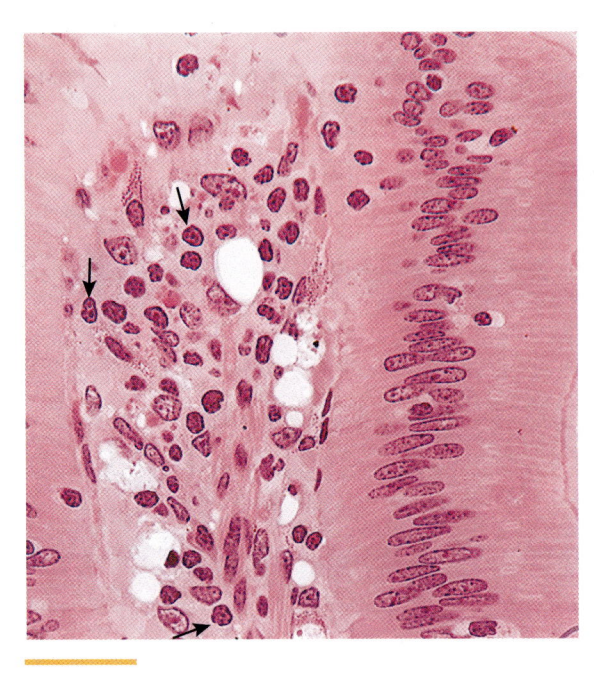

図6-14　サル空腸の粘膜固有層における形質細胞（矢印）の光学顕微鏡写真（×496）。車輪核と明るい核周囲部が観察できる。

sue cell）は骨髄の前駆細胞に由来する（図6-1）。これらの細胞については別の章で詳述するので，ここでは簡単に述べることにする。

形質細胞

形質細胞はBリンパ球に由来し，抗体を産生する。

形質細胞 plasma cellは結合組織全体に散在しているが，異物や微生物が組織に侵入した部位や慢性炎症部位に最も多く存在する。抗原提示を受けたBリンパ球から分化して生じた形質細胞は，抗体を産生して分泌する（☞第10章，第12章）。

形質細胞は大きな卵形の細胞で，直径は約20 μmあり，核はやや細胞の端に片寄っている。形質細胞の寿命は2～3週間で比較的短い。形質細胞の細胞質にはよく発達した粗面小胞体があるため，細胞質は強い好塩基性を示す（図6-14）。電子顕微鏡で見ると，少数のミトコンドリアが粗面小胞体の間に散在している。また，核の近傍には大きなゴルジ装置や1対の中心子が見られるが（図6-15，図6-16），光学顕微鏡では，これらの構造のある領

ジ free macrophageと呼ばれていた。現在では，それぞれ**定住マクロファージ** resident macrophageと**遊走マクロファージ** wandering macrophage（**誘導マクロファージ** elicited macrophage）と呼ばれることが多い。

マクロファージの機能

マクロファージは異物，細胞の断片，傷ついた細胞，老化細胞を食べ込む。また，マクロファージは免疫反応の開始に関与する。

マクロファージは老化細胞，傷ついた細胞，死んだ細胞，細胞断片を食べ込んで，リソソームに含まれる加水分解酵素の作用によって消化する（☞第2章）。また，マクロファージは異物や微生物を食べ込んで破壊するので，身体の防御の一端を担っているといえる。免疫反応の過程では，リンパ球が放出する因子によってマクロファージが活性化され，食作用能が高まる。**活性化マクロファージ** activated macrophageは多様な形をしていて，微絨毛や板状仮足を有し，遊走能が高い。また，マクロファージはリンパ球に抗原を提示する重要な役割がある（☞第12章）。

遊走性結合組織細胞

すべての**遊走性結合組織細胞** wandering connective tissue cell（**一過性結合組織細胞** transient connective tis-

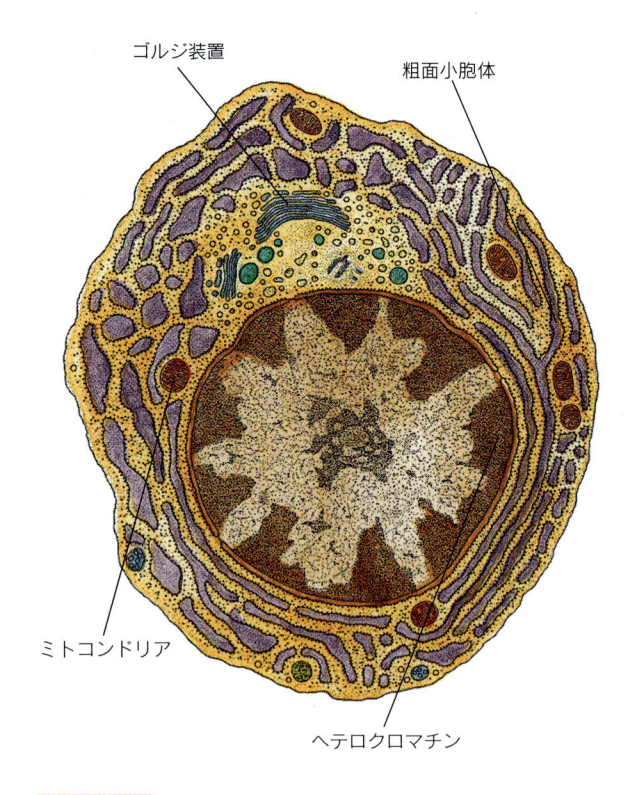

図6-15　形質細胞の微細構造を示す模式図。ヘテロクロマチンの配置は車軸状である（車軸核または車輪核）。(Lentz TL: Cell Fine Structure: An Atlas of Drawings of Whole-Cell Structure. Philadelphia, WB Saunders, 1971.より)

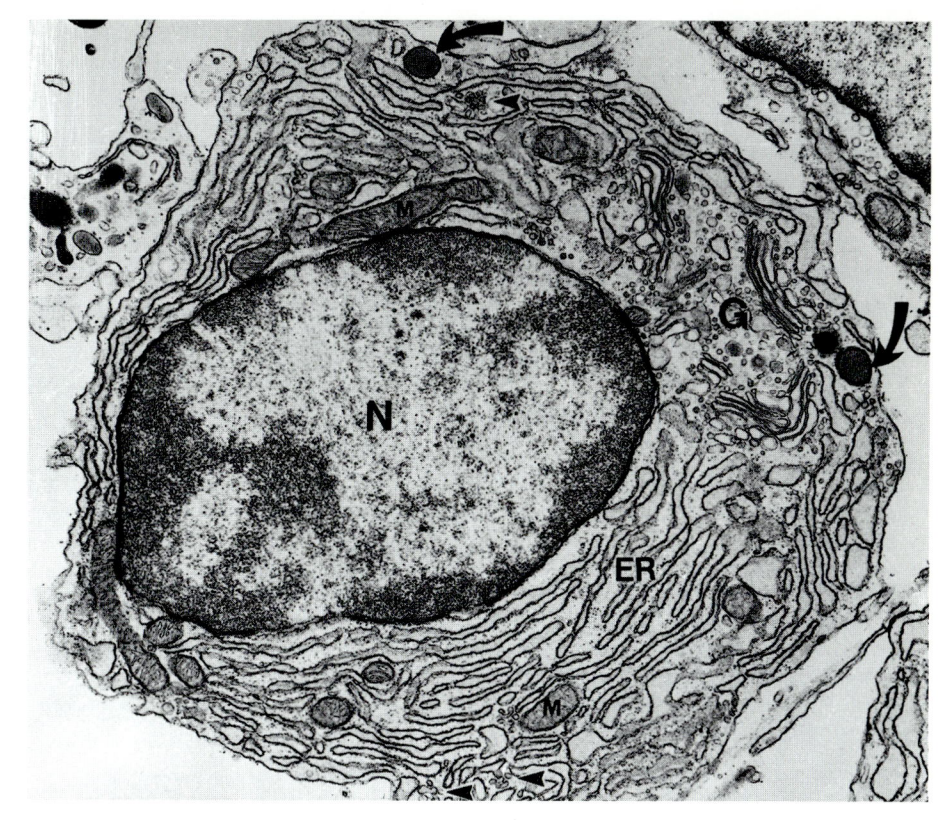

図6-16 ラット十二指腸の粘膜固有層における形質細胞の電子顕微鏡写真。よく発達した粗面小胞体（ER）とゴルジ装置（G）が見られる（×10,300）。M：ミトコンドリア，N：核，矢頭：小胞，矢印：暗調の果粒（Rambourg A, Clermont Y, Hermo L, Chretien M: Formation of secretion granules in the Golgi apparatus of plasma cells in the rat. Am J Anat 184:52-61, 1988. より）

域は，核の近傍にある淡く染まる細胞質の部分である。核は球形で，光学顕微鏡ではヘテロクロマチンが中心から放射状に並び，車軸核または車輪核と呼ばれる特徴的な像を呈する。

白血球

> 白血球は炎症，異物や微生物の侵入，免疫反応が起こると，血流から出て多様な役割を果たす。

白血球 leukocyte は血中を流れるが，しばしば遊走して毛細血管壁を通過し，結合組織に侵入する。炎症時にはこのような現象が活発に起こり，白血球は多様な役割を果たす。

単球 monocyte については，マクロファージの項ですでに述べた。

好中球 neutrophil は，急性炎症部位で細菌を食べ込みこれを消化して**膿** pus が生じる。膿は死んだ好中球や細胞の断片が蓄積したものである。

好酸球 eosinophil は，好中球のように白血球走化因子によって炎症部位に誘導される。好酸球は細胞毒を放出して寄生虫と闘う。また，好酸球はアレルギー反応部位に誘導されて，そこでアレルギー反応を調節し抗原抗体複合体を食べ込む。

好塩基球 basophil は肥満細胞と似ていて，炎症を開始・維持・調節する一次，二次伝達物質を放出する。

リンパ球 lymphocyte は，大部分の結合組織には少数しか分布していないが，消化管の粘膜固有層や慢性炎症部位には多数存在している。白血球は第10章で，リンパ球は第12章で詳述する。

結合組織の分類

本章のはじめに述べたように，結合組織は**狭義の結合組織** connective tissue proper（本章で扱う）と**特殊結合組織** specialized connective tissue（軟骨，骨，血液）に分類されるが，そのほかに**胎児性結合組織** embryonic connective tissue がある。表6-2に主な結合組織の分類を示す。

胎児性結合組織

> 胎児性結合組織には，間葉組織と膠様組織がある。

間葉組織 mesenchymal tissue は胎児だけに存在する。この組織は疎らな細網線維を含むゲル状で無定形な基質と，間葉細胞で構成されている。**間葉細胞** mesenchymal cell は卵円形の核を有し，クロマチンは微細な網状

第6章　結合組織

表6-2　結合組織の分類

A. 胎児性結合組織
　1. 間葉（結合）組織
　2. 膠様（結合）組織
B. 結合組織（狭義）
　1. 疎性結合組織
　2. 密性結合組織
　　a. 密不規則性結合組織
　　b. 密規則性結合組織
　　　(1) 膠原線維性
　　　(2) 弾性線維性
　3. 細網組織
　4. 脂肪組織
C. 特殊結合組織
　1. 軟骨
　2. 骨
　3. 血液

で，核小体は著明である。淡く染まる細胞質は少量で，数本の細い突起を伸ばしている。間葉細胞から疎性結合組織の大部分の細胞が生じ，間葉細胞の分裂像が頻繁に観察される。間葉細胞は一度は胎児の全身に分布するが，最終的に消失し，大人では歯髄以外には存在しないと考えられている。しかし，大人では多能性周皮細胞が毛細血管に沿って存在し，結合組織の細胞に分化する可能性がある。

胞に酸素や栄養を運ぶ血管や細い神経が走っている。
　疎性結合組織は消化管や気道などの上皮の直下にあるため，抗原，細菌などの侵入者の攻撃を最初に受ける場所である。従って，疎性結合組織には，炎症，アレルギー反応，免疫反応の要因となる多数の遊走細胞がある。これらの細胞はもともと血中を循環しているが，炎症の刺激によって，血管から周囲の組織に遊走する。肥満細胞が放出するヒスタミンなどの生理活性物質は，微小血管の透過性を高めるので，過剰な血漿が疎性結合組織に滲出して組織の腫脹を引き起こす。

臨床ノート

　正常な状態では，細胞外液は毛細血管に返るか，またはリンパ管に入ってから血液に戻る。しかし，炎症反応が強かったり長期間に及ぶと，毛細血管やリンパ管への還流限度を超えて血漿が滲出するため，疎性結合組織内に過剰な組織液が貯留することになる。すると，炎症部位は大きく腫脹して**浮腫**edemaを引き起こす。浮腫は静脈やリンパ管の閉塞によっても起こるが（うっ血性浮腫やリンパ管閉塞による浮腫），炎症の場合は毛細血管の透過性を亢進させるヒスタミンやロイコトリエンC_4，D_4の過剰放出もその原因になる（炎症性浮腫）。

結合組織（狭義）

　狭義の結合組織には4種類（疎性結合組織，密性結合組織，細網組織，脂肪組織）があり，それぞれの組織構築，分布，機能は異なっている。

疎性結合組織

　疎性結合組織はゲル状の基質のなかに，線維と細胞が疎らに存在している。

　疎性結合組織 loose connective tissueは皮下組織，体腔の中皮の下，血管外膜，腺の間質など，身体の空間を満たすように存在する。消化管などの粘膜の疎性結合組織は**粘膜固有層** lamina propriaと呼ばれる。
　疎性結合組織は**基質** ground substanceと組織液（細胞外液）が豊富で，そのなかに固定結合組織細胞（**線維芽細胞** fibroblast，**脂肪細胞** adipose cell，**マクロファージ** macrophage，**肥満細胞** mast cell，**未分化細胞** undifferentiated cell）が存在している。また，基質全体に**膠原線維** collagen fiber，**細網線維** reticular fiber，**弾性線維** elastic fiberが疎らに分布している。この不定形の組織には，細

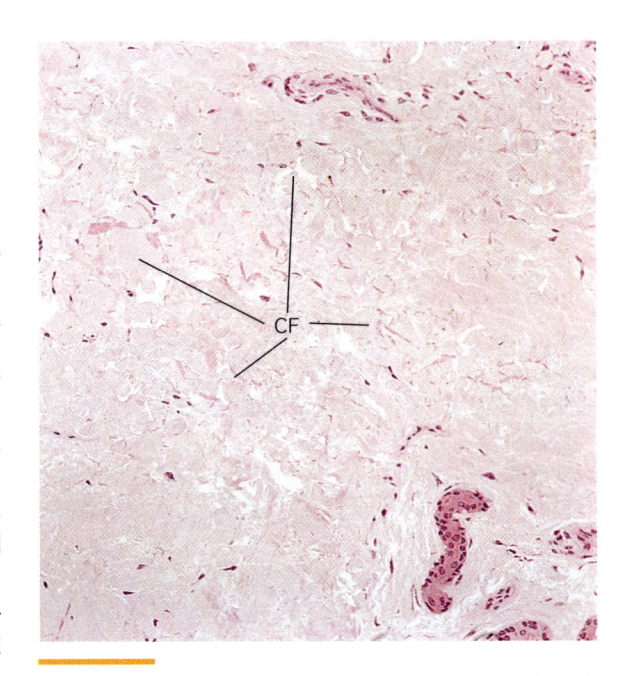

図6-17　サル皮膚の密不規則性結合組織の光学顕微鏡写真（×121）。不規則な走向をとる膠原線維束（CF）が密に存在している。

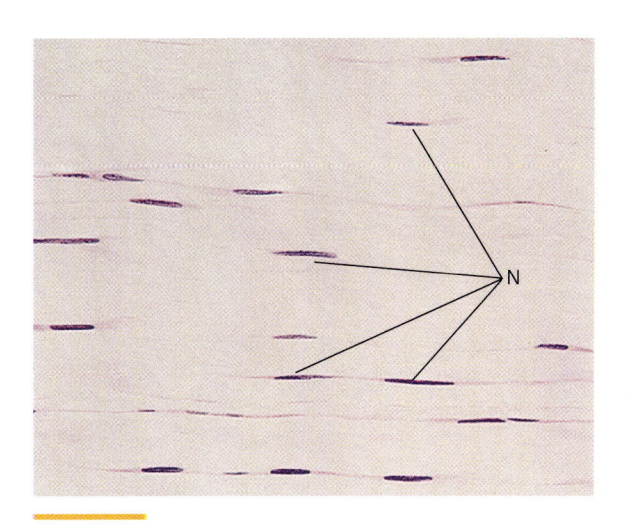

図6-18 サル腱の密規則膠原線維性結合組織の縦断面を示す光学顕微鏡写真（×270）。膠原線維束が平行に整然と並んでいることと，線維芽細胞の細長い核（N）が膠原線維束の間に存在することに注意。

密性結合組織（密線維性結合組織）

> 密性結合組織は，疎性結合組織に比べて線維を大量に含むが，細胞は少ない。

密性結合組織 dense connective tissue は，疎性結合組織とほぼ同じ成分で構成されているが，疎性結合組織と比べ，線維が豊富で細胞は少ないという特徴がある。組織内での膠原線維の方向と配列は，外力に対する組織の抵抗性を生み出している。膠原線維束がランダムに配列している場合は**密不規則性結合組織（交織線維性結合組織）** dense irregular connective tissue と呼ばれる。これに対し，線維束が平行または一定方向に規則正しく並んでいる場合は，**密規則性結合組織（平行線維性結合組織）** dense regular connective tissue と呼ばれる。密規則性結合組織には，**膠原線維性** collagenous のものと**弾性線維性** elastic のものの2種類がある。

密不規則性結合組織は，太い膠原線維が網目状に織り合わさって組織を構成しており，すべての方向からの外力に抵抗性がある（図6-17）。膠原線維束は組織中に密に詰まっているため，基質や細胞のための空間は少ない。線維芽細胞はこの組織に最も多く見られる細胞で，膠原線維束の間隙に位置する。密不規則性結合組織は皮膚の真皮，神経の鞘のほか，脾臓，精巣，卵巣，腎臓，リンパ節などの被膜を構成している。

密規則膠原線維性結合組織 dense regular collagenous connective tissue は，密に集まった平行な太い膠原線維束からなり，全体として張力に抵抗するため，円柱状またはシート状の構造を作る（図6-18）。この組織では膠原線維の密度が高く，基質や細胞が占める空間は少ない。

膠原線維束の間隙には薄くシート状に伸びる線維芽細胞が存在し，膠原線維の長軸と平行に並んでいる。腱（図6-19），靱帯，腱膜は密規則性結合組織の例である。

密規則弾性線維性結合組織 dense regular elastic connective tissue は太い枝分かれした弾性線維と少量の膠原線維の網目からなる。線維間には線維芽細胞が散在している。弾性線維は互いに平行に走り，薄いシート状または有窓性の膜を作っている。後者は太い血管，脊柱の黄靱帯，陰茎提靱帯に存在する。

細網組織

細網組織 reticular tissue は線維芽細胞（**細網細胞** reticular cell）と細網線維（Ⅲ型コラーゲン）の網目状構造からなり，その間にマクロファージが散在する（図6-20）。細網組織は肝臓の類洞，脂肪組織，骨髄，リンパ節，脾臓，平滑筋，ランゲルハンス島などの構造物の骨組みを作っている。

脂肪組織

脂肪組織 adipose tissue は，脂肪細胞が**単胞性** unilocular か**多胞性** multilocular かによって白色脂肪組織（単胞性脂肪組織）と褐色脂肪組織（多胞性脂肪組織）に分類される。これらの脂肪組織は色，血管分布，代謝活動が異なる。

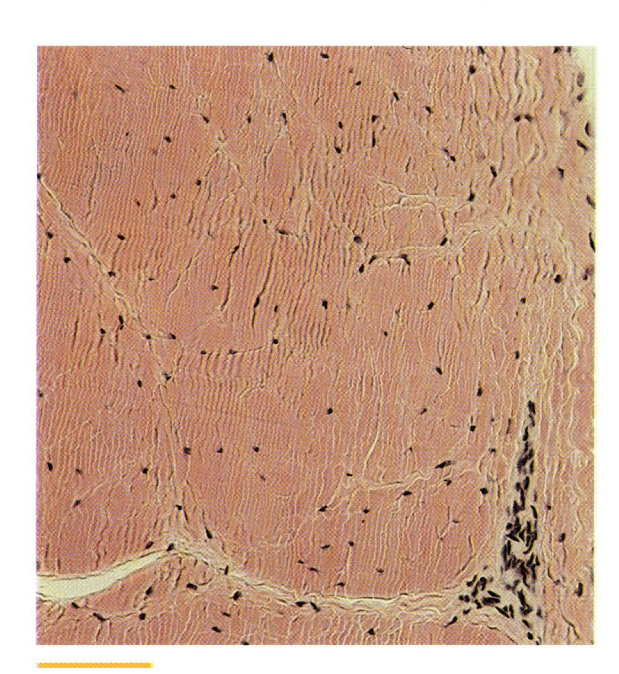

図6-19 サル腱の横断面を示す光学顕微鏡写真（×270）。

白色脂肪組織

白色脂肪組織 white adipose tissue は，**単胞性脂肪細胞** unilocular fat cell で構成される脂肪組織である。原則として，1個の単胞性脂肪細胞は1つの脂肪滴を有し，この細胞で構成される脂肪組織は白色を呈する。ニンジンのようなカロチンを含む食物を多く摂取すると，この脂肪組織は黄色を呈する。白色脂肪組織には，豊富な毛細血管網がある。この血管は，脂肪組織を小葉に区分する結合組織から脂肪組織に入る（図6-6）。単胞性脂肪細胞の細胞膜にはインスリン，成長ホルモン，ノルアドレナリン，糖質コルチコイドなどのホルモンに対する受容体がある。これらのホルモンは脂肪酸とグリセロールの摂取と放出を促進する。

白色脂肪組織は全身の皮下組織に存在するが，特に性別や年齢の影響を受ける部位に多量に出現する。男性では脂肪は頸部，肩，殿部に貯蔵される。中年になると，腹壁にも脂肪が貯蔵されるようになる。女性では脂肪は胸，殿部，大腿部に貯蔵される。さらに，男女ともに脂肪は腹腔内の大網や腸間膜にも貯蔵される。

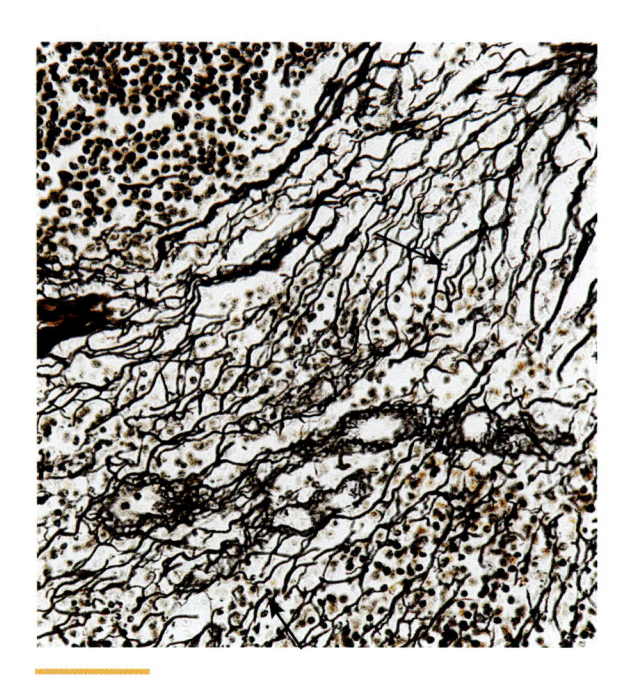

図6-20 細網組織（鍍銀染色）の光学顕微鏡写真（×248）。多数のリンパ系の細胞が細網線維（矢印）の網目の間に散在している。

> ### 臨床ノート
>
> 肥満は心臓病や糖尿病など，多くの疾患に罹患する危険性を高める。
>
> 成人では，肥満には2種類ある。**細胞肥大型肥満** hypertrophic obesity は単胞性脂肪細胞に脂肪が蓄積することが原因である。この場合，脂肪細胞は通常の4倍にもふくらむ。**細胞増多型肥満** hypercellular obesity は名前の通り脂肪細胞数の過剰が原因で起こる肥満である。一般的に，この型の肥満は重症である。成熟した脂肪細胞は細胞分裂しないが，その前駆細胞は生後間もなく細胞分裂をする。新生児が数週間にわたって食物を過剰に摂取すると，脂肪細胞の前駆細胞が増加する。これはやがて脂肪細胞の増加を引き起こし，成人になると細胞増多型肥満を引き起こす可能性があると考えられている。成人して肥満になる確率は，体重過多の乳児では平均体重の乳児に比べて少なくとも3倍も高い。
>
> 遺伝的素因が原因の肥満もある。**レプチン** leptin 遺伝子の変異は不活性のレプチンを合成する。レプチンは視床下部の摂食中枢を制御しているので，レプチン合成のない人や不活性のレプチンを合成する人は，どちらも暴食気味になり，体重増加を制御することができない。

褐色脂肪細胞

褐色脂肪組織 brown adipose tissue は，複数の脂肪滴を蓄える多胞性脂肪細胞で構成されている。この組織は血管やミトコンドリアが豊富で，ミトコンドリアのなかにあるチトクロームのために褐色〜赤褐色を呈する（図6-7）。

褐色脂肪組織は，腺に似た小葉構造と血管供給路を持つ。血管は豊富に分布し，毛細血管が脂肪細胞と接している。この脂肪組織では，無髄神経線維が組織に入り，その神経終末は血管と脂肪細胞に分布する。これに対し，白色脂肪組織では神経終末は血管のみに分布する。

褐色脂肪は多くの哺乳類（特に冬眠動物や産仔）に認められることが以前から知られている。新生児では，褐色脂肪は頸部や肩甲骨の間に存在する。成人では，褐色脂肪細胞の脂肪滴は融合して1つの脂肪滴を形成し，単胞性脂肪（白色脂肪）に類似してくる。従って，成人は白色脂肪しか持っていないように見えるが，褐色脂肪もあるのではないかと考えられている。老人の消耗性疾患では，多胞性脂肪組織が新生児と同じ部位に再び形成される。

褐色脂肪組織は，多数のミトコンドリアを含む多胞性脂肪細胞で構成されており，体熱の産生に関係している。この細胞は白色脂肪の20倍の速度で脂肪酸を酸化して，寒冷環境における体熱産生を3倍も高める。皮膚の感覚受容器は脳の温度調節中枢に情報を送り，そこから交感神経を介して褐色脂肪細胞を直接刺激する。神経伝達物質のノルアドレナリンは酵素を活性化し，トリグリセリドを脂肪酸とグリセロールに分解して，ミトコンドリアでの脂肪酸の酸化を進めて熱産生を開始させる。ミトコンドリアの内膜にある膜貫通型蛋白の**サーモジェニン** thermogenin は陽子（プロトン）をATP合成に用いる代わ

りに熱エネルギー産生に利用する。

脂肪組織の由来

脂肪細胞は未分化の胎児性幹細胞に由来し，この幹細胞から**前脂肪細胞** preadipocyte が生じて，一連の活性化物質の影響下で脂肪細胞に分化すると考えられていた。

現在では，脂肪組織は2つの独立した過程を経て生じると考えられている。胎生初期に起こる**一次脂肪形成** primary fat formation では，前脂肪細胞である**上皮様前駆細胞** epithelioid precursor cell の集団が，胎児の特定の部位に分布する。そこで脂肪滴は褐色脂肪組織の形で蓄積し始める。一方，胎生期の終盤には，胎児の結合組織の広い領域で別の**紡錘形前駆細胞** fusiform precursor cell が分化して脂肪の蓄積を開始する。この場合は細胞内の脂肪滴は1つに融合するため，成人で見られる単胞性脂肪細胞を形成する。この胎生期終盤の脂肪形成過程は**二次脂肪形成** secondary fat formation と呼ばれる。褐色脂肪組織は胎児に存在するが，白色脂肪組織は生後に出現するということを理解しておくべきである。

臨床ノート

脂肪組織の腫瘍には良性のものと悪性のものがある。**脂肪腫** lipoma は脂肪細胞の良性腫瘍で，**脂肪肉腫** liposarcoma は脂肪細胞の悪性腫瘍である。脂肪肉腫は全身にできる可能性があるが，下肢や後腹膜にできるのが一般的である。腫瘍細胞は単胞性脂肪細胞と多胞性脂肪細胞のいずれかに類似している。このことも成人が2種類の脂肪組織を持つ可能性を暗示している。

軟骨と骨 7

軟骨と骨はともに特殊化した結合組織である。軟骨は硬くて柔軟な基質を持ち，この基質は機械的圧縮に耐える。骨の基質は，人体のなかで最も硬い物質の1つで，これも圧縮に対する抵抗性を持つ。いずれの組織にも特殊な基質を分泌する細胞があり，この細胞は自らが分泌した基質に取り囲まれていく。軟骨と骨には多様な機能があるが，なかには類似したり関連したりしている機能もある。軟骨も骨も骨格系の構成要素であり，人体の支持に関与している。大部分の長骨は，胚の段階で軟骨が形成され，後に骨に置換される。この骨化様式は**軟骨内骨化** endochondral bone formation と呼ばれる。扁平骨の多くは，膜性の鞘のなかで形成される。この骨化様式は**膜内骨化** intramembranous bone formation と呼ばれる。

軟骨

軟骨には**軟骨細胞** chondrocyte と呼ばれる細胞がある。この細胞は自らが分泌した**細胞外基質** extracellular matrix で囲まれた**軟骨小腔** lacuna に入っている。軟骨を構成する物質は血管によって栄養されず，神経支配も受けない。また，リンパ管も存在しない。軟骨細胞は，基質を介する拡散によって周囲の結合組織を走行する血管から栄養を受け取っている。細胞外基質は**グリコサミノグリカン** glycosaminoglycan と**プロテオグリカン** proteoglycan からなる。両者は細胞外基質に存在する膠原線維や弾性線維と密接な関係がある。軟骨には加圧に対する柔軟性と抵抗性があるため，衝撃吸収材としての機能を果たす。また，軟骨は骨の関節面を被っており，その平滑な表面によって関節はほとんど摩擦なく動くことができる。

軟骨は基質に存在する線維によって以下の3種類に分類される（図7-1，表7-1）。

- **硝子軟骨** hyaline cartilage：基質にⅡ型コラーゲンを含む。この軟骨は生体で最も多数を占め，様々な機能がある。
- **弾性軟骨** elastic cartilage：Ⅱ型コラーゲンと多くの弾性線維が基質全体に散在しており，柔軟性に富む。
- **線維軟骨** fibrocartilage：密で太いⅠ型膠原線維を基質に含むため，引っ張りに対して強い抵抗性がある。

軟骨膜 perichondrium は軟骨の大部分を被っている結合組織の鞘で，外側の**線維層** fibrous layer と内側の**軟骨形成層** cellular layer からなる。軟骨形成層の細胞は軟骨基質を分泌する。軟骨膜には血管があり，軟骨の細胞に栄養を供給する。関節表面などの軟骨膜を欠く部位では，軟骨細胞は関節腔を満たしている滑液から栄養の供給を受ける。

表7-1 軟骨の種類，特性，局在

軟骨の種類	認められる特性	軟骨膜	局在
硝子軟骨	Ⅱ型コラーゲン，塩基好性の基質，通常，群をなして軟骨細胞が配列	ある（例外的に関節軟骨や骨端にはない）	長骨の関節端，鼻，喉頭，気管，気管支，肋骨の腹側縁
弾性軟骨	Ⅱ型コラーゲン，弾性線維	ある	耳介，外耳道の壁，耳管，喉頭蓋，喉頭の楔状骨
線維軟骨	Ⅰ型コラーゲン，酸好性の基質，膠原線維束の間に軟骨細胞が平行に配列，常に密規則膠原線維性結合組織と硝子軟骨を伴う	ない	椎間円板，関節内板，恥骨結合，一部の腱の停止部

113

硝子軟骨

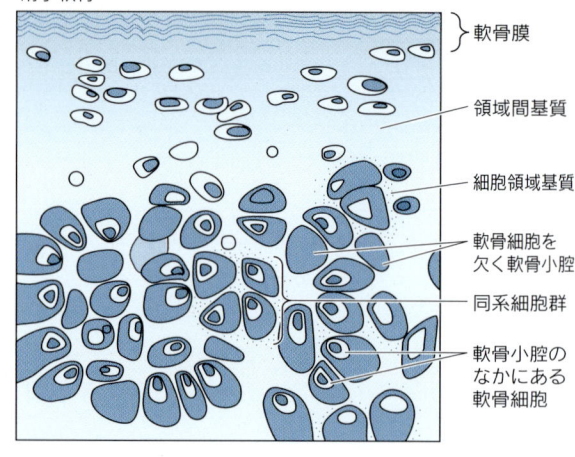

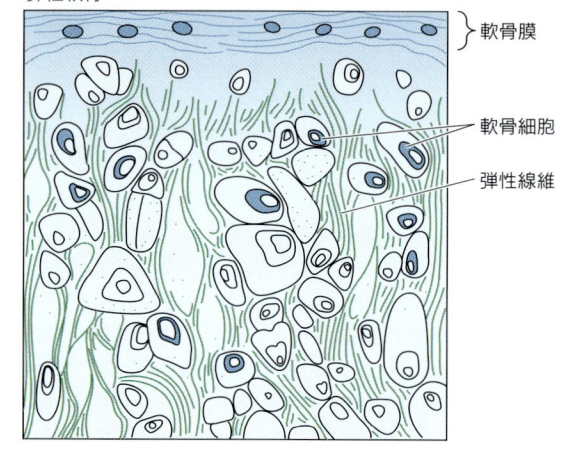

> 硝子軟骨は生体で最も多い軟骨で，軟骨内骨化のための鋳型を形成する。

　硝子軟骨hyaline cartilageは青灰色を呈する半透明の柔軟な構造物で，人体では最も一般的な軟骨である。この軟骨は，鼻や喉頭，胸骨と関節する肋骨の腹側端，気管や気管支，可動関節の関節面に存在する。また，胚の発生時に多数の骨の鋳型を作ったり，成長しつつある骨の骨端板を構成する（表7-1）。

硝子軟骨の組織発生と成長

> 硝子軟骨を作る細胞は，間葉細胞から分化する。

　軟骨が形成される部位では，間葉細胞は細胞突起を伸ばさず，丸くなって，**軟骨化中心**chondrification centerと呼ばれる密集した塊をなす。この細胞は**軟骨芽細胞**chondroblastに分化し，細胞周囲に基質を分泌し始める。基質の分泌が続くと，軟骨芽細胞は基質のなかに形成された**軟骨小腔**lacunaと呼ばれる小さな区画に取り込まれる。

　基質に取り囲まれた軟骨芽細胞は**軟骨細胞**chondrocyteと呼ばれる（図7-2）。この細胞はまだ細胞分裂が可能で，軟骨小腔のなかで2〜4個，あるいはそれ以上の細胞群を形成する。この細胞群は**同系細胞群**isogenous groupと呼ばれ，同一起源の軟骨細胞から1〜2回，あるいはそれ以上の細胞分裂によって生じたものである（図7-1）。同系細胞群の細胞が基質を分泌すると，細胞は互いに押しのけ合って，新たな小腔が形成されて軟骨が大きくなっていく。このような成長様式は，**間質成長**interstitial growthと呼ばれる。

　成長している軟骨の周縁部にある間葉細胞は分化して軟骨芽細胞になる。軟骨芽細胞は密不規則膠原線維性結合組織からなる**軟骨膜**perichondriumを作る。この膜は軟骨の成長と維持に関与する。軟骨膜はⅠ型コラーゲン，線維芽細胞，血管からなる**外側の線維層**outer fibrous layerと，大部分が**軟骨形成細胞**chondrogenic cellからなる**内側の軟骨形成層**inner cellular layerの2層から構成される。軟骨形成細胞は細胞分裂を経て軟骨芽細胞に分化し，基質を分泌し始める。このように，軟骨は周縁部に基質を付加していくことによって大きくなる。このような成長様式は，**付加成長**appositional growthと呼ばれる。

　間質成長は硝子軟骨の形成初期にのみ起こる。しかし，軟骨膜を欠く関節軟骨は間質成長によってのみ大きくなる。このような成長は，長骨の**骨端板**epiphyseal plateでも起こる。骨端板では，軟骨小腔が長骨の長軸と平行に並んでおり，間質成長は骨の伸長に関与する。そのほかの軟骨は，ほとんどが付加成長によって大きくなる。付加成長は軟骨の一生にわたって続く制御された過程である。

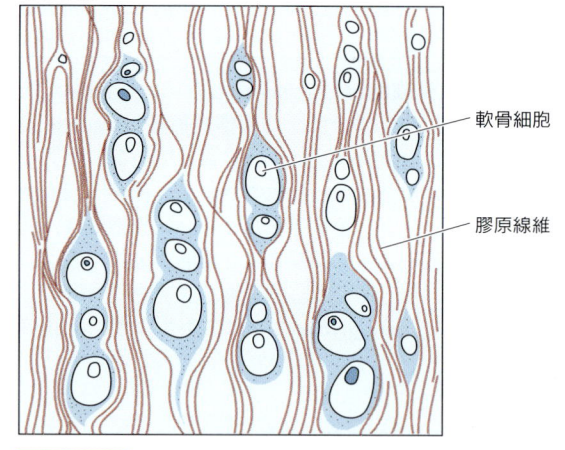

図7-1　3種類の軟骨の模式図。

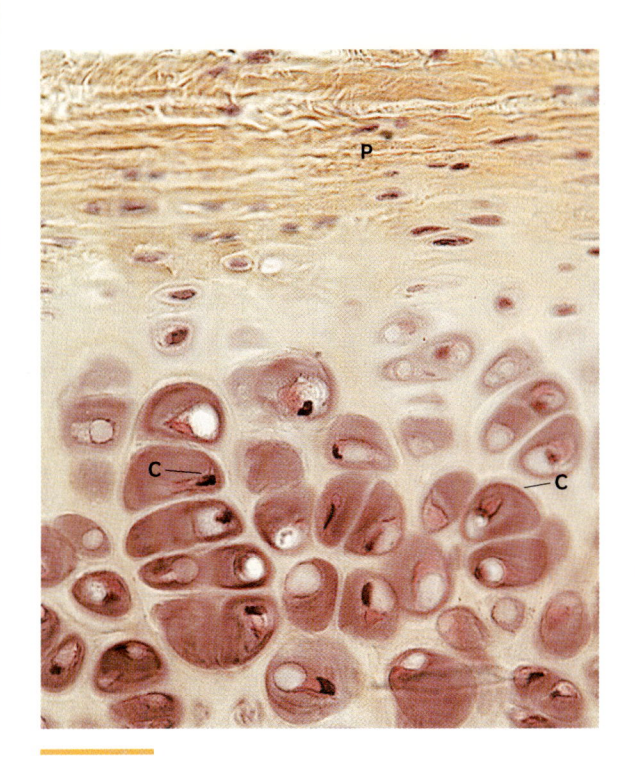

図7-2 硝子軟骨の光学顕微鏡写真（×250）。軟骨小腔のなかに閉じ込められた、大きな卵形の軟骨細胞（C）が観察される。軟骨細胞の上方には細長い軟骨芽細胞があり、最上方には軟骨膜（P）と軟骨形成細胞層がある。

軟骨細胞

軟骨には、軟骨形成細胞、軟骨芽細胞、軟骨細胞の3種類の細胞がある（図7-2）。

軟骨形成細胞 chondrogenic cell は紡錘形をした幅の狭い細胞で、間葉細胞に由来する。この細胞には、卵形の核に1〜2個の核小体がある。細胞質は疎らで、電子顕微鏡で観察すると1個の小さなゴルジ装置、わずかなミトコンドリア、粗面小胞体（RER）、多数の遊離リボソームが観察できる。この細胞は軟骨芽細胞にも骨原性細胞にも分化し得る。

軟骨芽細胞 chondroblast は、軟骨化の中心にある間葉細胞か、軟骨膜の内側にある軟骨形成細胞のどちらかに由来する。軟骨芽細胞は、蛋白合成に必要な細胞小器官を持つ丸い塩基好性細胞である。この細胞を電子顕微鏡で観察すると、RERの豊富な網目構造や、よく発達したゴルジ装置、多数のミトコンドリア、多数の分泌顆粒が認められる。

軟骨細胞 chondrocyte は基質で囲まれた軟骨芽細胞である。軟骨の周辺にある軟骨細胞は卵形であるが、深部にある細胞はより円形で、その直径は10〜30 μmである。組織標本を作ると、細胞が人工的に収縮したり変形が生じる。軟骨細胞は明瞭な核小体を持つ大きな核や、

蛋白分泌細胞に見られるような細胞小器官を有する。未熟な軟骨細胞の細胞質は淡く染色され、そのなかには多数のミトコンドリア、豊富なRER、よく発達したゴルジ装置、グリコーゲンがある。成熟して代謝が活発でない軟骨細胞では、細胞小器官が小さくなり、多数の遊離リボソームを含んでいる。もし、この細胞が軟骨芽細胞に戻ると、活発な蛋白合成が再開される。

硝子軟骨の基質

> 硝子軟骨の基質はⅡ型コラーゲン、プロテオグリカン、糖蛋白、細胞外液からなる。

半透明で青灰色を呈する硝子軟骨の基質は、乾燥重量の40％以上をコラーゲンが占めている。さらに、基質にはプロテオグリカン、糖蛋白、細胞外液を含んでいる。膠原線維と基質の屈折率はほぼ同じなので、基質は光学顕微鏡では無構造で均一のように見える。

硝子軟骨の基質は主にⅡ型コラーゲンを含むが、Ⅸ、Ⅹ、Ⅺ型コラーゲンなども少量含まれる。Ⅱ型コラーゲンの束は、軟骨小腔から離れるにつれて太くなる。線維の方向は軟骨にかかる圧と関連しているようである。例えば、関節軟骨では、表面近くの線維は表面と平行に走っているが、深層にある線維は弯曲した列をなして並んでいる。

基質は軟骨小腔周囲の**細胞領域基質** territorial matrix と**領域間基質** interterritorial matrix の2つの領域に区分される。細胞領域基質は幅50 μmの帯状の部分で、コラーゲンに乏しくコンドロイチン硫酸に富んでいる。このため、好塩基性を示し、過ヨウ素酸シッフ（PAS）試薬による強い染色に寄与している。基質の大部分は領域間基質で、細胞領域基質よりもⅡ型コラーゲンに富み、プロテオグリカンに乏しい。

軟骨小腔を取り囲んでいる基質の部分は**細胞周囲膜** pericellular capsule と呼ばれ、厚さが1〜3 μmある。この膜は、基底板様構造物のなかに膠原線維の細かな網状構造が埋まっているように見える。この線維は、硝子軟骨に存在するわずかな種類のコラーゲンに相当するのかもしれない。また、この膜は機械的圧縮から軟骨細胞を守っている可能性を示唆している。

軟骨基質は**アグリカン** aggrecan に富む。アグリカンは、グリコサミノグリカン分子（コンドロイチン4-硫酸、コンドロイチン6-硫酸、ヘパラン硫酸）が共有結合する蛋白芯からなる巨大プロテオグリカン分子である（☞図4-3）。100〜200個ほどのアグリカン分子はヒアルロン酸と非共有結合し、3〜4 μmの長さにおよぶ巨大アグリカン複合体を作る。この巨大なプロテオグリカン分子が持つ負の電荷は、カチオン、特にNa^+を引き寄せ、次いで水分子を引き寄せる。このようにして、軟骨基質は

水を含むようになる。湿重量の80％は水で，このため軟骨は圧縮に対して抵抗力がある。

水和したプロテオグリカンは単に膠原線維束の間隙を満たすだけでなく，そのグリコサミノグリカン側の鎖はコラーゲンと静電的結合をなす。このようにして，基質の膠原線維とその間隙物質とは，架橋分子による骨格を作って引っ張りに対して強い構造をなしている。

軟骨基質も接着性の糖蛋白である**コンドロネクチン** chondronectinを含む。この巨大分子はフィブロネクチンと似ており，Ⅱ型コラーゲン，コンドロイチン 4-硫酸，コンドロイチン 6-硫酸，ヒアルロン酸，軟骨芽細胞や軟骨細胞のインテグリン（膜貫通型蛋白）と結合する部位がある。それゆえ，コンドロネクチンは，これらの細胞を基質の線維性および無構造物質と接着させることができる。

硝子軟骨の組織生理学

硝子軟骨は平滑で圧縮力や引っ張りに抵抗できるが，このような性質は関節の関節面の機能にとって重要である。軟骨には血管がないので，栄養や酸素は基質にある水を通して拡散されなければならない。従って，このような拡散は軟骨が厚いとうまくいかない。軟骨のプロテオグリカンは常に新しいものと入れ替わっているが，その代謝は年齢とともに衰える。ホルモンやビタミンも軟骨の成長，発達，機能に影響を及ぼす。これらの物質の多くは骨格形成や成長にも影響を与えている（表7-2）。

> **臨床ノート**
>
> 硝子軟骨は，軟骨細胞の過形成や死滅によって変性し，軟骨基質は石灰化をきたす。この過程は軟骨内骨形成において一般的に認められる現象で，骨形成には不可欠なものである。骨の成長に伴ってしばしば関節の可動性の低下や痛みを引き起こすことがあるが，それは正常な過程である。
>
> 軟骨の再生は，小児を除いて一般に起こらない。軟骨膜から軟骨形成細胞が軟骨の欠損部に入り，新しい軟骨を形成する。欠損部が大きければ，軟骨細胞は密性結合組織を形成して瘢痕を形成する。

弾性軟骨

弾性軟骨は硝子軟骨と似ているが，その基質と軟骨膜は弾性線維に富む。

弾性軟骨 elastic cartilageは，耳介，外耳道や耳管，喉頭蓋，喉頭の楔状軟骨にある。弾性線維があるために，

表7-2　硝子軟骨に対するホルモンとビタミンの効果

ホルモン	効果
チロキシン，テストステロン，成長ホルモン（インスリン様成長因子を介して）	軟骨の成長と軟骨基質の形成を促進
コルチゾン，ヒドロコルチゾン，エストラジオール	軟骨の成長と軟骨基質の形成を抑制
ビタミン	
ビタミンA欠乏症	骨端板の厚さが減少
ビタミンA過剰症	骨端板での骨化が促進
ビタミンC欠乏症	基質合成の抑制と骨端板の構造を変える 壊血病を引き起こす
ビタミンDの欠乏症	カルシウムやリンの吸収が低下 軟骨の増殖は正常に起こるが，基質は適正に石灰化しない くる病を引き起こす

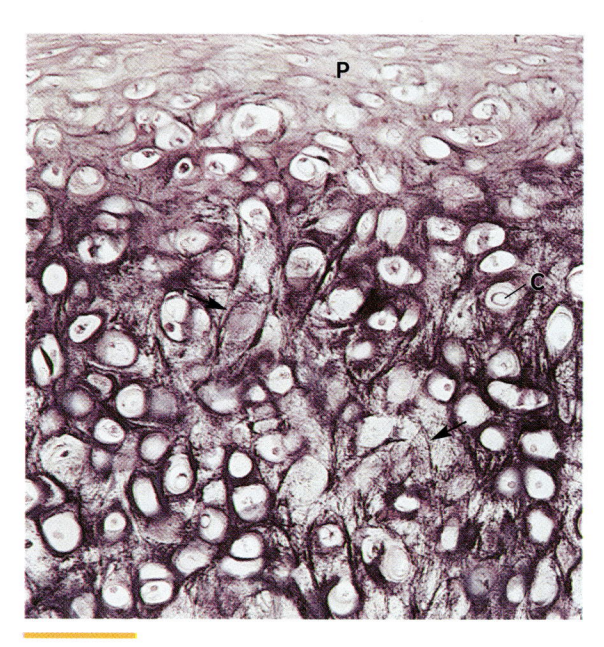

図7-3　弾性軟骨の光学顕微鏡写真（×122）。軟骨膜（P）と，軟骨小腔のなかにある軟骨細胞（C）が観察される（組織標本作製過程で軟骨細胞は収縮し，小腔の壁から離れている）。いくつかの軟骨小腔には1つ以上の細胞があり，間質成長していることが分かる。弾性線維（矢印）は至るところに存在している。

弾性軟骨は黄色みを帯びており，新鮮な状態では硝子軟骨よりも不透明である（表7-1）。

多くの点で，弾性軟骨は硝子軟骨と似ており，しばしば硝子軟骨に伴っている。軟骨膜の外側にある線維層は弾性線維に富んでいる。膠原線維束の間に細かくあるいは粗く分枝した大量の弾性線維が介在しているので，弾性軟骨の基質は硝子軟骨の基質よりはるかに柔軟性に富む（図7-3）。弾性軟骨の軟骨細胞は，硝子軟骨の細胞よ

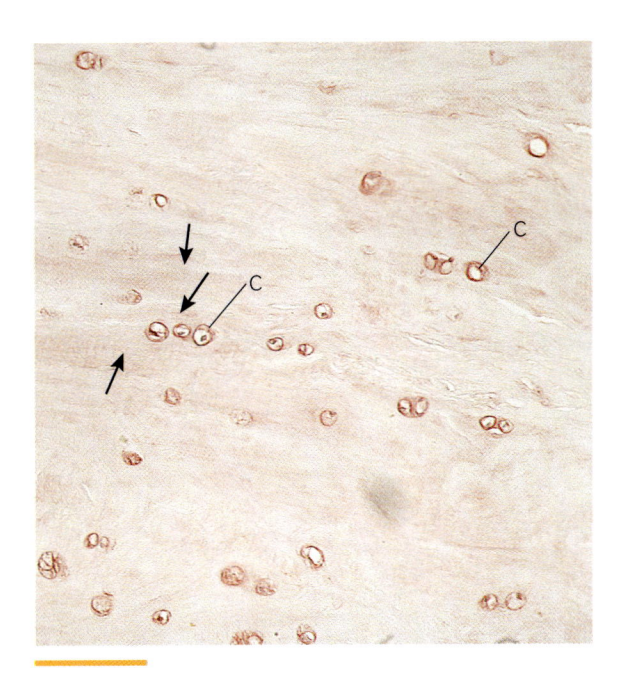

図7-4　線維軟骨の光学顕微鏡写真(×122)。太い膠原線維束(矢印)のなかに列をなす軟骨細胞(C)に注意。

りも数が多くて大きい。基質は硝子軟骨のように豊富ではなく，細胞領域基質の弾性線維束は領域間基質のものより太くて粗である。

線維軟骨

線維軟骨は，硝子軟骨や弾性軟骨とは異なり，軟骨膜がなく，基質はⅠ型コラーゲンに富む。

線維軟骨fibrocartilageは，椎間円板，恥骨結合，関節円板にあり，骨と接合している。また，線維軟骨は硝子軟骨や密性結合組織を伴っていることもある。前述の2種類の軟骨とは異なり，線維軟骨は軟骨膜がなく基質も乏しい。基質はコンドロイチン硫酸とデルマタン硫酸に富み，好酸性に染まるⅠ型コラーゲンを含む(図7-4)。軟骨細胞は，太くて疎らな膠原線維束と交互に平行に並んでいる。膠原線維束の走向は，組織にかかる張力と平行である(表7-1)。

線維軟骨の軟骨細胞は通常，プロテオグリカンを産生する線維芽細胞に由来する。基質が線維芽細胞を取り囲むにつれ，細胞は自らが産生した基質に閉じ込められるようになり，軟骨細胞に分化する。

椎間円板は線維軟骨の一例で，隣り合う椎骨の関節表面を被う硝子軟骨の間に挟まれている。椎間円板の中央部にはゼラチン状の**髄核**nucleus pulposusがある。これは脊索に由来する細胞からなり，ヒアルロン酸を豊富に含む基質内にある。これらの細胞は20歳代までに消失

する。髄核は，椎骨の硝子軟骨間を垂直に走る線維輪によって取り囲まれている。この線維輪は，Ⅰ型コラーゲンを含む線維軟骨でできている。隣り合う膠原線維束は互いに斜走し，髄核を支持している。線維輪は引っ張りに対する抵抗力を，髄核は圧縮に対する抵抗力を生み出す。

臨床ノート

椎間板ヘルニアherniated diskは，ゲル状の髄核が線維輪から外に押し出される現象をいい，線維輪の層が裂けたり破損したりする。このような状態は椎間円板の後部に起こることが多く，特に腰椎によく見られる。椎間円板が突出すると下部脊髄神経が圧迫されて，腰部や下肢に強い痛みが起こる。

骨

骨は特殊化した結合組織である。細胞外基質が石灰化して，基質を分泌した細胞を取り囲んでいる。

骨は人体で最も硬い物質の1つであるが，加わる力に応じて絶えず形が変化している動的な組織でもある。例えば，骨に圧力が加わると骨が吸収され，張力がかかると新しい骨が形成される。

骨は，脳や脊髄，肺や心臓などの構造物を保護したり支持したりするための構造的な枠組みである。骨には筋が付着し，関節を動かすほか，てことして作用し，筋力を増加させることもある。骨は何種類かのミネラルを貯蔵する場であり，人体のカルシウムの約99％を蓄えている。骨の中心には，**髄腔**marrow cavityと呼ばれる空洞があり，そのなかには造血器官である**骨髄**bone marrowが詰まっている。

骨の外表面は，滑膜関節の部分を除いて，**骨膜**periosteumで被われている。骨膜は，密性線維性結合組織からなる外側の層と骨形成細胞からなる内側の細胞層から構成される。髄腔の表面は**骨内膜**endosteumがある。骨内膜は単層で，**骨原性細胞**osteoprogenitor cellや**骨芽細胞**osteoblastを含んでいる。

骨では，石灰化した細胞外基質のなかに細胞が入っている。この石灰化基質は線維と基質からなる。骨を構成している線維は基本的にⅠ型コラーゲンからなる。基質はコンドロイチン硫酸やケラタン硫酸の側鎖などのプロテオグリカンに富む。さらに，オステオネクチンやオステオカルシン，オステオポンチン，シアロ蛋白などの糖蛋白を含む。

骨の細胞には**骨芽細胞**osteoblastに分化する**骨原性細胞**osteoprogenitor cellがある。骨芽細胞は基質を分泌す

るが，細胞が基質で取り囲まれると分泌を停止し，骨細胞になる。骨細胞が入っている空隙は骨小腔と呼ばれる（図7-5）。**破骨細胞** osteoclastは多核巨細胞で，骨髄の前駆細胞が癒合して生じ，骨の再吸収と再構築を行う。

骨は硬い組織なので，骨の研究のためには次の2通りの方法が用いられる。1つは脱灰法で，カルシウム塩を除去するために酸を用いて脱灰し，包埋，薄切，染色を行う方法である。もう1つは**研磨標本** ground sectionで，まず骨を切断して薄いスライスを作製し，光学顕微鏡で観察できるほど薄く研磨した後，スライドガラスに貼りつけ，カバーガラスをかけて検鏡する。

どちらの標本作製法にも欠点がある。脱灰法では脱灰するために用いる酸によって骨細胞が変形する。研磨標本では細胞が破壊されて，骨小腔や骨小管が骨研磨カスで埋まってしまう。

骨基質

骨基質は無機成分と有機成分からなる。

無機成分

> 骨の無機成分の大部分は，カルシウムとリンからなるヒドロキシアパタイトの結晶である。

骨の無機成分は骨の乾重量の約65％を占め，主にカルシウムとリンからなるが，そのほかに重炭酸，クエン酸，マグネシウム，ナトリウム，カリウムなどがある。カルシウムとリンは基本的に**ヒドロキシアパタイト結晶** hydroxyapatite crystal $[Ca_{10}(PO_4)_6(OH)_2]$ として存在するが，リン酸カルシウムも無定形の状態で存在する。ヒドロキシアパタイト結晶は長さ40 nm，幅25 nm，厚さ1.5～3.0 nmで，膠原線維に沿って並び，膠原線維の間隙を埋めている。結晶の表面は無定形の基質物質で取り囲まれている。結晶の表面イオンは水を引き寄せ，**水和殻** hydration shellを形成しており，細胞外液とのイオン交換ができる。

骨は人体で最も硬くて強い物質の1つである。その硬さと強さはヒドロキシアパタイトの結晶集合物と膠原線維の組合せによるものである。もし，骨のミネラルがすべて取り除かれると，骨の原形は保たれるが，非常に軟らかくなり，ゴムのように曲がるようになる。また，有機成分が骨から除去されると，ミネラル化した骨はその原形を留めるが，非常にもろくなり，簡単に骨折するようになる。

有機成分

> 骨に最も多い有機成分はⅠ型コラーゲンである。

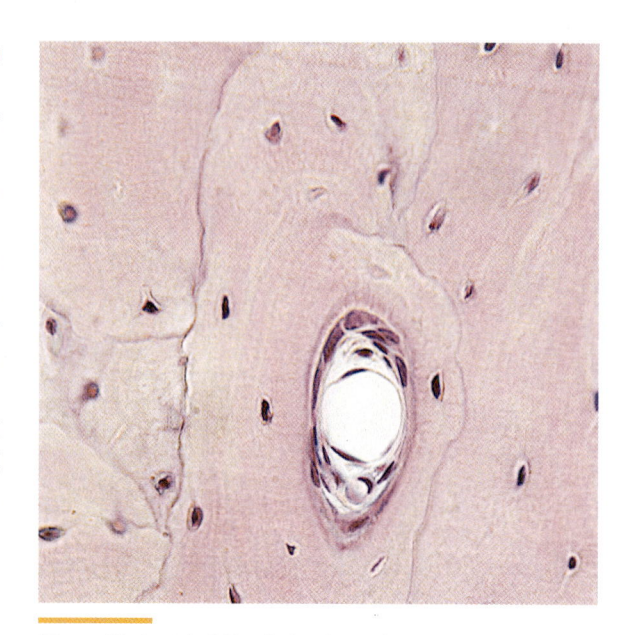

図7-5 脱灰した緻密骨の光学顕微鏡写真（×500）。骨小腔のなかに骨細胞が観察できる。オステオンと接合線にも注意。

骨基質の**有機成分** organic componentは乾燥重量の約35％に相当し，そのほとんどはⅠ型コラーゲンである。

Ⅰ型コラーゲンは骨の有機成分の80～90％を占め，67 nmの周期を持った，直径50～70 nmの膠原細線維をなす。骨にあるⅠ型コラーゲンは高度に架橋されており，簡単に伸びないようになっている。

骨基質はPAS試薬で染色され，わずかに異染性を示すが，これは基質に硫酸化されたグリコサミノグリカン，すなわちコンドロイチン硫酸やケラタン硫酸が存在するためである。これらの物質は，プロテオグリカンが共有結合するための短い蛋白芯を有する小さなプロテオグリカン分子を作る。プロテオグリカンは結合蛋白を介してヒアルロン酸と非共有結合し，非常に大きな**アグリカン複合体** aggrecan compositeを形成する。しかしながら，コラーゲンが大量にあるため，骨基質は好酸性を示す。

骨基質には数種類の糖蛋白も存在する。これらは骨に限局しているようで，ヒドロキシアパタイトと結合する**オステオカルシン** osteocalcinと**オステオポンチン** osteopontinがある。オステオポンチンはヒドロキシアパタイトとも，骨芽細胞や破骨細胞にあるインテグリンなどのほかの物質とも結合する。ビタミンDはこれらの糖蛋白合成を高める。もう1つの骨基質蛋白である**シアロ蛋白** sialoproteinは，基質成分との，あるいは骨芽細胞および骨細胞のインテグリンとの結合部位があり，これらの細胞の骨基質への接着に関与していると考えられている。

骨の細胞

骨の細胞には，骨原性細胞，骨芽細胞，骨細胞，破骨

細胞がある。

骨原性細胞

> 骨原性細胞は胎児性の間葉細胞に由来し，有糸分裂することができる。

骨原性細胞 osteoprogenitor cell は骨膜の内側にある細胞層（骨形成層），ハバース管の内腔や骨内膜に存在する（図7-5）。この細胞は胎児性の間葉細胞に由来し，有糸分裂が可能で，骨芽細胞に分化する能力がある。さらに，低酸素圧状態では軟骨形成細胞に分化することもある。骨原性細胞は紡錘形を呈し，淡く染まる核を有する。細胞質はほんのわずかしか染まらず，RERが散らばっており，ゴルジ装置の発達は悪く，多数の遊離リボソームが見られる。この細胞は，著しい骨成長期に最も活発である。

骨芽細胞

> 骨芽細胞は，骨の有機基質を合成するばかりでなく，上皮小体ホルモンの受容体がある。

骨芽細胞 osteoblast は骨原性細胞に由来し，コラーゲン，プロテオグリカン，糖蛋白などの骨基質の有機成分を合成することができる。骨芽細胞は骨の表面に存在し，立方状〜円柱状の細胞が1層のシート状に配列する（図7-6）。骨基質を盛んに分泌しているときは，細胞質は好塩基性を示す。

骨芽細胞の細胞小器官には極性があり，核は分泌が盛んな部位から離れたところにある。分泌が盛んな部位では，基質の前駆物質を含んでいると考えられる分泌果粒がある。この果粒の内容物はPAS試薬でピンク色に染色される。

電子顕微鏡で見ると，多数のRER，よく発達したゴルジ装置（図7-7A）が見られ，多数の綿状物質を含む分泌果粒は，光学顕微鏡で観察されるPAS染色によってピンク色に染まる空胞であると考えられる。骨芽細胞は，骨細胞の突起と接触する長い突起のほか，隣接する骨芽細胞の突起と接触する短い突起を伸ばす。これらの突起は互いに**ギャップ結合** gap junction を形成するが，骨芽細胞間のギャップ結合の数は，骨細胞間のギャップ結合よりはるかに少ない。

骨芽細胞が分泌物を開口分泌すると，細胞は産生したばかりの骨基質によって自らが取り囲まれる。基質で取り囲まれた細胞は骨細胞と呼ばれ，骨細胞が入っている空間は**骨小腔** lacuna と呼ばれる。骨基質の大部分は石灰化するが，骨細胞や骨芽細胞は**類骨** osteoid と呼ばれる薄い非石灰化層（非石灰化骨基質）で石灰化物質と境される。

骨表面にある骨芽細胞は骨基質の分泌を停止すると，静止状態に戻り，**休止期骨芽細胞** bone-lining cell と呼ばれる。この細胞は骨原性細胞と似ているようであるが，分裂能はない。しかし，適切な刺激を受けると再活性化され，分泌を起こす。

骨芽細胞の細胞膜にはいくつかの因子があるが，最も重要なものはインテグリンと上皮小体ホルモンの受容体である。上皮小体ホルモンがこの受容体と結合すると，骨芽細胞に**オステオプロテゲリンリガンド** osteoprotegerin ligand（OPGL）の分泌を促す。OPGLは，破骨細胞に骨吸収を活性化させる**破骨細胞刺激因子** osteoclast-stimulating factor であるとともに，前破骨細胞の破骨細胞への分化を促す因子である。骨芽細胞は，破骨細胞がミネラル化した骨表面に接触できるようにするため，類骨を除去する酵素も分泌する。

> ### 臨床ノート
>
> 骨芽細胞の細胞膜は**アルカリホスファターゼ** alkaline phosphatase という酵素が豊富である。骨形成が盛んなときには骨芽細胞は高濃度のアルカリホスファターゼを分泌するので，血中のアルカリホスファターゼ濃度は上昇する。従って，臨床医はこの濃度を測定することによって骨形成の様子をモニターすることができる。

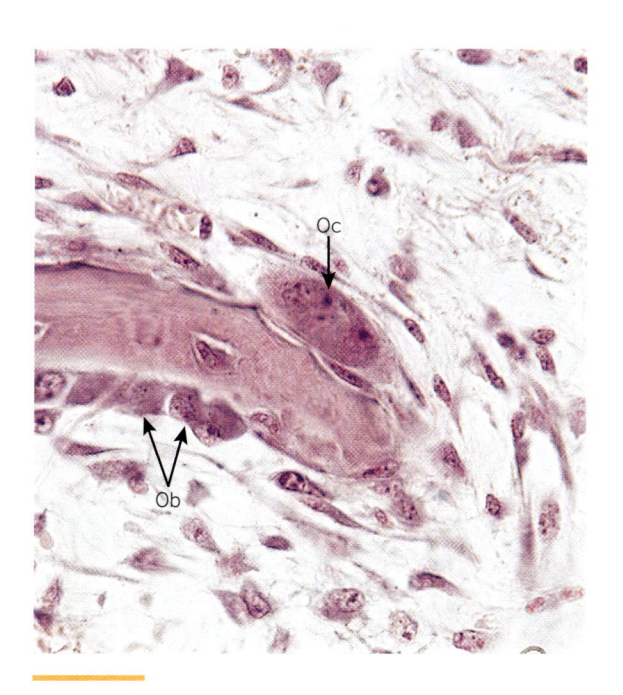

図7-6 膜内骨化の光学顕微鏡写真（×500）。骨芽細胞（Ob）は骨針の表面に並んでおり，類骨を分泌している。破骨細胞（Oc）はハウシップ侵蝕（食）窩のなかに見られる。

第7章　　■■■　　軟骨と骨

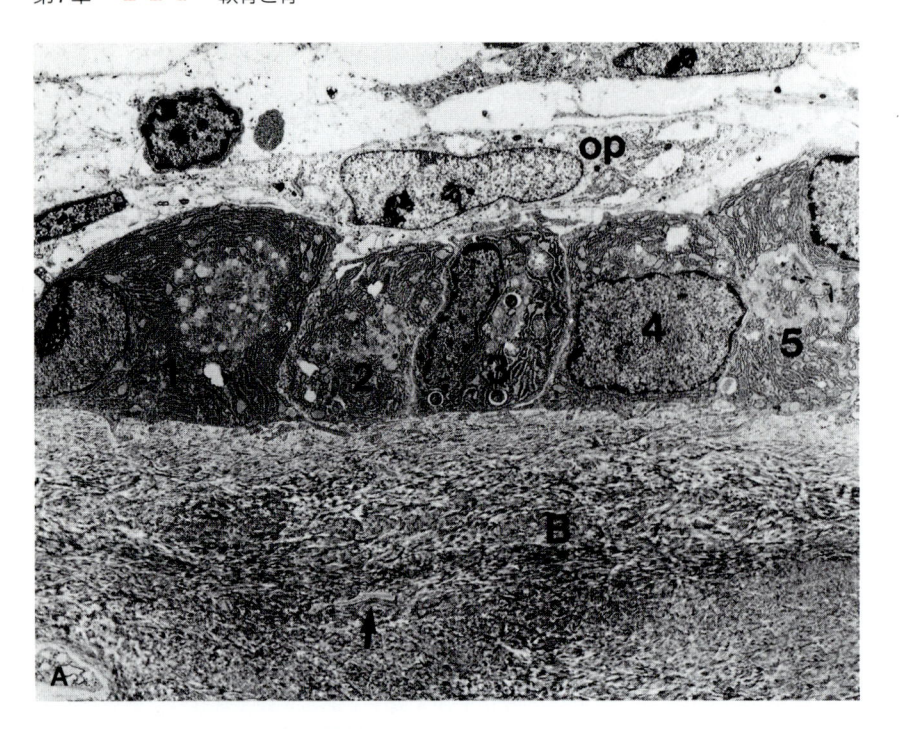

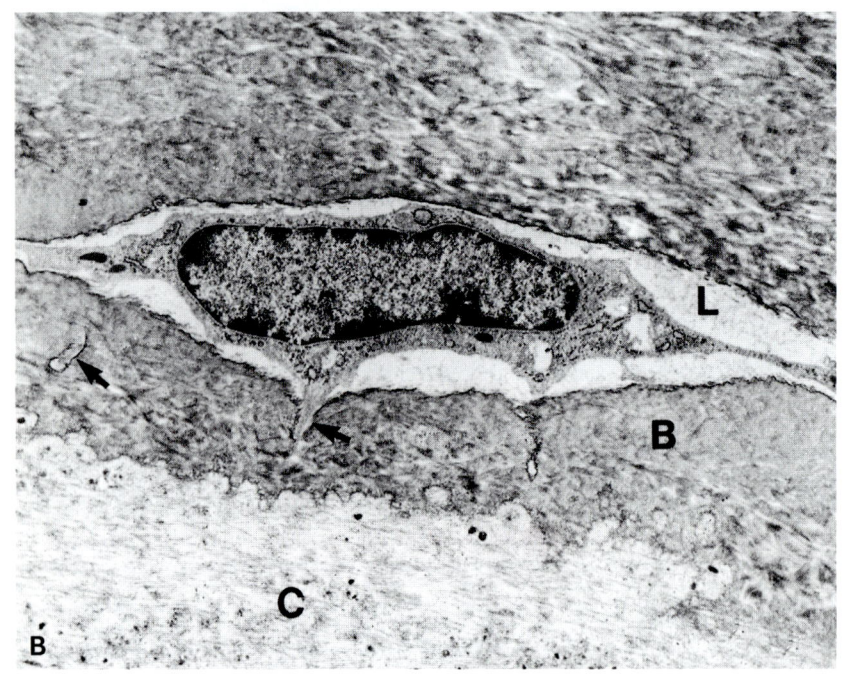

図7-7　骨を形成している細胞の電子顕微鏡写真。A：骨（B）の表面に並んだ5個の骨芽細胞（1〜5の番号）が観察でき，その細胞質には多くの粗面小胞体がある。矢印は骨小管のなかにある骨細胞の突起を示す。骨芽細胞の上方にある細長い核を持った細胞は骨原性細胞（op）である（×2,500）。B：骨小腔（L）のなかの骨細胞は，突起を骨小管（矢印）に伸ばしている（×1,000）。B（図中）：骨，C：軟骨。（Marks SC Jr, Popoff development, structure, and function in the skeleton. Am J Anat 183: 1-44, 1988.より）

骨細胞

骨細胞は骨芽細胞に由来する成熟した骨の細胞で，骨小腔に閉じ込められている。

骨細胞 osteocyte は骨芽細胞に由来する成熟した骨の細胞で，石灰化した骨基質の**骨小腔** lacuna のなかに入っている（図7-5，図7-7B）。骨には1 mm^{3}当たり2万〜3万個の骨細胞がある。骨小腔からあらゆる方向に放射状に伸びる狭いトンネル様の管は**骨小管** canaliculus と呼ばれ，そのなかには骨細胞の突起が入っている。この突起は近くの骨細胞の突起とギャップ結合でつながっており，イオンや小さな分子が細胞間を移動できる。骨小管には，骨細胞を養う栄養や代謝産物を運ぶ細胞外液も入っている。

骨細胞の形は骨小腔と同じである。核は扁平で細胞質は細胞小器官に乏しく，RERは疎らで，ゴルジ装置は著しく減少している。骨細胞は不活性なように見えるが，骨の維持に必要な物質を分泌している。この細胞は**力学的変換**mechanotransductionを行っている。それは，この細胞が環状アデノシン一リン酸（cAMP），オステオカルシン，インスリン様成長因子を放出して骨に加わる圧力刺激に反応するということである。これらの因子が放出されると，骨の成長・発達期ばかりでなく，骨格に力が長期間にわたって加わっている間も，前骨芽細胞が補充され，骨格の再構築が起こる。その再構築の一例として男女の骨格を比べてみると，男性骨格の筋の付着部が，女性骨格のものよりも明瞭であることが挙げられよう。

骨細胞の細胞膜と骨小腔や骨小管の壁との間隙は，**傍骨細胞間隙**periosteocytic spaceと呼ばれ，細胞外液で満たされている。骨小管の作る密な網目構造と骨細胞の総数から，傍骨細胞間隙の容積は1.3 ℓで，その壁の表面積は5,000 m^2と計算される。ここにある1.3 ℓの細胞外液が傍骨細胞間隙の壁から吸収して交換できるカルシウムの量は20 gに及ぶと推測されている。吸収されたカルシウムは血流に入り，血中カルシウム濃度の維持に関与する。

破骨細胞

> 破骨細胞は果粒球−大食細胞前駆細胞に由来する多核細胞で，骨の再吸収を行う。

破骨細胞osteoclastの前駆細胞は骨髄に由来する。破骨細胞には，破骨細胞刺激因子，コロニー刺激因子−1，OPGL，オステオプロテゲリン，カルシトニンなどに対する受容体がある。この細胞は骨を再吸収する能力があり，再吸収が終わると破骨細胞はアポトーシスを起こすと考えられている。

破骨細胞の形態

破骨細胞は運動性のある大きな多核細胞で，直径は150 μmある。この細胞には50個にも及ぶ核が含まれており，細胞質は好酸性である（図7-6）。かつては，破骨細胞は血液に由来する多数の単球が融合したものであると考えられていたが，最新の知見によれば，破骨細胞は単球と共通の起源を持つ**果粒球−大食細胞前駆細胞**granulocyte-macrophage progenitor cell（GM-CFU）と呼ばれる骨髄の前駆細胞に由来すると考えられている。この前駆細胞は大食細胞コロニー刺激因子−1やOPGLによって刺激され，有糸分裂を引き起こす。骨の存在下では，この破骨細胞の前駆細胞が融合し，多核の破骨細胞が生じる。もう1つの因子である**オステオプロテゲリン**osteoprotegerinは，前駆細胞が破骨細胞に分化するのを抑制するだけでなく，破骨細胞の骨再吸収能を抑える働きがある。

破骨細胞は，**ハウシップ侵蝕（食）窩**Howship's lacunaと呼ばれる浅いくぼみにあり，ここで骨の再吸収が行われている。骨の再吸収が活発な破骨細胞の細胞質は，形態学的に4つの部位に区別できる（図7-8，図7-9）。

1. **基底帯**basal zoneはハウシップ侵蝕（食）窩から最も離れた部位で，多数の核，ゴルジ装置，中心体などの大部分の細胞小器官がある。ミトコンドリア，RER，ポリソームは細胞全体にわたって分布しているが，波状縁の近くに多い。
2. **波状縁**ruffled borderは骨の再吸収に直接関与している部位である。指状の突起は活動的で，**破骨細胞下区画**subosteoclastic compartmentと呼ばれる再吸収区画に突起を伸ばしながら，絶えずその形を変えている。波状縁の細胞膜の細胞質側には，規則的に配列したブラシ様の層があり，この領域の細胞膜の厚さを増している。
3. **明帯**clear zoneは波状縁の周辺を取り囲む領域である。明帯には細胞小器官はないが，**アクチンリング**actin ringを形成する多数のマイクロフィラメント（アクチン）がある。また，明帯の細胞膜にあるインテグリンは，ハウシップ侵蝕（食）窩との接着に役立っているように思われる。実際，明帯の細胞膜は骨に密着して破骨細胞下区画の**密閉帯**sealing zoneを形成している。このように，明帯は周囲の領域から破骨細胞下区画を分離して，微小環境を作っている。その環境は細胞活動によって調節される。破骨細胞が骨を再吸収するためには，まずアクチンリングが形成されなければならない。その形成はOPGLによって促進される。それから波状縁が形成されるが，その指状の突起は骨の再吸収領域の細胞膜の面積を増大させ，骨の再吸収が促進される。
4. **小胞帯**vesicular zoneには，多くの飲小胞や開口分泌小胞がある。このような小胞はリソソーム酵素やメタロプロテイネースを破骨細胞下区画に輸送する（図7-9）。小胞域は基底帯と波状縁の間にある。

骨の再吸収機序

破骨細胞のなかでは，炭酸脱水素酵素が二酸化炭素と水から炭酸（H_2CO_3）を合成する。細胞内で炭酸は水素イオンH^+と重炭酸イオンHCO_3^-に分かれる。HCO_3^-は，ナトリウムイオンNa^+とともに，細胞膜を通過して近くの毛細血管に入る。破骨細胞の波状縁の細胞膜にあるプロトンポンプは，活発にH^+を破骨細胞下区画に輸送し，その結果，微小環境のpHは低下する（Cl^-は受動的に流れる）。微小環境が酸性になると，骨基質の無機成分は溶解して遊離ミネラルとなって破骨細胞の細胞質に入り，近くの毛細血管に運ばれる。

コラゲナーゼcollagenaseや**ゼラチナーゼ**gelatinaseなどの**リソソームヒドロラーゼ**lysosomal hydrolaseや**メタ**

第7章　軟骨と骨

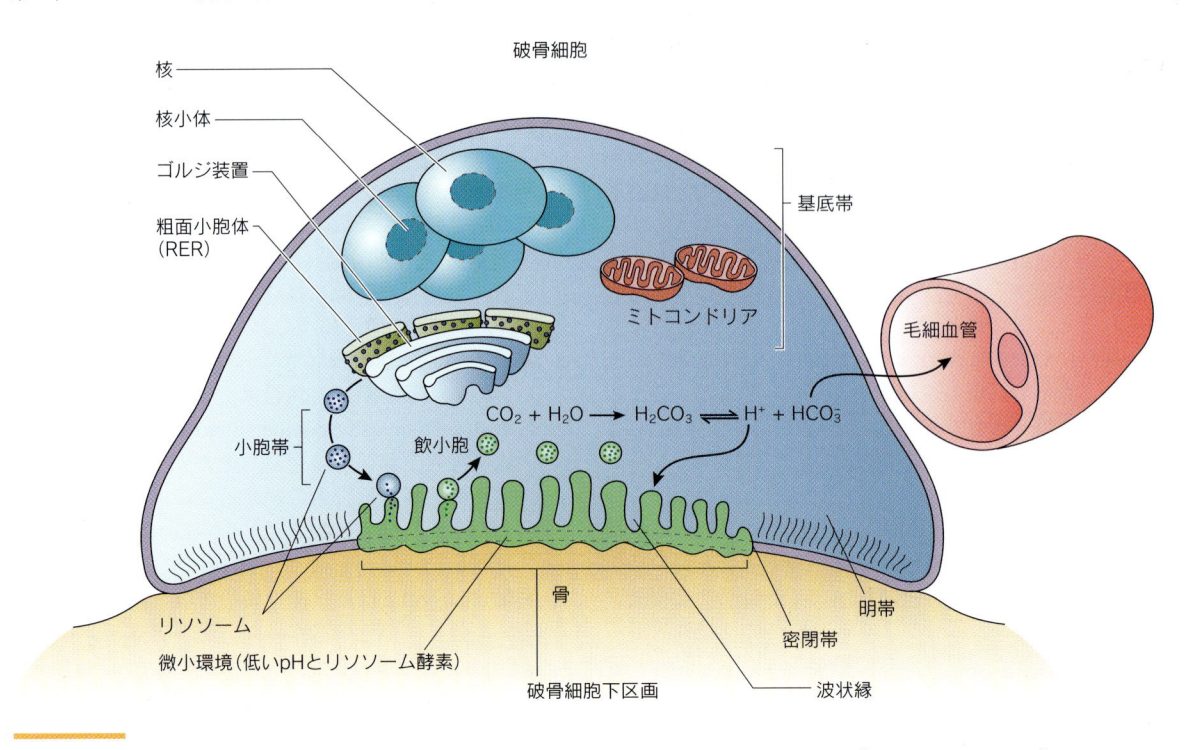

図7-8　破骨細胞の機能を示す模式図。(Gartner LP, Hiatt JL, Strum JM: Cell Biology and Histology [Board Review Series]. Philadelphia, Lippincott Williams & Wilkins, 1998, p 100.より)

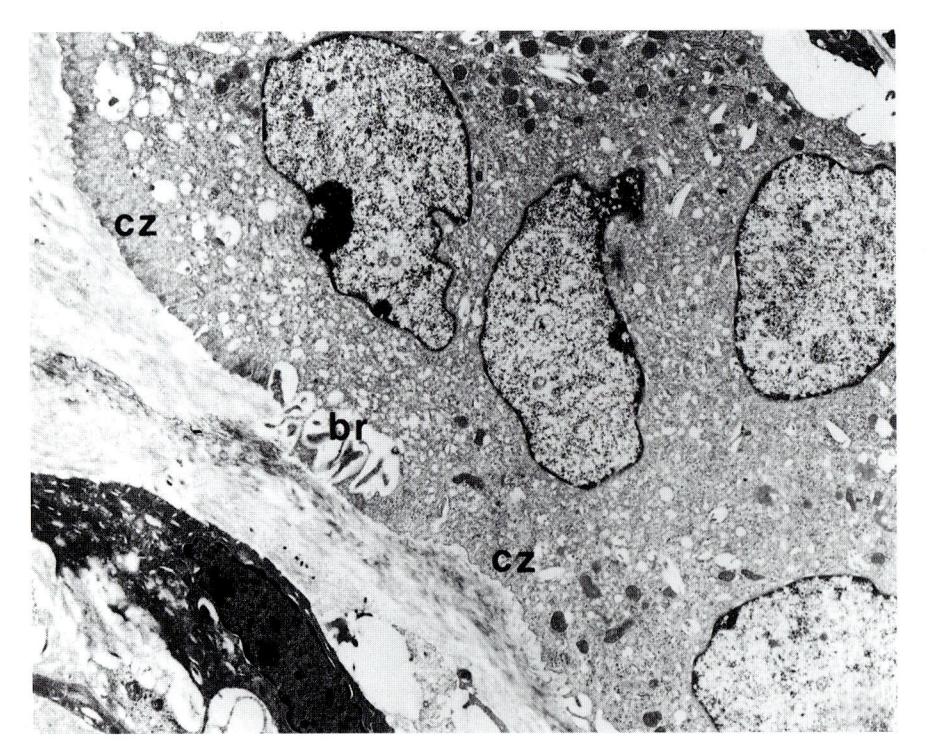

図7-9　破骨細胞の電子顕微鏡写真。多核細胞の波状縁(br)の両側にある明帯(cz)に注意。(Marks SC Jr, Wallker DG: The hematogenous origin of osteoclasts. Experimental evidence from osteopetrotic [microphthalmic] mice treated with spleen cells from beige mouse donors. Am J Anat 161: 1-10, 1981.より)

ロプロテイナーゼmetalloproteinaseは，破骨細胞によって破骨細胞下区画に分泌され，脱灰された骨基質の有機成分を分解する。分解産物は破骨細胞による飲作用を受けて細胞内に取り込まれ，さらにアミノ酸，単糖類，二糖類に分解されて，近くの毛細血管内に放出される（図7-8）。

骨の再吸収のホルモンによる制御

破骨細胞の骨の再吸収は，2種類のホルモンによって調節されている。1つは上皮小体で産生される上皮小体ホルモン，もう1つは甲状腺で産生されるカルシトニンである。

骨の構造

骨はその形態から，長骨，短骨，扁平骨，不定骨，種子骨に分類される。

骨はその形によって以下のように分類される。

- 長骨long bone：両端の骨頭の間に骨幹がある（例：脛骨）。
- 短骨short bone：長さと幅がほぼ等しい（例：手根骨）。
- 扁平骨flat bone：平らで薄く，板状を呈する（例：頭蓋冠を構成する骨）。
- 不規則骨irregular bone：不定形を呈し，ほかの分類に当てはまらない骨（例：頭蓋にある蝶形骨や篩骨）。
- 種子骨sesamoid bone：腱内に生じ，関節をまたいで，筋の機械的有利性を高める（例：膝蓋骨）。

骨の形態

長骨の1つである大腿骨を縦断すると，2種類の骨構造が認められる。外表面にある密な骨は**緻密骨**compact bone，髄腔側にある多孔質の骨は**海綿骨**cancellous, spongy boneという（図7-10）。海綿骨を詳細に観察すると，緻密骨の内面から髄腔に突出している，分岐した骨性の**小柱**trabeculaや**骨針**spiculeが見える。海綿骨にはハバース管系はないが，骨層板の不規則な配列が認められる。また，骨細胞が入った骨小腔もあり，骨細胞は骨髄が詰まった髄腔からの拡散によって栄養される。

骨髄には造血作用のある**赤色骨髄**red bone marrowと，大部分が脂肪からなる**黄色骨髄**yellow bone marrowの2種類がある。

長骨の幹は**骨幹**diaphysisと呼ばれ，関節のある端は**骨端**epiphysisと呼ばれる。成長段階では，骨端は軟骨でできた**骨端板**epiphyseal plateによって骨幹と分離されている。骨端は，骨と関節するためふくらんでいたり，くぼんでいたりする。骨端の表面は海綿骨を被う緻密骨の薄い層があるのみである。骨端は平滑な硝子軟骨で被われており，関節の運動時の摩擦を減少させる。骨端板よりの骨幹の部分は**骨幹端**metaphysisと呼ばれ，海綿骨の梁が存在する。骨の長軸方向の成長は骨端板と骨幹端で起こる。

骨幹は，腱や筋が骨に停止する部分以外は**骨膜**periosteumで被われている。関節軟骨で被われる部分には骨膜は存在しない。骨膜は膝蓋骨などの種子骨にも存在しない。種子骨は腱のなかに形成され，関節をまたいで機械的有利性を高める機能がある。骨膜は石灰化していない密不定形膠原線維性結合組織で，骨の外側表面を被い，**シャーピー線維（貫通線維）**Sharpey's fiberを経て骨に停止している（図7-10）。骨膜は2層からなる。**外側線維層（線維層）**outer fibrous layerは骨に至る血管や神経が通る。**内側細胞層（骨形成層）**inner cellular layerには骨原性細胞や骨芽細胞が存在する。

頭蓋の扁平骨は，大部分の長骨とは異なった様式で発達する。**頭蓋冠**calvaria, skull capには，**内板**inner tableと**外板**outer tableと呼ばれる緻密骨でできた厚い層があり，海綿骨でできた**板間層**diploëを挟んでいる。外板には**頭蓋骨膜**pericraniumと呼ばれる骨膜があり，内板には**硬膜**dura materが張っている。硬膜は骨膜として働くとともに，脳を防護する働きがある。

顕微鏡レベルでの骨分類

顕微鏡レベルでは，骨は一次骨（未熟骨）か二次骨（成熟骨）のどちらかに分類される。

顕微鏡で観察すると，骨は一次骨（未熟骨）と二次骨（成熟骨）に区別できる。

一次骨primary boneは未熟な骨で，胎児期の発生や骨の修復期に形成される最初の骨である。多数の骨細胞や膠原線維の不規則な束があり，一部の頭蓋縫合，腱の停止部位，歯槽を除いて，後に二次骨に置換される。一次骨のミネラル含有量は二次骨よりもはるかに少ない。

二次骨secondary boneは成熟した骨で，3〜7 μm幅の骨層板が平行に並んだり，同心円状に配列している。骨小腔にある骨細胞は，層板間とときには層板のなかで，一定の間隔を置いて規則正しく並んでいる。**骨小管**canaliculusは骨細胞の突起が入っており，隣りの骨小腔から伸びる骨小管とつながって，網目構造を形成している。このような構造によって，骨細胞への，あるいは骨細胞からの栄養，ホルモン，イオン，老廃物が流動できるようになっている。さらに，骨小管のなかにある骨細胞の突起は，隣りの骨細胞の突起とギャップ結合を形成しており，細胞間の情報伝達が行われる。

二次骨の骨基質の石灰化の度合いは一次骨より高いので，二次骨の強度は高い。二次骨の膠原線維は層板のな

第7章 ■■■ 軟骨と骨

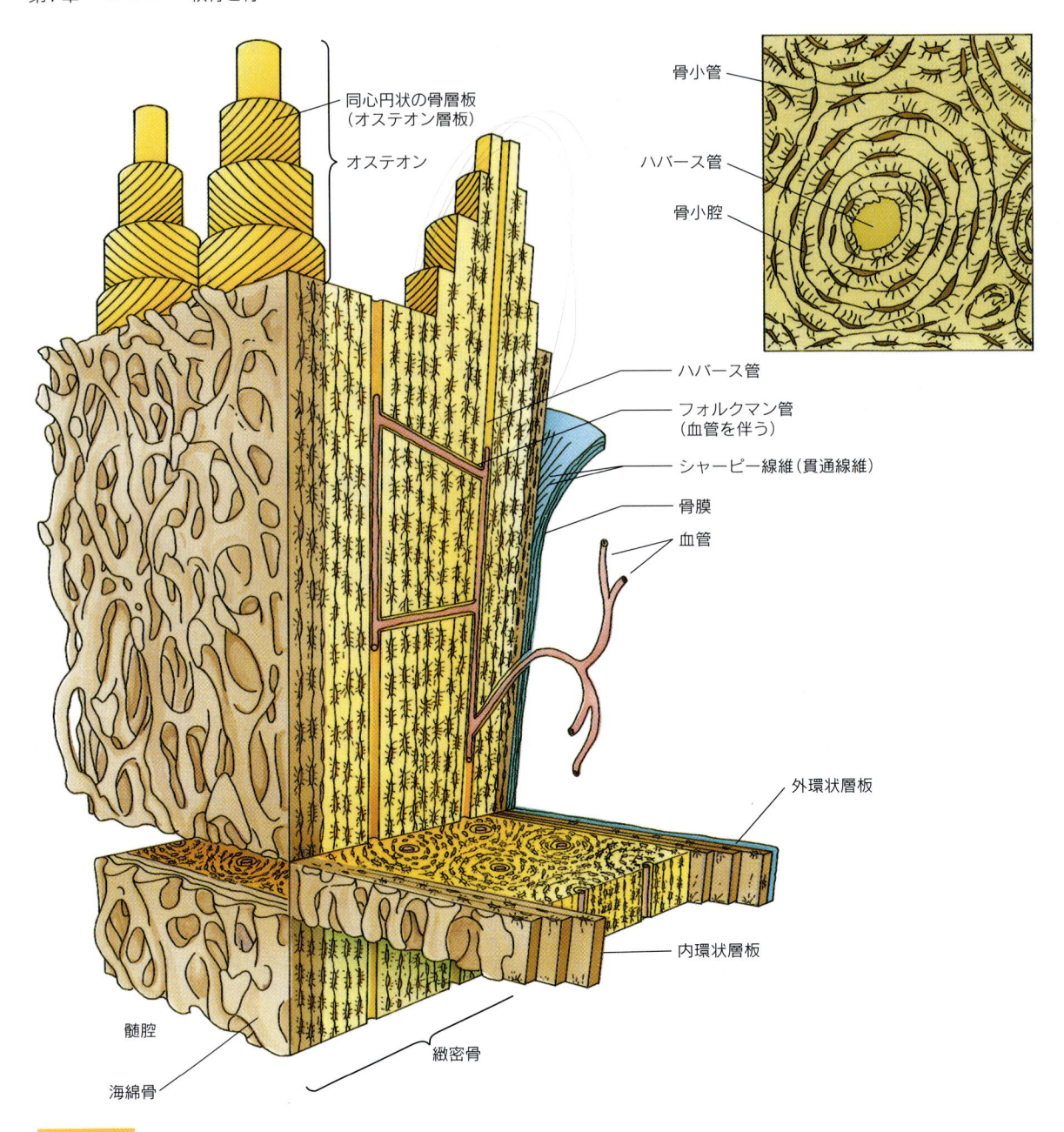

図7-10 緻密骨の模式図。オステオン，骨層板，フォルクマン管，ハバース管，骨小腔，骨小管，海綿骨を示す。

かで平行な配列をとっている。

緻密骨の骨層板系

緻密骨には，外環状層板，内環状層板，オステオン層板，介在層板の4種類の骨層板がある。

緻密骨は，薄い板状構造物がウエハース状に重なってできた**骨層板** lamella からなる。骨層板は骨層板系をなし，特に長骨の骨幹で著明に認められる。この骨層板系には，外環状層板，内環状層板，オステオン層板（ハバース管系），介在層板の4種類がある。

- **外環状層板** outer circumferential lamella：骨膜の直下にあり，骨幹の最外側部を構成し，骨膜を骨につなぎ止めるシャーピー線維を含んでいる（図7-10）。
- **内環状層板** inner circumferential lamella：外環状層板と似ているが，外環状層板ほど厚くなく，髄腔を完全に取り囲んでいる。海綿骨の小柱が内環状層板から髄

腔に伸びて，内環状層板の連続性が絶たれる。
- **オステオン層板** osteon lamella と**介在層板** interstitial lamella：緻密骨の大部分はオステオン層板（ハバース管系 haversian canal system）が集合してできる。この層板は円柱状で，**ハバース管** haversian canal という血管が通る腔の周囲に骨層板が同心円状に配列している（図7-10，図7-11）。オステオン層板の間には，介在層板がある。

緻密骨の大部分はオステオン層板からなる。オステオン層板はしばしば，途中で二分する。オステオン層板は薄い**接合線** cementing line によって境される。この線は石灰化基質からなり，わずかな量の膠原線維を含む（図7-5）。

膠原線維束は骨層板内では互いに平行に走るが，隣接する骨層板の線維とはほぼ直交している。

ハバース管の内腔には骨芽細胞や骨原性細胞が並んでおり，そのなかを結合組織を伴って神経や血管が通る。隣接するオステオン層板のハバース管どうしをつなぐ管は，**フォルクマン管** Volkmann's canal と呼ばれる（図7-10，図7-12）。この管はハバース管に対して，斜めにあるいは直交するように走る。

ハバース管の直径は約20〜100 μmと様々である。接合線に最も近い骨層板が最初に形成された骨層板である。その後，骨層板が付加されるとハバース管の径は小さくなり，オステオン層板の厚さは増加する。ハバース管の血管からの栄養は細い骨小管を経て骨細胞に到達しなければならないので，大部分のオステオン層板は4〜20枚の骨層板を有するのみである。

骨の再構築時には，破骨細胞が骨層板を吸収し，骨芽細胞が骨層板を作って置換する。骨層板の遺存物は不規則な弓状を呈する。このような骨層板は介在層板と呼ばれ，オステオン層板の間に存在している。オステオン層板と同様，介在層板も接合線で取り囲まれている。

ハバース管を取り囲む同心円状のオステオン層板は**骨単位（オステオン）** osteon と呼ばれる。

骨の組織発生

胚発生期の骨形成には，膜内骨化と軟骨内骨化の2種類がある。どちらの様式でも，組織学的には同じ骨組織ができあがる。最初に形成された骨は一次骨で，後に吸

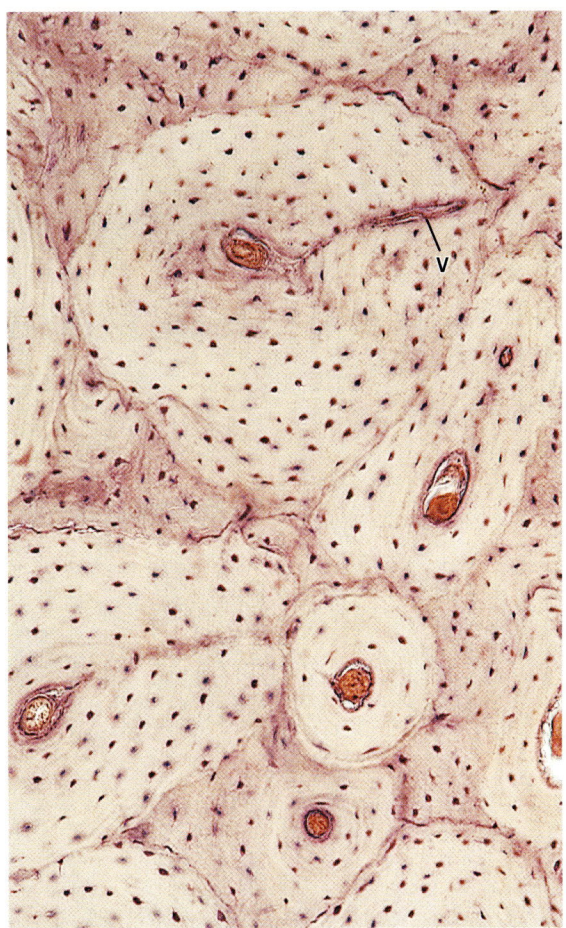

図7-12　脱灰した緻密骨の光学顕微鏡写真（×150）。同心円状の骨層板を伴ういくつかのオステオンが見える。フォルクマン管（V）も観察できる。

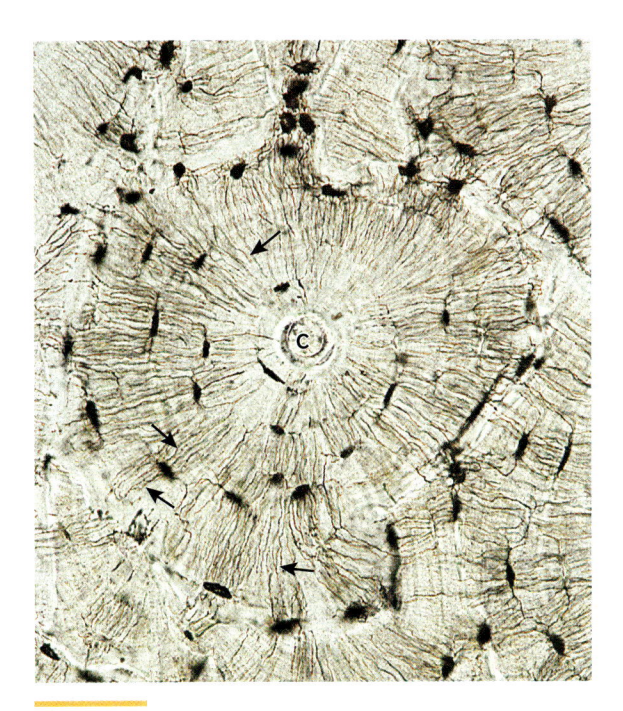

図7-11　非脱灰骨の研磨標本の光学顕微鏡写真（×250）。ハバース管（C）と，骨小管（矢印）と骨小腔を伴った同心円状の骨層板からなるハバース管系が観察される。

第7章　軟骨と骨

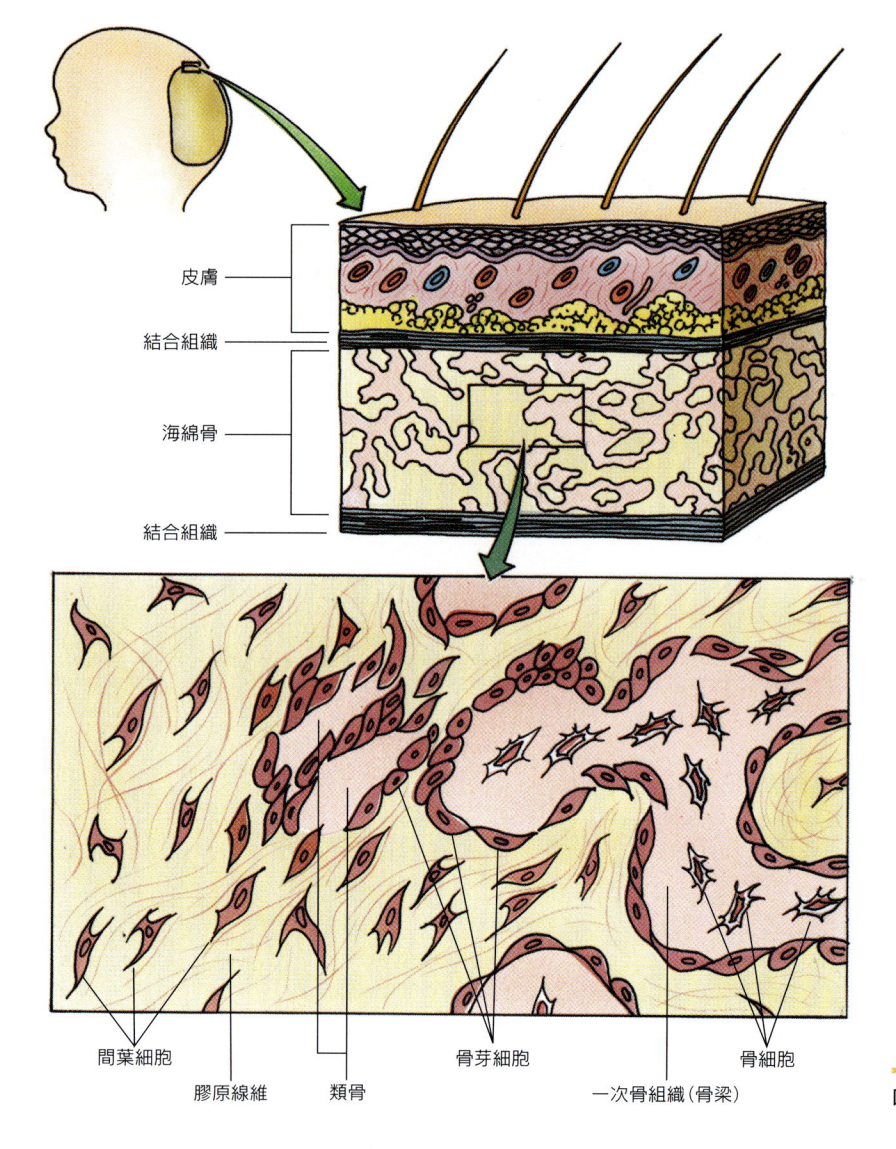

図中ラベル：
- 皮膚
- 結合組織
- 海綿骨
- 結合組織
- 間葉細胞
- 膠原線維
- 類骨
- 骨芽細胞
- 一次骨組織（骨梁）
- 骨細胞

図7-13　膜内骨化の模式図。

収され，二次骨に置換される。二次骨はゆっくりではあるが生涯にわたって吸収され続ける。

膜内骨化

膜内骨化は間葉組織のなかで起こる。

大部分の扁平骨は**膜内骨化**intramembranous bone formationによって形成される。この過程は，血管系に富む間葉組織で起こる。間葉を構成する細胞は長い突起を有し，互いにつながっている。

間葉細胞は骨基質を分泌する骨芽細胞に分化し，**骨針**spiculeや**骨小柱（骨梁）**trabeculaからなる網目構造を形成する。この表面は骨芽細胞で被われている（図7-13，図7-14）。骨発生初期に見られるこのような領域は，**一次骨化中心**primary ossification centerと呼ばれる。この段階にある骨針や骨梁の膠原線維は，不規則な方向に走っている。石灰化に次いで，類骨が迅速に形成され，骨芽細胞が骨基質に閉じ込められて骨細胞になる。骨細胞の突起も骨基質によって取り囲まれ，骨小管系ができる。間葉細胞の有糸分裂が絶え間なく起こり，骨芽細胞となる未分化な骨原性細胞を作る。

骨梁の海綿状の網目構造が完成すると，その間隙にある血管や結合組織は変化して骨髄になる。周辺に骨梁が付加されることによって，骨の大きさは増加する。頭蓋部にある後頭骨のような大きな骨では，骨化中心がいくつかあり，後に癒合して1個の骨を形成する。新生児の前頭骨と頭頂骨との間にある大泉門は，出生前にある未癒合の部分である。

石灰化せずに残った間葉組織は，骨膜と骨内膜に分化する。さらに，骨膜の深部の海綿骨や頭蓋の硬膜の骨膜

層が緻密骨に変わり，やがて板間層とともに，内板と外板ができる。

軟骨内骨化

軟骨内骨化には軟骨の鋳型が必要である。

人体の大部分の長骨と短骨は，**軟骨内骨化** endochondral bone formation によって成長する。まず，小さな硝子軟骨モデルが形成され，次いで，この軟骨モデルが成長して骨成長のための構造的骨組みを作り，やがて骨によって置換されて硝子軟骨モデルは吸収される。表7-3は軟骨内骨化の概要を示し，図7-15はその過程を図示したものである。

軟骨内骨化（一次骨化中心）の過程

1. 骨が成長する部位に，硝子軟骨モデルが形成される。この過程は，硝子軟骨の発生と同様である（前述）。ある一定の期間，この硝子軟骨モデルは付加成長と間質成長をする。やがて，軟骨モデルの中央にある軟骨細胞が肥大し，細胞質にグリコーゲンを蓄積し，空胞化する（図7-15A）。軟骨細胞が肥大することによって軟骨小腔が拡大し，後に石灰化をきたす軟骨基質が減少する。
2. 軟骨性骨幹の中央にある軟骨膜に向かって血管の進入が始まる（図7-15B）。軟骨芽細胞は骨芽細胞を形成する骨原性細胞になり，軟骨膜は骨膜になる。
3. 新たに形成された骨芽細胞は骨基質を分泌し，膜内骨化によって軟骨鋳型の表面に**骨膜下骨性輪** subpe-

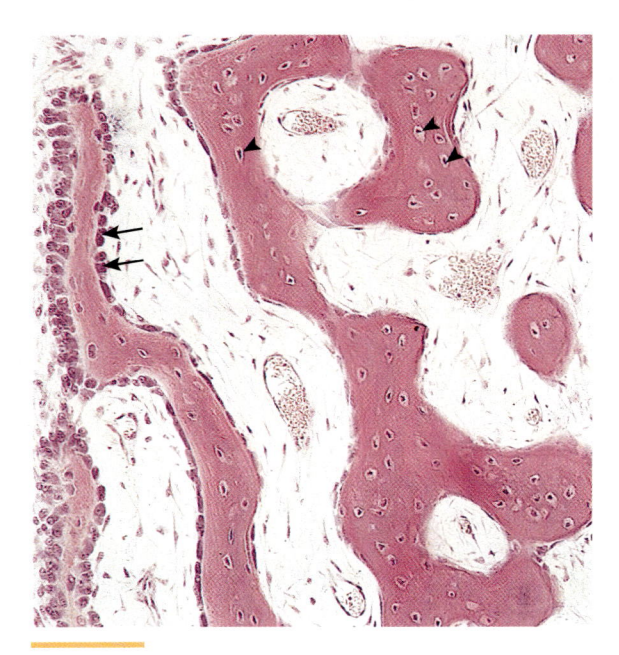

図7-14 膜内骨化の光学顕微鏡写真（×122）。骨梁が表面に並んでいる骨芽細胞によって形成されている（矢印）。骨小腔に閉じ込められた骨細胞（矢頭）が観察される。原始的なオステオンが形成され始めている。

表7-3 軟骨内骨化の過程

過程	解説
硝子軟骨モデルの形成	発生しつつある胚の一部に，小さな硝子軟骨モデルが形成され，そこから骨が発生する。いくつかの軟骨細胞は成熟して大きくなり，やがて死ぬ。軟骨基質は石灰化する。
一次骨化中心	
骨幹の中央で，軟骨膜に血管が侵入	軟骨膜に血管が侵入すると，軟骨膜が骨膜に変化する。
骨芽細胞が基質を分泌し，骨膜下骨輪を形成	骨膜下骨輪は一次骨で形成される（膜内骨化）。
骨幹の芯にある軟骨細胞が肥大化し，死滅して変性	骨膜と骨があるため，軟骨細胞に栄養が拡散されない。軟骨細胞が変性し，軟骨中隔に大きな空所が生じる。
破骨細胞が骨膜下骨輪に孔を開け，骨形成芽が進入	骨原性細胞や毛細血管が孔を通って軟骨モデルに侵入すると，石灰化をきたして骨基質を作り始める。
石灰化軟骨/石灰化骨複合体の形成	石灰化軟骨の中隔に沈着した骨基質はこの複合体を作る。組織学的には，石灰化軟骨は青く，石灰化骨は赤く染まる。
破骨細胞は石灰化軟骨/石灰化骨複合体の吸収を開始	石灰化軟骨/石灰化骨複合体が破壊されて髄腔が拡大する。
骨膜下骨輪は肥厚し，骨端に向かって成長し始める	一定の時期を過ぎると，骨幹軟骨は完全に骨に置換される。
二次骨化中心	
骨端で骨化が開始	一次骨化中心と同様に骨化が始まるが，骨膜下骨輪は生じない。骨芽細胞は石灰化軟骨骨格に骨基質を沈着させる。
骨端板で骨が成長	骨の関節軟骨はそのまま残る。骨端板は存続して，骨端板の骨端側で成長する。骨端板の骨幹側で骨が付加される。
骨端と骨幹が結合	骨成長の最終段階では，骨端板は増殖を停止する。骨成長は骨幹と骨端が融合するまで続く。

第7章　軟骨と骨

端に向かって伸び始めると，破骨細胞が石灰化軟骨・石灰化骨複合体を吸収し始め，その結果，髄腔が拡大する。この過程が進むと，骨幹端の軟骨は，骨端板を除いて骨に置換される（図7-17）。骨端板は，生後18〜20年にわたって骨の持続的な成長をもたらす。

二次骨化中心の過程

二次骨化中心 secondary center of ossificationは，成長しつつある骨の骨端にあり，骨形成が起こる場である。骨幹での骨形成と同様の過程を経て骨が形成されるが，骨性輪は形成されない。ここでは，骨原性細胞が骨端の軟骨に侵入して骨芽細胞に分化し，軟骨の枠組みのうえに骨基質を分泌し始める（図7-15）。この骨化は，骨幹よりも盛んに起こり，やがて，骨端の軟骨は，関節表面や骨端板を除いて骨に置換される。骨の関節表面は，生涯にわたって軟骨のままである。骨の長さを制御する骨端板での現象は次節で述べる。

この骨化は，連続して起こる動的な過程で，骨の両端に向かって起こり，何年もかかって骨の成長が完了する（表7-3）。それとともに，骨にかかる力に応じて，骨は絶えず再構築されている。

骨の長さの成長

骨の長さの成長は骨端板によって起こる。

骨端板にある軟骨細胞は増殖して，軟骨内骨化に関与する。軟骨細胞の増殖は骨端板の骨端側で，骨との置換

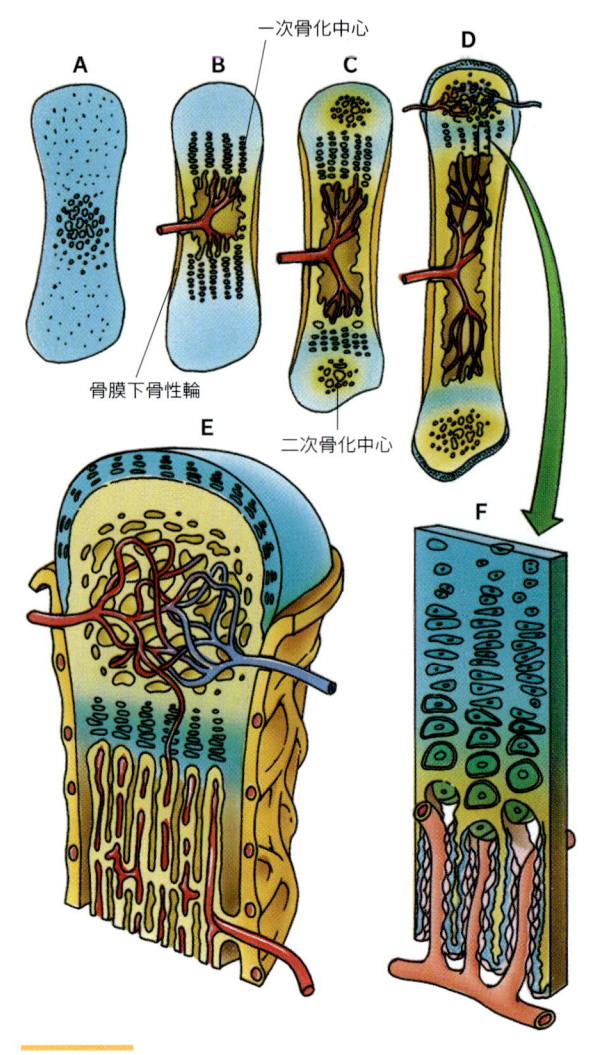

図7-15　軟骨内骨化の模式図。

riosteal bone collarを形成する。
4. 骨膜下骨性輪によって，骨幹にある肥大した軟骨細胞への栄養が妨げられ，軟骨細胞は死に至る。この過程によって，小腔が癒合して大きな腔所が形成され，この腔所は将来は髄腔となる。
5. 破骨細胞によって骨膜下骨性輪に孔が開き，そこから骨原性細胞，造血細胞，血管からなる**骨膜芽** periosteal bud, osteogenic budが軟骨モデルの腔所に進入する（図7-15B）。
6. 骨原性細胞は分裂して骨芽細胞になる。この新しく形成された細胞は，石灰化した軟骨表面で骨基質を作る。骨基質は石灰化し，**石灰化軟骨・石灰化骨複合体** calcified cartilage/calcified bone complexを形成する。通常の染色法では，石灰化した軟骨は好塩基性に，石灰化した骨は好酸性に染まる（図7-16）。
7. 骨膜下にできた骨が厚さを増し，骨幹の中央から骨

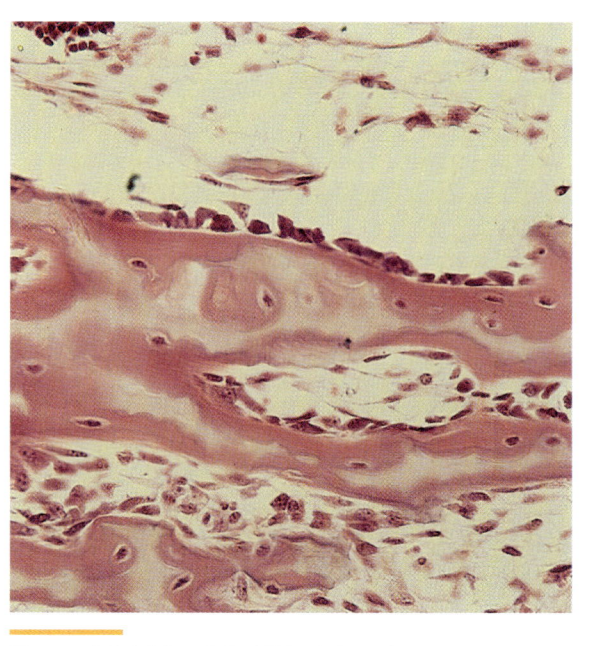

図7-16　軟骨内骨化の光学顕微鏡写真（×270）。

軟骨と骨　第7章

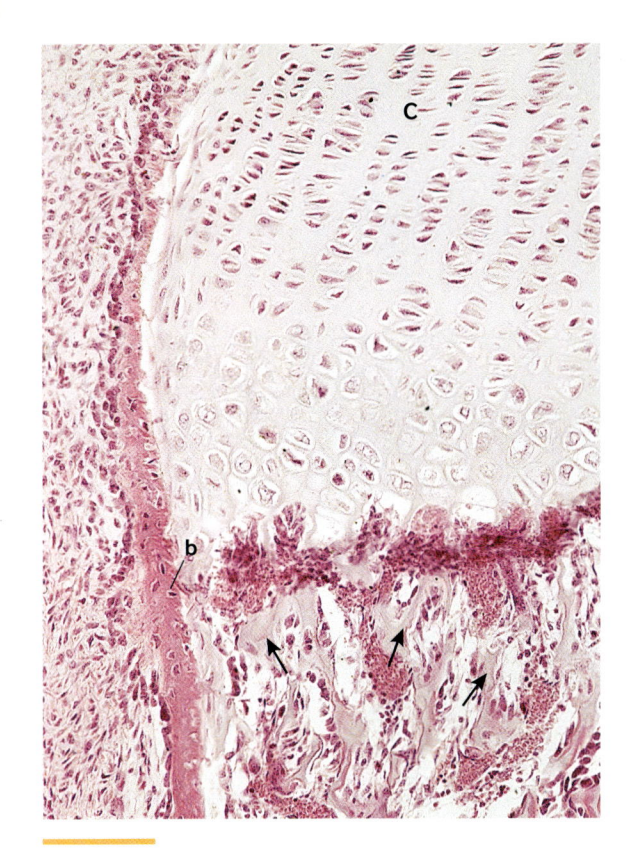

図7-17 軟骨内骨化の光学顕微鏡写真（×13）。写真の上半分は、成熟し、肥大し、表面が石灰化をきたした軟骨細胞を含む軟骨（C）。下半分では、石灰化した軟骨あるいは骨基質（矢印）が吸収され始め、骨（b）が形成されている。

は骨端板の骨幹側で起こる。組織学的に、骨端板は5つの領域に区別される。以下にこれらの領域を骨端側から述べる。

- **補充帯**zone of reserve cartilage：基質全体に軟骨細胞が無秩序に分布しており、有糸分裂が盛んである。
- **増殖帯**zone of proliferation：急速に増殖しつつある軟骨細胞は、骨の伸長方向に平行に並んで、同系の軟骨細胞からできた軟骨細胞柱を作る。
- **肥大帯**zone of maturation and hypertrophy：軟骨細胞は成熟して肥大し、細胞質にグリコーゲンを蓄積する（図7-18）。軟骨小腔の間の基質は、小腔の増大とともに狭くなる。
- **石灰化帯**zone of calcification：軟骨小腔は融合し、肥大した軟骨細胞は死滅し、軟骨基質は石灰化をきたす。
- **骨化帯**zone of ossification：骨原性細胞が侵入して、骨芽細胞に分化する。骨芽細胞は骨基質を分泌し、骨基質は石灰化軟骨の表面で石灰化する。その後、石灰化軟骨・石灰化骨複合体は吸収される。

増殖帯での有糸分裂の速さと骨化帯での骨吸収の速さが等しい期間は、骨端板の厚さは同じままで骨の長さの成長が続く。20歳代になると、増殖帯の有糸分裂の速さは減少し、骨化帯は増殖帯と軟骨層より厚くなる。やがて、骨端板の軟骨は、石灰化軟骨・石灰化骨複合体の板と置換される。この板状構造物は破骨細胞の活動によって吸収され、骨幹の髄腔と骨端の髄腔がつながる。骨端板が吸収されると、骨の伸長はもはや起こらない。

骨の径の成長

軟骨の増殖と間質成長による骨の伸長とそれに続く骨の置換の様子を詳細に述べてきた。そこでは述べなかったが、骨幹の径の成長は**付加成長**appositional growthによって起こる。骨膜の骨形成層にある**骨原性細胞**osteoprogenitor cellは、増殖して骨芽細胞に分化し、骨膜下の骨表面に骨基質を分泌し始める。この過程は骨成長の全期間を通じて持続的に起こり、成熟した長骨では、骨幹の増幅は骨膜下の膜内骨化によって起こる。

骨成長においては、骨吸収は骨形成と同じくらい重要である。骨幹の外側で起こる骨形成は、内部にある破骨細胞の活動を伴って起こり、そのため髄腔は拡大する。

骨の石灰化

石灰化は膠原細線維にリン酸カルシウムが沈着して始まる。

石灰化の機序は、正確にはまだ分かっていない。石灰化は、ある種のプロテオグリカンと、**骨シアロ蛋白**bone sialoproteinとともにカルシウム結合糖蛋白である**オステオネクチン**osteonectinが引き金となって起こる。**異種性核形成説**heterogeneous nucleation theoryによれば、基質の膠原線維は準安定状態にあるカルシウムとリン酸溶液のための核形成部位で、膠原線維の間隙に結晶ができ始める。いったん、核が形成されると、石灰化が進行する。

最も広く受け入れられている石灰化の説は、類骨にある**基質小胞**matrix vesicleの存在を重視するものである。骨芽細胞は、膜で囲まれた直径100～200μmの基質小胞を放出する。この小胞には、高濃度のカルシウムイオン、リン酸イオン、cAMP、アデノシン三リン酸（ATP）、ATPアーゼ（ATPase）、アルカリホスファターゼ、ピロホスファターゼ、カルシウム結合蛋白、ホスホセリンが含まれている。基質小胞の膜には多数のカルシウムポンプがあり、カルシウムを小胞内に輸送する。小胞内のカルシウムイオン濃度が上昇すると、ヒドロキシアパタイトの結晶が生じ、それが成長すると膜を貫通して基質小胞が破れ、その内容物を放出する。

アルカリホスファターゼは、基質の巨大分子からピロリン酸塩を作り出す。遊離ピロリン酸塩の分子は石灰化を抑制する因子であるが、この分子はピロホスファター

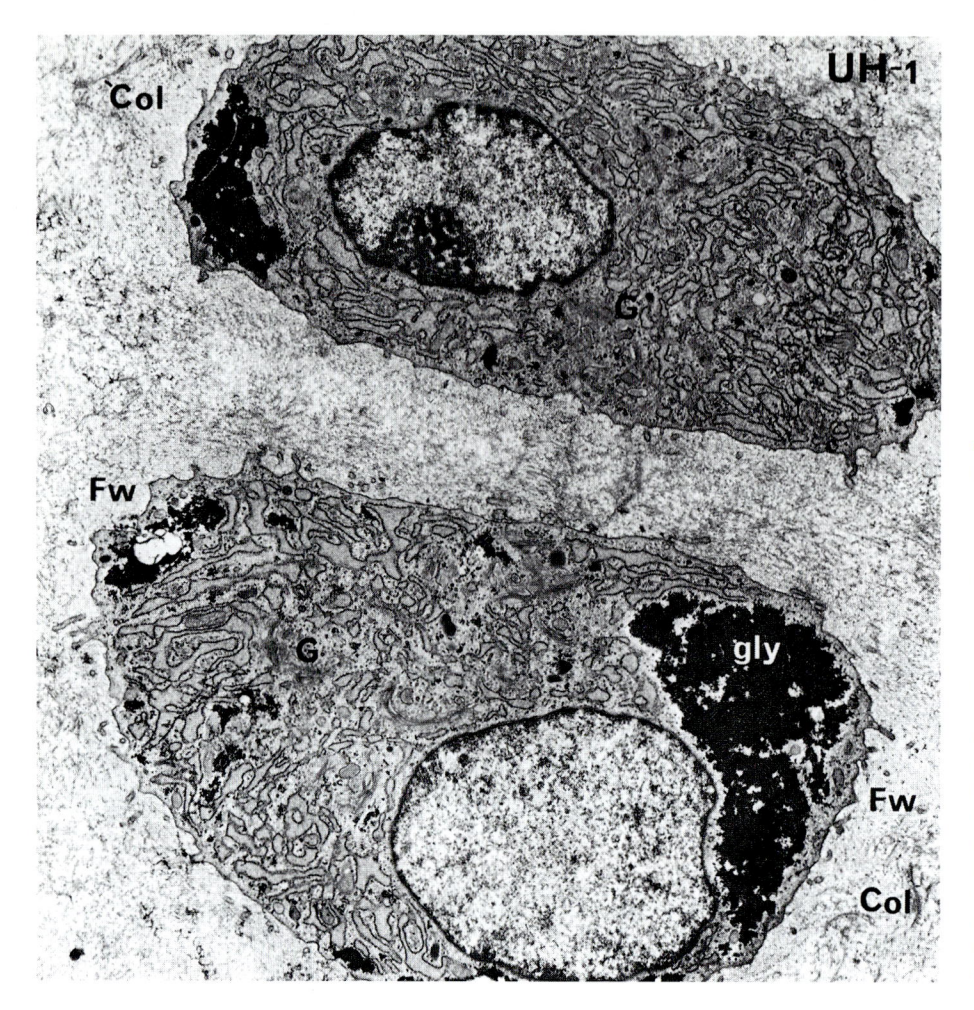

図7-18 成長している下顎頭の，肥大帯の軟骨細胞の電子顕微鏡写真（×83,000）。多数の粗面小胞体と発達しつつあるゴルジ装置（G）が観察される。細胞の一端にあるグリコーゲン（gly）の集積に注意。これは死を迎える直前の特徴である。Col：膠原線維，Fw：細胞領域基質。（Marchi F, Luder HU, Leblond CP: Changes in cells' secretory organelles and extracellular matrix during endochondral ossification in the mandibular condyle of the growing rat. Am J Anat 190: 41-73, 1991. より）

ゼによってリン酸イオンに分解され，局所のリン酸イオン濃度が上昇する。

基質小胞から放出されたヒドロキシアパタイト結晶は，**結晶化の巣** nidus of crystallization として機能する。この周囲の高イオン濃度は，石灰化因子やカルシウム結合蛋白があると，基質の石灰化を促進する。結晶がコラーゲン分子表面の間隙に蓄積すると，水が基質から吸収される。

多数の結晶化の巣が密集してくると，鉱質化が起こる。このような作用が進行するにつれ，結晶化の中心が大きくなり，互いに融合する。このようにして，基質の大部分が脱水されて石灰化が起こると考えられている。

骨の再構築

成人では，骨にかかる力に対応するために骨が再構築されており，骨の新生と吸収とのバランスが保たれている。

成長段階の骨では，古いハバース管系が吸収されるよりも速いスピードで新しいハバース管系が作られるので，骨新生は骨吸収を上回っている。その後，骨端板が閉鎖して骨の成長が完了すると，骨新生と骨吸収のバランスが保たれるようになる。

成長段階にある骨では，胎児期の骨発生の初期から成人の骨成長の終わりまで，一般的な構造形態が保たれる。これは**表面再構築** surface remodeling が起こっているからで，骨膜のある領域で骨の新生が行われるとともに，骨膜のまた別の領域で骨の吸収が起こっている。同様に，骨内膜のある領域で骨が新生され，別の領域で吸収されている。頭蓋冠の骨も同様の方法で再構築され，脳が大きくなるとともに頭蓋冠も大きくなる。しかしながら，どのようにしてこの過程が調節されているのかは分かっていない。

皮質骨や海綿骨は，これまで述べたような方法では再構築されない。なぜなら，海綿骨の骨芽細胞や骨原性細胞は骨髄のなかにあり，これらの細胞は近くにある骨髄細胞からの直接的な傍分泌によって制御されていると考えられるからである。このような骨髄細胞が産生する因

子には，インターロイキン1，腫瘍壊死因子，コロニー刺激因子1，オステオプロテゲリン，オステオプロテゲリンリガンド，腫瘍化増殖因子β（TGF-β）がある。緻密骨の骨原性細胞や骨芽細胞は，骨膜の内側の細胞層や，ハバース管の内腔にある。これらの細胞は骨髄から離れているので，骨髄細胞による傍分泌の影響は受けず，カルシトニンや上皮小体ホルモンなどの体循環系の因子に反応する。

成人の骨の内部構造は，新しい骨が新生されたり，死んだり古くなった骨が吸収されて，絶えず再構築されている。これは次のような事実に関連する。

1. ハバース管系は絶えず置き換わっている。
2. 骨にかかる圧力に対応するために，骨はある部位では吸収され，別の部位では新生されている（例：重さ，姿勢，骨折）。

ハバース管系が吸収されると，骨細胞は死滅する。さらに，そこに骨基質を吸収するために破骨細胞がやってきて，**吸収窩**absorption cavityを形成する。破骨細胞による活動が続くと，吸収窩は大きくなり，そこに血管が進入してくる。この時点で骨吸収は終了し，骨芽細胞が血管の周囲に新たな同心円状の層板を作って，ハバース管系を構築する。一次骨はこのようにして再構築され，ハバース管系の規則正しいコラーゲン配列によって骨は強くなる。再構築は生涯を通して起こり，骨吸収の部分は骨新生や新たなハバース管系の構築によって置換され，骨吸収に次いで起こる骨置換は**カップリング**couplingと呼ばれる。成人骨に見られる介在層板は，再構築されたハバース管系の遺存物である。

骨の修復

> 骨の修復は膜内骨化と軟骨内骨化の両方によって行われる。

骨折が起こると，骨基質が損傷・破壊され，骨細胞が死ぬとともに，骨膜や骨内膜の断裂が起こったり，破損した骨片が転位することもある。血管は骨の破壊部の近くで切断されて出血が生じ，その結果，血餅が形成される。間もなく損傷部位から血管吻合部までの血行が停止し，吻合部から新たな循環路が生じる。また，損傷部位ばかりでなく，損傷部位の周囲のハバース管系に血液が送られなくなって骨細胞が死滅するので，骨損傷の範囲が拡大する。しかし，骨髄や骨膜は血管系が豊富なので，初期の損傷部位はそれほど拡大せず，骨髄や骨膜の細胞が元の損傷範囲を超えて死滅することはない。どんな場合でも，骨のハバース管系に血液が供給されなければ，骨細胞の核は濃縮し，細胞が融解して，やがて骨小腔から細胞が消える。

骨折部位の血塊に，周囲の結合組織から小さな毛細血管や線維芽細胞が侵入し，**肉芽組織**granulation tissueが形成される。同様の現象が髄腔でも起こり，血餅ができる。するとすぐに，血餅に骨内膜の骨原性細胞や骨髄の多能性細胞が侵入し，1週間程度で骨梁でできた**内仮骨**internal callusが形成される（図7-19）。損傷後48時間以内には，骨膜や骨内膜の骨形成層の活発な有糸分裂によって，あるいは骨髄の未分化細胞から骨原性細胞が産生される。骨膜の最も深層にある骨原性細胞は，毛細血管の近くで骨芽細胞に分化して骨性仮骨を作り損傷部位で壊死した骨と接合する。

毛細血管の増殖速度は骨原性細胞の増殖速度よりもはるかに遅い。従って，細胞の増殖塊の中央にある骨原性細胞は，毛細血管床に乏しいので低酸素圧状態になり，これらの細胞は軟骨形成細胞になる。その結果，仮骨の外側では軟骨芽細胞が生じ，軟骨を形成する。

増殖しつつある骨原性細胞の最外層（骨膜の線維層と近い）には毛細血管があるので，骨原性細胞は増殖を続ける。このように，仮骨には，①骨片を接合する新たな骨の層，②軟骨の中間層，③増殖しつつある骨形成層，の3つの領域が交じり合っている。骨片端に形成された仮骨は，融合して骨片からなる一塊の仮骨を形成する。これは**外仮骨**external callusと呼ばれる。外仮骨の持続的な成長は主に骨原性細胞に由来するが，一部は中間層にある軟骨の間質成長による。

仮骨の深層に形成された新たな骨の近くにある軟骨基質は石灰化をきたし，やがて海綿骨に置換される。最終的には，すべての軟骨が軟骨内骨化によって一次骨に置換される。

骨片が海綿骨で結合すると，一次骨を二次骨に置換したり，仮骨を分解したりして損傷部位の再構築が必要である。

損傷した骨に対して最初に形成される骨は，膜内骨化によって生じ，新たに生じる骨梁は，損傷した骨や死滅した骨を強固につなぐようになる。新たに生じる骨梁の間隙にある死滅した骨の基質は吸収され，間隙は新たな骨で満たされる。やがて，死滅したすべての骨は吸収され，損傷部位に進入してきた骨芽細胞によって生じた新しい骨と置換される。このようにして，骨性仮骨によって囲まれた海綿骨で骨折の修復が起こる。

再構築の過程を経て，膜内骨化の一次骨は二次骨と置換され，骨折の修復部位が強化されるとともに，仮骨は吸収される。骨折部位での修復や再構築は，そこにかかる圧力に対する反応によって起こり，やがて骨折部位には元の形と強度が復活する。骨の修復が，軟骨形成とともに，膜内骨化と軟骨内骨化によって起こることは興味深い。

臨床ノート

骨折によって骨の一部が失われたり，骨片を摘出しなければならないほどひどい損傷を受けると，**骨癒合** bony union が起こらない。このような状態では仮骨が形成されないので，骨の修復は不可能である。このような場合，骨移植が必要となる。1970年代以来，移植の目的で生骨を供給する骨バンクが普及してきた。収集された骨片は，骨形成能力を保持するために凍結保存され，整形外科医によって移植臓器として利用される。**自家移植** autograft は，移植臓器を受けるレシピエント自身がドナー（提供者）なので大半が成功する。**同種移植** homograft は，同種の異なる個体から行われるが，免疫反応のために拒絶反応が起こることもある。**異種移植** heterograft は，異なる種からの移植であり，ほとんど成功しない。しかし，子牛の骨は，冷凍保存するとある程度の抗原性が失われるので，必要な場合には骨移植を試みる価値はある。

骨の組織生理学

骨は人体の軟組織を支持し，中枢神経系や造血組織を保護している。骨は筋の腱の付着部でもあり，てことして作用して運動に必要な力を増幅させる働きもある。また，そのほかの重要な働きとしては，血中や，人体の組織のカルシウムやリンの濃度を維持するために，これらの物質を貯蔵する機能もある。

血中カルシウム濃度の維持

カルシウムは多くの酵素が活動するために必須で，膜透過性，細胞接着，血液凝固，筋収縮などの体内の様々な過程で機能する。これらの機能をうまく果たすためには，血漿中のカルシウム濃度は $9 \sim 11 \, mg/d\ell$ に厳密に制御・維持される必要がある。人体のカルシウムの99％は，ヒドロキシアパタイト結晶として骨に貯蔵されている。残りの1％は細胞内や血漿中にあり，骨と血液の間では絶えずカルシウムの移動が起こっている。血中カルシウム濃度を維持するために，骨から供給されるカルシウムイオンは，まだ完全に鉱質化していない新しいオステオンに由来する。また，新しいオステオンの形成に，カルシウムイオンが利用されて骨の再構築が起こる。古いオステオンは高度に鉱質化をきたしているので，そのカルシウムイオンはほとんど利用されない。

ホルモン効果

破骨細胞の活動は，人体にカルシウムイオンを絶えず供給するのに必要である。上皮小体の実質細胞は血中カルシウム濃度に感受性があり，カルシウム濃度が通常以下に下がると，上皮小体ホルモンが分泌される。前述し

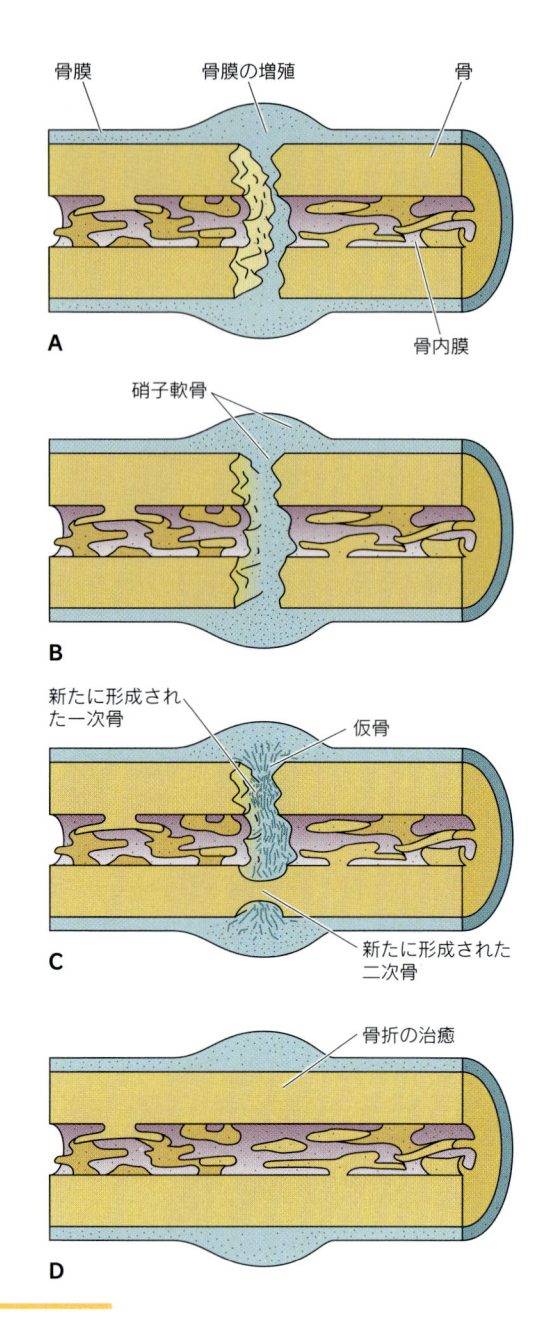

図7-19 骨折の修復過程を示す模式図。

たように，このホルモンは骨芽細胞の受容体を活性化し骨基質の形成を抑制して，骨芽細胞による**オステオプロテゲリンリガンド** osteoprotegerin ligand や**破骨細胞刺激因子** osteoclast-stimulating factor を産生して分泌する。これらの因子は破骨細胞の形成を引き起こし，休止していた破骨細胞を活性化し，骨吸収とカルシウムイオンの放出を引き起こす。

甲状腺の傍濾胞細胞も血漿カルシウム濃度を監視する。カルシウムイオン濃度が上昇すると，この細胞はカ

ルシトニンを分泌する。カルシトニンはポリペプチドホルモンで，破骨細胞の受容体を活性化し，骨吸収を抑制する。

下垂体前葉にある細胞から分泌される成長ホルモン（ソマトトロピン）は，ソマトメジン（インスリン様成長因子）を介して骨の発達に影響を及ぼし，特に骨端板の成長を刺激する。小児期にこのホルモンが欠乏すると**小人症**dwarfismになり，成長期にこのホルモンが過剰に分泌されると**下垂体性巨人症**pituitary gigantismになる。

そのほかにも多くの因子が骨代謝に関与しているが，そのうちのいくつかの因子を以下に示す。これらの因子の多くは様々な細胞から放出され，多数の標的細胞があるが，ここでは骨に関連した機能だけを示す。

- **インターロイキン-1** interleukin-1：骨芽細胞から放出され，破骨細胞の前駆細胞を活性化し増殖させる。これは破骨細胞に対する間接的な刺激である。
- **腫瘍壊死因子** tumor necrosis factor：活性化されたマクロファージから放出され，インターロイキン-1と同様に作用する。
- **コロニー刺激因子-1** colony-stimulating factor-1：骨髄の支質細胞から放出され，破骨細胞の形成を引き起こす。
- **オステオプロテゲリン** osteoprotegerin：破骨細胞の分化を抑制する。
- **インターロイキン-6** interleukin-6：様々な骨の細胞，特に破骨細胞から放出され，ほかの破骨細胞の形成を促す。
- **インターフェロン-γ** interferon-γ：Tリンパ球から放出され，破骨細胞の前駆細胞が破骨細胞に分化するのを抑制する。
- **トランスフォーミング増殖因子-β** transforming growth factor-β（TGF-β）：破骨作用の間に骨基質から放出され，骨芽細胞に骨基質の形成をもたらし，基質の鉱質化を促す。また，破骨細胞の前駆細胞の増殖や成熟破骨細胞への分化を抑制する。

臨床ノート

先端巨大症（末端肥大症）acromegalyは，成長ホルモン（ソマトトロピン）の産生過多の成人に起こり，正常な骨吸収が起こらず，骨蓄積が異常に増加して骨が肥厚する。顔面の骨が肥厚するとともに，軟組織も肥大して，顔貌が変化する。

骨格の成熟は，男性・女性生殖腺で産生されるホルモンによる影響も受ける。骨端板の閉鎖の時期は一定しており，性成熟と関連している。早期性成熟が起こると，骨端板の閉鎖が促進されて，骨格形成が妨げられる。性成熟が遅い人では，骨端板が閉鎖しないので，骨格成長が続く。

臨床ノート

骨粗鬆症osteoporosisは，40歳代以上の女性やエストロゲン治療を受けていない閉経後の女性に認められる。骨粗鬆症は骨量の減少と関連し，エストロゲン分泌が閉経後に低下するにつれて次第に深刻になってくる。エストロゲンが骨芽細胞の特異的受容体と結合すると，骨芽細胞は活性化され，骨基質の産生・分泌を始める。エストロゲン分泌が減少するにつれ，破骨作用が骨蓄積よりも盛んになる。その結果，骨量は骨が圧力に耐えられる限界を下回り，骨折を起こしやすくなる。エストロゲン治療を行うと，このような状態が改善されたり，解消されたりする。

栄養の効果

正常な骨成長はいくつかの栄養因子に感受性があり，それらに依存している。蛋白，ミネラル，ビタミンの摂取が十分でなければ，骨芽細胞によるコラーゲン合成に必要なアミノ酸が欠如し，コラーゲンの形成が低下する。カルシウムやリンの摂取が不十分な場合は骨の十分な石灰化が起こらず，骨折しやすくなる。ビタミンDが不足すると，腸からカルシウムが吸収されなくなり，小児ではくる病をきたす。ビタミンAとビタミンCも，骨格形成に欠かせない（表7-4）。

臨床ノート

くる病ricketsはビタミンDが欠乏している小児に見られる疾病である。ビタミンDがなければ，カルシウムを十分に摂取したとしても，腸粘膜はカルシウムの吸収ができなくなる。その結果，骨端軟骨の骨化が妨げられるとともに，骨幹端の細胞の配列が不規則になり，骨基質の石灰化が不十分になる。くる病の小児には骨の変形が認められ，特に下肢で著明である。これは，単に骨が体重を支えられないために起こる。

軟骨化症osteomalaciaは，長年にわたるビタミンDの欠乏によって起こる。軟骨化症になると，再構築の過程で形成された骨に適正な石灰化が生じない。この状態は妊娠期間中に重篤になるが，それは母体が胎児にカルシウムを供給するからである。

壊血病scurvyはビタミンCの欠乏によって生じる。コラーゲン産生が低下し，骨基質の形成や骨発達が妨げられる。また，傷の回復も遅れる。

表7-4　骨格発達に関与するビタミンとその効果

ビタミン	病態
ビタミンA欠乏症	骨芽細胞と破骨細胞の活動の調和がとれなくなり，適正な骨形成ができなくなる．脳を保護する頭蓋冠の骨吸収と再構築ができなくなり，中枢神経の重篤な障害を伴う．
ビタミンA過剰症	増殖帯での細胞の増加が起こらず，軟骨柱が破壊される．骨端板は消失し，成熟をとげる前に骨成長が停止する．
ビタミンC欠乏症	結合組織と同様，間葉組織が影響を受け，細胞外基質の産生・維持ができなくなる．コラーゲンや骨基質の産生不足は，成長遅延を招き，損傷治癒が遅れる．壊血症．
ビタミンD欠乏症	骨端軟骨の骨化が妨げられる．骨幹端の細胞は不規則に配列し，骨の石灰化不全を招き，荷重によって変形する．小児ではくる病，成人では骨軟化症．

関節

骨は関節でほかの骨とつながっている．関節は骨の間の動きの程度によって分類される．骨どうしが近接していてわずかしか動かない関節を**不動関節** synarthrosis という．また，骨がかなり広い範囲で自由に動く関節は**可動関節** diarthrosis という．

不動関節は，骨どうしをつなぐ組織によって，以下の3種類に分類される．

- **骨癒合** synostosis：可動性があってもほとんど動かず，骨組織で骨が連結される（例：成人の頭蓋の骨）．
- **軟骨結合** synchondrosis：ほとんど可動性がなく，硝子軟骨で骨が連結される（例：胸骨と第1肋骨との関節）．
- **靱帯結合** syndesmosis：ほとんど可動性がなく，骨が密性結合組織で連結される（例：脛腓靱帯結合）．

四肢の大部分の関節は可動関節（滑膜連結）である（図7-20）．この種の関節を形成している骨の関節面は，関節軟骨と呼ばれる硝子軟骨で被われている．一般に，関節は靱帯によって骨どうしの連結が保持されており，**関節包** joint capsule によって取り囲まれている．そのなかの関節腔には**滑液** synovial fluid が入っている．関節包の外側は，骨膜に続く密性結合組織からなり，**線維層** fibrous layer と呼ばれる．関節包の内面には細胞が並んでできた**滑膜層** synovial layer があり，関節面以外の関節腔のすべての内面を被っている．これを**滑膜** synovial membrane と呼ぶこともある．

滑膜層には以下の2種類の細胞がある．

- **A型細胞** type A cell：マクロファージの一種で，よく発達したゴルジ装置や多数のリソソームがあるが，RERはほんの少ししかない．この貪食細胞は関節腔からの細屑物を除去する働きがある．
- **B型細胞** type B cell：線維芽細胞に似ており，RERがよく発達している．この細胞は滑液を分泌すると考えられている．

滑液は，関節軟骨の軟骨細胞に栄養や酸素を供給するのに加え，関節の潤滑油として機能するため，高濃度のヒアルロン酸と**ルブリシン** lubricin を含んでいる．さらに，滑液中のマクロファージは関節腔の不要な細屑物を貪食する働きがある．

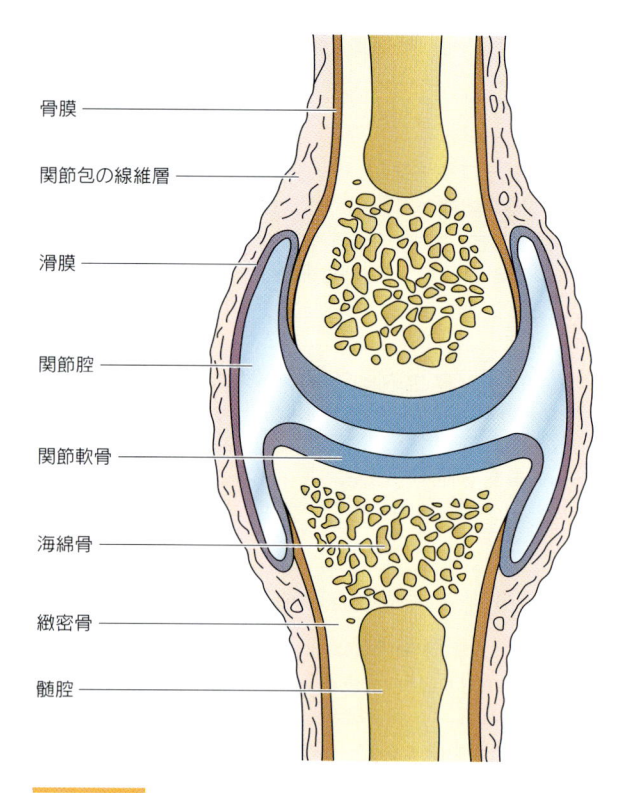

図7-20　可動関節の模式図．

8 筋

収縮を目的に分化した筋細胞と，周囲の組織に収縮を伝える細胞外成分との働きによって，動物は移動，収縮，括約，心拍動など様々な運動を行っている。

筋細胞は細長い細胞であるが，筋細線維の収縮蛋白（筋細糸）が規則的に並んでいるかどうかによって，**横紋筋** striated muscle と**平滑筋** smooth muscle に区別される。横紋筋細胞には特徴的な明暗の横紋が見られるが，平滑筋には見られない（図8-1）。横紋筋には2つのタイプがある。1つは人体の随意筋の大部分を占める**骨格筋** skeletal muscle で，もう1つは心臓にのみ存在する不随意性の**心筋** cardiac muscle である。平滑筋は血管壁や腸管，皮膚の真皮などにある。

筋細胞の構造を表現するには独特の用語が使われる。例えば，筋の細胞膜は**筋細胞膜** sarcolemma，細胞質は**筋形質** sarcoplasm，小胞体は**筋小胞体** sarcoplasmic reticulum と呼ばれる。筋細胞は細長いので**筋線維** muscle fiber と呼ばれることが多いが，筋線維は膠原線維と違って生きた細胞そのものである。

筋はすべて中胚葉に由来する。心筋は臓側中胚葉に，平滑筋の大部分は臓側中胚葉と壁側中胚葉に，骨格筋の大部分は壁側中胚葉に由来する。

骨格筋

> 骨格筋は細長い多核細胞で構成されており，随意収縮によって身体を動かす。

胎生期の発生過程で，骨格筋線維の前駆細胞である数百個の**筋芽細胞** myoblast は，1列に並んで互いに融合して細長い多核の**管状筋細胞** myotube を形成し，細胞質の構造物や収縮性の**筋細線維** myofibril を作る。筋細線維には，細胞の収縮蛋白である**筋糸** myofilament が並んでいる。

筋線維は互いに平行に並んでいるが，その間には**連続型毛細血管** continuous capillary（☞図11-12A）が平行して走っている。筋線維は細長い多核細胞で横紋がある。筋線維の直径は通常10〜100 μmであるが，肥大した筋線維ではこれより太くなることがある。筋線維の張力はその直径で決まるが，筋全体の張力は筋線維の数と太さで決まる。

骨格筋線維は，**ミオグロビン色素** myoglobin pigment を含んでいるので，桃色〜赤色を呈する。ミオグロビンはヘモグロビンに類似した酸素結合蛋白で，分子の大きさはヘモグロビンより小さい。筋線維の直径，ミオグロビンの性状，ミトコンドリアの数，筋小胞体の発達度，

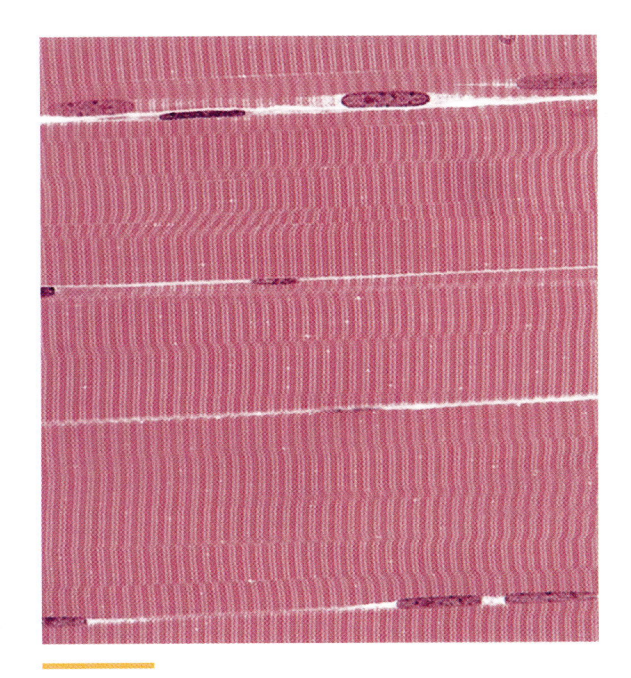

図8-1 骨格筋の縦断面の光学顕微鏡写真（×500）。筋線維（筋細胞）は横方向に走る。縦方向の細い線が横紋である。

第8章　筋

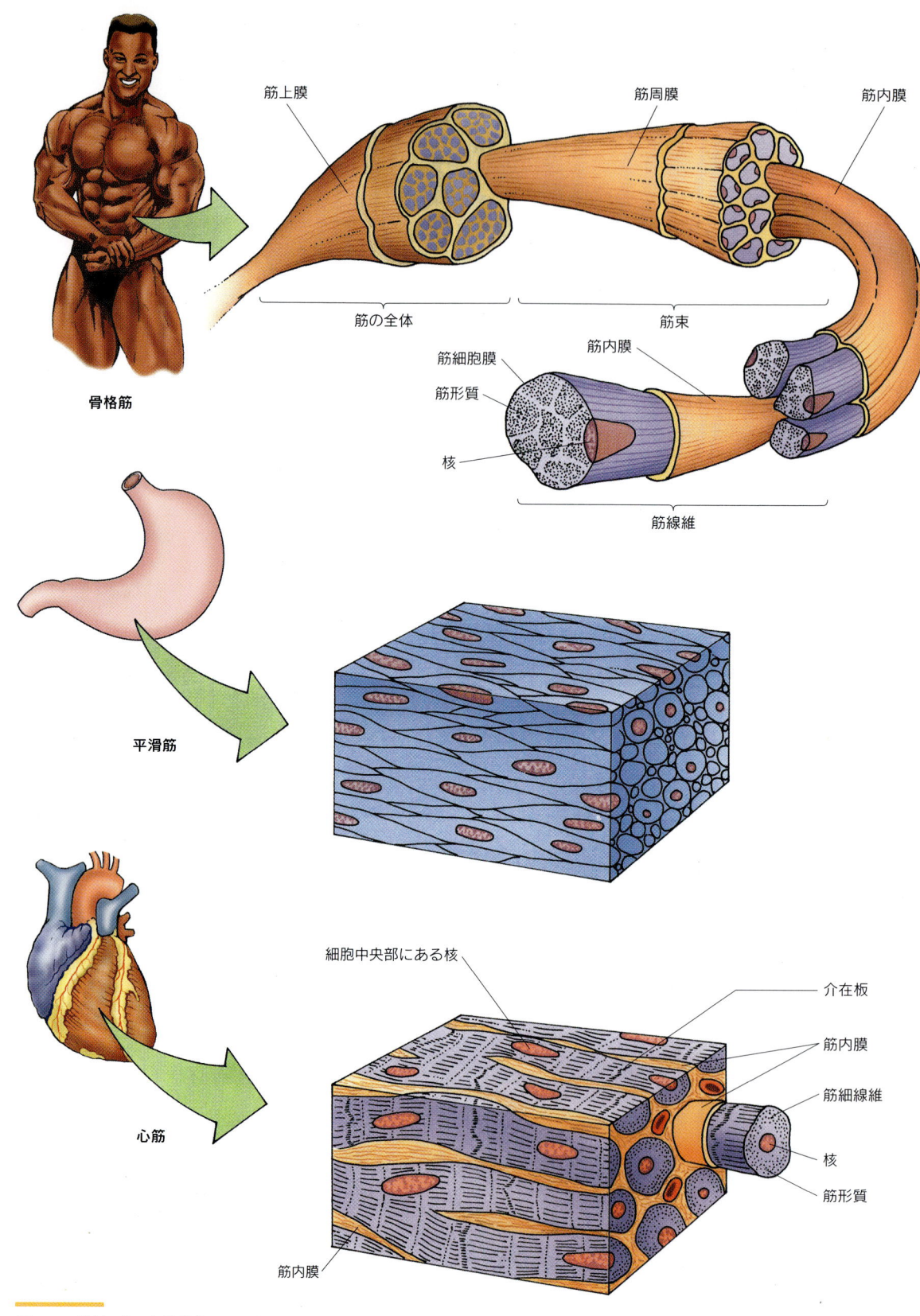

図8-2　3種類の筋の組織構築を示す模式図。上：骨格筋，中：平滑筋，下：心筋。

様々な酵素の濃度，収縮速度の違いによって，筋線維は**赤筋** red muscle fiber，**白筋** white muscle fiber，**中間筋線維** intermediate muscle fiber に分類される（表8-1）。

通常，肉眼解剖で学ぶ上腕二頭筋などの骨格筋は，3種類の筋線維（赤筋，白筋，中間筋）をある一定の割合で含むが，その割合は部位や動物の種類によって異なる。ニワトリでは大腿部の筋は赤筋線維が，胸部の筋は白筋線維が大部分を占める。筋線維の種類は，その神経支配によって決定されるようで，神経支配を実験的に切り替えると，筋線維は新しい神経支配に適応してその種類を変える。

筋の被膜

骨格筋の被膜には筋上膜，筋周膜，筋内膜がある。

筋上膜 epimysium は骨格筋全体を包む交織性の結合組織である。筋上膜から筋の内部に向かって疎性結合組織が進入し，**筋束** muscle bundle を取り囲む**筋周膜** perimysium になる。**筋内膜** endomysium は細網線維と外板（基底膜）からなり，個々の筋細胞を包んでいる（図8-2）。

これらの被膜の結合組織は互いに連続しているので，個々の筋線維が生み出す収縮力は骨格筋の結合組織全体に伝わる。さらに，筋上膜は，腱や腱膜を介して骨などと連結しているので，筋の収縮は運動を引き起こす。

筋の光学顕微鏡像

光学顕微鏡で観察すると，骨格筋は細長い多核細胞からなり，核は細胞の辺縁に存在する。

骨格筋線維は多核細胞で，多数の核は細胞の辺縁の細胞膜の直下に位置する（図8-3）。細胞は筋内膜で取り巻かれており，その細い細網線維は隣接する筋細胞の筋内膜に入り込んでいる。筋細胞表面の浅いくぼみには，単核の小さな**筋衛星細胞** satellite cell がある。この細胞は筋の基底膜に包まれており，筋の再生に関与するといわれている。筋衛星細胞の核のクロマチンは筋線維の核よりも濃くて粗い。骨格筋細胞の細胞質の大部分は，長軸方向に並ぶ円柱状の**筋細線維** myofibril（直径 1～2 μm）で占められている（図8-4）。筋細線維は筋細胞の全長に及び，隣りどうしの筋細線維の配列は正確に一致している。このような整然とした筋細線維の平行配列が，骨格筋の縦断像で認められる特徴的な明帯・暗帯の横紋の要因になっている。

暗帯は**A帯** A band，明帯は**I帯** I band と呼ばれる（A

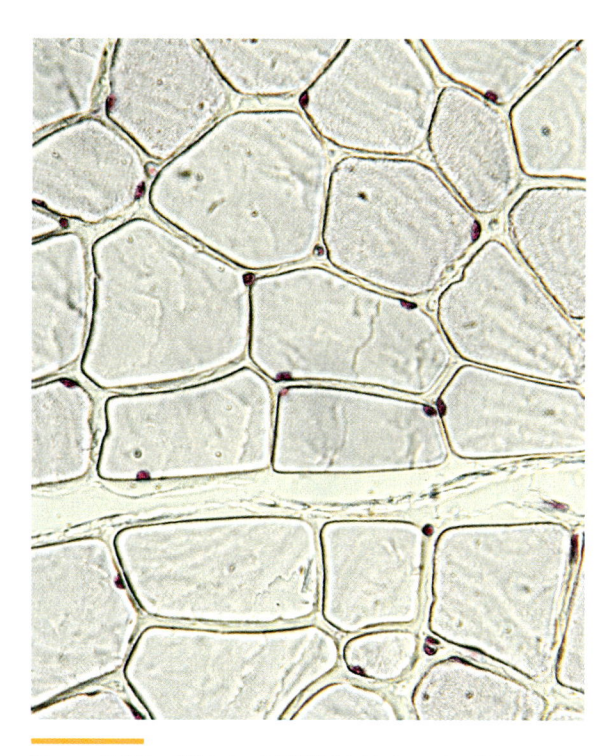

図8-3　骨格筋の横断面の光学顕微鏡写真（×500）。紫色に染まった核が細胞の辺縁に位置することに注意。

表8-1　骨格筋線維の分類*

項目	赤筋線維	白筋線維
血管分布	豊富	比較的少ない
神経支配	比較的少ない	比較的多い
線維の太さ	細い	太い
収縮	遅いが反復できる，疲労しにくい，収縮力は比較的弱い	速いが疲労しやすい，収縮力は比較的強い
筋小胞体	発達は中等度	広範によく発達
ミトコンドリア	多い	少ない
ミオグロビン	豊富	少ない
酵素	酸化的酵素が豊富でATPaseは少ない	酸化的酵素が少なくリン酸化酵素とATPaseが豊富

*中間型の筋線維は赤筋と白筋の中間の特徴を有する。

第8章　　　筋

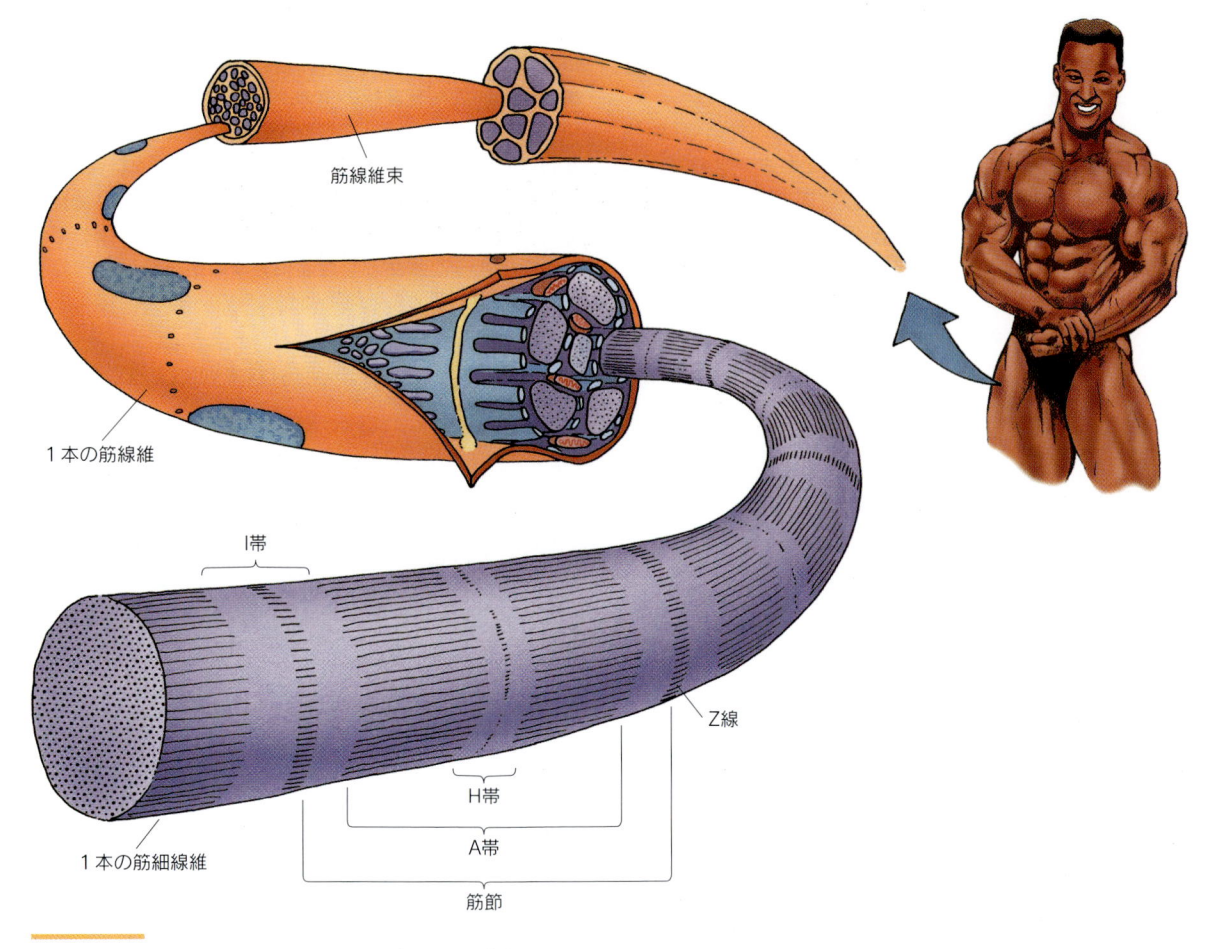

図8-4　骨格筋細胞にある筋細線維と筋節の構造を示す模式図。

とIは偏光顕微鏡で観察したときの"複屈折性 *a*nisotropic"と"単屈折性 *i*sotropic"の頭文字に由来する)。A帯の中央には淡いH帯があり、さらにH帯の中央には細いM線がある。I帯の中央には細くて暗調の **Z線** Z line がある。隣り合う2本のZ線に挟まれた筋細線維の領域を、骨格筋収縮における構造的・機能的単位と見なして **筋節** sarcomere と呼ぶ(図8-4, 図8-5)。筋節の弛緩時の長さは2.5 μmである。

筋の収縮によって横紋はそれぞれ特徴的な変化を示す。I帯は狭くなりH帯は消失する。Z線どうしの間隔は狭くなるが、A帯の幅は変化しない。

骨格筋線維の微細構造

電子顕微鏡は、骨格筋の横紋構造などの機能的、形態学的意義を明らかにするのに役立ってきた。

T細管と筋小胞体

T細管と筋小胞体は骨格筋の収縮に欠くことのできない要素である。

筋細胞膜の微細構造はほかの細胞膜と類似しているが、筋細胞膜には **T細管** T tubule (**横細管** transverse tubule)が存在する。T細管は細胞膜が落ち込んでできた細長い管状構造物で、筋細線維の間に入り込んでいる(図8-5)。

哺乳類の骨格筋では、T細管はA帯とI帯の境界で筋線維内を横走する。T細管は分岐吻合するが、個々の筋節にあるA帯とI帯の2か所の境界面に対応して、1つの筋節には2組のT細管がある。T細管は筋線維内の深部に伸びており、筋細胞膜に沿った脱分極波を伝える(図8-6, 図8-7)。

T細管に接して、カルシウムイオンを貯蔵する筋小胞体がある。筋小胞体は筋細線維を取り巻く網状構造をしているが、A帯とI帯境界部では、拡張して終末槽を作っ

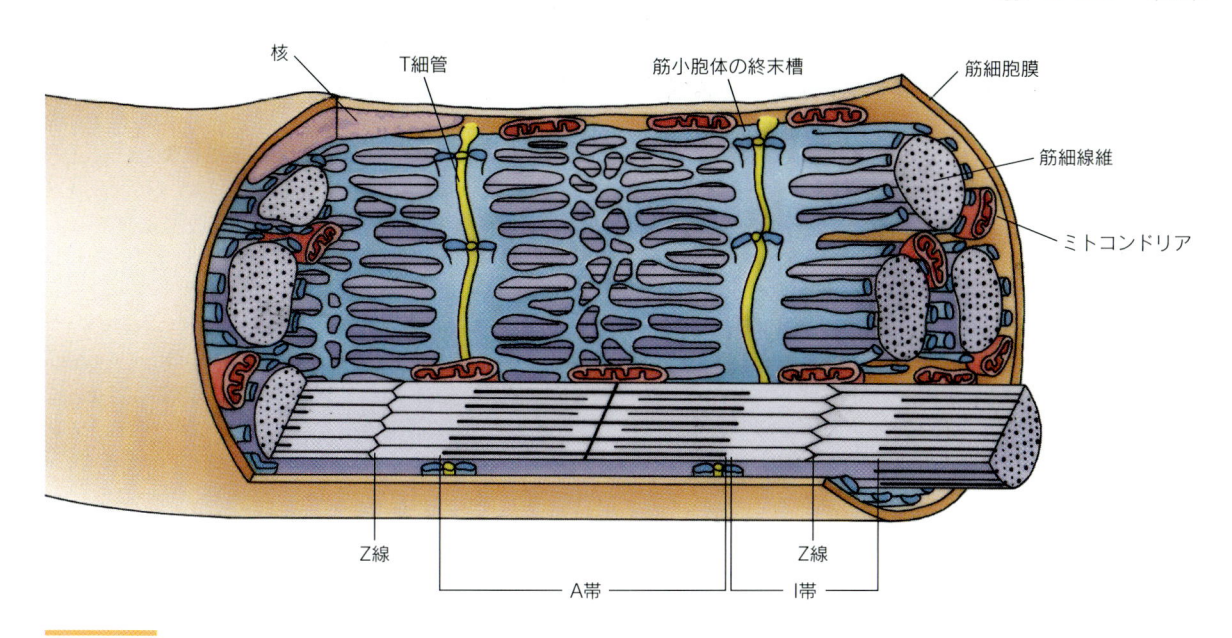

図8-5 骨格筋線維の三つ組と筋節の構造を示す模式図。

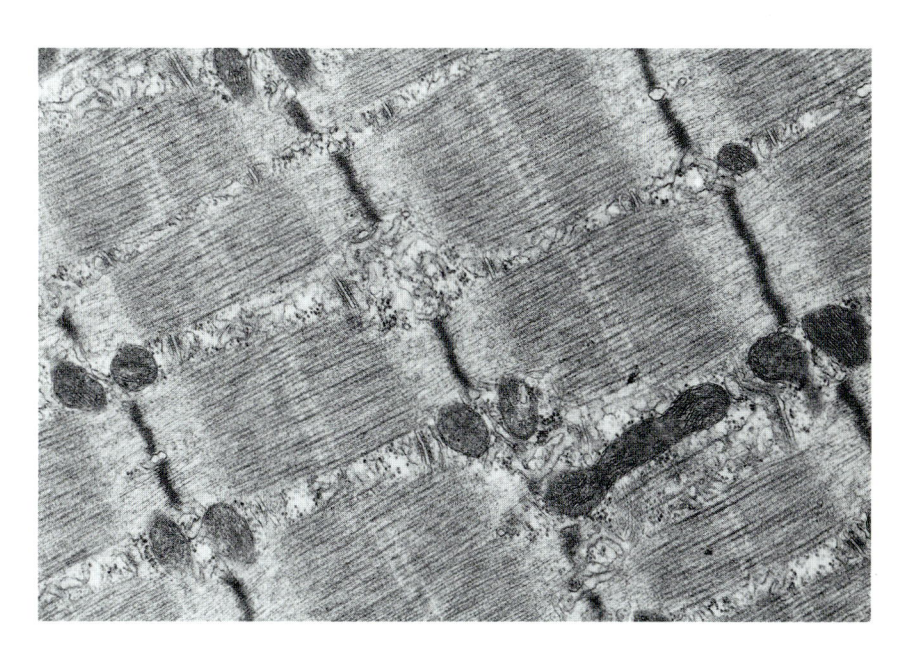

図8-6 ラット骨格筋の縦断面の電子顕微鏡写真（×17,397）。（写真提供：Dr. J. Strum）

ている。2つの終末槽は1本のT細管を挟んで位置するため，この構造は**三つ組** triadと呼ばれる。脱分極波は瞬時に筋細胞膜の表面から細胞全体に伝わり，終末槽に達する。終末槽とT細管を連結する部位（junctional feet）には，終末槽の膜に**電位依存性カルシウム放出チャネル** voltage-gated calcium release channelがある。

筋小胞体はカルシウムイオン（Ca^{2+}）をその内部に貯蔵したり（弛緩時），筋形質に放出したり（収縮時）して筋収縮を調節している。Ca^+放出の引き金となるのはT細管が伝える脱分極波である。これによって終末槽のカルシウム放出チャネルが開き，筋細線維付近の細胞質にCa^+が放出される。

デスミン desminや**ビメンチン** vimentinからなる中間径フィラメントは，筋細線維を互いにそろった状態に保つとともに，隣り合う筋細線維のZ線どうしをしっかり支持している。筋細線維の束は，アクチンと筋細胞膜をつなぐ**ジストロフィン** dystrophinなどの蛋白によって筋細胞膜の細胞質側につなぎ止められている。

筋細胞膜の直下や筋細線維の間には，よく発達したクリスタを持つ細長いミトコンドリアが数多くある。ミト

139

コンドリアは筋細線維の長軸に沿うか，または筋細線維に巻き付くようにして存在している。

筋細線維の構造

筋細線維は交互に重なり合う太い筋細糸と細い筋細糸から構成される。

電子顕微鏡による研究によって，筋細線維は**太い筋細糸** thick myofilament と**細い筋細糸** thin myofilament が互いに平行に重なり合って存在することが判明した。太い筋細糸はミオシン myosin からできているので，ミオシンフィラメントまたは**太いフィラメント** thick filament（直径15 nm，長さ1.5 μm）とも呼ばれる。細い筋細糸は主に**アクチン** actin から構成される細い細糸なので，**アクチンフィラメント** actin filament または**細いフィラメント** thin filament（直径7 nm，長さ1.0 μm）とも呼ばれる。

細いフィラメントは，Z線の両側から隣り合う筋節に向かって伸びているため，Z線両側の細いフィラメントは反対方向を向いている。従って，1つの筋節は平行に並ぶ細いフィラメントのグループを2つ持っていることになる（図8-8）。太いフィラメントは細いフィラメントと平行に並んでおり，両者は交互に重なっている。

弛緩状態の骨格筋線維では，太いフィラメントは筋節の中央部にあるが全長にはわたっていない。また，筋節の両端のZ線から伸びる細いフィラメントは筋節の中央まで達していない。そのため筋節の両端のZ線側には細いフィラメントだけが存在する。連続する2つの筋節では，Z線を挟んでこの細いフィラメントのみ存在する部位が隣接しているが，ここは光学顕微鏡で観察されるI帯に相当する。A帯は太いフィラメントの全長に相当する部位である。A帯の中央で，細いフィラメントのない範囲はH帯である。前述のようにH帯の中央にはM線がある。M線はミオメシン myomesin やC蛋白 C protein などから構成されている。これらの蛋白は太いフィラメントどうしを結合して独特の格子状配列をなしている。

収縮しても太いフィラメントと細いフィラメントの長さは変わらないが，細いフィラメントが太いフィラメントの方に滑るのでZ線の間隔は狭くなる。これは**ハックスレーのフィラメント滑り説** Huxley's sliding filament theory に基づいている。収縮時に筋節の中央に向かって細いフィラメントが動くことによって，細いフィラメントと太いフィラメントの重なりの部分はより大きくなる。A帯の幅は変わらないが，I帯とH帯の幅は狭くなる。

太いフィラメントと細いフィラメントは規則的な配列をしている。哺乳類の骨格筋では，太いフィラメントは等間隔に位置する6本の細いフィラメントで囲まれている。細いフィラメントと太いフィラメントが重なる領域の横断面には六角形のパターンが見られ，六角形の各頂点に細いフィラメントがあり，中心に太いフィラメントがある（図8-8，図8-9）。太いフィラメントどうしの間隔は40～50 nmであるが，太いフィラメントと細いフィラメントの間隔はわずか15～20 nmしかない。

筋細線維の構造は次の3種類の蛋白によって維持されている。

- タイチン titin
- α-アクチニン α-actinin
- ネブリン nebulin

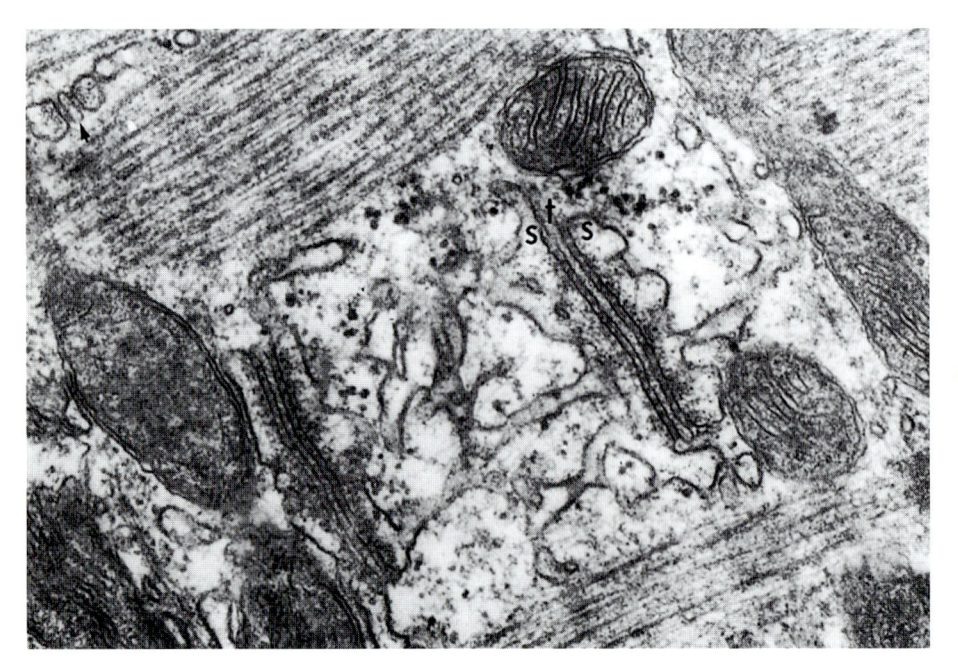

図8-7　骨格筋の三つ組と筋小胞体の電子顕微鏡写真（×57,847）。t：T細管，s：終末槽。矢印は終末槽に挟まれたT細管の横断面を表す。（Leeson TS, Leeson CR, Papparo AA: Text/Atlas of Histology. Philadelphia, WB Saunders, 1988.より）

線維状の弾性蛋白である**タイチン** titin は，太いフィラメントが筋節内で正確な位置を保てるようにしている．太いフィラメントの片側から2個のタイチン分子がZ線に伸びている．従って，筋節の2つのZ線の間では，4個のタイチン分子が1本の太いフィラメントをつないでいることになる．

Z線の構成要素である棒状蛋白の**α-アクチニン** α-actinin は，平行に並ぶ細いフィラメントに結合してフィラメントの位置をそろえている．さらに，長くて弾性を欠く**ネブリン** nebulin 2分子が細いフィラメントの全長を取り巻くことによって，細いフィラメントをZ線につなぎ止めて特有の配列を維持している（図8-8）．

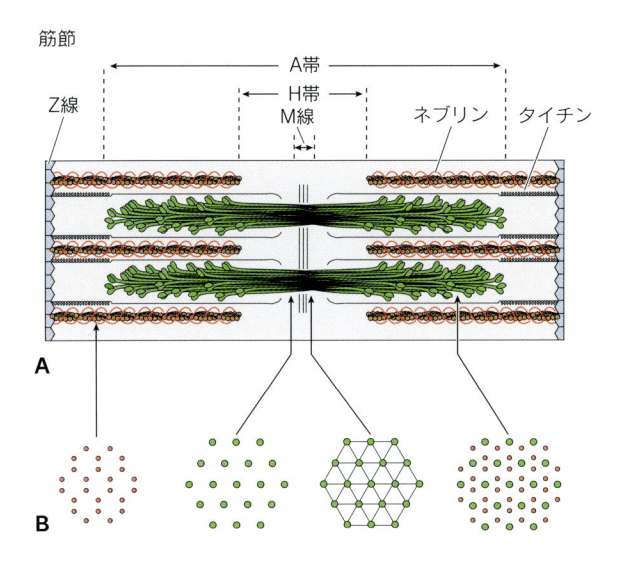

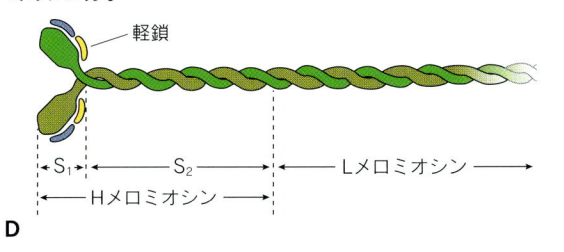

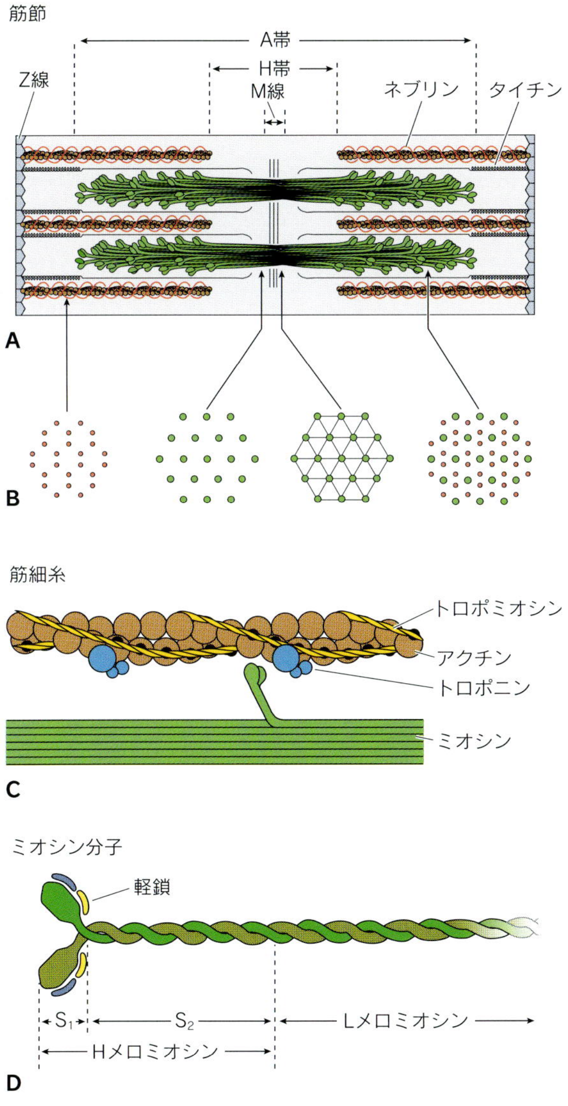

表8-2は，筋細糸を作る蛋白と筋細線維内で筋細糸の位置を保持する蛋白についてのまとめである．

太いフィラメント

> 太いフィラメントは，ミオシン分子の尾端どうしが一直線に重合して形成される．

1本の**太いフィラメント** thick filament は200〜300個の**ミオシン** myosin 分子からなる．1個のミオシン分子は，長さが150 nm，直径が2〜3 nmであり，2本の**重鎖** heavy chain と2組の**軽鎖** light chain で構成されている．重鎖は2本のゴルフクラブに似た形をしており，棒状のポリペプチド鎖は互いに巻き付いて**αヘリックス** α-helix を形成している．重鎖はトリプシンによって以下の2つに切断される．

1. **Lメロミオシン** Light meromyosin：ラセン状の2本の棒状ポリペプチド鎖の大部分を構成する棒状尾部．
2. **Hメロミオシン** Heavy meromyosin：2つの球状頭部とそれに付随するラセン状の棒状ポリペプチド鎖の短い近位部．

Lメロミオシンは，ミオシン分子を重合させて両極性の太いフィラメントを正しく組み立てる機能がある．Hメロミオシンはパパインという酵素によって2つの球状部分（S_1）と短いラセン状の棒状部分（S_2）に切断される（図8-8）．S_1サブフラグメントは**アデノシン三リン酸** adenosine triphosphate（ATP）と結合して太い筋細糸と細い筋細糸の間を架橋する．軽鎖には2つのタイプがあるが，どちらもミオシン分子のS_1サブフラグメントと結合する．すなわち，1本の重鎖には2つの軽鎖がつくため，ミオシン分子は2つの重鎖と4つの軽鎖で構成されることになる．

ミオシン分子は特有の様式で太いフィラメントに束ねられる．ミオシン分子は，平行に少しずつ角度をずらして並び，一定の間隔で頭部をフィラメントの端に向けている．そのため，太いフィラメントの中央は尾部だけからなり，両端は頭部と尾部からなる．Hメロミオシンの部分は太いフィラメントから突出しているが，隣のHメロミオシンとの角度は60度なので，ミオシンの頭部の位置は六角形に並ぶ細いフィラメントと一致している．

ミオシン分子には2か所の屈曲部位がある．1つはHメロミオシンとLメロミオシンの結合部で，もう1つはS_1とS_2サブフラグメントの結合部である．HメロミオシンとLメロミオシンの間の屈曲部は，ミオシン分子が細いフィラメントに接触して架橋を形成できるようにしてい

図8-8 筋形質とその構成要素の模式図．A：筋形質，B：矢印で示した部位における筋形質の横断図，C：細いフィラメントと太いフィラメント，D：ミオシン分子，S_1：S_1サブフラグメント，S_2：S_2サブフラグメント．

表8-2 骨格筋の関連蛋白

蛋白	分子量(kD)	サブユニットと分子量	機能
ミオシン	510	2本の重鎖(各222 kD), 2組の軽鎖(18 kDと22 kD)	太いフィラメントの主要蛋白, アクチンとの相互作用によりATPを加水分解して収縮を引き起こす
ミオメシン	185	なし	M線のところで隣接する太いフィラメントを架橋する
タイチン	2500	なし	太いフィラメントをZ線につなぐバネのような構造
C蛋白	140	なし	M線で太いフィラメントと結合
Gアクチン	42	なし	重合してFアクチンの細いフィラメントを形成, Gアクチンとミオシンの相互関係はATP加水分解を助長し収縮を起こす
トロポミオシン	64	2本鎖(各32kD)	細いフィラメントの溝にはまり込む
トロポニン	78	トロポニンC, TnC (18 kD) トロポニンT, TnT (30 kD) トロポニンI, TnI (30 kD)	カルシウムイオンと結合 トロポミオシンと結合 アクチンに結合しアクチンとミオシンの結合を抑制
α-アクチニン	190	2つのサブユニット(各95 kD)	細いフィラメントのプラス端をZ線につなぐ
ネブリン	600	なし	Z線の蛋白で, おそらくα-アクチニンが細いフィラメントをZ線につなぐのを補助

る。また, S_1とS_2サブフラグメントの間の屈曲部によって, ミオシン分子が細いフィラメントを牽引できる。

細いフィラメント

細いフィラメントはラセン状のアクチンフィラメント, および関連蛋白であるトロポミオシンとトロポニンで構成されている。

細いフィラメント thin filamentは主に**F-アクチン** F-actinからなる。F-アクチンは**G-アクチン** G-actinが重合したものである。G-アクチン分子は球状であるが, 規則的に重合して極性を有するフィラメントを作る。フィラメントの**プラス端** plus endはα-アクチニンによってZ線と結合しており, **マイナス端** minus endは筋節の中央方向に伸びている。プラス端は重合速度が速く, マイナス端は重合が緩徐である。G-アクチン分子には**活性部位** active siteがあり, そこにミオシンの頭部(S_1サブフラグメント)が結合する。F-アクチンはG-アクチンが作る2本の線維がラセン状に配列(周期は36 nm)したもので, 真珠のネックレスがねじれた様子に似ている(図8-8)。

F-アクチンの二重ラセンに沿って2本の浅い溝が走っている。この溝に, 長さ40 nmの棒状のトロポミオシン分子が線維状に重合してはまり込んで, アクチン分子の活性部位を部分的に被い隠す。

トロポミオシン分子の始まりから約25〜30 nmのところには, トロポニン分子が存在する。トロポニン分子はTnT, TnC, TnIの3つの球状ポリペプチドからなる。TnTサブユニットはトロポニン分子全体をトロポミオシンと結合させている。TnCサブユニットはカルシウムイオンに高い親和性がある。TnIはアクチンに結合して, アクチンとミオシン間の相互関係を妨げる。カルシウムイオンがTnCに結合するとトロポミオシンの形状が変化

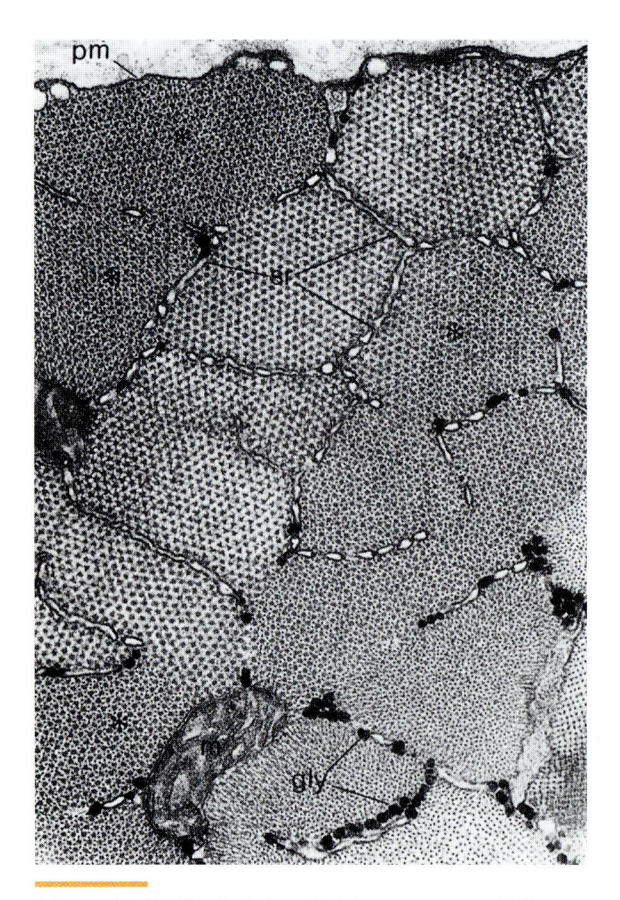

図8-9 骨格筋線維の横断面。星印は太いフィラメントと細いフィラメントを示す。pm:細胞膜, gly:グリコーゲン, m:ミトコンドリア。(写真提供:Dr. C. Peracchia/Hopkins CR: Structure and Function of Cells. Philadelphia, WB Saunders, 1978.より)

し、トロポミオシンで被われていたアクチンフィラメント上の活性部位が露出する。すると、ミオシン分子は屈曲し、S_1部分（ミオシン頭部）がアクチン分子上の活性部位と結合する（詳細は後述する）。

筋の収縮と弛緩

> 筋収縮は"全か無かの法則"に従う。収縮の後には筋弛緩が起こる。

収縮によって筋線維の長さは短縮する。その短縮量は、全筋節で起こる短縮の総和になる。通常、神経刺激によって引き起こされる収縮は**"全か無かの法則all-or-none law"**に従う。この法則は、刺激を受けた1本の筋線維が収縮するかしないかのどちらかであるという現象を指す。上腕二頭筋のような骨格筋の収縮の強さは、収縮する筋線維数に比例する。刺激は神経筋接合部に伝えられ、細いフィラメントが太いフィラメントの間に滑り込んで筋収縮が起こる。

以下に、骨格筋収縮の一連の過程を説明する。

1. 筋細胞膜に発生した電気刺激は、T細管を通じて筋線維の内部に伝達され、そこで筋小胞体の終末槽に伝えられる（図8-5）。
2. 終末槽の**電位依存性カルシウム放出チャネル**voltage-gated calcium release channelからCa^{2+}が放出されて細胞質に入り、トロポニンのTnCサブユニットと結合してトロポニンの形状が変化する。
3. トロポニンの形状変化によって、トロポミオシンはアクチンフィラメントの溝の深部に移動し、アクチン分子の活性部位（ミオシン結合部位）を露出させる。
4. ミオシンのS_1サブフラグメントと結合したATPは加水分解されるが、アデノシン二リン酸（ADP）と無機リン酸（Pi）はS_1サブフラグメントに結合して残る。この複合体はアクチンの活性部位に結合する（図8-10）。
5. 無機リン酸が離れると、アクチンとミオシン間の結合力が強くなるばかりでなく、S_1サブフラグメントの形状変化も起こる。
6. ADPも離れると、細いフィラメントは筋節の中央に引っ張られる（動力ストローク運動）。
7. 新たなATP分子がS_1サブフラグメントに結合すると、アクチンとミオシンの結合が解離する。

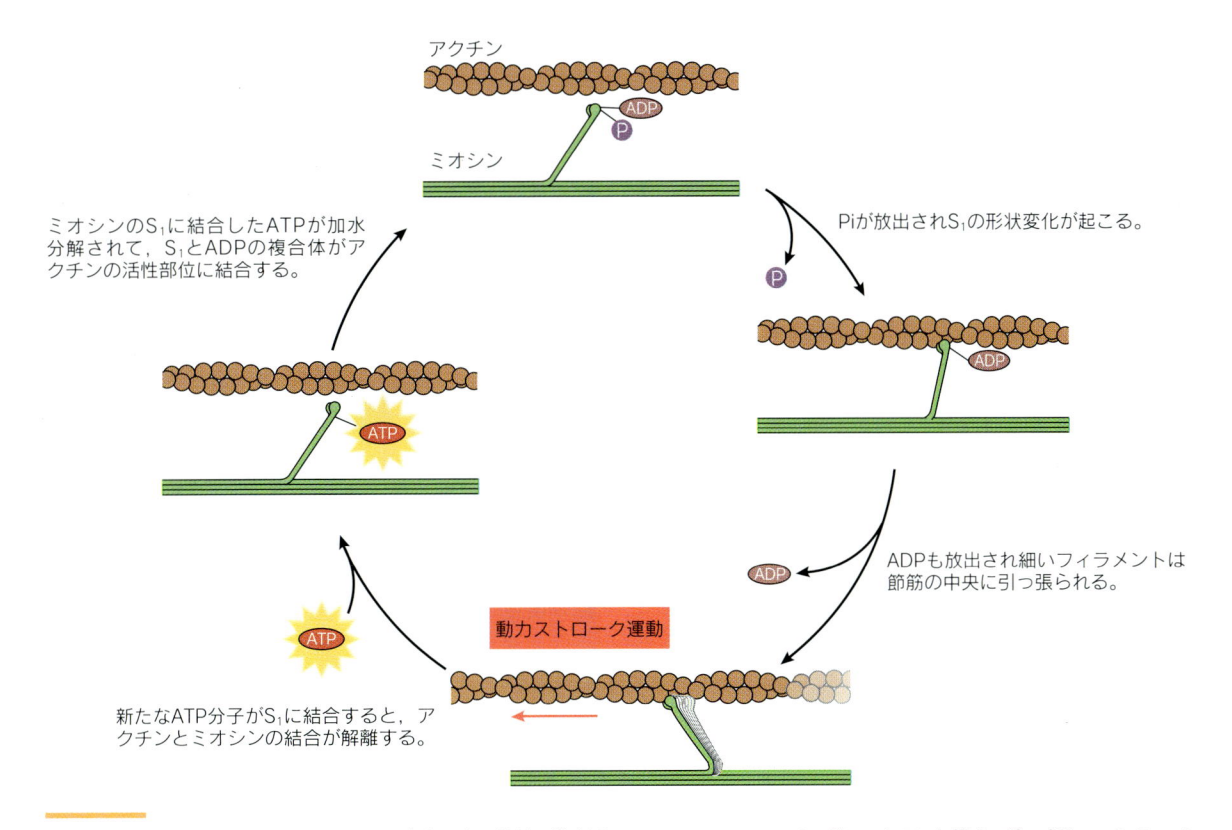

図8-10 筋収縮におけるアデノシン三リン酸（ATP）の役割の模式図。ADP：アデノシン二リン酸、PとPi：無機リン酸。（Alberts B, Bray D, Lewis J, et al: Molecular Biology of the Cell. New York, Garland Publishing, 1994.を改変）

実際に収縮が起こるためには，上述した結合と解離の過程が何回も繰り返される必要がある。このような過程では，化学エネルギーを運動エネルギーに変換するためにATPが必要である。

> **臨床ノート**
>
> 死後硬直は，死後に筋のATPが消失してアクチンとミオシンの解離が妨げられるため起こる。

細胞質のカルシウムイオン（Ca^{2+}）濃度が十分高いと，アクチンフィラメントは活性状態を保ち収縮が持続する。神経からの刺激がなくなると，収縮過程のそれぞれの段階が後戻りして筋の弛緩が起こる。

最初に，筋小胞体の膜にあるカルシウムポンプによってCa^{2+}が能動的に終末槽に送り込まれる。そこで，Ca^+はカルセクエストリンという蛋白と結合する。細胞質のCa^{2+}濃度が低下すると，Ca^{2+}がTnCから遊離する。次いでトロポミオシンがアクチンの活性部位を被う位置に戻り，アクチンとミオシンの結合が妨げられる。

筋収縮のエネルギー源

筋収縮のエネルギー源には，ホスファゲンエネルギー系，解糖系，好気的エネルギー系がある。

筋の収縮には大量のエネルギーを消費するので，骨格筋細胞は高エネルギー化合物であるATPやクレアチンリン酸を高濃度に保有している。ATPとクレアチンリン酸は，ともに高エネルギーリン酸結合を含んでいるので，**ホスファゲンエネルギー系** phosphagen energy systemの化合物である。これらは最大の筋収縮運動を約9秒間行うのに十分なエネルギーを供給する（ATPは3秒間，クレアチンリン酸は6秒間）。

これにグリコーゲンの嫌気的代謝（**解糖** glycolysis）がエネルギーを付加する。解糖の結果，乳酸が生じる。この代謝系は**グリコーゲン-乳酸系** glycogen-lactic acid systemと呼ばれ，ほぼ最大の筋収縮運動を約90〜100秒間行うだけのエネルギーを供給する。

好気的エネルギー系 aerobic energy systemは，通常の食物からATPを産生する。この系は最大の筋収縮運動を維持するのではないが，食物摂取で栄養が持続するならば通常の筋収縮運動を無制限に維持することができる。

ATPは，筋細胞が弛緩状態か軽度の収縮状態にあるとき，筋細胞のミトコンドリア内で酸化的リン酸化によって産生される。筋形質には脂肪滴やグリコーゲンが多数含まれており，容易にエネルギーに変換される。筋の活動にエネルギーが必要になると，活動の種類によって3つの代謝系が利用される。短期間の激しい筋収縮で生じたADPは次の2つの方法で再リン酸化される。①**解糖系** glycolysis（乳酸を蓄積させる），②ホスファゲンエネルギー系（**ホスホクレアチンキナーゼ** phosphocreatine kinaseの触媒によって，クレアチンリン酸から高エネルギーリン酸を受け取る）。しかし，筋が長期間収縮活動をするときは好気的エネルギー系が使用される。

筋腱接合部

筋線維を包む結合組織は腱とつながっている。**筋腱接合部** myotendinous junctionでは筋細胞は細くなり，その表面に複雑な溝を持つ。腱の膠原線維はこの溝のなかに入り込んでおり，筋内膜の細網線維とつながっている。筋細糸は筋細胞膜の内面につなぎ止められているので，筋細糸の収縮力が腱の膠原線維に伝達される。

骨格筋の神経支配

複数の骨格筋細胞とそれらを支配する1本の運動神経は運動単位を構成する。

骨格筋は**運動神経** motor neuronと**感覚神経** sensory neuronの支配を受けている。運動神経は筋収縮を引き

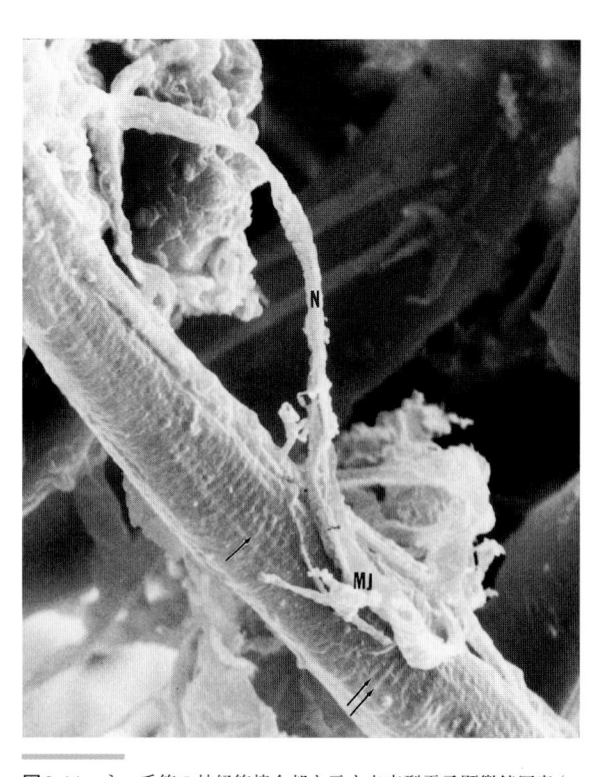

図8-11 ネコ舌筋の神経筋接合部を示す走査型電子顕微鏡写真（×1,688）。MJ：神経筋接合部，N：神経線維。矢印は横紋を示す。（写真提供：Dr. L. Litke）

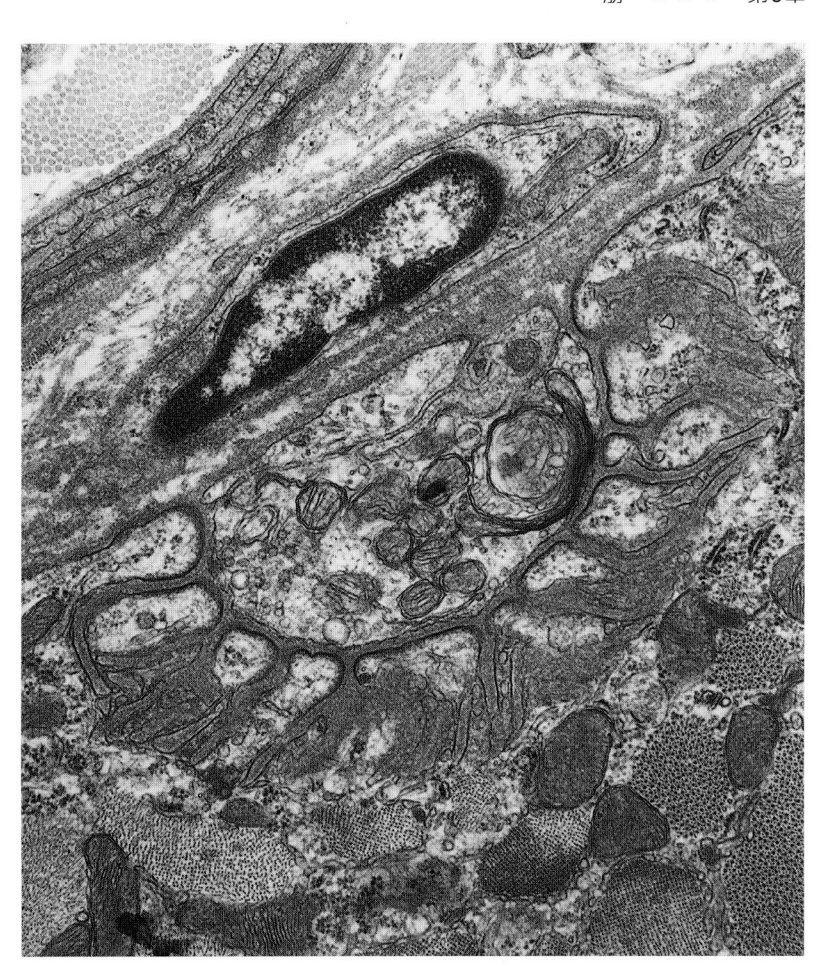

図8-12 マウス神経筋接合部の電子顕微鏡写真。(Feczko D, Klueber KM: Cytoarchitecture of muscle in a genetic model of murine diabetes. Am J Anat 182:224-240, 1988. より)

起こし，感覚神経は筋紡錘に分布する。そのほか，筋の血管には自律神経線維が分布している。運動神経は，支配する筋の働きによって異なる特徴を持っている。外眼筋のように精密な働きをする筋では，1本の運動神経は5〜10本程度の少数の骨格筋線維を支配している。これに対し，腹壁の筋では，1本の神経が約1,000本もの多数の筋線維を支配している。1本の神経とそれに支配される複数の筋線維は**運動単位**motor unitをなす。運動単位の筋線維は一斉に収縮し，筋収縮の"全か無かの法則"に従う。

神経筋接合部における刺激の伝達

> 運動神経から骨格筋線維への刺激の伝達は神経筋接合部で起こる。

運動神経は，**α運動ニューロン**α-motor neuronから出る**有髄神経**myelinated axonである。運動神経は筋の結合組織を通る過程で分枝し，やがて髄鞘を失う（ただしシュワン細胞は存在する）。分枝の終末は広がって，筋線維の**運動終板**motor end plateを被う。この**神経筋接合部**myoneural junctionは軸索終末，シナプス間隙，筋細胞膜から構成される（図8-11〜図8-13）。

神経筋接合部の筋細胞膜（**シナプス後膜**postsynaptic membrane）は**一次シナプス下ヒダ**primary synaptic cleftと呼ばれる細長い溝状構造を作り，そこに**軸索終末**axon terminalがはまり込んでいる。さらに，一次シナプス下ヒダには多数の**二次シナプス下ヒダ**secondary synaptic cleft（**接合部ヒダ**junctional fold）の開口部が見られる。一次，二次のシナプス下ヒダはともに基底膜で被われている。二次シナプス下ヒダ付近の筋形質はグリコーゲン，リボソーム，ミトコンドリアが豊富で，核もある。

軸索終末はシュワン細胞で被われており，そのなかにはミトコンドリア，滑面小胞体および神経伝達物質であるアセチルコリンを含む30万個に及ぶ**シナプス小胞**synaptic vesicle（直径40〜50 nm）がある。神経筋接合部は神経線維から筋細胞に刺激が伝わる場所である。

神経筋接合部における刺激伝達は，以下に述べる一連の過程で起こる（図8-14）。

第8章　筋

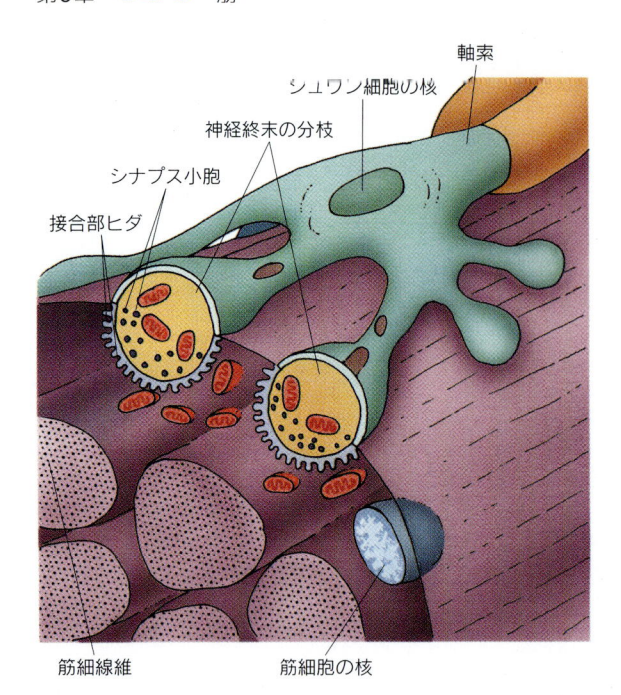

図8-13　神経筋接合部の模式図。

（図中ラベル）軸索／シュワン細胞の核／神経終末の分枝／シナプス小胞／接合部ヒダ／筋細線維／筋細胞の核

1. 軸索を伝わってきた刺激は軸索終末に達し，細胞膜を**脱分極**depolarizationさせる。それによって，電位依存性カルシウムチャネルが開く。
2. 軸索終末へCa^+が流入して，1回の神経刺激につき約120個のシナプス小胞が軸索終末の**シナプス前膜**presynaptic membraneと融合して，プロテオグリカンやATPとともにアセチルコリンを一次シナプス下ヒダに放出する。
3. 神経伝達物質であるアセチルコリン（リガンド）は神経終末から大量に放出されるが，この量はほぼ一定で，**素量**quantum（1万〜2万分子）と呼ばれる。
4. アセチルコリンはシナプス間隙に拡散し，筋細胞膜にあるシナプス後膜の**アセチルコリン受容体**acetylcholine receptorと結合する。この受容体はリガンド依存性イオンチャネルで，アセチルコリンの結合に反応して開く。その結果，イオンが流入して筋細胞膜の脱分極が起こり**活動電位**action potentialが発生する（☞第9章）。
5. 発生した活動電位は，T細管を介して急速に筋線維全体に広がり，筋収縮が始まる。

一次，二次シナプス下ヒダの外板にある**アセチルコリンエステラーゼ**acetylcholinesteraseは，アセチルコリンを酢酸とコリンに分解する。これによって1つの刺激が複数の反応を起こすことが防止され，**静止電位**resting potentialが回復する。この分解は極めて速く，放出されたすべてのアセチルコリンは数mm秒以内に分解される。

コリンはナトリウム濃度勾配で働くナトリウム−コリン共輸送蛋白によって軸索終末内に回収される。軸索終末内において，回収されたコリンとミトコンドリアで合成されたアセチル−CoAから**コリンアセチルトランスフェラーゼ**choline acetyl transferaseの働きによってアセチルコリンが合成される。この新たに合成されたアセチルコリンは水素イオン濃度勾配で働く対向輸送系を使って，新しいシナプス小胞に輸送される。

コリンの再利用に加え，シナプス小胞の膜もシナプス前膜の表面積を維持するために再利用される。この膜の再利用はクラスリン被覆小胞によって行われ，新たなシナプス小胞が形成される。

臨床ノート

ボツリヌス中毒Botulismは保存状態の悪い缶詰や魚加工品（鮨鮓など）を食べて発症することが多い。**ボツリヌス菌**Clostridium botulinumが作る毒素はアセチルコリンの放出を妨げ，その結果，筋の麻痺が起こり，適切な治療が行われなければ死亡する。

重症筋無力症Myasthenia gravisは，アセチルコリン受容体に自己抗体が結合する自己免疫疾患である。このようにして活性を失った受容体は，エンドサイトーシスによって取り込まれ，新しい受容体と置き換えられるが，これらも自己抗体によって不活化される。このような機序によって，筋の脱分極に必要な受容体が減少し，骨格筋の筋力が低下する。その結果，やがて肺感染症や呼吸不全が起こり，死に至る。

蛇毒のブンガロトキシンのような神経毒もアセチルコリン受容体と結合するため，麻痺や呼吸不全による死亡の原因になる。

筋紡錘と腱紡錘（ゴルジ腱器官）

筋紡錘と腱紡錘は筋収縮を監視する感覚受容器である。

筋の機能を制御する神経は，筋の収縮・弛緩を起こすものばかりでなく，その際の筋と腱の状態を感受し伝えるものもある。これには以下の2種類の感覚受容器が関与する。

- **筋紡錘**muscle spindle：筋の長さの変化とその変化の速度に関する情報を感受する。
- **腱紡錘**tendon spindle（**ゴルジ腱器官**Golgi tendon organ）：運動時に生じる腱の伸張と伸張速度を監視する。

これらの感覚受容器の情報は，通常は脊髄で無意識に

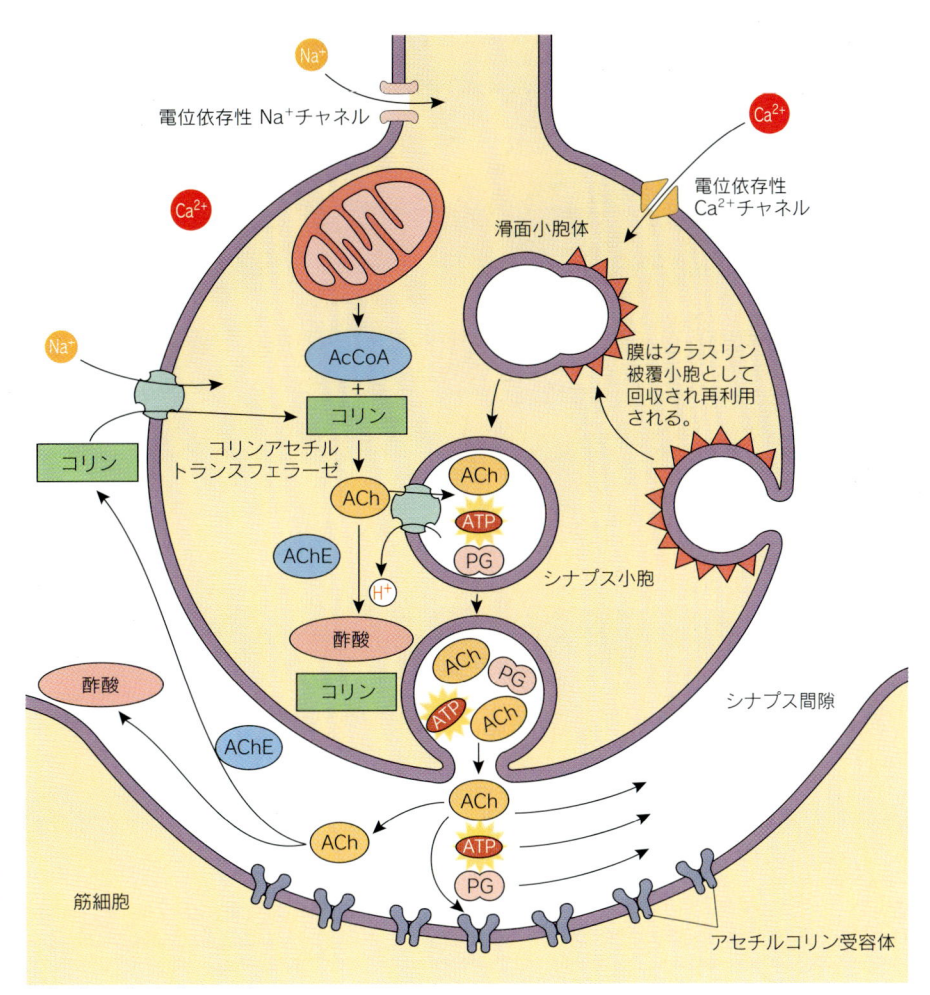

図8-14 アセチルコリン放出過程で神経筋接合部に起こる一連の現象。AcCoA：アセチルCoA, ACh：アセチルコリン, AChE：アセチルコリンエステラーゼ, ATP：アデノシン三リン酸, Ca^{2+}：カルシウムイオン, H^+：水素イオン, Na^+：ナトリウムイオン, PG：プロテオグリカン。（Katzung BG: Basic and Clinical Pharmacology, 4th ed. East Norwalk, Conn, Appleton & Lange, 1989.を改変）

処理されている。また，その情報は小脳や大脳皮質に至り，筋の状態を知ることができる。

筋紡錘

筋紡錘は筋の長さとその変化を常に感受している。

筋が引き伸ばされると，通常，**伸張反射** stretch reflex によって反射的に収縮する。この固有感覚反応は，**筋紡錘** muscle spindle が伸長の情報を感受して起こる。筋紡錘は筋細胞間にある感覚受容器で，被膜に包まれて筋線維と平行に存在している（図8-15）。筋紡錘は，**錘内筋線維** intrafusal fiber と呼ばれる8〜10本の細長くて非常に小さい特殊な筋細胞で構成されている。錘内筋線維の周囲には液体を含む**軸周囲腔** periaxial space があり，その外側は被膜で包まれている。被膜の結合組織は，筋周膜や筋上膜の膠原線維と連続している。筋紡錘の周囲にある骨格筋線維は**錘外筋線維** extrafusal fiber と呼ばれる。

錘内筋線維には，**核嚢線維** nuclear bag fiber と，細くて本数の多い**核鎖線維** nuclear chain fiber の2種類がある。さらに，核嚢線維は**静的** static と**動的** dynamic の2種類に分けられる。核嚢・核鎖線維の核は筋細胞の中央部にあり，その両側に筋細線維がある。このため，錘内筋線維の収縮は両極のみに限られ，中央部は収縮しない。核嚢線維の核は中央に集まっているが，核鎖線維の核は1列に並んでいる。

筋紡錘の内部では，1本の太い有髄性感覚神経線維（グループ Ia）が3種類の錘内筋線維の核領域を取り巻いて，**一次感覚神経終末**（動的グループIa感覚神経終末）primary sensory nerve ending を形成している。さらに，グループII神経終末がすべての核鎖線維と静的核嚢線維の周囲を取り巻いて，**二次感覚神経終末**（静的グループII神経終末）secondary sensory nerve ending を形成している。

錘内筋線維の収縮領域は，2種類のγ運動ニューロンに支配されている。動的核嚢線維は**動的γ運動ニューロン** dynamic γ-motor neuron の支配を受けているが，核鎖線維と静的核嚢線維は，**静的γ運動ニューロン** static γ-

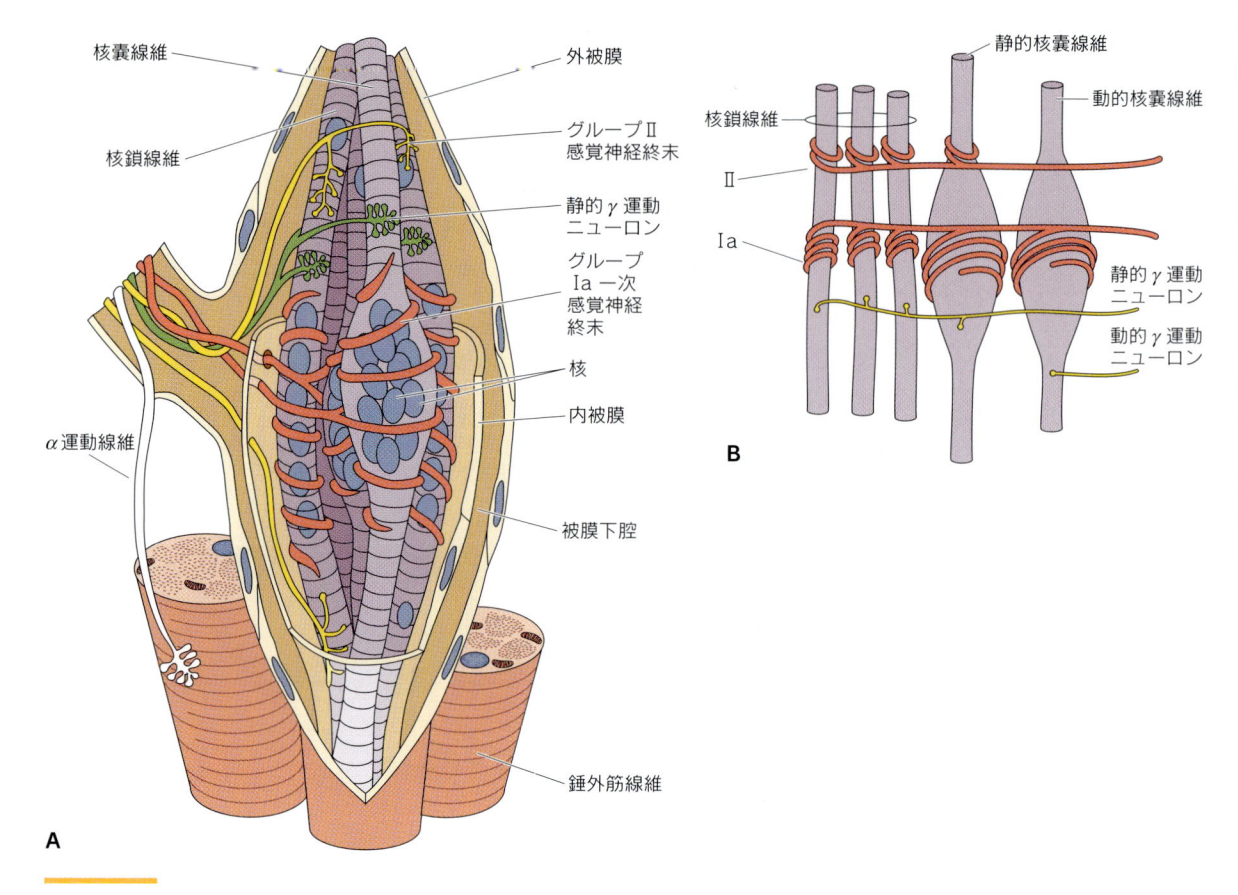

図8-15　A：筋紡錘の模式図。（Krstic RV: Die Gewebe des Menschen und der Saugertiere. Berlin, Springer-Verlag, 1978.を改変）　B：筋紡錘に分布する神経。錘内筋線維と神経支配を広げて分かりやすくしてある。Ia：グループIa感覚神経終末，Ⅱ：グループⅡ感覚神経終末。（Hulliger M: The mammalian muscle spindle and its central control. Rev Physiol Biochem Pharmacol 101:1-110, 1984.を改変）

motor neuronの支配を受けている。

　錘外筋線維は太くて伝導速度の速い**α遠心性（運動）ニューロン**α-efferent (motor) neuronの支配を受けていることはすでに述べた。

　筋が伸張されると筋紡錘の錘内筋線維も伸張されて，一次（グループIa，動的）と二次（グループⅡ，静的）感覚神経終末に活動電位を引き起こす。さらに引き伸ばされると，活動電位の頻度が増す。グループIaとⅡ線維はともに筋が一定の速度で伸張されるときに反応するが，伸張速度の変化に反応するのはグループIa線維だけである。このようにして，筋の伸張速度と予期せぬ伸張速度の変化に関する情報が感受される。

　γ運動ニューロンによる刺激は，錘内筋線維の両端部の収縮を引き起こす。すると，錘内筋線維の非収縮領域は両側から引っ張られて，一次，二次感覚神経終末が活性化する。以下に述べるように，筋紡錘は筋の軽度の伸張にも反応できるように，γ運動ニューロンの活性を変化させて筋紡錘の感度を上げている。

1. 動的γ運動ニューロンのインパルスは動的感覚神経終末を刺激する（動的γ運動ニューロンの刺激は静的核嚢線維の収縮を引き起こさないので，静的感覚神経終末は刺激されない）。
2. 静的γ運動ニューロンのインパルスの発射は，グループIaとⅡの感覚神経線維からの持続的で一定の反応を増加させる（両線維は静的核嚢線維とすべての核鎖線維に感覚神経終末を形成しているため）。しかし，動的感覚神経線維の反応は減少する（静的γ運動ニューロンは動的核嚢線維を支配していないため）。

このように，神経系はγ運動ニューロンの活性を変化させて，筋紡錘の感度を制御する。

臨床ノート

　膝蓋腱反射のような**反射弓**reflex arcは，筋紡錘によって引き起こされる。膝蓋腱を叩くと筋と筋紡錘が急に伸張され，一次，二次感覚神経終末が刺激される。その情報が脊髄のα運動ニューロンに伝わり筋収縮が起こる。

腱紡錘（ゴルジ腱器官）

腱紡錘（ゴルジ腱器官）は筋収縮の強さを感受する感覚器官である。

腱紡錘 tendon spindle は**ゴルジ腱器官** Golgi tendon organ とも呼ばれ，長さ1 mm，直径0.1 mmの円柱構造を呈する。腱紡錘は筋と腱の接合部にあり，筋線維と連続している。腱紡錘は波状の膠原線維と1本のグループⅠb神経線維で構成されている。神経線維は膠原線維の間で分枝している。筋が収縮して膠原線維が引き伸ばされると，膠原線維に巻き付いた神経終末が圧迫されてインパルスを生じる。その頻度は腱にかかる張力と相関がある。筋が激しく収縮すると非常に強い力が生じるので，筋，骨，腱を保護するために腱紡錘はα運動ニューロンに抑制のフィードバックをかけ，筋を弛緩させるように仕向ける。筋紡錘は筋の伸張を監視するのに対し，腱紡錘は筋収縮の力を監視する。これら2つの感覚器官は脊髄反射を制御するために協調して働く。

> **臨床ノート**
>
> 暗闇でも人が自分の鼻を指で触ることができるのは，筋紡錘と腱紡錘の統合的な働きによる。筋紡錘と腱紡錘は，筋や腱にかかる張力の大きさの情報をフィードバックするばかりでなく，三次元的空間における体位の情報を小脳や大脳皮質に送っている。

心筋

心筋は，心臓と肺静脈の基部にのみ存在する，不随意性の横紋筋である。

心筋 cardiac muscle（heart muscle）は，骨格筋とは形態の異なる横紋筋で，心臓と肺静脈の基部のみにある。心筋は臓側中胚葉の細胞塊である**心筋外膜** myoepicardial mantleに由来し，その細胞から心外膜と**心筋** myocardiumができる。

心筋組織は分枝した**心筋細胞** cardiac muscle cellが接合し，何層にも重なって全体として1つの網状の組織をなしたものである。それぞれの層は薄い結合組織の層で隔てられており，その結合組織には血管，神経，心臓の刺激伝導系が通る。この血管から分枝した毛細血管は細胞間の結合組織に入り，心筋細胞を取り巻く豊富な毛細血管床を形成している。

心筋は骨格筋や平滑筋と異なり，一定の周期で自発的に収縮する能力を持つ。さらに，心筋細胞全体が協調して効率よく収縮するために，心臓には刺激を発生して心臓全体に伝える特殊な心筋細胞の組織がある。この特殊な心筋組織と自律神経については第11章で論じる。

心筋細胞

休止期の心筋細胞の長さは多様であるが，平均すると幅は15 μm，長さは80 μmである。筋細胞の中央には大きい楕円形の核が1個ないしは2個存在する（図8-16〜図8-18）。

介在板

心筋細胞の端どうしは，**介在板** intercalated disk という特殊化した細胞間結合で連結している（図8-19〜図8-21，図8-16）。介在板では，隣り合う細胞膜は密接しており，その間隔は15〜20 nm以下である。

介在板には，**接着野** fascia adherensとデスモソームに富む**横断部** transverse portionと，ギャップ結合に富む**側面部** lateral portionがある（図8-19，図8-21）。介在板のところの細胞膜の細胞質側では，**細い筋細糸** thin myofilamentが接着野に付着している。従って，接着野は骨格筋のZ帯に似た役割を持つ。ギャップ結合は介在板の側面部にあって細胞どうしを密接させ，細胞から細胞へ急速に情報を伝達する機能を果たしている。

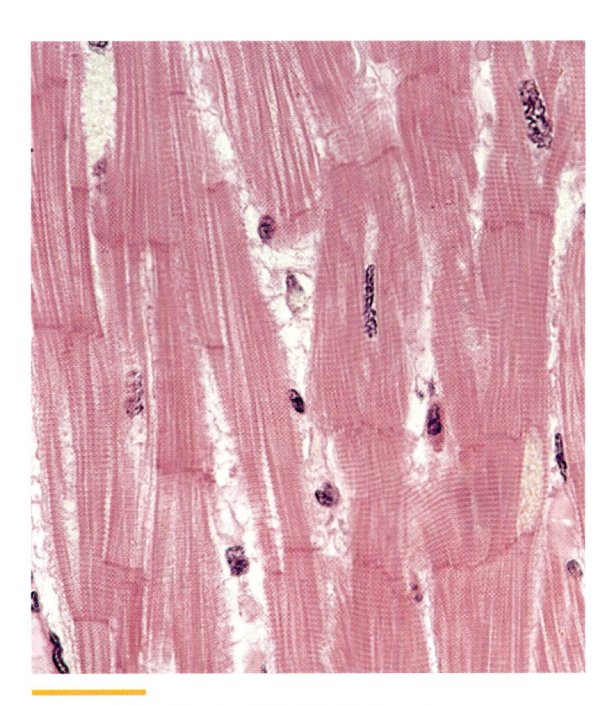

図8-16　心筋の縦断面の光学顕微鏡写真（×500）。

細胞小器官

細胞外液は心筋収縮に必要なカルシウムの供給源である。

心筋線維の横紋はI帯とA帯の繰り返しからなり、骨格筋の横紋と同じ構造をしている。また、筋節の微細構造も基本的には骨格筋と同じで、収縮様式や収縮機序も実質的には同様である。しかし、筋小胞体、T細管の位置、心筋のCa^{2+}供給、細胞膜のイオンチャネル、そして活動電位の持続時間には違いがある。

心筋の筋小胞体は終末槽を形成せず、骨格筋ほど発達していない。しかし、筋小胞体の小さな終末部が**T細管** T tubuleに近接している。これらの構造は骨格筋のように三つ組を形成せず、T細管と一側の筋小胞体が接して**二つ組** dyadを作っている。骨格筋では、三つ組はA帯とI帯の境界に位置するが、心筋細胞の二つ組はZ線の近くに位置する。心筋細胞のT細管は骨格筋のT細管に比べて2.5倍の太さがあり、心筋細胞の外面を被う**外板** external laminaがT細管の内面も被っている。

筋小胞体は比較的疎らなので、心筋が力強く収縮するのに十分なCa^{2+}を貯蔵することができない。そのため、Ca^{2+}の供給源がほかにも存在する。T細管は細胞間隙に開口しており、その開口部は比較的大きい。従って、細胞外のCa^{2+}はT細管を通って容易に心筋細胞に流れ込み、脱分極を起こすことができる。さらに、T細管の内面を被う陰性に荷電した外板は、Ca^{2+}を貯蔵しており、瞬間的に放出する。Ca^{2+}は、大きなカルシウム-ナトリウムチャネルを通って心筋細胞内に入ることもできる。

骨格筋細胞の活動電位は、多数の**速いナトリウムチャネル** fast sodium channelによって起こる。チャネルは数万分の1秒で開閉し、急速な活動電位を発生させる。心筋細胞の膜は、速いナトリウムチャネルに加えて**カルシウム-ナトリウムチャネル** calcium-sodium channel（**遅いナトリウムチャネル** slow sodium channel）を持っている。このチャネルは開くのは遅いが、長時間（数十分の1秒）開き続ける。この間に多量のナトリウムとCa^{2+}が心筋細

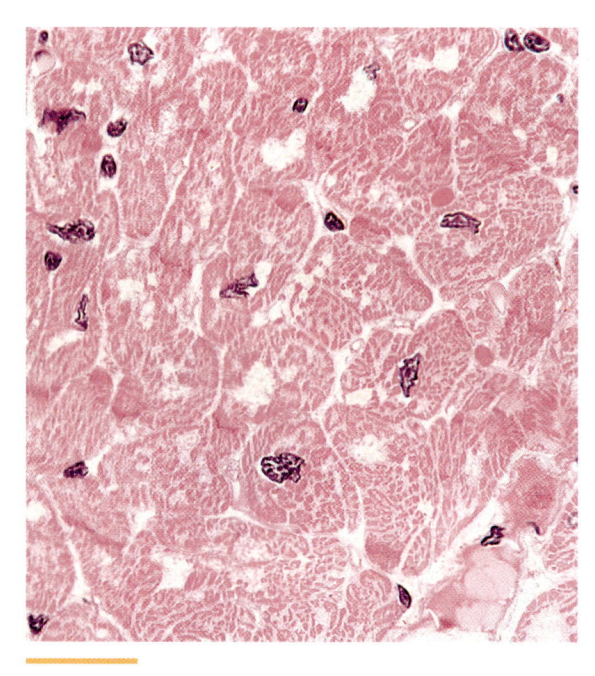

図8-17　心筋の横断面の光学顕微鏡写真（×500）。

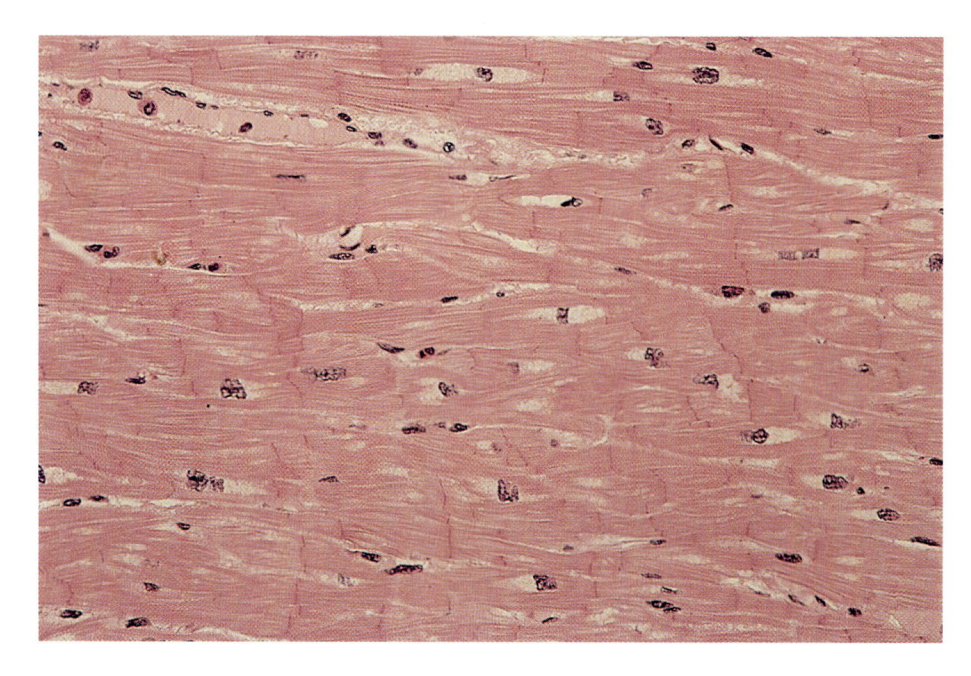

図8-18　心筋細胞の縦断面。心筋の特徴的な分枝パターンを示す（×270）。

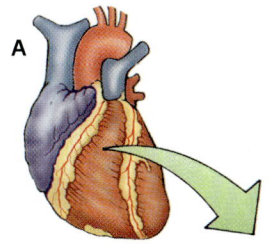

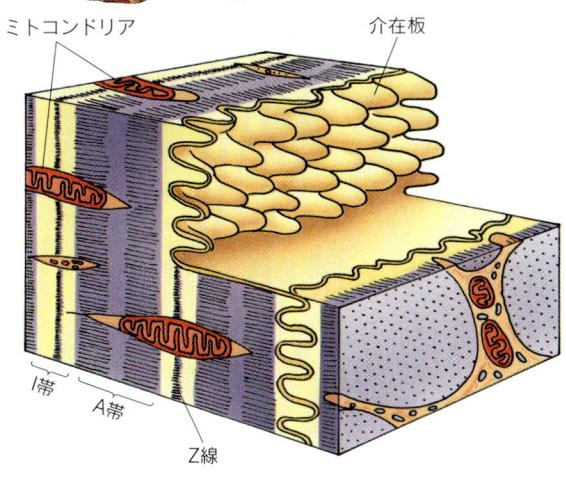

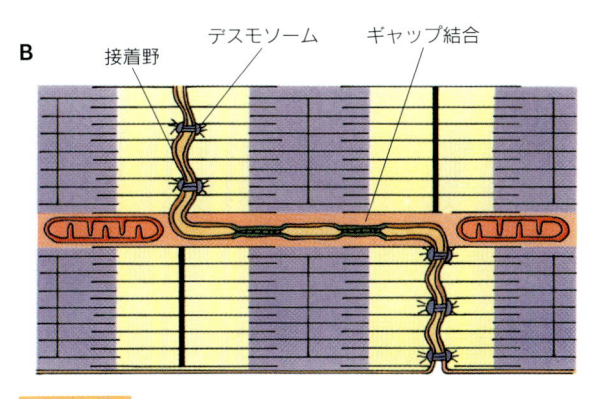

図8-19　心筋の模式図。A：介在板の三次元構造を示す。B：介在板の縦断像。接着野，デスモソームとギャップ結合を示す。

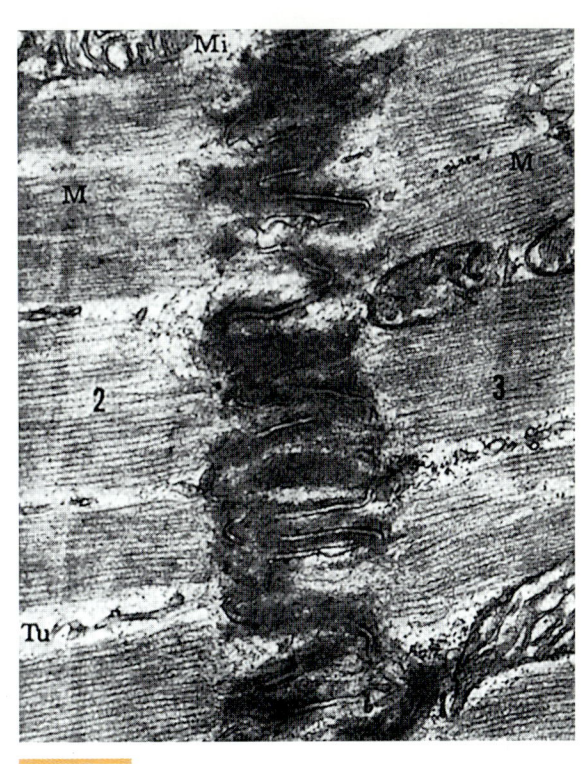

図8-20　ウシ心臓の介在板の電子顕微鏡写真（×26,030）。M：M線，Mi：ミトコンドリア，Tu：筋小胞体。2と3は介在板で接着する2つの細胞を示す。（Rhodin JAG: An Atlas of Ultrastructure. Philadelphia, WB Saunders, 1963.より）

胞の細胞質に入るため，T細管や筋小胞体から供給されるCa^{2+}濃度をさらに上昇させる。ほかにも骨格筋と心筋ではイオンの動きに違いがある。K^+は骨格筋細胞からすばやく出ていくが，心筋細胞から出ていくのは遅れるため，心筋細胞の活動電位は延長する。

心筋細胞と骨格筋細胞のそのほかの相違点

心筋細胞の容積のほぼ半分はミトコンドリアが占めており，心筋細胞のエネルギー消費が非常に大きいことが分かる。心臓のエネルギー源はある程度はグリコーゲンでまかなわれるが，大部分はトリグリセリドで供給されている（基礎代謝の状態で約60％）。心筋細胞は酸素要求量が大きいので，大量のミオグロビンを含んでいる。

心房の心筋細胞は心室の心筋細胞より幾分小さい。心房（特に右心房）の筋細胞は血圧低下作用がある**心房性ナトリウム利尿ペプチド** atrial natriuretic peptideを含む果粒を持っている（図8-22）。このペプチドは尿細管におけるナトリウムと水の再吸収を低下させる作用がある。

臨床ノート

心肥大 cardiac hypertrophyでは，心筋線維の数は増加しないが，心筋細胞は長く太くなる。心筋組織は再生しないので，心臓が損傷を受けると死んだ筋細胞は線維性結合組織で置き換えられる。

細胞外Ca^{2+}が欠乏すると，心筋は1分以内で収縮できなくなるが，骨格筋線維は数時間にわたって収縮を持続することができる。

嫌気性代謝では，少量のエネルギーを産生することはできるが（低酸素状態で10％まで），完全な嫌気性状態（例えば窒息状態）では心室の収縮を維持することはできない。

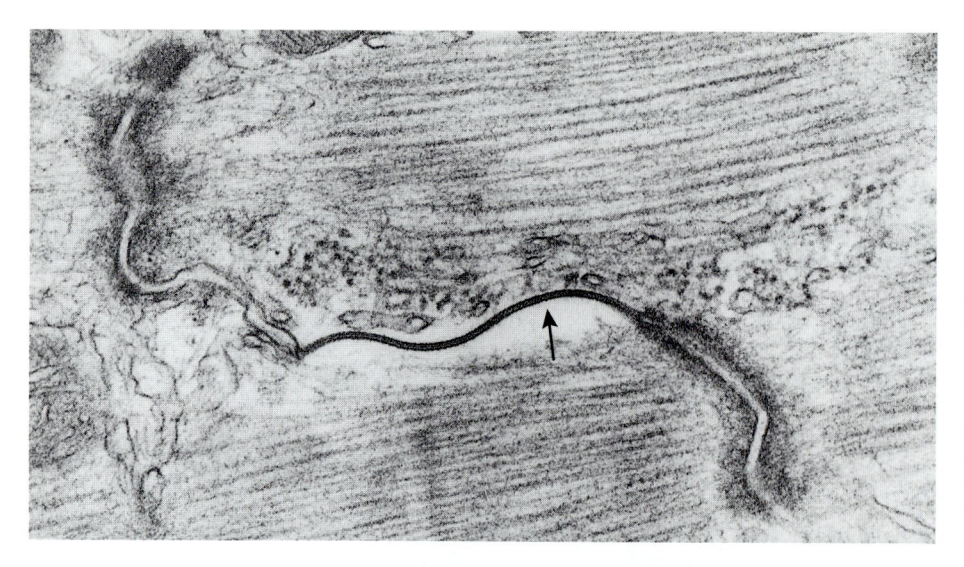

図8-21 マウス心房筋の介在板（×57,810）。矢印はギャップ結合を示す。(Forbes MS, Sperelakis N: Intercalated disks of mammalian heart: A review of structure and function. Tissue Cell 17:605, 1985. より)

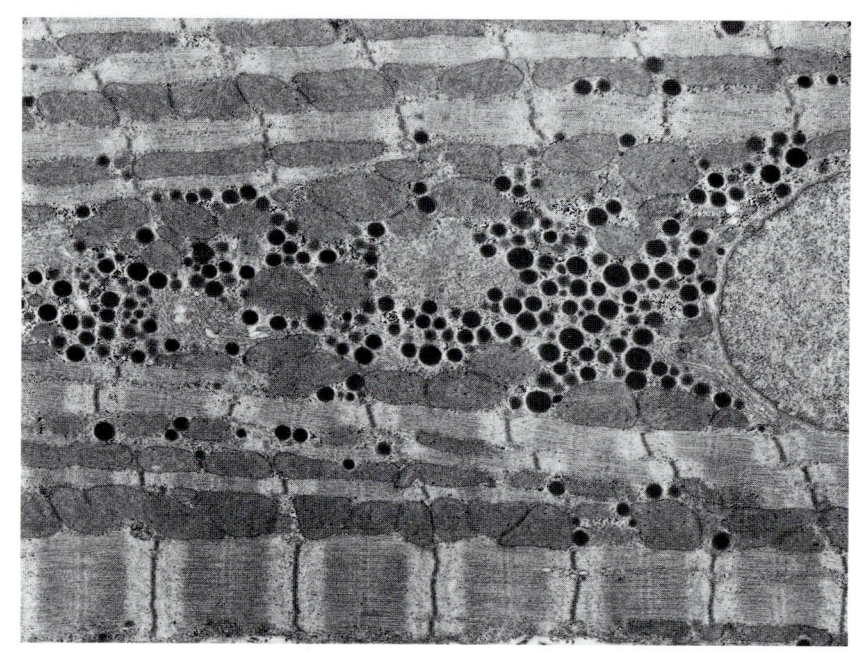

図8-22 ラット心房の心筋細胞（×11,635）。心房性ナトリウム利尿ペプチドを含む分泌顆粒が観察される。(写真提供：Dr. Stephen C. Pang)

平滑筋

3種類目の筋は横紋がないので，**平滑筋** smooth muscleと呼ばれる。平滑筋細胞はT細管系を持たない。平滑筋は中腔臓器の壁（例：消化管，生殖器の一部，尿路），血管壁，複合腺の太い導管周囲，気道壁，真皮の立毛筋などに見られる。平滑筋は自律神経系，ブラジキニンなどのホルモン，局所の生理的状態などによって制御されており，随意的には収縮しない。そのため，平滑筋は**不随意筋** involuntary muscleとも呼ばれる。

平滑筋には次の2つのタイプがある。

1. **多元平滑筋** multiunit smooth muscle：平滑筋細胞の1つ1つがそれぞれ神経支配を受けているので，独立して収縮できる。
2. **一元平滑筋** unitary（single-unit, visceral）smooth muscle：隣接する平滑筋細胞とギャップ結合でつながっているため，独立して収縮できない。

収縮機能に加え，平滑筋は細胞外の蛋白を合成することができる。平滑筋細胞が作る蛋白としては，コラーゲン，エラスチン，グリコサミノグリカン，プロテオグリカン，成長因子などがある。

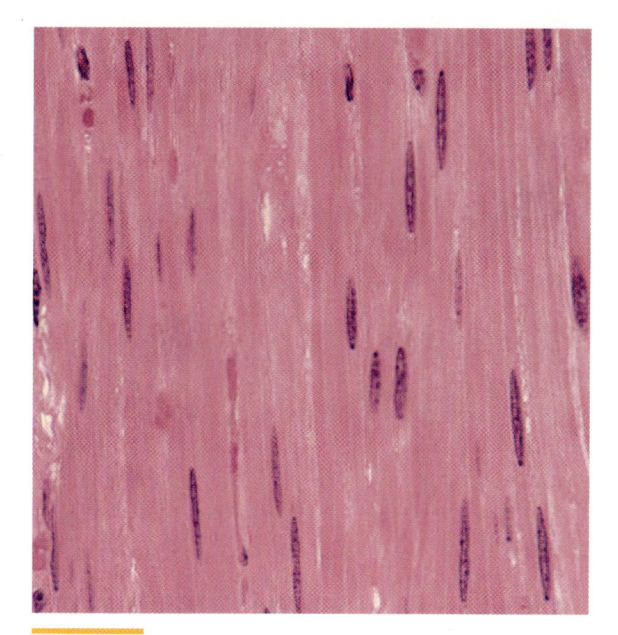

図8-23 平滑筋の縦断面の光学顕微鏡写真（×500）。

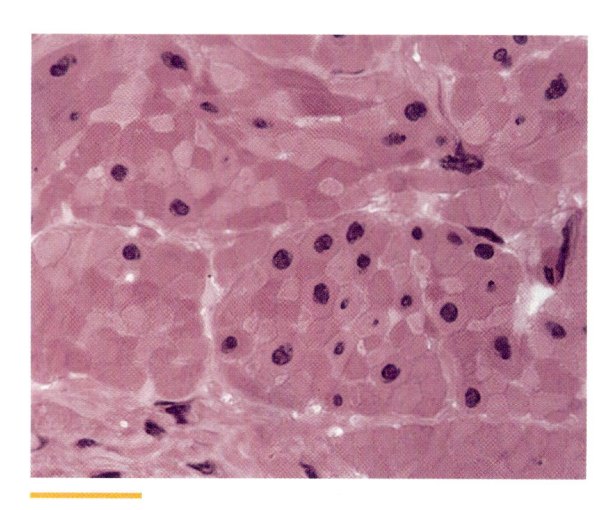

図8-24 平滑筋の横断面の光学顕微鏡写真（×500）。

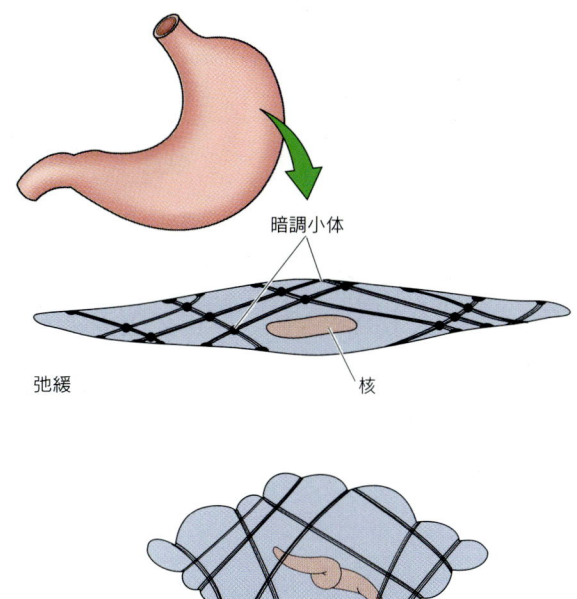

図8-25 弛緩状態と収縮状態の平滑筋細胞の模式図。

平滑筋線維の光学顕微鏡像

光学顕微鏡で観察すると，平滑筋細胞は細長い紡錘形で，中央に核がある。

平滑筋細胞は細長い**紡錘形**fusiformの細胞で，平滑筋線維とも呼ばれ，長さは約0.2 mm，直径は5〜6 μmである。細胞の中央には，2つかそれ以上の核小体を持つ楕円形の核があり，細胞の両端は細くなっている（図8-23，図8-24，図8-2）。平滑筋が収縮すると，核はラセン状に縮まる（図8-25）。

個々の平滑筋細胞の周囲は，基底膜様の**外板**external laminaで取り巻かれている。外板には多くの**細網線維** reticular fiberが含まれているので，平滑筋細胞を包んでその収縮力をうまく利用しているのではないかと考えられている。

ヘマトキシリン・エオジン染色では，平滑筋細胞の細胞質には目立った構造はない。しかし，鉄ヘマトキシリン染色をすると，細胞膜の細胞質面には**暗調小体** dense bodyが見られる。さらに，細長い縞が細胞質に観察されることがある。これは**筋細糸** myofilamentの集塊に相当する。

平滑筋細胞は単独に存在することもあるが，集まって様々な厚さの層状構造をとることが多い。このような構造を作るときは，細胞端の細い部分が近隣細胞の中央のふくらんだ部分にはまり込み，筋組織を作る（図8-2）。横断面では，様々な大きさの細胞の輪郭や，核を含んでいない部分が観察される（図8-24）。核のない部分は，隣りの平滑筋細胞の間に陥入する細胞端に相当する。

平滑筋層は，しばしば互いに直交する2層に配列する。このような配列は，消化管や泌尿器系に見られ，蠕動運動の役割を演ずる。

平滑筋の微細構造

平滑筋細胞の核周囲の細胞質，特に核の両端には多数のミトコンドリア，ゴルジ装置，粗面小胞体（RER），滑面小胞体（SER）のほか，グリコーゲンなどの封入体があ

る（図8-26）。このような細胞小器官に加え，平滑筋の細胞質には，**細いフィラメント** thin filament（7 nm）と**太いフィラメント** thick filament（15 nm）が様々な方向に走っている。細いフィラメントはアクチンからなり（トロポミオシンは結合しているがトロポニンは存在しない），太いフィラメントはミオシンからなる。

　平滑筋の筋細糸は骨格筋のように整然と並んでおらず，太いフィラメントの構造も骨格筋とは異なる。ミオシン分子は一列に並んで，太いフィラメントの全長にわたって**Hメロミオシンの頭部** heavy meromyosin head（S_1）が突出しているが，両端にはHメロミオシンはない。横紋筋と異なり，フィラメントの中央にもHメロミオシンがあるので，結果的にアクチンがミオシンと接する表面積が大きくなり，長時間にわたって収縮が持続できる。

　骨格筋収縮の"全か無かの法則"は平滑筋には当てはまらない。収縮の様式は"フィラメント滑り説"に従うが，ある瞬間に収縮するのは細胞全体ではなく細胞の一部のこともある。収縮力は，細胞内で中間径フィラメントによって伝えられる。この中間径フィラメントは，一元平滑筋では**ビメンチン** vimentin と**デスミン** desmin，多元平滑筋ではデスミンのみからなる。アクチンと中間径フィラメントは，α-**アクチニン** α-actinin とそのほかのZ線関連蛋白が作る**暗調小体** dense body と結合している。暗調小体は，細胞質のなかや細胞膜の細胞質側に認められ（**暗調野** dense area），Z線と似た機能があると考えられている。収縮力は筋細線維と暗調小体を介して中間径フィラメントに伝わる。筋細線維は細胞をねじるようにして短縮する。

　細胞膜のすぐ下には**カベオラ** caveola という多数の小胞構造があり，筋小胞体と関連していると考えられている。これらの小胞は骨格筋や心筋のT細管と同様，Ca^{2+}を放出したり回収したりする機能がある。

平滑筋の収縮調節

　平滑筋の収縮調節はCa^{2+}によるが，平滑筋の細いフィラメントはトロポニンを欠くので調節機序は骨格筋とは異なる。さらに，ミオシン分子の形態も骨格筋とは異なっており，アクチン結合部位はLメロミオシンによって被覆されている（図8-27）。また，ミオシンの軽鎖も骨格筋とは異なる。

　平滑筋線維の収縮は以下のように進行する。

1. カベオラから放出されたCa^{2+}が**カルモジュリン** calmodulin と結合すると，カルモジュリン分子の形が変わる。Ca^{2+}-カルモジュリン複合体は**ミオシン軽鎖キナーゼ** myosin light chain kinase を活性化する。
2. ミオシン軽鎖キナーゼが，**調節軽鎖** regulatory chain

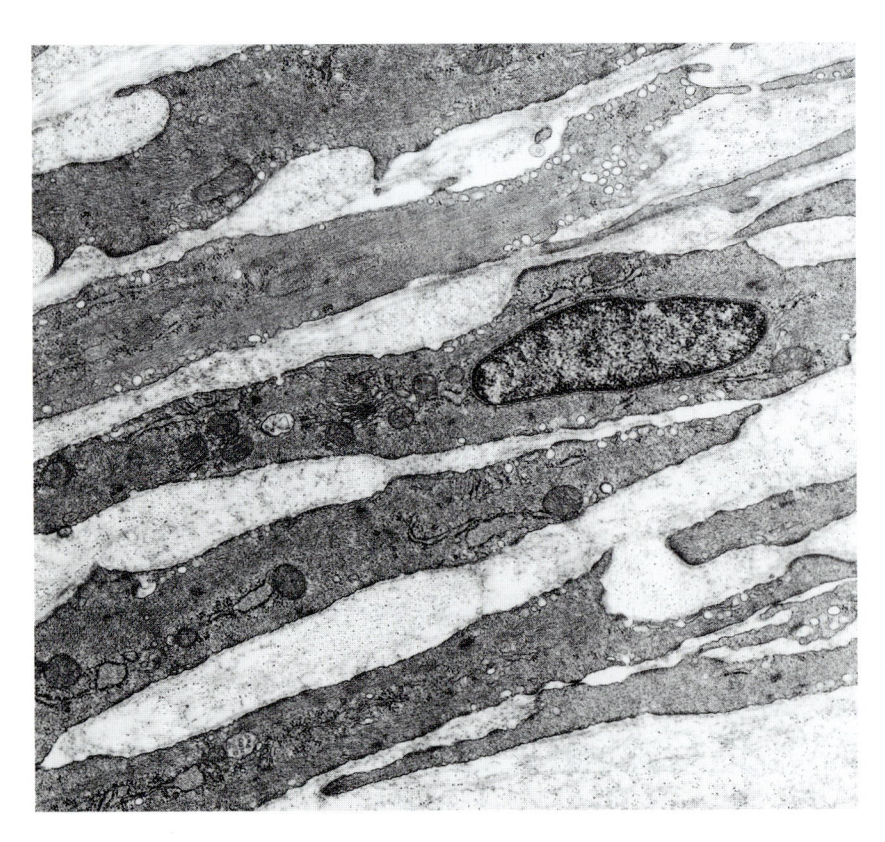

図8-26　平滑筋細胞の電子顕微鏡写真。（写真提供：Dr. J. Strum）

として知られるミオシン軽鎖の一方をリン酸化すると，Lメロミオシン部分が伸びて典型的なゴルフクラブ状のミオシン分子になる（図8-27）。
3. リン酸化された軽鎖は，ミオシンのアクチン結合部位を露出させて，アクチンとミオシンのS_1との結合が起こり，収縮を起こす。

不活性の状態
（ミオシン軽鎖がリン酸化されていない）
　ミオシン軽鎖
　ミオシン重鎖

ミオシン軽鎖キナーゼ

活性化された状態
（ミオシン軽鎖がリン酸化されている）
　調節軽鎖
　アクチン結合部位
　ミオシンの尾部

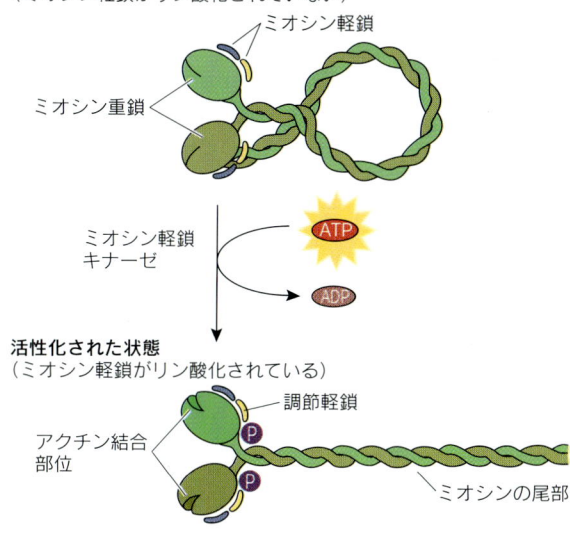

図8-27　平滑筋のミオシン分子活性化の模式図。ADP：アデノシン二リン酸，ATP：アデノシン三リン酸，P：ミオシン軽鎖に結合したリン酸。（Alberts B, Bray D, Lewis J, et al.: Molecular Biology of the Cell. New York, Garland Publishing, 1994. より）

リン酸化とミオシン架橋の結合・解離はゆっくり起こるので，平滑筋の収縮は骨格筋や心筋より時間がかかる。ATPの加水分解もゆっくり起こり，骨格筋より平滑筋において，ミオシン頭部が細いフィラメントに長時間結合することは興味深い。従って，平滑筋の収縮は緩徐なばかりでなく，必要なエネルギーも少ない。

筋形質のCa^{2+}濃度低下は**カルモジュリン−カルシウム複合体**calmodulin-calcium complexを解離し，ミオシン軽鎖キナーゼを不活化する。ついで，**ミオシンホスファターゼ**myosin phosphataseによるミオシン軽鎖の脱リン酸化が起こると，ミオシンのアクチン結合部位が**被覆**maskingされ，筋の**弛緩**relaxationが起こる。

平滑筋の神経支配

平滑筋の神経筋接合部には，骨格筋の場合のような特殊な構造は存在しない。シナプスは幅15〜100 nmで多様である。シナプスを作る神経終末は**アンパサン型**en passant typeで，軸索は**シナプス小胞**synaptic vesicleを含んでいる。シナプス小胞は交感神経の場合は**ノルアドレナリン**noradrenalineを，副交感神経の場合は**アセチルコリン**acetylcholineを含んでいるため数珠状の**膨隆**varicosityが認められる。虹彩や精管のような特定の部位では，すべての平滑筋細胞は個々に神経支配を受けている。前述したように，このような神経支配を受ける平滑筋は**多元平滑筋**multiunit smooth muscleと呼ばれる。

消化管や子宮におけるほかの平滑筋は個々に神経支配を受けているのではなく，少数の平滑筋細胞だけが神経筋接合部を持つ。前述したように，**一元平滑筋**unitary

表8-3　3種類の筋の比較

項目	骨格筋	心筋	平滑筋
筋節	ある	ある	ない
核	多核，細胞の辺縁に位置する	単核（ときに二核），細胞の中央に位置する	単核，細胞の中央に位置する
筋小胞体	よく発達し終末槽を作る	いくつかの小さな終末部があるが全体に不明瞭	いくつか滑面小胞体があるがCa^{2+}の貯蔵とは無関係
T細管	細い，三つ組を形成	太い，二つ組を形成	ない
細胞間結合	ない	介在板	ギャップ結合（ネクサス）
収縮	随意的，"全か無かの法則"に従う	不随意，周期的で自律的	不随意，ゆっくりと力強い，"全か無かの法則"には従わない
Ca^{2+}の調節	終末槽のカルセクエストリン	細胞外からのカルシウムイオン	カベオラ
Ca^{2+}の結合	トロポニンC	トロポニンC	カルモジュリン
再生	衛星細胞から再生	しない	する
細胞分裂	しない	しない	する
神経支配	体性運動神経	自律神経	自律神経
結合組織	筋上膜，筋周膜，筋内膜	結合組織の鞘と筋内膜	結合組織の鞘と筋内膜
識別の指標	長い，円柱状，細胞の辺縁に多数の核あり	細胞が分枝，介在板，単核	紡錘形で横紋なし，単核

（single-unit）smooth muscle または**内臓平滑筋** visceral smooth muscle と呼ばれるこれらの平滑筋細胞では，刺激は隣接する平滑筋細胞間の**ギャップ結合** gap junction（**ネクサス** nexus）を介して伝わる．内臓平滑筋はオキシトシンのような液性因子や，小腸平滑筋が伸展されたときのような微小環境因子によっても調節されている．

そのほか，人体には**中間型** intermediate type の平滑筋細胞があり，細胞の30〜60％が単独に神経支配を受けている．

表8-3に骨格筋，心筋，平滑筋の類似点と相違点をまとめてある．

筋の再生

骨格筋細胞 skeletal muscle は分裂能を持たないが，衛星細胞が存在するので組織は再生する．衛星細胞は筋が損傷されると分裂能を発揮して，**過形成** hyperplasia が起こる．スポーツなどで筋肉を鍛えると，衛星細胞は既存の筋線維と融合して筋の体積を増やし，骨格筋が**肥大** hypertrophy する．

心筋 cardiac muscle は再生できない．心筋梗塞のように心筋が損傷を受けると**線維芽細胞** fibroblast が損傷部位に侵入して細胞分裂を起こし，損傷修復のために線維性結合組織（瘢痕）を形成する．

平滑筋細胞 smooth muscle cell は増殖するための分裂能を持ち続けている．この能力は妊娠子宮で特に明瞭で，筋層は細胞の肥大と平滑筋細胞の分裂による過形成によって厚くなる．損傷によって小さな欠損が生じると，新しい平滑筋が形成されて修復される．この新しい細胞は，既存の平滑筋細胞が分裂したものと考えられる．このような現象は消化管や尿路の平滑筋でも起こっている．血管にある未分化な**周皮細胞** pericyte から平滑筋細胞が分化するのもその一例である．

筋上皮細胞と筋線維芽細胞

腺の分泌部（腺房）の**筋上皮細胞** myoepithelial cell はアクチンとミオシンを含み，収縮能がある．筋上皮細胞は扁平で，腺房を取り巻く長い突起を持っており（☞第5章，図5-23，図5-24），収縮することによって分泌物を絞り出す作用がある．筋上皮細胞の収縮機序と調節は，平滑筋と類似しているが全く同じではない．授乳期の乳腺では，**オキシトシン** oxytocin によって筋上皮細胞が収縮する．涙腺では，**アセチルコリン** acetylcholine の作用によって筋上皮細胞が収縮する．

筋線維芽細胞 myofibroblast は線維芽細胞に類似しているが，アクチンとミオシンがより豊富である．筋線維芽細胞は収縮性があり，特に創傷治癒過程の瘢痕収縮や歯の萌出の際に重要な働きをする．

神経組織

神経組織は神経系の主な構成要素で，神経系全体では1兆にものぼる膨大な数の**神経細胞（ニューロン）** neuronがあると考えられている。これらの多数のニューロンがつながって，神経連絡の複雑なシステムが形成されている。ニューロンの末端には**受容器** receptorという特殊な構造を持つものがある。受容器は機械刺激，化学刺激，熱などの様々な刺激を受ける部位で，刺激を電気信号（インパルス）に変換して，中枢に伝える。この刺激は，別のニューロンによって高次中枢に運ばれ，感覚として認知されたり，情報処理されて運動を引き起こす。

肉眼解剖学的に，神経系は**中枢神経系** central nervous system（CNS）と**末梢神経系** peripheral nervous system（PNS）に分けられる。中枢神経系は脳と脊髄からなる。末梢神経系は脳と脊髄の外部にあり，脳から出る脳神経，脊髄から出る脊髄神経，付属の神経節からなる。

末梢神経系は機能的な観点から，**感覚神経** sensory nerve（**求心性神経** afferent nerve）と**運動神経** motor nerve（**遠心性神経** efferent nerve）とに区分される。感覚神経は受け取った刺激情報を中枢神経系に伝え，運動神経は中枢神経系からの指令を全身の効果器に伝える。運動神経はさらに次のように分けられる。

- **体性神経系** somatic nervous system：中枢神経系で生じた刺激を，単一のニューロンによって骨格筋へ伝達する。
- **自律神経系** autonomic nervous system：中枢神経系からの刺激を，一次ニューロンによって**自律神経節** autonomic ganglionに伝え，次いで自律神経節から出る二次ニューロンによって平滑筋，心筋，腺組織に伝える。

神経組織には，ニューロンのほかに，**グリア細胞** autonomic glial cell（**神経膠細胞** neuroglial cell）と呼ばれる細胞が多数存在する。グリア細胞はインパルスの授受や伝達には関与せず，様々な形でニューロンを支持している。

神経組織の発生

神経系は，脊索のシグナル分子に反応して，外胚葉から発生する。

脊索は胚子の早い時期に形成される。外胚葉から様々なシグナル分子が放出されて**神経上皮** neuroepitheliumができる。神経上皮は肥厚して**神経板** neural plateになる。その端は肥厚してたわみ，**神経溝** neural grooveができる。神経溝の両端はやがて融合して**神経管** neural tubeを形成する。神経管の吻側端はふくらんで脳になり，残りの部分は脊髄に分化する。神経管からは，ニューロン，グリア細胞，上衣細胞，脈絡叢ができる。

神経板の外側にある細胞の集団は，神経管の形成には関与せず，**神経堤細胞** neural crest cellとなる。神経堤細胞は発生の早い段階で神経管から離れて遊走し，以下のような様々な構造を作る。

- 末梢神経系の大部分の感覚性要素
- 脳神経節および脊髄神経節（後根神経節）の感覚ニューロン
- 自律神経節とこれに由来する自律神経節後ニューロン
- 頭部と頚部の間葉系の大部分
- 皮膚と口腔粘膜のメラノサイト
- 象牙芽細胞
- 副腎髄質のクロム親和性細胞
- クモ膜と軟膜の細胞
- 末梢神経節の衛星細胞
- シュワン細胞

臨床ノート

中枢神経系の発生異常によって様々な先天奇形が生じる。**二分脊椎** spina bifida は脊柱管の閉鎖不全による。重症な症例では、閉鎖していない部位から脊髄と髄膜が脱出する。

無脳症 anencephaly は吻側の神経溝の発生異常で、脳の低形成と頭蓋の欠損を伴う。通常、生存することはできない。

てんかん epilepsy は皮質の細胞の遊走異常によって生じると考えられており、ニューロン間の機能に障害がある。

ヒルシュスプルング病 Hirschsprung disease は**先天性巨大結腸症** congenital megacolon とも呼ばれる。神経堤細胞の腸壁への侵入異常によって起こり、腸壁は筋層運動を支配する**アウエルバッハ神経叢** Auerbach's plexus を欠く。この欠落は通常、結腸の遠位部に起こるので、結腸の大部分が拡張することになる。

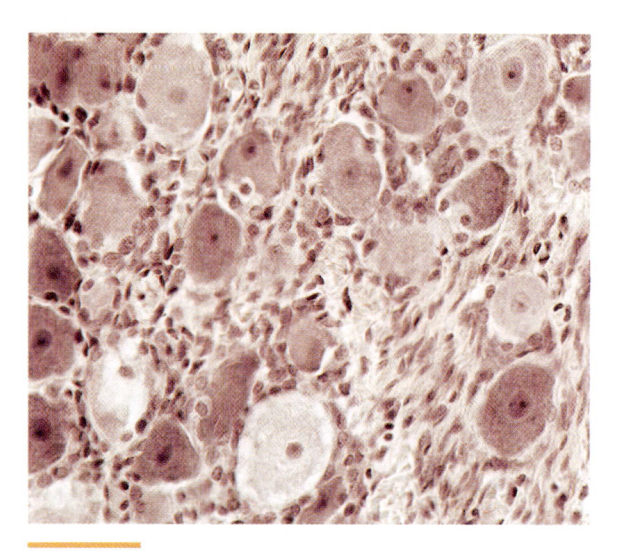

図9-2 感覚神経節の光学顕微鏡写真（×250）。大型のニューロンの細胞体、核、核小体が見える。

神経系の細胞

神経系の細胞は、ニューロン（神経細胞）とグリア細胞の2種類に大別される。

神経系の細胞は次の2種類に大別される。

- ニューロン：感覚の受容、統合、運動機能をつかさどる。神経細胞ともいう。
- グリア細胞：ニューロンを支持し、その保護に関与する。

ニューロン

ニューロン neuron は、情報を受容したり、神経インパルスの伝達を担う細胞である。その細胞体の大きさは 5〜150 μm と様々である。

ニューロンの構造と機能

ニューロンは、1個の細胞体、複数の樹状突起、1本の軸索からなる。

大部分のニューロンは、1個の細胞体、複数の樹状突起、1本の軸索からなる。**ニューロンの細胞体** soma, cell body は**核周部** perikaryon とも呼ばれる。細胞体には核と細胞質が存在する。一般に中枢神経系のニューロンの細胞体は多角形で、多くの突起を持つ（図9-1）。これに対し、後根神経節（末梢神経系の感覚神経節の1つ）のニューロンの細胞体は丸く、1個の細胞体と1本の突起を持つのみである（図9-2）。

樹状突起 dendrite は細胞体から突出し、感覚細胞やほかのニューロンからの刺激を受ける（図9-3）。樹状突起は通常複数あって、それぞれが分枝しているので、多数のニューロンからの刺激を同時に受けることができる。樹状突起が受け取ったインパルスは細胞体へ伝えられる。

通常、1個のニューロンには1本の**軸索** axon がある。軸索は長さが1 mに達することがあり、その太さは様々

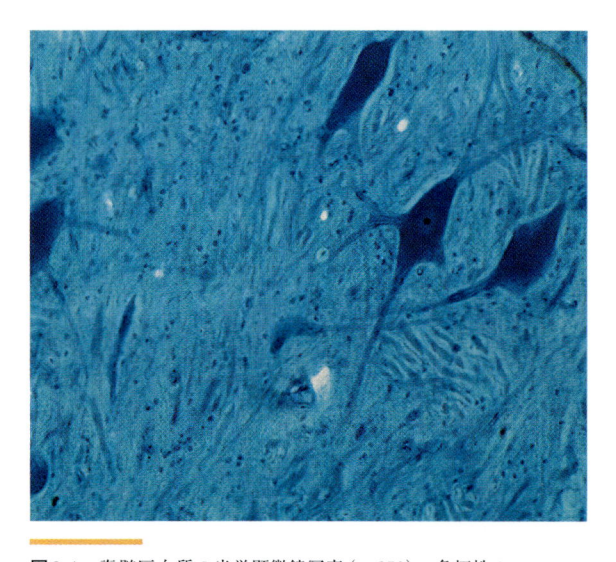

図9-1 脊髄灰白質の光学顕微鏡写真（×250）。多極性のニューロンの細胞体とその突起が見える。

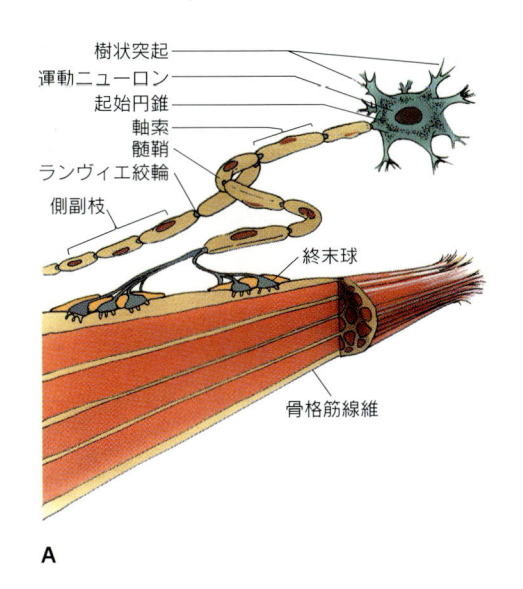

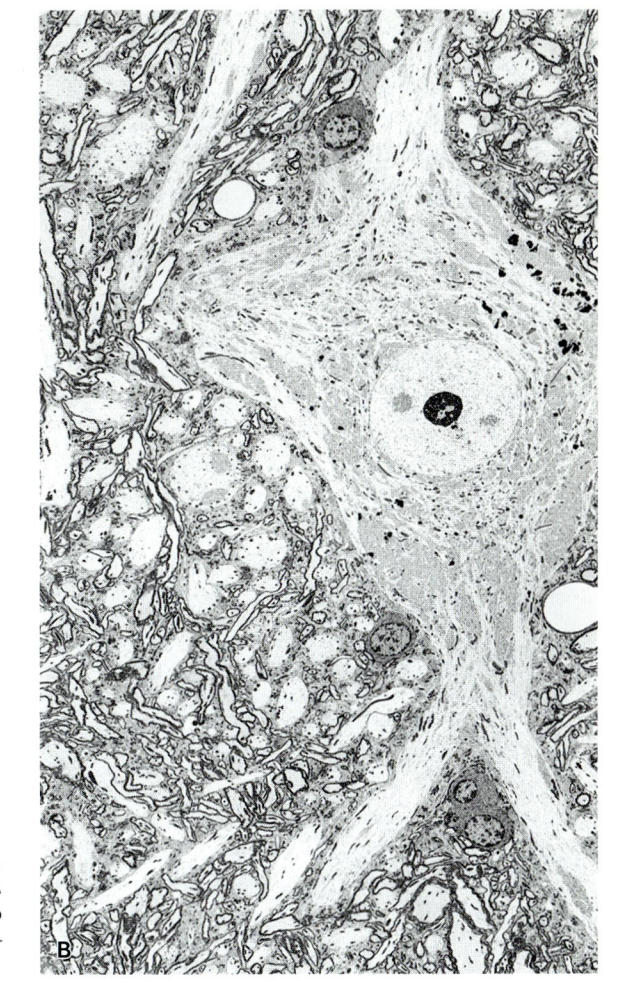

図9-3 運動ニューロン。A：典型的な運動ニューロンの模式図。B：脊髄前角細胞の電子顕微鏡写真（×1,300）。数本の樹状突起が見える。(Ling EA, Wen CY, Shieh JY, et al. : Neuroglial response to neuron injury: A study using intraneural injection of *Ricinus communis* aglutinin-60. J Anat 164: 201-213, 1989.より)

である。軸索の先端部分はやや拡張して，**軸索終末** axon terminalを形成する。軸索は，ほかのニューロン，筋，腺などにインパルスを伝えるが，ほかのニューロンからの刺激によって軸索の活動が影響を受けることもある。樹状突起と同様，軸索も分枝する。軸索終末は**終末球**end bulb（**終末ボタン** terminal bouton）とも呼ばれ，ほかの細胞と接合して**シナプス**synapseという構造を作る。シナプスは細胞間のインパルスの伝達の場である。

ニューロンは，その形態と突起の状態によって分類される（図9-4）。そのうちの代表的なものについて，各部位の一般的な構造を説明する。

ニューロン（神経細胞）

細胞体は，大きい核と核周囲の細胞質を含む部位で，薄く染色される。

細胞体はニューロンで最も大きな部分である。核は通常，球形〜卵円形で，細胞体の中央に位置する。クロマチンは細かく分散しており，転写が盛んなことを示している。小型のニューロンの核には，転写活性の低いヘテロクロマチンが目立つこともある。

細胞体の細胞質には，平行に並んだ層板状の粗面小胞体（RER）が豊富で，特に大型の運動ニューロンに顕著である。遊離リボソームも多く，ポリソームの形をとっている。光学顕微鏡で観察される**ニッスル小体**Nissl bodyと呼ばれる好塩基性の構造物は，重積したRERと豊富なポリソームに相当する。樹状突起にもRERがあるが，小さくて枝分かれした管状のもので，散在性に見られるに過ぎない。RERは，軸索やその起始部である**起始円錐** axon hillockには存在しない。しかし，滑面小胞体は軸索にも存在する。

ニッスル小体は，ニューロンの種類によって形態が異なる。一般的に，小型のニューロンに見られるニッスル小体は小型の果粒状を呈するが，大型のニューロンがすべて大型のニッスル小体を持つわけではない。このような形態の違いは，ニューロン内の状態と関係していると考えられる。

大部分のニューロンでは，細胞体のみならず樹状突起

や軸索内にも豊富な滑面小胞体がある。一部の滑面小胞体は，細胞膜の直下で**表面下槽**hypolemmal cistern を形成する。この構造物は細胞体にある RER とつながっており，ニッスル小体間を連絡する。滑面小胞体の機能ははっきりしていないが，表面下槽はカルシウムや蛋白を貯蔵することが知られており，細胞全体に蛋白を分配するための水路のような役割をしているのではないかと考えられている。また，表面下槽はシナプス小胞の運搬や形成に関与するという説もある。

核の近くには，よく発達したゴルジ装置がある。ゴルジ装置は糖蛋白を分泌する細胞にある細胞小器官で，神経伝達物質やその産生にかかわる酵素をシナプス小胞に詰め込む働きをしていると考えられている。

ミトコンドリアは，細胞体，樹状突起，軸索などの細胞質全体にわたって多数存在するが，なかでも軸索終末に多い。一般的に，ニューロンのミトコンドリアは細長く，クリスタがミトコンドリアの長軸方向に並んでいることもある。ミトコンドリアは微小管に沿って細胞質のなかを常に移動している。

成熟したニューロンには，線毛とその基底部に中心小体が存在することがある。この中心小体は典型的なものと異なって中心小管が欠如し，9＋0の構成になっている（☞第2章，微小管の項）。ニューロンは原則として細胞分裂しないため，この中心小体は退化した構造物と考えられている。

封入体

ニューロンの細胞体には，メラニン果粒，リポフスチン果粒，脂肪滴などの封入体がある。

メラニン果粒 melanin granule は濃い茶色〜黒色の果粒で，中枢神経系では黒質と青斑に認められる。また，それほど著明ではないが迷走神経の背側運動核や脊髄，末梢神経系では交感神経節などのニューロンにも見られる。このようなメラニン果粒の機能はよく分かっていない。この色素の前駆体である**ドーパ**DOPA（dihydrox-

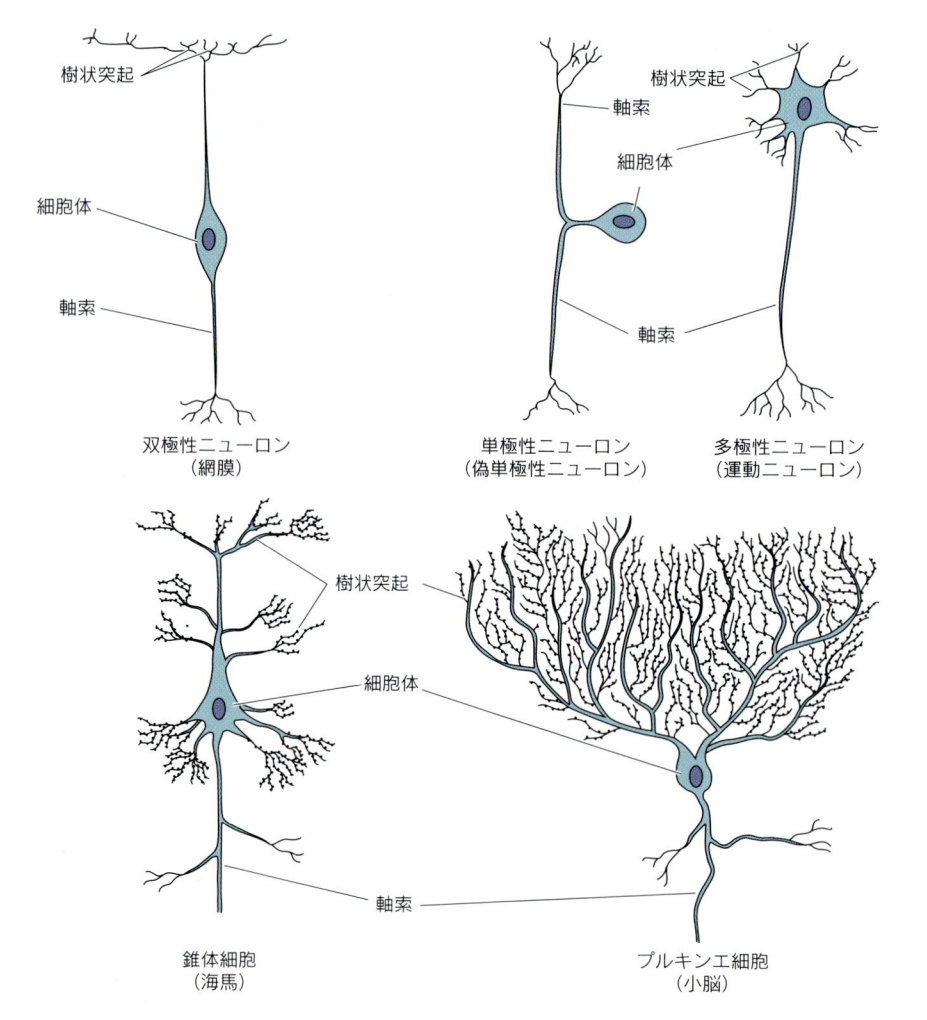

図9-4　ニューロンの様々な種類。

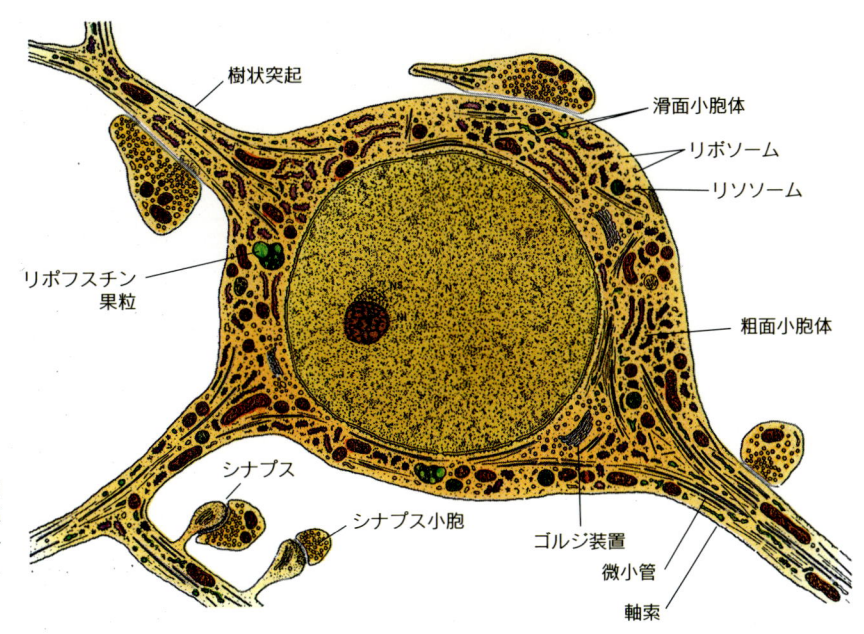

図9-5 ニューロンの細胞体の微細構造を示す模式図。(Lentz TL: Cell Fine Structure: An Atlas of Drawings of Whole-Cell Structure. Philadelphia, WB Saunders, 1971.より)

yphenylalanine)は，神経伝達物質のドーパミンとノルアドレナリンの前駆体でもあるので，メラニンはこれらの神経伝達物質の合成の一種の副産物として集積したものではないかと考えられている。

リポフスチン果粒 lipofuscin granule は，不規則な形をした黄褐色の果粒で，老人のニューロンに多く，リソソームによる分解後に残った残余小体と考えられている。この果粒は加齢とともに増加し，やがて小器官や核を細胞の一側に押しやる。このような状態では，細胞の機能になんらかの影響を及ぼすと思われる。興味深いことに，小脳のプルキンエ細胞のような特定のニューロンにはリポフスチンが集積しない。鉄分を含む色素もまた中枢神経系の特定のニューロンに見られ，加齢とともに増加する。

脂肪滴 lipid droplet はニューロンの細胞質に見られることがある。これはある種の代謝やエネルギー貯蔵を反映している可能性がある。

細胞骨格

鍍銀染色したニューロンを光学顕微鏡で観察すると，細胞体から突起に至るまで走行している**神経細線維** neurofibril (直径2μm以下) が観察される。電子顕微鏡では，**神経微小管** microtubule (直径24 nm)，**ニューロフィラメント** neurofilament (直径10 nm)，**アクチンフィラメント** actin filament (直径6 nm) の3種類のフィラメントが観察される。鍍銀染色で観察される神経細線維は，ニューロフィラメントの束である。アクチンフィラメントは，細胞膜に沿うようにして存在する。神経微小管は微小管にほかならず，ほかの細胞の微小管と基本的に同じ構造をしている。**微小管関連蛋白** microtubule-associated protein (MAP) のうち，MAP2 は細胞体と樹状突起の細胞質にあるが，MAP3 は軸索のみにある。

樹状突起

樹状突起は，ほかのニューロンからのインパルスを受け取る。

樹状突起 dendrite はニューロンの情報を受け取る部位であるが，細胞体や細胞体近くの軸索でも刺激を受容することができる。大部分のニューロンには複数の樹状突起がある。樹状突起は短い幹として始まるが，やがて枝分かれを繰り返して細くなり，あたかも木の枝のように見える。この枝分かれのパターンはニューロンによって異なる。樹状突起の基部は細胞体から始まるが，そこにはゴルジ装置以外の大部分の細胞小器官が含まれる (図9-5)。細胞体から離れるにつれて細胞小器官は少なくなり，やがてなくなる。

樹状突起にあるニューロフィラメントは，小さな束をなすこともあり，随所で微小管とつながっている。ミトコンドリアは樹状突起に数多く存在する。樹状突起の枝分かれによって，おそらく数百～数千個もの神経インパルスを受け取ることができるようになる。樹状突起の表面には**棘** spine と呼ばれる構造が存在し，この部分でほかのニューロンとシナプスを形成することもある。この樹状突起の棘は，加齢と低栄養によって数が減少する。また，13トリソミー trisomy 13 や21トリソミー trisomy 21 (ダウン症候群) の染色体異常の患者では，構造変化が認められる。樹状突起にはシナプス小胞を有し，

ほかの樹状突起にインパルスを伝えるものもある。

軸索

軸索は，ほかのニューロン，筋，腺細胞などの効果器にインパルスを伝える。

軸索axonは細胞体の起始円錐から起こる。軸索は1本の突起で，樹状突起より長く，なかには運動ニューロンのように1mを超えるものもある。軸索の太さは興奮の伝導速度と相関があり，太いほど伝導速度が速い。軸索の太さは様々であるが，ニューロンの種類によって決まっているようである。軸索にはその本幹から枝分かれする**側副枝**collateral branchが出ることがある（図9-3A）。軸索はその最終目的部位に至ると枝分かれして，多くの小さい分枝を出す（**終末分枝**terminal arbar）。

起始円錐axon hillockは円錐状の構造をしており，通常は樹状突起が出る側の反対側にあり，リボソームを含まない。起始円錐から髄鞘（後述）による被覆が出現するまでの部分を**軸索起始節**initial segmentと呼ぶ。この細胞膜（**軸索膜**axolemma）の直下には，電子密度の高い層がある。その機能は不明であるが，ランヴィエ絞輪に見られるものとよく似ている。この部位の細胞質はRERとリボソームを欠くが，微小管とニューロフィラメントが豊富に存在するので，軸索の太さの調節が行われているのではないかと考えられている。ニューロンによっては，ニューロフィラメントが大量にあるのに微小管はわずかしかない軸索起始節を持つものもある。軸索起始節は，**活動電位誘発部位**spike trigger zoneと考えられており，この領域で興奮性と抑制性のインパルスが集積されて，活動電位を生じるに至るか否かを決定している。

軸索の細胞質には，短い管状の滑面小胞体，長くて細いミトコンドリア，多数の微小管があるが，RERやリボソーム，およびポリソームは存在しない。微小管は軸索の起始部では小さな束をなしているが，遠位になると一定の間隔で配列し，周囲にニューロフィラメントが存在するようになる。

中枢神経系においても末梢神経においても，グリア細胞の細胞膜によって軸索が何重にも取り囲まれて**髄鞘（ミエリン鞘）**myelin sheathが形成されている部分がある。このような髄鞘を持つ軸索を**有髄神経線維**myelinated nerve fiberという（図9-6，図9-7）。髄鞘形成の過程は後述する。髄鞘を持たない軸索は**無髄神経線維**unmyelinated nerve fiberと呼ばれる（図9-8）。神経インパルスの伝導は，無髄神経線維よりも有髄神経線維の方がはるかに速い。未固定の神経を見ると，髄鞘を持つ神経は白く輝いて見える。この色の違いによって，中枢神経の断面では，**白質**white matterと**灰白質**gray matterが区別できる。

軸索の重要な機能には，インパルスの伝導のほかに，

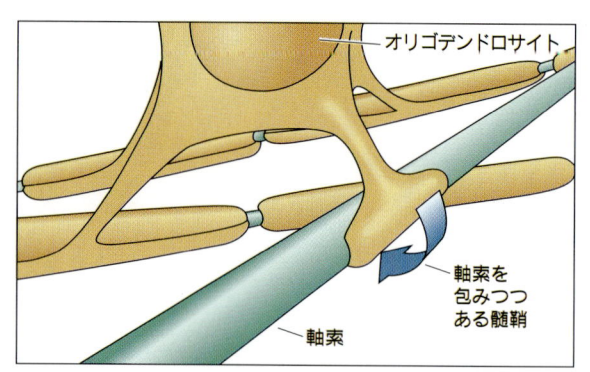

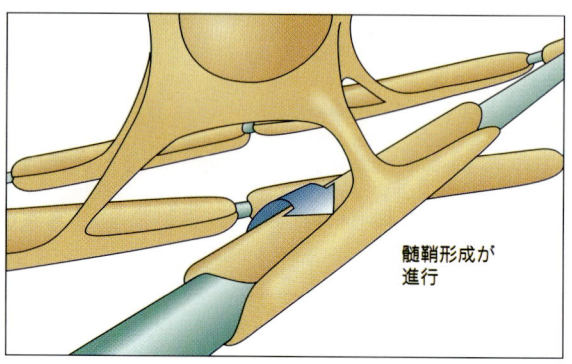

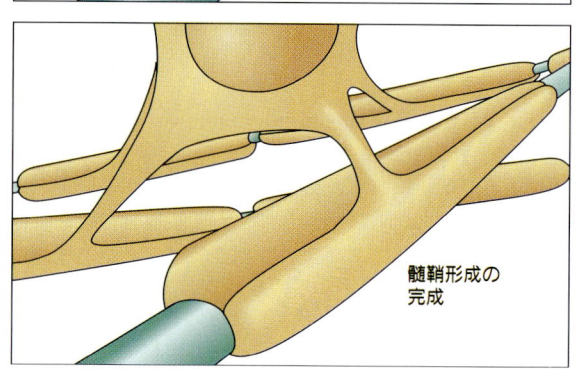

図9-6　中枢神経系における髄鞘形成の過程を示す模式図。末梢神経にあるシュワン細胞と異なり，1個のオリゴデンドロサイトが複数の軸索の髄鞘を形成する。

細胞体と軸索終末との間で行われる**軸索輸送**axonal transportがある。細胞体から軸索終末に向けての物質輸送を**順行性輸送**anterograde transport，逆に軸索終末から細胞体に向けての輸送を**逆行性輸送**retrograde transportという。軸索輸送がなんらかの原因で傷害を受けると効果器の細胞は萎縮してしまう。

軸索輸送には様々な輸送速度がある。最も速い順行性輸送では，400mm/日に達する。これに対し，逆行性輸送では，最も速いものでも順行性輸送の約1/2以下で，最も遅いものではわずか0.2mm/日に過ぎない。

順行性輸送では，小胞などの細胞小器官，アクチン，ミオシン，クラスリンなどの高分子，軸索終末での神経

伝達物質合成に必要な酵素が運ばれる。逆行性輸送で戻されるものには，ニューロフィラメントの構成蛋白，微小管のサブユニット，可溶性酵素，エンドサイトーシスによって取り込まれたウイルスや毒素などがあり，軸索内を細胞体の方に運ばれる。そのほか，分解される運命にある小分子や蛋白も細胞体のリソソームへ運ばれる。

> **臨床ノート**
>
> 単純ヘルペスウイルスなどのウイルスが，あるニューロンから別のニューロンへ広がる際には，逆行性輸送によって運ばれる。また，破傷風などの毒素も末梢から中枢神経系に逆行性輸送によって運ばれる。

軸索輸送は，神経インパルスの伝導や神経伝達物質の合成のための物質輸送を行っているばかりでなく，軸索の細胞骨格維持にも関係している。

1970年代以来，**西洋わさびペルオキシダーゼ** horseradish peroxidase（HRP）という酵素を軸索の逆行性輸送に用いた研究によって，ニューロンの構造や機能について多くのことが解明されてきた。このHRPを軸索終末やその周辺に注入して軸索終末に取り込ませた後，細胞化学的手法を用いてHRPの局在を調べると，細胞体に至る経路を追跡することができる。また，順行性輸送の研究方法としては，細胞体に放射性標識したアミノ酸を注入し，その後オートラジオグラフィー法を用いて軸索終末に放射線活性を検出する方法がある。

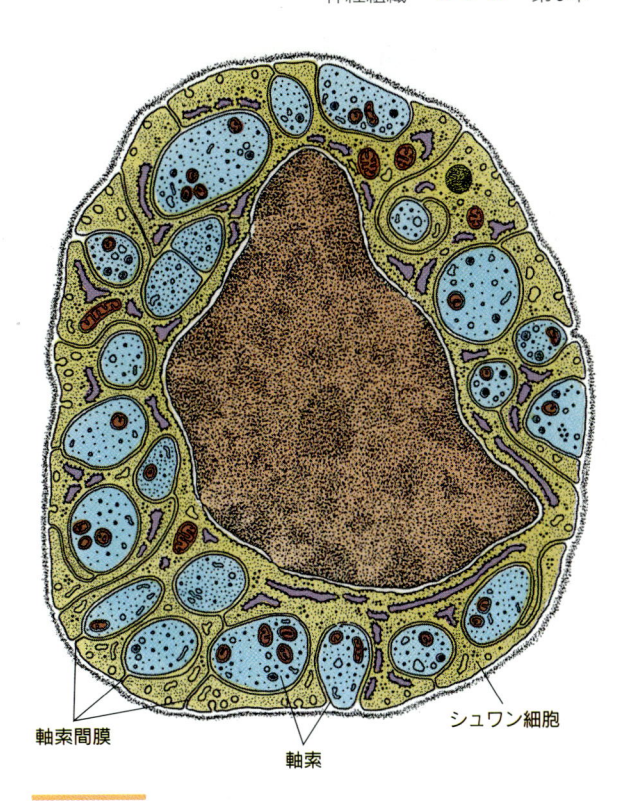

図9-8 無髄神経線維の微細構造を示す模式図。（Lentz TL: Cell Fine Structure: An Atlas of Drawings of Whole-Cell Structure. Philadelphia, WB Saunders, 1971.より）

微小管は順行性輸送に重要な役割を果たす。微小管には極性があり，そのプラス端が軸索終末の方向を向いている。順行性輸送により軸索内を運ばれた**チューブリン二量体** tubulin dimer はそのプラス端で微小管と重合する。順行性輸送には**キネシン** kinesin という微小管関連蛋白が関与している。キネシンの一端に小胞が付着すると，約3 mm/秒の速度で小胞が運搬される。また，**ダイニン** dynein という微小管関連蛋白は，微小管に沿った小胞の逆行性輸送に関与する。

> **臨床ノート**
>
> **神経性腫瘍** neurological tumor は頭蓋内腫瘍の約50％を占めるが，ニューロン由来のものはまれで，ほとんどがグリア細胞に由来する。例えば，良性の**希突起膠細胞腫** oligodendroglioma や悪性の**星状膠細胞腫** astrocytoma などがある。神経に関連性のない結合組織性腫瘍には，良性の**線維腫** fibroma や悪性の**肉腫** sarcoma などがある。末梢神経系のニューロンの腫瘍は極めて悪性度が高く，幼児や若年者に生じる副腎髄質の**神経芽細胞腫** neuroblastoma などがある。

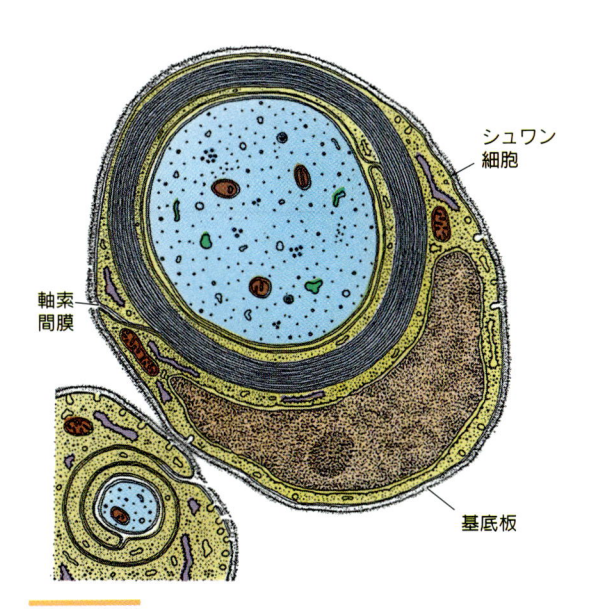

図9-7 有髄神経線維とシュワン細胞の微細構造を示す模式図。（Lentz TL: Cell Fine Structure: An Atlas of Drawings of Whole-Cell Structure. Philadelphia, WB Saunders, 1971.より）

ニューロンの分類

> ニューロンは，その形態や突起の状態などによって3種類に分類される。

ニューロンは次のように分類される（図9-4）。

- **双極性ニューロン** bipolar neuron：1本の軸索と1本の樹状突起を持つ。前庭神経節，蝸牛神経節，鼻腔の嗅上皮に見られる。
- **単極性ニューロン** unipolar neuron（偽単極性ニューロン pseudounipolar neuron）：細胞体から出る突起は1本のみであるが，この突起はやがて末梢方向の枝と中枢方向の枝の2本に分かれる。中枢方向の枝は中枢神経系に入り，末梢性の枝は体内の所定の部位に至る。これらの枝は形態学的には軸索で，インパルスを伝えることができる。しかし，末梢方向の枝の遠位部はさらに枝分かれし，受容機能を思わせるような樹状突起様の形態を呈する。単極性ニューロンは胎児期の双極性ニューロンから分化する。発達過程で双極の2本の突起が細胞体の周りを移動し，最終的に1本の突起に融合する。このニューロンの場合，インパルスは細胞体を通らずに末梢性の樹状突起様末端から中枢側の枝に直接伝えられる。後根神経節と脳神経の特定の神経節に存在する。
- **多極性ニューロン** multipolar neuron：最も一般的に見られるニューロンで，様々な形をした細胞体から出る複数の樹状突起と1本の軸索を持つ。神経系全般にわたって見られ，その多くは運動ニューロンである。錐体細胞（形態的特徴から命名）や，プルキンエ細胞（発見者の名を冠した）などもこの種のニューロンである。

ニューロンは，機能的に以下の3種類に大別される。

- **感覚（求心性）ニューロン** sensory (afferent) neuron：樹状突起の末端で感覚入力を受け取り，インパルスを中枢神経系に送って情報の処理を行う。体表の近くにある感覚ニューロンは体外の環境を，体の深部にある感覚ニューロンは体内の環境を監視している。
- **運動（遠心性）ニューロン** motor (efferent) neuron：中枢神経系から起こり，インパルスを筋や腺，ほかのニューロンなどに伝える。
- 中枢神経系に存在する**介在ニューロン** interneuron：感覚ニューロン，運動ニューロン，ほかの介在ニューロンの間を連結し，神経回路網の統合の役割を果たす。進化の結果，ヒトの神経系のニューロン数は非常に増大したが，最も数が増えたのは体の複雑な機能に対応する介在ニューロンである。

グリア細胞

> グリア細胞は，物理的・代謝的側面からニューロンを支持している。

グリア細胞 glial cellは物理的・代謝的な側面からニューロンを支持・保護している（図9-9），その数は膨大で，ニューロンの10倍以上もある。グリア細胞どうしはギャップ結合でつながっているが，ニューロンのように神経インパルスを伝えることはない。中枢神経系にのみ存在するグリア細胞にはアストロサイト（星状膠細胞），オリゴデンドロサイト（希突起膠細胞），ミクログリア（小膠細胞），上衣細胞がある。末梢神経系に存在するシュワン細胞もまたグリア細胞の一種と考えられている。

アストロサイト（星状膠細胞）

> アストロサイトはニューロンを構造的・代謝的に支持し，ニューロンの細胞外に放出されたイオンや神経伝達物質を除去する。

- **アストロサイト** astrocyteはグリア細胞のなかでは最も大型の細胞である。電子顕微鏡で観察すると，アストロサイトに特徴的な**グリア線維酸性蛋白** glial fibrillar acidic protein (GFAP)を主成分とする直径10 nmの中間径フィラメントの束が見られる。アストロサイトは中枢神経系の灰白質にある形質性アストロサ

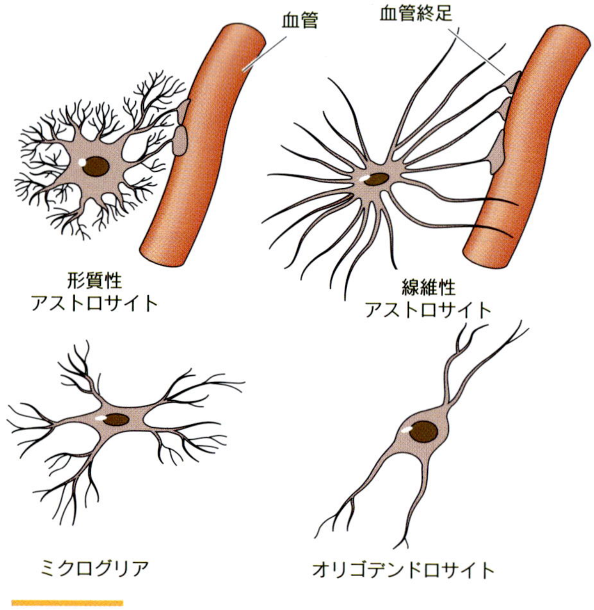

図9-9　グリア細胞の種類。

イトと，中枢神経系の主に白質内にある線維性アストロサイトの2種類に分けられる．光学顕微鏡で両者を区別するのは難しい．両者は本質的には同じで，異なる環境で機能するために形態に違いが生じたという研究者もある．

- **形質性アストロサイト** protoplasmic astrocyte：星形の細胞で，豊富な細胞質と1個の大きな核を持ち，短い枝分かれした多くの突起がある（図9-10）．突起にはその先端が伸びて血管と接しているものもある（**血管終足** vascular foot）．また，細胞体が血管壁に接するように存在するものや，突起の先端が脳や脊髄の軟膜と接して**軟膜-神経膠膜** pia-glial membrane を形成しているものもある．ニューロンの細胞体の近くにある小型のアストロサイトは，衛星細胞の一種と考えられている．

- **線維性アストロサイト** fibrous astrocyte：わずかな小器官と遊離リボソーム，グリコーゲンを含み，細胞質は均一に染まる（図9-11）．突起は長くてほとんど分枝しない．突起の先端は軟膜や血管に接しているがそれぞれの基底板によって隔てられている．

- アストロサイトは，K^+，グルタミン酸，γ-アミノ酪酸（GABA）のようなニューロンの周囲にあるイオンやニューロンの代謝産物などを除去する働きをする．これは特にアストロサイトが被う軸索のランヴィエ絞輪部などで著しい．神経伝達物質であるノルアドレナリンや**血管作動性腸ペプチド** vasoactive intestinal peptide（VIP）の作用によって，アストロサイト内に蓄えられたグリコーゲンからグルコースを遊離すること

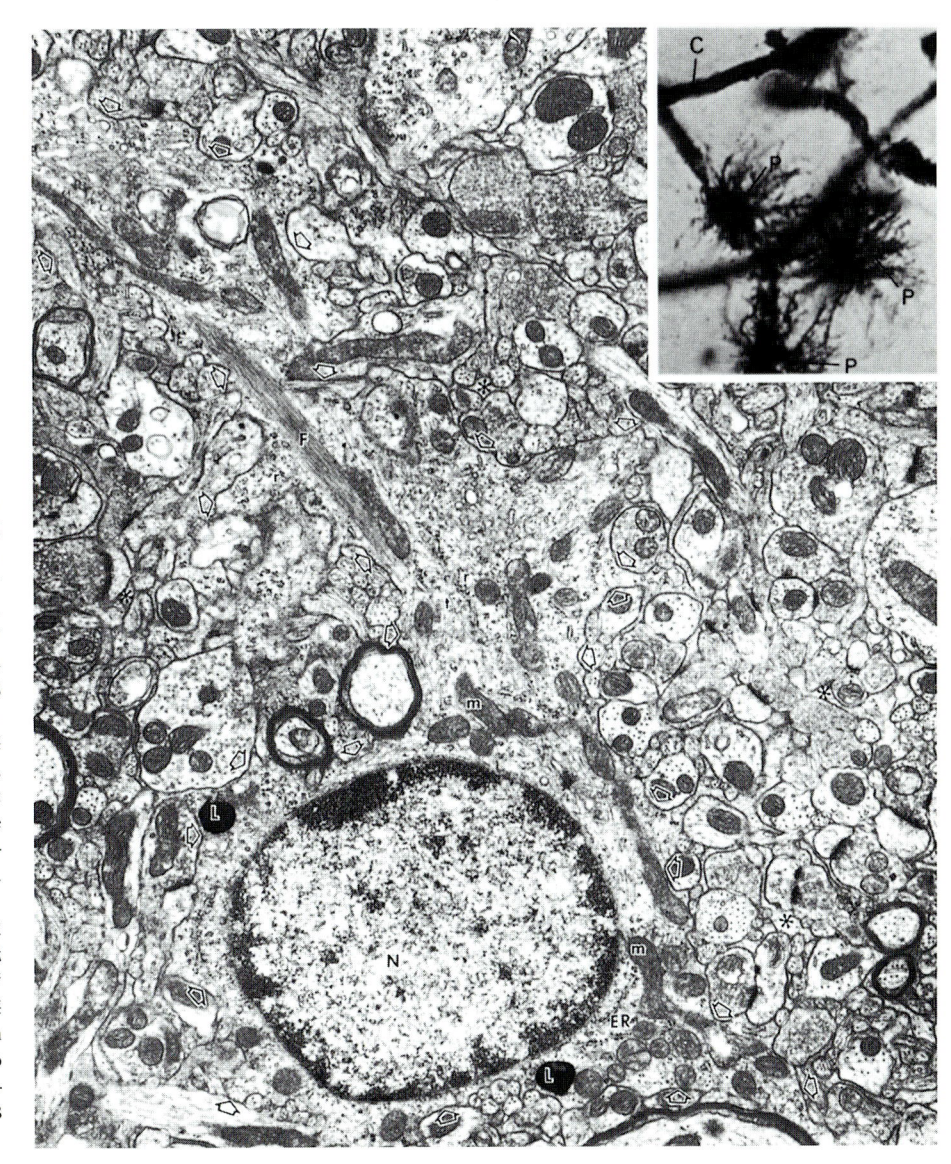

図9-10 形質性アストロサイトの電子顕微鏡写真（×11,400）．核（N），フィラメント（F），ミトコンドリア（m），粗面小胞体（ER）．2個のリソソーム（L）がグリア細胞のなかに見られる．細胞の不規則な輪郭を矢印で示してある．＊はほかの神経膠細胞の突起を示す．（Peters A, Palay SL, Webster HF: The Fine Structure of the Nervous System. Philadelphia, WB Saunders, 1976. より）
右上挿入図：3個の形質性アストロサイト（P）の光学顕微鏡写真．毛細血管（C）を取り巻く多くの突起を持っている．(Leeson TS, Leeson CR, Paparo AA: Text/Atlas of Histology. Philadelphia, WB Saunders, 1988. より)

により，アストロサイトは大脳皮質のエネルギー代謝にも貢献している．さらに，アストロサイトは血管周囲を連続的に被って層を形成し，**血液脳関門** blood-brain barrier を維持している．また，中枢神経系の損傷部位に動員されて，瘢痕組織を形成したりする．

オリゴデンドロサイト（希突起膠細胞）

オリゴデンドロサイト（希突起膠細胞）は中枢神経内の電気的な絶縁と髄鞘形成にかかわっている．

オリゴデンドロサイト oligodendrocyte はアストロサイトと似ているが，より小型で突起の数も分枝も少ない．中枢神経系の灰白質と白質の両方にあり，グリア細胞のなかで最も暗調に染まる．細胞内には，比較的小型の核，豊富なRER，多くの遊離リボソームとミトコンドリア，よく発達したゴルジ装置がある（図9-12）．核周囲や突起のなかには微小管が多数見られる．

線維間オリゴデンドロサイト interfascicular oligodendrocyte は軸索の間に存在し，髄鞘の形成と維持を行っている．髄鞘によって軸索は周囲と隔絶される（図9-6）．髄鞘を形成する点では，オリゴデンドロサイトは末梢神経系のシュワン細胞と似ているが，オリゴデンドロサイ

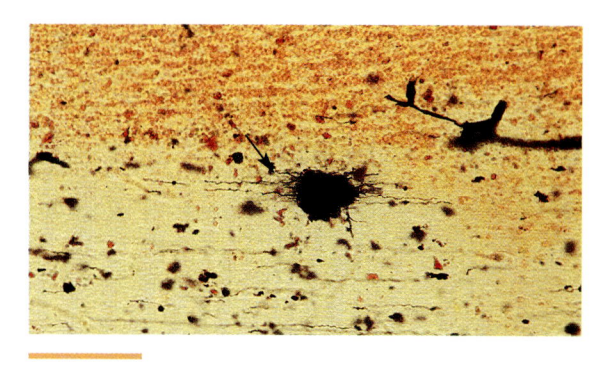

図9-11　ヒト小脳に見られた線維性アストロサイトの光学顕微鏡写真（×122）．

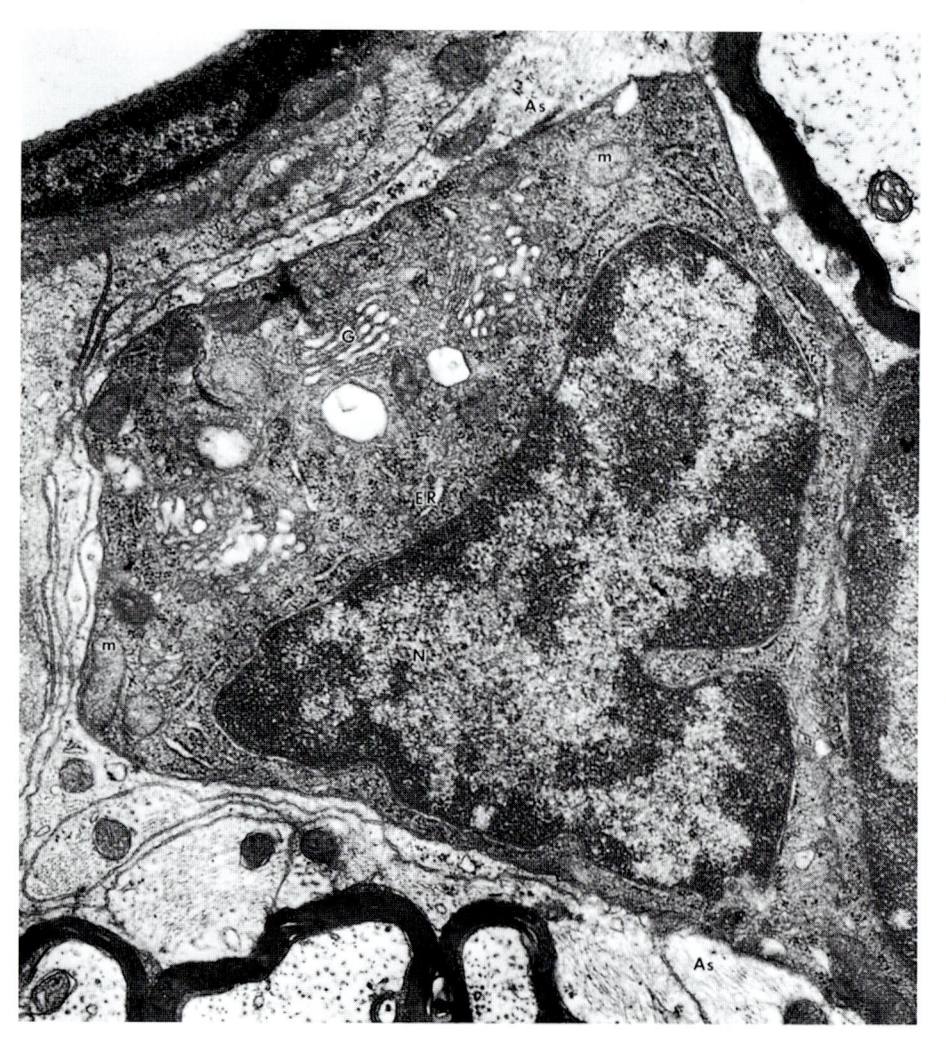

図9-12　オリゴデンドロサイトの電子顕微鏡写真（×2,925）．核（N），粗面小胞体（ER），ゴルジ装置（G），ミトコンドリア（m）．線維性アストロサイトの突起（As）がオリゴデンドロサイトに接している．(Leeson TS, Leeson CR, Paparo AA: Text/Atlas of Histology. Philadelphia, WB Saunders, 1988.より)

トが1個で複数の軸索の髄鞘を形成するのに対して，シュワン細胞は1個の細胞が1本の軸索の髄鞘の1分節を取り巻くだけである。シュワン細胞には基底板があり，髄鞘の層内に細胞質が残存していること，結合組織が髄鞘とその周囲のシュワン細胞を取り巻いている点などで線維間オリゴデンドロサイトとは異なる。

衛星オリゴデンドロサイト satellite oligodendrocyteは大型のニューロンの細胞体に近接して存在するが，その機能はよく分かっていない。

ミクログリア（小膠細胞）

ミクログリアは単核食細胞系に属する細胞である。

ミクログリア microglia（**小膠細胞** microglial cell）は中枢神経系全般に存在する，小型でオリゴデンドロサイトに似た暗調の細胞である。細胞質は乏しく，核は卵形〜三角形を呈し，不規則な短い突起を持つ。細胞体と突起には棘状突起が見られる。ミクログリアには，中枢神経系の残渣物や傷害産物を除去する食作用がある。また，活性化するとサイトカインを分泌し，抗原提示細胞としても働く。発生学的に神経管に由来するほかのグリア細胞と異なり，ミクログリアは骨髄に由来することから，単核食細胞系に分類される。しかし，ミクログリアも神経管由来で，神経の損傷に際して分裂・増殖し，欠損部を補う予備細胞として働くという説もある。

上衣細胞

上衣細胞 ependymal cellは，脳室や脊髄中心管に沿って並ぶ丈の低い円柱状〜立方状の上皮細胞である。発生学的には胎生期の神経上皮に由来する。細胞質には豊富なミトコンドリアと中間径フィラメントの束がある。部位によっては線毛を有し，**脳脊髄液** cerebrospinal fluid（CSF）を流れやすくする。胎児では，細胞の基底部から出た細い突起が脳表面に達するが，成体では近くの細胞に達するのみである。

場所によっては，上衣細胞の層と軟膜とが密接しているところがある。このような部位では，上衣細胞は脳室に面する**内境界膜** internal limiting membraneや，軟膜の直下を被う**外境界膜** external limiting membraneを形成する。上衣細胞は脳脊髄液を分泌する脈絡叢上皮に分化しており，**脈絡叢** choroid plexusを構成する。

タニサイト（有尾上衣細胞） tanycyteは特殊な上衣細胞で，基底部から細長い突起を伸ばし，その先は軟膜に達することも多い。第三脳室壁にあるものは視床下部に突起を伸ばし，その終足は血管壁と神経分泌細胞に終わっている。タニサイトは神経分泌細胞に脳脊髄液の成分を運搬するものと考えられている。

シュワン細胞

シュワン細胞は，末梢神経系の軸索を被覆している。

シュワン細胞 Schwann cellは末梢神経系にあり，軸索を取り巻いている。**髄鞘（ミエリン鞘）** myelin sheathによって取り巻かれている軸索を**有髄神経線維** myelinated nerve fiberという。

シュワン細胞は扁平な細胞で，その核も扁平である。細胞小器官に乏しく，小型のゴルジ装置，少数のミトコンドリアが見られるに過ぎない。電子顕微鏡で見ると，シュワン細胞の細胞膜が軸索の周りを何重にも取り巻いて髄鞘を構成している。髄鞘が途切れて軸索が露出している部位は**ランヴィエ絞輪** node of Ranvierという（図9-13）。絞輪部分では2個のシュワン細胞の髄鞘が向かい合っている。

シュワン細胞の外側には基底板がある。この基底板はランヴィエ絞輪部分にも及び，隣接する髄鞘が重なり合っている部分も，軸索が露出している部分も被っている。神経損傷後に起こる神経の再生は，基底板を誘導役にして生じる。

隣接するランヴィエ絞輪間の髄鞘によって被われた領域を**絞輪間節** internodal segmentと呼び，その長さは約200〜1,000 μmである。絞輪間節の髄鞘を光学顕微鏡で観察すると，軸索を円錐状に囲んで斜走する裂け目のような構造が随所に見える。これを**シュミット・ランターマン切痕** cleft (incisura) of Schmidt-Lantermanという。この構造を電子顕微鏡で見ると，髄鞘の周期的な層のなかにシュワン細胞の細胞質が入り込み，層が離開したものであることが分かる。

シュワン細胞の細胞膜が軸索を同心円状に取り巻いて互いに密着すると，12 nm周期で繰り返す幅広の濃い線と，やや狭くて薄い線のパターンを呈する。濃い線（幅3 nm）は**周期線** major dense lineと呼ばれ，シュワン細胞の細胞膜の内葉どうしが融合したものである。狭い線は**周期間線** intraperiod lineと呼ばれ，細胞膜の**外葉** outer leafletどうしが互いに近接したものである。高解像度の電子顕微鏡によって，周期間線のなかに**周期間隙** intraperiod gapと呼ばれる狭い間隙があることが分かった。小さい分子であれば，この間隙を通って軸索に到達することができると考えられている。軸索と密接する周期間線の部分を**内軸索間膜** internal mesaxon，周期間線の最も外側の部分，すなわちシュワン細胞に近接している部分を**外軸索間膜** external mesaxonという（図9-14, 図9-7）。

髄鞘形成 myelinationのメカニズム，すなわちどのようにしてシュワン細胞（あるいはオリゴデンドロサイト）の細胞膜が軸索を同心円状に取り巻き髄鞘を形成するかはよく分かっていない。1個のシュワン細胞が1本の軸

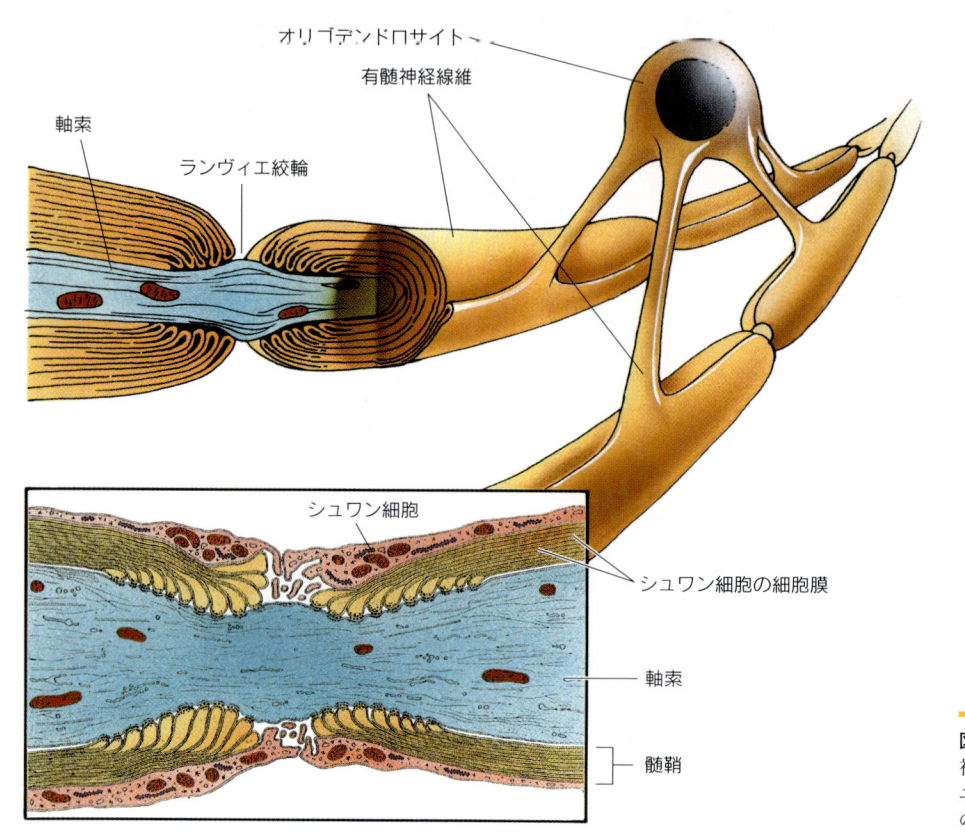

図9-13 中枢神経と末梢神経（挿入図）のランヴィエ絞輪における髄鞘構造の相違を示す模式図。

索を包み，やがてその軸索を細胞膜が取り巻くことによって髄鞘化が始まると考えられている。細胞膜による軸索の取り巻きは50周以上にもなる。シュワン細胞の細胞質は細胞体の方へ絞り出され，細胞膜の細胞質側の面が接して髄鞘の周期線を形成することになる。末梢神経系では，1個のシュワン細胞は1個の絞輪間節の髄鞘を形成する。これに対し，中枢神経系の1個のオリゴデンドロサイトは複数の絞輪間節の髄鞘形成に関与する。

髄鞘形成は，神経系の発達とともに同時に進行するのではなく，その開始と完成は神経系の部位によってかなり異なる。この違いはそれぞれの部位の機能の発達とも関連していると考えられる。例えば，運動神経は出生時にほぼ髄鞘が完成しているが，感覚神経根の髄鞘化は数か月遅れる。また中枢神経系の伝導路や連合線維では，生後数年たっても髄鞘を形成しないものもある。

末梢神経系には，髄鞘を持たない神経線維もある。このような神経線維は無髄神経線維と呼ばれ，軸索はシュワン細胞の1層の細胞膜と細胞質に包まれている（図9-8）。通常，1個のシュワン細胞は1本の軸索の1個の髄鞘節しか形成できないが，無髄神経線維では1個のシュワン細胞が複数の軸索を取り囲むこともある。

臨床ノート

多発性硬化症 multiple sclerosisは，ミエリンが障害される疾患で，比較的よく見られる。男性よりも女性の方が1.5倍も多く，通常，15〜45歳の間に発症する。その主要な病理学的所見は，小脳，大脳皮質，脊髄の白質などの中枢神経と，視神経を含む脳神経や脊髄神経などの末梢神経の脱髄である。この疾患では，散在性あるいは多発性の炎症と浮腫に引き続き，中枢神経系や視神経などの脱髄が起こり，寛解と再燃を繰り返しながら数か月〜数十年の経過をたどる。再燃を繰り返すたびに日常動作能力は著しく障害されるようになる。急速に進行するものでは，神経障害の悪化から数か月で死に至ることもある。この病気は一種の自己免疫疾患（おそらく感染症の二次的なもの）によると考えられている。副腎皮質ホルモンによる免疫抑制療法が最も一般的な治療法であるが，その治療効果はむしろ抗炎症作用によると考えられている。

放射線療法の際，脳や脊髄が照射領域内にあると脱髄が起こる可能性がある。また，癌治療で用いられる化学療法剤でも脱髄を引き起こし，問題となることがある。

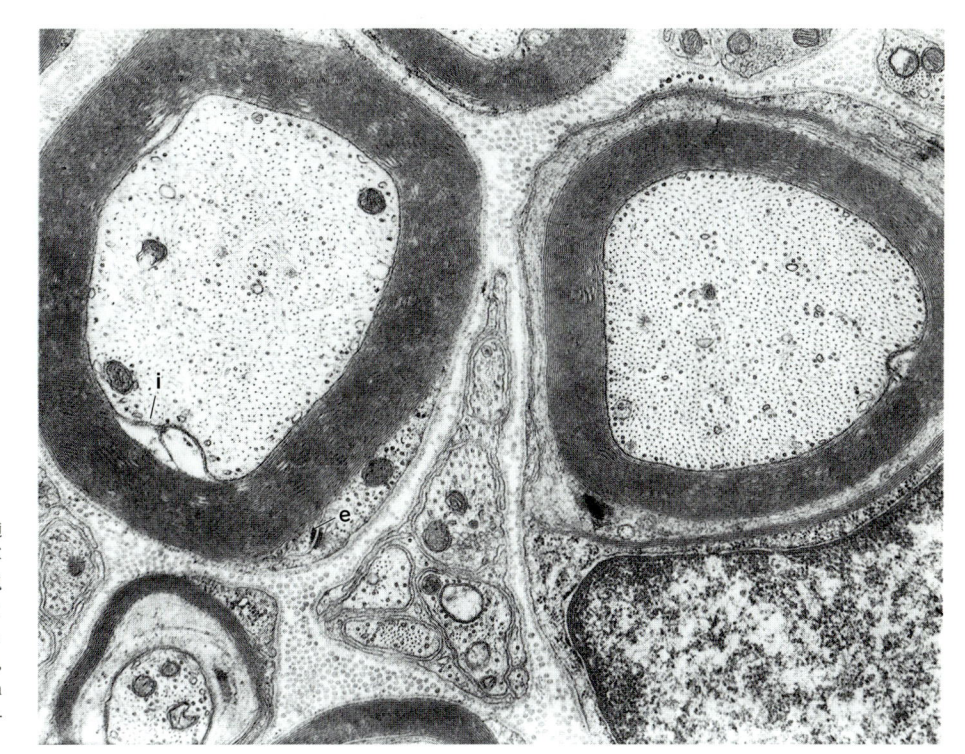

図9-14 末梢神経の有髄神経線維の電子顕微鏡写真。シュワン細胞の細胞質と核，内軸索間膜（i）と外軸索間膜（e）を示す。(Jennes L, Traurig HH, Conn PM: Atlas of Human Brain. Philadelphia, Lippincott-Raven, 1995.より)

神経インパルスの発生と伝導*

神経インパルスはニューロンの活動電位誘発部位で発生し，軸索上を軸索終末に向かって伝わる。

神経インパルスは，**膜の脱分極**membrane depolarizationによって生じる電気的信号で，軸索に沿って終末へ伝わる。ニューロンの終末から別のニューロンへの，あるいは筋細胞や腺組織へのインパルスの伝達はシナプスで起こる（☞シナプスと神経インパルスの伝達の項）。

ニューロンなどの細胞は，細胞内が細胞外より約90 mV電位が低い。この電位を**静止電位**resting potentialといい，電位差があることを**分極**polarizationしているという。小型の筋細胞や細い神経線維の静止電位は−40〜−60 mV程度である。電位差は細胞内外のイオン濃度の違いによって生じる。哺乳類の細胞では，K^+濃度は細胞外よりも細胞内で高く，Na^+やCl^-の濃度は細胞内よりも細胞外ではるかに高い。

細胞膜にはK^+**漏出チャネル**K^+ leak channelがあり，Kは濃度勾配に従って細胞外に漏出している（図9-15）。一方，Na^+もこのチャネルを通って細胞内へ流入するが，K^+とNa^+の通過の比率は100：1なので，Na^+が流入するよりはるかに多くのK^+が漏出する。その結果，細胞膜の外側に陽性の荷電が集積する。静止電位の維持は主にK^+漏出チャネルによっているが，一方で細胞膜にはナトリウムポンプがあって積極的にNa^+を細胞の外に，K^+を細胞のなかに輸送する。排出されるNa^+ 3分子に対して2分子の割合でK^+が細胞内に取り込まれる。これによって細胞膜の内外の電位差の微調整が行われている。

細胞膜を挟んで存在する電位を**膜電位**membrane potentialという。たいていの細胞では膜電位は安定していて，大きく変動しないのが普通である。しかしニューロンや筋細胞では刺激に応じて膜電位が大きく変化し，この変化を電気的信号として伝えることができる。その仕組みを次に説明する。

1. ニューロンが刺激されると，膜の小さな領域で**電位依存性ナトリウムチャネル**voltage-gated Na^+ channelが開口し，Na^+の流入が起こる（図9-16）。その結果，細胞内のNa^+が増えて静止電位が逆転し，細胞内が細胞外に対してプラスになる。これを**脱分極**depolarizationという。

2. その後，電位依存性ナトリウムチャネルは1〜2 mm

---

*ニューロンの細胞質内にある陰性に荷電した蛋白は細胞膜を通過しないが，様々に荷電した物質の機能に影響を与える。しかし，神経インパルスの発生と伝導に対するこれらの蛋白の役割についてはここでは述べない。興味のある人は，この現象について詳しく説明してある生理学や神経科学の成書を読んでほしい。

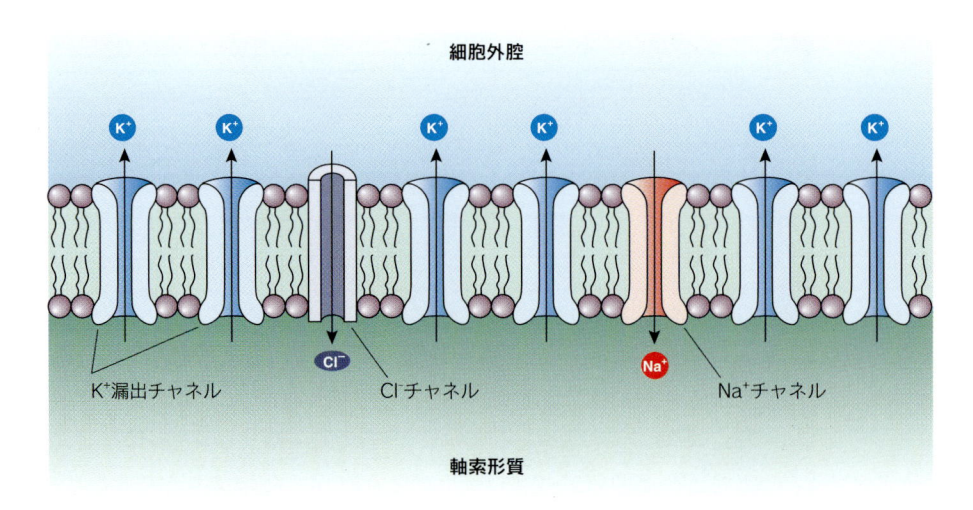

図9-15 典型的なニューロンにおける静止電位形成の説明図。カリウムイオン（K^+）の漏出チャネルの数は，ナトリウムイオン（Na^+）チャネルと塩素イオン（Cl^-）チャネルの数を上回っている。その結果，Na^+やCl^-が細胞内に流入するよりも，K^+が細胞外に出る方が多い。細胞内よりも細胞外に多くの陽イオンが存在するために，細胞外が細胞内に比べより陽性に荷電し，膜を隔てて電位差が生じる。静止膜電位の形成に直接関与しないイオンチャネルとイオンポンプは示していない。

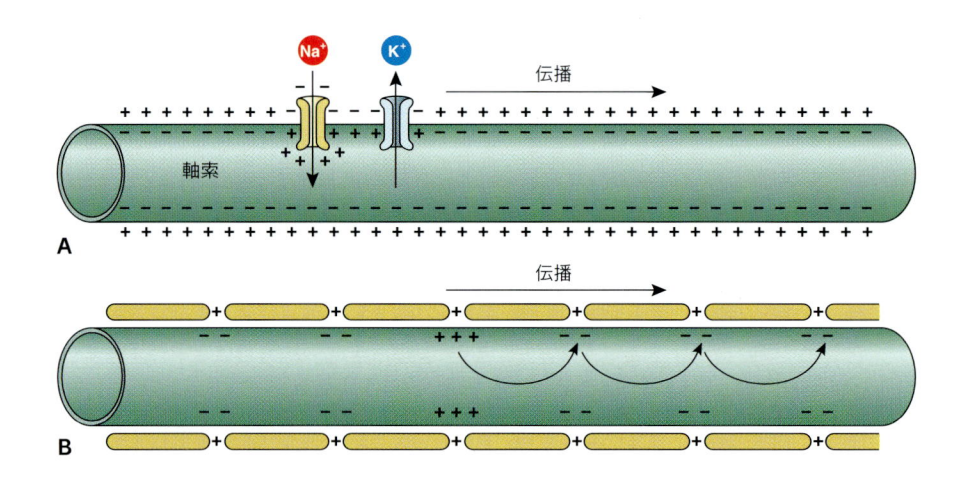

図9-16 無髄神経線維（A）および有髄神経線維（B）の軸索における活動電位の伝播の様子を示す模式図（本文参照）。

秒の間，**不応期**refractory periodと呼ばれる非活動状態になる。すなわち，チャネルの開閉ができず，Na^+が通過できない状態である。不応期の存在は電位依存性ナトリウムチャネルの特別な構成による。このナトリウムチャネルには2つのゲートが存在する。1つは細胞膜の脱分極の結果として開く細胞質外ゲート（**活動性ゲート**activation gate）で，膜が脱分極している間は開き続ける。しかし，もう1つの細胞質内ゲート（**非活動性ゲート**inactivation gate）は活動性ゲートが開いてから数十mm秒以内に閉じてしまう。このため，たとえ活動性ゲートが開いていても，Na^+はこのチャネルを通って細胞内に入ることも細胞外に出ることもできなくなる。

3. 不応期の間，**電位依存性カリウムチャネル**voltage-gated K^+ channelが開いてK^+が細胞外に流出する。この結果，静止電位が回復する（このとき，ほんの短時間ではあるが過分極になる）。
4. 静止膜電位に戻ると，電位依存性カリウムチャネルが閉じるとともに電位依存性ナトリウムチャネルの活動性ゲートが閉じ，非活動性ゲートが開いて不応期が終わる。

膜の脱分極，過分極から静止膜電位への回復の周期を**活動電位**action potentialと呼ぶ。活動電位は"**全か無か**all-or-none"の反応で，その頻度は1,000回/秒にも達する。軸索のある場所における電位依存性ナトリウムチャ

ネルの開口によって引き起こされる膜の脱分極は，短い距離を受動的に広がり，隣接するチャネルの開口，すなわち活動電位を誘発する。このようにして**脱分極の波** wave of depolarization である**インパルス** impulse が軸索を伝わっていく。生体では，インパルスは最初に脱分極が生じた部位から軸索終末に向かって一方向に伝搬する。不応期の Na^+ チャネルの非活動化は脱分極波の逆行性の伝搬を阻止している。

シナプスと神経インパルスの伝達

> シナプスはシナプス前細胞とシナプス後細胞間のインパルス伝達の場である。

シナプス synapse は，ニューロンから別のニューロン，筋細胞，腺細胞へと神経インパルスが伝達される場である。シナプスによって，ニューロン相互の，あるいはニューロンと効果器の細胞（筋細胞や腺細胞）との情報伝達が可能になる。シナプスには電気シナプスと化学シナプスがある。

電気シナプス electrical synapse は，哺乳類では一般的でないが，脳幹や網膜，大脳皮質に見られる。電気シナプスの本態はギャップ結合で，細胞間をイオンが移動することによって電流が生じる。電気シナプスを介するインパルスの伝達は化学シナプスによるものよりもはるかに速い。

化学シナプス chemical synapse は，最も一般的な細胞間の伝達様式である。このシナプスでは，**シナプス前膜** presynaptic membrane が幅20〜30 nmの**シナプス間隙** synaptic cleft を隔てて**シナプス後膜** postsynaptic membrane と向かい合い，シナプス前膜からシナプス間隙に**神経伝達物質** neurotransmitter が放出される（図9-17）。シナプス間隙内で拡散した神経伝達物質がシナプス後膜上の**イオンチャネル受容体** ion-channel receptor と結合すると，イオンチャネルが開き，特定のイオンの通過が可能になり，シナプス後膜の膜電位が逆転する。

シナプスにおける刺激が，活動電位を生じるレベル（閾値）までシナプス後膜の脱分極を引き起こす場合，この電位を**興奮性シナプス後電位** excitatory postsynaptic potential（EPSP）と呼ぶ。逆に，膜電位の維持や過分極を生じさせるような場合は**抑制性シナプス後電位** inhibitory postsynaptic potential（IPSP）と呼ぶ。

一般的なシナプスには，次の4つがある（図9-17，図9-18）。

- **軸索樹状突起間シナプス** axodendritic synapse：1つのニューロンの軸索が，別のニューロンの樹状突起とシナプスを作るもの。
- **軸索細胞体間シナプス** axosomatic synapse：1つのニューロンの軸索が，別のニューロンの神経細胞体とシナプスを作るもの。
- **軸索軸索間シナプス** axoaxonic synapse：別々のニューロンの軸索の間にできるシナプス。
- **樹状突起間シナプス** dendrodendritic synapse：別々のニューロンの樹状突起の間にできるシナプス。

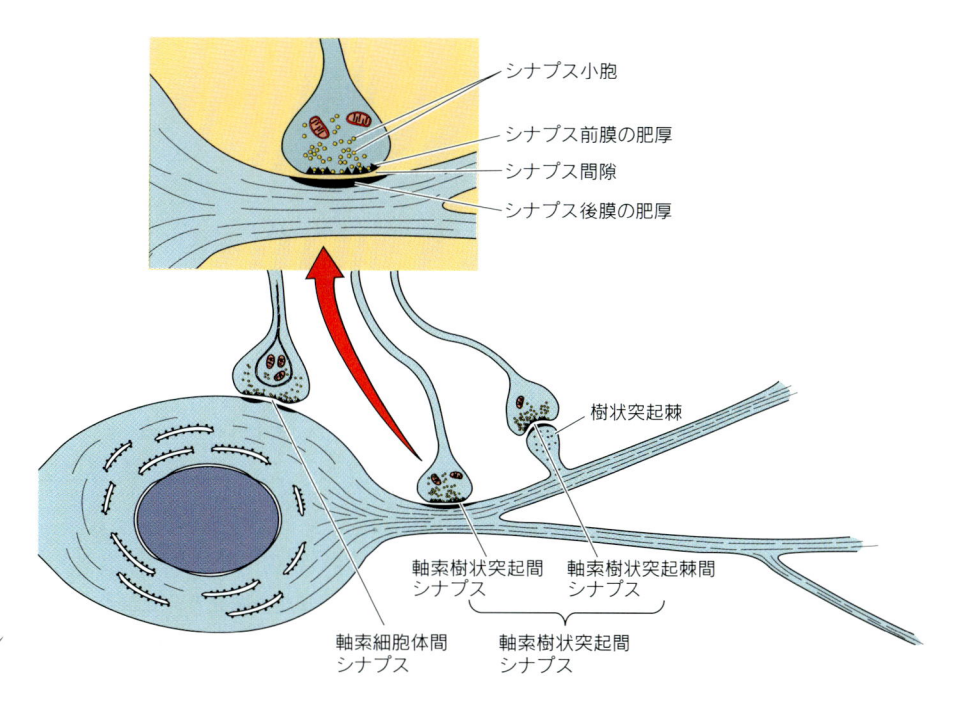

図9-17 様々な種類のシナプス。

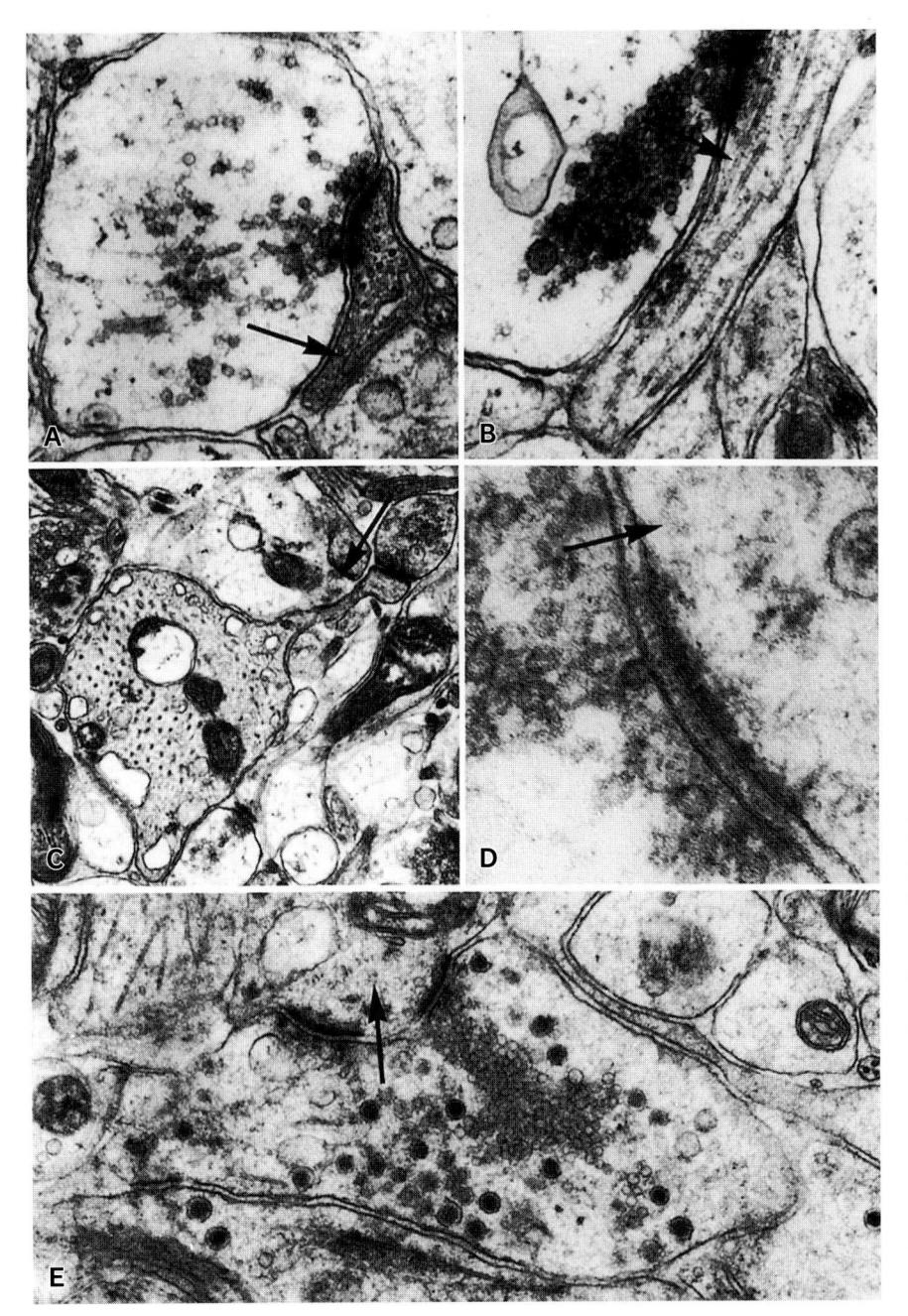

図9-18 シナプスの電子顕微鏡写真。矢印は興奮の伝達方向を示す。A：軸索樹状突起間シナプス。シナプス小胞が左側に見えている（×37,600）。B：軸索樹状突起間シナプス。樹状突起内の神経微小管に注意（×43,420）。C：樹状突起の横断像。シナプスに注意（×18,800）。D：軸索樹状突起間シナプス。シナプス前膜と融合したシナプス小胞に注意（×76,000）。E：無芯性と有芯性のシナプス小胞を入れた軸索終末（×31,000）。(Leeson TS, Leeson CR, Paparo AA: Text/Atlas of Histology. Philadelphia, WB Saunders, 1988.より)

シナプスの形態

　軸索終末はシナプスの種類によって形態が異なる。一般的には，軸索はその終末部で**終末ボタン**terminal boutonと呼ばれる球状のふくらみを作る。そのほか，**通過ボタン**bouton en passageと呼ばれる軸索の長軸方向に沿った複数のふくらみを作る場合もある。

　シナプス前膜側の細胞質には，ミトコンドリア，わずかな滑面小胞体，多数のシナプス小胞がある（図9-19）。

　シナプス小胞synaptic vesicleは神経伝達物質を含む直径40〜60 nmの球状の小胞で，特にシナプス前膜の近くに集中している。神経伝達物質はほとんどの場合，軸索終末の近くで作られてシナプス小胞内に詰め込まれる。しかし，ペプチド性の神経伝達物質の場合は，細胞体で作られて小胞内に詰め込まれた後に，順行性軸索輸送によって軸索終末に運ばれる。軸索内には，神経伝達物質が分解されるのを防止する酵素がある。

　シナプス前膜の細胞質側には，電子密度の高い錐状の

構造が観察される。これはシナプス小胞と結合する**活動部位**active siteである。この活動部位に結合したシナプス小胞は，刺激を受けると内容物を放出する。ほかのシナプス小胞は予備としてアクチンフィラメントと結合している。これ以外に，**細胞接着分子**cell adhesion molecule（CAM）が，シナプス前部および後部においてシグナル分子として補助的に働くことが知られている。

シナプシンⅠ synapsin-Iはシナプス小胞表面に複合体を形成する小さい蛋白で，終末にある予備のシナプス小胞の集塊形成にかかわっているらしい。集塊中のシナプス小胞は，シナプシンⅠがリン酸化を受けると集塊から離れて活動部位に移動し，神経伝達物質の放出の準備に入る。シナプシンⅠが脱リン酸化を受けるとこの逆のことが起こる。

シナプシンⅡ synapsin-Ⅱとrab3aという小蛋白は，アクチンフィラメントとシナプス小胞の結合を制御する。シナプス前膜とシナプス小胞の結合は，さらに2つのシナプス小胞関連蛋白である**シナプトタグミン** synaptotagminと**シナプトフィジン** synaptophysinによって制御されている。活動電位がシナプス前膜に達すると，**電位依存性カルシウムチャネル** voltage-gated calcium ion channelが開き，Ca^{2+}が流入する。すると，シナプトブレビン，シンタキシン，SNAP-25蛋白（soluble N-ethylmaleimide-sensitive-fusion protein attachment protein-25）などのSNAP受容体蛋白の存在下で，シナプス小胞がシナプス前膜と融合し，開口分泌によって神経伝達物質がシナプス間隙に放出される。

伝達物質の開口分泌の際には，シナプス小胞の膜が細胞膜に組み込まれるので，シナプス前膜は増加する。この増加分は**クラスリン**clathrinが関与するエンドサイトーシスによって小胞の形で回収される。シナプス小胞の再利用にはシナプトタグミンと**小胞被覆蛋白AP-2** vesicle coat protein AP-2との間の相互作用が関与する。回収された小胞は滑面小胞体と融合し，再びシナプス小胞の膜として利用される。破傷風菌毒素とボツリヌス菌毒素（ニューロトキシンB）の標的蛋白がシナプトブレビンであることは興味深い。これらの毒素は，ほかのいかなる神経機能も障害することなしにシナプス小胞からの伝達物質の放出を阻害する。

シナプス後膜postsynaptic membraneはシナプス後細胞の細胞膜の肥厚部である。ここには神経伝達物質の受容体が存在し，細胞質には暗調の物質が認められる。シナプス後膜の受容体に神経伝達物質が結合すると，脱分極（興奮性反応）あるいは過分極（抑制性反応）が起こる。グリア細胞にはシナプス形成，シナプス効率，活動電位の発火などを促進する働きがあることが分かっている。

シナプス前膜とシナプス後膜に見られる肥厚の程度とシナプス間隙の幅は，一般的にシナプスにおける反応性と関係がある。肥厚の程度が密で厚く，30 nmのシナプス間隙を有するものは**非対称性シナプス**asymmetric synapseといい，通常は**興奮性シナプス**excitatory synapseである。一方，肥厚の程度が弱くて20 nmのシ

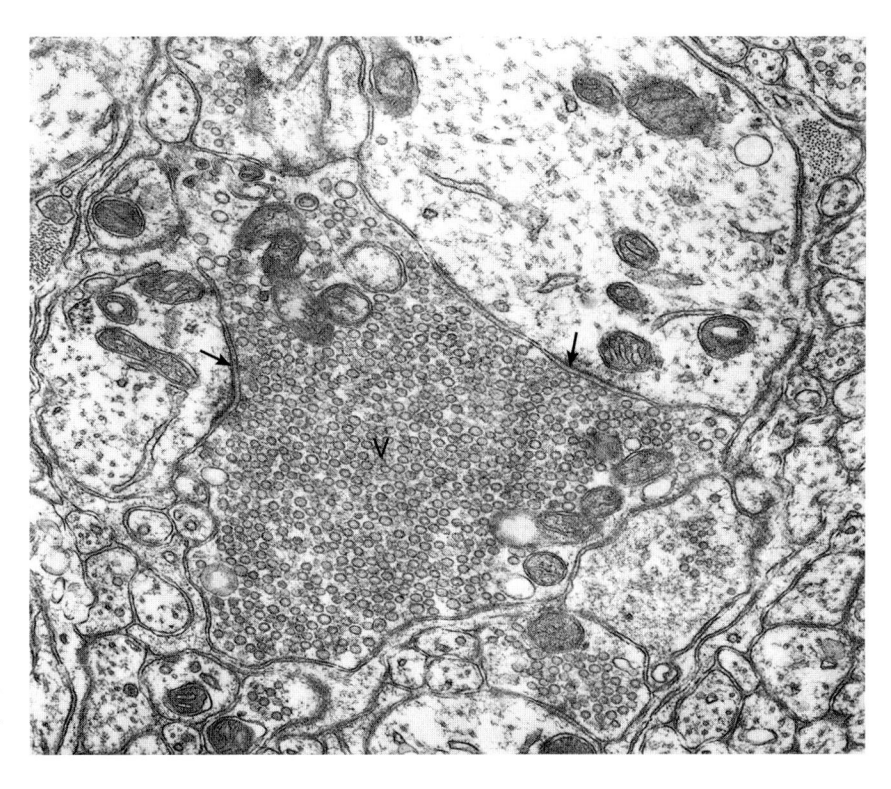

図9-19 軸索樹状突起間シナプスの電子顕微鏡写真。樹状突起にシナプス結合する軸索終末にある多数のシナプス小胞（v）とシナプス間隙（矢印）が見える。(Jennes L, Traurig HH, Conn PM: Atlas of the Human Brain. Philadelphia, Lippincott-Raven, 1995.より）

ナプス間隙を有するものは**対称性シナプス**symmetric synapseといい，通常は**抑制性シナプス**inhibitory synapseであると考えられている。

神経伝達物質

> 神経伝達物質はシナプス前膜から放出され，シナプス後膜の受容体を活性化させるシグナル分子である。

　神経系のニューロンの大部分は，シグナル分子を放出することによって情報交換を行っている。シグナル分子は標的細胞の細胞膜にある受容体と結合し，標的細胞になんらかの反応を引き起こす。このようなシグナル分子を**神経伝達物質**neurotransmitterという。シグナル分子の受容体に対する作用には2種類ある。1つはイオンチャネルに直接働きかけるもので，もう1つはG蛋白や受容体キナーゼに作用して，セカンドメッセンジャーを活性化するものである。この場合，シグナル分子は"ファーストメッセンジャー系"として機能する。現在のところ，イオンチャネルに直接作用するものを神経伝達物質と呼び，"セカンドメッセンジャー系"に関係しているシグナル分子を，**神経修飾物質**neuromodulator，あるいは**神経ホルモン**neurohormoneとして取り扱っている。神経伝達物質は直接的に作用するので，その反応は速く，ほとんどの場合1m秒以下で終了する。神経修飾物質の場合はこれよりもはるかに遅く，2〜3秒もの時間を要する。
　現在100種類以上の神経伝達物質や神経修飾物質が知られており，以下の3つのグループに分類されている。一般的な神経伝達物質を表9-1に示す。

1. **小分子伝達物質** small-molecule transmitter：以下の3つのタイプがある。
   - アセチルコリン（小分子伝達物質のうちアミノ酸誘導体以外の唯一の物質）
   - アミノ酸：グルタミン酸，アスパラギン酸，グリシン，GABAなど
   - 生理活性アミン（モノアミン）：セロトニンとカテコールアミン（ドーパミン，ノルアドレナリン，アドレナリン）

2. **神経ペプチド** neuropeptide：神経修飾物質の大部分を占め，以下に述べるようなグループがある。
   - オピオイドペプチド：エンケファリン，エンドルフィン
   - 胃腸ペプチド：サブスタンスP，ニューロテンシン，血管作動性腸ペプチド（VIP）
   - 視床下部ホルモン：サイロトロピン放出ホルモン，ソマトスタチンなど
   - 下垂体後葉ホルモン：抗利尿ホルモン，オキシトシン

3. **ガス（気体状物質）**：一酸化窒素（NO）や一酸化炭素（CO）などのガスは神経修飾物質としても作用する。

表9-1　一般的な神経伝達物質とその受容体の機能

神経伝達物質	伝達物質の化学的性質	存在部位，機能
アセチルコリン	小分子伝達物質 非アミノ酸由来	神経筋接合部，すべての副交感性シナプス，交感性節前シナプス
ノルアドレナリン	小分子伝達物質 生理活性アミン カテコールアミン	交感性節後シナプス（エックリン汗腺を除く）
グルタミン酸	小分子伝達物質 アミノ酸	感覚性線維のシナプス前部，皮質：中枢神経系における一般的な興奮性伝達物質
γ-アミノ酪酸（GABA）	小分子伝達物質 アミノ酸	中枢神経系における一般的な抑制性伝達物質
ドーパミン	小分子伝達物質 生理活性アミン カテコールアミン	大脳基底核 抑制性か興奮性かは受容体に依存
セロトニン	小分子伝達物質 生理活性アミン	痛みを抑える 感情の調節 睡眠
グリシン	小分子伝達物質 アミノ酸	脳幹と脊髄 抑制性
エンドルフィン	神経ペプチド オピオイド	鎮痛 痛みの伝達の抑制？
エンケファリン	神経ペプチド オピオイド	鎮痛 痛みの伝達の抑制？

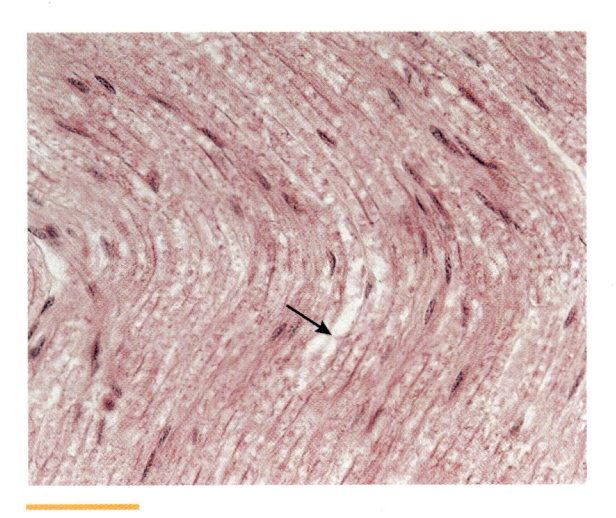

図9-20　末梢神経線維の縦断面の光学顕微鏡写真（×250）。髄鞘とランヴィエ絞輪（矢印），薄く染まったシュワン細胞の核が見える。

容体を持つニューロンの集団ないしは領域を活性化するというものである。シナプスを介する情報伝達の速度が速いのに対して，容積伝達の速度は遅く，自律神経機能，覚醒，認知，睡眠中の脳の機能的変化，痛みに対する感受性，気分などの状態に関係していると考えられている。

末梢神経系

末梢神経 peripheral nerve は，結合組織性の鞘によって取り巻かれた神経線維（軸索）の束からできている（図9-20〜9-22）。この**神経線維束** fascicle が有髄神経線維でできている場合には，白く見える。大部分の神経線維束は，その大きさにかかわらず，感覚性と運動性の要素を含んでいる。

神経線維の結合組織性被膜

末梢神経の結合組織性の被膜には，神経上膜，神経周膜，神経内膜がある。

神経上膜 epineurium は，最外層にあって神経を取り囲

臨床ノート

ハンチントン舞踏病 Huntington chorea は，30〜40歳代に初発する遺伝性疾患である。最初は関節の動揺性から始まり，やがて重篤な変形，痴呆，運動障害へと進行する。この疾患は，抑制性の伝達物質の1つであるGABAを産生する細胞が消失することと関係があると考えられている。また，この疾患で起こる痴呆はアセチルコリン分泌細胞が消失するためであると考えられている。

パーキンソン病 Parkinson disease は脳の特定の領域（線条体，黒質）の**ドーパミン** dopamine の欠損によって起こる。筋硬直，持続的な震え，寡動症（緩慢な動き）に始まり，やがて仮面様顔貌となり随意運動ができなくなる。ドーパミンは血液脳関門を通過しないため，治療にはドーパミンの前駆体である**L-ドーパ** L-dopa が投与される。これによって症状の改善は見られるが，線条体や黒質の神経細胞の死滅は続くので症状は進行する。治療として胎児の副腎髄質組織の移植が試みられ，一時的な症状の改善が見られたという報告もある。

神経伝達物質の機能には，次のような特徴がある。

- 特定の神経伝達物質は，条件によって作用が異なる。
- シナプス後部の受容体の種類が，神経伝達物質のシナプス後細胞における効果を決定する。
- シナプスにおける情報交換には複数の神経伝達物質がかかわる。近年，脳内の情報伝達の方法の1つとして，**容積伝達** volume transmission という概念が確立されつつある。これは，脳の細胞間隙にある神経伝達物質は，個々のニューロンではなく，対応する受

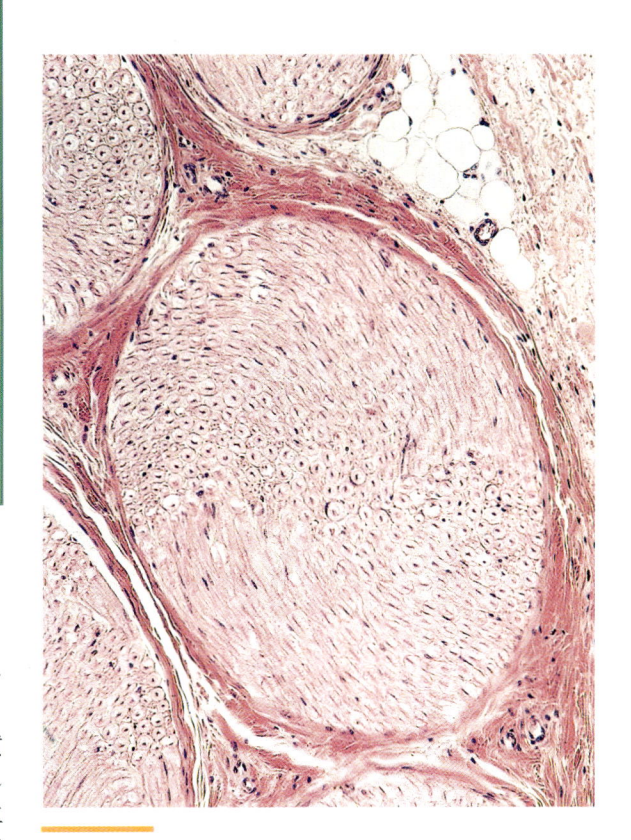

図9-21　末梢神経の横断面の光学顕微鏡写真（×122）。軸索の束とこれを取り巻く神経周膜が観察される。

第9章　神経組織

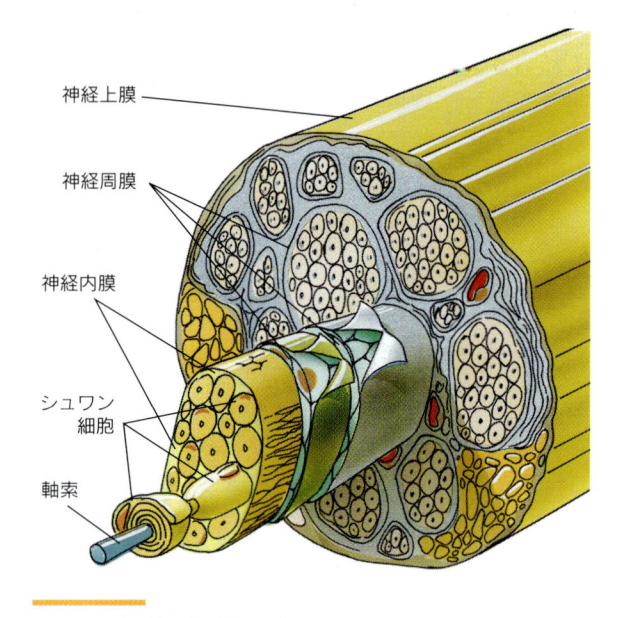

図9-22　神経線維束の構造を表す模式図。

（図中ラベル：神経上膜、神経周膜、神経内膜、シュワン細胞、軸索）

む膜である（図9-22）。一部に太い弾性線維を含む密不規則線維性結合組織でできており，完全に神経を包んでいる。神経上膜の膠原線維は，神経束の過伸展による障害を防ぐように並んでいる。神経上膜は，脊髄や脳を被う硬膜に移行する部位で最も厚くなっており，ここから脊髄神経や脳神経が出てくる。神経の枝が細くなるにつれて神経上膜も薄くなり，やがて消失する。

神経周膜perineuriumは，神経の内部にある個々の神経線維束を取り巻いている。神経周膜も密性結合組織でできているが，神経上膜よりも薄い。神経周膜の内表面には数層の上皮様細胞が並んでいる。この上皮様細胞は互いに密着帯で連結しており，さらに基底板によって囲まれていて，外部の環境と隔絶されている。上皮様細胞の層の間には長軸方向に走行する疎らな膠原線維と少数の弾性線維がある。神経周膜も末梢にいくにつれて次第に薄くなり，最後には1層の扁平な細胞になる。

神経内膜endoneuriumは，被膜の最内層にあって，神経線維（軸索）を取り巻く疎性結合組織である。シュワン細胞の基底膜に接しており，シュワン細胞によって作られた細網線維の薄い層，少数の線維芽細胞，マクロファージ，毛細血管，血管周囲肥満細胞などを含む。神経内膜は神経周膜やシュワン細胞とは完全に隔離されており，神経線維の微小環境を制御する重要な場と考えられる。軸索の遠位端に近くなると，神経内膜は軸索のシュワン細胞の基底膜を取り巻くわずかな細網線維のみになる。

神経の機能的分類

神経線維は機能的に，感覚（求心性）神経線維か運動（遠心性）神経線維のいずれかに分類される。

神経線維は機能的に，感覚（求心性）神経線維と運動（遠心性）神経線維に分類される。感覚性神経線維は体の皮膚領域や内臓からの感覚刺激を中枢神経系に伝える。一方，運動神経線維は中枢神経系から発し，運動の指令を効果器に伝達する。脊髄から出た感覚性と運動性の神経根は合わさって**脊髄神経**spinal nerve，すなわち**混合性の末梢神経**mixed peripheral nerveとなる。

伝導速度

末梢神経線維の**伝導速度**conduction velocityは，髄鞘の発達具合と関係がある。有髄神経では，以下の2つの理由から，ランヴィエ絞輪においてのみイオンが軸索の細胞膜を通過し，脱分極を生じる。

1. 軸索細胞膜にある電位依存性ナトリウムチャネルは，ほとんどランヴィエ絞輪部に集中している。
2. 絞輪間節を被う髄鞘によって，活動電位に関係するNa^+は軸索細胞質から軸索外への移動を妨げられる。

このため，過剰な陽イオンは軸索細胞質を通じてのみ次のランヴィエ絞輪部に広がることができ，そこで脱分極が誘発される。このようにして活動電位は絞輪部から絞輪部へと"跳躍"するので，この過程は**跳躍伝導**saltatory conductionと呼ばれる（図9-16B）。

前述したように，無髄神経線維は髄鞘やランヴィエ絞輪を欠き，シュワン細胞の1枚の細胞膜と薄い細胞質によって包まれているだけで，絶縁効果は期待できない。さらに，電位依存性ナトリウムチャネルは軸索の細胞膜全般にわたって分布している。このため，無髄神経線維のインパルス伝搬は**連続的伝導**continuous conductionによって行われ，有髄神経線維の跳躍伝導よりも遅いが，

表9-2　末梢神経線維の分類

神経線維の型	直径（μm）	伝導速度（m/秒）	機能
タイプA線維（厚い髄鞘を持つ）	1～20	15～120	高速度線維：急性の痛み，体温，触圧感覚，固有感覚，体性遠心性線維
タイプB線維（薄い髄鞘を持つ）	1～3	3～15	中速度線維：臓性求心性線維，自律神経節前線維
タイプC線維（無髄）	0.5～1.5	0.5～2	低速度線維：自律神経節後線維，慢性の痛み

より多くのエネルギーを必要とする。

表9-2に示すように、末梢神経線維はその伝導速度によって3つのグループに分けられる。細い無髄神経線維では、伝導速度は約0.5〜2 m/秒で、太い有髄神経線維では、約15〜120 m/秒である。

体性運動神経系および自律神経系

神経系の運動性要素は機能的に、体性神経系と自律神経系に分けられる。

神経系の運動性要素は機能的に、体性神経系と自律神経系に分けられる。体性神経系は運動性のインパルスを骨格筋に、自律神経系は内臓の平滑筋、心筋、外分泌腺や内分泌腺の腺細胞に伝え、生体の恒常性を維持している。

体性神経系の運動性要素

骨格筋の運動神経支配は、体性神経による。

骨格筋は、体性神経系に属する脊髄神経や特定の脳神経にあるニューロンによって伝達される運動性のインパルスを受ける。これらのニューロンの細胞体は中枢神経内にある。脳神経のうち、体性神経系の**遠心性要素** somatic efferent componentを持つのは、第3、第4、第6、第12脳神経である（鰓弓由来の筋に分布する神経を除く）。脊髄神経では、31対のほとんどが骨格筋への遠心性要素を含んでいる。

体性神経系のニューロンの細胞体は、脳内に存在する脳神経の運動核あるいは脊髄の前角にある。これらのニューロンは多極性で、その軸索は脳や脊髄を出た後、それぞれ脳神経あるいは脊髄神経を経て骨格筋に至り（図9-23）、運動終板で骨格筋とシナプス結合する（☞第8章）。

自律神経系

自律神経は平滑筋と心筋の運動性支配をするほか、腺組織に対して分泌運動性の支配をしている。

自律神経系 autonomic nervous system（**臓性神経系** visceral nervous system）は、一般に運動神経系の1つとし

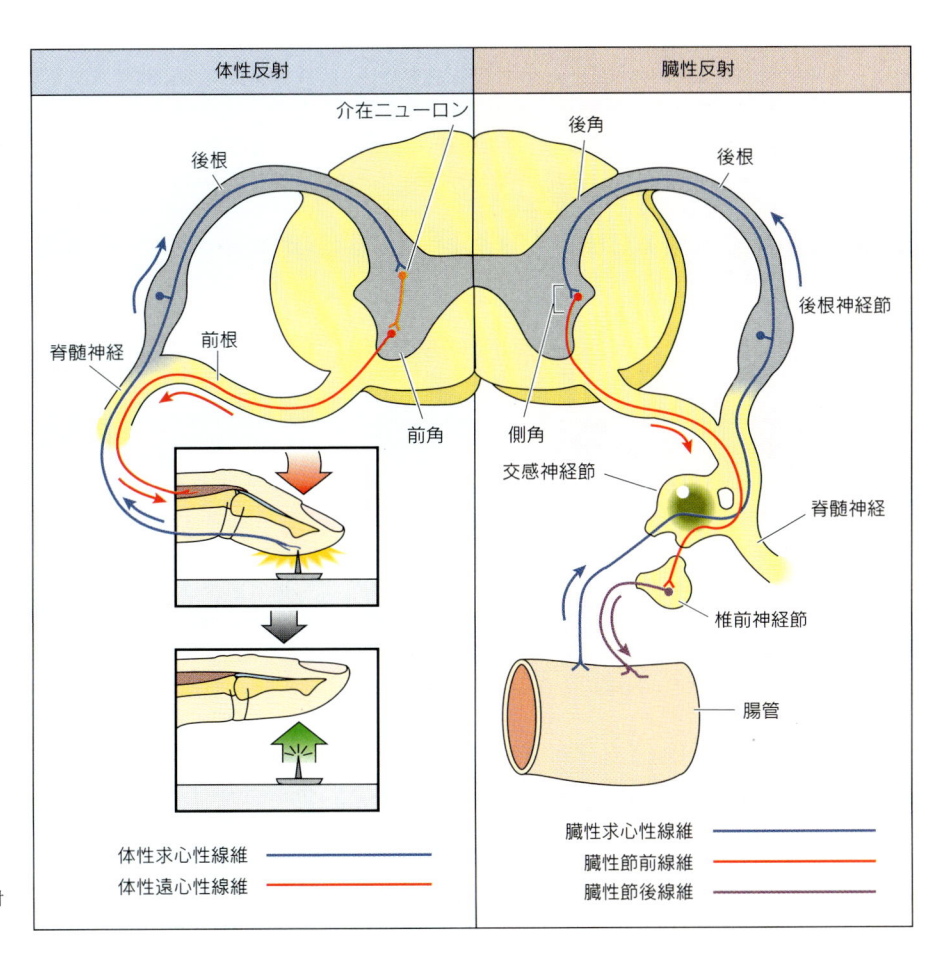

図9-23 体性反射と臓性反射の比較。

て定義されている．この見解については異論があるが，本書では運動系の一部として取り扱うことにする．自律神経系は，平滑筋，心筋，腺組織に対して**内臓運動神経** visceral motor nerveを送ることによって，内臓の機能を制御している．

体性神経系では中枢神経のニューロンから出る神経線維が効果器に直接作用するのに対し，自律神経系では中枢神経系と効果器との間に2つのニューロンが介在する．さらに，自律神経系の節後線維と効果器の間には，体性神経系に見られるような典型的なシナプス構造はない．枝分かれした節後線維の先端と効果器との間はやや離れており，放出された神経伝達物質は効果器に向かってある一定の範囲を拡散する．このようにして，自律神経系は体性神経系よりも，時間的には遅いが空間的にはより広範に効果を及ぼすことができる．神経伝達物質による刺激を受けて興奮した平滑筋細胞は，ギャップ結合を介して，隣接する平滑筋細胞群を活性化して収縮させる．

自律神経系の一次ニューロン（節前ニューロン）の細胞体は中枢神経系内にあるが，二次ニューロン（節後ニューロン）の細胞体は中枢神経外の自律神経節にある．節前ニューロンから出る軸索は通常有髄性であるが，節後ニューロンの軸索は無髄性である．自律神経節では，前ニューロンの**節前線維** preganglionic fiberが節後ニューロンの細胞体とシナプス結合する．この節後ニューロンの軸索（**節後線維** postganglionic fiber）は平滑筋，心筋，腺組織などの効果器に到達する．節前線維は節後ニューロンの細胞体に1度だけシナプス結合をする．

自律神経系は以下のように機能的に異なる2つのシステムに分けられる（図9-24）．

- **交感神経系** sympathetic nervous system：呼吸数や心拍数の増加，血圧の上昇，骨格筋への血流の増加，瞳孔の散大，内臓機能の抑制などによって，身体活動を増す方向に作用する．
- **副交感神経系** parasympathetic nervous system：呼吸数や心拍数の減少，血圧の下降，骨格筋への血流の減少，瞳孔の縮小，内臓機能の亢進などを引き起こし，交感神経系とは拮抗的に作用する．

このように，副交感神経系は恒常性を維持するのに対し，交感神経系は身体を"攻撃的あるいは高揚的"な状態に向ける（後述）．

内臓の諸器官は交感神経と副交感神経の両方の支配を受けて，身体機能のバランスを維持している．

副交感神経でも交感神経でも，節前線維の神経伝達物質はアセチルコリンである．節後線維の神経伝達物質は，副交感神経ではアセチルコリンであるが，交感神経ではノルアドレナリンである．一般に副交感神経系の節前線維は長いが，節後線維は短い．これに対し，交感神経系の節前線維は短いが，節後線維は長い．

交感神経系

> 交感神経系は，身体を"攻撃的あるいは高揚的"な状態になるように準備する．

交感神経系は脊髄の胸髄と上位腰髄（T_1〜L_2）から起こる．このため，交感神経系は**胸腰髄線維系** thoracolumbar outflowとも呼ばれる（図9-24）．節前ニューロンの細胞体は小型で紡錘形をしており，脊髄の側角にある．軸索は脊髄を出て前根を通り脊髄神経に合流する．間もなく，交感神経線維は脊髄神経を出て，白交通枝を通って交感神経節に入る．この交感神経節は脊柱のすぐ傍で脊髄と平行に鎖状に連なっており，全体として**交感神経幹** sympathetic trunkを形成する．

節前ニューロンの軸索は通常，細胞体がある脊髄の同じ分節レベルの神経節の節後ニューロンの細胞体とシナプスするか，交感神経幹を上行あるいは下行して，別の分節レベルの神経節内で節後ニューロンとシナプスする．節後ニューロンの軸索は神経節から出て，灰白交通枝を通って再び脊髄神経に入り，末梢の効果器（例：汗腺，血管，瞳孔散大筋，心筋，気管支，唾液腺，立毛筋など）に分布する．

一方，交感神経節でシナプスを形成しない節前線維もある．この線維は神経節を通過し，内臓神経として腹腔内に入る．この内臓神経は腹大動脈の近くに存在する神経節に至り，そこで節後ニューロンの細胞体にシナプスする．節後ニューロンの軸索はその後神経節を出て，血管に付随する形で内臓に至り，効果器（例：内臓の血管，平滑筋，腺）にシナプスする．

副交感神経系

> 副交感神経系は，"消化を行い，身体を休息させる"ように働きかける．

副交感神経系は脳と脊髄の仙髄部（S_2〜S_4）から起こる．このため，副交感神経系は**脳仙髄線維系** craniosacral outflowとも呼ばれる（図9-24）．

脳から起こる**副交感性節前ニューロン** preganglionic parasympathetic neuronの細胞体は，内臓運動を支配する4つの脳神経（第3，7，9，10脳神経）の**内臓運動神経核** visceromotor nucleusに存在する．

第3，7，9脳神経の**副交感性節前線維** preganglionic parasympathetic fiberは，頭蓋外に位置する**副交感神経節** parasympathetic ganglionにいき，**副交感性節後ニューロン** postganglionic parasympathetic neuronの細胞体と

神経組織　　　第9章

交感神経系　　　　　　　　　　　　　　　　　　　　　　　　　　**副交感神経系**

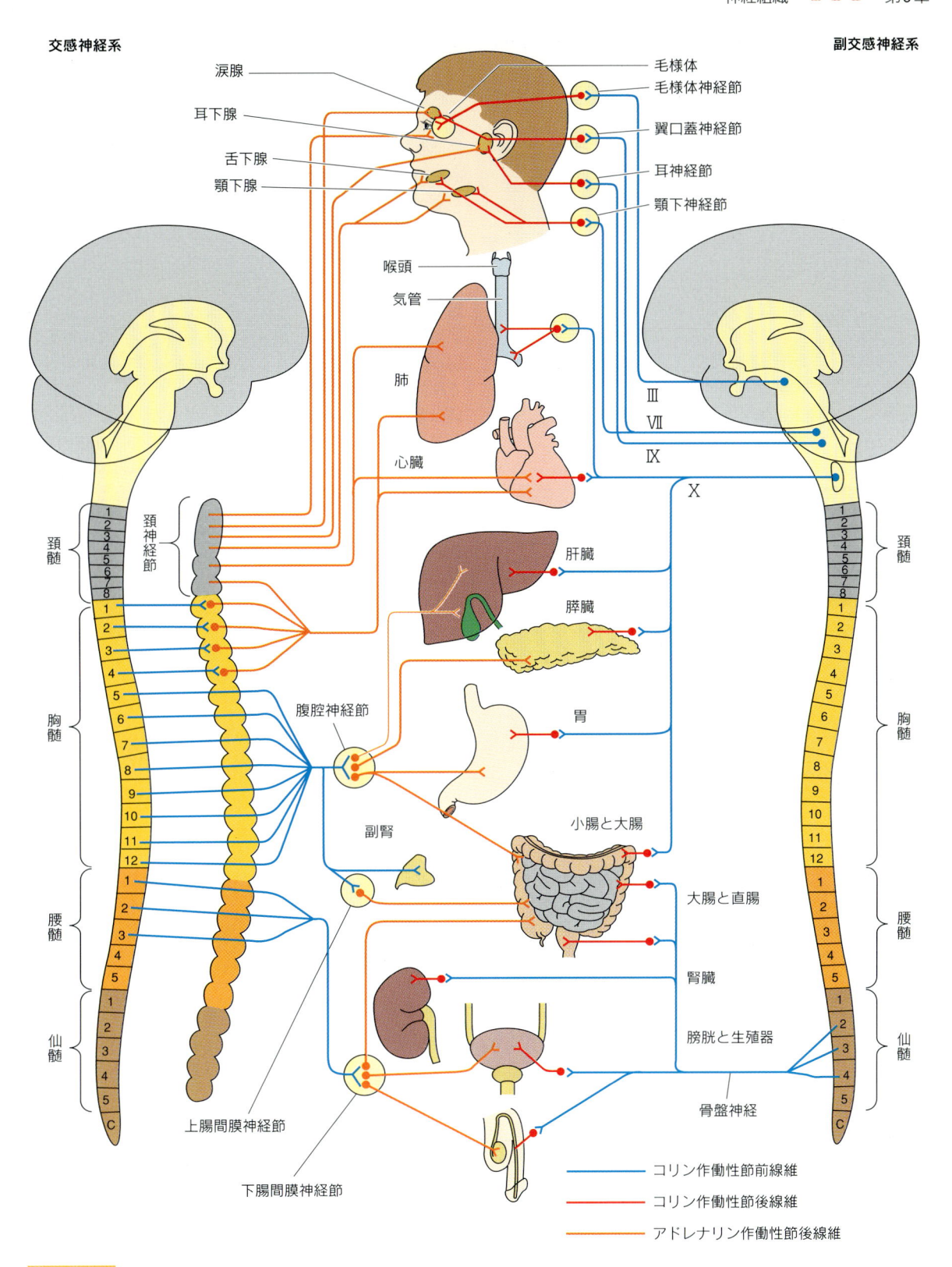

図9-24　自律神経系の概要を示す模式図。左：交感神経系，右：副交感神経系。

シナプスする。これらのニューロンの軸索はほとんどの場合，第5脳神経に交じって唾液腺や粘液腺などの効果器に分布する。一方，第3脳神経は副交感性節後線維を毛様体筋や瞳孔括約筋に送る。

第10脳神経の副交感性節前線維は胸腔や腹腔に向かい，それぞれの支配臓器内にある神経節に入る。

副交感性節後線維は腺，平滑筋，心筋にシナプスして終わる。

仙髄部の副交感性節前ニューロンの細胞体は脊髄前核の外側部にある。節前線維は前根を経て仙髄神経として脊髄の仙髄を出る。ここから，軸索は下部消化管壁に存在する終末の神経節（マイスネル神経叢とアウエルバッハの神経叢）に至り，ここで副交感性節後ニューロンの細胞体にシナプスする。

節後ニューロンの軸索は，下腹部や骨盤内臓の効果器にシナプスして終わる。

神経節

神経節 ganglion は中枢神経系の外にあるニューロンの細胞体の集塊である。これには**感覚神経節** sensory ganglion と**自律神経節** autonomic ganglion の2種類の神経節がある。

感覚神経節

感覚神経節には，感覚ニューロンの細胞体がある。

感覚神経節は第5，7，9，10脳神経と脊髄神経にある。脳神経にある感覚神経節は，頭蓋骨の孔や道などのなかやその出口でふくらみを作って存在する。神経節は通常，その神経に関連した名称がつけられている。脊髄神経の感覚神経節は**後根神経節** dorsal root ganglion と呼ぶ。感覚神経節内のニューロンは単層の扁平～立方状の**衛星細胞** satellite cell によって取り囲まれている。衛星細胞の周囲は基底板によって囲まれ，さらにその外側は**被覆細胞** capsule cell と呼ばれる線維芽細胞と膠原線維からなる疎性結合組織によって取り囲まれている。この結合組織は軸索の周囲の神経内膜に続いている。ニューロンの末梢側の終末には特殊化した受容体があり，身体内・外からの様々な刺激を受ける。一方，中枢側の突起は脳神経内でも脊髄神経内でもシナプスを形成することなく脳や脊髄のなかに入る。

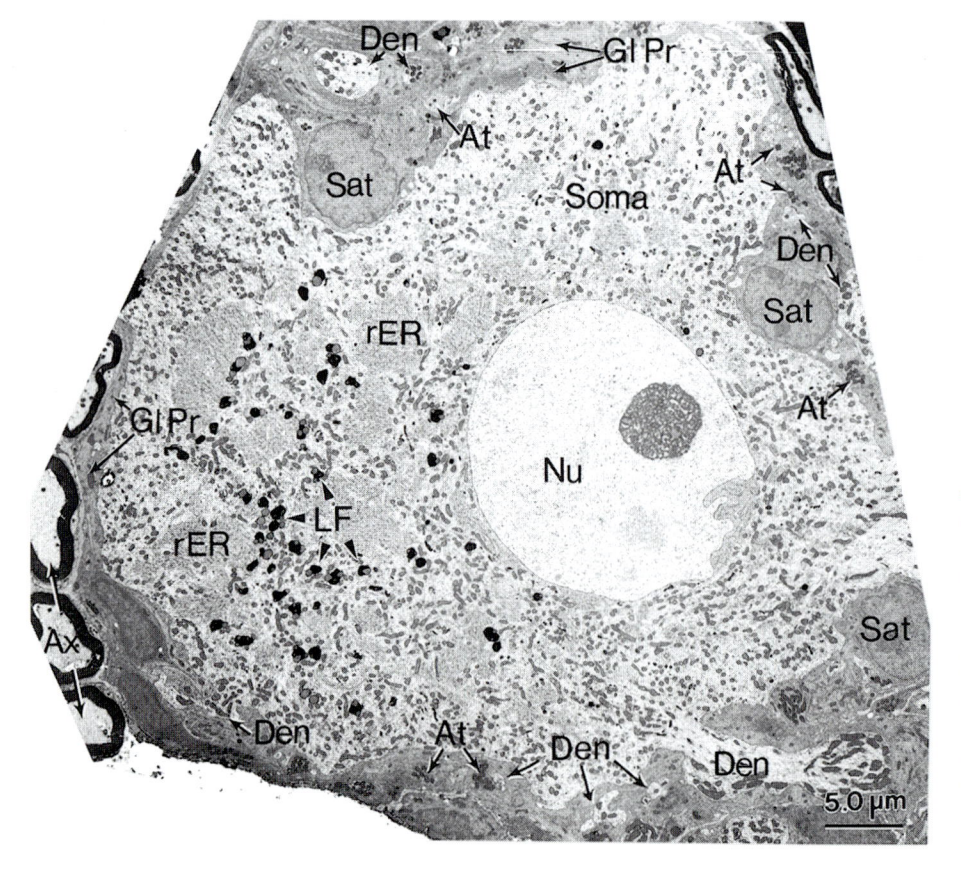

図9-25 毛様体神経節の電子顕微鏡写真。At：軸索終末，Ax：軸索，Den：樹状突起，GIPr：ガストリン性抑制性ペプチドの受容体，LF：リポフスチン果粒，Nu：核，rER：粗面小胞体，Sat：衛星細胞。(May PJ, Warren S: Ultrastructure of the macaque ciliary ganglion. J. Neurocytol 22: 1073-1095, 1993. より)

自律神経節

自律神経節には，自律神経の節後ニューロンの細胞体がある。

自律神経節 autonomic ganglionのニューロンは機能的には運動性で，平滑筋の収縮や腺の分泌を引き起こす。

交感神経系の節前線維は，交感神経幹と腹腔内や腹大動脈の近くにある神経節で，節後ニューロンの細胞体とシナプスする。神経節から出た節後線維はほとんどの場合，体性神経系の末梢神経とともに走り，各標的臓器，組織に分布する。

副交感神経系の節前線維は，特定の脳神経や仙髄神経にある。これらの線維は，**終末神経節** terminal ganglionで節後ニューロンの細胞体（図9-25）にシナプスする。脳神経核に由来する節前線維は，頭部にある4つの終末神経節にシナプスする（ただし第10脳神経は含まない）。第10脳神経と仙髄から起こる節前線維の終末神経節は内臓壁内にある。

頭部の終末神経節にある副交感性の節後神経は，通常，三叉神経（第5脳神経）とともに効果器官に分布する。内臓壁に存在する神経節から出た副交感性節後神経は標的器官（臓器）に直接分布する。

中枢神経系

中枢神経系を構成する脳と脊髄は，白質と灰白質からなり，結合組織はほとんど含まれない。このため，脳や脊髄には独特な軟らかさがある。

白質 white matterの大部分は有髄神経線維からなり，わずかの無髄神経線維とグリア細胞を含む。肉眼的に白く見えるのは，髄鞘にミエリンが豊富にあるためである。**灰白質** gray matterは神経細胞体，樹状突起，軸索の無髄成分，グリア細胞からなり，ミエリンがないので灰色に見える。

灰白質のなかでは，軸索，樹状突起，グリア細胞の突起が複雑に絡み合って，**ニューロピル**（神経絨）neuropilと呼ばれるネットワークを形成する（図9-26）。また白質のなかで灰白質の塊がある部位は**神経核** nucleusと呼ばれる。

脳の灰白質は表層にある**皮質** cortexと呼ばれる部分で，白質は深層にある。脊髄ではこれが逆転し，白質が脊髄の表層に，灰白質が深層にある。脳では白質のなかに神経核と呼ばれる灰白質がある。脊髄の横断面を見ると，灰白質の部分はH字形をしており，その中央に細い脊髄中心管がある。脊髄中心管の内腔面には上衣細胞が並んでいる。H字形をなす灰白質の端には，**後角** dorsal hornと**前角** ventral hornがある。後角には，後根から感覚性神経線維が入る。この線維は，**後根神経節** dorsal root ganglionに細胞体があるニューロンの中枢側の突起である。後角には**介在ニューロン** interneuronの細胞体もある。介在ニューロンは感覚ニューロンと運動ニューロンの間に介在し，両者の調整を行っている。前角には多極性で大型の運動ニューロンの細胞体がある。運動ニューロンの軸索は前根を経て脊髄から外に出る。

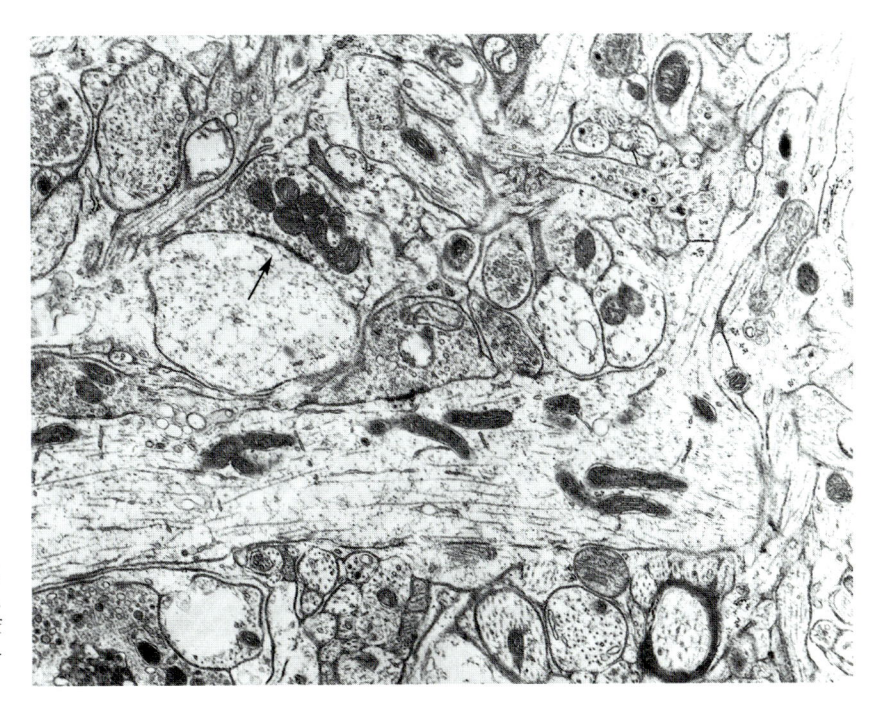

図9-26 軸索樹状突起間シナプスの電子顕微鏡写真。（Jennes L, Traurig HH, Conn PM: Atlas of Human Brain. Philadelphia, Lippincott-Raven, 1995.より）

第9章　　神経組織

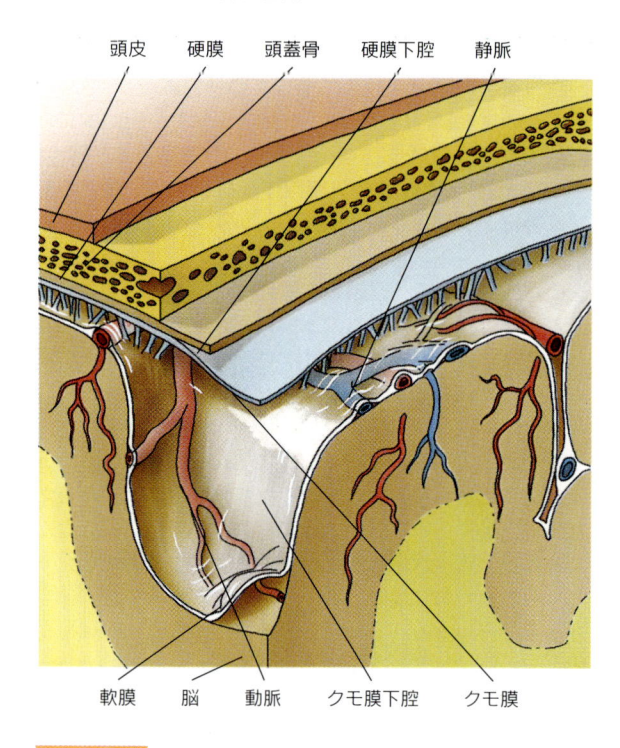

図9-27　脳を被う髄膜と頭蓋骨の模式図。

髄膜

脳と脊髄を包む結合組織性被膜を髄膜という。外側から順に硬膜，クモ膜，軟膜の3層で構成されている（図9-27）。

硬膜

硬膜は脳脊髄膜の最も外側に位置する密性結合組織である。

硬膜dura materは密不規則線維性結合組織からなる。硬膜は内外の2層からなり，成人では密着している。外側の層は**骨周囲硬膜**periosteal dura materで，骨原性細胞，線維芽細胞，膠原線維束などからなり，頭蓋底では骨と強く結合しているが，これ以外の部位では緩やかに接着している。骨周囲硬膜は頭蓋骨の骨膜で，血管がよく発達している。

硬膜の内層は**脳脊髄硬膜（髄硬膜）**meningeal dura materで，線維芽細胞とシート状を示す細い膠原線維で構成されている。線維芽細胞は，長く伸びた突起，卵型の核，暗調の細胞質を持つ。この層には小血管も存在する。

髄硬膜の最内側には**境界細胞層**border cell layerと呼ばれる1層の細胞層がある。これは，長い突起を持つ扁平な線維芽細胞が上皮様に並んだもので，突起間にはデスモソームやギャップ結合がある。この層には膠原線維はなく，細胞間や外側の層との間にはプロテオグリカンと考えられる無構造物質がある。

脊髄硬膜spinal dura materは脊柱管の内側とは密着せずに，大後頭孔から仙骨管の途中まで続く管を形成し，その管の随所を脊髄神経が貫く。脊髄硬膜と骨の間を**硬膜上腔**epidural spaceといい，脂肪組織や静脈叢が存在する。

クモ膜

クモ膜は脳脊髄膜の中間の層に当たる。

クモ膜arachnoidには，貫通する血管はあるが固有の血管はない。線維芽細胞，膠原線維，少数の弾性線維からなり，線維芽細胞は互いにギャップ結合とデスモソームによって結合している。クモ膜は2つの領域からなる。外層は硬膜と接しており，扁平な上皮様細胞で被われている。この上皮様細胞は互いに密着帯でつながっており，クモ膜関門を形成する。外層と軟膜の間を**クモ膜下腔**subarachnoid spaceといい，ここにクモ膜の内層に当たるクモの巣状の領域がある。すなわち，内層は**クモ膜小柱細胞**arachnoid trabecular cellと呼ばれる一種の線維芽細胞とこれに随伴する膠原線維で構成され，軟膜と結合している。クモ膜小柱細胞は長い突起を持ち，デスモソームやギャップ結合で互いに結合している。

硬膜とクモ膜の間の腔を硬膜下腔と呼ぶ。一種の予備的な腔と考えられており，頭部外傷で硬膜下血腫が起こったときに明瞭になる。

硬膜の血管はクモ膜を貫通して軟膜の血管に移行するが，クモ膜およびクモ膜下腔からは，クモ膜の特殊な線維芽細胞の層によって隔てられている。クモ膜の一部は硬膜の硬膜静脈洞の内腔に伸び出し，**クモ膜果粒**arachnoid granulation, arachnoid villiを形成している。クモ膜果粒は，クモ膜下腔から硬膜静脈洞へ脳脊髄液を輸送する働きがある。加齢に伴ってクモ膜果粒は大きくなり，カルシウムが沈着する。

クモ膜と軟膜の境界を区別するのは必ずしも容易でない。このため，この2つの層を合わせて**軟クモ膜**pia-arachnoidと呼ぶことがある。この2つの層の表面は，扁平な線維芽細胞が並んだ上皮様の薄い層によって被われている。

軟膜

軟膜は髄膜の最内側にあり，脳に密着していて血管に富む。

軟膜pia materは髄膜のうち最内側に位置する膜で，脳

と密着している。ただし，軟膜の直下にあるのはグリア細胞なので，軟膜が直接ニューロンに接しているわけではない。軟膜は疎性結合組織でできた薄い膜で，クモ膜小柱細胞に似た扁平な線維芽細胞（軟膜細胞）が主体をなす。軟膜にある豊富な血管の周囲には，軟膜細胞のほかにマクロファージ，肥満細胞，リンパ球が散在している。また，軟膜と脳の間には，繊細な膠原線維と弾性線維が存在する。

軟膜は，アストロサイトの突起によってその直下のニューロンとは完全に隔離されている。脳に進入する血管は，中枢神経系に特徴的な**連続型毛細血管** continuous capillary になるまで少量の結合組織（軟膜の続き）を伴って走る。脳内ではアストロサイトの終足が毛細血管を被っている。

血液脳関門

中枢神経系の毛細血管の内皮細胞は，血液中の物質が神経系へ自由に移行するのを阻止している。

脳や脊髄の血管壁には高度の選択性を持つ障壁があり，**血液脳関門** blood-brain barrier と呼ばれる。血液脳関門の主体は連続型毛細血管の内皮細胞である。この内皮細胞は密着帯によって互いに結合しており，細胞間の物質移動を阻止している。さらに，これらの内皮細胞には飲み込み小胞がほとんど見られず，物質輸送の大部分は**受容体依存型輸送** receptor-mediated transport によっている。

高分子物質を血管内に注入しても中枢神経系の細胞間隙には移行しない。同様に，中枢神経系内の細胞間隙に高分子物質を注入してもそれが血管内に移行することはない。しかし，酸素，水，二酸化炭素のほか，薬物を含む小さい脂溶性物質などは血液脳関門を簡単に通過する。また，ブドウ糖，アミノ酸，特定のビタミン，核酸は特別な輸送蛋白によって血液脳関門を通過できる。イオンなどもイオンチャネルを介した能動輸送により血液脳関門を通過することができる。血管内皮細胞には多数のミトコンドリアがあり，これらの輸送に必要なエネルギーを供給する。

中枢神経系の毛細血管周囲には明瞭な基底板があり，さらにその周囲は**神経膠性血管周囲限界膜** perivascular glia limitans と呼ばれる無数のアストロサイトの終足でほぼ完全に取り巻かれている。これらのアストロサイトは血管からニューロンへの物質輸送を助けていると考えられている。また，アストロサイトは過剰のK^+や神経伝達物質を除去し，ニューロン周囲の微小環境を調節する役割も果たしている。

> **臨床ノート**
>
> 血液脳関門は極めて選択性が高いため，抗生物質などの薬物，ドーパミンなどの神経伝達物質は脳に移行できない。**マンニトール** mannitol の高張液を灌流することによって毛細血管の内皮細胞の密着帯を一時的に開き，治療薬を投与することがある。また，毛細血管の内皮細胞には**トランスフェリン受容体** transferrin receptor があるので，この受容体に対する抗体に薬剤を結合させて中枢神経に入れることもある。
>
> 脳卒中，感染，腫瘍などの中枢神経系の疾患によって血液脳関門が傷害されることがあり，その結果，中枢神経内に毒素や外因性の代謝物質が集積することがある。

脈絡叢

脈絡叢は，脳室上衣と軟膜が密着して脳室内に突出したもので，脳脊髄液を産生する。

脳の第三脳室，第四脳室，側脳室の壁には，脳室上衣と軟膜とが密着して**脈絡組織** tela chorioidea を作っている部位がある。この組織は，軟膜の豊富な有窓性毛細血管とともに脳室に向かって突出し，**脈絡叢** choroid plexus を形成する（図9-28）。脈絡叢は脳脊髄液（髄液）を産生し，その髄液は脳室，脊髄中心管，クモ膜下腔を満たす。髄液の半分以上は脈絡叢で作られるが，これとは別に脳の実質組織でかなりの量の髄液が作られるという報告もある。

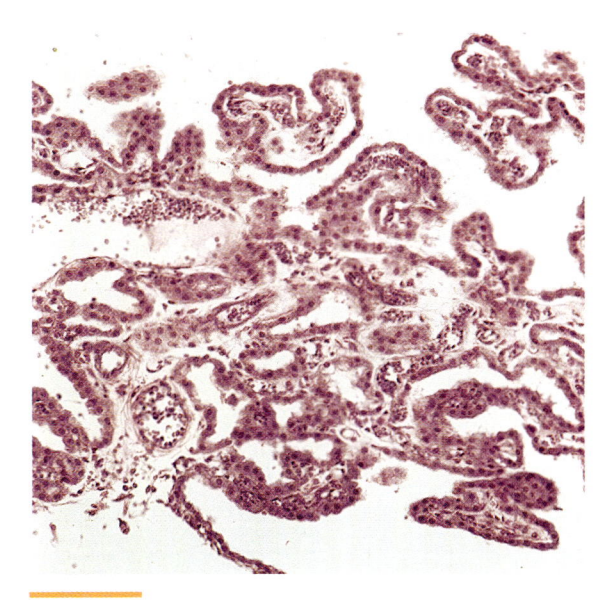

図9-28 脈絡叢の光学顕微鏡写真（×250）。毛細血管と脈絡叢の単層立方上皮（脳室上衣）が見える。

脳脊髄液

脳脊髄液は脳と脊髄の内外にあり，中枢神経を栄養するとともに，中枢神経を外部の衝撃から保護する。

脳脊髄液（髄液） cerebrospinal fluid（CSF）は，脈絡叢で 14〜36 mℓ/時の割合で産生される。髄液は神経組織を浸し，脳室，脊髄の中心管，クモ膜下腔を循環し，1日に 4〜5 回入れ替わっている。通常，髄液は透明で比重も小さい。90％は水と様々なイオンで構成される。Na^+, K^+, Cl^- は豊富であるが，蛋白は少ない。髄液中には少数の剥離した細胞が含まれており，ときにリンパ球も見られる。

髄液は中枢神経系の代謝活動に重要な役割を果たしており，脳や脊髄の代謝産物は髄液中に拡散する。髄液は脳と脊髄の周囲を取り囲んでおり，クッションの役割も果たしている。髄液は拡散によって，クモ膜果粒にある薄い細胞を介して上矢状静脈洞に吸収されて血流に戻る。

臨床ノート

胎児や新生児では，クモ膜果粒における髄液の吸収が低下したり，髄液の産生が過剰になったり，脳室内での循環障害が生じたりすることによって，脳組織の浮腫が起こることがある。このような状態は**水頭症** hydrocephalus と呼ばれ，頭部が拡大し，精神や筋運動の障害をきたし，放置すると死に至る。

血液髄液関門

血液髄液関門 blood-CSF barrier によって，髄液の化学的組成が安定的に維持されている。この関門は脈絡叢の上衣細胞間にある密着帯による。密着帯によって細胞間の物質移動が阻止される結果，物質は上衣細胞を通しての輸送を余儀なくされる。このため，髄液の産生は脳室上衣による能動輸送に依存することになり，髄液と血漿の成分の違いが生じる（表9-3）。

表9-3　血液と脳脊髄液との比較

成分	血液（血清）	脳脊髄液
白血球（個/mℓ）	0	0〜5
蛋白（g/ℓ）	60〜80	ほとんど0
ブドウ糖（mMol/ℓ）	4.0〜5.5	2.1〜4.0
Na^+（mMol/ℓ）	135〜150	135〜150
K^+（mMol/ℓ）	4.0〜5.1	2.8〜3.2
Cl^-（mMol/ℓ）	100〜105	115〜130
Ca^{2+}（mMol/ℓ）	2.1〜2.5	1.0〜1.4
Mg^{2+}（mMol/ℓ）	0.7〜1.0	0.8〜1.3
pH	7.4	7.3

大脳皮質

大脳皮質は学習，記憶，感覚情報の統合，情報解析，運動反応の開始などの機能を担っている。

大脳半球の表面にあるシワは，**脳回** gyrus と**脳溝** sulcus によって生じる。表層にある灰白質は**大脳皮質** cerebral cortex とも呼ばれ，学習，記憶，感覚情報の統合，情報解析，運動反応の開始などの機能を担っている。

大脳皮質はニューロンの構築によって6層に分けられる。最も表層にある層は脳軟膜の直下にあり，最も深い層は大脳白質と接する。これらの6層とその構成要素を表層から順に以下のようになっている。

- **分子層** molecular layer：脳のほかの部位からやってきたニューロンの神経終末，**水平細胞** horizontal cell，グリア細胞からなる。
- **外果粒層** external granular layer：**果粒細胞** granule cell（**星状細胞** stellate cell）とグリア細胞からなる。
- **外錐体細胞層** external pyramidal layer：グリア細胞と大型の**錐体細胞** pyramidal cell を含む。錐体細胞は表層から深層にかけて次第に大型になる。
- **内果粒細胞層** internal granular layer：小型の果粒細胞（**星状細胞** stellate cell），錐体細胞，グリア細胞が密集した薄い層で，大脳皮質のなかで最も細胞密度が高い。
- **内錐体細胞層** internal pyramidal layer：最も大型の錐体細胞とグリア細胞を含み，大脳皮質のなかで最も細胞密度が低い。
- **多形細胞層** multiform layer：**マルチノッティ細胞** Martinotti cell などの様々な種類の神経細胞やグリア細胞を含む。

小脳皮質

小脳皮質は，平衡や姿勢保持，筋緊張，協調運動の調整などの機能を担っている。

小脳皮質 cerebellar cortex は小脳の表層にある灰白質の部分である（図9-29）。小脳は平衡や姿勢保持，筋緊張，協調運動の調整などの機能を担っている。小脳皮質は組織学的に以下の3層に分けられる。

- **分子層** molecular layer：脳軟膜の直下にあり，表層にある星状細胞，プルキンエ細胞の樹状突起，籠細胞，果粒層からの無髄神経線維などからなる。
- **プルキンエ細胞層** Purkinje cell layer：大型でフラスコ形の**プルキンエ細胞** Purkinje cell がある。この細胞は小脳にのみ存在する特徴的な細胞である（図9-4）。プ

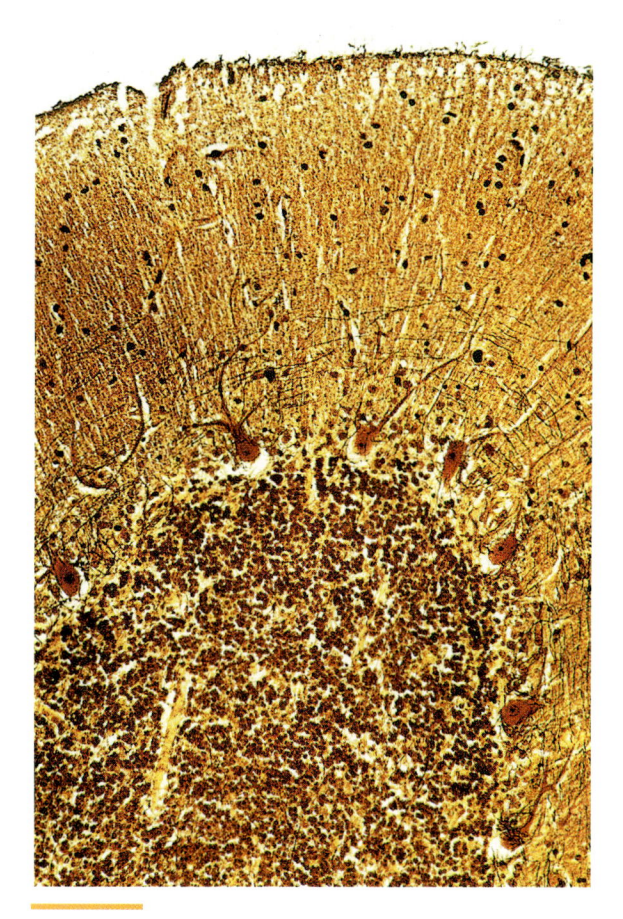

図 9-29 小脳の層構造を示す光学顕微鏡写真（×122）。特徴的なプルキンエ細胞に注意。

ルキンエ細胞の樹状突起は複雑に枝分かれしながら分子層に伸び、一方でその無髄性神経線維（軸索）は深部の白質に向かって伸びている。プルキンエ細胞は興奮性や抑制性のシナプスを受けて反応が起こる。プルキンエ細胞は、小脳のなかで唯一小脳外へ情報を送る**抑制性**inhibitoryのニューロンで、その神経伝達物質はGABAである。

- **果粒層**granular layer：最も深部にあり、小型の果粒細胞と**糸球体**glomerulus（**小脳島**cerebellar island）で構成される。糸球体は、小脳に入ってきた軸索と果粒細胞との間でシナプスを形成する場である。

ニューロンの再生

ニューロンは分裂・増殖はできないが、末梢神経系ではその軸索を再生することができる。

分化を終えたニューロンは細胞分裂をしないので、外傷などで破壊されると補充されることはない（ただし、中枢神経系の一部のニューロンは細胞分裂して増殖するともいわれている）。軸索は切断されても**軸索反応**axon reactionと呼ばれる機構によって損傷を修復し、突起を再生して機能を回復する場合がある。軸索の再生は、中枢神経系では起こりにくいが、末梢神経系では起こりやすい。

軸索反応

軸索が傷害を受けると、ニューロンの3つの部位で異なった反応が起こる。すなわち、傷害を受けた部位では**局所変化**local change、傷害部よりも遠位では**順行性変化**anterograde change、傷害部よりも近位では**逆行性変化**retrograde changeが起こる。これらの変化は同時に起こることもあれば、数週間〜数か月の間隔をおいて起こることもある。以下に述べる神経再生は、軸索の断端が接近していることを前提としており、そうでないとうまく再生しない（図9-30）。

局所反応

傷害を受けた部位は、グリア細胞によって修復され破壊産物が除去される。これを局所反応という。

軸索の両断端は引っ込み、破れた細胞膜は融合して傷口を塞ぎ、細胞質の流出を防ぐ。断端には軸索流によって運ばれた物質が集積してふくらむ。マクロファージや線維芽細胞が傷害部位に侵入して各種のサイトカインや成長因子を分泌し、これらの受容体の発現を促進する。マクロファージは基底膜を越えて、シュワン細胞に助けられながら、傷害の破壊産物を食べ込む。

順行性変化

傷害部位より遠位の軸索は変性が起こり、貪食される。

軸索の順行性変化は次のように進む。

1. 傷害後1週間以内に、軸索終末は肥大化して変性する。その結果、シナプス後膜との接触が失われる。シュワン細胞が増殖して、変性した軸索終末を貪食しながら、シナプスがあった空間を埋める。
2. 傷害部より遠位の軸索は変性に陥る。これを**ワーラー変性**Wallerian degeneration（**順行性変性**orthograde degeneration）という。軸索と髄鞘は崩壊し、シュワン細胞は脱分化してミエリン合成をしなくなる。さらに、マクロファージと一部のシュワン細胞が破壊産物を貪食する。

第9章　神経組織

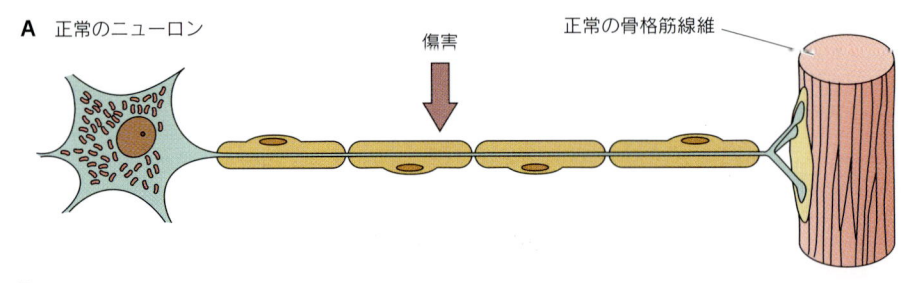

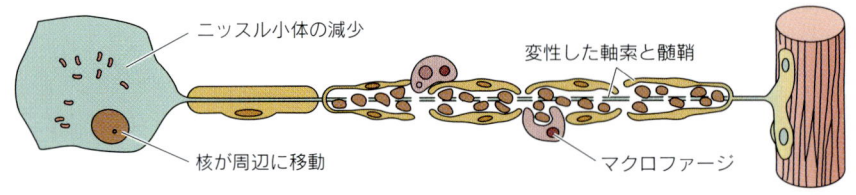

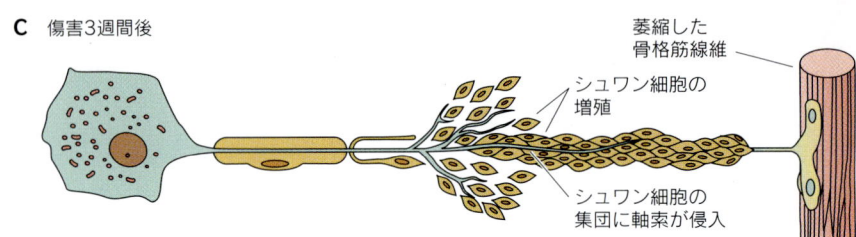

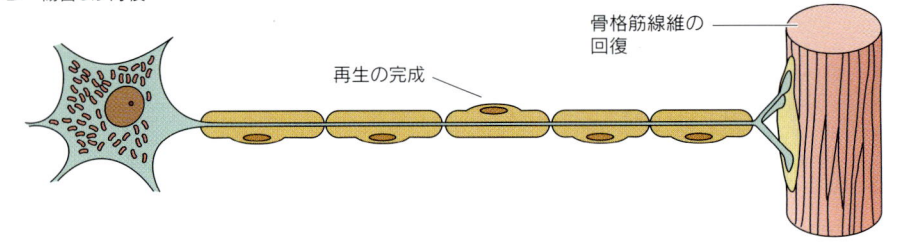

A 正常のニューロン／傷害／正常の骨格筋線維

B 傷害2週間後／ニッスル小体の減少／変性した軸索と髄鞘／核が周辺に移動／マクロファージ

C 傷害3週間後／萎縮した骨格筋線維／シュワン細胞の増殖／シュワン細胞の集団に軸索が侵入

D 傷害3か月後／再生の完成／骨格筋線維の回復

再生がうまくいかなかった場合

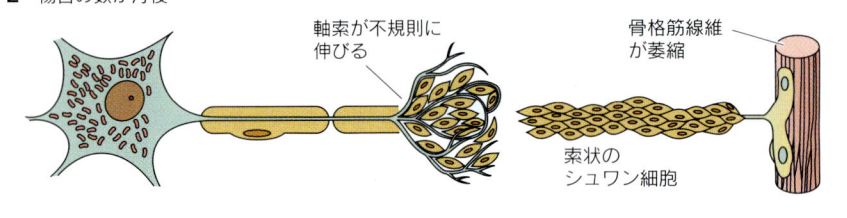

E 傷害の数か月後／軸索が不規則に伸びる／骨格筋線維が萎縮／索状のシュワン細胞

図9-30 軸索の再生過程を示す模式図〔訳注：軸索が傷害されて変性すると，骨格筋とのシナプスもいったん失われるが，この図では保持されるように描かれている〕。

3. シュワン細胞が増殖し，元の基底板の内側に円柱状のシュワン細胞の集団を形成する（**シュワン管** Schwann tube）。

逆行性変化と再生

傷害された軸索の近位部も変性するが，その後シュワン細胞によって生長が方向づけられた新しい軸索が発芽する。

傷害部位より近位の軸索には，次のような変化が起こる。

1. 傷害を受けたニューロンの細胞体は肥大してニッスル小体が分散し，核は周辺に変位する。この現象は**虎斑溶解** tigrolysis, chromatolysis と呼ばれ，数か月にわたって続く。これは盛んにRNAを合成し，遊離リボソームを作り，蛋白や様々な高分子物質を産生している状態である。この間，傷害部位より近位の

軸索とそれを取り巻く髄鞘は最も近い側副枝まで変性する。
2. 軸索の端から"発芽"が生じる。この軸索の芽は神経内膜に入り込み，シュワン細胞によって標的細胞まで導かれる。再生が起こるためには，シュワン細胞，マクロファージ，線維芽細胞，基底板の存在が不可欠である。これらの細胞は成長因子やサイトカインを作り，またシグナル分子の受容体の発現を促進する。
3. 軸索の発芽は，再分化したシュワン細胞によって誘導される。発芽した軸索のうち，最初に標的細胞に到達したものはシナプス結合をなすが，それ以外のものは変性する。軸索の再生は約3～4 mm/日の割合で進む。

経神経性変性

ニューロンは接触している細胞に栄養を与える。ニューロンが死滅すると，そのニューロンの標的細胞ばかりでなく，そのニューロンを標的にしている別のニューロンも萎縮し，変性に陥ることがある。この現象を**経神経性変性** transneuronal degeneration と呼ぶが，それほど頻繁に起こるものではない。

中枢神経系における再生

中枢神経系のニューロンには結合組織性の鞘構造がないため，末梢神経系に比べて再生が起こりにくい。傷害を受けた細胞は**ミクログリア** microglia によって貪食され，欠損部は増殖したグリア細胞によって埋められる（**グリア瘢痕** glial scar）。このグリア瘢痕が神経の修復を妨げるために，中枢神経系のニューロンの再生が起こりにくいと考えられている。

10 血液と造血

　血液は，主に血管内を流れる鮮紅色〜暗赤色の体液である．弱アルカリ性（pH 7.4）で，やや粘り気がある．成人1人の全血液量は平均約5ℓで，体重の約7％に当たる．血液は，**血漿** plasma という液体中に細胞成分が浮遊する結合組織の特殊型と見なすことができる．血漿は結合組織の細胞外基質に当たり，細胞成分としては**赤血球** red blood cell（RBC），erythrocyte，**白血球** white blood cell（WBC），leukocyte，**血小板** platelet が含まれる（図10-1，図10-2）．

　血液は全身を循環するので，物質の輸送に適した媒体である．血液の機能の第一は，消化器官から取り込んだ栄養を全身の細胞に運び，細胞からの老廃物を排泄器官へ送ることである．様々な代謝産物，細胞が産生するホルモンや情報伝達分子などの物質，電解質などが血液によって目的の場所へ運ばれる．酸素（O_2）は赤血球に含まれるヘモグロビンによって肺から全身の細胞に運搬される．二酸化炭素（CO_2）の一部は赤血球のヘモグロビンによって，残りは血漿によって重炭酸イオン（HCO_3^-）や二酸化炭素の遊離型として肺に運ばれ，体外に放出される．

　血液には体温の調節や体液の酸塩基平衡・浸透圧のバランスを調節する働きもある．白血球も血流にのって，全身の組織に移動する．

　血管系が損傷を受けると，血液の漏出防止の機序が働き，通常は液状の血液が固化（**凝固** coagulation）する．血液の凝固は，血小板と血液凝固因子が関係する複雑な過程によって起こる．

　採血した血液を試験管に入れて放置すると，ヘパリンなどの抗凝固剤を加えない限り，血液は凝固し始める．血液を遠心分離すると，細胞成分は試験管の底に沈殿する．一番底にある赤い沈殿層が全体の44％を占め，その上に**バフィコート** buffy coat という薄い白色の層（1％）が載る．この上にある残りの55％はやや黄色調の上清で，血漿と呼ばれる．赤い沈殿層は赤血球，バフィコー

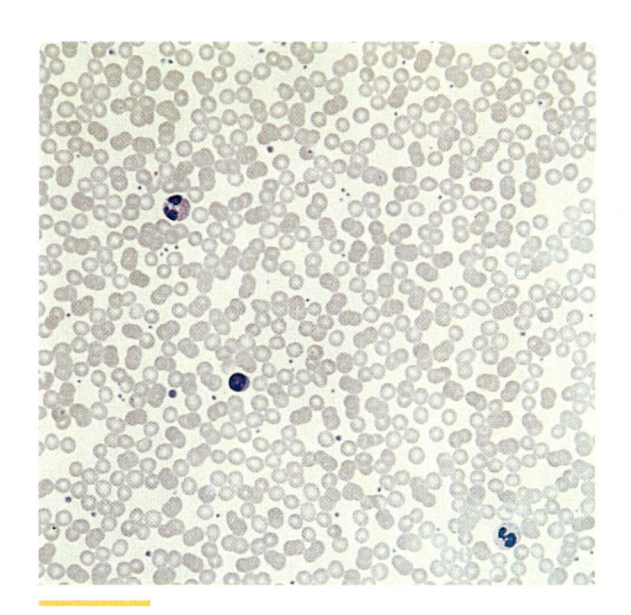

図10-1　血液塗抹標本の光学顕微鏡写真（×250）．

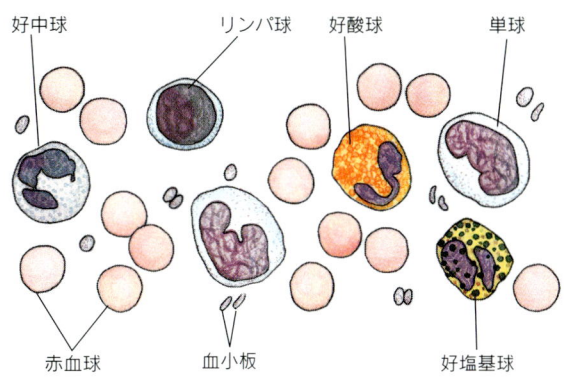

図10-2　血球と血小板．

第10章　血液と造血

表10-1　血漿蛋白の種類

蛋白	質量・大きさ	産生部位	機能
アルブミン	60,000〜69,000 Da	肝臓	膠質浸透圧を維持し，ある種の不溶性代謝物を輸送。
グロブリン 　α-とβ-グロブリン 　γ-グロブリン	80,000〜1×10^6 Da	肝臓 形質細胞	金属イオン，蛋白結合脂質，脂溶性ビタミンを輸送。 免疫防御のための抗体。
凝固蛋白（例：プロトロンビン，フィブリノーゲン，促進性グロブリン）	多様	肝臓	フィブリン糸の形成。
補体蛋白C1〜C9	多様	肝臓	微生物を破壊し，炎症反応を開始。
血漿リポ蛋白 　カイロミクロン 　超低密度リポ蛋白 　　（VLDL） 　低密度リポ蛋白（LDL）	100〜500 μm 25〜70 nm 3×10^6 Da	腸管上皮細胞 肝臓 肝臓	トリグリセリドを肝臓に運搬。 トリグリセリドを肝臓から全身の細胞に運搬。 コレステロールを肝臓から全身の細胞に運搬。

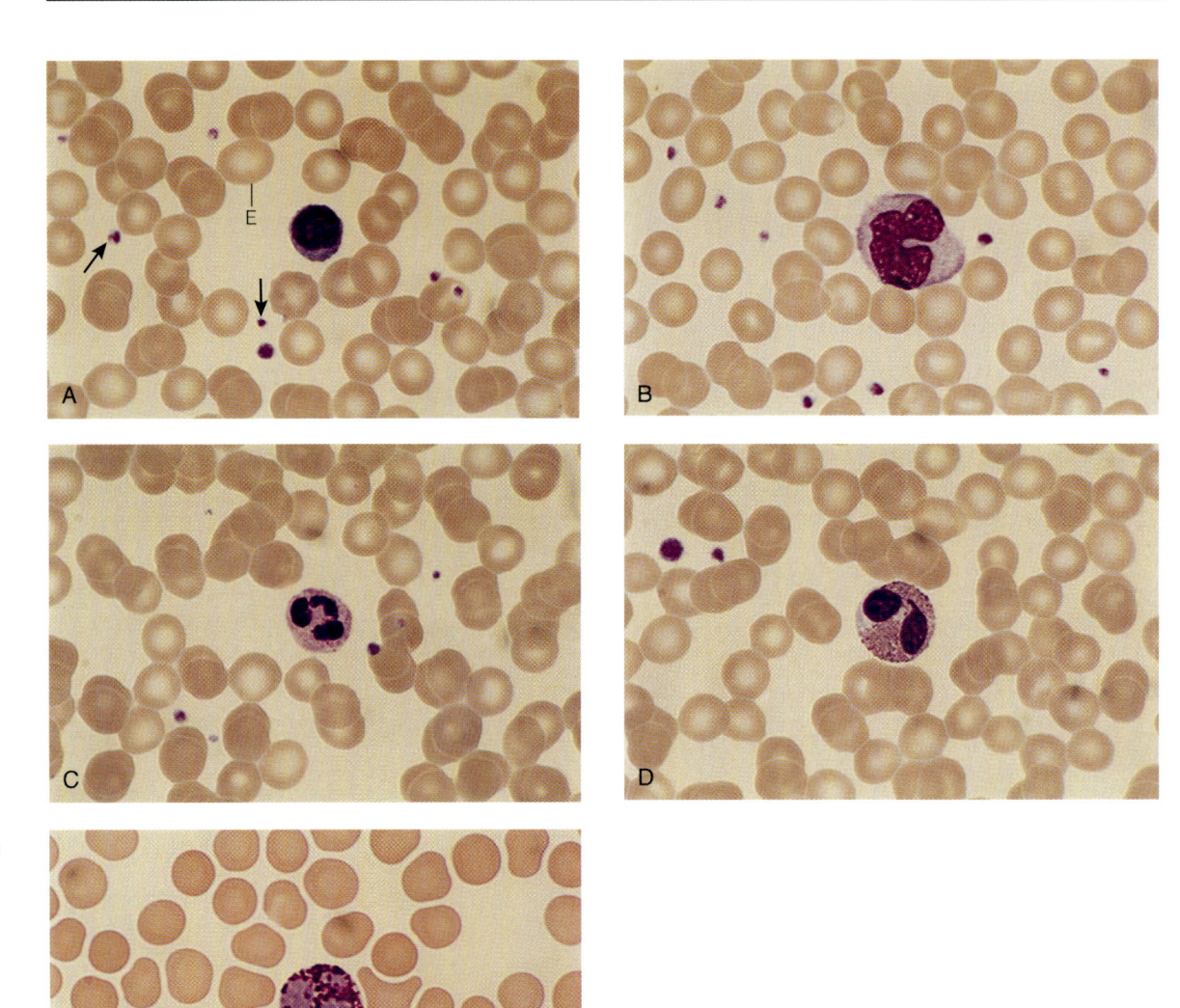

図10-3　血液塗抹標本の血球と血小板の光学顕微鏡写真（×1,194）。赤血球（E），血小板（矢印）と白血球。A：リンパ球，B：単球，C：好中球，D：好酸球，E：好塩基球。

トは白血球と血小板からなり，これらの細胞成分を併せて**ヘマトクリット** hematocrit という。

血球には寿命があるが，新しい血球が絶えず補充されるので，血球数は一定に保たれて体内を循環する。新しい血球が作られる過程を**造血** hemopoiesis, hematopoiesis という。

血液

血液は液体成分（血漿）と細胞成分に分けられる。細胞成分には様々な種類の血球と血小板がある。

光学顕微鏡で血液中の血球を調べる場合，血液を1滴スライドガラスの上に落として均一に薄く伸ばし，空気乾燥させ，染色液で血球を染色する（血液塗抹標本）。19世紀後半に**ロマノフスキー** Romanovsky が用いた**メチレンブルー** methylene blue と**エオジン** eosin の混合液が現在広く行われている染色法の原法である。現在では，これを改良した**ライト染色** Wright staining または**ギムザ染色** Giemsa staining が広く用いられている。メチレンブルーは細胞中の酸性成分を青く染め，エオジンは塩基性成分をピンク色に染める。そのほかの細胞内成分は**アズール** azure で赤みがかった青色に染まる。アズールはメチレンブルーを酸化させてできる色素である。各血球は染色された色調で区別される。

血漿

血漿は黄色みを帯びた液体で，血球と血小板が浮遊し，有機質や電解質が溶けている。

血液が凝固するときは，一部の有機成分や無機成分が**血漿** plasma から析出する。血漿から凝固蛋白や凝固因子を除いた液体を**血清** serum といい，淡黄色を呈する。

血漿の主成分は水で，90%を占める。蛋白は9%，残りの1%は無機質，イオン，窒素化合物，栄養物とガスである。血液中の蛋白の種類，産生臓器・細胞，機能を表10-1にまとめた。血液の液体成分は，毛細血管や小静脈から血管外に流出し，結合組織のなかを**細胞外液** extracellular fluid として流れる。従って，細胞外液の電解質や小分子の構成は，血漿と極めてよく似ている。細胞外液の蛋白濃度は，血漿に比べると非常に低い。それは蛋白のなかでは低分子であるアルブミンでさえ，毛細血管の内皮を通過して血管外へ出ることができないからである。血液にアルブミンが存在することによって，血液の**膠質浸透圧** colloid osmotic pressure が生じ，それによって血液と組織液の体積が正常に保たれている。

細胞成分

血液の細胞成分は，赤血球，白血球および血小板である。

赤血球

赤血球は最も数が多い血球で，酸素を体組織へ運び，体組織から二酸化炭素を運び去る働きがある。

赤血球 erythrocyte, red blood cell は中央がくぼんだ円板状をしており，直径は7.5 μm，厚さは最も厚いところで2.0 μm，薄いところで1 μm 以下である（図10-3，図10-4）。この特徴的な形によって，赤血球は細胞体積に対して最も広い表面積を持つことになり，赤血球のガス交換能を高めている。赤血球の前駆細胞は骨髄に存在し有核である。赤血球の発生・成熟過程で，核や細胞小器官を細胞外に放出して循環血中に入る。このため，成熟した赤血球には核がない。ギムザ染色やライト染色を施すと，赤血球はサーモンピンク色に染まる。

赤血球には細胞小器官がないが，細胞質には多くの可溶性の酵素が含まれている。**炭酸脱水酵素** carbonic anhydrase は二酸化炭素と水から炭酸を形成する。炭酸は重炭酸イオン（HCO_3^-）と水素イオン（H^+）とに解離し，二酸化炭素の大部分は重炭酸イオンの形で肺に運ばれ，呼気に放出される。膜内在性蛋白である**バンド3蛋白**

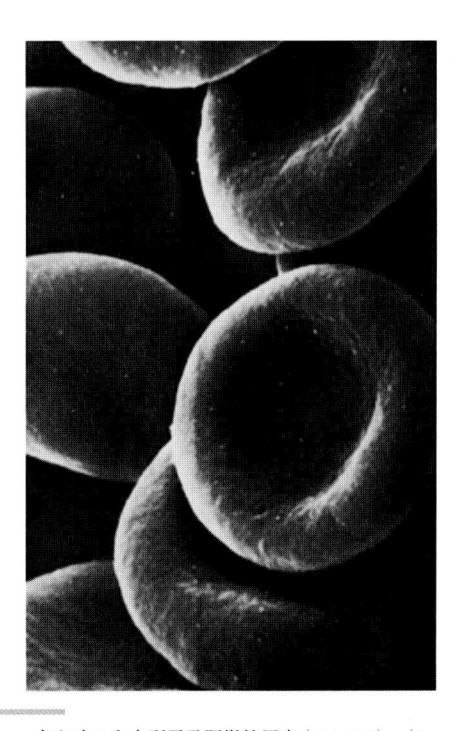

図10-4 赤血球の走査型電子顕微鏡写真（×5,850）。（Leeson TS, Leeson CR, Paparo AA: Text/Atlas of Histology. Philadelphia, WB Saunders, 1988.より）

band 3 proteinが，重炭酸イオンが赤血球膜を通過するとき仲介する。この蛋白は，細胞内の重炭酸イオンと細胞外の塩素イオン（Cl^-）を交換する陰イオンの共役輸送蛋白である。赤血球での重炭酸イオンと塩素イオンの移動は，**塩素イオン移動 chloride shift** として知られている。

赤血球はこのほかに解糖系とペントースリン酸回路の酵素も含んでいる。ペントースリン酸回路は**ニコチンアミドアデニンジヌクレオチドリン酸** nicotinamide adenine dinucleotide phosphate（NADP）を還元し，高エネルギー分子のNADPH（還元型NADP）を作る。赤血球のエネルギーは主に解糖系で作られ，そこでアデノシン三リン酸ATPが嫌気的条件の下で産生される。

男性の単位体積当たりの赤血球数は女性より多い（男性 5×10^6，女性 $4.5 \times 10^6/mm^3$）。また，赤血球数は男女ともに，高地に住む人の方が低地の人より多い。ヒトの赤血球の平均寿命は120日で，老化するとオリゴ糖類が細胞表面に現れる。これを認識して，脾臓，骨髄，肝臓に常在するマクロファージが赤血球を破壊する。

ヘモグロビン

ヘモグロビンは4つのポリペプチド鎖でできた巨大蛋白で，それぞれのペプチドが共有結合してヘム基を作る。

赤血球には**ヘモグロビン** hemoglobin が充満している。ヘモグロビンは4本のポリペプチド鎖でできた巨大な四量体の蛋白（68,000 Da）で，ポリペプチドが共有結合して鉄を含む**ヘム** heme を形成する。赤血球が無染色の状態でも淡黄色に見えるのは，このヘモグロビンが含まれているからである。ヘモグロビンのグロビン部分は二酸化炭素を放出し，ヘモグロビンの鉄は肺のように酸素濃度の高い場所で酸素と結合する。末梢組織のように酸素濃度の低いところでは，ヘモグロビンは酸素を放出して二酸化炭素と結合するので，ヘモグロビンは酸素や二酸化炭素の運搬に理想的な性質を有していることになる。酸素と結合しているヘモグロビンは**酸化ヘモグロビン** oxyhemoglobin，二酸化炭素を運んでいるヘモグロビンは**カルバミノヘモグロビン** carbaminohemoglobin という。酸素濃度の低い末梢組織では，炭水化物である**2,3-ジホスホグリセリン酸** 2,3-diphosphoglyceride を放出し，これによって赤血球からの酸素の放出が促進される。赤血球が末梢組織内でより多くの酸素を放出し，二酸化炭素を取り込めるよう，ヘモグロビンは一酸化窒素（NO）や血管拡張作用のある神経伝達物質とも結合する。

臨床ノート

一酸化炭素（CO）のヘモグロビンのヘム基に対する親和性は，酸素と比べるとずっと強い。換気の悪い状況でガソリンエンジンが稼働しているような場所や火災発生中のビルのなかでは，一酸化炭素中毒で死亡することがある。そのような場合，低酸素状態でも皮膚の色が青黒くならず，**一酸化炭素結合ヘモグロビン** carbon monoxyhemoglobin のために赤みを帯びた色となり，色白の人でも健康な人の皮膚のように見える。

ヒトのヘモグロビンはそのアミノ酸配列から，α鎖，β鎖，γ鎖，δ鎖といわれる4種類のポリペプチド鎖からできている。胎児が持つヘモグロビンである**胎児型ヘモグロビン** fetal hemoglobin（HbF）は，それぞれ2本のα鎖とγ鎖で構成されており，出生後すぐに**成人型ヘモグロビン** adult hemoglobin（HbA）に置き換わる。正常な成人のヘモグロビンにはHbA_1（$\alpha_2\beta_2$）とHbA_2（$\alpha_2\delta_2$）の2種類がある。成人のヘモグロビンの約96%はHbA_1，2%がHbA_2，残り2%がHbF（$\alpha_2\delta_2$）である。

臨床ノート

ヘモグロビンのポリペプチドに対する遺伝子欠損が原因となって起こる遺伝性疾患がいくつかある。**サラセミア** thalassemia は1ないしそれ以上のヘモグロビン鎖の合成減少が原因となって発症する。βサラセミアではヘモグロビンβ鎖の合成が障害される。地中海人種系によく見られるこの疾患のホモ遺伝子型では，生後もHbAを欠き，HbFが高濃度に認められる。

鎌状赤血球貧血 sickle cell anemia は，ヘモグロビンβ鎖の遺伝子の1か所に異常があって発症する。ポリペプチドのアミノ酸配列において，グルタミン酸の代わりにバリンが組み込まれたもので，異常なヘモグロビンHbSが合成される。激しい運動によって組織の酸素濃度が低下すると，HbSの形が変わり，その結果，三日月型をした変形赤血球が生じる。この赤血球は壊れやすく，溶血しやすい。鎌状赤血球貧血は黒人に多く，特にマラリアが多いアフリカに居住した家族歴を持つ人に多い。アフリカ系アメリカ人の新生児では，約600人に1人がこの疾患に罹患している。

赤血球膜

赤血球の細胞膜とそれを支える細胞骨格は，柔軟性に富み，外力に対応することができる。

赤血球膜は典型的な脂質の二層構造を持ち，蛋白50%，脂質40%，炭水化物10%で構成される。主要な

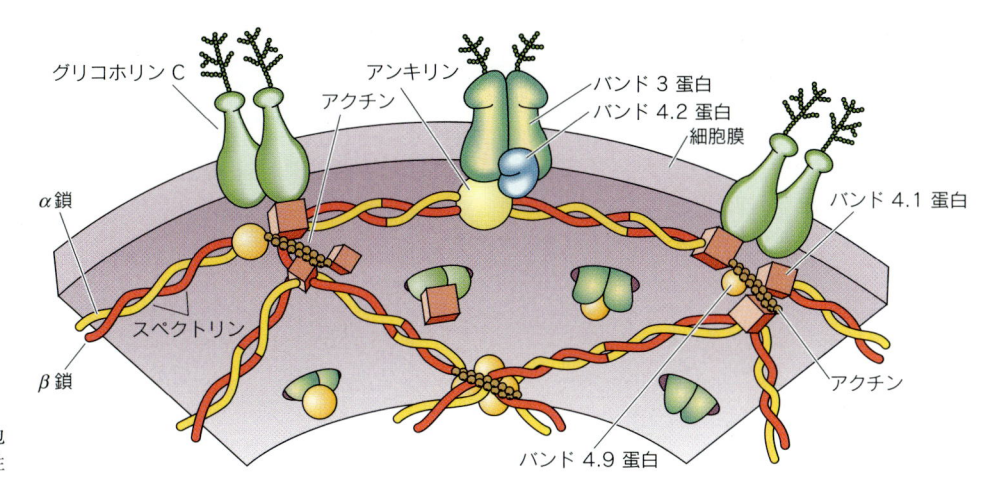

図10-5 赤血球の細胞骨格と細胞膜の内在性膜蛋白の模式図。

蛋白は，膜貫通蛋白，イオンチャネル，陰イオン輸送バンド3蛋白である。膜貫通蛋白は**グリコホリンA** glycophorin A（ほかに量は少ないがグリコホリンB，C，D）が主体で，イオンチャネル（カルシウム依存型カリウムチャネルとNa^+-K^+アデノシン三ホスファターゼ），さらに**アンキリン** ankyrin（図10-5）の固定にも関与する**バンド3蛋白** band 3 proteinが含まれる。**バンド4.1蛋白** band 4.1 proteinはグリコホリンと結合している。**スペクトリン四量体** spectrin tetramerと**アクチン** actin，**アヅシン** adducinが六角格子状に配列する細胞骨格は，アンキリンとバンド4.1蛋白によって赤血球膜の内側に固定され（☞第2章），それによって赤血球の特異な円盤状の形態が保たれている。

赤血球の寿命は120日で，この間に少なくとも10万回全身を循環し，そのつど赤血球の直径よりも細い毛細血管を通過している。細い血管を通るたびに赤血球は血管に合わせて形を変えなければならないので，大きな外力にさらされることになる。循環赤血球がその形態と機能を損なわずに循環し続けられるのは，赤血球膜とそれを裏打ちする細胞骨格が存在するからである。

臨床ノート

赤血球の細胞骨格の構成成分が欠けると，赤血球の形は変化する。例えば，**遺伝性球状赤血球症** hereditary spherocytosisはスペクトリンが異常で，バンド4.1蛋白と結合できなくなって起こる。この患者の赤血球は，正常の赤血球よりも壊れやすく，酸素運搬量も少ない。さらに，この球状赤血球は脾臓で破壊されるので，貧血が起こる。

グリコホリンCが欠損すると，**楕円状赤血球** elliptocytic red blood cellになるが，この場合には，溶血性貧血は起こらない。楕円状赤血球は形状が様々で変形性に乏しく，壊れやすい。

赤血球膜の外層には，遺伝的に決定される特異的な糖鎖が存在する。この糖鎖が抗原として機能し，輸血の際の血液型を決定している。最も重要なのはA抗原とB抗原で，これらが4つの血液型すなわちA型，B型，AB型，O型を決定する（表10-2）。A抗原かB抗原，またはその両方がない人は，欠けている抗原に対する抗体が血液中にあり，もしその抗原を含む血液が輸血されると，輸血された赤血球が抗体に攻撃されて溶血を起こす。

ABO型とは別の血液型であるRh型は，**アカゲザル** rhesus monkey で初めて確認されたので，頭文字のRhをとって名付けられた。これには24種類以上の抗原が知られているが，比較的まれな抗原が多い。ヒトでは3種類のRh抗原（C，D，E）が多く，日本人の99.5％（米国人では85％）はこの3つの抗原のうちの1つを赤血球膜に持つ。このうちD抗原が最も抗原性が強く，この抗原を持つ場合を一般的にRh^+という。

表10-2 ABO血液型

血液型	表面抗原	備考
A	A抗原	
B	B抗原	
AB	A抗原とB抗原	汎受血者（どの型からも輸血可能）
O	A抗原もB抗原もない	汎供血者（どの型へも輸血可能）

白血球

白血球は果粒白血球と無果粒白血球とに大別される。

白血球 leukocyte, white blood cell の数は赤血球に比べるとずっと少なく，正常なヒトで 6,500〜10,000/mm³ である。白血球は赤血球と違って血管内では機能せず，体内を移動する目的で循環系を利用している。目的の場所に着くと，白血球は血管の内皮細胞の間をくぐり抜け（**遊走** diapedesis），血管周囲の結合組織のなかに出て，そこで機能する。循環血液中の白血球は，塗抹標本で見るのと同様に球状であるが，結合組織のなかに入ると様々な形に変化する。白血球は異物に対する生体防御を担当する。白血球は果粒白血球と無果粒白血球の2つのグループに大別される。いずれもアズール果粒を含む。このアズール果粒はリソソームの一種である。

> **臨床ノート**
>
> Rh⁻の女性で初めて分娩する胎児が Rh⁺の場合，分娩時に胎児の血液が母体の血液循環に入り，母親に Rh 抗原に対する抗体ができることがある。二番目に妊娠した胎児が Rh⁺の場合，母親の Rh 抗原に対する抗体がその胎児の赤血球と結合し，胎児溶血性疾患（**胎児赤芽球症** erythroblastosis fetalis）を引き起こし，新生児が死に至ることもある。Rh⁺の第一子が生まれる前，または生まれた直後に第二子以降の胎児を死亡させないため，また胎児の脳を保護するため，母親に抗 D 免疫グロブリンの注射が行われるが，出生後に交換輸血が必要なこともある。

表10-3 白血球

性状	果粒白血球			無果粒白血球	
	好中球	好酸球	好塩基球	リンパ球	単球
細胞数/mm³	3,500〜7,000	150〜400	50〜100	1,500〜2,500	200〜800
白血球内の比率(%)	60〜70%	2〜4%	<1%	20〜25%	3〜8%
直径(μm)					
(切片標本)	8〜9	9〜11	7〜8	7〜8	10〜12
(塗抹標本)	9〜12	10〜14	8〜10	8〜10	12〜15
核	三〜四分葉	二分葉（ソーセージ形）	S字形	球形	ソラマメ形
特殊果粒	0.1 μm, 薄いピンク*	1〜1.5 μm, 濃いピンク*	0.5 μm, 青/黒*	存在しない	存在しない
特殊果粒の成分	Ⅳ型コラゲナーゼ，ホスホリパーゼA₂，ラクトフェリン，リゾチーム，ファゴサイチン，アルカリホスファターゼ	アリルサルファターゼ，ヒスタミナーゼ，βグルクロニダーゼ，酸性ホスファターゼ，ホスホリパーゼ，主要塩基性蛋白，好酸性陽イオン蛋白，ニューロトキシン，リボヌクレアーゼ，カテプシン，ペルオキシダーゼ	ヒスタミン，ヘパリン，好酸球走化性因子，好中球走化性因子，ペルオキシダーゼ	存在しない	存在しない
細胞表面マーカー	Fc受容体，血小板活性化因子受容体，ロイコトリエンB₄受容体，白血球細胞接着分子-1	IgE受容体，好酸球走化性因子受容体	IgE受容体	T細胞：T細胞受容体，CD分子，IL受容体 B細胞：細胞表面免疫グロブリン	HLAクラスⅡ，Fc受容体
寿命	1週間以内	2週間以内	1〜2年（マウスで）	数か月〜数年	循環血液中では数日，結合組織中では数か月
働き	細菌の取り込みと破壊	抗原抗体複合体の取り込み，寄生虫の破壊	肥満細胞と同様に，炎症反応を引き起こす	T細胞：細胞性免疫応答 B細胞：液性免疫応答	マクロファージに分化し，食作用や抗原提示

*ロマノフスキー染色（またはその変法）による
CD：分化抗原の群別化 cluster of differentiation，HLA：ヒト白血球抗原 human leukocyte antigen，IgE：免疫グロブリン E immunoglobulin E，IL：インターロイキン interleukin

- **果粒白血球** granulocyte：細胞質に特殊果粒を持つ白血球。ロマノフスキー染色による特殊果粒の色調から，好中球，好酸球，好塩基球の3種類の果粒白血球が区別できる。
- **無果粒白血球** agranulocyte：細胞質に特殊果粒を持たない白血球。無果粒白血球には，リンパ球，単球の2種類がある。

それぞれの白血球の数と特徴を表10-3に示す。

好中球

好中球は白血球のなかで最も数が多く，活発な食能を持った細胞で，結合組織中に侵入した細菌を破壊する。

好中球 neutrophil（**多形核白血球** polymorphonuclear leukocyte）は，白血球のなかで最も数が多く，全体の60〜70％を占める。塗抹標本では，好中球は9〜12 μmの大きさで，分葉核を持つ（☞図10-2, 図10-3B）。分葉した核は細いクロマチンでつながっており，細胞が老化すると分葉の数も増える。女性では，核に**太鼓ばちdrumstick**状の小さな突起がある。これはX性染色体の不活性な一方で，**バー小体** Barr bodyまたは**性染色体** sex chromosomeと呼ばれるが，すべての好中球で見えるわけではない。好中球は細菌感染時に，感染部位に最初に現れる細胞の1つである。

好中球の果粒

好中球は特殊果粒，アズール果粒，第三果粒の3種類の果粒を含む。

次の3種類の果粒が好中球の細胞質内にある。

- 小型特殊果粒（直径0.1 μm）
- 大型アズール果粒（直径0.5 μm）
- 新しく発見された第三果粒

特殊果粒 specific granuleには殺菌時に作用する種々の酵素や薬理物質が含まれる（表10-3）。特殊果粒は，電子顕微鏡で見るとやや細長い形をしている（図10-6）。

アズール果粒 azurophilic granuleは，前述したようにリソソームであり，酸ヒドロラーゼ，ミエロペルオキシダーゼ，**抗菌性リゾチーム** antibacterial agent lysozyme，**殺菌性膜透過促進蛋白** bactericidal permeability-increasing（BPI）protein，カテプシンG，エラスターゼ，非特異的コラゲナーゼを含む。

第三果粒 tertiary granuleは，細胞膜に挿入される糖蛋白やゼラチナーゼ，カテプシンを含む。

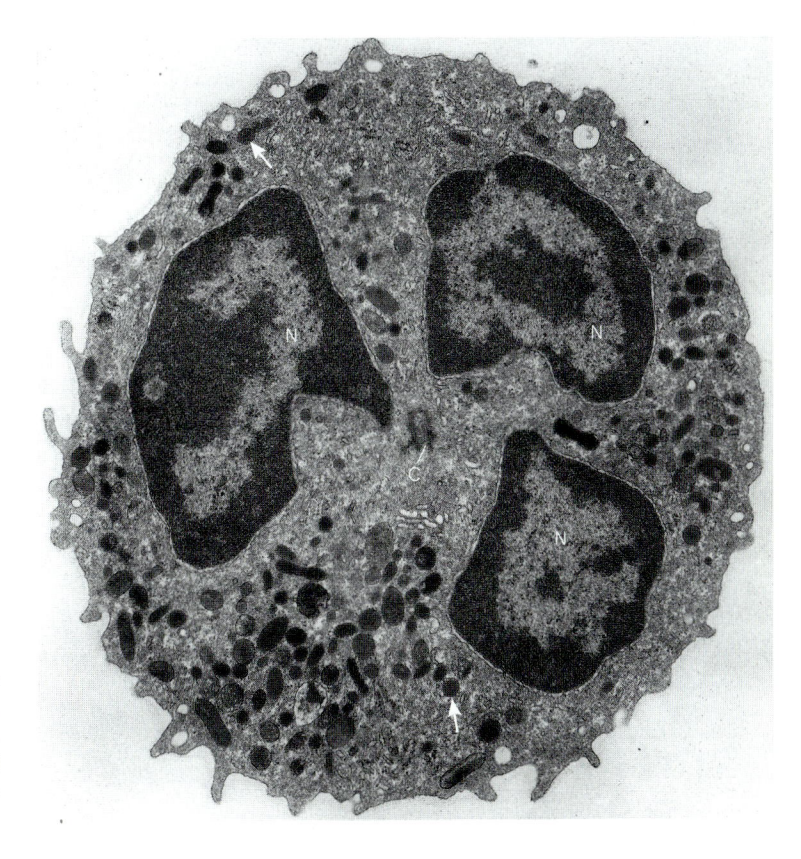

図10-6 ヒト好中球の電子顕微鏡写真。三分葉の核（N），細胞質全体に分布する果粒（矢印），細胞中央部にある中心小体（C）に注意。（Zucker-Franklin D, et al［eds］: Atlas of Blood Cells. Vol.1, Milan, Italy, Edi Ermes, 1981.より）

好中球の機能

好中球は細菌を取り込み，いろいろな果粒に含まれる物質を使って破壊する。

好中球は種々の走化性物質を認識して，微生物の侵入部位へ移動する。血管を通り，炎症が起こっている部位にある毛細血管後細静脈に到達すると，そこの内皮細胞の**セレクチン分子** selectin molecule と好中球の**セレクチン受容体** selectin receptor が連結する。この連結によって，好中球は血管内皮の壁に沿ってゆっくりと転がって移動するようになる。好中球の移動速度が低下すると，**インターロイキン1** interleukin-1（IL-1）と**腫瘍壊死因子** tumor necrosis factor（TNF）の作用によって，内皮細胞上に細胞間接着分子タイプ1（ICAM-1）が現れ，これに好中球表面の**インテグリン分子** integrin molecule が結合する。この結合により，好中球は血液中での移動をやめ，毛細血管後細静脈からその周囲の結合組織へと侵入し始める。血管外へ出ると，食作用ならびに水解酵素の放出（そして**呼吸性バースト** respiratory burst）によって微生物を破壊する。さらに**ロイコトリエン** leukotriene を合成・放出して，炎症の進行を促進する。これらは次のような過程で進行する。

1. 走化性物質が好中球の細胞膜と結合すると，好中球の第三果粒の内容物が細胞外基質中に放出される。
2. ゼラチナーゼが基底膜を溶かして，好中球が遊走しやすくする。細胞膜中の糖蛋白が食作用を促進する。
3. 続いて，特殊果粒の内容物が細胞間基質に放出されて，侵入微生物を攻撃し，さらに好中球の遊走を促進する。
4. 好中球に取り込まれた微生物は**ファゴソーム（食胞）** phagosome のなかに閉じ込められる（図10-7A, B）。アズール果粒の酵素と薬理作用のある物質が細胞内の食胞中に放出され，それによって微生物が破壊される。好中球は活発な食作用を有することから，**小食細胞** microphage とも呼ばれる。好中球を小食細胞と呼ぶことによって，大型の食細胞である**マクロファージ** macrophage と区別している。
5. 細菌は酵素の作用で破壊されるほかに，好中球の食胞のなかで作られる活性酸素化合物によっても破壊される。活性酸素化合物とは，呼吸性バーストにより NADPH 酸化酵素が酸素に作用してできる**スーパーオキシド** superoxide（O_2^-），スーパーオキシドジスムターゼの作用によってできる過酸化水素，**ミエロペルオキシダーゼ** myeloperoxidase（MPO）と塩素イオンの相互作用により過酸化水素からできる**次亜塩素酸** hypochlorous acid（HOCL）である（図10-7C, D）。

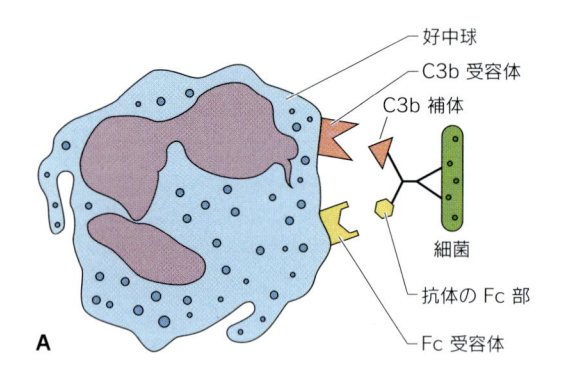

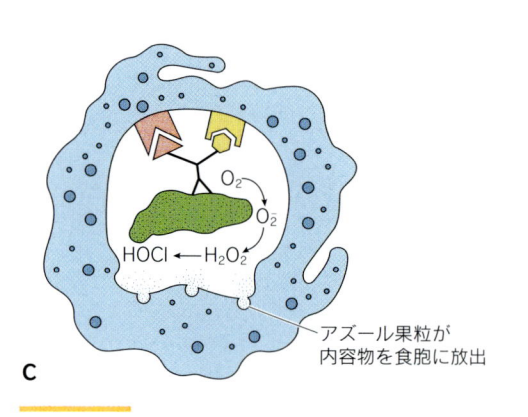

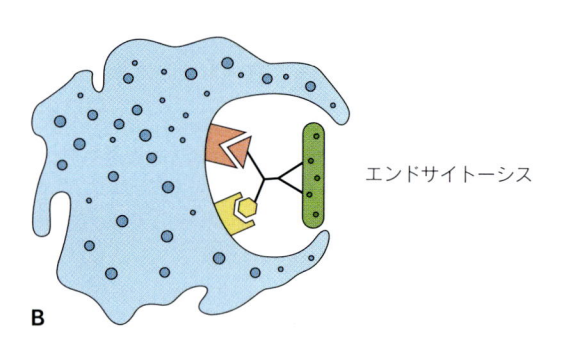

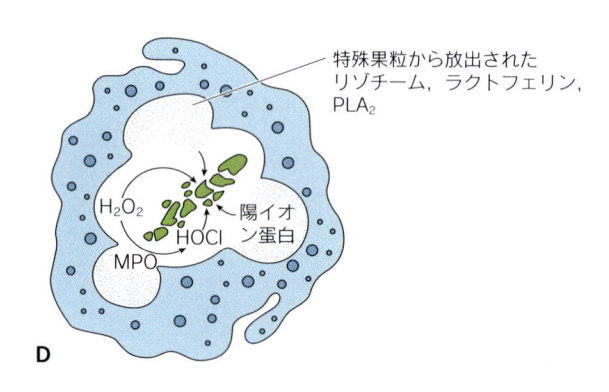

図10-7　好中球による細菌の取り込みと破壊。O_2^-：スーパーオキシド，HOCl：次亜塩素酸，MPO：ミエロペルオキシダーゼ。

6. ときに，アズール果粒の内容物が細胞外基質中に放出され，周囲の組織に損傷を与えることがあるが，**カタラーゼ**catalaseや**グルタチオンペルオキシダーゼ**glutathion peroxidaseが過酸化水素を分解する。
7. 微生物を破壊すると，好中球も変性して死ぬ。死んだ白血球と細菌，細胞外液が一緒になって**膿** pusができる。
8. 好中球は細菌を壊すばかりでなく，細胞膜のアラキドン酸からロイコトリエンを合成する。新しく作られたロイコトリエンは，炎症の進行を助ける。

> **臨床ノート**
>
> 遺伝的にNADPH酸化酵素を持たない人は，細菌が侵入しても好中球に呼吸性バーストが起こらず，細菌感染がそのまま持続する。この好中球は細菌を食作用で取り込んでも，スーパーオキシド，過酸化水素，次亜塩素酸を作ることができない。

好酸球

好酸球は抗原抗体複合体を取り込み，侵入した寄生虫を破壊する。

好酸球eosinophilは全白血球の4％弱を占める。細胞懸濁液や塗抹標本では球形であるが，結合組織中を移動するときは種々の形をとる。塗抹標本では，好酸球の直径は10〜14 μmで，ソーセージ様の形をした二分葉の核を持つ。2個の分葉は細いヒモ状のクロマチンと核膜でつながっている（図10-2，図10-3）。電子顕微鏡で観察すると，細胞中央にある中心小体の近くに小型のゴルジ装置，少量の粗面小胞体，少数のミトコンドリアがある。好酸球は骨髄で産生され，**インターロイキン5** interleukin-5（IL-5）が前駆細胞の増殖と好酸球への分化を促進する。

好酸球の果粒

好酸球の特殊果粒は，中核部とその周囲を取り囲む外層部からなる。

好酸球は特殊果粒とアズール果粒の両方を持つ。特殊果粒は長さ1〜1.5 μm，幅1 μm以下の細長い果粒で，ギムザ・ライト染色で橙赤色に染まる。電子顕微鏡で観察すると，特殊果粒は結晶状の濃く見える**中核部** internumとそれを取り囲む薄い**外層部** externumからなる（図10-8）。中核部の内容物は，**主要塩基性蛋白** major basic protein，**好酸性陽イオン蛋白** eosinophilic cationic protein，**好酸球由来神経毒素** eosinophil-derived neurotoxinであり，主要塩基性蛋白と好酸性陽イオン蛋白は寄生虫に対する生体防御に関与する。外層部は表10-3にまとめた種々の酵素を含む。

好酸球のアズール果粒は直径0.5 μmのリソソームで，好中球と似た水解酵素を含む。水解酵素は寄生虫を破壊する一方，好酸球によって無毒化された抗原抗体複合体の加水分解を行う。

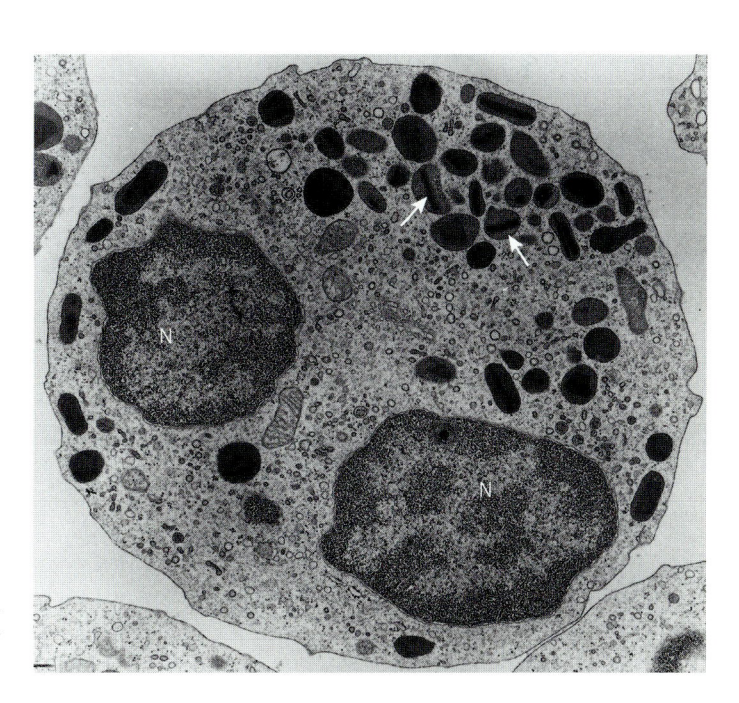

図10-8 ヒト好酸球の電子顕微鏡写真。酸好性果粒の内部構造（矢印）と分葉した核（N）に注目。（Zucker-Franklin D: Eosinophil function and disorders. Adv Intern Med 19: 1-25, 1974.より）

好酸球の機能

好酸球は，抗原抗体複合体の処理と寄生虫の破壊を促進する。

好酸球には次のような機能がある。

1. 好酸球の細胞膜にある受容体に，肥満細胞が出すヒスタミン，好塩基球が放出するロイコトリエン，好中球が放出する好酸球走化性因子などが結合すると，好酸球はアレルギー反応部位や炎症部位，寄生虫が侵入した部位に向かって遊走する。
2. 好酸球の果粒から主要塩基性蛋白や好酸性陽イオン蛋白が放出され，寄生虫の表面に接触して皮膜に孔を開け，**スーパーオキシド** superoxide や**過酸化水素** hydrogen peroxide が寄生虫に侵入して寄生虫を殺す。あるいは，**ヒスタミン** histamine や**ロイコトリエンC** leukotriene C などの炎症反応を引き起こす物質も放出する。また，抗原抗体複合体を取り込む。
3. 細胞内に取り込んだ抗原抗体複合体を食胞内で分解・消化する。

> **臨床ノート**
>
> 抗原抗体複合体が存在すると，結合組織の細胞は，ヒスタミンやIL-5のような生理活性物質を放出し，骨髄での好酸球の産生を促進して好酸球を血中に送り出す。循環血液中に副腎皮質ホルモンが増えると，好酸球は減少する。

好塩基球

好塩基球と肥満細胞の産生場所は異なるが，両者は同じような働きをする。

好塩基球 basophil は全白血球数の1％以下である。細胞浮遊液内では球形だが，結合組織内を遊走するときには変形する。血液塗抹標本の好塩基球の直径は8～10 μm である。核はS字形を呈するが，細胞質内に充満する特殊果粒に隠れて通常は見えない（図10-2，図10-3）。電子顕微鏡で観察すると，小型のゴルジ装置，少数のミトコンドリア，拡張した粗面小胞体があるほか，ときにグリコーゲンが凝集している。好塩基球の細胞膜表面には**免疫グロブリンE（IgE）受容体** immunoglobulin E (IgE) receptor のほか，数種類の受容体が存在する。

好塩基球の果粒

好塩基球には特殊果粒とアズール果粒の2種類の果粒がある。

好塩基球の**特殊果粒** specific granule はギムザ・ライト染色で，濃青色～黒色に染まる。この果粒の直径は約0.5 μm で，細胞の周辺に沿って並ぶことが多いので，光学顕微鏡で見ると細胞辺縁部が凹凸に見える。特殊果粒はヘパリン，ヒスタミン，好酸球走化性因子，好中球走化性因子，ペルオキシダーゼを含む（表10-3）。非特異的な**アズール果粒** azurophilic granule は好中球と類似の酵素を含むリソソームである。

好塩基球の機能

好塩基球は炎症反応を開始させる機能がある。

生体内に抗原が存在すると，それと反応して形質細胞が免疫グロブリンの一種であるIgEを産生して放出する。IgEのFc部が好塩基球と肥満細胞のFcεRI受容体と結合する。このときは何も反応は起こらないが，次に同じ抗原が侵入すると，この抗原は好塩基球と肥満細胞表面のIgEとすぐに結合する。好塩基球と肥満細胞は同様の働きをするが，異なる細胞で，その産生場所も異なる。

侵入してきた抗原に対して，肥満細胞と好塩基球では次のような反応が進行するが，ここでは好塩基球の反応を説明する。

1. 抗原が好塩基球の細胞表面のIgEと結合すると，特殊果粒の内容物であるヒスタミンが細胞外に放出される。
2. ホスホリパーゼが好塩基球の細胞膜のリン脂質に作用して，**アラキドン酸** arachidonic acid を生成する。アラキドン酸はロイコトリエンC_4，D_4とE_4になる。これらの物質は**遅反応性アナフィラキシー物質** slow-reacting substance of anaphylaxis (SRS-A) と以前は呼ばれていた。
3. ヒスタミンが放出されると血管が拡張し，透過性が増す。気管支の平滑筋は収縮する。
4. ロイコトリエンもヒスタミンと同じ作用があるが，遅効性でかつ持続性がある。ロイコトリエンは白血球を刺激して，抗原が侵入した部位に遊走させる。

> **臨床ノート**
>
> アレルギーを持つ人が同じ抗原に二度接触すると，激しい全身性の反応が起こる場合がある。大量の好塩基球（肥満細胞も同様に）が果粒の内容物を放出する結果，血管が広範囲にわたって拡張し，さらに血管の透過性が増大して循環血液量が急に減少する。そのため，末梢循環不全性のショックになる。気管支樹の平滑筋が収縮して呼吸不全となり，循環不全と呼吸不全が併さって，致死的な**アナフィラキシーショック** anaphylactic shock となる。

単球

単球は血球のなかで最も大型の細胞で，結合組織に入ってマクロファージになる。

単球 monocyte は最も大きな血球で，塗抹標本では12〜15 μmの直径があり，白血球全体の3〜8％を占める。大きなソラマメ形の核は細胞内で偏在し，分葉どうしが重なり合っている。クロマチンは粗い粒子状〜泡沫状で，核小体が2個あることが多い。細胞質は青灰色で，リソソームのアズール果粒を多数含み，ときに液胞も見られる（図10-2，図10-3）。

電子顕微鏡で観察すると，ゴルジ装置は通常，ソラマメ形をした核の陥凹側にある。細胞質にはグリコーゲン果粒，少量の粗面小胞体，数個のミトコンドリア，自由リボソームがあり，多数のリソソームを含む。細胞の辺縁部には微小管，マイクロフィラメント，飲小胞や偽足が認められる。

単球は末梢血液中を数日間循環した後，細静脈や毛細血管の内皮を通り抜けて結合組織に遊走し，**マクロファージ** macrophage に変化する。マクロファージについては第12章で詳しく説明するので，ここではその性質と機能について簡単に紹介するに留める。

マクロファージの機能

マクロファージは生体にとって不必要な成分を食作用によって除去し，炎症反応や免疫反応に必要なサイトカインを産生するほか，T細胞に抗原決定基を提示する働きがある。

1. マクロファージは活発な食細胞で，**単核食細胞系** mononuclear phagocyte system のメンバーである。死んだ細胞や老化赤血球のような機能が消滅した細胞，細菌のような抗原，外来物質を食作用によって破壊する。このような破壊は酵素による消化やスーパーオキシド，過酸化水素，次亜塩素酸によって**ファゴソーム** phagosome のなかで進行する。
2. マクロファージは炎症反応に関与するほかの細胞を増殖・分化させるばかりでなく，炎症反応を促進するためのサイトカインを産生する。
3. **抗原提示細胞** antigen-presenting cell と呼ばれる一部のマクロファージは，抗原を取り込んで，その抗原性を決定している部位，すなわち**エピトープ** epitope と呼ばれる抗原決定基を，**ヒト白血球抗原クラスⅡ** human leukocyte antigen class Ⅱ (HLA class Ⅱ)，（または**主要組織適合抗原** major histocompatibility complex antigens ［MHC Ⅱ］という）と連携して免疫担当細胞に提示する。
4. 巨大な異物が侵入してきた場合，マクロファージどうしが細胞融合し，異物を取り込めるぐらい大きな**異物巨細胞** foreign-body giant cell になることがある。

リンパ球

リンパ球は，無果粒白血球のグループに属し，白血球では好中球に次いで二番目に多い。

リンパ球 lymphocyte は循環している白血球数の20〜25％を占める。塗抹標本では球形であるが，組織中では様々な形をとる。塗抹標本では，直径が8〜10 μmで，赤血球より大きく，細胞の大部分が球形の核によって占められている。核はヘテロクロマチンがぎっしり詰まっていて濃く染まり，細胞内では中央よりずれて存在する。細胞質は薄青く，アズール果粒を少数含む。細胞の大きさから，小リンパ球，中リンパ球（直径12〜15 μm），大リンパ球（直径15〜18 μm）に区別されるが，中リンパ球と大リンパ球は非常に少ない（図10-2，図10-3）。

電子顕微鏡で見ると，狭い細胞質のなかに少数のミトコンドリア，小型のゴルジ装置，粗面小胞体がわずかに含まれる。リソソーム様の直径0.5 μmのアズール果粒のほか，遊離リボソームが多い（図10-9）。

リンパ球の詳細は第12章で述べるので，その種類と機能を以下に簡単に紹介する。

リンパ球の種類

リンパ球にはB細胞，T細胞，ヌル細胞の3種類がある。

リンパ球は機能的に，**B細胞** B cell（Bリンパ球，B lymphocyte），**T細胞** T cell（Tリンパ球，T lymphocyte），**ヌル細胞** null cell の3種類に分けられる。これらは形態で区別することはできないが，免疫組織化学で細胞表面マーカーの違いを調べることによって区別することができる（表10-3）。末梢血管内を循環するリンパ球のうち，約50％はT細胞で，B細胞は15％，残りがヌル細胞である。それぞれのリンパ球の寿命にはかなりの差があり，T細胞は年単位の寿命を持つが，B細胞には数カ月で死に至るものもある。

B細胞とT細胞の働き

一般的には，B細胞は液性免疫に，T細胞は細胞性免疫にかかわる。

リンパ球は循環血流内では機能せず，血管外に出て結合組織のなかで免疫に関与する。免疫学的な機能を持つためには，特定の組織へ移動し，そこで成熟して，特異的な細胞表面マーカーと受容体を発現する必要がある。B細胞は，正確にどの部位かまだはっきりとしていないが，**骨髄** bone marrowで，T細胞は**胸腺** thymus の皮質へ移動してそこで成熟する。免疫学的な機能を獲得した

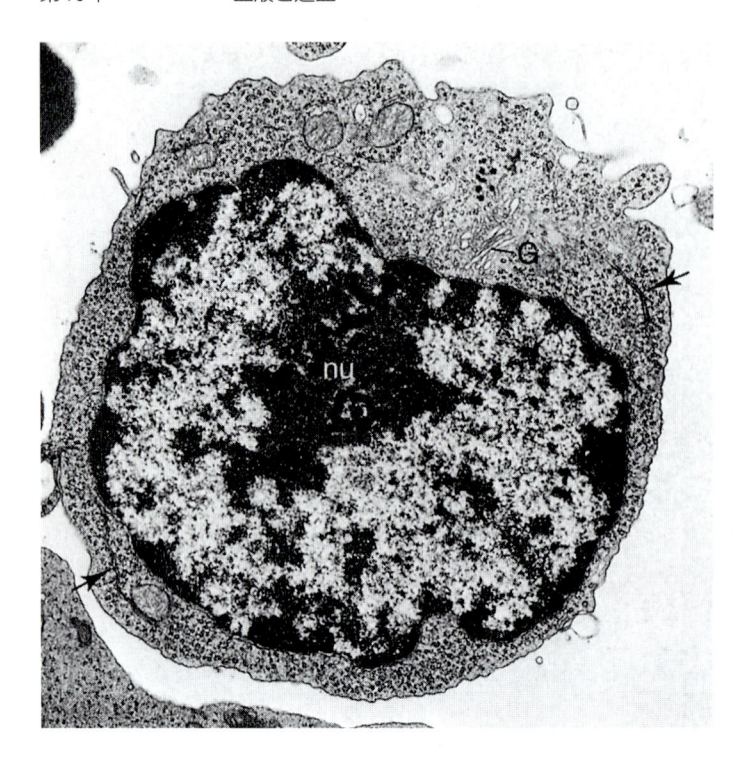

図10-9 リンパ球の電子顕微鏡写真（×14,173）。矢印は粗面小胞体を示す。G：ゴルジ装置，nu：核小体。（Hopkins CR: Structure and Function of Cells. Philadelphia, WB Saunders, 1978．より）

後，リンパ球は骨髄と胸腺を離れ，リンパ器官に移動して増殖し，特定の細胞のクローン clone を作る。この特定のクローンに属するリンパ球は同じ抗原を認識し，反応することができる。

特定の抗原の刺激によって，B細胞もT細胞のいずれも増殖し，それぞれ次の2つの細胞グループへと分化する。

1. **記憶細胞** memory cell は免疫応答には直接かかわらないが，そのクローンの一員として"免疫学的な記憶"を持った状態で体内で待機し，特定の抗原や異物が体内に再侵入する場合に備える。
2. **作動細胞** effector cell には，次に述べるB細胞群と数種類のT細胞群がある。

作動細胞

作動細胞は免疫学的に作用し，抗原を除去することができるリンパ球である。

B細胞は**液性免疫** humorally mediated immune response に関与する。B細胞は**形質細胞** plasma cell に分化し，**抗原** antigen に対する**抗体** antibody を産生する。

T細胞は**細胞性免疫** cellularly mediated immune system に関与する。T細胞には，**細胞傷害性T細胞** cytotoxic T cell（CTL：T killer cell）になり，非自己細胞やウイルス感染細胞を破壊するものもある。そのほか，T細胞には，液性免疫応答と細胞性免疫応答の開始・発達を促進するヘルパーT細胞 helper T cell や，これとは反対に抑制するサプレッサーT細胞 suppressor T cell がある。これらのT細胞は**サイトカイン** cytokine（**リンホカイン** lymphokine）というシグナル伝達分子を放出する。これによって免疫系のほかの細胞が刺激され，特定の機能を果たす。

ヌル細胞

ヌル細胞 null cellには次の2つのグループがある。

- **循環血液幹細胞** circulating stem cell：この細胞からすべての血液細胞ができる。
- **ナチュラルキラー細胞** natural killer (NK) cell：胸腺やT細胞とは無関係に，非自己細胞やウイルス感染細胞を破壊することができる。

血小板

血小板は核を持たない小型で円盤状の細胞断片で，骨髄で巨核球から分離してできる。

血小板 platelet, thrombocyte は塗抹標本で，約2〜4 μmの直径を持つ（図10-2，図10-3）。光学顕微鏡で観察すると，血小板の辺縁部は明るく見え（**硝子部** hyalomere），中心部は暗く見える（**果粒部** granulomere）。細胞膜は15〜20 nmの厚い糖衣を持ち，多数の受容体が存在する。血小板数は血液1 mm^3 当たり25万〜40万個あ

り，寿命は 14 日以下である．

血小板小管系と血小板果粒

血小板には 3 種類の血小板果粒（α，δ，λ 果粒）と，2 種類の血小板小管系（開放小管系と暗調小管系）がある．

電子顕微鏡で観察すると，血小板の硝子部にはリング状に並走する 10 〜 15 本の微小管の束がある．この微小管によって血小板の円盤状の形が保たれている．この微小管の束にはアクチンとミオシンの単量体を伴っているので，収縮機構が短時間で組み立てられる．硝子部には，微小管のほかに 2 種類の小管系が見られる．**開放小管系** surface-opening (connecting) tubular system と**暗調小管系** dense tubular system である（図 10-10，図 10-11）．開放小管系は血小板内で迂曲し，入り組んだ複雑な構造をなし，細胞の外部と連続している．そのため，管腔の内表面は血小板の外表面とつながっており，第 VII，VIII 因子によって血小板の表面積を拡大することが可能となる．

果粒部には少数のミトコンドリア，グリコーゲン，ペルオキシソームのほかに，α 果粒 α granule，δ 果粒 δ granule，λ 果粒 λ granule（リソソーム）の 3 種類の果粒がある．表 10-4 に小管系と果粒の成分およびその機能をまとめて示す．このほか，果粒部にはグリコーゲンを分解し，酸素を消費して ATP を合成する一連の酵素が含まれている．

血小板の機能

血小板は受傷時に血管内皮に作用し，出血を止める働きがある．

血管内皮が損傷され，血小板が内皮下にある膠原線維と接触すると，血小板が活性化され，果粒の内容物を放出して血管壁の損傷部位に付着する．さらに，血小板どうしも凝集する．組織因子，血漿因子，血小板因子の相互作用によって，血液凝固が起こる（図 10-12，図 10-13）．血小板の凝集，付着および血液凝固のメカニズムについては組織学の範囲を超えるが，次のような過程で進行する．

1. 血管内皮は，**プロスタサイクリン** prostacyclin と一酸化窒素 NO を産生して，血小板が凝集するのを防いでいる．血管内皮の細胞膜上にある**トロンボモジュリン** thrombomodulin と**ヘパリン様分子** heparin-like molecule も，血液が凝固しないように働く．これら 2

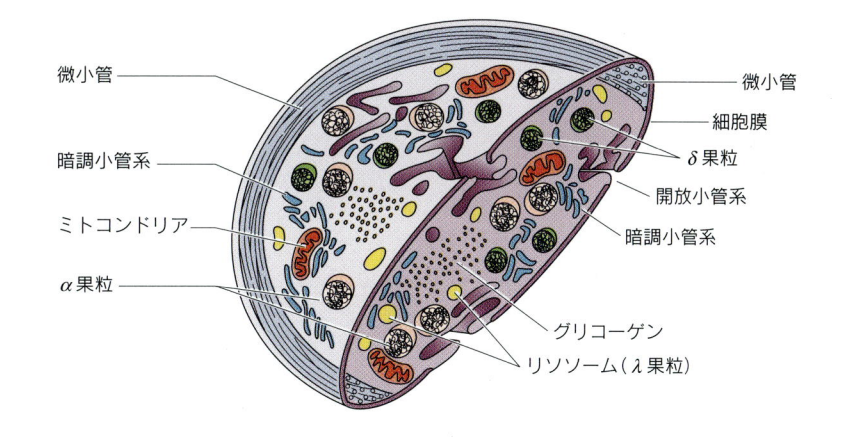

図 10-10　血小板の微細構造の模式図．

表 10-4　血小板小管系と血小板果粒

構造（大きさ）	部位	内容物	機能
開放小管系	硝子部		分子の取り込みと活性化血小板からの分子の放出を促進．
暗調小管系	硝子部		カルシウムイオンを除去し，血小板の"粘着性"を抑える．
α 果粒（300 〜 500 nm）	果粒部	フィブリノーゲン，血小板由来成長因子，血小板トロンボプラスチン，トロンボスポンジン，凝固因子	血管修復，血小板凝集，血液凝固を促進する因子を含む．
δ 果粒（暗調果粒）（250 〜 300 nm）	果粒部	カルシウム，ADP，ATP，セロトニン，ヒスタミン，ピロホスファターゼ	血管収縮ならびに血小板凝集と接着を促進する因子を含む．
λ 果粒（リソソーム）（200 〜 250 nm）	果粒部	加水分解酵素	血餅吸収を促進する酵素を含む．

ADP：アデノシン二リン酸，ATP：アデノシン三リン酸

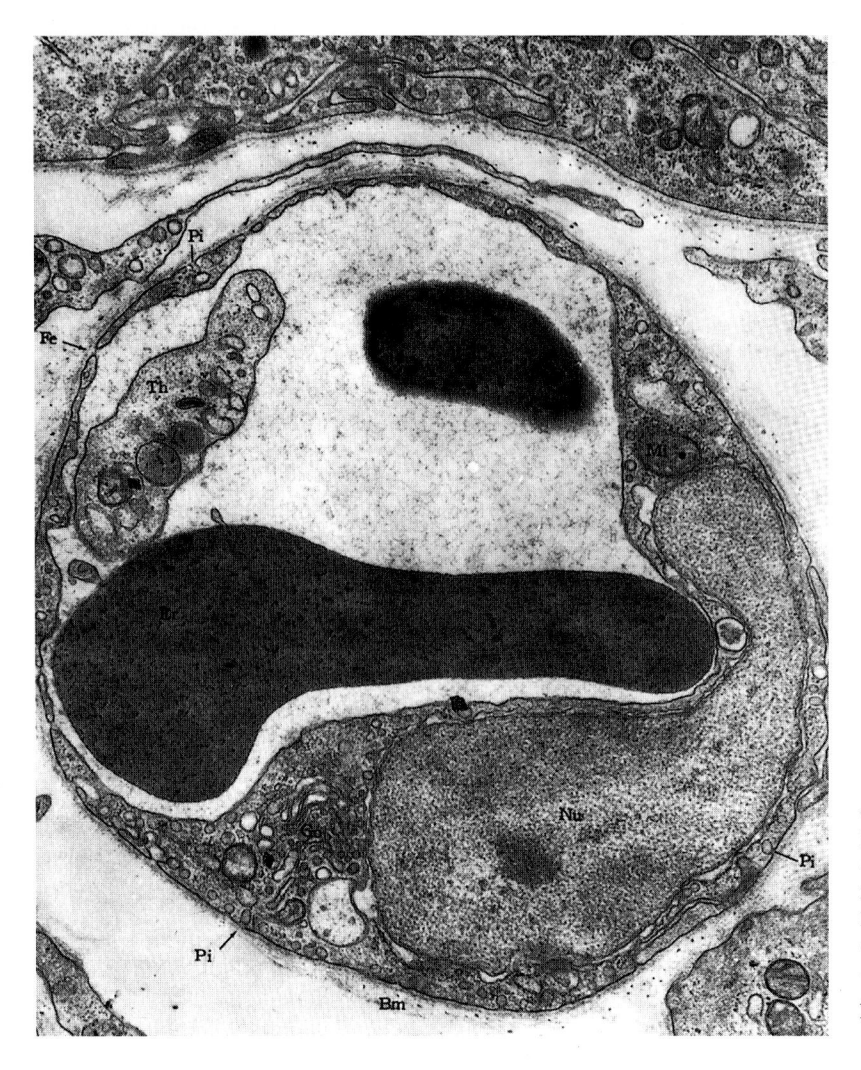

図10-11 血小板と赤血球を含む胃粘膜の毛細血管の電子顕微鏡写真（×22,100）。Th：血小板，Er：赤血球，Nu：毛細血管内皮細胞の核，Fe：内皮の小孔，Go：ゴルジ装置，Pi：飲み込み小胞，Bm：基底板。（Rhodin JAG: An Atlas of Ultrastructure. Philadelphia, WB Saunders, 1963.より）

つの膜関連分子は特異的凝固因子を不活性化する。

2. 損傷を受けた血管内皮は，**フォン・ウィルブランド因子** von Willebrand factor と**組織トロンボプラスチン** tissue thromboplastin を放出し，血液凝固と血小板の凝集阻害物質の産生を止める。さらに，**エンドセリン** endothelin が放出され，血管が強力に収縮して，血液の流出を最小限に抑える。

3. フォン・ウィルブランド因子の存在下で，血小板は内皮の下にある膠原線維に付着し，果粒内容を放出し，血小板どうしが凝集する。このような過程を，**血小板の活性化** platelet activation という。

4. 果粒の成分のうち，特に**アデノシンニリン酸** adenosine diphosphate（ADP）と**トロンボスポンジン** thrombospondin が放出されると，循環している血小板は粘着性を増し，膠原線維に付着した血小板と接着して，果粒内容を放出する。

5. 活性化された血小板の細胞膜に形成されたアラキドン酸から，血管収縮機能と血小板活性化作用を持つ**トロンボキサンA_2** thromboxane A_2 が生成される。

6. 凝集した血小板が栓となって傷口をふさぎ，出血を止める。さらに，血小板の細胞膜表面に**血小板第3因子** platelet factor 3 が形成され，凝固因子（特にトロンビン）が集合するのに必要なリン脂質層を供給する。

7. 様々な**凝固因子** coagulation factor が関与する一連の複雑な化学反応の一端として，組織トロンボプラスチンと血小板トロンボプラスチンが**プロトロンビン** prothrombin に作用し，**トロンビン** thrombin に変える。トロンビンは血小板凝集を促進する酵素で，カルシウムの存在下で，**フィブリノーゲン** fibrinogen を**フィブリン** fibrin に変える。

8. このようにして形成されたフィブリン単量体は，重合して**網状血餅** reticulum of clot となり，これに血小板や赤血球，白血球が絡まって，粘着性の高い**血栓** blood clot（thrombus）が形成される。赤血球は血小板の活性化を促進し，好中球と血管内皮細胞は血小板の活性化と血栓の大きさを抑制するように働く。

血液と造血 ■ ■ ■ 第10章

A — トロンビン、プロトロンビン、プロトロンビン、血小板、フィブリノーゲン、組織トロンボプラスチン、血小板トロンボプラスチン、トロンボスポンジン、フィブリン ADP、血小板の結合、露出した膠原線維、凝集、損傷細胞

B

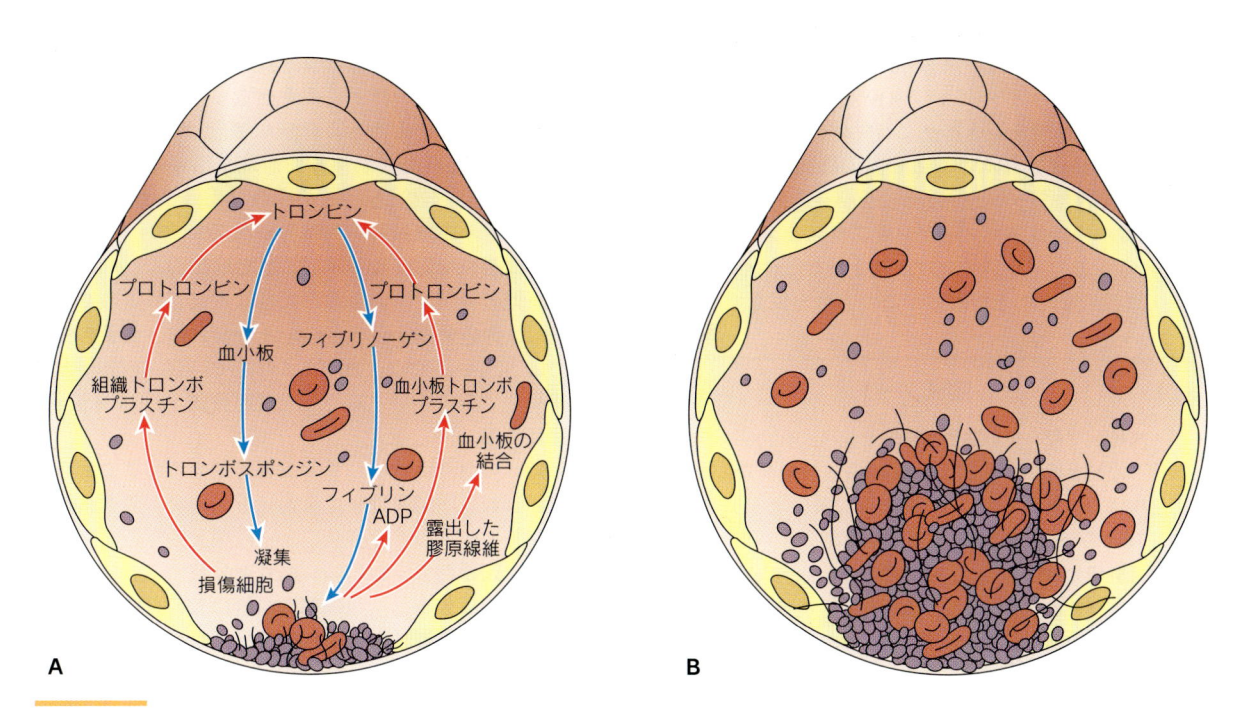

図10-12　血餅形成過程の模型図。(Fawcett DW: Bloom and Fawcett's A Textbook of Histology. 12th ed. New York, Chapman and Hall, 1994. より)

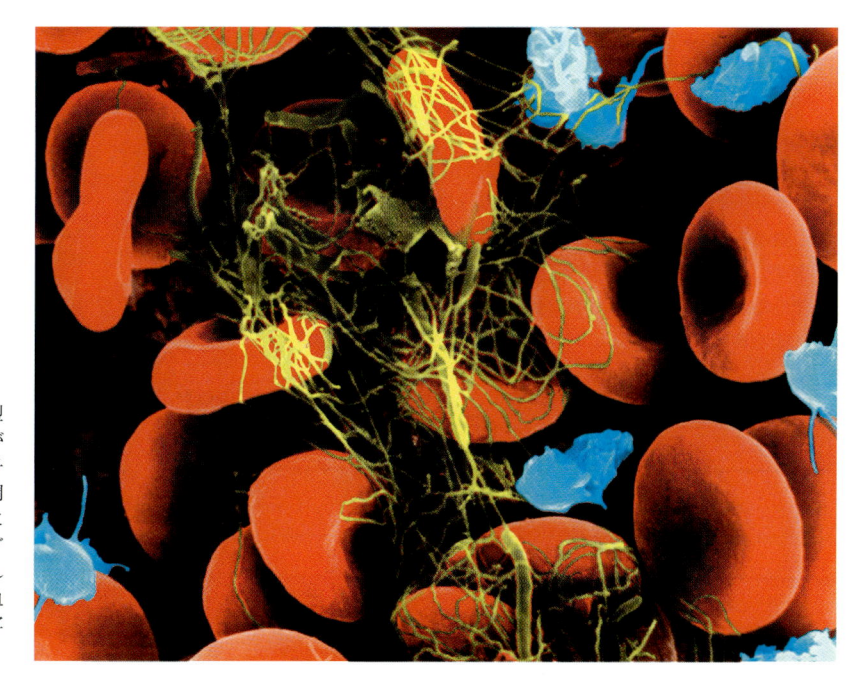

図10-13　ヒト血液中の血餅の走査型電子顕微鏡写真。様々な種類の血球が血漿中でぎっしりと詰まっている様子がよく分かる（構成成分の違いを強調するために、走査型電子顕微鏡写真に着色してある）。凝血塊の周囲のフィブリン（黄）と赤血球（赤）が複雑にもつれ合っている。血液凝固を開始させる血小板（青）は巨核球の断片である。（写真提供：Dr. Dennis Kunkel）

9. 血栓が形成されて約1時間たつと，アクチンとミオシンの単量体が重合して細いフィラメントと太いフィラメントを形成し，ATPをエネルギー源として相互に作用する．その結果，血栓は当初の約半分に収縮し，血管断端を引き寄せて出血を最小限に抑える．
10. 血管が修復されると，血管内皮細胞は**プラスミノーゲン活性物質**plasminogen activatorを放出し，これが循環中のプラスミノーゲンを**プラスミン**plasminに変える．このプラスミンは血栓を溶かし始める酵素で，λ果粒のなかの水解酵素がこの過程を促進する．

臨床ノート

塞栓症で最も多い**血栓塞栓症** thromboembolismでは，生じた凝血塊が遊離して血流にのり，細い血管の内腔を閉塞する．塞栓が肺動脈の分岐部で発生すると（**騎乗栓子** saddle embolus），突然死を引き起こす．また，塞栓が冠動脈の枝を塞ぐと，**心筋梗塞** myocardial infarctionを引き起こすことがある．

過剰な出血を起こす血液凝固異常として，数種類の疾患の存在が知られている．ビタミンK欠乏による後天性疾患，血友病のような先天性疾患，さらに血小板数の低下（血小板減少症）もある．**ビタミンK** vitamin Kは肝臓で**凝固第Ⅶ，Ⅸ，Ⅹ因子** coagulation factor Ⅶ，Ⅸ，Ⅹと**プロトロンビン** prothrombinが合成される際に補助因子として働く．これらの凝固因子が欠損したり，必要量が不足すると，凝固のプロセスが部分的ないし全体にわたりストップする．

血友病 hemophiliaで最も多いのは，第Ⅷ因子の欠損によるタイプ（**古典的血友病** classic hemophilia）で，母親から男児に伴性劣性遺伝する．すなわち，X染色体で遺伝するので，両親とも欠陥のあるX染色体を持っていない限り，女児は発病しない．わずかな外傷でも出血しやすくなり，太い血管からも出血することがある．

血小板減少症 thrombocytopeniaは，血中の血小板数が少ない疾患である．$1mm^3$当たり5万個以下になると重症である．全身性の出血が頻繁に起こり，皮膚ではしばしば紫色のアザを作る．この疾患は現在では**自己免疫疾患** autoimmune diseaseの1つと見なされており，自分自身の血小板に対する抗体が産生され，それによって血小板が破壊されることによる．

骨髄

骨髄は骨の髄腔のなかにある血管に富むゼリー状の組織で，血球産生にかかわる多数の細胞がある．

長骨の髄腔や海綿骨の骨小柱の間は，血管と細胞成分に富むゼリー状の組織である**骨髄** marrowで満たされている．骨髄と骨質の間には骨内膜があり，そこには骨前駆細胞，骨芽細胞のほかに破骨細胞も存在する．骨髄は全体重の約5％を占める．骨髄の機能は血球を産生（**造血** hemopoiesis）し，新生した血球を循環系へ供給することである．骨髄は胎生5か月から死ぬまで機能する．B細胞はその成熟過程の大部分が骨髄で進行するが，T細胞は成熟の初期段階のみが骨髄で起こる．

新生児の骨髄は，赤血球が大量に生成されるので赤色を呈し，**赤色骨髄** red marrowと呼ばれる．長骨の骨幹部では，20歳までに造血が止まり，その後，脂肪が大量に蓄積して黄色を呈するので，**黄色骨髄** yellow marrowと呼ばれる．

骨髄への血液供給は，骨幹部を貫通する栄養動脈を介して行われる．栄養動脈は栄養孔を通って，骨の外部から骨髄腔内へ入る．骨髄腔に入った栄養動脈は，髄腔の中央部と辺縁部で多数の細い血管を分枝する．中央部の血管は骨髄に分布し，辺縁部の血管は骨幹部の骨皮質に分布する．骨皮質に進入した血管は，ハバース管やフォルクマン管内を走り，骨の緻密質に栄養を与える．

骨髄腔の中央部に向かう血管は，直径45〜50 μmの太い**洞様毛細血管** sinusoidのネットワークに入る．血液は洞様毛細血管から**中心縦走静脈** central longitudinal

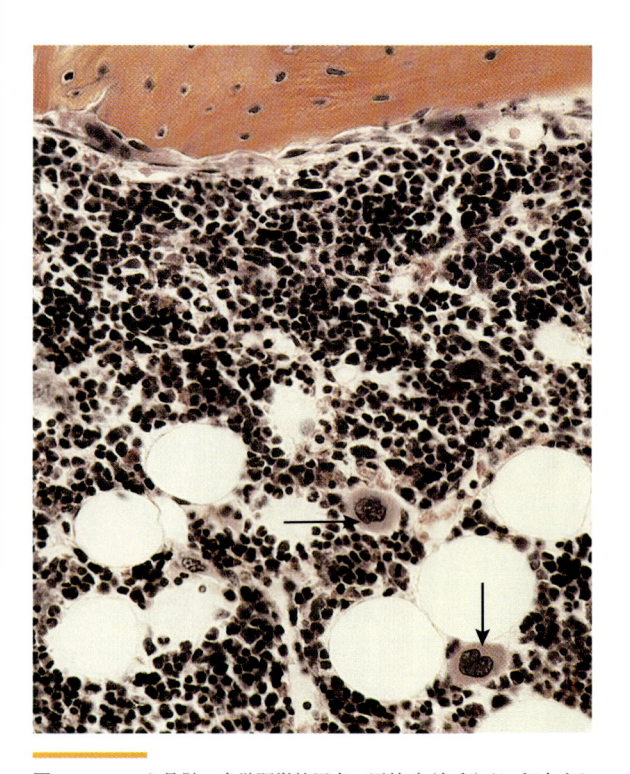

図10-14 ヒト骨髄の光学顕微鏡写真．巨核球（矢印）が2個含まれている（×250）．

vein に流出した後，静脈となって骨髄を離れ栄養孔から出る。

骨髄では静脈が動脈よりも細い。洞様毛細血管内の圧は高く，それによって洞様毛細血管の形態が保たれている点は興味深い。動・静脈と洞様毛細血管を併せて骨髄の**血管部**vascular compartment と呼ぶ。造血系細胞は島状に集合し (islands of hemopoietic cells)，複雑な形態の細胞集塊となって血管の間の髄腔を満たす。これを**造血部**hemopoietic compartment と呼ぶ（図10-14）。

洞様毛細血管の壁を作る内皮細胞の外側を，細い**細網線維**reticular fiber と多数の**血管外膜性細網細胞**adventitial reticular cell が取り巻いている。血管外膜性細網細胞は突起を伸ばし，内皮細胞の基底板と接触する。細網細胞は血管周囲へ突起を伸ばし，ほかの細網細胞の突起と連結して，造血細胞の集団（島）を立体的に取り囲むネットワーク構造を形成する。

造血細胞の細胞集団は，様々な成熟段階の血球とマクロファージを含む。マクロファージは赤血球の前駆細胞が放出した核，形成不全の血球や細胞質の断片を取り込み処理する。マクロファージの突起は，血管内皮細胞の間を抜けて，血管腔内へも頻繁に進入する。

血管外膜性細網細胞は，脂肪を細胞質に蓄えるので，脂肪細胞のように見える。細網細胞が脂肪を蓄積して大きくなると，造血部はその分縮小して，赤色骨髄が黄色骨髄へと変化していく。

> **臨床ノート**
>
> ある種の白血病や大量出血をきたした場合，血管外膜性細網細胞は細胞質の脂肪を放出して小型化する。それによって，骨髄腔の造血スペースが確保され，黄色骨髄が赤色骨髄へと転化する。

胎生期造血

胎生期における造血は，中胚葉造血期，肝臓造血期，脾臓造血期と骨髄造血期の4期に分けられる。

造血hemopoiesis は，受精後2週目に卵黄嚢の中胚葉内で始まる（**中胚葉造血期**mesoblastic phase）。卵黄嚢の壁のなかに間葉細胞が集まり，**血島** blood island という細胞集団を作る。血島の辺縁部の細胞からは血管ができ，中央部の細胞は**赤芽球**erythroblast となって**胎児性有核赤血球** nucleated erythrocyte に分化する。

妊娠4週になると，中胚葉造血期から**肝臓造血期** hepatic phase に移る。循環血液中の赤血球は有核で，妊娠8週には白血球も形成されてくる。妊娠4か月になると，**脾臓造血期** splenic phase に入り，肝臓と脾臓で造血が起こる。このような状態は妊娠末期まで続く。

骨髄腔での造血（**骨髄造血期** myeloid phase）は，妊娠6か月の終わりから始まる。骨格系が発達するにつれ，骨髄腔での造血が徐々に重要性を増していく。生後の肝臓と脾臓では活発な血球産生は見られないが，必要に応じて造血を再開することがある。

生後の造血

生後の造血の中心は骨髄である。

すべての血球には一定の寿命があり，新しい血液が絶えず作られ補充されている。生後の血球生成は共通の幹細胞を起源として，骨髄で進行する（図10-15）。1日当たり10^{11}個以上の血球が骨髄で作られており，死んだり破壊された血球と置き換わっている。血球生成時には，幹細胞が何度も細胞分裂して，いくつかの段階へと分化し，それから成熟した血球が作られる。成熟血球が形成される過程の細胞を，血球系ごとに表10-5にまとめた。血球の種類やそれらの比率を調整するために，種々の成長因子やサイトカインが作用し，血球生成を統制している。

幹細胞，祖細胞，前駆細胞

血球の生成に関して一番未分化な細胞を幹細胞という。幹細胞から祖細胞（単能性幹細胞）が生じ，祖細胞から前駆細胞ができる。

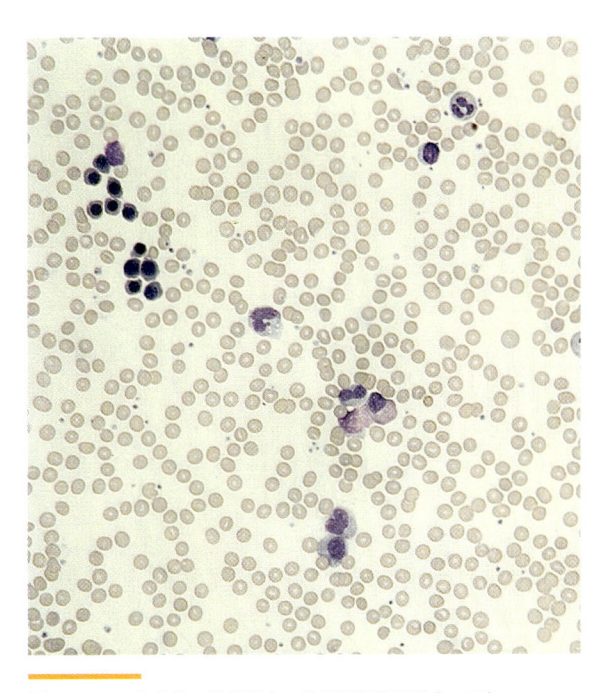

図10-15　ヒト骨髄の塗抹標本の光学顕微鏡写真（×250）。

すべての血球は，**全能性造血幹細胞** pluripotential hemopoietic stem cell（PHSC）から生じる。全能性造血幹細胞は，骨髄における有核細胞の約0.1％を占める。通常は有糸分裂をしないが，ときに一気に細胞分裂して全能性造血幹細胞と2種類の**多能性造血幹細胞** multipotential hemopoietic stem cell（MHSC）が生成される。2種類の造血幹細胞とは，**脾臓コロニー形成単位** colony-forming unit-spleen（CFU-S）と**リンパ球コロニー形成単位** colony-forming unit-lymphocyte（CFU-Ly）で，これから多種類の祖細胞（単能性幹細胞）が生成される。CFU-S細胞は**骨髄細胞系** myeloid cell line（赤血球，果粒球，単球，血小板）の元になる細胞で，CFU-Ly細胞は**リンパ球系** lymphoid cell lines（T細胞とB細胞）の元になる細胞である。全能性造血幹細胞も多能性造血幹細胞も，リンパ球と形態が似ており，循環血液中におけるヌル細胞の一部をなす。

幹細胞は通常，細胞周期のG_0期の状態であるが，種々の成長因子やサイトカインの影響を受けてG_1期へ移行する。初期の幹細胞の細胞膜上には，CD34, p170ポンプ，c-kitがあるので，これを表面マーカーとして幹細胞を確認することができる。**ホメオボックス遺伝子** homeobox geneが造血細胞の初期分化時に作用するらしく，特にHox1は特異的に骨髄白血球造血に作用する（赤血球造血には作用しない）。一方，Hox2には赤血球造血に作用するものもある。

祖細胞（単能性幹細胞） progenitor cellも小リンパ球とよく似た細胞であるが，好酸球のように一系統の血球にしか分化できず**単能性** unipotentialである。祖細胞の増殖と分化は特別な造血因子によって制御され，自己複製能には限りがある。

前駆細胞 precursor cellは祖細胞が分裂して生じる細胞で，自己複製能はない。前駆細胞は特定の血球系で最も幼弱な細胞である。前駆細胞から分裂・分化して，それぞれの系統の成熟血球が生じる。細胞の成熟・分化が進行すると，細胞は小さくなり，核小体は消失する。クロマチンは濃縮し，細胞質にも成熟血球の特徴が現れる（図10-16）。

造血の研究者たちは，適切な条件下におくと増殖して，

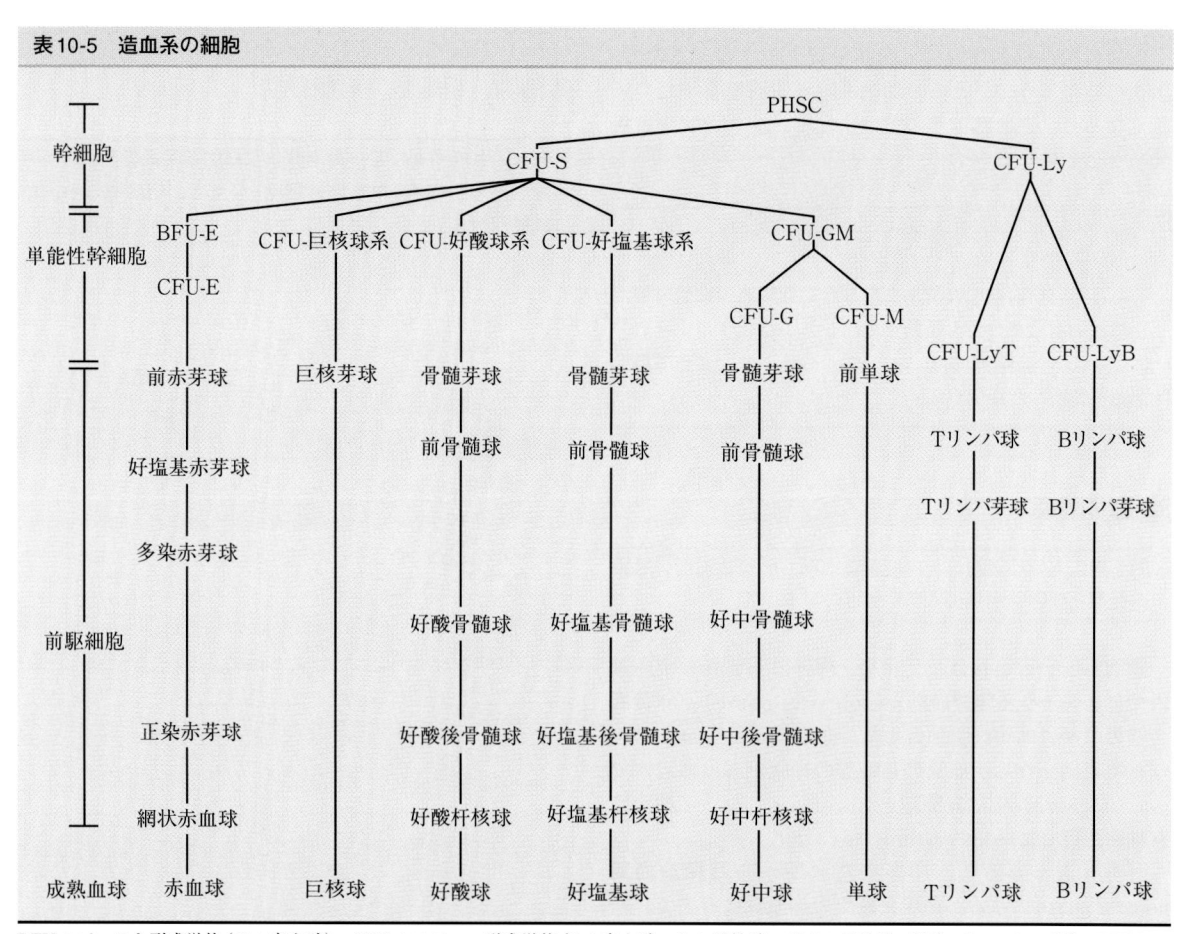

表10-5 造血系の細胞

幹細胞										
				PHSC						
			CFU-S						CFU-Ly	
単能性幹細胞	BFU-E	CFU-巨核球系	CFU-好酸球系	CFU-好塩基球系	CFU-GM					
	CFU-E				CFU-G	CFU-M		CFU-LyT	CFU-LyB	
前駆細胞	前赤芽球	巨核芽球	骨髄芽球	骨髄芽球	骨髄芽球	前単球		Tリンパ球	Bリンパ球	
	好塩基赤芽球		前骨髄球	前骨髄球	前骨髄球			Tリンパ芽球	Bリンパ芽球	
	多染赤芽球									
			好酸骨髄球	好塩基骨髄球	好中骨髄球					
	正染赤芽球		好酸後骨髄球	好塩基後骨髄球	好中後骨髄球					
	網状赤血球		好酸杆核球	好塩基杆核球	好中杆核球					
成熟血球	赤血球	巨核球	好酸球	好塩基球	好中球	単球		Tリンパ球	Bリンパ球	

BFU：バースト形成単位（E：赤血球），CFU：コロニー形成単位（E：赤血球，G：果粒球，GM：果粒球−単球，Ly：リンパ球，PHSC：全能性造血幹細胞。(Gartner LP, Hiatt JL, Strum J: Histology. Baltimore, Williams & Wilkins, 1988.より)

血液と造血　第10章

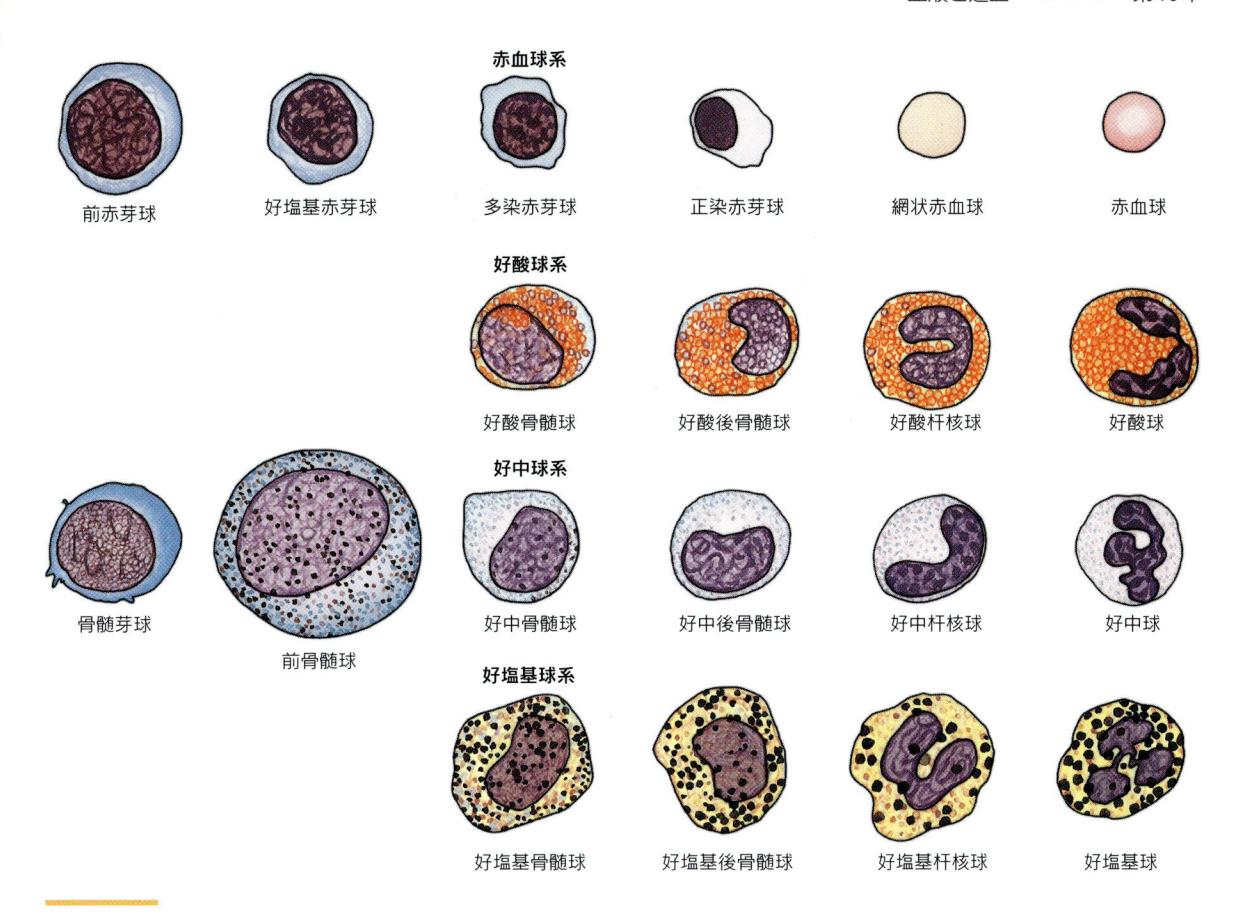

赤血球系
前赤芽球　好塩基赤芽球　多染赤芽球　正染赤芽球　網状赤血球　赤血球

好酸球系
好酸骨髄球　好酸後骨髄球　好酸杆核球　好酸球

好中球系
骨髄芽球　前骨髄球　好中骨髄球　好中後骨髄球　好中杆核球　好中球

好塩基球系
好塩基骨髄球　好塩基後骨髄球　好塩基杆核球　好塩基球

図10-16　赤血球生成と果粒白血球生成における前駆細胞の模式図。骨髄芽球と前骨髄球レベルでは，好酸球，好中球，好塩基球の3種類の系列は区別できない。

果粒球，赤血球，単球，リンパ球，血小板が混じった細胞集団になる細胞を単離した。このことから，すべての血液細胞は1つの**全能性幹細胞** pluripotential stem cell からできることが示された。しかしながら，造血系細胞を単離しても，赤血球や好酸球のみ，またはほかの1種類の血球系だけしか生じないことが多い。これらの一連の造血実験は脾臓を使って行われたので，リンパ球と似た幹細胞は**脾臓コロニー形成単位** colony-forming unit-spleen (CFU-S) と命名された。さらに詳細な研究の結果，多能性造血細胞には2種類（CFU-SとCFU-Ly）あることが分かった。CFU-Sからは骨髄系の造血細胞が分化し，CFU-Lyからはリンパ球が分化する。さらに最近の研究によると，それぞれの系の前駆細胞に分化する前に，単能性のコロニー形成細胞が存在することが証明された（表10-5）。前駆細胞は細胞分裂を繰り返し，分化して成熟血球となる。

臨床ノート

放射線治療や化学療法の治療後に骨髄移植が必要な患者では，主要組織適合抗原MHCがドナーと一致しなければならない。幹細胞の骨髄単位体積当たりの数は多くないので，患者から大量の骨髄を採取しなければならないが，幹細胞に特有の細胞表面マーカーであるCD34に対するモノクローナル抗体を使う新しい方法によって，少量で全能性造血幹細胞を多量に含む骨髄を得ることが可能となった。癌患者に対する治療を目的として，この方法は現在研究中である。

近い将来，鎌状赤血球症のような遺伝性血液疾患は，遺伝子工学で処理された幹細胞で治療できる可能性がある。患者から全能性造血幹細胞を取り出し，正常の遺伝子（例えばヘモグロビンに関する正常遺伝子）を組み込んだ後，自己移植の形で再び患者に戻す。すると，正常の遺伝子を組み込まれた全能性造血幹細胞が増殖し，それから生じる前駆細胞が正常の血球を産生する。病的な細胞も少しは生じるが，正常な細胞が大量に作られて，遺伝的な欠陥を最小限に抑えることが期待できる。

造血促進因子（コロニー刺激因子）

造血は，インターロイキン，コロニー刺激因子，マクロファージ抑制蛋白-α，スチール因子などの多数のサイトカインや促進因子によって調節されている。

造血hemopoiesisは，様々な細胞が産生する多数の**造血促進因子**hemopoietic growth factorによって調節されている。それぞれの因子は特定の幹細胞，祖細胞そして前駆細胞に作用して，細胞を分裂させたり，分化を誘導する（表10-6）。促進因子のなかには，成熟した血球の機能を促進するものもある。造血促進因子のほとんどは糖蛋白である。

促進因子が標的細胞に到達するには次の3ルートがある。

- 血流を介するルート：内分泌ホルモンとして機能。
- 造血細胞の近くで骨髄の支質細胞が分泌するルート：パラクリンホルモンとして機能。
- 細胞と細胞の直接接触ルート：細胞表面のシグナル分子として機能。

促進因子のなかには，IL-1，IL-3，IL-6の3種類の**インターロイキン**interleukinのように，全能性と多能性造血幹細胞の増殖を促進して，幹細胞集団を継続維持する機能を持つものがある。そのほかのサイトカイン，例えば果粒球コロニー刺激因子（G-CSF），IL-3，IL-7，IL-8，IL-11，IL-12，マクロファージ抑制蛋白-α（MIP-α），エリスロポエチンは，幹細胞が単能性の祖細胞へと転換・分化する際に作用すると考えられている。

コロニー刺激因子colony-stimulating factor（CSF）は細胞分裂を促進し，果粒球と単球の単能性造血幹細胞の分化を促進する。**エリスロポエチン**erythropoietinは赤血球系の造血細胞を活性化し，**トロンボポエチン**thrombopoietinは血小板生成を促進する。**スチール因子** steel factor（**幹細胞因子** stem cell factor）は骨髄の支質細胞によって産生され，細胞表面に出て，全能性，多能性および単能性造血幹細胞に作用する。造血幹細胞は，この因子を細胞表面に持つ骨髄支質細胞と接触して細胞分裂するようになる。現在では，幹細胞因子を表面に持つ細胞

表10-6　造血促進因子

因子	主な働き	産生臓器・細胞
幹細胞因子	造血の促進	骨髄の支質細胞
GM-CSF	CFU-GMの細胞分裂と分化を促進。果粒球を活性化。	T細胞，血管内皮細胞
G-CSF	CFU-Gの細胞分裂と分化を促進。好中球の活性化。	マクロファージ，血管内皮細胞
M-CSF	CFU-Mの細胞分裂と分化を促進。	マクロファージ，血管内皮細胞
IL-1	IL-3，IL-6と協働して，PHSC，CFU-S，CFU-Lyの増殖を促進。赤血球系前駆細胞の増殖を制御。	単球，マクロファージ，血管内皮細胞
IL-2	活性化T細胞・B細胞を増殖。NK細胞の分化を誘導。	活性化T細胞
IL-3	IL-1，IL-6と協働して，PHSC，CFU-S，CFU-Lyの増殖と単能性造血前駆細胞の増殖を促進（ただし，T・Bリンパ球系を除く）。	活性化T細胞およびB細胞
IL-4	T細胞とB細胞を刺激して活性化し，肥満細胞と好塩基球の成熟を促進。	活性化T細胞
IL-5	CFU-Eoを増殖させ，好酸球を活性化。	T細胞
IL-6	IL-1，IL-3と協調して，PHSC，CFU-S，CFU-Lyの増殖を促進。CTLとB細胞の分化を促進。	単球と線維芽細胞
IL-7	CFU-LyBの分化を促進し，NK細胞の分化を誘導。	血管外膜性細網細胞
IL-8	好中球の遊走と果粒放出を誘導。	白血球，血管内皮細胞，平滑筋細胞
IL-9	肥満細胞の活性化と増殖を誘導。IgEの産生を調整。ヘルパーT細胞の増殖を促進。	ヘルパーT細胞
IL-10	マクロファージ，T細胞，NK細胞のサイトカインの産生を抑制。CTLの分化とB細胞，肥満細胞の増殖を促進。	マクロファージとT細胞
IL-12	NK細胞を刺激する。TCLとNK細胞の機能を亢進。	マクロファージ
γインターフェロン	B細胞と単球を活性化。CTLの分化を促進。クラスIIHLAの発現を増加。	T細胞とNK細胞
エリスロポエチン	CFU-Eを分化させ，BFU-Eを細胞分裂させる。	腎臓の尿細管周囲毛細血管網の血管内皮細胞と肝細胞
トロンボポエチン	CFU-Megと巨核芽球の細胞分裂と分化を促進。	不明

CTL：細胞傷害性T細胞，CFU：コロニー形成単位（Eo：好酸球，G：果粒球，GM：果粒球-単球，Ly：リンパ球，S：脾臓），CSF：コロニー刺激因子（G：果粒球，GM：果粒球-単球，M：単球），IL：インターロイキン，NK：ナチュラルキラー，PHSC：全能性造血幹細胞。

が存在しない限り，造血が起こらないと考えられている。この因子は骨髄（場合によっては肝臓や脾臓）に限局するので，生後の造血は骨髄で進行することになる。

造血細胞がこれらの造血促進因子と接触しなかった場合，**アポトーシス**apoptosisというプロセスで，死に至る。このような細胞では，縮小した核内にクロマチンが凝集し，細胞質は果粒状となり，細胞膜表面に特異的な巨大分子が現れる。マクロファージはこの巨大分子を認識し，アポトーシス細胞を取り込んで破壊する。

成熟血球（または成熟直前の血球）を骨髄から循環血液へ放出する因子が存在するといわれている。まだすべてが分かったわけではないが，これらの因子としてはインターロイキン，CSFやスチール因子がある。

臨床ノート

エリスロポエチンの生成が病的に亢進した場合，**二次性赤血球増加症**secondary polycythemiaになる。この疾患では，循環血液中の赤血球の全体数が増加し，血液の粘調度が上がり，血液の流動性が減少して，血液循環不全が起こる。エリスロポエチン過剰分泌は，エリスロポエチン産生細胞の腫瘍が原因であることが多く，患者の赤血球数は1,000万個/mm^{3}に達することもある。

赤血球生成

赤血球生成は数種類のサイトカインのもとで進行する。関与する因子には，スチール因子，IL-3，IL-9，果粒球−単球コロニー刺激因子（GM-CSF），エリスロポエチンなどがある。

赤血球生成erythropoiesisでは，毎日2.5×10^{11}個の成熟赤血球が作られる。このような大量の赤血球の産生には，2種類のCFU-Sが関与している。**赤血球バースト形成単位**burst-forming unit-erythrocyte（BFU-E）と**赤血球コロニー形成単位**colony-forming unit-erythrocyte（CFU-E）である。

循環赤血球数が減少すると，腎臓からのエリスロポエチンの分泌が増加する。IL-3，IL-9，スチール因子，果粒球−単球コロニー刺激因子（GM-CSF）の存在下に，エリスロポエチンによってCFU-SがBFU-Eへと分化する。BFU-Eは爆発的に細胞分裂し，大量のCFU-Eに変化する。このとき，IL-3受容体が消失することが興味深い。

CFU-Eが持続的に存在し，赤血球の一番幼弱な前駆細胞である**前赤芽球**proerythroblastになるには，低濃度のエリスロポエチンが必要とされる（図10-16，図10-17）。前赤芽球とそれに続く赤芽球（図10-18, 図10-19）は，**ナース細胞** nurse cellとして機能するマクロファージを取り囲んで集まる。マクロファージは，放出された赤芽球の核や過剰に作られた赤血球，奇形赤血球を食作用で取り込んで処理する。ナース細胞として赤血球生成を増進する促進因子も作り出す。表10-7に赤血球系の造血細胞の特徴をまとめてある。

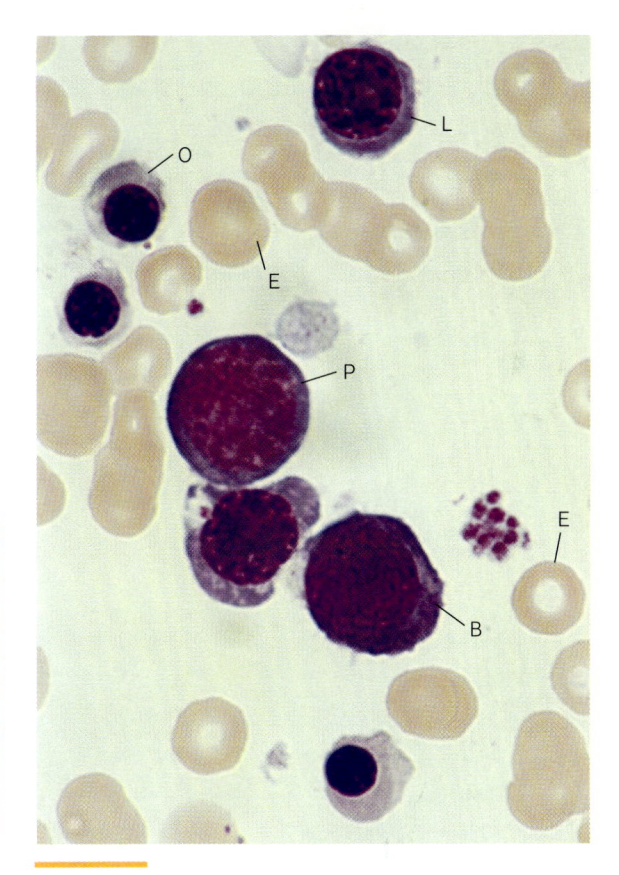

図10-17　赤血球系造血細胞の光学顕微鏡写真。P：前赤芽球，B：好塩基赤芽球，L：多染赤芽球，O：正染赤芽球，E：赤血球（×1,226）。

臨床ノート

栄養摂取不良が原因で起こる**鉄欠乏性貧血**iron deficiency anemiaは，最もよく見られる貧血で，日本では全人口の10％に認められる。鉄の摂取量が不足することが主な原因であるが，鉄の体内への吸収不良か慢性的な出血が原因であることが多い。鉄欠乏性貧血の患者の赤血球は，正常のものより小さく，皮膚は青白で，爪は長く反り返ったスプーン状を呈する。この患者は虚弱で，全身倦怠感，活力の消失を訴える。

顆粒球生成

顆粒白血球の生成（好中球，好酸球，好塩基球）には，IL-1，IL-5，IL-6，TNF-αのほか，G-CSFやGM-CSFなど数種類のサイトカインが関与する。

顆粒球生成 granulocytopoiesis はひとまとめにして述べられることが多いが，3種類の顆粒白血球にはそれぞれ別の単能性幹細胞（好中球の場合は，単能性でなく二能性）が存在する（表10-5）。それぞれの単能性幹細胞は多能性造血幹細胞である CFU-S から生じる。幹細胞は好酸球系では CFU-Eo，好塩基球系では CFU-Ba で，それぞれ細胞分裂して前駆細胞である**骨髄芽球** myeloblast になる。好中球は二能の幹細胞である CFU-GM から形成される。この幹細胞が細胞分裂して2種類の単能性幹細胞，すなわち好中球系の幹細胞である CFU-G と，単球系の幹細胞である CFU-M が生じる。CFU-Ba や CFU-Eo と同様，CFU-G からも骨髄芽球ができる。

それぞれの骨髄芽球は，GM-CSF と G-CSF の存在のもとで増殖・分化が進む。この2つの因子は，好中球，好酸球，好塩基球の発達を促進する。一方，IL-1 と IL-6，TNF-α は G-CSF や GM-CSF の合成と放出に必要な補助因子である。IL-5 は好酸球の産生と活性化に作用すると考えられている。

骨髄芽球（図10-16，図10-20）は3種類の顆粒白血球の前駆細胞で，それぞれの種類の顆粒球からほかの種類の顆粒球が生じることはない。単一の骨髄芽球が3種類の顆粒白血球を産生しうるのか，それぞれの顆粒球に特

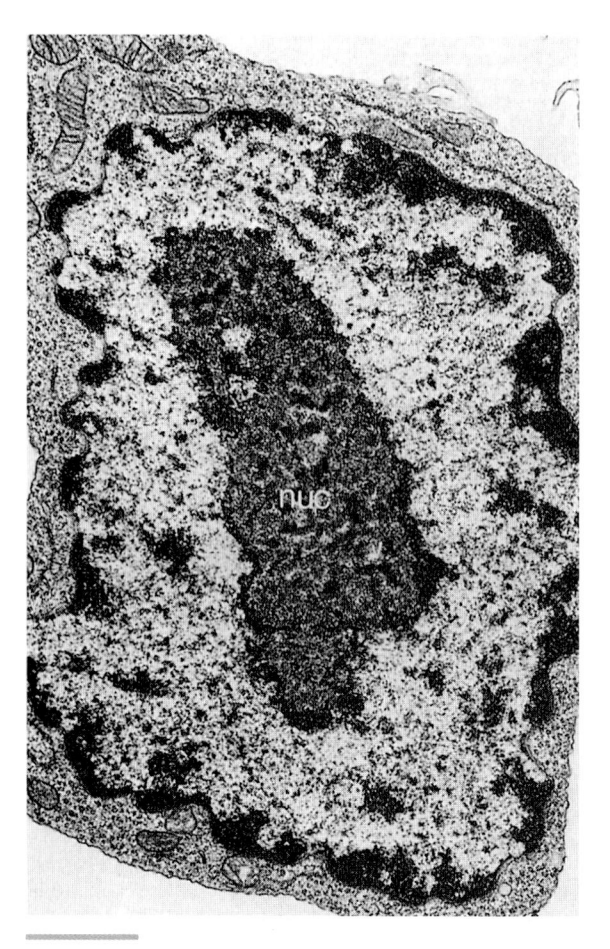

図10-18 前赤芽球核の電子顕微鏡写真（×10,257）。nuc：核小体。（Hopkins CR: Structure and Function of Cells. Philadelphia, WB Saunders, 1978. より）

表10-7 赤血球系造血細胞

細胞	大きさ（μm）	核*と細胞分裂	核小体	細胞質*	電子顕微鏡像
前赤芽球	14〜19	円形で，暗紅色。細かなクロマチン網，有糸分裂する。	3〜5	細胞周辺部に灰青色の凝集。	粗面小胞体は未発達で，豊富なポリソームを有し，ミトコンドリアは少なく，フェリチンを含む。
好塩基赤芽球	12〜17	核は前赤芽球と同様だが，クロマチン網は粗くなる。有糸分裂する。	1〜2？	前赤芽球と同様だが，細胞質全体がややピンク色の色調を帯びる。	前赤芽球と同様だが，ヘモグロビンを若干含む。
多染赤芽球	12〜15	円形で，濃く染色される。クロマチン網は非常に粗くなる。有糸分裂する。	なし	青みを帯びた細胞質に，黄色みを帯びたピンク色の部位を含む。	好塩基赤芽球と同様だが，ヘモグロビンが増加する。
正染赤芽球	8〜12	小型球形，濃染する。細胞内で偏在するか，細胞外へ放出される途中。有糸分裂しない。	なし	少し青みを帯びた細胞質にピンク色の色調が大部分。	ミトコンドリアとポリソームがわずかに存在する。大量のヘモグロビンを含む。
網状赤血球	7〜8	なし	なし	成熟赤血球と同様だが，クリスタルブルーで染色するとピンク色の細胞質内に青い網状構造が見える。	リボソームの塊を含む。ヘモグロビンで細胞全体が満たされている。
赤血球	7.5	なし	なし	ピンク色。	ヘモグロビンのみ。

*色調はロマノフスキー染色（またはその変法）による。

血液と造血　　第10章

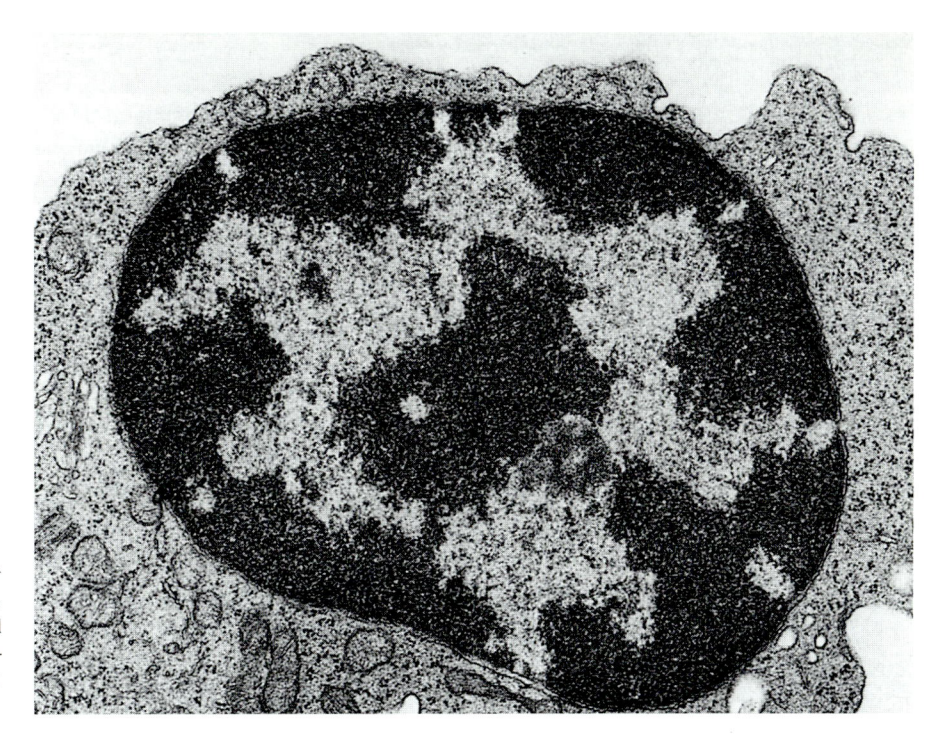

図10-19　正染赤芽球の電子顕微鏡写真（×21,300）。（Hopkins CR: Structure and Function of Cells. Philadelphia, WB Saunders, 1978. より）

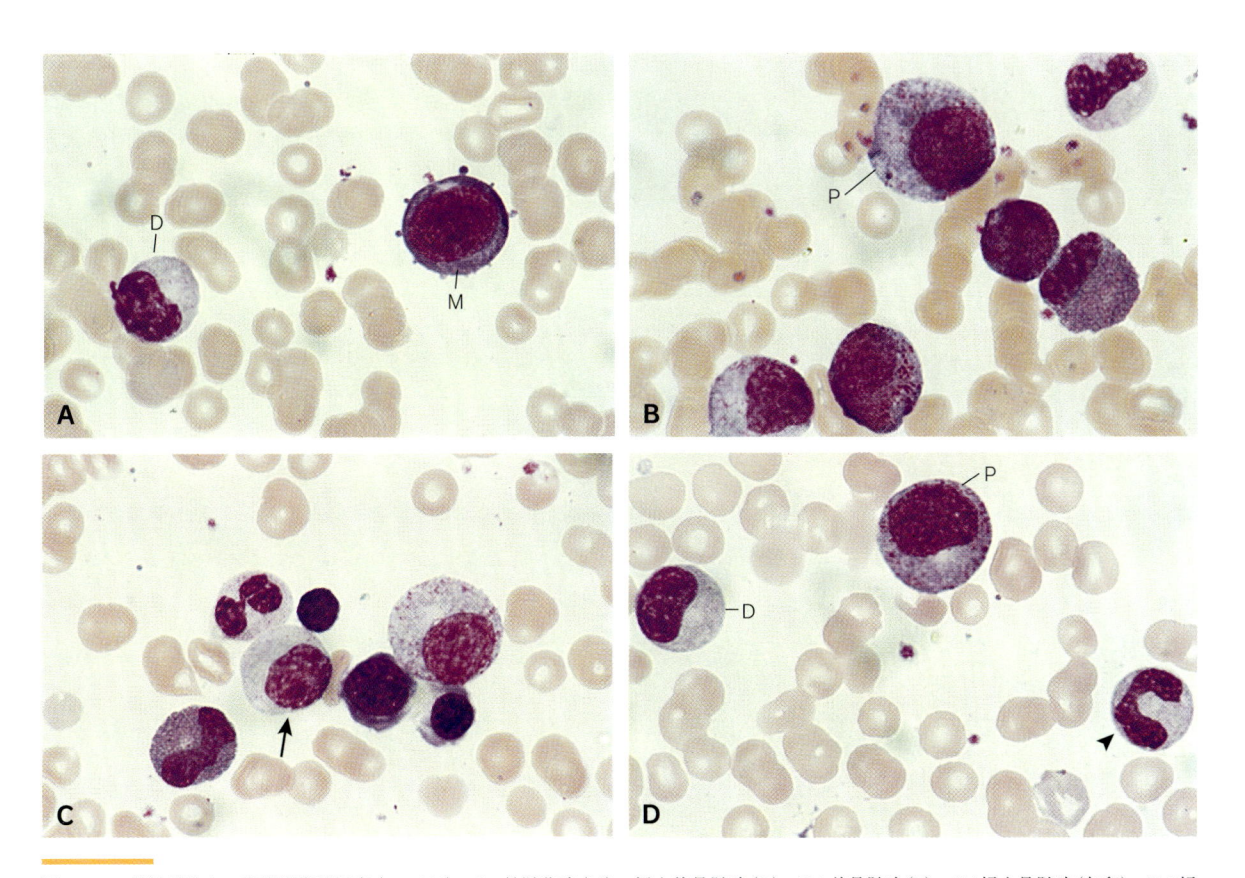

図10-20　果粒球造血の光学顕微鏡写真（×1,086）。A：骨髄芽球（M），好中後骨髄球（D）。B：前骨髄球（P）。C：好中骨髄球（矢印）。D：好中後骨髄球（D），好中杆核球（矢頭），前骨髄球（P）。

有の骨髄芽細胞が存在するのか現在不明である。骨髄芽球は細胞分裂して前骨髄球になり，前骨髄球から細胞分裂によって骨髄球が生じる。この骨髄球の段階でそれぞれのグループの特殊果粒が作られ，ここで初めて3種類の果粒球系が明瞭に区別できるようになる。成人では1日当たり，好中球80万個，好酸球17万個，好塩基球6万個が作られる。

表10-8に好中球系造血細胞の分化段階を詳細に示す。好酸球系や好塩基球系の細胞分化については，特殊果粒以外は好中球系と同じである。

新しく生じた好中球は，洞様毛細血管の内皮を通って造血部から血管内へと出ていく。このとき，内皮細胞の間を通り抜けるのではなく，細胞内を突き抜ける。体循環系に入った好中球は血管の壁の近くへ移動し，血管内皮細胞に付着して，時期が来るまでそこに留まる。好中球の細胞膜上には，膜貫通性接着分子やインテグリンが発現し，一方，内皮細胞では特異的表面受容体分子が形成されるという一連のプロセスが同時進行するが，詳細は省略する。好中球が血管壁に接着する辺縁化現象のため，実際に循環している好中球よりもはるかに多くの好中球が血管内に存在している。

> **臨床ノート**
>
> **急性骨髄芽球性白血病** acute myeloblastic leukemia は，形質変化した幹細胞がとめどなく細胞分裂を繰り返すことによって起こる。この幹細胞は成熟白血球へは分化しない。また，この幹細胞にはCFU-GM，CFU-Eo，CFU-Baが含まれており，骨髄芽球以後の分化が停止している。この疾患は15〜40歳代の若年者に多く，治療としては集中的な化学療法に加え，最近では骨髄移植が行われている。

単球生成

単球生成 monocytopoiesis は好中球の幹細胞と共通の幹細胞から起こる。CFU-GMが細胞分裂して，CFU-GとCFU-M（**単芽球** monoblast）となる。CFU-Mから**前単球** promonocyte が生じる。これは大型の細胞（直径16〜18 μm）で，ソラマメ形の核が細胞内で偏在する。前単球の細胞質は青みを帯び，アズール果粒が多数含まれている。

前単球を電子顕微鏡で見ると，よく発達したゴルジ装置を有し，粗面小胞体も豊富で，ミトコンドリアも多い。アズール果粒は直径が0.5 μmのリソソームである。成人では，1日平均10^{10}個以上の前単球が産生され，その大多数が循環血液中に入っていく。新しくできた単球は1〜2日のうちに循環血液から離れて，血管外の結合組

表10-8 好中球系造血細胞

細胞	大きさ（μm）	核*と細胞分裂	核小体	細胞質*	果粒	電子顕微鏡像
骨髄芽球	12〜14	球形で，赤青色。クロマチン網は細かい。有糸分裂する。	2〜3	薄青い細胞質内に青い塩基好性部が集塊状に分布。細胞表面に泡状突起が見られる。	なし	RER，小型のゴルジ装置，多数のミトコンドリア，ポリソームを含む。
前骨髄球	16〜24	球〜卵円形，赤みを帯びた青色，クロマチン網は粗い。有糸分裂する。	1〜2	青く塩基好性。細胞表面に泡状突起はない。	アズール果粒	RER，大型のゴルジ装置，多数のミトコンドリアとリソソーム（直径0.5 μm）を含む。
好中骨髄球	10〜12	扁平状，細胞辺縁に位置する。クロマチン網は粗い。有糸分裂する。	0〜1	薄青色	アズール果粒と特殊果粒	RER，大型のゴルジ装置，多数のミトコンドリアとリソソーム（直径0.5 μm）および特殊果粒（直径0.1 μm）を含む。
好中後骨髄球	10〜12	腎臓形で暗調。クロマチン網は粗い。有糸分裂しない。	なし	薄青色	アズール果粒と特殊果粒	果粒は骨髄球と同様。細胞小器官は減少。
好中杆核球	9〜12	馬蹄形，クロマチン網は非常に粗い。有糸分裂しない。	なし	薄青色	アズール果粒と特殊果粒	同上
好中球	9〜12	多分葉核，クロマチン網は非常に粗い。有糸分裂しない。	なし	薄い青みを帯びたピンク色。	アズール果粒と特殊果粒	同上

*色調はロマノフスキー染色（またはその変法）による。
RER：粗面小胞体

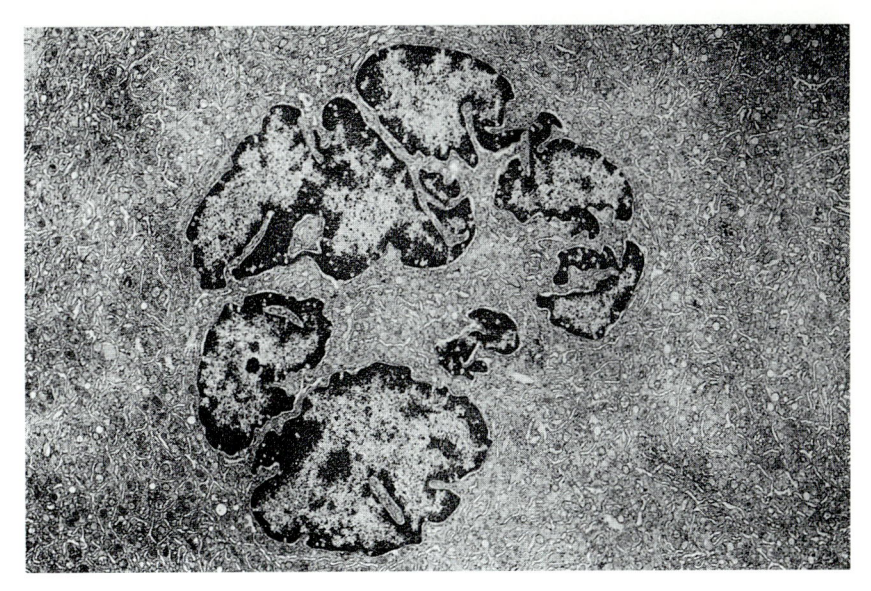

図10-21 巨核球の電子顕微鏡写真（×2,264）。血小板形成のため，細胞質は細かく分画されている。多核のように見えるが，細胞核は1つである。（Hopkins CR: Structure and Function of Cells. Philadelphia, WB Saunders, 1978．より）

織に入り込み，**マクロファージ** macrophage に分化する。

血小板形成

血小板形成はトロンボポエチンの影響下で進行する。トロンボポエチンは，巨細胞である巨核芽球の発達と増殖を促進する。

血小板系の単能性幹細胞であるCFU-Megから，極めて大型の細胞である**巨核芽球** megakaryoblast ができる。巨核芽球は直径が20〜40 μm あり，単核であるが，多数の分葉がある。巨核芽球は**最終細胞分裂** endomitosis によって二細胞となる。その結果生じた巨核芽球は，その後は，分裂することなくさらに巨大化し，核は64 nまでの染色体を持つ倍数体となる。細胞質は淡く染まり，アズール果粒を多数含む。トロンボポエチンがこの細胞の分化に関与する。

巨核芽球は**巨核球** megakaryocyte へと分化する（図10-14）。巨核球は直径が40〜100 μm の巨大な細胞で，分葉した1個の核を持つ。電子顕微鏡で観察すると，細胞質にはよく発達したゴルジ装置，多数のミトコンドリア，発達した粗面小胞体，多数のリソソームがある（図10-21）。

巨核球は骨髄の洞様毛細血管に付着し，血管の内腔に細胞質の突起を伸ばしている。この細胞質突起は，細胞膜が細胞質内に入り込んで生じる**分画チャネル** demarcation channel によって複雑な小区画に区分され，**前血小板** proplatelet の塊ができる。前血小板は血管内に放出されるとすぐに分離し，血小板として分散する。1個の巨核球から7,000個の血小板が生じる。血小板が放出された後の巨核球は変性し，マクロファージによって処理される。

リンパ球生成

全能性造血幹細胞から，骨髄系造血幹細胞の幹細胞であるCFU-Sと，リンパ系の幹細胞であるCFU-Lyができる。

多能性造血幹細胞のCFU-Lyは骨髄内で分裂し，2種類の単能性幹細胞であるCFU-LyBとCFU-LyTになる。いずれの幹細胞も，免疫的な能力はない。

鳥類では，CFU-LyBは腸管の憩室である**ファブリキウス嚢** bursa of Fabricius に移動する（BursaのBがB細胞のBの由来である）。このファブリキウス嚢のなかで，CFU-LyBが数回細胞分裂をして，抗体を含む特異な細胞表面マーカーを持ち，免疫能力のある（immunocompetent）B細胞ができる。哺乳類でも同様の過程を経てB細胞ができるが，鳥類のようなファブリキウス嚢がないため，ファブリキウス嚢に対応する組織である骨髄でB細胞の免疫能力が形成される。

CFU-LyTは有糸分裂してT細胞となるが，この細胞は初めは免疫能力を持っていない。この細胞が胸腺の皮質に移動し，そこで増殖・成熟して，細胞表面マーカーが形成される。細胞膜上にT細胞受容体やCDマーカーのような表面マーカーができると，T細胞は免疫能力を持つようになる。このようなT細胞の大部分は胸腺内で壊され，皮質のマクロファージによって取り込まれて処理されてしまう。

B細胞もT細胞もともに骨髄と胸腺を離れ，脾臓やリンパ節のようなリンパ器官に移動し，そのなかでT細胞・B細胞それぞれ専有の部位で免疫能力を持つリンパ球のクローンを形成する。リンパ系については第12章で詳しく紹介する。

循環系 11

循環系は**心臓血管系**cardiovascular systemと**リンパ管系**lymphatic vascular systemからなる。両者は独立した系であるが互いに関係している。心臓血管系は心臓と組織の間で血液を循環させ，リンパ管系は余分な細胞外液である**リンパ**lymphを集めて心臓血管系に送り返す。従って，心臓血管系は二方向の循環を行うが，リンパ管系は一方向の輸送を行う。

心臓血管系

心臓血管系は心臓のほかに，肺に血液を循環させる肺循環と，身体の組織に血液を循環させる体循環の2つの系統から構成されている。

心臓血管系cardiovascular systemは**心臓**heart，**肺循環**pulmonary circulation，**体循環**systemic circulationで構成されている。心臓は血液を循環に送り出す筋性のポンプである。肺循環は血液を肺に循環させ，体循環は血液を全身の組織・器官に分配する。これらの血管系は動脈，毛細血管，静脈で構成されている。

- **動脈**artery：心臓から，全身の器官や組織へ血液を輸送する。分枝を繰り返して次第に細くなる。
- **毛細血管**capillary：毛細血管の網目は毛細血管床を作っている。毛細血管の壁は薄く，壁を通してガス，栄養，代謝老廃物，ホルモン，シグナル物質を血液と組織の間で交換し，代謝活動を営んでいる。
- **静脈**vein：毛細血管床から血液が流出していく血管系で，次第に集まって太くなり，血液を心臓に戻す。

血管の一般構造

動脈は一般に壁が厚いが，直径は対応する静脈より細い。

血管は一般に構造的な類似点を持つが，種類や部位によって相違点もある。それをもとに血管はいくつかのグループに分類される。例えば，血圧の高い血管（例：鎖骨下動脈）の壁は，血圧が低い血管（例：鎖骨下静脈）より厚い。しかし，動脈の直径は分枝するにつれて減少し，静脈の直径は合流するたびに増加する。このように血管壁は変化するので，特徴による動・静脈の分類はいつも絶対的とは限らない。一般には，動脈は，対応する静脈に比べて壁が厚く直径は細い。組織切片では，動脈の横断面は円形である。毛細血管や細静脈の壁は太い血管の壁に比べて簡単で，その構造は全く異なっている。

血管壁の層構造

血管壁は内膜，中膜，外膜の3層からなる。

血管の壁は，基本的に同心円状の3層から構成されている（図11-1）。最内層にある**内膜**tunica intimaは内皮細胞の単層扁平上皮とその下の内皮下結合組織からなり，内皮細胞の層は血管の内腔を被う。中間にある**中膜**tunica mediaは，大部分が輪走する平滑筋細胞からなる。最外層の**外膜**tunica adventitiaは，主に縦走する線維性弾性結合組織からなる。

内膜と中膜の間には，弾性線維でできた**内弾性板（内弾性膜）**internal elastic laminaがあり，これは中等大の動脈でよく発達している。中膜と外膜の間にも，弾性線維からなる**外弾性板（外弾性膜）**external elastic laminaがあるが，これはすべての動脈に存在するとは限らない。

内膜

内膜は単層扁平上皮と内皮下結合組織からなる。

血管の内腔を被う内皮は単層扁平の内皮細胞からなり，その下には基底板がある。内皮細胞はシート状に伸

第11章　循環系

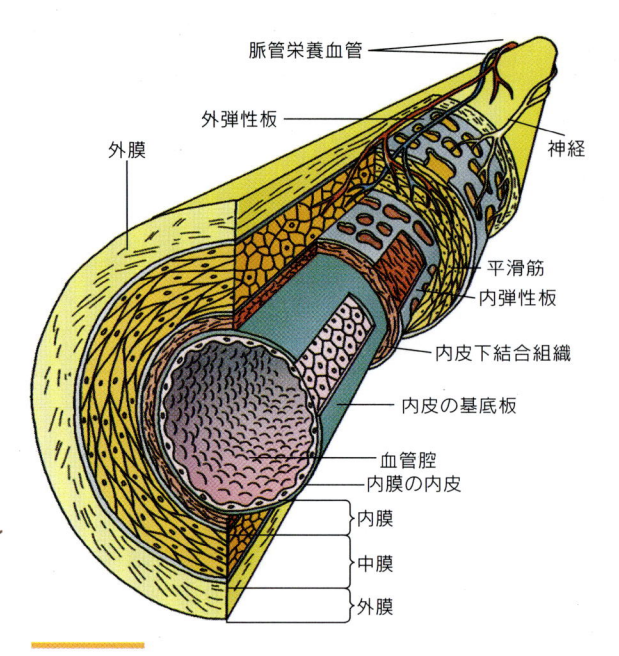

図11-1　典型的な動脈の模式図。

（ラベル：脈管栄養血管、外弾性板、外膜、神経、平滑筋、内弾性板、内皮下結合組織、内皮の基底板、血管腔、内膜の内皮、内膜、中膜、外膜）

びており，細胞の長軸は血管の長軸とほぼ平行である。細い血管では1個の内皮細胞が内腔の周囲を取り巻いているが，管腔の大きな血管では，全周を被うには数個〜多数の内皮細胞が必要である。内皮細胞は血管内腔を滑らかにするばかりでなく，Ⅱ，Ⅳ，Ⅴ型コラーゲン，ラミニン，エンドセリン，一酸化窒素，フォン・ウィルブランド因子を分泌する。さらに，内皮細胞は膜結合型の酵素を持っている。例えば，**アンギオテンシン変換酵素** angiotensin-converting enzyme（ACE）は**アンギオテンシンⅠ** angiotensinⅠ を**アンギオテンシンⅡ** angiotensinⅡ に変換する（後述）。また，ブラジキニン，セロトニン，プロスタグランジン，トロンビン，ノルアドレナリンを不活化する酵素も持っている。さらに，内皮細胞は，リポ蛋白分解酵素であるリポ蛋白リパーゼも持っている。

内皮細胞の直下には**内皮下層** subendothelial layer がある。内皮下層は疎性結合組織と少数の縦走平滑筋細胞からなる。内皮下層の下には内膜と中膜を分ける**エラスチン** elastin でできた**内弾性板** internal elastic lamina があり，筋型動脈ではよく発達している。内弾性板は窓状に孔のあいたシートで，動脈壁の深部へ物質を拡散させてそこの細胞を栄養することを可能にしている。

中膜

中膜は血管壁で最も厚い層で，ラセン状（輪状）に並んだ平滑筋で構成されている。

中膜は血管壁で最も厚い層である。中膜を構成する同心円状の細胞層は，主にラセン状（切片では輪状に見え

る）に並ぶ平滑筋細胞からなる。平滑筋の層の間には弾性線維，Ⅲ型コラーゲン，プロテオグリカンが存在している。この線維成分は平滑筋が分泌した基質内に層板を形成する。太い筋型動脈には**外弾性板** external elastic lamina がある。外弾性板は内弾性板より繊細で，中膜と外膜を分けている。毛細血管と毛細血管後細静脈は中膜を持たないが，その代わりに**周皮細胞** pericyte が存在する。

外膜

外膜は血管壁の最外層にあり，周囲の結合組織に移行する。

外膜 tunica adventitia は血管の最外層を被っており，主に線維芽細胞，膠原線維，縦走する弾性線維で構成されている。この層は血管周囲の結合組織と連続している。

脈管栄養血管

脈管栄養血管は血管壁の筋層に血液を供給する。

中膜の平滑筋が発達している太い血管では，血管腔からの拡散だけでは壁を構成する細胞を養うことができない。このため，中膜の外側部や外膜の細胞は**脈管栄養血管**（脈管のための脈管）vasa vasorum から栄養を受ける。この血管は細動脈で，主として中膜と外膜の細胞に血液を供給する。静脈血は動脈血に比べて酸素や栄養が少ないので，動脈に比べて静脈では，拡散によって酸素や栄養が細胞に供給されにくい。このため，脈管栄養血管は動脈より静脈の壁に多く分布している。

血管の神経支配

交感神経は血管運動神経として，中膜の平滑筋に分布している。

血管の平滑筋には，自律神経系の交感神経からの**血管運動神経** vasomotor nerve が分布している。この無髄の交感神経節後線維は**血管収縮** vasoconstriction を引き起こす。神経が血管の中膜に入ることはまれで，神経が直接に平滑筋細胞とシナプスを作ることはない。その代わり，神経は神経伝達物質である**ノルアドレナリン** noradrenalin を放出して，それが中膜に拡散して付近の平滑筋細胞に作用する。その刺激はギャップ結合を通じてすべての平滑筋に伝わり，それによって中膜の平滑筋全体の収縮が起こって血管腔が縮小する。

動脈には静脈より血管運動神経が多いが，静脈も外膜に血管運動神経の終末がある。骨格筋に分布する動脈は，血管拡張を引き起こすためにコリン作動性神経（副交感

神経)も受けている。

動脈

> 動脈は心臓から末梢に血液を運ぶ血管である。

動脈 artery は，心臓から毛細血管へ血液を輸送する遠心性の血管である。心臓の右心室と左心室から，それぞれ**肺動脈幹** pulmonary trunk と**大動脈** aorta の2本の主要動脈が始まる。

肺動脈幹は心臓を出た後，すぐに左右の肺動脈に分岐して肺に入る(☞第15章)。大動脈は左心室から出るとすぐに，心筋に分布する左右の冠状動脈を出す。

大動脈は心臓を出ると，大動脈弓となって左斜め後方に弓状に走行した後，胸大動脈となって胸腔を下行し，胸壁や胸部内臓に枝を出す。また，横隔膜を貫いて腹大動脈となって腹腔に入り，腹壁や腹部内臓に枝を出す。腹大動脈は骨盤腔で左右の総腸骨動脈に分岐して終わる。

大動脈弓からは，上肢と頭頸部に分布する3本の主要動脈である腕頭動脈，左総頸動脈，左鎖骨下動脈が起こる。これらの動脈はさらに分枝し，多数の細い動脈になり，血管壁が1層の内皮細胞，すなわち毛細血管になるまで分枝を続ける。**毛細血管** capillary は心臓血管系における最小の機能的血管成分である。

動脈の分類

> 動脈は弾性型動脈(伝達動脈)，筋型動脈(分配動脈)，細動脈の3種類に分類される。

動脈は太さや形態学的特徴から大きく3種類に分類される(表11-1)。太い血管から順に以下の通りである。

- **弾性型動脈** elastic artery (**伝達動脈** conducting artery)
- **筋型動脈** muscular artery (**分配動脈** distributing artery)
- **細動脈** arteriole

血管は次第に細くなるので，その形態学的特徴も徐々に変化する。

弾性型動脈

> 有窓性の弾性膜が作る同心円状の層が，中膜に多く存在する。

大動脈と大動脈弓から分かれる枝(腕頭動脈，総頸動脈，鎖骨下動脈)，総腸骨動脈，肺動脈幹などの太い動脈は**弾性型動脈** elastic artery (**伝達動脈** conducting artery)である(図11-2)。これらの血管壁は多量のエラスチンを含んでいるため，新鮮標本では黄色みを帯びて見える。

弾性型動脈の**内膜** tunica intima は内皮と内皮下層からなる。内皮下層は内皮細胞を支持する薄い結合組織層で，少数の線維芽細胞，散在する平滑筋細胞，膠原線維を含む。また，弾性線維の薄板からなる**内弾性板** internal elastic lamina も存在する。

弾性型動脈の内皮細胞は，幅$10〜15\ \mu m$，長さ$25〜50\ \mu m$である。内皮細胞の長軸は血管の長軸と平行である。内皮細胞は，主に閉鎖帯によって互いに結合している。内皮細胞の細胞質には小胞があり，水・高分子・電解質の輸送に関係すると考えられている。ときに，内皮細胞は内弾性板を貫くように太く短い突起を伸ばし，中膜の平滑筋細胞とギャップ結合でつながっている。内皮細胞は**ワイベル・パラーデ小体** Weibel-Palade body を含む。この小体は直径が$0.1\ \mu m$，長さが$3\ \mu m$で，膜のなかには高密度の基質と糖蛋白の**フォン・ウィルブランド因子** von Willebrand factor を含む管状構造物がある。こ

表11-1 動脈の種類と特徴

動脈	内膜	中膜	外膜
弾性型動脈(伝達動脈) (例：大動脈)	ワイベル・パラーデ小体を含む内皮 基底板 内皮下層 不完全な内弾性板	40〜70層の有窓性弾性板 弾性板の間に存在する平滑筋細胞 薄い外弾性板 外半分には脈管栄養血管が分布	線維・弾性結合組織 脈管栄養血管 リンパ管 神経線維
筋型動脈(分配動脈) (例：大腿動脈)	ワイベル・パラーデ小体を含む内皮 基底板 内皮下層 厚い内弾性板	40層に及ぶ平滑筋細胞層 厚い外弾性板	薄い線維・弾性結合組織 脈管栄養血管は著明でない リンパ管 神経線維
細動脈	ワイベル・パラーデ小体を含む内皮 基底板 内皮下層は著明ではない 内弾性板の代わりに弾性線維がある	1〜2層の平滑筋細胞	疎性結合組織 神経線維
メタ細動脈	内皮 基底板	平滑筋細胞が前毛細血管括約筋を作る	疎らな疎性結合組織

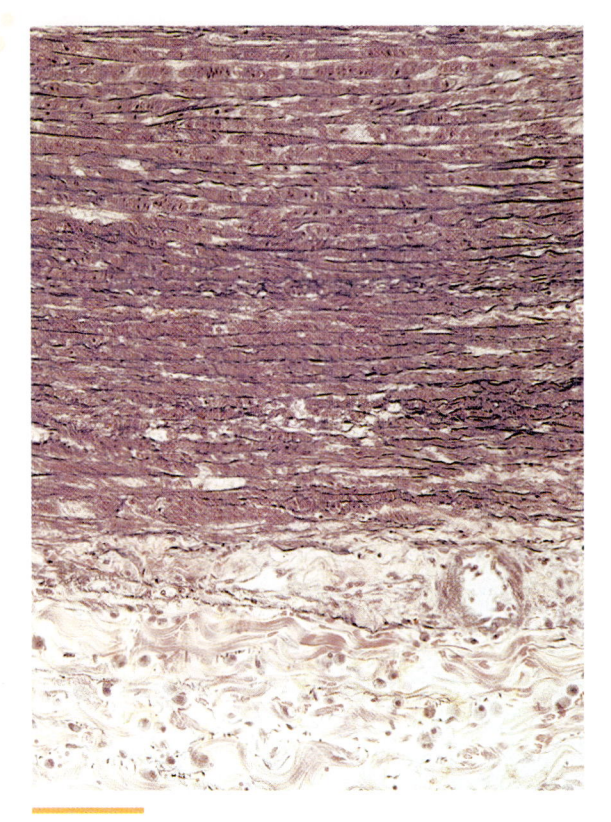

図11-2 弾性型動脈の光学顕微鏡写真（×122）。有窓性の弾性板（濃い紫色）と外膜（下方1/3）が見える。

の因子は，血栓形成過程で血小板の凝集を促進する働きがあり，大部分の内皮細胞で合成されているが，貯蔵されるのは動脈の内皮細胞だけである。

臨床ノート

フォン・ウィルブランド病 von Willebrand disease は血小板の粘着障害を起こす遺伝病で，血液凝固時間が延びて外傷部位から多量に出血する。

弾性型動脈の**中膜** tunica media は，エラスチンでできた有窓性層板（**有窓膜** fenestrated membrane）と輪走する平滑筋層が，交互に何層にも重なってできている。エラスチンの層板の数は年齢とともに増加する。新生児では約40層であるが，成人では約70層になる。この有窓性層板はエラスチンが沈着し続けるので厚みも増し中膜のかなりの部分を構成する。筋型動脈に比べて，弾性型動脈では，平滑筋細胞はあまり多くない。平滑筋細胞は膠原線維，細網線維，弾性線維を産生するほか，細胞外基質としてコンドロイチン硫酸を分泌する。中膜の最外層には**外弾性板** external elastic lamina が存在する。

弾性型動脈の**外膜** tunica adventitia は比較的薄く，線維芽細胞が散在する疎らな線維性弾性結合組織からなる。脈管栄養血管は外膜全体に豊富である。脈管栄養血管から毛細血管床が起こって中膜の組織に伸びており，結合組織や平滑筋細胞に酸素や栄養を供給している。弾性板にあいている窓は，血管腔の血流から中膜の細胞にある程度の酸素や栄養を拡散可能にしているが，大部分の栄養は脈管栄養血管の枝に由来する。

筋型動脈

筋型動脈は，平滑筋細胞を主体とする厚い中膜を有する。

大動脈弓から起こる血管や腹大動脈から分岐する総腸骨動脈を除いて，大動脈から起こる大部分の血管は**筋型動脈** muscular artery（**分配動脈** distributing artery）である。実際，名称のついている大部分の動脈は筋型動脈に分類される（例：上腕動脈，尺骨動脈，腎動脈）。筋型動脈の特徴は，平滑筋細胞を主体とする比較的厚い中膜を持つことである（図11-3）。

内膜 tunica intima は弾性型動脈の内膜より薄く，内皮の下層には少数の平滑筋細胞が含まれている。また，弾性型動脈に比べて，筋型動脈の**内弾性板** internal elastic lamina は明瞭で波状を呈し，内皮も内弾性板に沿って波状にうねっている。ときに，内弾性板は2層になっていることがある。弾性型動脈と同様，内皮には弾性板の窓を通る突起があり，内膜との境界近くで中膜の平滑筋細胞とギャップ結合を作っている。

筋型動脈の**中膜** tunica media は主に平滑筋細胞で構成

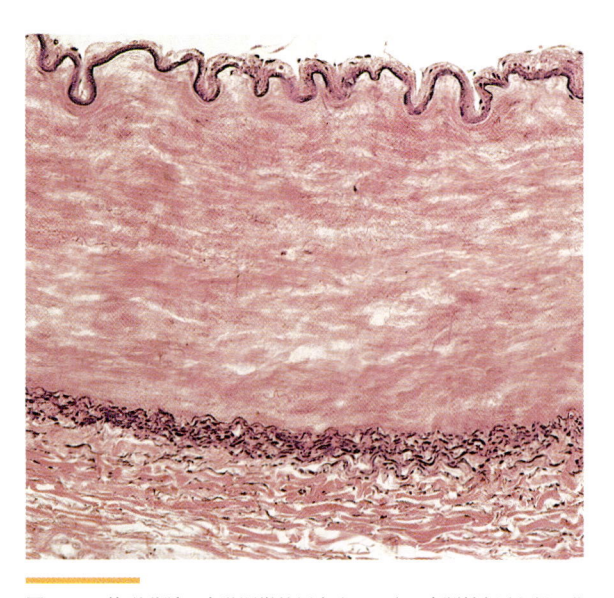

図11-3 筋型動脈の光学顕微鏡写真（×122）。内弾性板（上部の紫色の波状構造），外弾性板（下部の紫色の構造）とその間の厚い中膜に注意。

されているが，この平滑筋細胞は消化管壁の細胞よりもかなり小型である．内膜に接するあたりでは，大部分の平滑筋細胞は輪走している．外膜では少数の平滑筋束が縦走している．細い筋型動脈の平滑筋細胞層は3〜4層であるが，太い筋型動脈では約40層もある．平滑筋細胞層の数は，動脈が細くなるに従って減少する．

平滑筋細胞は**外板**external lamina（**基底膜に類似**）で包まれているが，平滑筋細胞は外板を通る突起を伸ばして，ほかの平滑筋細胞とギャップ結合を作っている．この結合によって，中膜全体の平滑筋が収縮できる．平滑筋細胞の間には，平滑筋細胞が分泌した弾性線維，膠原線維，コンドロイチン硫酸が存在する．膠原線維（直径30 nm）はⅢ型コラーゲンからなり，束を作って細胞間隙に存在する．

太い筋型動脈の組織切片では，**外弾性板**external elastic laminaは数層の薄い弾性板として観察される．電子顕微鏡で観察すると，外弾性板は有窓性である．

外膜tunica adventitiaは，弾性線維と太さが60〜100 nmの膠原線維，主にデルマタン硫酸とヘパラン硫酸からなる基質で構成されている．これらの細胞外成分は外膜にある線維芽細胞が産生したものである．膠原線維と

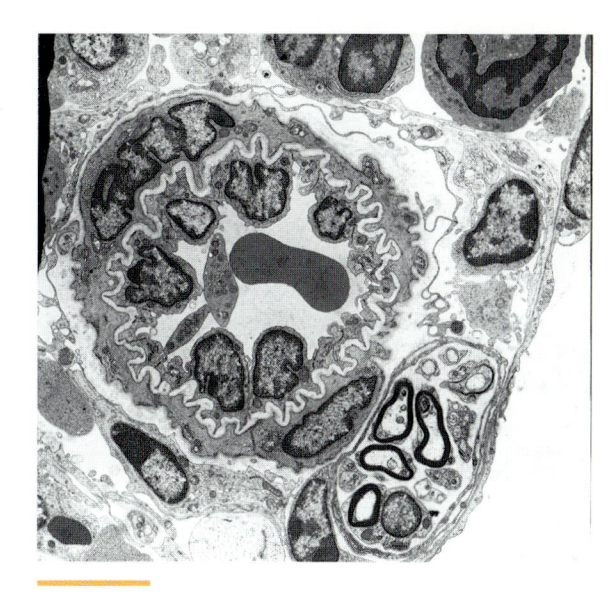

図11-5 細動脈の電子顕微鏡写真．(Yamazaki K, Allen TD: Ultrastructural morphometric study of efferent nerve terminals on murine bone marrow stromal cells, and the recognition of a novel anatomical unit: The "neuro-reticular complex." Am J Anat 187:261-276, 1990.より)

弾性線維は縦走しており，周囲の結合組織に移行している．外膜の外側には脈管栄養血管や無髄神経線維が存在する．神経終末から分泌される神経伝達物質は，外弾性板の有窓部を通って中膜に拡散し，付近の平滑筋細胞を脱分極させる．この脱分極はギャップ結合を介して中膜のすべての平滑筋細胞に伝わる．

細動脈

直径0.1 mm以下の動脈を細動脈という．

細動脈arterioleは動脈の終末部にある血管で，毛細血管床への血流を調節する．組織切片で観察すると，細動脈壁の厚さは血管腔の内径とほぼ同じである（図11-4）．**内膜**tunica intimaにある内皮は，薄い内皮下結合組織によって支持されている．この結合組織はⅢ型コラーゲンと少量の弾性線維を含む．薄い有窓性の**内弾性板**internal elastic laminaは，太い細動脈には存在するが，細い終末細動脈には存在しない（図11-5）．細い細動脈では，**中膜**tunica mediaは内膜を完全に取り巻く1層の平滑筋細胞からなる（図11-6）．太い細動脈では，中膜は2〜3層の平滑筋細胞からなる．細動脈には外弾性板はない．細動脈の**外膜**tunica adventitiaは極めて薄く，わずかな線維芽細胞を含む結合組織からなる．

毛細血管床へ血液を供給する動脈は**メタ細動脈**（**前毛細血管細動脈**）metarterioleと呼ばれ，細動脈とは構造が異なる．メタ細動脈の平滑筋層は不連続で，個々の細胞は間隔をおいて内皮を取り巻いている．平滑筋細胞が収

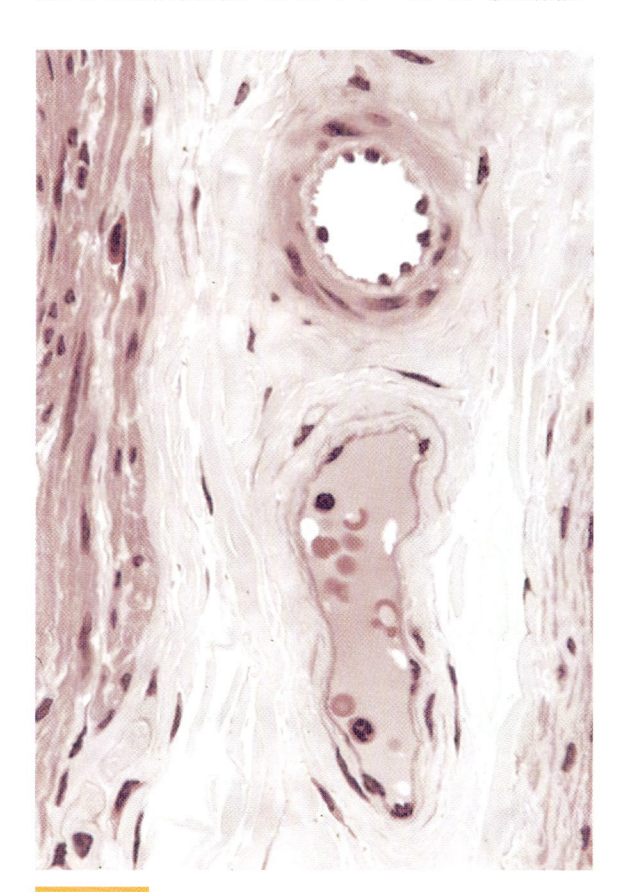

図11-4 細動脈と細静脈（血液を含んでいる）の光学顕微鏡写真（×500）．

縮すると血管内腔が狭くなるので，この平滑筋細胞が毛細血管床への血流を調節すると考えられている。

> ### 臨床ノート
>
> 動脈硬化や梅毒，先天性の結合組織病（例：**マルファン症候群** Marfan syndrome やエーラース・ダンロス症候群 Ehlers-Danlos syndrome）のような病気では，傷害されて弱くなった血管壁はふくれて**動脈瘤** aneurysm を作る。さらに血管壁が弱くなると，動脈瘤が破裂して死亡することがある。

動脈の特殊感覚構造

動脈の特殊感覚受容器には，頸動脈洞，頸動脈小体，大動脈小体がある。

頸動脈洞 carotid sinus，**頸動脈小体** carotid body，**大動脈小体** aortic body という3種類の特殊感覚受容器が動脈に存在する。これらの感覚受容器の神経終末は，血圧と血液成分を監視し，心拍，呼吸，血圧を調節するための重要な情報を脳に送る。

頸動脈洞

頸動脈洞は，総頸動脈から内頸動脈が分岐するところにある血圧受容器である。

頸動脈洞 carotid sinus は血圧の変化を感じる圧受容器で，内・外頸動脈分岐部の少し上方の内頸動脈壁にある特殊感覚受容器である。この部位では血管の外膜は厚く，舌咽神経（第9脳神経）から多数の感覚神経終末を受けている。この部位の中膜は薄いので，血圧が上昇するとこの血管壁がふくらんで神経終末を刺激する。この刺激が脳の血管運動中枢に伝わると血管収縮の調節が起こり，適当な血圧が維持される。そのほかに，小さな血圧受容器が大動脈やいくつかの太い動脈にも存在する。

頸動脈小体

頸動脈小体は，血液の酸素と二酸化炭素，および水素イオン濃度の変化を監視する化学受容器である。

内・外頸動脈の分岐部に米粒大の**頸動脈小体** carotid body がある。この頸動脈小体には化学受容器に分化した神経終末があり，血中の酸素と二酸化炭素濃度，および水素イオン濃度を監視している。頸動脈小体は直径3〜5 mmで，淡く染まる多数の細胞集団が結合組織のなかに存在する。電子顕微鏡で見ると，**主細胞** chief cell (glomus cell, type Ⅰ cell) と**支持細胞** sustentacular cell (sheath cell, type Ⅱ cell) の2種類の細胞が明瞭に区別できる。

主細胞は大きな核と通常の細胞小器官を持つが，この細胞の特徴は副腎のクロム親和性細胞の小胞に似た直径60〜200 nmの有芯小胞を持つことである。その細胞突起は縦走する微小管，有芯小胞，少数の無芯小胞を有する。この細胞突起はほかの主細胞や毛細血管内皮細胞と接している。

支持細胞はより複雑で，主細胞の突起をほぼ完全に包む長い突起を持っている。支持細胞の核は不整形で，主細胞の核に比べてヘテロクロマチンを多く含んでいる。また，支持細胞には有芯小胞がない。神経終末が主細胞の集団に進入すると，シュワン細胞を失う代わりに支持細胞によって包まれる。これは中枢神経系でグリア細胞が神経突起を包む様子に似ている。

頸動脈小体は副腎やパラガングリオンの細胞のようにカテコールアミンを含んでいるが，ホルモンを産生するかどうかは不明である。いくつかのシナプスでは，主細胞はシナプス前の細胞体として機能しているようであるが，まだよく分かっていない。

大動脈小体

大動脈小体 aortic bodyは，大動脈弓付近で右の鎖骨下動脈と総頸動脈（両者は腕頭動脈から分岐）の間，および左の鎖骨下動脈と総頸動脈の間にある。大動脈小体の構造と機能は頸動脈小体と類似している。

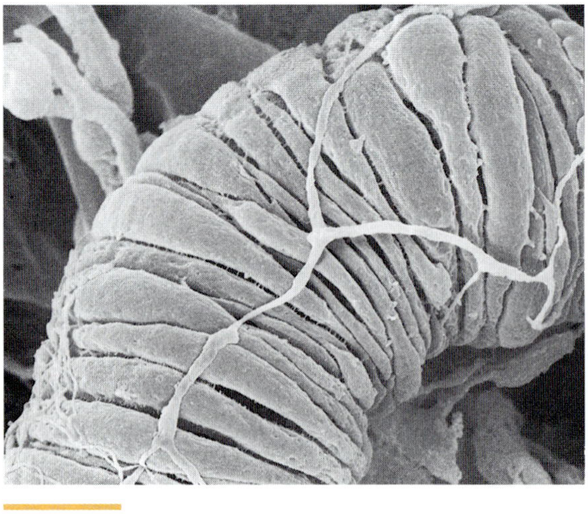

図11-6　細動脈の走査型電子顕微鏡写真（×3,885）。平滑筋細胞が密に取り巻いており，随伴する神経線維も観察される。（Fujiwara T, Uehara Y: The cytoarchitecture of the wall and innervation pattern of the microvessels in the rat mammary gland: A scanning electron microscopic observation. Am J Anat 170:39-54, 1984. より）

動脈血圧の調節

動脈血圧は脳の血管運動中枢によって調節されている。

心臓血管系のポンプとして働く心臓は，収縮によって高圧の血液を噴出する。この血流は弾性型動脈，筋型動脈，細動脈を流れて，最終的に毛細血管に入る。脳の**血管運動中枢** vasomotor centerは血圧受容器からの持続的な情報を受けて血管を収縮・弛緩させ，**血管運動緊張状態** vasomotor toneを調節する。**血管収縮** vasoconstrictionは交感神経系の血管運動神経によって，**血管拡張** vasodilationは副交感神経の作用によって起こる。血管拡張時には，血管壁の神経終末からアセチルコリンが分泌され，内皮の**一酸化窒素** nitric oxide（NO）放出を引き起こす。一酸化窒素は平滑筋層に拡散して，**サイクリックグアノシン一リン酸**（cGMP）系を活性化する。これによって平滑筋の弛緩が起こり，血管腔が拡張する。

動脈の平滑筋細胞は，神経伝達物質のノルアドレナリン以外の物質に対しても受容体を持っている。血圧が低いとき，腎臓は**レニン** reninという酵素を分泌する。レニンは血中の**アンギオテンシノーゲン** angiotensinogenを分解して**アンギオテンシンⅠ** angiotensin Ⅰ（弱い血管収縮物質）を作る。さらに，毛細血管内皮（特に肺の毛細血管）の細胞膜に存在する**アンギオテンシン変換酵素** angiotensin-converting enzyme（ACE）によって，アンギオテンシンⅠは**アンギオテンシンⅡ** angiotensin Ⅱに変換される。アンギオテンシンⅡは平滑筋収縮を引き起こす強い血管収縮物質で，それによって血圧が上昇する。多量の出血をきたしたときは，下垂体からの**抗利尿ホルモン** antidiuretic hormone（ADH）（バソプレシン vasopressin）や強い血管収縮物質（ノルアドレナリン，アンギオテンシンⅡなど）が放出される。

弾性型動脈は，心臓の**収縮期** systoleに壁が伸展し，**拡張期** diastoleに元に戻るため，一定の血圧で絶え間なく血液を送るのに適している。弾性型動脈から分枝する筋型動脈は身体に血液を分配するとともに，血管の収縮と拡張によって，絶えず血管径を変化させている。このような血管径の変化に対応できるように，血管の外膜は周囲の結合組織と緩く結合している。

動脈の存在部位によって血管壁の層の厚さが異なる。例えば，下肢の動脈の中膜は上肢の動脈よりも厚い。これは重力に由来する持続的な圧力に対応したものである。また，心臓を栄養する冠状動脈は血圧が高いので，厚い中膜を持っている。逆に，肺循環の動脈は血圧が低いので中膜は薄い。

臨床ノート

血管の加齢変化と病理学的変化

大動脈などの太い弾性型動脈は25歳くらいまで成長を続ける。血管壁は次第に厚くなり，弾性板の数も増える。筋型動脈は，壮年期を過ぎると血管壁の膠原線維やプロテオグリカンが増加して壁の柔軟性が減少する。冠状動脈は老化の影響が現れやすい血管で，その内膜は最も著明な老人性変化を示す。このような加齢による変化は，**動脈硬化** arteriosclerosisで見られる退行性変化とは異なる。

大動脈などの太い弾性型動脈は，心臓発作や脳卒中の原因になる**粥状硬化** atherosclerosisを起こしやすい。粥状硬化が起こると，軟らかい脂肪物質が内膜壁に沈着し，血管内径が狭くなる。このような変化は25歳ですでに認められるが，これが生理的変化か病的変化かは明らかでない。しかし，高齢者の血管内膜に生じる線維性の動脈硬化は病的である。

健常人の血管中膜では平滑筋細胞は新生することができる。内皮が損傷を受けると，そこに血小板が集まって**血小板由来増殖因子** platelet-derived growth factor（PDGF）を放出し，平滑筋の増殖を刺激する。その結果，増殖した平滑筋細胞はコレステロールに富む脂質を貯蔵し始める。この刺激によって，平滑筋細胞は膠原線維やプロテオグリカンを合成するので，内膜はさらに厚くなる。これが進むと，内皮が傷害され，壊死を引き起こして血小板を誘導し，血栓ができて血管が閉塞する。さらに，血栓が遊離して血流に乗り，重要な血管（冠状動脈や大脳動脈）に塞栓を作ることがある。

動脈硬化の病因はまだ不明な点があるが，現在の研究によればコレステロール，リポ蛋白，ある種の増殖因子の関与が示唆されている。

毛細血管

毛細血管 capillary（図11-7）は細動脈の終末部から起こり，分枝と吻合を繰り返して，細動脈と細静脈の間に毛細血管床（毛細血管網）を形成する。電子顕微鏡による観察によって，**連続型毛細血管** continuous capillary，**有窓型毛細血管** fenestrated capillary，**洞様毛細血管** sinusoidal capillaryの3種類の毛細血管があることが明らかになった（図11-8，図11-12）。これらの相違については後述する。

毛細血管の一般構造

毛細血管は1層の内皮細胞からなる，最も細い血管である。

第11章 ■ ■ ■ 循環系

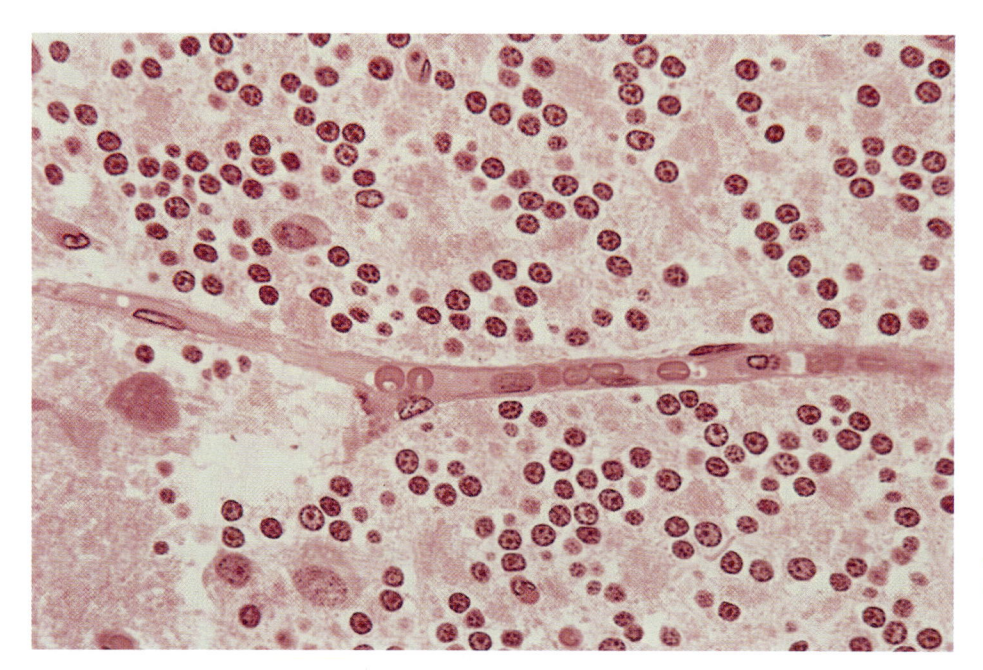

図11-7 サル小脳の毛細血管の光学顕微鏡写真（×270）。

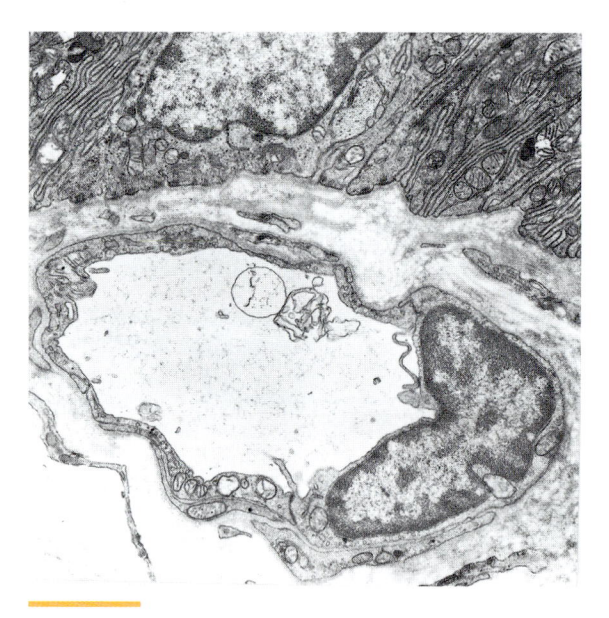

図11-8 ラット顎下腺の連続型毛細血管の電子顕微鏡写真（×12,025）。周皮細胞（毛細血管の外側に付着している細胞突起）は内皮細胞と基底板を共有している。(Sato A, Miyoshi S: Morphometric study of the microvasculature of the main excretory duct subepithelia of the rat parotid, submandibular, and sublingual salivary glands. Anat Rec 226:288-294, 1990. より)

毛細血管は平滑筋細胞を欠き，1層の扁平な内皮細胞（大きさは10〜30 μm）だけで構成されている。内皮細胞の長軸は血流の方向に沿っており，薄くなった辺縁部は厚さ0.2 μm以下であるが，楕円形の核のある部分は内腔に向かってふくらんでいる。細胞質にはゴルジ装置，少数のミトコンドリア，いくつかの粗面小胞体（RER），遊離リボソームが存在する（図11-8，図11-9）。核周囲にある中間径フィラメント（9〜11 nm）の線維構成は多様で，**デスミンdesmin**を含んでいるものもあれば，**ビメンチンvimentin**を含んでいたり，両方を含んでいる細胞もある。この中間径フィラメントは内皮細胞の構造を支持しているが，その多様性の意味は不明である。

細胞膜全体に見られる多数の飲み込み小胞は，毛細血管の特徴の1つである。小胞は1個ずつ並んでいたり，2〜数個が融合して一時的に管状構造をなすこともある。内皮細胞の最も薄いところでは，1個の小胞が内皮の細胞質の管腔側から基底側にわたって存在することもある。

毛細血管の内皮細胞は筒状に丸くなり，内径が8〜10 μmの管腔を作っている。この大きさは血球が通過するのに十分である。毛細血管床のすべてにいつも血液が流れているわけではないが，必要になれば毛細血管床が開き，必要度に応じて血流を増加させる。内皮細胞の基底面は，内皮細胞が分泌した基底板によって取り巻かれている（図11-9）。横断面を見ると，細い毛細血管の内皮の壁はほぼ1個の内皮細胞でできているが，太い毛細血管の場合は2〜3個の内皮細胞が血管壁を構成している。内皮細胞間の結合部では，内皮細胞は重なり合って，**辺縁ヒダ** marginal foldが管腔に突出していることが多い。内皮細胞どうしは**密着野** fascia occludentesや**閉鎖帯** tight junctionで結合している。

周皮細胞 pericyteは毛細血管と細静脈の外側に存在し，血管を取り巻いている（図11-10，図11-11）。この細胞は血管の長軸方向に伸びる長い一次突起と，一次突起から伸びて毛細血管を取り巻く二次突起を持っている。

222

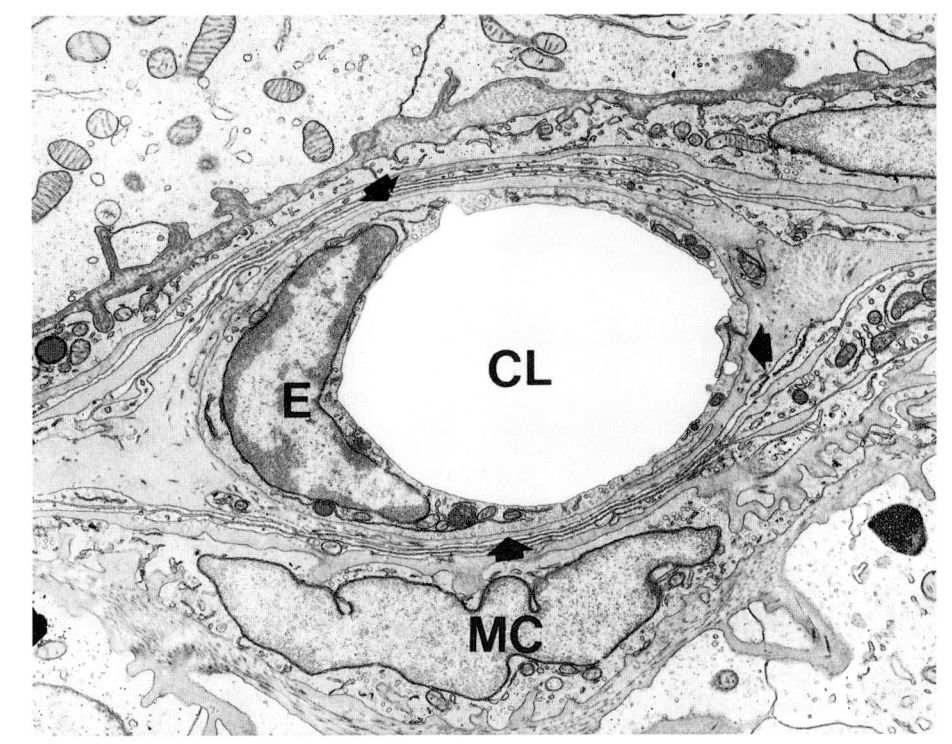

図11-9　精巣の毛細血管の電子顕微鏡写真。CL：毛細血管腔，MC：筋様細胞，E：内皮細胞の核，矢印：基底板。（Meyerhofer A, Hikim APS, Bartke A, Russel LD: Changes in the testicular microvasculature during photoperiod-related seasonal transition from reproductive quiescence to reproductive activity in the adult golden hamster. Anat Rec 224:495-507, 1989.より）

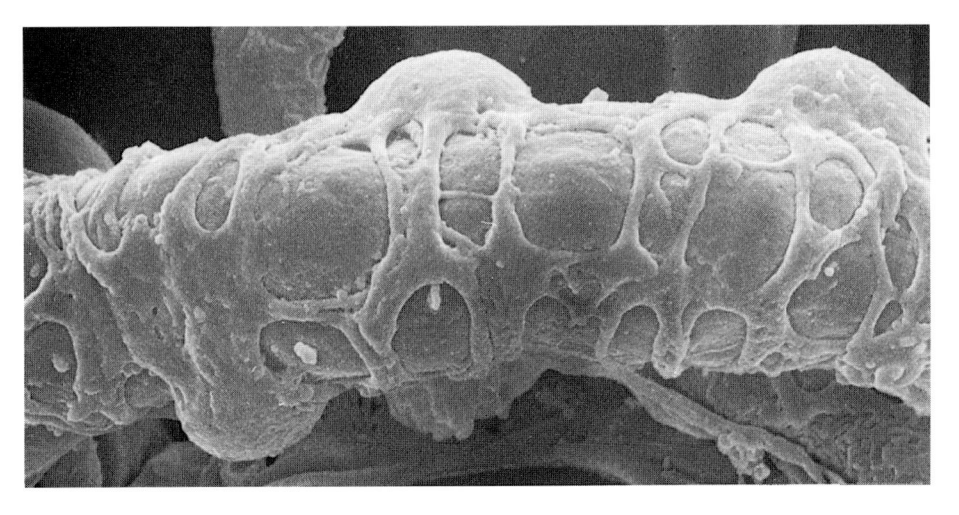

図11-10　毛細血管とその周皮細胞の走査型電子顕微鏡写真。（Fujiwara T, Uehara Y: The cytoarchitecture of the wall and innervation pattern of the microvessels in the rat mammary gland: A scanning electron microscopic observation. Am J Anat 170:39-54, 1984.より）

これらの突起と内皮細胞との間には，少数の**ギャップ結合 gap junction**が見られる。周皮細胞は内皮細胞と基底板を共有している。周皮細胞の細胞質には小型のゴルジ装置，ミトコンドリア，RER，微小管，マイクロフィラメントが存在し，このフィラメントは突起のなかにまで伸びている。また，周皮細胞はトロポミオシン，ミオシン，プロテインキナーゼを持っており，これらは周皮細胞の収縮による毛細血管の血流調節に関与する。さらに，第6章で述べたように，損傷を受けると，周皮細胞は細動脈や細静脈の壁において平滑筋細胞などに分化する可能性がある。

毛細血管の分類

毛細血管には連続型毛細血管，有窓型毛細血管，洞様毛細血管の3種類があり（図11-12），構造や存在部位が異なる。

連続型毛細血管

連続型毛細血管は壁に小孔や窓がない。

連続型毛細血管continuous capillaryは筋組織，神経組織，結合組織に存在する。脳組織の毛細血管は特殊な連

第11章　循環系

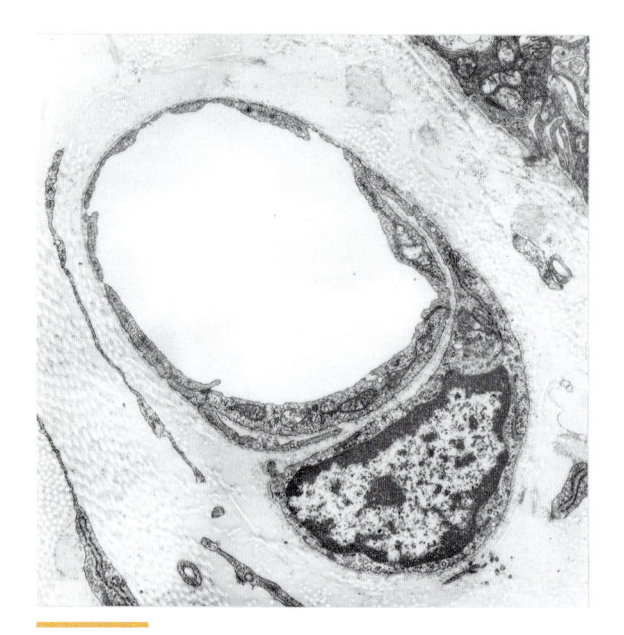

図11-11　有窓型毛細血管と周皮細胞の横断面を示す電子顕微鏡写真。血管の上方の途切れたように薄い部分が有窓部。毛細血管と周皮細胞が基底板を共有している。(Sato A, Miyoshi S: Morphometric study of the microvasculature of the main excretory duct subepithelia of the rat parotid, submandibular, and sublingual salivary glands. Anat Rec 226:288-294, 1990.より)

続型毛細血管として区別される。内皮細胞どうしの細胞間結合は一種の**密着野**fascia occludensで，多くの分子の通過を妨げている。アミノ酸，グルコース，ヌクレオシド，プリンのような物質は，担体輸送によって毛細血管壁を通過する。内皮細胞の輸送系には極性があり，Na^+-K^+ ATPaseは管腔側の細胞膜にのみ存在する。関門（バリアー）の調節は内皮細胞が行っているが，毛細血管に接する星状膠細胞の産生物質がこれに影響を与えているようである。

有窓型毛細血管

有窓型毛細血管は，血管壁に隔膜で塞がれた孔（窓）がある。

有窓型毛細血管fenestrated capillaryは，壁に隔膜で被われた直径60〜80 nmの**孔**pore（**窓**fenestra）がある。このような毛細血管は膵臓，小腸，内分泌腺に見られる。

有窓型毛細血管の孔には，極めて薄い隔膜が張っている。白金-カーボンでシャドウィングを施して隔膜を観察すると，中心から8本の細い線維が放射状に伸びて，開口部が直径約5.5 nmの楔形のチャネルを作っていることが分かる。この孔-隔膜複合体は互いに約50 nmの距離を置くが，いくつかが集合する傾向がある（図11-12B）。例外として，**腎糸球体**renal glomerulusの有窓型毛細血管には隔膜がない。

洞様毛細血管

洞様毛細血管の内皮細胞には隔膜のない大きな窓が多数存在しており，血液と組織の物質交換が容易に行われる。

骨髄，肝臓，脾臓，リンパ性器官，ある種の内分泌腺では，毛細血管は**洞様毛細血管**sinusoidal capillary（**類洞**sinusoid）と呼ばれる。洞様毛細血管は不規則な形をとる血液プールや血流路であり，器官形成時に器官の実質細胞の間に形成されるため，独特の形状をしている。

洞様毛細血管は径が大きくて30〜40 μmもある（図11-12C）。洞様毛細血管には隔膜のない大きな窓が多数あり，内皮細胞や基底板は不連続のことがあるので，血液と組織間の物質交換は容易である。洞様毛細血管の内皮は，リンパ性器官では薄くて連続しているが，内分泌腺器官では連続性の部分と有窓性の領域が混在してい

A 連続型毛細血管

B 有窓型毛細血管

C 洞様毛細血管

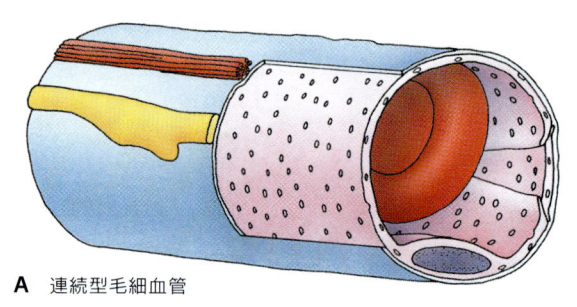

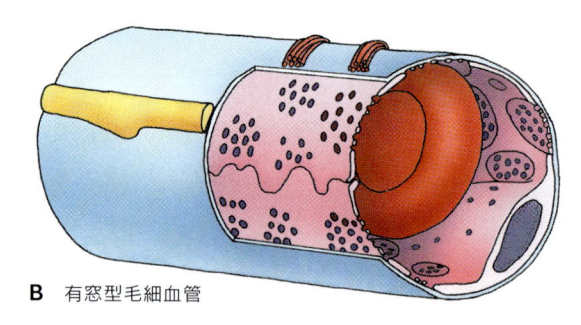

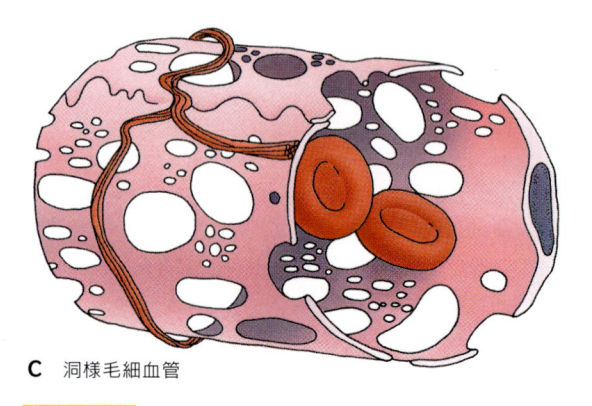

図11-12　3種類の毛細血管の模式図。

る．内皮細胞には飲み込み小胞はないが，マクロファージが内皮の壁やその外側に存在することがある．

毛細血管床への血流調節

動静脈吻合

動静脈吻合は毛細血管床を迂回して，細動脈と細静脈を直接つなぐ血管である．

大部分の細動脈は，毛細血管床を経て細静脈に至る．しかし，細動脈が細静脈と直接つながっていて**動静脈吻合** arteriovenous anastomosis（AVA）を形成している場合が多い．動静脈吻合の両端の構造は，それぞれ動脈と静脈の構造に類似しているが，中間部では中膜が厚く，内皮の下層は縦走する平滑筋が変化して多角形にふくらんだ細胞からなる．

動静脈吻合が閉じると血液は毛細血管床を通り，動静脈吻合が開くと多量の血液が毛細血管床を避けて短絡路である動静脈吻合を流れる．この短絡路は体温調節に役立っており，皮膚に多く見られる．動静脈吻合が閉じて血液が毛細血管床を流れると，そこから体熱が放散されて，体温を下げる効果がある．動静脈吻合の中間部分は，アドレナリン作動性とコリン作動性の豊富な神経支配を受けている．大部分の末梢神経は，局所環境の状況によってある程度制御されているが，動静脈吻合を支配する神経は脳の体温調節中枢によって制御されている．

糸球状動静脈吻合

爪床や指趾の先端には**糸球状動静脈吻合** glomusがある．糸球状動静脈吻合は，細動脈と細静脈とが吻合して糸球状をなし，厚い結合組織に包まれている．吻合部の血管には弾性板はなく，血管を取り巻く平滑筋層は豊富な神経支配を受けている．血流は細静脈に注ぐ前に吻合部で直接制御される．糸球状動静脈吻合の詳細についてはまだよく分かっていない．

優先チャネル（中心チャネル）

微小循環では，メタ細動脈から太い毛細血管を経て細静脈につながる優先チャネル（中心チャネル）がある．

動脈系からの血流は，**前毛細血管括約筋** precapillary sphincterのある**メタ細動脈**（前毛細血管細動脈）metarteriole，または**終末細動脈** terminal arterioleによって調節されている．従って，メタ細動脈が**優先チャネル** preferential channel（**中心チャネル** central channel）の近位部を形成する．優先チャネルには前毛細血管括約筋がなく血液が優先的に流れるので，そう呼ばれる．優先チャネルはメタ細動脈から太い毛細血管を経て細静脈に注ぐ血流路である（図11-13）．優先チャネルから**真性毛細血管** true capillaryが分枝し，毛細血管床を作っている．前毛細血管括約筋が収縮すると，血液は毛細血管床を避けて優先チャネルを流れ，直接細静脈に入る．

毛細血管の組織生理学

毛細血管では血液が非常にゆっくりと流れるため，血液と血管外の組織との間で物質交換が可能である．

毛細血管の内皮細胞には，機能的に**小さな孔** small pore（直径9〜11 nm）と**大きな孔** large pore（直径50〜70 nm）の2種類がある．小さな孔は内皮細胞間結合がとぎれた隙間に，大きな孔は窓と輸送小胞に相当すると考えられる．酸素，二酸化炭素，グルコースは細胞膜を拡散するかまたは輸送され，細胞質を拡散して最終的に基底板側の細胞膜を通って血管外に出る．水と直径1.5 nm以下の親水性分子は，細胞間結合部を通って単純に拡散する．

直径11 nm以上の水溶性分子は，細胞膜付近の飲み込み小胞によって血管腔側の細胞膜から基底板側の細胞膜へと輸送される．物質が細胞内に留まることなく細胞を横切るので，この過程は**トランスサイトーシス** transcytosisと呼ばれる（図11-14）．連続型毛細血管では，物質

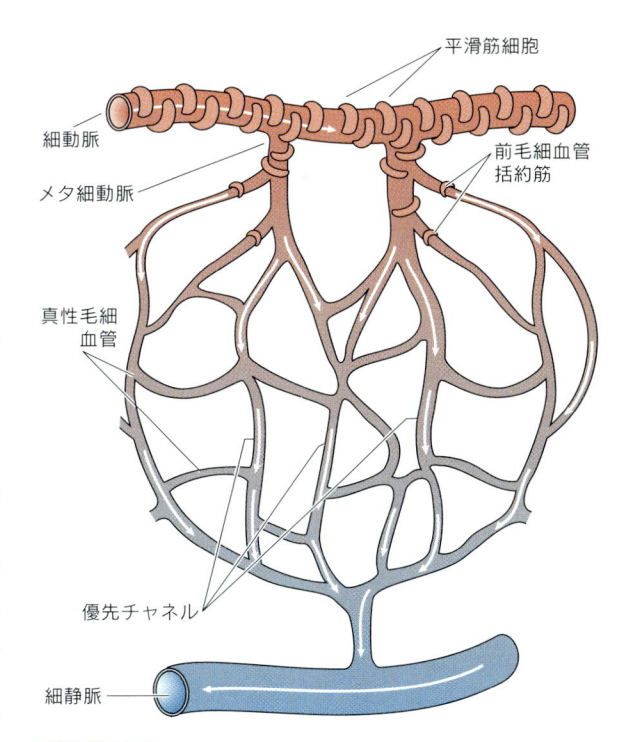

図11-13 毛細血管床の血流調節を示す模式図．優先チャネルはメタ細動脈から太い毛細血管を経て細静脈に注ぐ血流路である．前毛細血管括約筋が収縮すると，血液は毛細血管床を避けて優先チャネルを流れ，細静脈に入る．

は管腔面に開いた小胞に取り込まれる。この小胞は細胞質を横切って基底板側に運ばれ、細胞膜と融合して内容物を血管外に放出する。内皮細胞における小胞の数はおそらく1,000個/μm^2を超え、トランスサイトーシスは能率的な輸送システムである。この小胞はゴルジ装置から生じ、その数は一定していると考えられている。

白血球は内皮細胞間の結合部を通って、血流中から血管外に**遊走**diapedesisする。炎症によって**ヒスタミン**histamineや**ブラジキニン**bradykininの血中濃度が増加すると、毛細血管の透過性が亢進して液性成分が血管外へ漏出する。この血管外に出た水分は組織を膨化させ、**浮腫**edemaを引き起こす。

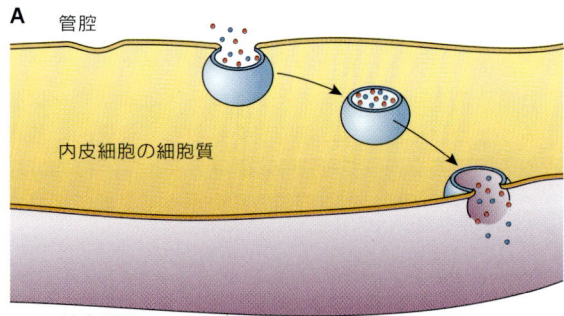

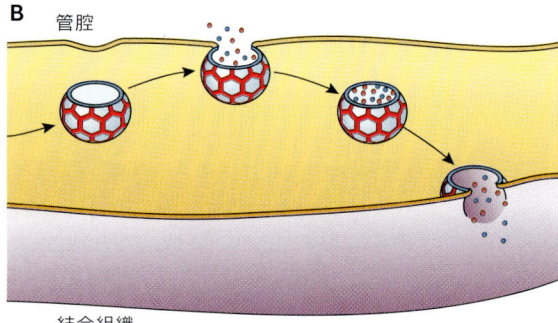

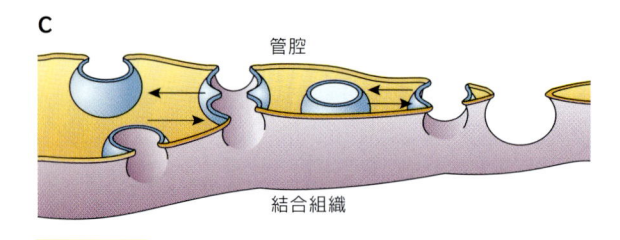

毛細血管の内皮細胞は、Ⅱ型コラーゲンtype Ⅱ collagen、Ⅳ型コラーゲンtype Ⅳ collagen、Ⅴ型コラーゲンtype Ⅴ collagen、フィブロネクチンfibronectin、ラミニンlamininなどを分泌する。これらの物質は結合組織に放出されて、結合組織の一部になる。さらに、内皮細胞は血液凝固、血管平滑筋の緊張、リンパ球の循環、好中球の運動にかかわる重要な物質を合成している。

毛細血管内皮細胞が分泌する**エンドセリンⅠ**endothelin Ⅰは血管収縮物質である。この物質は血管平滑筋と結合して、長期間平滑筋細胞を収縮状態にするので、血圧が上昇する。エンドセリンⅠはアンギオテンシンⅡより効果が強いが、その効果が実際にどれくらい広範囲に及ぶかは不明である。

遊走白血球の細胞膜に発現した**接着分子**adhesion molecule（L−セレクチンとβ_2−インテグリン）は、炎症部位で毛細血管内皮細胞の細胞膜受容体と結合する。このような白血球は結合組織中に侵入し、炎症反応として機能を発揮する。強い血管拡張物質であり、血小板凝集を抑制する**プロスタサイクリン**prostacyclinも毛細血管から放出される。

これらの機能に加えて、毛細血管はセロトニン、ノルアドレナリン、ブラジキニン、プロスタグランジン、トロンビンなどの物質を不活化する役割を果たしている。

脂肪組織の毛細血管内皮細胞の管腔側にある酵素は、リポ蛋白をトリグリセリドと脂肪酸に分解し、脂肪細胞に貯蔵する。

静脈

静脈は血液を心臓に戻す血管である。

静脈veinは血液を組織・器官から心臓に戻す血管である。毛細血管は、静脈系の始まりの部分である細静脈とつながっている。細静脈はより太い静脈に合流し、さらに太い血管へと合流しながら心臓に戻る。静脈は動脈より数が多いばかりでなく、血管内径も大きいので、全血液量のほぼ70％は静脈内にある。静脈は動脈と伴行しているが、組織切片では、静脈の内腔はつぶれている。これは、動脈に比べて静脈は還流圧が低く、壁が薄くて弾性も少ないためである。

静脈の分類

静脈は直径と壁の厚さから、小静脈、中型静脈、大型静脈の3種類に分類される。

図11-14 毛細血管壁を通る多様な輸送方法の模式図。A：飲み込み小胞は管腔側の細胞膜で形成されて内皮細胞を横切り、内容物を基底側の細胞膜から結合組織へ放出する。B：トランスゴルジ網由来の小胞はクラスリン被覆と受容体分子を持っており、内皮細胞の管腔側の細胞膜に融合して管腔内の特異的なリガンドを取り込む。小胞は内皮細胞を横切って基底側の細胞膜と融合し、内容物を結合組織に放出する。C：内皮細胞が極めて薄い部分では、飲み込み小胞やトランスゴルジ網由来の小胞は互いに融合するかまたは単独で内皮細胞を貫通する一過性の窓を形成し、管腔と結合組織の間の物質輸送を行う。（Simionescu N, Simionescu M: In Ussing H, Bindslev N, Sten-Knudsen O [eds]: Water Transport Across Epithelia. Copenhagen, Munksgaard, 1981.より）

静脈は，太さが同じでも構造は同一ではないし，同じ静脈でもその構造は全長にわたって必ずしも一様ではない。静脈は動脈と同様，内膜，中膜，外膜の3層からなる（表11-2）。筋層と弾性板はあまり発達していないが，静脈の結合組織は動脈より明瞭である。網膜，髄膜，胎盤，陰茎のように外圧から守られている部位の静脈は，ほとんど平滑筋を持たない。さらに，多くの静脈では内膜と中膜の境界は不明瞭である。

細静脈と小静脈

細静脈は毛細血管と似ているが，径はより太い。太い細静脈は周皮細胞の代わりに平滑筋細胞を持っている。

毛細血管床の血液は**毛細血管後細静脈** postcapillary venuleに流出する。毛細血管後細静脈は直径15〜20 μmで，その壁は内皮とそれを取り巻く細網線維と周皮細胞からなり，毛細血管に類似している（図11-4）。毛細血管後細静脈の周皮細胞は，複雑で疎らな網目を形成している。50 μm以上の太い細静脈では，周皮細胞は平滑筋細胞に置き換わる。最初は平滑筋細胞は疎らであるが，細静脈が太くなるにつれ平滑筋細胞の間隔は狭まり，さらに太い細静脈や小静脈（直径200 μm〜1 mm）では平滑筋は筋層を形成する。血管腔と結合組織間の物質交換は，毛細血管だけでなく毛細血管後細静脈でも行われる。毛細血管後細静脈の壁は透過性がより高い。実際，この細静脈は，白血球が血管から組織に遊走する場所である（図11-15）。この血管はヒスタミンやセロトニンのような生理活性物質に反応する。

ある種のリンパ性器官の細静脈は，内皮細胞が扁平ではなく立方形をしているので**高内皮細静脈** high-endothelial venuleと呼ばれる。高内皮細静脈は，内腔の表面にある型特異性受容体によってリンパ球を認識して隔離する機能がある。これによって，特定のリンパ球がリンパ性器官の実質の適切な場所に遊走することができる。

中型静脈

中型静脈は直径1〜10 mm以下である。

中型静脈 medium veinは，四肢を含めた身体の大部分の血液が流出する静脈である。内膜は，内皮とその基底板および細網線維からなる。弾性線維の網目が内皮を取り巻くこともあるが，内弾性板のような層板は作らない。中膜の平滑筋細胞は，膠原線維と線維芽細胞が交ざり合った疎らな組織のなかにある。外膜は最も厚く，縦走する膠原線維束と弾性線維，少数の平滑筋細胞で構成されている。

大型静脈

大型静脈は，静脈血を四肢，頭部，肝臓，体壁から心臓に戻す血管である。

大型静脈 large veinには大静脈，肺静脈，門脈，腎静脈，内頚静脈，総腸骨静脈，奇静脈などがある。大型静脈の内膜は中型静脈の内膜と似ているが，線維芽細胞と弾性線維網を含む厚い内皮下の結合組織を有する点で異なる。肺静脈のような血管には，よく発達した平滑筋層があるが，大部分の大型静脈の中膜は発達が悪く，欠如することもある。これに対して，大型静脈では外膜がよく発達している。例外として，下肢の皮静脈では筋層が発達している。これはおそらく重力による血管の膨張に抵抗するためであろう。

大型静脈の外膜は多量の弾性線維と膠原線維，脈管栄養血管を含んでいる。下大静脈は外膜に縦走する平滑筋細胞を持つ。肺静脈と上・下大静脈では心臓に近づくと外膜に心筋細胞が見られる。

静脈弁

静脈弁は2枚の弁で構成されている。弁は血管壁から管腔へ張り出した内膜の薄いヒダである。

多くの中型静脈には，血液の逆流を防ぐための**弁** valveがある。弁は特に下肢の静脈に多く，重力に抗して働いている。静脈弁は血管壁から管腔へ張り出した内膜の薄いヒダで，2枚の弁で構成されている。この薄い弁は，血管壁につながる膠原線維や弾性線維によって構造的に

表11-2 静脈の特徴

種類	内膜	中膜	外膜
大型静脈	内皮と基底板 随所に弁あり 内皮下結合組織	結合組織 平滑筋細胞	縦走する平滑筋束 心臓の近傍では心筋細胞あり 膠原線維層と線維芽細胞
中型静脈と小静脈	内皮と基底板 随所に弁あり 内皮下結合組織	細網線維と弾性線維 少数の平滑筋細胞	膠原線維層と線維芽細胞
細静脈	内皮 基底板（毛細血管後細静脈には周皮細胞あり）	疎らな結合組織と少数の平滑筋細胞	若干の膠原線維と少数の線維芽細胞

補強されている.血液が心臓方向に流れると弁が開き,逆流しようとすると,弁尖どうしが接近して弁が閉じて逆流を防ぐ.

臨床ノート

静脈瘤varicose veinは,静脈が異常に拡張して蛇行した状態をいい,高齢者の下肢の皮静脈に起こる.静脈瘤の原因は筋緊張の低下,血管壁の変性,静脈弁の機能不全である.下部食道(**食道静脈瘤**esophageal varix)や肛門管の下端(**痔静脈瘤**hemorrhoid)にも静脈瘤が起こることがある.

心臓

心臓は心臓血管系のポンプで,内部は4つの部屋に分かれている.

心臓heartの壁は主に心筋(**心筋層**myocardium)で構成されている(☞第8章).心臓には,血液を受け入れる2つの**心房**atriumと,血液を心臓から送り出す2つの**心室**ventricleの計4つの部屋がある(図11-16).**上大静脈**superior vena cavaと**下大静脈**inferior vena cavaは体循環の血液を**右心房**right atriumに戻す.血液は右心房から**右房室弁**right atrioventricular valve(**三尖弁**tricuspid valve)を通って**右心室**right ventricleに入る.右心室が収縮すると,血液は**肺動脈幹**pulmonary trunkに押し出される.肺動脈幹は左右の**肺動脈**pulmonary arteryに分岐して,酸素分圧の低い血液をガス交換のために肺に運ぶ.ガス交換された酸素分圧の高い血液は,**肺静脈**pulmonary veinを経て**左心房**left atriumに戻り,**左房室弁**left atrioventricular valve(**二尖弁**bicuspid valve,**僧帽弁**mitral valve)を通って**左心室**left ventricleに入る.左心室が収縮すると血液を大動脈に押し出し,身体の各所の組織に血液が送られる.

房室弁は心室の血液が心房に逆流するのを防ぐ.肺動脈幹と大動脈の起始部にある**半月弁**semilunar valveは,血液がこれらの大血管から心臓に逆流するのを防ぐ.

心臓壁の層構造

心臓壁は**心内膜**endocardium,**心筋層**myocardium,**心外膜**epicardiumの3層から構成される.

心内膜

心内膜は内皮と内皮下層からなり,心臓の内腔面を被っている.

心内膜endocardiumは,心臓に出入りする血管の内膜と連続している.心内膜は**内皮**endotheliumと**内皮下層**subendothelial layerからなる.内皮は単層扁平上皮で,

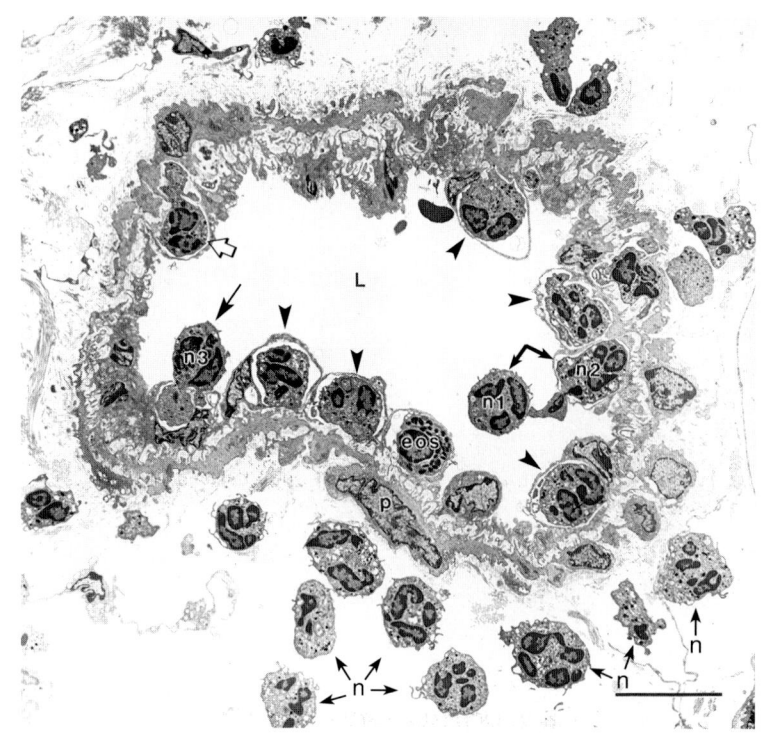

図11-15 10^{-5}モルのN-formyl-methionyl-leucyl-phenylalanine(F-MLP)を皮下注射して,60分後に採取したモルモット皮膚の太い細静脈.多数の好中球と1個の好酸球(eos)が,内皮に付着してから内皮と周皮細胞(p)を横切って血管外に遊走する様々な段階が観察できる.2つの好中球(n1とn2)のうち,1つは管腔にあり,もう1つは内皮を通り抜けつつあるが,2つの好中球はつながっている.別の好中球(n3)は細胞質の突起を内皮細胞に伸ばしている.また,別の好中球(矢頭)と好酸球は内皮を通過しているが,まだ周皮細胞を通過しておらず,血管腔に盛り上がったドーム状構造を作っている.白い矢印で示した好中球は内皮を横切った後,基底板に突起を伸ばし周皮細胞に入り込んでいる.nで示した好中球は内皮と周皮細胞を通過して周囲の結合組織に侵入している.L:血管腔.右下のスケールは10μm.(Feng D, Nagy JA, Pyne K, et al: Neutrophils emigrate from venules by a transendothelial cell pathway in response to FMLP. J Exp Med 187:903-915, 1998.より)

循環系　第11章

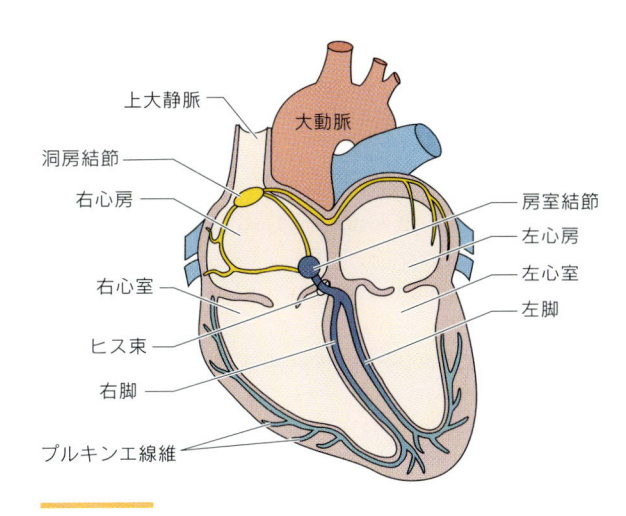

図11-16　心臓の洞房結節，房室結節，ヒス束，プルキンエ線維の位置を示す。

内皮下層は線維芽細胞が散在する線維性弾性結合組織で構成されている。内皮下層の深部には密性結合組織でできた層がある。この層は弾性線維に富み，平滑筋細胞が散在している。心内膜の最も深側には疎性結合組織の**心内膜下層（心内膜下組織）**subendocardial layerがあり，小血管，神経，心臓の刺激伝導系のプルキンエ線維が含まれている。心内膜下層は心内膜の境界を作り，心筋の筋内膜と結合している。

> **臨床ノート**
>
> **リウマチ熱**rheumatic feverの既往歴がある小児が，リウマチ熱に起因する弁の瘢痕化によってリウマチ性心臓弁膜症になることがある。この疾患は，リウマチ熱によって弁の弾力性が減少し，弁が正常に開閉しなくなる（弁の狭窄や閉鎖不全）ために起こる。**僧房弁**mitral valveが最も侵されやすく，次いで**大動脈弁**aortic valveが侵されやすい。

心筋層

厚い心筋層は心筋細胞で構成されている。

心筋層myocardiumは心臓を構成する3層のうちで最も厚い層で，主に心筋細胞からなる。心筋細胞は心臓の各部屋の出入り口では複雑なラセン状に配列している。心筋細胞には，主に心臓の収縮にかかわるもの，内分泌能を持つように分化したもの，刺激の発生と伝導のために特殊化したものがある。

洞房結節sinoatrial nodeは上大静脈と右心房の結合部にあり，**ペースメーカー**pacemakerとしての働きがある。（図11-16）。ここにある結節状の特殊化した心筋細胞は，自発的に毎分約70回脱分極して刺激を作り出す。この刺激は心房壁全体に広がり，三尖弁のすぐ上の中隔の近くにある**房室結節**atrioventricular nodeに伝わる。房室結節の特殊心筋細胞は，**房室束**atrioventricular bundle（**ヒス束**bundle of His）を介して信号を心室に伝達する。房室束の線維は右脚と左脚に分かれて心室中隔を下行する。この線維は心室の心内膜下層で太い特殊心筋線維を形成しており，**プルキンエ線維**Purkinje fiberと呼ばれる（図11-17）。自律神経系は心拍を起こすのではなく，心拍数や心拍出量を変化させるだけである。交感神経の刺激によって心拍数は増加し，副交感神経の刺激によって心拍数は減少する。

心房壁と心室中隔にある特殊な心筋細胞は，何種類かのペプチドホルモンを合成してその周辺の毛細血管に放出する（図11-18）。これには**アトリオペプチン**atriopeptin，**心房性ナトリウム利尿ペプチド**atrial natriuretic peptide，**カルディオディラチン**cardiodilatin，**カルディオナトリン**cardionatrinなどがある。これらのホルモ

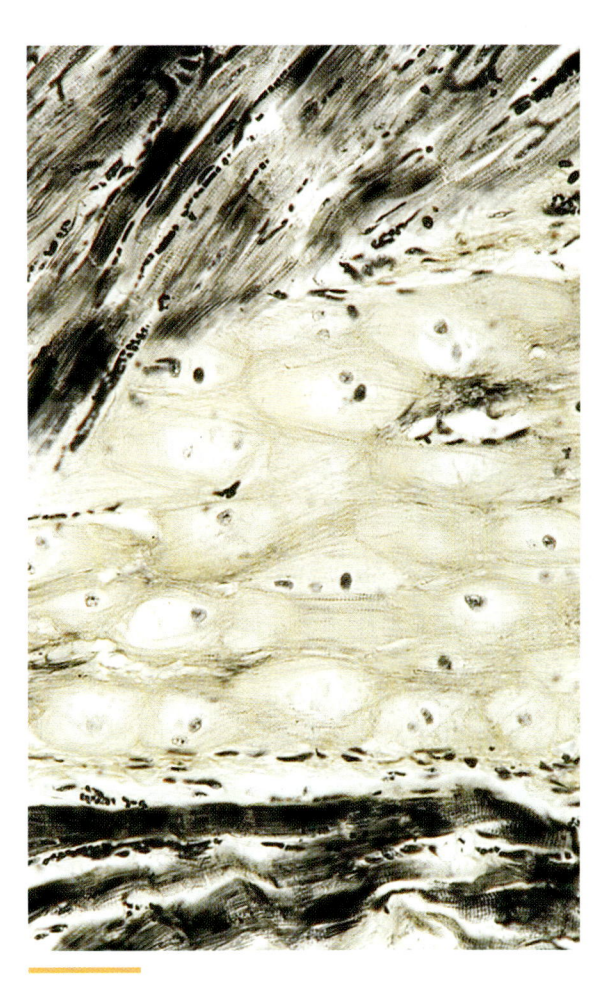

図11-17　プルキンエ線維の光学顕微鏡写真（×250）。中央部の淡く染まった太い束がプルキンエ線維。

第11章　循環系

ンには体液や電解質バランスの維持，血圧低下などの役割がある。

心外膜

心外膜は血管の外膜に相当する。

心外膜 epicardium は心臓壁の最外層で，心臓を包む嚢（漿膜性心膜）の**臓側板** visceral layer of the pericardium に相当する。心臓に出入りする大血管の根部では臓側板は外に折れ返って漿膜性心膜の壁側板と連続しており，全体として心臓は臓側板と壁側板の2葉からなる嚢状の心膜によって包まれている（壁側板の外面は線維性心膜で被われており，併せて心嚢と呼ばれる）。心膜の内腔（心膜腔）を被う単層扁平上皮の漿膜は**中皮** mesothelium とも呼ばれる。心膜腔には少量の漿液が入っており，心臓が収縮する際に臓側板と壁側板の潤滑液として働いている。心外膜下層（心外膜下組織）は疎性結合組織からなり，冠状動脈系の血管，神経，神経節を含んでいる。また，ここには心臓表面の脂肪が貯蔵される。

臨床ノート

心膜の炎症は**心膜炎** pericarditis と呼ばれる。心膜炎を起こすと，心外膜と心膜の壁側板が癒着して，心臓の収縮が著しく制限される。

心臓骨格

心臓骨格は密性結合組織からなり，以下の3つの要素が含まれる。

- **線維輪** annulus fibrosus：大動脈，肺動脈，房室口の周囲に形成される。
- **線維三角** trigonum fibrosum：主に大動脈弁の近くに形成される。
- **膜性中隔** septum membranaceum：心室中隔の上部を構成する。

心臓骨格 cardiac skeleton は密性結合組織からなり，心臓の構造上の骨格をなす。この心臓骨格に心筋が付着するが，心房筋と心室筋とは不連続である。このため，心臓の規則的な周期的拍動は房室束を介した伝導によって制御される。

臨床ノート

虚血性心疾患 ischemic heart disease（**冠状動脈性心疾患** coronary heart disease）は心筋層を栄養する**冠状動脈** coronary artery の**動脈硬化** arteriosclerosis（**粥状硬化** atherosclerosis）と関係があり，高齢者に起こりやすい。動脈硬化の病変（**アテローム** atheroma）によって冠状動脈の管腔が狭くなると，酸素不足によって**狭心症** angina が起こり，胸痛などの関連痛や胸部圧迫感をきたす。血管の狭窄が続くと心臓壁の虚血により致死的な**心筋梗塞** myocardial infarction が起こる。

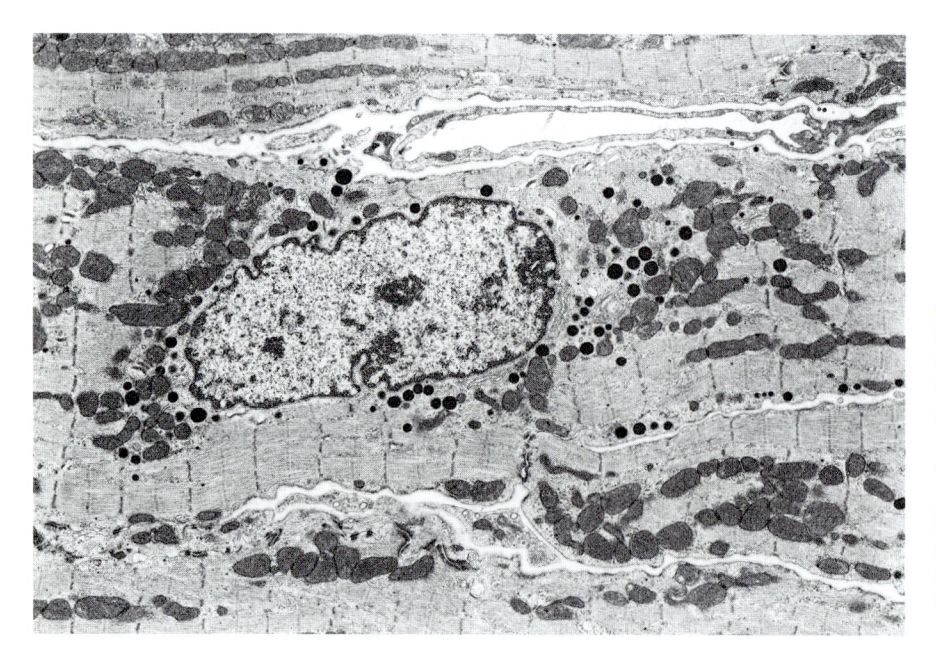

図11-18　心房性ナトリウム利尿ペプチド（ANP）を含む多数の小胞（黒色の果粒）を持つ心筋細胞の電子顕微鏡写真。(Mifune H, Suzuki S, Honda J, et al: Atrial natriuretic peptide [ANP]: A study of ANP and its mRNA in cardiocytes, and of plasma ANP levels in non-obese diabetic mice. Cell Tissue Res 267:267-272, 1992.より)

リンパ管系

> リンパ管系は間質液を集めて心臓血管系に戻す通液路である。

リンパ管系 lymphatic vascular system は，細胞外液（リンパ lymph）を間質から集めて心臓血管系に戻す通液路である。リンパ管は中枢神経系と眼窩，内耳，表皮，軟骨，骨などの部位を除いて全身に存在する。ポンプ（心臓）により閉鎖系（血管）のなかで血液を循環させる心臓血管系と異なり，リンパ管系は開放系でポンプはなく，リンパは循環しない。

リンパ管系は，盲端の**毛細リンパ管** lymphatic capillary として始まる。毛細リンパ管は間質液の排出路として働く。毛細リンパ管は合流して**リンパ管** lymphatic vessel になり，さらに合流を重ねて，次第に太いリンパ管になる。最終的には，左右にある**リンパ本幹** lymphatic duct に注ぐ。リンパ本幹は内頚静脈と鎖骨下静脈の合流部である静脈角に開口し，リンパは心臓血管系の静脈に注ぐ。

リンパ管のあちこちに**リンパ節** lymph node が介在しており，リンパはリンパ節を通過することによって濾過される。リンパは**輸入リンパ管** afferent lymphatic vessel を経てリンパ節に入り，そこで内皮と多数のマクロファージが壁を作る迷路状の通路（リンパ洞）を通る。この間にリンパ中の粒状物質は濾過されて除去される。リンパ節で作られたリンパ球がリンパに加わる。リンパは**輸出リンパ管** efferent lymphatic vessel からリンパ節を出て，最終的にリンパ本幹に至る。リンパ節については第12章で述べる。

毛細リンパ管とリンパ管

> 毛細リンパ管は，1層の薄い内皮細胞と不完全な基底板で構成されている。

盲端に始まる壁の薄い**毛細リンパ管** lymphatic capillary は，1層の薄い内皮細胞と不完全な基底板で構成されている（図11-19）。内皮細胞は随所で互いに重なり合っているが，細胞間には間隙があり，間質液は管腔へ容易に入ることができる。内皮細胞は窓がなく，閉鎖帯による結合は作らない。**リンパ管付着細糸（固定線維）** lymphatic anchoring filament（直径5〜10 nm）の束が内皮の基底板側の細胞膜に付着している。この束は，薄くて弱いリンパ管の管腔がつぶれて閉鎖しないようにする役割がある。

細いリンパ管や中等大のリンパ管には，短い間隔で弁が存在する。太いリンパ管は小静脈と構造が似ているが，小静脈と比べると，管腔が大きい割に壁が薄い。太いリンパ管には，内皮の下に1層の薄い弾性線維層があり，その外側に1層の薄い平滑筋層がある。この平滑筋層の周囲を弾性線維と膠原線維が取り囲んでおり，周囲の結合組織に移行している。

リンパ本幹

> リンパ本幹は大型の静脈と似ており，頚部にある静脈角に注ぐ。

リンパ本幹 lymphatic duct はリンパ管系の終末の部分で左右にある。その構造は大型の静脈と似ている。短い**右リンパ本幹** right lymphatic duct は，右側の内頚静脈と鎖骨下静脈の合流点である右静脈角で静脈系に注ぐ。**胸管** thoracic duct は腹部の**乳糜槽** cisterna chyli から始まる太い管で，胸郭内を上行して頚部に達し，左側の内頚静脈と鎖骨下静脈の合流点である左静脈角に注ぐ。右リンパ本幹は上半身の右半分のリンパを集め，左リンパ本幹は残りの左上半身と下半身のリンパを集める。

リンパ本幹の内膜は，内皮および数層の弾性線維と膠原線維から構成されている。中膜との境界部では，内弾性板に似た弾性線維の厚い層がある。中膜には縦走と輪

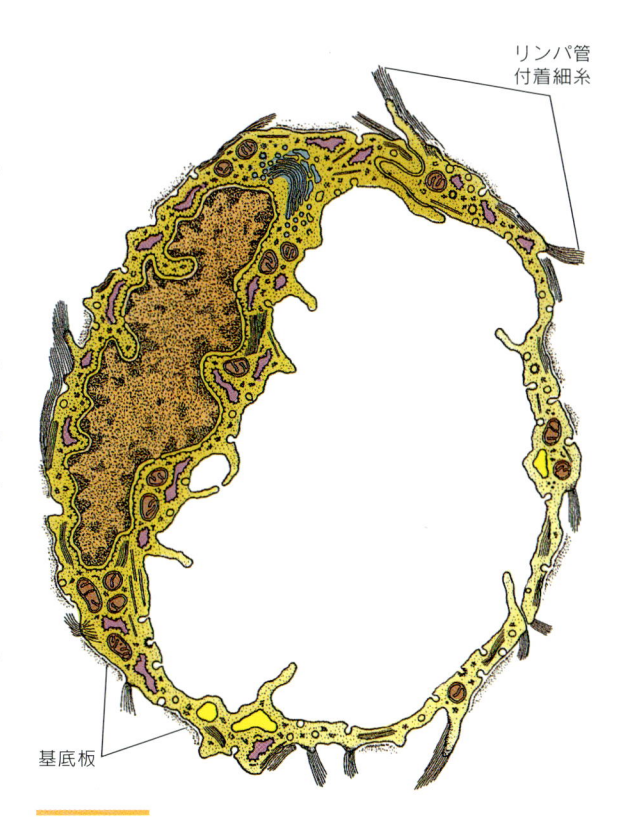

図11-19 毛細リンパ管の微細構造の模式図。(Lentz TL: Cell Fine Structure: An Atlas of Drawings of Whole-Cell Structure. Philadelphia, WB Saunders, 1971.より)

走の平滑筋が存在する。外膜は縦走する平滑筋細胞と膠原線維からなり，膠原線維は周囲の結合組織に移行している。動脈にある脈管栄養血管と同様，胸管の壁には細い血管が存在する。

臨床ノート

悪性腫瘍細胞（特に癌）はリンパ管を通って転移しやすい。悪性腫瘍細胞がリンパ節に達するとそこに留まって増殖し，やがて次の場所に転移する。従って，癌の手術ではリンパ節をよく観察し，腫脹したリンパ節や，その領域のリンパ節とリンパ管を除去（郭清）することが，転移を防ぐうえで必要である。

12 リンパ(免疫)系

　リンパ系は生体防御の役割を果たす．リンパ系を構成する臓器のうち，**リンパ節**lymph node，**胸腺**thymus，**脾臓**spleenは結合組織性の被膜によって被われているが，**散在性リンパ組織**diffuse lymphoid systemは被膜に被われていない．リンパ系の細胞は，外来性の巨大分子，ウイルスや細菌などの微生物の侵入から身体を防御するとともに，ウイルスによって癌化した細胞を殺したりする．

免疫系の概観

　免疫系は，自然免疫系と適応免疫系の2つの要素からなる．

　体表面の皮膚や，消化管や気道の粘膜の上皮は，病原体の侵入を妨げる第一次バリアーである．体内にある免疫系の器官は，病原体に対する第二次，第三次の防御の役割を果たす．いったんこの第一次の物理的なバリアーが，切り傷，裂き傷，擦り傷などで傷害を受けて病原体が体内に侵入すると，あるいはたとえ侵入に至らなくとも，第一次バリアーや，第二，第三次の免疫系の器官が活性化する．これらの免疫系の器官のことをそれぞれ自然免疫系(非獲得免疫系)および適応免疫系(獲得免疫系)という．

　自然免疫系innate immune systemは，①**補体**complementなどの血液由来の巨大分子，②侵入者を貪食する**マクロファージ**macrophageや**好中球**neutrophilなどの細胞，③腫瘍細胞や，ウイルスに感染した細胞のほか，細菌，寄生虫などを殺す**ナチュラルキラー細胞**natural killer cell(**NK細胞**NK cell)から成り立っている．自然免疫系は侵入者に対して非特異的に作用する．

　これに対し，**適応免疫系**adaptive immune systemは侵入者を特異的に除去することができる．この免疫系は，病原体の1つの特異的な抗原に対して反応するばかりでなく，その抗原と再度遭遇すると反応能力がさらに高まるという特徴がある．

　これらの2つの免疫系は反応の機序が異なるものの，互いに密接に関係し合い，それぞれに影響を及ぼしている(この点については適応免疫系の働きのなかで詳述されているが，自然免疫系も関係している)．

　適応免疫反応には4つの特徴がある．それは，**特異性**specificity，**多様性**diversity，**記憶**memory，**自己/非自己の認識**self/nonself recognitionである．自己/非自己の認識とは，その生命体に属する構造物(**自己**self)と他人に属するもの(**非自己**nonself)とを識別する能力を指す．免疫反応を引き起こし，その反応にあずかるのは，**T細胞**T lymphocyte，**B細胞**B lymphocyte，**抗原提示細胞**antigen-presenting cell(APC)という特殊なマクロファージである．これらの細胞は**抗原**antigenに出合うとシグナル分子(**サイトカイン**cytokine)を放出し，互いに連絡を取り合う．

　免疫系によってある物質が異物と認識されると，一連の複雑な反応が起こる．その結果，異物(抗原)に結合する**免疫グロブリン**immunoglobulin(**抗体**antibody)が産生されるか，あるいは外来性の細胞や腫瘍細胞などの変性した自分の細胞を殺すことを専門とした細胞群が誘導される．前者のような抗体産生による免疫反応を**液性免疫反応**humoral immune response，後者のような細胞傷害性の反応を**細胞性免疫反応**cellular immune responseと呼ぶ．

　自然免疫系，適応免疫系ともに，その構成細胞(T細胞，B細胞，NK細胞，マクロファージ，およびその亜群の抗原提示細胞)はすべて骨髄で形成される．B細胞は骨髄で免疫担当細胞となるが，T細胞は免疫担当細胞となるために胸腺に入る．このため，骨髄と胸腺を**一次リンパ器官**primary lymphoid organと呼ぶ．骨髄または胸腺で免疫担当細胞となったリンパ球は，散在性リンパ

組織，リンパ節，脾臓などの**二次リンパ器官** secondary lymphoid organへ運ばれ，そこで抗原と接触する．

免疫原と抗原

> 免疫原とは免疫反応を引き起こす分子をいい，抗原は抗体と結合するが必ずしも免疫反応を誘導しない分子のことをいう．

宿主内で免疫反応を引き起こす物質を**免疫原** immunogenという．これに対し，**抗原** antigenは抗体と結合できるものを指し，免疫反応を引き起こす能力があるかどうかは問わない．従って，すべての抗原が必ずしも免疫原というわけではないが，本書では両者を類義のものとして，"抗原"という用語を用いて説明する．

抗原のなかで，抗体やT細胞受容体T-cell receptor（TCR）の抗原結合部位と結合する部分を，**抗原決定基** antigenic determinant（**エピトープ** epitope）という．エピトープは抗原分子のなかの小さい部分で，わずか8～11個の親水性アミノ酸または糖鎖からなっている．細菌のような大型の侵入者にはいくつかのエピトープがあり，それぞれが異なる抗体と結合できる．

> **臨床ノート**
>
> 複雑な構造を持つ外来性物質は抗原になりやすい．大きな重合分子であっても，プラスチックのような比較的単純な化学的構造を持つ物質は免疫原性が小さく，人工股関節のような体内埋め込み物の材料として用いることができる．

クローン選択とクローン性増殖

> 胎生期には，驚くほど多数のリンパ球の小塊（クローン）が形成される．それぞれのクローンは1種類の特異的な外来抗原を認識できる．

免疫系は，驚異的な種類の抗原を認識することができる．これは，胎児期に，免疫グロブリンやT細胞受容体（TCR）をコードする遺伝子が再編成されて，おびただしい数のリンパ球の**クローン** cloneが形成されるためと説明されている．クローンのすべてのリンパ球は同じ表面マーカーを持ち，そのリンパ球が特異的な抗原にさらされたことがなくても，その抗原に反応することができる．リンパ球が抗原に反応できるのは，B細胞の場合には**膜結合型抗体** membrane-bound antibody（**B細胞受容体** B-cell receptor，**表面免疫グロブリン** surface immunoglobulin [SIG]），T細胞の場合にはTCRが存在するからである．B細胞の膜結合型抗体とT細胞のTCRは分子構造は異なるが，特異的なエピトープを認識して反応する点で機能的に同等のものである．

生物が初めての抗原に遭遇したときに起こる免疫反応は，開始が遅くそれほど強くはない．この反応を**一次免疫応答** primary immune responseと呼ぶ．引き続いて同じ抗原に遭遇すると**二次免疫応答** secondary immune responseが引き起こされる．この二次応答は一次応答と比べて，迅速に，しかもはるかに強く起こる．この二次応答が一次応答より強くなるのは，**免疫学的記憶** immunological memoryと呼ばれる機構があるからである．B細胞，T細胞とも抗原にさらされる前のものを，**未感作細胞** virgin cell（**ナイーブ細胞** naive cell）と呼ぶ．未感作細胞がひとたび抗原と接触すると分裂・増殖して，応答にかかわる**活性化細胞** activated cellになったり，すぐに応答はしないが後に抗原と出合うと活性化される**記憶細胞** memory cellになる．

エフェクター細胞 effector cellと呼ばれる活性化細胞は，免疫反応の遂行に関与する．B細胞由来のエフェクター細胞は**形質細胞** plasma cellで，この細胞は抗体を産生し分泌する．T細胞由来のエフェクター細胞は，サイトカインを分泌するか，あるいは外来性の細胞や変性した自己の細胞を破壊する．

未感作細胞と同様，記憶細胞は，特異抗原に反応するB細胞受容体（SIG）かTCRを細胞表面に持っている．この細胞は免疫反応に直接的に関与することはない．しかし，何か月～何年にもわたって生きることができ，未感作細胞よりもはるかに高い抗原親和性を持つ．さらに，初めての抗原に曝露されて記憶細胞が形成されると，クローンの量が増える．この現象を**クローン増大** clonal expansionという．同じ抗原に引き続いてさらされると，抗原に対して高い親和性を持つ記憶細胞のクローン増大が起こるので，初回の反応よりもはるかに迅速に，より強力に，より長期間にわたって，二次応答（**既往性応答** anamnestic response）が起こる．

免疫学的寛容

> 自己の巨大分子は抗原として認識されないため，免疫反応を誘導することはない．

免疫系は自己の巨大分子を認識することはできるが，それに対して免疫反応を起こすことはない．この現象を**免疫学的寛容** immunological toleranceという．このメカニズムは，自己の物質に対して反応するリンパ球をクローンができないように殺してしまうか（**クローン除去** clonal deletion），またはその機能を不活性化して（**クローン不活化** clonal anergy），その物質に対する免疫反応を起こせなくすることによる．

臨床ノート

自己免疫病 autoimmune disease は免疫学的寛容がなくなって生じる免疫疾患である。その例には，**グレーブス病** Graves'disease が挙げられる。この病気は，甲状腺の濾胞上皮細胞にある甲状腺刺激ホルモン（TSH）受容体が，抗原として認識されることによって生じる。この受容体に対して形成された抗体は，受容体と結合してTSHと同じように濾胞上皮細胞を刺激する。TSHの場合と異なり，抗体には負のフィードバックが働かないので，甲状腺ホルモンが過剰に分泌され，グレーブス病となる。グレーブス病の患者では，甲状腺の腫脹や眼球突出などの症状が出現する。

免疫グロブリン

> 免疫グロブリンは形質細胞によって産生される抗体である。典型的な免疫グロブリンは2本の重鎖と2本の軽鎖を持ち，互いにS-S結合でつながっている。

免疫グロブリン immunoglobulin は形質細胞によって産生される**抗体** antibody で，ウイルスなどの抗原を不活化し，侵入してくる微生物に対して細胞外の反応を引き起こす糖蛋白である。この反応には，マクロファージ（または好中球）による結合組織内での貪食や，血液に由来する**補体系** complement system の活性化なども関与している。

臨床ノート

補体系は20個の血漿蛋白からなり，侵入してくる微生物の細胞表面で，その細胞を溶かす**膜攻撃複合体** membrane attack complex を形成する。補体系の鍵となる成分は**C3蛋白** protein C3 で，これが欠乏すると細菌感染症に罹りやすくなる。

免疫グロブリンは形質細胞によって大量に産生され，リンパや血液の循環系のなかに分泌される。典型的な抗体は免疫グロブリンG（IgG）である。IgGはY字形の分子で，長い2本の同じポリペプチド（**重鎖** heavy chain，55～70 kD）と，短い2本の同じポリペプチド（**軽鎖** light chain，25 kD）で構成される。これら4本のポリペプチド鎖は互いにいくつかの結合（S-S結合）と非共有結合によってつながっており，Yの幹の部分は重鎖のみで，分岐して広がった腕の部分は軽鎖と重鎖の両方でできている（図12-1）。

2本の重鎖間のS-S結合の近くには，**ヒンジ領域**（蝶番領域）hinge region と呼ばれる部分がある。この部分には柔軟性があるので，両腕の部分が互いに離れたり近づいたりできる。腕の遠位部（4個のアミノ末端基よりなる部位）は，抗原エピトープと結合する部位である。従って，1個の抗体は2個の同一エピトープと結合することができる。

パパインという酵素で抗体を処理すると，ヒンジ領域で切断されて，1個の**Fcフラグメント** Fc fragment と2個の**Fabフラグメント** Fab fragment の断片になる（図12-1）。FcフラグメントはY字の幹に当たり，同じ構造からなる2本の重鎖を含んでいる。Fabフラグメントは1本の重鎖の残りの部分と1本の軽鎖からなっている。Fcフラグメントは容易に結晶化する性質を持つ（Fcの"c"は crystallize の頭文字）。Fabフラグメントは抗体の抗原-結合部位である（Fabの"ab"は antibody-binding）。

Fc領域のアミノ酸配列はその抗体のクラス（後述）ごとにほとんど一定で，いろいろな細胞のFc受容体と結合する。Fab領域のアミノ酸配列は多様で，この多様性が抗体分子の抗原に対する**特異性** specificity を決定する。

それぞれの抗体は特定の抗原エピトープと特異的に結合する。従って，特定のエピトープを認識する抗体はすべて同一のFab領域を持っていることになる。ヒトの体内には10^6～10^9種類もの異なる抗体が存在し，それぞれが1個の特定の抗原に対して特異的であると考えられている。同じタイプの抗体は，同じ**クローン** clone から産生される。従って，クローンも10^6～10^9種類が存在することになる。

前述したように，免疫グロブリンのなかには，わずかではあるがB細胞自身の細胞膜に組み込まれるものがある。これらはSIGまたは**B細胞受容体** B-cell receptor と

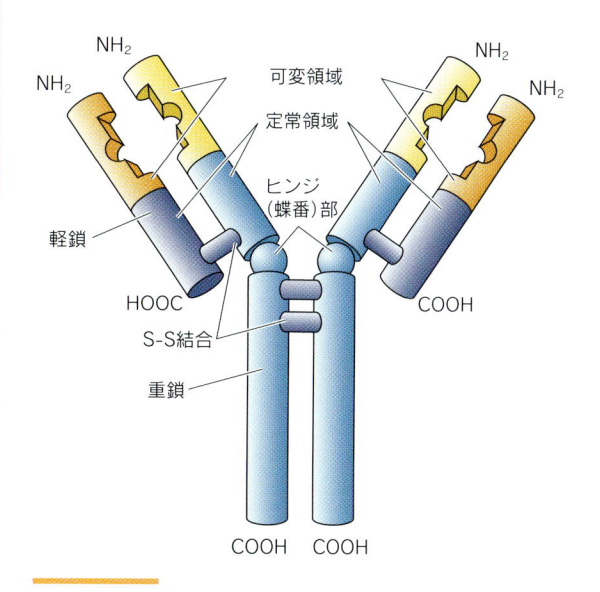

図12-1　抗体の領域を示す模式図。

呼ばれ，抗原受容体分子としての機能を果たす。この抗原受容体は，膜を貫通する二重鎖，IgβとIgαからなる膜結合成分を有する点で抗体とはやや異なっている。これらの膜結合成分によって，抗体分子の重鎖は細胞膜と結合している。

免疫グロブリンのクラス

ヒトには，IgG，IgM，IgA，IgD，IgEの5種類の免疫グロブリンがある。

ヒトには，次の5種類のアイソタイプisotypeの免疫グロブリンがある。

- **IgG**：前述の免疫グロブリン（IgG）の単量体型
- **IgM**：5個のIgG分子が結合したもの（免疫グロブリンの五量体型）
- **IgA**：2個のIgG分子が結合したもの（免疫グロブリンの二量体型）
- **IgD**：血液中では濃度が非常に低いが，表面IgD（sIgD: surface IgD）としてB細胞表面に見られる
- **IgE**：好塩基球や肥満細胞の表面に存在する単量体型の免疫グロブリン

表12-1　ヒト免疫グロブリンの性状

クラス	サイトカイン*	ユニット数†	血中Ig (%)	胎盤通過性	細胞結合性	生物学的特徴
IgA	TGF-β	1 or 2	10〜15	なし	分泌時に一時的に上皮へ	涙，唾液，腸管内，鼻腔などに二量体dimerとして分泌されるので分泌型抗体とも呼ばれる。二量体のそれぞれのユニットは形質細胞で作られるJ蛋白 J proteinによって互いに結合・保持され，上皮細胞が作る分泌成分secretory componentによって酵素による消化から守られている。腸管，鼻腔，腟，結膜などに存在する抗原や微生物と闘う。乳汁中にも分泌され，受動免疫によって新生児を守る。流血中では単量体型monomeric。好酸球が寄生虫を認識し殺すのを助ける。
IgD		1	<1	なし	B細胞	表面免疫グロブリン。B細胞が特異的な抗原を認識するのを助ける。抗原刺激によってB細胞が形質細胞に分化するように活性化させる。
IgE	IL-4, IL-5	1	<1	なし	肥満細胞と好塩基球	レアギン抗体。いくつかの膜結合型抗体が抗原によって架橋されると，IgEは好塩基球や肥満細胞の脱顆粒を促し，その結果，ヘパリン，ヒスタミン，好酸球・好中球走化因子，ロイコトリエンなどの薬理学的作働物質が放出される。即時型過敏反応を引き起こす。好酸球が寄生虫を認識し殺すのを助ける。
IgG	IFN-γ, IL-4 IL-6	1	80	あり	マクロファージと好中球	胎盤を通過するので，胎児を受動免疫によって守る。母乳中に分泌されて，新生児を受動免疫によって守る。補体結合カスケード反応を起こす。オプソニンopsoninとして機能する。すなわち，微生物の表面を被うことによって，Fc受容体を持つマクロファージや好中球がこれらの抗体のFc領域を認識し，貪食反応を起こしやすくする。NK細胞を活性化することにより抗体依存性細胞性細胞傷害antibody-dependent cell-mediated cytotoxicityに関与する。二次免疫応答のときには大量に産生される。
IgM		1 or 5	5〜10	なし	B細胞（単量体の形で）	J蛋白がそれぞれのFc領域に結合して五量体を形成する。補体系カスケード反応を活性化する。一次免疫応答のときに最初に形成される抗体である。

*このアイソタイプへスイッチングするためのサイトカイン
†1ユニットとは，2つの重鎖と2つの軽鎖によって形成される単量体免疫グロブリンのことである。IgAの場合は単量体としても二量体としても存在する。
Fc：結晶性フラグメント，IFN：インターフェロン，Ig：免疫グロブリン，IL：インターロイキン，TGF：トランスフォーミング増殖因子．

上記の免疫グロブリンは，重鎖のアミノ酸配列が異なっている。IgA，IgD，IgG，IgE，IgMの重鎖はそれぞれギリシャ文字で表記され，α鎖，δ鎖，γ鎖，ε鎖，μ鎖と呼ばれる。免疫グロブリンの5種類のアイソタイプの特徴を表12-1に示す。

適応免疫系と自然免疫系の細胞

適応免疫系と自然免疫系の細胞には，B細胞，T細胞，マクロファージ，抗原提示細胞，NK細胞がある。

B細胞

> B細胞は骨髄で生まれ，免疫担当細胞となる。この細胞は液性免疫に関与している。

B細胞 B cellは，Bリンパ球 B lymphocyte とも呼ばれる。骨髄で生まれ，骨髄で**免疫担当細胞**immunocompetent となる（☞第10章）。最初にB細胞が同定されたのは鳥類で，総排泄口近くにある**ファブリキウス嚢** bursa of Fabricius でB細胞が免疫担当細胞となるので，bursaのBをとってB細胞と名づけられた。B細胞が免疫担当細胞になる過程で，それぞれの細胞は5万～10万個のIgMとIgD免疫グロブリン（SIG）を産生し，それらを細胞膜のなかに組み込む。その結果，これらの抗体のエピトープ結合部位が細胞の外界に面することになる。これらの抗体のFc領域は，2対の膜貫通性蛋白であるIgβとIgαに支えられてリン脂質の二重層のなかに埋まっている。IgβとIgαのカルボキシル末端基は細胞内の蛋白複合体と接している。1つのクローンに属するすべてのB細胞は，同じエピトープと結合するSIGを持っている。

表面免疫グロブリン（SIG）がそのエピトープと反応すると，IgβとIgαはその情報を細胞内の蛋白複合体に伝える。その結果，一連の反応が進み，B細胞の**活性化** activation が起こる。活性化したB細胞は細胞分裂を起こして，前述したように，抗体を産生する**形質細胞** plasma cellや，**記憶B細胞** B-memory cellになる。形質細胞によって作られた抗体は血液やリンパのなかに入るので，B細胞は**液性免疫応答** humorally mediated immune responseに関与する細胞であるといえる。

ナイーブB細胞が初めて活性化されると，IgMを産生する。この抗体が侵入してきた病原体の表面に結合すると，補体系が活性化する（**補体結合反応** complement fixation）。IgM分子はウイルスとも結合でき，ウイルスが細胞の表面に接触するのを防いでいる。これによって，細胞はウイルスの侵入を免れる。

いったんIgMが産生されると，B細胞はIgA，IgG，IgEといった異なる種類（クラス）の免疫グロブリンを作ることができるようになる。これを**クラススイッチ** class switching（**アイソタイプスイッチ** isotype switching）と呼び，B細胞の周囲にある特定のサイトカインによって引き起こされる。このサイトカインは，局所に存在する病原体の種類に応じてヘルパーT細胞から分泌される。

1. 寄生虫が侵入すると，T細胞はインターロイキン-4（IL-4）とインターロイキン-5（IL-5）を分泌する。これによってB細胞はIgEを産生するようにクラススイッチを行う。産生されたIgEは，寄生虫の表面で肥満細胞に脱顆粒を引き起こす。
2. 細菌やウイルスが侵入すると，T細胞はインターフェロン-γ（IFN-γ）とインターロイキン-6（IL-6）を放出し，B細胞がIgGを作るようにクラススイッチする。このIgGは細菌のオプソニン化や補体の結合を起こすほか，ナチュラルキラー細胞を活性化してウイルス感染によって変化した細胞を殺す（**抗体依存性細胞傷害** antibody-dependent cell-mediated cytotoxicity〔ADCC〕）。
3. ウイルスや細菌が粘膜表面に侵入すると，T細胞はかつて**腫瘍成長因子-β** tumor growth factor-βと呼ばれた**トランスフォーミング増殖因子-β** transforming growth factor-β（TGF-β）を放出する。このTGF-βによってB細胞はクラススイッチし，粘膜表面に分泌するIgAの形成を引き起こす。

液性免疫を引き起こすには，ほとんどの抗原がT細胞の関与を必要とする（後述）。しかし，細菌の莢膜多糖類などの一部の抗原は，T細胞の関与がなくても液性免疫を引き起こすことができる。このような抗原は，**T細胞非依存性抗原** T cell-independent antigen（**胸腺非依存性抗原** thymus-independent antigen）と呼ばれている。これらの抗原は，T細胞の関与がないので記憶B細胞を誘導することはできず，IgMの産生を引き起こすだけである。

T細胞

> T細胞は骨髄で生まれ，細胞性免疫の免疫担当細胞となるために胸腺へと移住する。

T細胞 T cell（**Tリンパ球** T lymphocyte）もB細胞と同様に骨髄で作られるが，B細胞と異なり，いったん胸腺の皮質へ移住する。T細胞は，胸腺内で機能遂行に必要な特異的分子を細胞膜上に発現することによって，免疫担当細胞となることができる（☞胸腺の項）。

T細胞とB細胞を形態だけで見分けるのは困難である。両者の間には以下のような重要な相違点がある。

1. T細胞は細胞表面にSIGではなくTCRを持つ。

2. T細胞は抗原提示細胞（APC）によって提示されるエピトープのみを認識する。
3. T細胞は蛋白抗原のみと反応する。
4. T細胞は至近距離においてのみ，その機能を発揮できる。

B細胞の細胞膜にあるSIGと同様，T細胞の細胞膜上にあるTCRは抗原受容体として機能する。TCRの**定常部**constant regionは細胞膜と結合しているが，**アミノ末端部**amino-terminal regionは細胞表面から突き出ており，抗原結合部位を含んでいて変化に富む。TCRの膜結合部は別の膜蛋白であるCD3と結合し，TCR-CD3複合体を形成している。そのほかの膜蛋白のいくつかは，シグナル伝達や，TCRとエピトープの相互作用の強化などに関与し，抗原刺激を受けたT細胞の活性化を促進する。

TCRは，抗原エピトープがポリペプチドで，しかもAPCの細胞膜に存在する**主要組織適合遺伝子複合体（主要組織適合複合体）**major histocompatibility complex (MHC) 分子と結合している場合にのみ認識することができる。MHCは糖蛋白で，クラスⅠとクラスⅡの2つのタイプが存在する。ほとんどの有核細胞はその細胞膜にMHCクラスⅠ分子のみを持つが，APC（後述）はMHCクラスⅠとMHCクラスⅡの両方を持っている。MHC分子は，一卵性双生児を除いてそれぞれの個体ごとに異なっており，同じものは存在しない。T細胞が活性化されるためには，非自己のエピトープのみならず自己のMHC分子も同時に提示される必要がある。もしT細胞が抗原エピトープを認識してもMHC分子を認識しなければ，その細胞は刺激を受けた状態にならない。このようなT細胞の抗原エピトープへの反応力を**MHC拘束性**MHC-restrictionという。

T細胞には以下のようなサブタイプがある。

- **ヘルパーT細胞** T-helper cell (T_H)：活性化されると，ほかのリンパ系細胞の活性を調節する様々な種類のサイトカインを分泌する。ヘルパーT細胞には2種類がある（T_H1とT_H2）。T_H1の分泌するサイトカインが細菌やウイルスの攻撃に対する反応を引き起こすのに対し，T_H2の分泌するサイトカインは寄生虫（IgE）や粘膜（IgA）感染などに対する反応を引き起こす。
- **細胞傷害性T細胞** cytotoxic T lymphocyte (CTL)：外来性のウイルスなどによって形質転換した細胞を認識する。
- **サプレッサーT細胞** T-suppressor cell：ほかのT細胞やB細胞を抑制することによって免疫反応を抑える。
- **記憶T細胞** T-memory cell：ある特定のエピトープに対する免疫学的記憶を持つ。

T細胞はTCR分子のほかに，**分化抗原蛋白群**clusters of differentiation protein（CD分子またはCDマーカー）を細胞表面に持っている。これらの修飾蛋白は標的細胞上の特異的なリガンドと結合する。およそ200種類ものCD分子が知られているが，表12-2には後述する免疫反応の過程で細胞間相互作用に直結するものだけを挙げてある。

主要組織適合遺伝子複合体

> 主要組織適合遺伝子複合体（MHC）は病原体のエピトープをT細胞に提示する。MHC分子にはMHCクラスⅠとMHCクラスⅡの2つのクラスがある。

主要組織適合遺伝子複合体major histocompatibility complex (MHC) の最も重要な点は，APCやウイルスに攻撃されている細胞（あるいはウイルス感染によって形質変化を起こした細胞）が，その病原体のエピトープをT細胞に提示できるようにするということである。これらのエピトープは，MHC表面の溝のなかにぴったり適

表12-2 免疫反応にかかわる細胞表面マーカー

蛋白	細胞表面	リガンドと標的細胞	機能
CD3	すべてのT細胞	なし	エピトープとMHC複合体の結合を細胞内シグナルへ変換して，T細胞を活性化する。
CD4	ヘルパーT細胞	APCのMHCクラスⅡ	TCRがエピトープ-MHCクラスⅡ複合体と結合するための補助受容体。ヘルパーT細胞の活性化。
CD8	細胞傷害性T細胞とサプレッサーT細胞	ほとんどの有核細胞のMHCクラスⅠ	TCRがエピトープ-MHCクラスⅡ複合体と結合するための補助受容体。ヘルパーT細胞の活性化。
CD28	ヘルパーT細胞	APCのB7	ヘルパーT細胞の活性化を助ける。
CD40	B細胞	活性化ヘルパーT細胞に発現したCD40受容体分子	CD40がCD40受容体と結合することによって，ヘルパーT細胞がB細胞を活性化する。その結果，B細胞は増殖して記憶B細胞や形質細胞に分化する。

APC：抗原提示細胞，MHC：主要組織適合遺伝子複合体，TCR：T細胞受容体。

合するような短いポリペプチドである．MHCにはMHCクラスⅠとMHCクラスⅡの2つのクラスがある．

- **MHCクラスⅠ**：細胞が産生する内在性蛋白に由来する短いポリペプチドの断片（長さにして8〜12個のアミノ酸）を提示する際に機能する．
- **MHCクラスⅡ**：貪食細胞によって食べ込まれた外来性蛋白に由来する長めのポリペプチドの断片（長さにして13〜25個のアミノ酸）を提示する際に機能する．

ほとんどすべての細胞はMHCクラスⅠを産生し細胞膜上に表出しているが，MHCクラスⅡを持つのはAPCだけである．

ヒトでは，MHCクラスⅠ，MHCクラスⅡともに極めて多型性に富み，個体ごとに異なる（一卵性双生児を除く）．この多型性があるため，T細胞は"自己"を識別することができる．なお，MHCは，ヒトでは**ヒト白血球抗原**human leukocyte antigen（HLA）と呼ばれることが多い．

MHCクラスⅠでのエピトープの提示

内因性の蛋白に由来するエピトープは，特殊な輸送蛋白によって粗面小胞体の槽のなかに運び込まれる．

細胞が産生する蛋白は，その細胞に属するものであれ，感染したウイルスや寄生体に属するものであれ，**内因性蛋白**endogenous proteinと呼ばれる．細胞が産生する蛋白の質は，蛋白分解酵素の複合体である**プロテアソーム**proteasomeによって監視されている．プロテアソームは，欠陥のある蛋白や非自己の蛋白を適当な大きさのポリペプチドの断片（長さにして8〜12個のアミノ酸）に切り取る．これらの断片は**エピトープ**epitopeとして認識されるために，特殊な輸送蛋白（TAP1とTAP2）によって粗面小胞体（RER）の槽内に運び込まれ，そこでRERで合成されたMHCクラスⅠ分子と複合体を作る．エピトープ-MHCクラスⅠ複合体はさらにゴルジ装置へと運ばれ，トランスゴルジ網でクラスリン被覆小胞に組み込まれる．この小胞は細胞表面に運ばれ，細胞膜に組み込まれ，MHCクラスⅠと結合したエピトープが細胞表面で提示される．CTLは細胞表面をよく"見て"，その細胞が作っている蛋白が自己のものか非自己のものかを"知る"のである．

MHCクラスⅡでのエピトープの提示

マクロファージやAPCによって貪食されたエピトープは，主要組織適合遺伝子複合体Ⅱ区画（MⅡC）と呼ばれる特別な細胞内区画のなかで，MHCクラスⅡ分子と結合する．

マクロファージやAPCは細胞外から飲み込み小胞や食胞の形で蛋白を取り込む．これらの細胞小器官内に取り込まれた**外来性蛋白**exogenous proteinは，初期エンドソーム内で酵素によってポリペプチドの断片に切断される．さらに，後期のエンドソームへ送られて，そこで適当な大きさ（13〜25個のアミノ酸の長さ）にまで切断され，MHCクラスⅡの溝にうまくはまり込むようになる．

MHCクラスⅡ分子はRERで合成される．RERの槽内で立体構造を取ると，**CLIP（クラスⅡ-関連定常蛋白** class Ⅱ-associated invariant protein）という蛋白がMHCクラスⅡ分子の溝に結合し，内因性のエピトープが間違ってはまり込むのを防いでいる．MHCクラスⅡ-CLIP複合体はゴルジ装置へ運ばれ，トランスゴルジ網でクラスリン被覆小胞へ選り分けられる．こうして，MHCクラスⅡ分子と外来性エピトープとの結合を行う特殊な小胞（MⅡC小胞）が形成される．

MⅡC小胞はMHCクラスⅡ-CLIP複合体のみならず，後期エンドソームから処理を受けた抗原のエピトープも受け取る．MⅡC小胞内では，CLIPは酵素によってMHCクラスⅡ分子から切り離されエピトープで置換される．次いで，エピトープ-MHCクラスⅡ複合体を組み込んだ小胞は細胞膜に挿入される．

このようにして，ヘルパーT細胞は細胞表面のMHCⅡ-エピトープ複合体を"見て"，その細胞が非自己性の蛋白に遭遇したかどうかを"知る"のである．

抗原提示細胞

APCの細胞膜には，MHCクラスⅠとMHCクラスⅡの両方を発現する．APCは抗原を貪食し，消化し，そのエピトープを提示する．

抗原提示細胞antigen-presenting cell（APC）は，抗原を貪食，消化し，抗原エピトープをMHCクラスⅡ分子に結合させて，それをT細胞に提示する．大部分のAPCは単球由来で，単核食細胞系に属する．APCには，マクロファージ，樹状細胞（表皮や口腔粘膜のランゲルハンス細胞など）のほか，2種類の非単球由来の細胞（B細胞と胸腺の上皮性細網細胞）が含まれる．

ヘルパーT細胞と同様，APCは**サイトカイン**cytokineを産生して分泌する．サイトカインは，免疫反応ばかりでなく，ほかの反応においても標的細胞を活性化して特異的反応を行うために必要である．表12-3に，免疫反応と特に関連性のあるサイトカインをいくつか挙げる．

ナチュラルキラー細胞

ナチュラルキラー細胞は，細菌，寄生虫，カビなどと同様，ウイルスによって形質変化した細胞や腫瘍細胞も殺すことができる．

ナチュラルキラー細胞（NK細胞）natural killer cellは、ヌル細胞 null cell（特定の細胞マーカーを持たないリンパ球）の一部と見なされている。CTLと同様，ウイルスによって形質変化した細胞や腫瘍細胞を殺すことができる。しかし，NK細胞はMHC拘束性を持たず（制限を受けず），免疫担当細胞となるために胸腺に入ることはない。またその作用は非特異的である。

NK細胞は抗体のFc領域を認識し，抗体で被われた細胞を選択的に殺すことができる。この過程を**抗体依存性細胞傷害** antibody-dependent cell-mediated cytotoxicityと呼ぶ。細胞傷害性の程度は，NK細胞からの**パーフォリン** perforinや**グランザイム** granzymeなどの放出に依存する。放出されたパーフォリンは標的細胞の細胞膜のなかで集合し，グランザイムが細胞内へ入り込む孔を形成する。グランザイムは**アポトーシス** apoptosisを誘導する。

NK細胞は，IL-12や，細菌の膜成分の1つであるリポ多糖（LPS），さらにはインターフェロン-α（IFN-α）やインターフェロン-β（IFN-β）に対する受容体を持っている。これらのサイトカインはNK細胞の細胞傷害能力を著しく高め，インターフェロン-γ（IFN-γ）を大量に放出させる。IFN-γはマクロファージの殺菌性を活性化する。NK細胞はまた，抗体のFc領域をつけていない細胞も殺すことができる（後述）。この抗体非依存性の細胞傷害性は標的細胞上の特異的な含水炭素鎖である"殺せのシグナル"の存在と，標的細胞上の特にMHCクラスII分子の欠如，すなわち，"殺すなのシグナル"の欠如によって制御されている。特異的含水炭素鎖の存在やMHC分子の欠如などは，T細胞が反応しない構造である。

ナチュラルキラー細胞とマクロファージの相互作用

ナチュラルキラー細胞はマクロファージと情報交換を行って，互いの防衛能力を高め合っている。

ウイルスの攻撃を受けると，生体内の細胞はIFN-αやIFN-βを産生し分泌する。グラム陰性細菌感染の場合は，菌の周囲にはLPSがある。これら3種類の分子はいずれも，NK細胞を活性化することができる。NK細胞が活性化すると，以下のような現象が起こる。

1. NK細胞の活動が高まるとIFN-γの分泌量が増え，その結果マクロファージが活性化される。
2. 活性化したマクロファージは，IFN-αやIFN-βと同様，LPSに対して非常に強く反応し，過剰活性化状態になる。
3. 過剰活性化したマクロファージは大型化して貪食能や殺傷能力が高まり，TNFを放出する。
4. TNFによってマクロファージは自己活性化し，IL-12を放出する。
5. TNFとIL-12はNK細胞にIL-2の分泌を促し，IFN-γの産生がさらに高まる（このことによって活性化マクロファージの数が増える）。

表12-3　サイトカインの由来とその重要な機能

サイトカイン	産生細胞	標的細胞	機能
IL-1aとIL-1b	マクロファージと上皮細胞	T細胞とマクロファージ	T細胞とマクロファージの活性化
IL-2	T_H1細胞	活性化T細胞と活性化B細胞	活性化T細胞と活性化B細胞の増殖を助ける
IL-4	T_H2細胞	B細胞	B細胞の増殖と形質細胞への成熟を助ける IgMからIgGやIgE産生へスイッチする
IL-5	T_H2細胞	B細胞	B細胞の増殖と成熟を助ける IgM産生からIgE産生へスイッチする
IL-6	抗原提示細胞とT_H2細胞	T細胞と活性化B細胞	T細胞を活性化する B細胞に作用し，IgGを産生する形質細胞への成熟を助ける
IL-10	T_H2細胞	T_H1細胞	T_H1細胞の発達，サイトカインの産生を抑制する
IL-12	B細胞とマクロファージ	NK細胞とT細胞	NK細胞を活性化し，T_H1様の細胞の形成を促す
TNF-α	マクロファージ T_H1細胞	マクロファージ 高度に活性化したマクロファージ	マクロファージが自己活性化し，IL-12を放出する 高度活性化マクロファージを刺激して酸素ラジカルを産生させ，殺菌を促す
IFN-α	ウイルスの攻撃を受けている細胞	NK細胞とマクロファージ	マクロファージやNK細胞を活性化する
IFN-β	ウイルスの攻撃を受けている細胞	NK細胞とマクロファージ	マクロファージやNK細胞を活性化する
IFN-γ	T_H1細胞	マクロファージとT細胞	細胞傷害性T細胞による細胞の殺傷とマクロファージによる貪食を助ける

6. TNFはNK細胞にIL-2受容体を発現させる。
7. NK細胞のIL-2受容体にIL-2が結合すると，NK細胞が増殖する。

　自然免疫系の構成要素であるマクロファージとNK細胞は，このように互いに協力し合って，互いの数を増やしたり，侵入する病原体やウイルスで形質変化した細胞などをより効率よく殺すのである。

リンパ系細胞間における相互作用

　リンパ系の細胞は互いに作用し合って，免疫反応を効果的に遂行する。その相互作用は，細胞表面の分子を認識することによって制御されている。もし，その分子が認識されなければ，誤った反応を防ぐためにその細胞は除去される。しかし，表面分子が認識されれば，リンパ球は増殖し分化する。この反応の開始は**活性化**activationと呼ばれ，そのためには少なくとも以下の2つのシグナルが必要である。

- 抗原（エピトープ）の認識。
- サイトカインや膜結合性のシグナル分子によって仲介される二次シグナル（共刺激性シグナル）の認識。

ヘルパーT細胞（T_H2細胞）を介する液性免疫反応

　胸腺非依存性抗原を除けば，B細胞はヘルパーT細胞のT_H2亜群によって指令されたときにのみ抗原と反応することができる（図12-2）。B細胞の表面にあるSIGが抗原と結合すると，その抗原-抗体複合体は膜ごと細胞内に取り込まれる。次に，エピトープが切り離されて，MHCクラスⅡ分子と結合し，エピトープ-MHCクラスⅡ複合体として細胞表面でT_H2細胞に提示する。

シグナル1：T_H2細胞は，TCRによってエピトープを，CD4分子によってMHCクラスⅡ分子を認識しなくてはならない。
シグナル2：T_H2細胞のCD40受容体は，B細胞のCD40分子と結合しなければならない。

　これら両方のシグナル化が正確に起こると，細胞は活性化して直ちに増殖を起こす。増殖している間に，T_H2細胞はIL-4，IL-5，IL-6，IL-10などを放出する。これらのサイトカインのうちIL-4，IL-5，IL-6は，B細胞が**記憶B細胞** B-memory cellや**形質細胞** plasma cellに分化するのを促進する。一方，IL-10はT_H1細胞の増殖を抑制する。

ヘルパーT細胞（T_H1細胞）を介するウイルス感染細胞の殺傷

　ほとんどの場合，**細胞傷害性T細胞** cytotoxic T lymphocyte（CTL）はウイルス感染細胞を殺すことができるようになるために，T_H1細胞からのシグナルを受け取る必要がある。しかし，その前にT_H1細胞自体が適当なエ

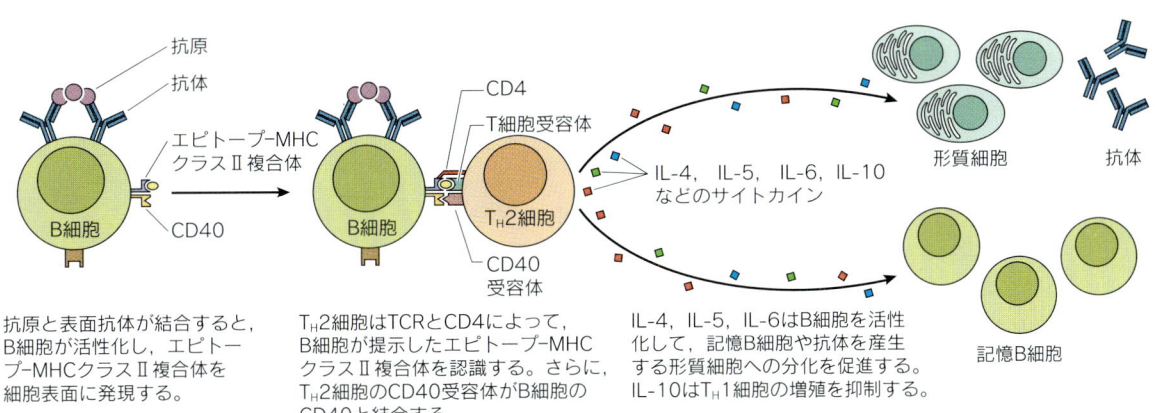

図12-2　胸腺依存性，抗原誘導性の記憶B細胞および形質細胞形成におけるB細胞とヘルパーT細胞（T_H2細胞）との相互作用を示す模式図。
CD：細胞分化抗原，IL：インターロイキン，MHC：主要組織適合遺伝子複合体，TCR：T細胞受容体。

ピトープを提示するAPCによって活性化されなければならない（図12-3）。

シグナル1：T_H1細胞にあるTCRやCD4分子が，APCの表面にあるエピトープ-MHC II複合体を認識する。すると，APCはその表面にB7という分子を発現する。
シグナル2：T_H1細胞のCD28分子がAPC上のB7分子と結合する。

このようにしてT_H1細胞が活性化すると，T_H1細胞はIL-2やIFN-γ，TNFを放出する。CTLが同じAPCと結合して，次のような条件が整えば，IFN-γはCTLを活性化し，CTLが増殖する。

シグナル1：CTLにあるTCRとCD8が，APCのエピトープ-MHCクラスI複合体を認識する。同時に，CTLのCD28がAPCのB7と結合する。
シグナル2：T_H1細胞から放出されたIL-2が，CTLにあるIL-2受容体と結合する。

CTLは活性化すると急速に増殖する。新たに形成されたCTLは，そのTCRとCD8がウイルス感染細胞のエピトープ-MHCクラスI複合体と結合することによって，"感染"を認識する。標的細胞の殺傷は以下のいずれかの機序によって起こる。

1. カルシウム存在下で，CTLが標的細胞に接合すると，CTLは**パーフォリン**perforinを放出する。パーフォリンは膜傷害複合体の補体成分C9とよく似た糖蛋白で，ウイルス感染細胞の細胞膜にはまり込み，親水性の孔を形成する。この孔は大きくなると同時にその数が増えるので，標的細胞はその細胞質を保持することができなくなり，ついには壊死に陥る。CTL自身はパーフォリンによる自己破壊から守られている。これは，プロテオグリカンであるコンドロイチン硫酸Aがグランザイムを含む小胞内に存在しているからである。

2. カルシウム存在下でCTLが標的細胞に接合すると，CTLはパーフォリンと**グランザイム**granzymeを放出する。グランザイムはCTLの細胞質果粒に貯蔵されている。放出されたグランザイムは，パーフォリンによって生じた孔を通って標的細胞のなかに入り，アポトーシスを誘導することによって数分以内に死に陥らせる。

3. CTLが標的細胞に接合すると，CTLのFasリガンドと標的細胞のFas蛋白（CD95）とが結合する。その結合数が一定の値を超えると，Fas蛋白の集塊は標的細胞内の蛋白カスケードを誘導しアポトーシスに導く。

APCの活性が非常に高ければ，ヘルパーT細胞の仲介は必要ではなく，直接CTLに作用してIL-2を放出させ活性化させる。

T_H1細胞はマクロファージの殺菌作用を助ける

マクロファージに貪食された細菌は，食胞内でも増殖

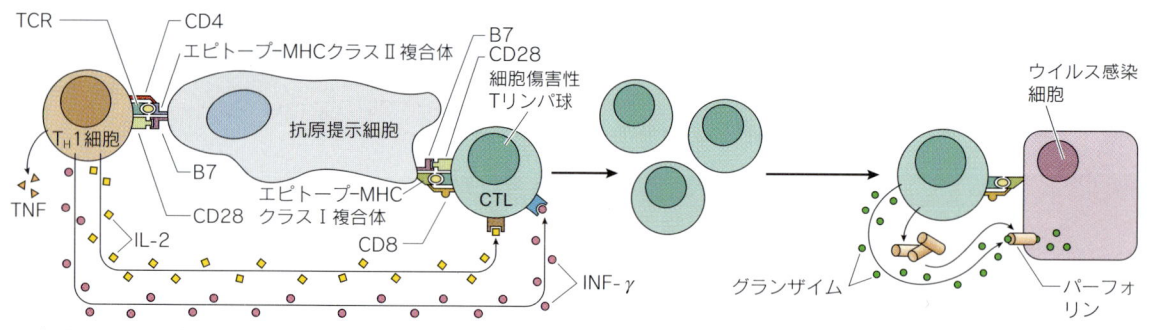

T_H1細胞にあるTCRが，抗原提示細胞のエピトープ-MHCクラスII複合体と結合する。T_H1細胞のCD4がMHCクラスIIを認識する。すると，抗原提示細胞がその表面にB7を発現する。
T_H1細胞のCD28がB7と結合し，その結果T_H1細胞がIL-2，IFN-γ，TNFなどを放出する。

CTLのTCRとCD8が，**エピトープ-MHCクラスI複合体**と結合する。同時に，CTLのCD28がAPCのB7と結合する。
T_H1細胞が放出したIL-2が，CTLにあるIL-2受容体と結合してCTLが増殖する。IFN-γがCTLの活性化を起こす。

新たに形成されたCTLのTCRとCD8が，ウイルス感染細胞のエピトープ-MHCクラスI複合体と接合する。すると，**パーフォリンとグランザイム**を放出してウイルス感染細胞を殺す。その機序は，パーフォリンによってあけられた孔を通ってグランザイムが細胞内へ入り，細胞内の構成要素に作用してアポトーシスを起こすことによる。

図12-3 ヘルパーT（T_H1細胞）細胞が細胞傷害性T細胞を活性化させて，ウイルス感染細胞を殺すメカニズム。APC：抗原提示細胞，CD：細胞分化抗原，CTL：細胞障害性Tリンパ球，IFN-γ：インターフェロン-γ，MHC：主要組織適合遺伝子複合体，TCR：T細胞受容体，TNF：腫瘍壊死因子．

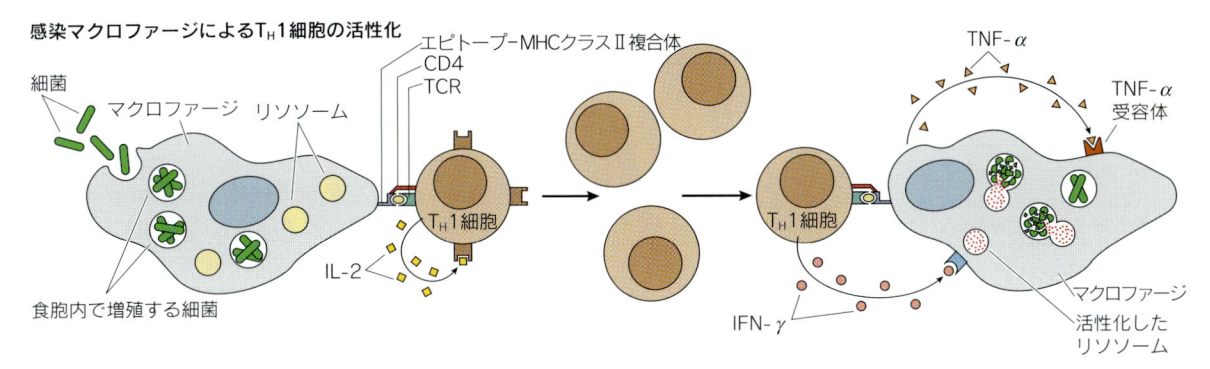

感染マクロファージによるTH1細胞の活性化

TH1細胞のTCRとCD4は，細菌に感染したマクロファージが提示するエピトープ-MHCクラスⅡ複合体を認識する。すると，TH1細胞が活性化され，その表面にIL-2受容体を発現するとともにIL-2を放出する。IL-2は受容体と結合することにより活性化されて，TH1細胞の増殖が起こる。

新たに形成されたTH1細胞のTCRとCD4は，感染マクロファージのエピトープ-MHCクラスⅡ複合体を認識し，インターフェロン-γを放出する。IFN-γはマクロファージを活性化してTNF-αを放出させると同時に，その表面にTNF-α受容体を発現させる。IFN-γとTNF-αがマクロファージの細胞膜にある受容体と結合すると，マクロファージは酸素ラジカルを産生し，細菌を殺す。

図12-4 T細胞によるマクロファージの活性化を示す模式図。CD：細胞分化抗原，IL：インターロイキン，TCR：T細胞受容体，TNF-α：腫瘍壊死因子α。

できる（感染成立）。これは，TH1細胞によってマクロファージが活性化されなければ，マクロファージは貪食した微生物を破壊することができないからである（図12-4）。

シグナル1：TH1細胞のTCRやCD4が，細菌を貪食したマクロファージのエピトープ-MHCクラスⅡ複合体を認識する。
シグナル2：TH1細胞はその表面にIL-2受容体を発現するとともに，IL-2を放出する。放出されたIL-2は自らの細胞にある受容体と結合し，TH1細胞自身が活性化される。

活性化したTH1細胞は急速に増殖し，新たに形成されたTH1細胞は細菌を貪食したマクロファージと接合する。

シグナル1：TH1細胞のTCRやCD4は，細菌を貪食したマクロファージのエピトープ-MHCクラスⅡ複合体を認識し，IFN-γを放出する。
シグナル2：IFN-γはマクロファージを活性化する。すると，マクロファージは表面にTNF-α受容体を発現し，サイトカインであるTNF-αを放出する。

これらのIFN-γとTNF-αの2種類のサイトカインがマクロファージにあるそれぞれの受容体と結合すると，マクロファージは酸素ラジカルを産生し，細菌を死滅させる。

> **臨床ノート**
>
> **後天性免疫不全症候群** acquired immunodeficiency syndrome（AIDS）の原因である**ヒト免疫不全ウイルス** human immunodeficiency virus（HIV）は，ヘルパーT細胞のCD4と結合し，ウイルスの**コア** core を細胞内に注入する。ウイルスは感染したT細胞を無能力にし，さらにほかのヘルパーT細胞にも感染して，やがてヘルパーT細胞の数は減少する。その結果，患者は細菌感染やウイルス感染に対する免疫反応を発揮できなくなってしまう。最終的には，微生物の日和見感染症や悪性腫瘍などによる二次感染症で死に至る。

リンパ器官

リンパ器官は，一次リンパ器官と二次リンパ器官に分類される。

- **一次リンパ器官** primary lymphoid organ（**中枢性リンパ器官** central lymphoid organ）：リンパ球が免疫担当細胞になるための分化と成熟に関与する。
- **二次リンパ器官** secondary lymphoid organ（**末梢性リンパ器官** peripheral lymphoid organ）：侵入してきた抗原や病原体に対して，免疫担当細胞が免疫反応を起こしたり相互作用し合うのに適当な場を提供する。

第12章　リンパ（免疫）系

ヒトの一次リンパ器官は，肝臓（胎児期），骨髄，胸腺である。二次リンパ器官にはリンパ節，脾臓，粘膜付属リンパ組織などがある。

胸腺

> 胸腺は一次リンパ器官で，T細胞を分化・成熟させる。

胸腺 thymus は前縦隔にあり，心臓の大血管の前上方にある。被膜で包まれた小さい臓器で，2つの**葉** lobe からなるが，それぞれの葉は胎児期の第三（およびおそらく第四）咽頭嚢から別々に発生する。T細胞は中胚葉に由来し，免疫学的成熟のための教育を受けに胸腺に入ってくる。

胸腺は胎児期の早期に出現する。生後も思春期頃まで成長を続け，35～40 g に達する。しかし，生後2～3年頃から胸腺内では**退縮** involution（**アトロフィー** atrophy）が始まり，脂肪組織に置換されていく。老人の胸腺はほとんど脂肪組織化しているが，なお機能し続けている。

胸腺の被膜は密不規則膠原線維性結合組織で，その続きが小葉間結合組織（中隔）となって実質に入り，不完全ながらも実質を**小葉** lobule に分けている（図12-5）。小葉は皮質と髄質からなり，髄質は隣りの小葉の髄質とつながっている。

皮質

> T細胞の免疫能力の獲得，MHCの認識，自己寛容性を持たないT細胞の除去は，胸腺の皮質で起こる。

光学顕微鏡で見ると，胸腺の**皮質** cortex は髄質に比べて，はるかに暗く見える。これは多数の**T細胞** T cell（**胸腺細胞** thymocyte）が存在するためである（図12-5，図12-6）。免疫学的に未熟なT細胞は，骨髄を離れ胸腺皮質の周辺部に移動する。そこでT細胞は盛んに増殖し，免疫担当細胞となるための教育を受ける。リンパ球のほかに，皮質にはマクロファージや**上皮性細網細胞** epithelial reticular cell などがある。ヒトでは上皮性細網細胞は第三（およびおそらく第四）咽頭嚢の内胚葉に由来すると考えられている。これに対し，マウスでは第三咽頭溝の外胚葉から皮質の上皮性細網細胞が発生し，第三咽頭嚢の内胚葉から胸腺髄質の上皮性細網細胞が発生する可能性が示唆されている。胸腺皮質には，以下の3種類の上皮性細網細胞がある。

- **I型細胞**：被膜や小葉間結合組織と皮質を境し，皮質にある血管を取り囲む。I型細胞どうしは密着帯を形成し，胸腺皮質と体のほかの部分とを完全に分離している。核は多型性で明瞭な核小体を持つ。

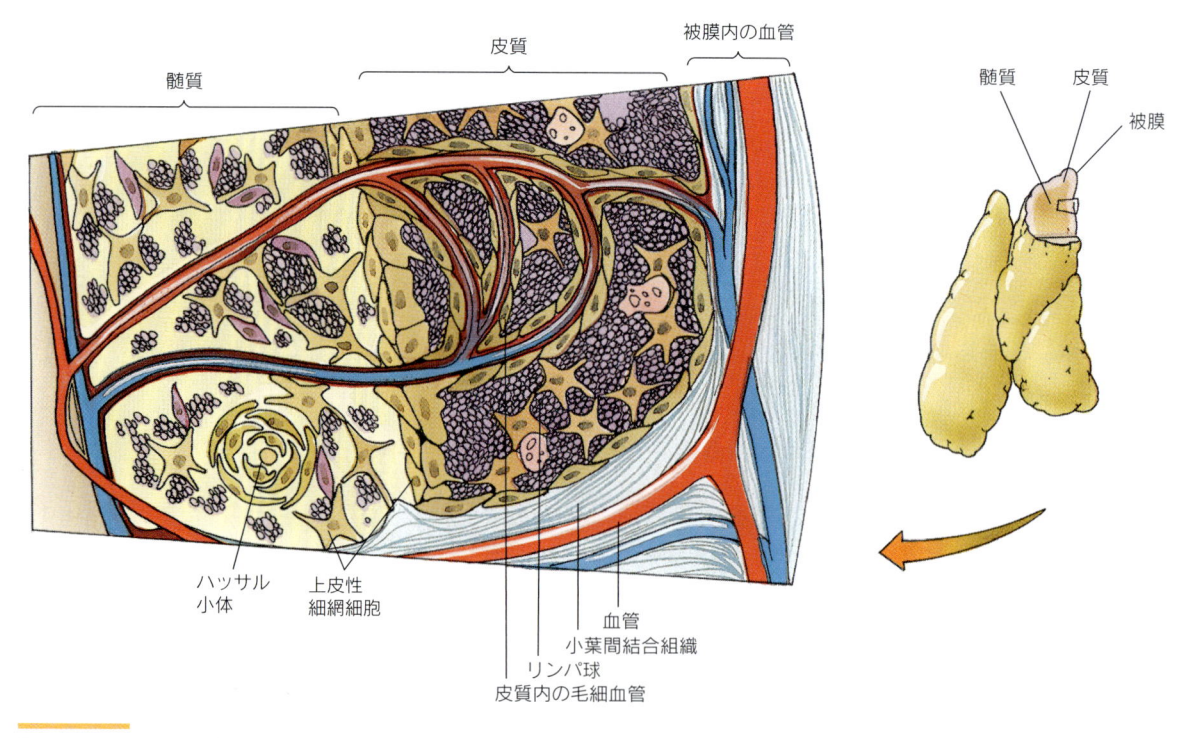

図12-5　胸腺の血管分布と組織構築を示す模式図。

- **Ⅱ型細胞**：皮質の中央部にある。この細胞は長くて広い鞘状の突起を持ち，互いにデスモソームでつながっている。細胞の突起は胸腺皮質をリンパ球の詰まった小さな領域に細分化する網目を形成する。核は大型で，ヘテロクロマチンがほとんどなくて明るい。細胞質も明るく，トノフィラメントを豊富に含んでいる。
- **Ⅲ型細胞**：皮質の深部から皮髄境界部に局在している。この細胞の細胞質と核は，Ⅰ型やⅡ型の上皮性細網細胞のものより濃い。RERは拡張した層板を持っており，蛋白合成をうかがわせる。この細胞もまた，リンパ球の詰まった区画を形成する広い鞘状の突起を持っている。これらの細胞は互いに，また髄質の上皮性細網細胞とも密着帯を形成しており，これによって皮質と髄質を分けている。

これらの3種類の上皮性細網細胞は，胸腺皮質を完全に隔離しているので，成熟途中のT細胞は異物性の抗原と接触しないようになっている。骨髄由来のAPCと同様，Ⅱ型やⅢ型の細胞もまた**自己抗原**self-antigenであるMHCⅠやMHCⅡを発達中のT細胞に提示する。自己蛋白を認識するようなTCRを持っていたり，CD4やCD8がMHCⅠやMHCⅡを認識できないようなT細胞は，皮質を去る前にアポトーシスを起こして死んでしまう。発達中のT細胞のうち98%が皮質内で死に，**核片貪食マクロファージ**tingible body macrophageと呼ばれる在来性のマクロファージによって貪食される。生き残った細胞は未感作T細胞として胸腺の髄質へ入り，そこから（または皮髄境界部より）血行性に二次リンパ器官に移動する。

髄質

> 髄質ではハッサル小体の存在が特徴的で，髄質胸腺細胞のすべてが免疫担当細胞である。

胸腺の髄質は皮質に比べてはるかに薄く染まる。これは髄質のリンパ球の密度が皮質に比べて低いこと，さらに比較的多くの内胚葉由来の上皮性細網細胞が存在することによる（図12-5，図12-6）。髄質には以下の3種類の上皮性細網細胞が存在する。

- **Ⅳ型細胞**：皮質のⅢ型細胞に近接して見られるが，皮髄境界の形成に一役買っている。核はクロマチンが粗い網目をなし，細胞質は暗調でトノフィラメントが豊富に存在する。
- **Ⅴ型細胞**：髄質内に三次元的な網目を形成する。核は多型性で，辺縁部にクロマチンの明瞭な網状パターンがあり，核小体が明瞭である。
- **Ⅵ型細胞**：大型で暗調の細胞で，同心円状に重なり合い，胸腺髄質の最も特徴的な構造である**胸腺小体**thymic corpuscle（**ハッサル小体**Hassall's corpuscle）を構成する（図12-5，図12-6）。ハッサル小体の数は年齢とともに増加する。ハッサル小体の中心部にあるⅥ型細胞では角化が進み，なかには石灰化を示すものもある。Ⅳ型細胞やⅤ型細胞とは異なり，Ⅵ型上皮性細網細胞は外胚葉由来と考えられている。ハッサル小体は髄質におけるT細胞の死に場所である可能性もあるが，詳細な機能は分かっていない。

血管分布

> 皮質の血管は非常に強力な血液胸腺関門を形成し，成熟中のT細胞が血液由来の巨大分子と接触するのを防いでいる。

胸腺にはたくさんの小動脈が分布する。この小動脈は被膜から小葉間結合組織を経て皮髄境界部に入り，ここから皮質と髄質へ毛細血管を送る。

皮質の毛細血管は連続型毛細血管である。その内皮の周囲は厚い基底板で囲まれており，さらに，Ⅰ型上皮性

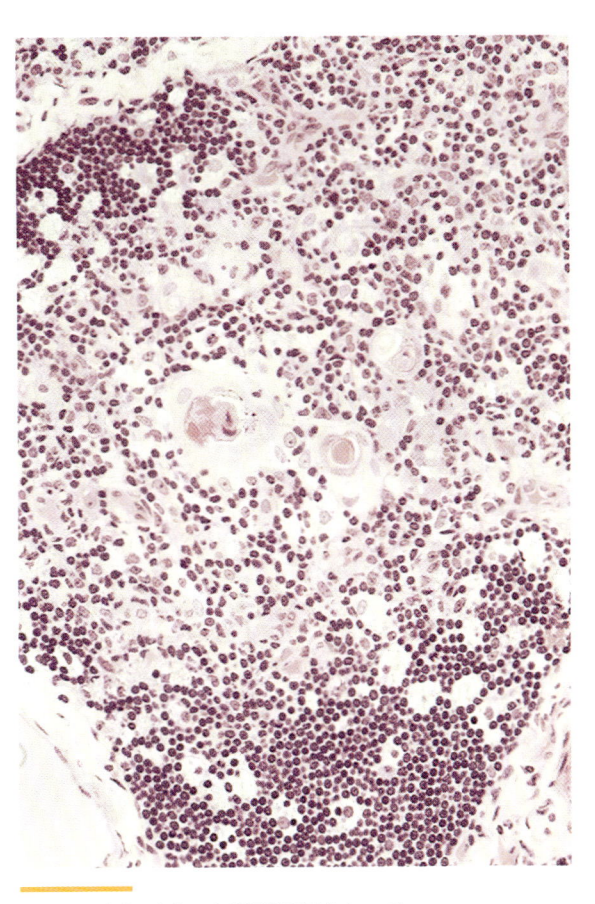

図12-6　胸腺の小葉の光学顕微鏡写真（×115）。

細網細胞の鞘によって包まれ，全体として**血液胸腺関門** blood-thymus barrierを形成している。この関門によって，成熟中のT細胞が血液を流れる巨大分子と接触しないようになっている。しかしながら，おそらくは自己抗原に対して反応するようなT細胞を除去するために，自己の巨大分子は血液−胸腺関門を越えることができる（おそらく上皮性細網細胞によって調節される）。皮質の毛細血管は被膜あるいは皮髄境界部の細静脈へ注ぐ。

骨髄で新たに形成されて胸腺にやってきた免疫学的に未熟なT細胞は，皮髄境界部で血管外に出て皮質の周辺部へ移動する。これらの細胞は成熟するにつれて皮質の深部へ移動し，次いで，まだナイーブ細胞の段階ではあるが免疫担当能力を獲得して髄質に至り，さらに細静脈に入って髄質を去る。

胸腺の組織生理学

> 胸腺の第一の機能は，免疫担当T細胞を教育して免疫反応を遂行できるように育てることである。

発達中のT細胞は盛んに皮質で増殖し，徐々にその表面マーカーを発現する。次いで，自己の**MHC分子** self-MHC moleculeと**自己抗原エピトープ** self-epitopeの認識能を試され，自己のMHC Ⅰと自己のMHC Ⅱを認識できないT細胞はアポトーシスに陥ることによって除去される。さらには，そのTCRが自己の巨大分子に反応するようにプログラムされたT細胞もまた除去される。

MHC分子と自己抗原エピトープをテストするのは，Ⅱ型とⅢ型の上皮性細網細胞および骨髄由来の樹状細胞の機能によると考えられている。それは，これら3種類の細胞ともその表面に両方のクラスのMHC分子の複合体（MHC ⅠとMHC Ⅱ）と抗原エピトープを持っているからである。

胸腺の上皮性細網細胞は，T細胞の成熟に必要な少なくとも4種類のホルモンを産生する。これらはおそらく短時間作用型の傍分泌型ホルモンであるが，なかには血流に放出されると考えられているものもある。これらのホルモンには**チモシン** thymosin，**チモポエチン** thymopoietin，**チムリン** thymulin，**胸腺液性因子** thymic humoral factorなどが含まれ，いずれもT細胞の増殖やその表面マーカーの発現を促進する。これら以外にも，特に性腺，下垂体，甲状腺，副腎などの胸腺外からのホルモンがT細胞の成熟に影響を与える。最も強力な影響を与えるのは次の3つである。

- **副腎皮質ホルモン** adrenocorticosteroid：胸腺皮質におけるT細胞の数を減少させる。
- **サイロキシン** thyroxin：皮質の上皮性細網細胞を刺激してチムリンの産生を増加させる。
- **ソマトトロピン** somatotropin：胸腺皮質でのT細胞の発育を促進する。

> ### 臨床ノート
>
> ディ・ジョージ症候群 DiGeorge syndromeと呼ばれる先天性の胸腺発育不全では，T細胞を産生できない。従って，細胞性免疫反応は機能せず，患者は感染症によって若い時期に亡くなる。これらの患者はまた，上皮小体を欠くので，**テタニー** tetanyによって死ぬこともある。

リンパ節

> リンパ節はリンパ管の所々に介在する，小型でやや扁平楕円形の器官で，細菌などの異物を除去するフィルターとしての役割を果たす。

リンパ節 lymph nodeは人体の様々な場所に存在するが，頸部，腋窩，鼠径部，大血管の近傍，体腔などによく認められる。リンパ節のなかにはT細胞，B細胞，APC，マクロファージがある。これらのリンパ系細胞は，抗原に対して免疫反応を起こす。すなわち，リンパ行性にリンパ節に入ってきた細菌や微生物を，マクロファージが貪食することによって免疫反応が始まる。

リンパ節は扁平楕円形で，直径3 cm未満と比較的小さく，軟らかい。脂肪組織で被われた線維性結合組織でできた被膜を持つ（図12-7）。リンパ節の片面は凸にふくらんでおり，ここを**輸入リンパ管** afferent lymph vesselが貫く。輸入リンパ管には**弁** valveがあるので，リンパ節内へリンパが確実に流入する。リンパ節のへこんだ面には**門** hilumがあり，動脈や静脈が出入りするほか，**輸出リンパ管** efferent lymph vesselがリンパ節を出ていく。輸出リンパ管にも，リンパがリンパ節内へ逆流するのを防ぐための弁がある。

> ### 臨床ノート
>
> 抗原または細菌の存在下では，リンパ節でリンパ球が急速に増殖する。このため，リンパ節は通常の大きさの数倍にも達し，硬くなって体表から触れることができるようになる。

組織学的には，リンパ節は皮質，傍皮質，髄質の3つの領域に分けられる。これらのすべての領域にはリンパ洞があり，リンパがリンパ洞を流れる間に濾過される。

皮質

> リンパ節の皮質には，B細胞に富む一次および二次リンパ小節が存在する。

リンパ節の**被膜** capsule は，密不規則膠原線維性結合組織からなる。被膜は**梁柱** trabecula となってリンパ節のなかに伸び出している。この梁柱によって，**皮質** cortex の外側部はいくつかの区画に分けられる（図12-7，図12-8）。被膜は門で厚みを増し，リンパ節に出入りする脈管を取り囲む。リンパ節の内部には，被膜と梁柱から伸び出した細網組織の三次元的網目構造があり，これがリンパ節全体の枠組みをなしている。

輸入リンパ管はリンパ節の凸面側の被膜を貫いて，被膜の直下にある**辺縁洞** subcapsular sinus に注ぐ。辺縁洞は梁柱と並行に走る**小節周囲皮質洞** perinodular cortical sinus（**傍梁柱リンパ洞** paratrabecular sinus，**中間洞** intermediate sinus）に続き，さらに**髄洞** medullary sinus を経て最終的に**輸出リンパ管** efferent lymphatic vessel に注ぐ。リンパ洞の壁をなす**星状細網細胞** stellate reticular cell は洞内皮細胞とも呼ばれ，突起によって互いにつながって洞内で網目構造を形成している。リンパ洞内には**マクロファージ** macrophage が多数存在し，外来性の粒状物質を貪食する。リンパ系細胞は星状細網細胞の間を通ってこのリンパ洞を出入りする。

リンパ小節

> リンパ小節には一次および二次リンパ小節がある。二次リンパ小節は胚中心を有する。

皮質にあるリンパ小節のうち，**一次リンパ小節** primary lymphoid nodule は，このリンパ節に出入りしようとしているB細胞（ナイーブB細胞と記憶B細胞とも）が球状に集塊をなしたものである（図12-7，図12-8）。**二次リンパ小節** secondary lymphoid nodule は，リンパ小節の中央に明るい**胚中心** germinal center を持つ。この小節は抗原刺激に反応したときにのみ形成され，記憶B細胞や形質細胞が分化する部位と考えられている。

リンパ小節のうち胚中心周辺の暗く染まる部分は，二次リンパ小節内の発生母地を出ていこうとしている小リンパ球が密に集積してできたもので，**帽状域** mantle zone（**二次小節冠** corona）と呼ばれる。

胚中心は被膜から最も遠い**暗調域** dark zone，**基底側明調域** basal light zone，被膜に近い**頂部側明調域** apical light zone の3種類の領域が区別される。暗調域にはぎっしりと詰まったB細胞（SIGを持たない）があり，盛んに

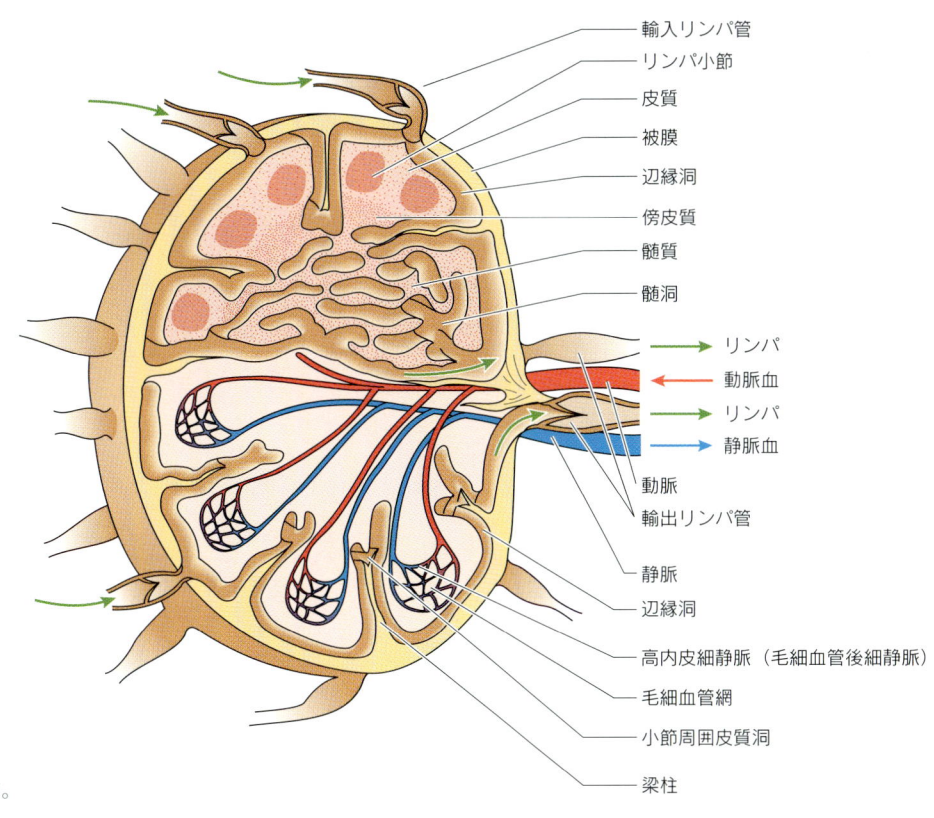

図12-7　リンパ節の模式図。

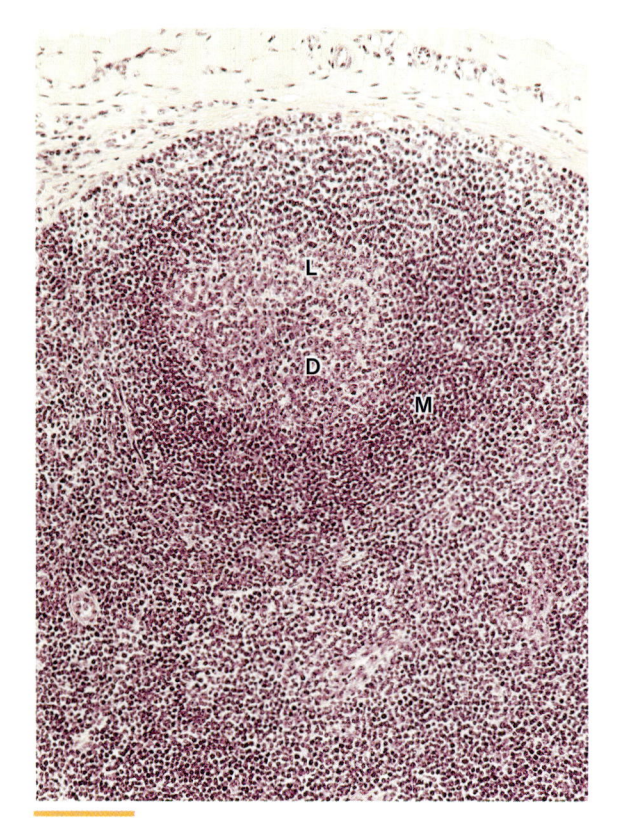

図12-8 リンパ節の皮質の光学顕微鏡写真（×122）。M：帽状域，D：暗調域，L：明調域。

殖するので傍皮質が広がり，髄質の深部まで伸びてくる。新たに形成されたT細胞はその後髄洞に移り，リンパ節を離れて抗原の活性の存在する場所へと出向いていく。

傍皮質には**高内皮細静脈** high endothelial-venule (HEV) が存在する。この静脈は**毛細血管後細静脈** post-capillary venule とも呼ばれ，内皮細胞の丈が高くて立方形をしている。リンパ球はこの内皮細胞の間隙を抜けて血管からリンパ節の実質のなかに入る。リンパ球のうち，B細胞は外側の皮質へ移動するが，T細胞のほとんどは傍皮質に留まる。

リンパ球の細胞膜には**セレクチン** selectin と呼ばれる表面分子がある。セレクチンは，細胞がHEVの内皮細胞を認識するのを助け，内皮細胞表面に沿って転がりながら移動できるようにしている。リンパ球が内皮細胞の細胞膜にある別のシグナルと接触すると，セレクチンが活性化されて内皮細胞と強固に結合し，リンパ球の移動を停止させる。次いで，リンパ球は**漏出** diapendesis によって高内皮細静脈の内皮細胞の間を抜けて，リンパ節の実質内へ入る。

増殖が起こる部位である。この部位のB細胞は**中心芽細胞** centroblast とも呼ばれ，基底側明調域に移動しながらSIGを細胞表面に発現し，免疫グロブリンのクラススイッチを起こすと**中心細胞** centrocyte になる。これらの細胞は，抗原を提示する**濾胞樹状細胞** follicular dendritic cell と出合ってさらに分化し，抗原に対して特異な抗体を産生するようになる。適当なSIGを合成しない細胞はアポトーシスを起こして死滅し，マクロファージによって処理される。生存を許された中心細胞は頂部側明調域に入り，最終的に**記憶B細胞** B memory cell か**形質細胞** plasma cell になって二次リンパ小節を離れる。

傍皮質

リンパ節の皮質と髄質の間には傍皮質がある。傍皮質に存在するほとんどの細胞はT細胞で，傍皮質はリンパ節における胸腺依存領域である。

皮膚のランゲルハンス細胞や粘膜の樹状細胞などのAPCは，ヘルパーT細胞にその抗原エピトープ-MHC II 複合体を提示するためにリンパ節の傍皮質領域に移動してくる。ヘルパーT細胞が活性化すると，その細胞が増

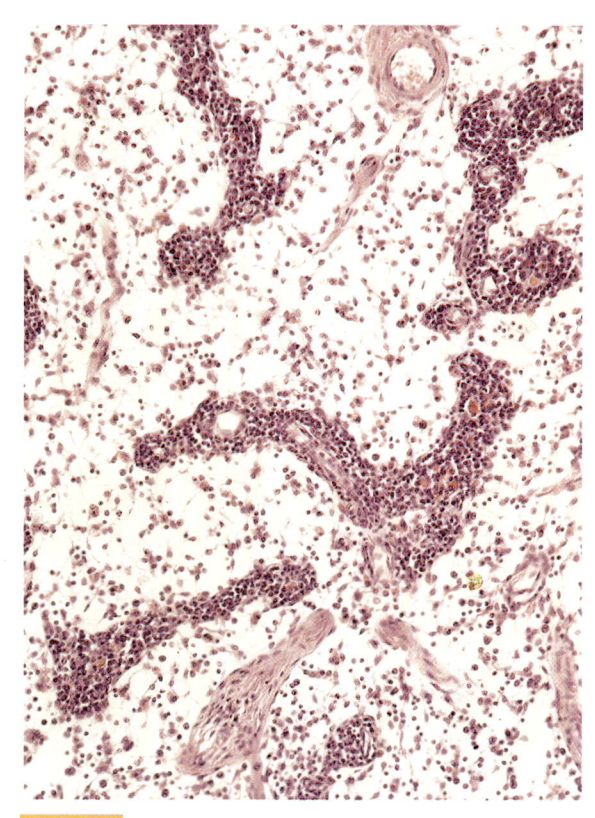

図12-9 リンパ節の髄質の光学顕微鏡写真（×122）。

髄質

> 髄質には，髄索と呼ばれる細胞の集まりを形成するリンパ系細胞と，それを取り囲む大きな曲がりくねったリンパ洞がある。

髄索の細胞（リンパ球，形質細胞，マクロファージ）は，細網線維と細網細胞の突起が作る網目構造のなかに存在する（図12-7，図12-9）。リンパ球は皮質側から移動してきて髄質リンパ洞に入り，輸出リンパ管からリンパ節を出る。髄質の組織切片を見ると，門にある肥厚した被膜から起こる梁柱があり，リンパ節の内外へ向かう血管を伴っている。

リンパ節の血管分布

動脈は門からリンパ節の実質内に入る。動脈は髄質の梁柱内を通りながら枝を出し，次第に細くなっていく。やがて，動脈は結合組織性の鞘を失い，髄索の実質内を通りながら，髄質で毛細血管床をなす。動脈の小さい枝は，引き続き髄索のなかを通って皮質に至る。皮質で毛細血管床を形成した後，そこから高内皮細静脈（毛細血管後細静脈）へと注ぐ。高内皮細静脈はより大きな静脈に集まり，門からリンパ節を出る。

リンパ節の組織生理学

> リンパ節はリンパを濾過し抗原認識の場となる。

リンパがリンパ節に入ると，流れはゆっくりになる。そのため，リンパ洞にある，あるいはリンパ洞内に突起を伸ばしたマクロファージは，外来性の粒状物質を時間をかけて貪食することができる。マクロファージによってリンパの不純物の99％が除去される。

リンパ節は抗原認識の場でもある。抗原と接触したAPCは最寄りのリンパ節に入り，その抗原エピトープ－MHC複合体をリンパ球に提示する。また，**濾胞樹状細胞** follicular dendritic cellがリンパ節を通り抜けようとする抗原を捕捉したり，リンパ節にあるリンパ球やそこに移動してくるリンパ球によって抗原が認識される。

抗原が認識されてB細胞が活性化すると，そのB細胞は**一次リンパ小節** primary lymphoid noduleに移動して増殖し，胚中心を形成する。その結果，一次リンパ小節は**二次リンパ小節** secondary lymphoid noduleになる。新たに形成された細胞は記憶B細胞と形質細胞に分化し，皮質から髄索に至る。形質細胞の約10％は髄質に残り，髄洞内に抗体を放出する。そのほかの形質細胞はリンパ洞内に入り，リンパ管・血管を経て骨髄に運ばれて，そこで死ぬまで抗体を産生し続ける。記憶B細胞のなかには皮質の一次リンパ小節に留まるものもあるが，ほとんどはリンパ節を去って体内のほかの二次リンパ器官に移動する。従って，もし同じ抗原に再びさらされると，体の随所で迅速かつ強力な二次反応が起こる。

> **臨床ノート**
>
> リンパ節は鎖がつながるようにリンパ管に沿って存在するので，リンパは1つのリンパ節からその次のリンパ節へとチェックを受けながら流れていくことになる。このために，感染の拡散や悪性腫瘍細胞の遠隔転移が抑制される。

脾臓

> 脾臓は人体で最大のリンパ器官で，膠原線維に富む結合組織性の被膜で被われている。半球形で凸面をなす横隔面と，やや凹面をなして門のある臓側面が区別される。

脾臓 spleenは人体で最大のリンパ器官で，左上腹部にある。被膜は，密不規則弾性・線維性結合組織でできており，ときに平滑筋細胞も含む。被膜の外側は臓側腹膜によって被われているため，脾臓の表面は平滑に見える。脾臓は抗体を産生したり，T細胞やB細胞を増殖させるという免疫学的機能のみならず，老朽化した赤血球を破壊するための血液のフィルターとしての機能も備えている。胎生期には，脾臓は造血臓器として働き，必要になれば成人でもその機能を復活することができる。さらに，動物によっては赤血球の貯蔵庫としても働き，必要に応じて赤血球を循環血液中へ放出する。

脾臓は半球形で，凸面と凹面があり，凹面側に**門** hilumがある。脾臓の被膜は門で厚くなっていて，動脈とそれに付随する神経線維がこの門から進入し，静脈とリンパ管が門から出る。

被膜は脾柱となって，血管とともに脾臓の実質内へ入り込む（図12-10）。脾臓の実質には細網線維と細網細胞が作る三次元的な網目構造が存在する。この網目構造は脾柱や被膜につながっており，脾臓の構築上の骨組をなしている（図12-11）。細網組織の網目には，**静脈洞** venous sinus，血管を伴った脾柱，脾臓実質が存在する。

新鮮な脾臓の断面を見ると，灰白色の部分（**白脾髄** white pulp）が赤い領域（**赤脾髄** red pulp）で囲まれている。脾臓の構造と機能はその血管系を理解すると分かりやすい。

脾臓の血管系

> 脾臓の脾門には脾動脈が入り，脾静脈が出る。

第12章　■■■　リンパ（免疫）系

脾動脈は，結合組織性の被膜内で分枝して脾柱に入り，**脾柱動脈** trabecular artery となる。脾柱が実質内の深部へ行くほど細くなるのに従って脾柱動脈も細くなり，直径が 0.2 mm 程度になると脾柱を出る（図12-10）。実質内に入った動脈の周囲はリンパ球の集団によって鞘状に包まれている。これを**動脈周囲リンパ鞘** periarterial lymphatic sheath（PALS）といい，動脈の外膜内にもリンパ球が侵入している。この部分の動脈は PALS の中心を通るので，**中心動脈** central artery と呼ばれる。

中心動脈の終末では，リンパ球の鞘が消失し，毛先のように分枝して**筆毛動脈** penicillar artery になる。筆毛動脈は赤脾髄のなかを走るが，そのなかで，次の3つの部位に分けられる。

- **脾髄細動脈** pulp arteriole
- **莢動脈** sheathed artery：実際は毛細血管で，周囲を

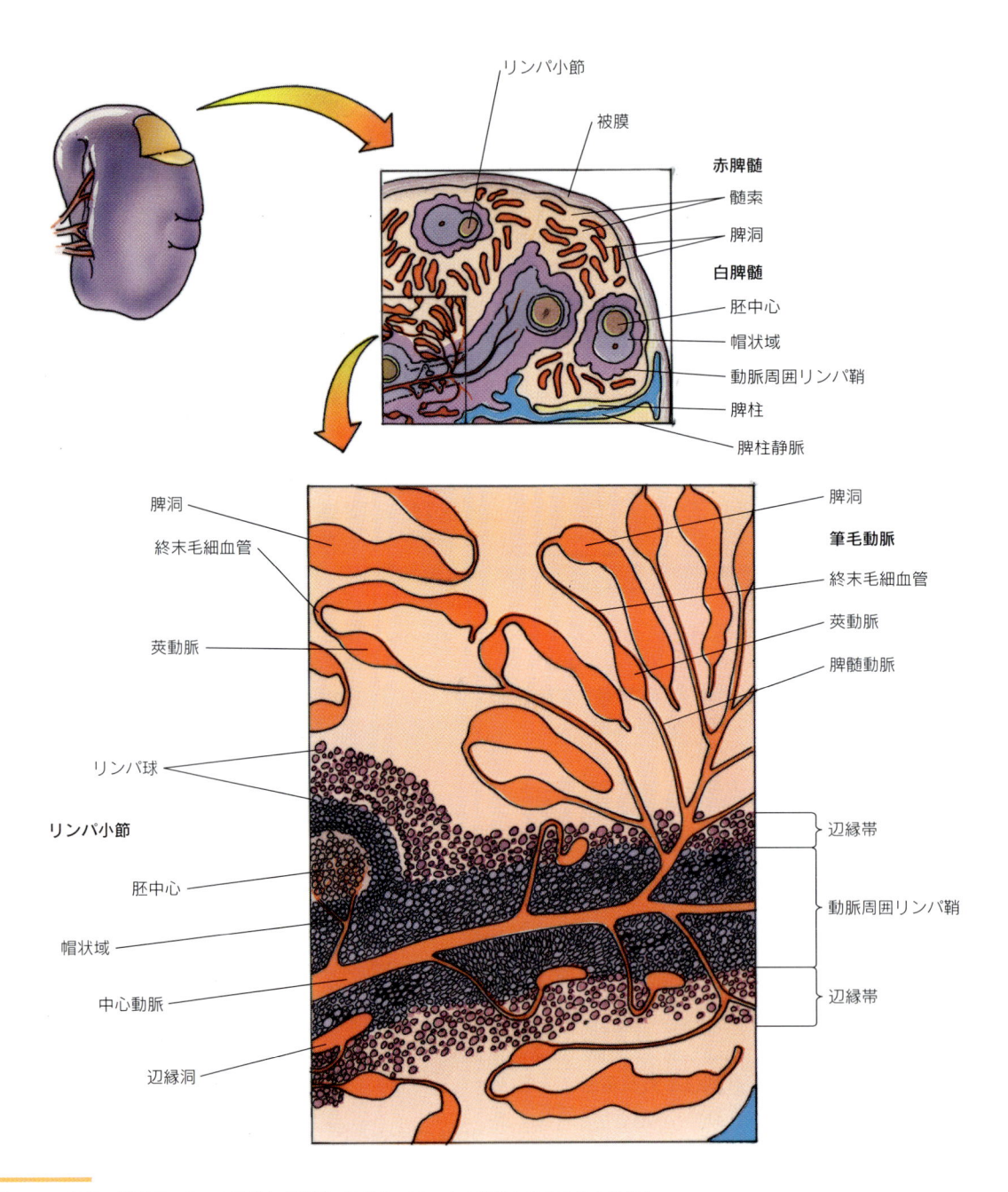

図12-10　脾臓の模式図。上：白脾髄と赤脾髄の弱拡大。下：中心動脈とその分枝の強拡大。

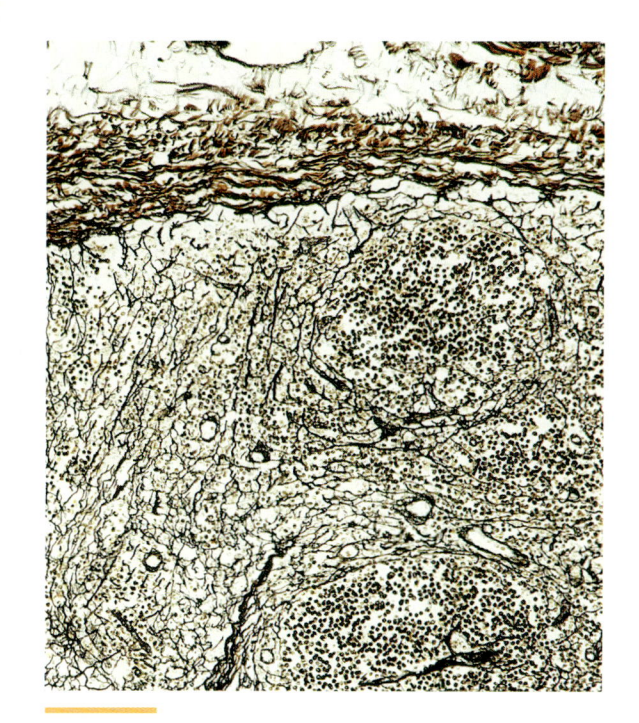

図12-11　脾臓の細網線維構築を示す光学顕微鏡写真。鍍銀染色（×122）。

閉鎖性循環説 closed circulation theory は，終末毛細血管の内皮細胞が脾洞の内皮と連続していて，閉じた血液循環をなしているというものである（図12-12）。これに対して，**開放性循環説** open circulation theory は，終末毛細血管は類洞に達する前に赤脾髄に開放しており，血液が赤脾髄から脾洞内へと滲み出してくるというものである。2つの仮説の組合せ説では，終末毛細血管のなかには脾洞と連続しているものもあれば，赤脾髄内で開放性の終末で終わるものもあり，**開放系と閉鎖系の循環** an open and a closed system of circulation を併せ持つというものである。

脾洞の血液は細い**脾髄静脈** pulp vein に注ぐ。この小静脈は次々に集合して大きい静脈になり，脾門を出て**脾静脈** splenic vein になって，**門脈** portal vein に注ぐ。

白脾髄と辺縁帯

> 白脾髄はT細胞を主体とする動脈周囲リンパ鞘と，B細胞を主体とするリンパ小節からなる。辺縁帯には，胸腺非依存性抗原を専門に認識するB細胞が存在する。

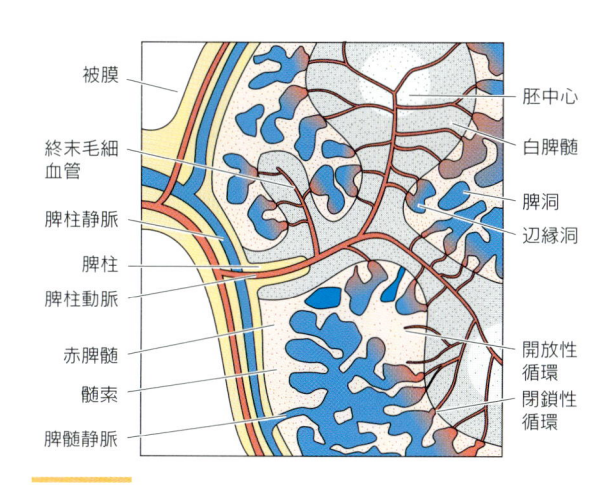

図12-12　脾臓の開放性循環と閉鎖性循環を示す模式図。

シュヴァイゲル・ザイデル鞘 Schweiger-Seidel sheath とも呼ばれる細網細胞とマクロファージの鞘で囲まれた厚みのある部位

■ **終末毛細血管** terminal arterial capillary

終末毛細血管は脾洞へ血液を運ぶが，両者の結合様式についてはよく分かっているわけではない。この部分の循環様式については，閉鎖性循環説，開放性循環説，2つの仮説の組合せ説の，3つの仮説が唱えられている。

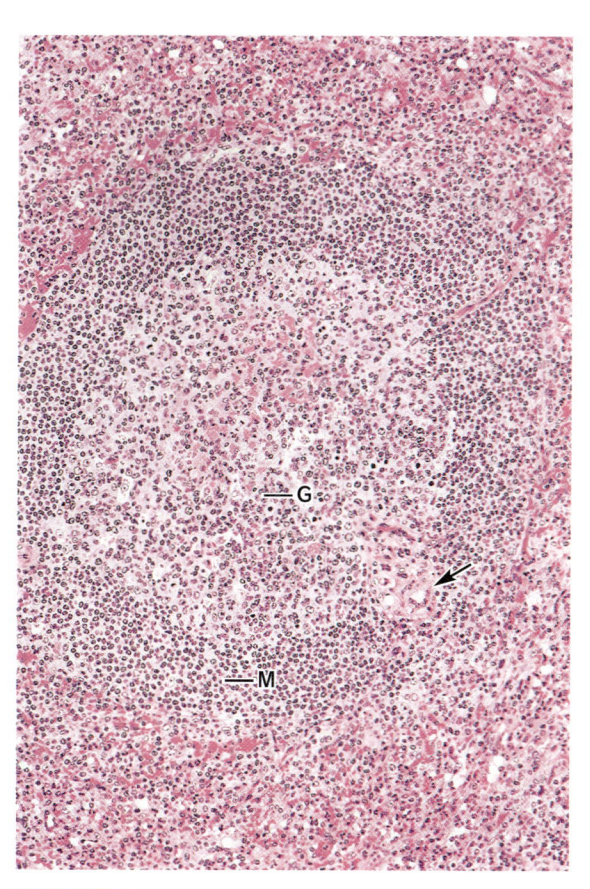

図12-13　脾臓の白脾髄と辺縁帯の光学顕微鏡写真（×113）。G：胚中心；M：辺縁帯。矢印は中心動脈を示す。

第12章　リンパ（免疫）系

白脾髄 white pulp の構造は中心動脈と密接に関係している。中心動脈を取り巻くPALSはT細胞よりなる。しばしば，PALSに接して**リンパ小節** lymph nodule がある。このリンパ小節は，中心動脈を横に押しやるようにして存在し，B細胞からなる。リンパ小節のなかには**胚中心** germinal center を持つものがあり，これは抗原の刺激があったことを物語っている（図12-10，図12-13）。PALSとリンパ小節が白脾髄を形成しており，リンパ節と同様に，T細胞とB細胞がそれぞれの特異的な部位に配置されている。

白脾髄は，幅が約100μmの**辺縁帯** marginal zone で取り囲まれていて，赤脾髄から隔てられている（図12-10，図12-13，図12-14）。辺縁帯には形質細胞，T細胞，B細胞，マクロファージ，APCである**指状嵌入樹状細胞** interdigitating dendritic cell などが存在する。さらに辺縁帯では，数多くの小さな血管がリンパ小節を取り囲むように存在しており，**辺縁洞** marginal sinus をなす。中心動脈から放射状に伸びる細い血管が赤脾髄に入り，その後再び戻って辺縁洞に注ぐ。

辺縁洞の内皮細胞間の隙間は2〜3μmもの幅があるので，血球，抗原，粒子状物質などはここで初めて自由に脾臓の実質と接することになる。従って，次のようなことが辺縁帯で起こる。

1. APCが血液内を動き回りながら抗原を探して取り込む。
2. マクロファージは血液内に存在する微生物を攻撃する。
3. 循環血液のなかのT細胞とB細胞は，血流から白脾髄のなかに入る。
4. リンパ球は指状嵌入樹状細胞と接触し，その抗原エピトープ-MHC複合体を認識すると，白脾髄のなかで免疫反応を開始する。
5. B細胞は，細菌細胞膜にある多糖類などの胸腺非依存性抗原を認識して反応を起こす。

赤脾髄

赤脾髄は脾洞と脾索よりなる。

赤脾髄 red pulp はスポンジに似ている。すなわち，スポンジ内の隙間が脾洞，スポンジ実質が髄索に当たると考えればよい（図12-10）。

脾洞 splenic sinus にある内皮細胞は樽板のように並んでおり，**杆状細胞** rod cell と呼ばれる（図12-15）。隣接する内皮細胞との間には幅が2〜3μmの間隙がある。脾洞の周囲は，その長軸方向と直角に細網線維によって輪状に取り囲まれている。細網線維は**基底板** basal lamina によって被われているので，脾洞は不連続な基底板を持つことになる。

脾索（ビルロート索） code of Billroth は細網細胞と細網線維の粗い網目構造からなり，その間隙を血球が埋めている。Ⅲ型コラーゲンを主とする細網線維は，**細網細胞** stellate reticular cell によって包まれて血液から隔離されており，血小板が反応（血液凝固）を起こさないようになっている。脾洞の近くでは多数のマクロファージが見られる。

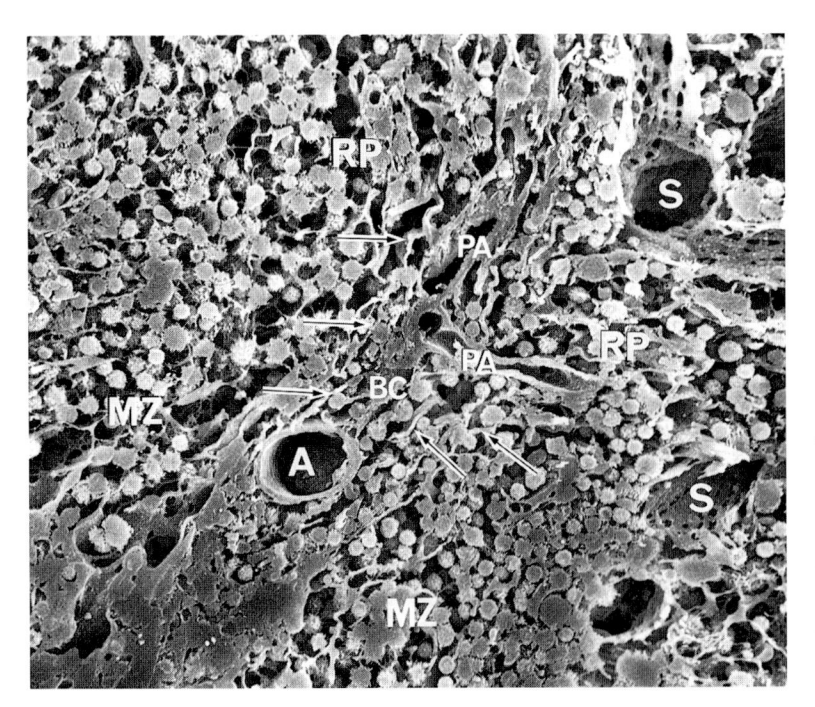

図12-14　脾臓の辺縁帯と隣接する赤脾髄の走査型電子顕微鏡写真（×680）。矢印は動脈周囲の扁平な細網細胞を示す。A：中心動脈，BC：辺縁帯架橋路，MZ：辺縁帯，PA：筆毛動脈，RP：赤脾髄，S：脾洞。(Sasou S, Sugai T: Periarterial lymphoid Sheath in the rat spleen: A light, transmission, and scanning electron microscopic study. Anat Rec 232: 15-24, 1992. より)

脾臓の組織生理学

> 脾臓は血液を濾過し，リンパ系細胞を作り，血液由来の抗原を除去したり不活化する働きがある。さらには老化した血小板や赤血球を破壊したりする働きもあり，胎生期には造血にかかわる。

血液が辺縁帯の辺縁洞に入ると，マクロファージに富んだ部位を通過する。マクロファージは，血液由来の抗原や細菌，そのほかの外来性の果粒状物質などを貪食する。辺縁帯で除去されなかった物質は脾洞や赤脾髄のなかで浄化される。

リンパ系細胞は抗原の刺激に反応して白脾髄で産生される。記憶B細胞と形質細胞はリンパ小節内で作られるが，様々なカテゴリーに属するT細胞はPALSで形成される。新たに作られたB細胞とT細胞は辺縁洞内に入り，さらに抗原の刺激が加わった部位に移動したり，循環血液中のリンパ球の一部となる。形質細胞のなかにはそのまま辺縁帯に留まり，抗体を産生して辺縁洞に放出するものもある。

血液中を流れる可溶性抗原は，これに対して作られた抗体によって不活性化される。一方，細菌は**オプソニン化** opsonized され，マクロファージや好中球によって貪食される。ウイルスに感染した細胞は，白脾髄のPALSで産生されたCTLによって殺される。

マクロファージは，脾索から内皮細胞の間隙を通って脾洞内に移動する際に，老朽化した血小板や赤血球を破壊する（図12-16）。古くなった赤血球は柔軟性を失うので，赤血球がマラリア寄生虫に感染したときと同様，内皮細胞間を通過できず，マクロファージによって貪食される。マクロファージはまた，赤血球の膜表面にある分子を監視しており，以下のような機序によって赤血球が破壊処理される。

1. 古い赤血球の表面にある巨大分子群のシアル酸残基が失われ，ガラクトース分子の一部が露出する。
2. 赤血球膜上に露出したガラクトース分子が，マクロファージによる貪食を誘導する。
3. マクロファージによって貪食された赤血球は食胞内で破壊される。
4. ヘモグロビンはヘムとグロビン部分とに分解される。
5. グロビンはアミノ酸にまで分解され，循環血液中のアミノ酸の一部となる。
6. ヘムの鉄分子は**トランスフェリン** transferrin と結合して骨髄へと運ばれ，新しい赤血球の形成に利用される。
7. ヘムのポルフィリン部分は**ビリルビン** bilirubin に変換され，肝臓によって**胆汁** bile 中へ分泌される。

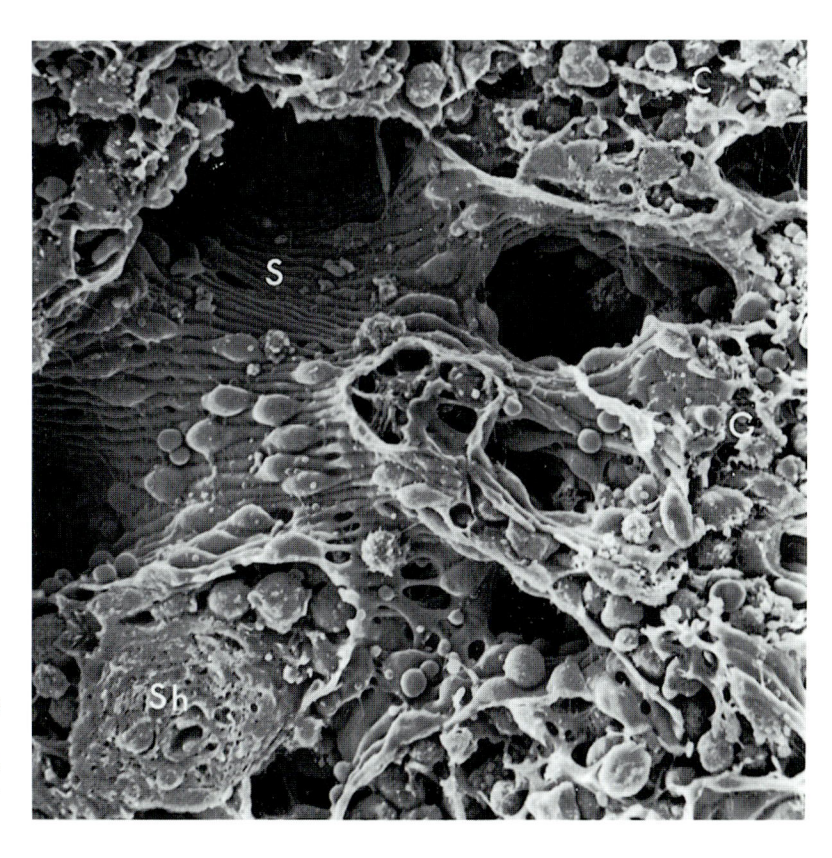

図12-15 脾索と脾洞壁の走査型電子顕微鏡写真（×500）。C：脾索，S：脾洞，Sh：莢動脈。（Leeson TS, Leeson CR, Paparo AA, Text-Atlas of Histology. Philadelphia, WB Saunders, 1988.より）

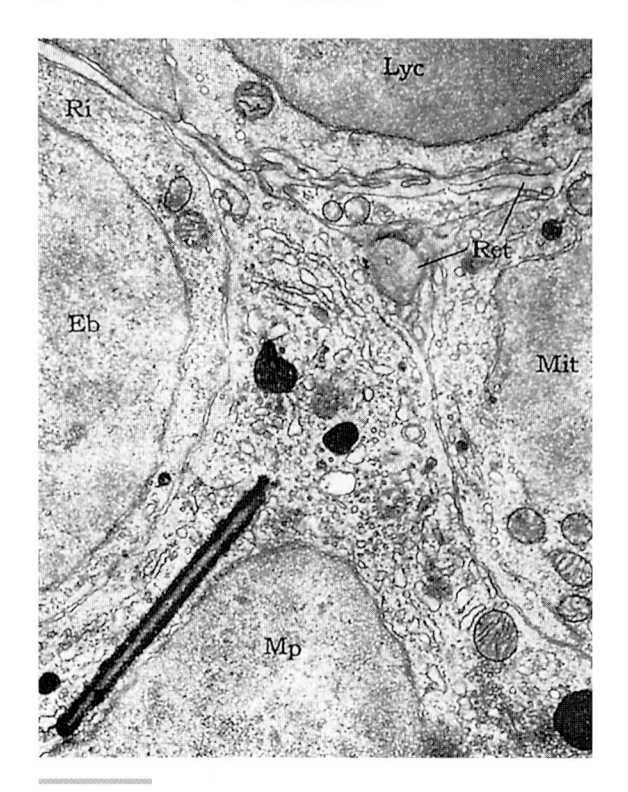

図12-16 マクロファージの電子顕微鏡写真。結晶様の封入体と食胞が見えている。Mp：マクロファージ，Mit：細胞分裂中の細胞，Lyc：リンパ球，Eb：赤芽球，Ret：間質内の細網線維，Ri：リボソーム。（Rhodin JAG: An Atlas of Ultrastructure. Philadelphia, WB Saunders, 1963.より）

8. マクロファージは，損傷したり死んだ血小板や好中球も貪食する。

胎児の脾臓は，妊娠2〜7か月頃まで活発に**造血** hemopoiesisに参加するが，これ以後はリンパ球産生が主となる。生後の血球形成は骨髄のみで行われるが，必要とあらば，脾臓でも造血を再開することができる。

臨床ノート

強い衝撃が上腹部に加わると，脾臓破裂が起こることがある。重症の場合には脾臓を外科的に摘出するが，摘出しても生命に別状はない。摘脾後は，老化した赤血球は肝臓や骨髄にあるマクロファージによって貪食される。

粘膜関連リンパ組織

粘膜関連リンパ組織mucosa-associated lymphoid tissue（MALT）とは消化管や呼吸器，尿路の粘膜に存在するリンパ組織である。被膜で被われておらず，局所的なリンパ球浸潤やリンパ小節からなる。MALTには腸管の粘膜に付随する**腸管関連リンパ組織**gut-associated lymphoid tissue（GALT），気管支にある**気管支関連リンパ組織**bronchus-associated lymphoid tissue（BALT），**扁桃**tonsilなどがある。

腸管関連リンパ組織（GALT）

> 最も発達しているGALTは回腸にあり，パイエル板と呼ばれる。

GALTは消化管の粘膜に沿ったリンパ小節群をいう。リンパ小節のほとんどは孤立性であるが，回腸では**パイエル板**Peyer's patchと呼ばれる集合リンパ小節を形成している（図12-17）。パイエル板のリンパ小節はB細胞からなり，T細胞と多くのAPCからなる疎らな領域に取り囲まれている。

回腸は単層円柱上皮で被われているが，リンパ小節の直上部は**M細胞**M cell（microfold cell）という扁平な細胞によって被われている。M細胞は抗原を捕捉し，エピトープに処理することなく，パイエル板内に存在するマクロファージに渡すと考えられている（☞第17章）。

パイエル板には輸入リンパ管はないが，輸出リンパ管はある。パイエル板に分布する細動脈は毛細血管床を形成した後，高内皮細静脈（HEV）に注ぐ。パイエル板に入るように運命づけられたリンパ球には，GALTのHEVに特異的なホーミング受容体がある。

気管支関連リンパ組織（BALT）

BALTは気管支の壁内，特に気管支と細気管支の分枝部にある。基本的な構造はGALTと同様で，リンパ小節はM細胞によって被われている。

また，BALTにおいても，輸出リンパ管はあるが，輸入リンパ管はない。BALTは血管に富むが，これはBALTが局所的な免疫反応を引き起こすのみならず，全身的な反応を起こし得ることを示している。BALTにはAPCやT細胞も存在するが，リンパ球のほとんどはB細胞である。BALTに入るように運命づけられているリンパ球は，このリンパ組織のHEVに対する特異的なホーミング受容体を持っている。

扁桃

扁桃tonsilは口蓋，咽頭および舌にあるリンパ小節の集塊で，一部は被膜で被われている。咽頭の入り口における防御器官であり，外来性の抗原に対してリンパ球を産生し，免疫反応を行う。

リンパ（免疫）系　■ ■ ■　第12章

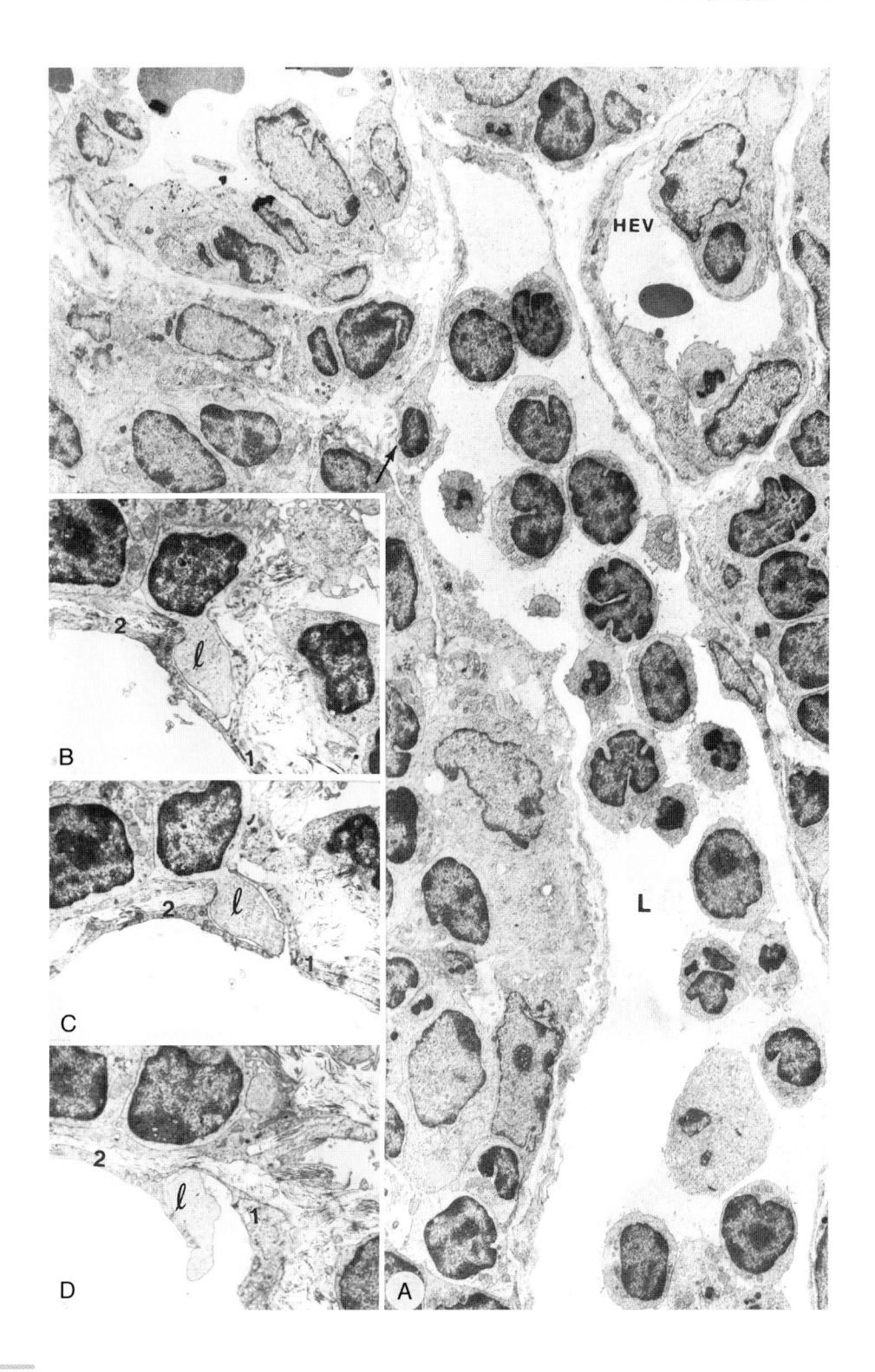

図12-17 A：パイエル板のリンパ球で充満した濾胞間域のリンパ管（L）を示す透過型電子顕微鏡写真（×3,000）。矢印はリンパ管壁を通過しつつあるリンパ球を示す。右上に高内皮細静脈（HEV）が見える。ここでも内皮細胞のなかを通過中のリンパ球が見える。B〜D：内皮細胞（1,2）の間を通過しつつあるリンパ球の連続超薄切片像（×9,000）。（Azzali G, Arcari MA: Ultrastructural and three-demensional aspects of the lymphatic vessels of the absorbing peripheral lymphatic apparatus in Peyer's patches of the rabbit. Anat Rec 258: 76, 2000.より）

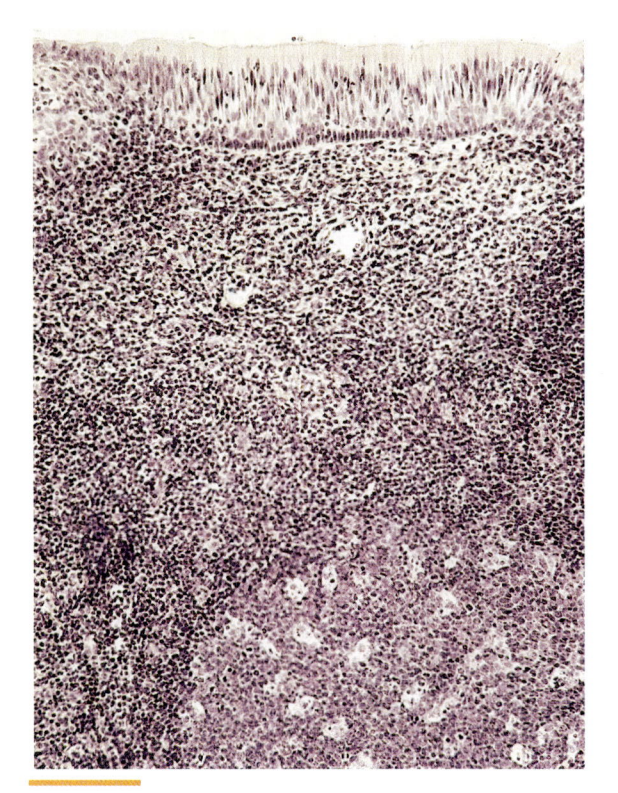

図12-18　扁桃のリンパ小節の光学顕微鏡写真（×122）。

口蓋扁桃

口蓋扁桃 palatine tonsil は口蓋舌弓と口蓋咽頭弓との間に1対あり，口腔と咽頭口部の境に位置している。口蓋扁桃の深部は密線維性結合組織でできた**被膜** capsule によって取り囲まれていて，周囲の結合組織から隔離されている。扁桃の表面は非角化性重層扁平上皮で被われており，その上皮は扁桃実質内に深く嵌入して10～12個の深い**陰窩** crypt をなしている。陰窩内にはしばしば食物残渣や，剥離した上皮細胞，死んだ白血球，細菌，そのほかの抗原物質などが存在する。

扁桃も多数のリンパ小節からなる。そのほとんどには，B細胞の産生を示す胚中心が認められる。

咽頭扁桃

咽頭扁桃 pharyngeal tonsil は咽頭鼻部の上方にある。口蓋扁桃とほぼ同様の構造をしているが，咽頭扁桃を取り囲む被膜はより薄い。口蓋扁桃で見られた陰窩の代わりに，咽頭扁桃には浅くて縦走する**ヒダ** pleat があり，その基部には混合腺の導管が開く。表面は多列線毛上皮で被われているが，随所に重層扁平上皮で被われた部分が斑状に散在している（図12-18）。

咽頭扁桃の実質にはリンパ小節が多数あり，そのうちのいくつかには胚中心がある。咽頭扁桃が肥大し呼吸困難などの症状を呈するものを**アデノイド** adenoid と呼ぶ。

舌扁桃

舌扁桃 lingual tonsil は舌後方の1/3の背側面にある。この扁桃は複数個あり，その表面は非角化性重層扁平上皮で被われている。舌扁桃の深部は薄い被膜によってその下の結合組織と隔てられている。個々の扁桃には1個の陰窩があり，その基部には粘液性の小唾液腺の導管が開く。

舌扁桃の実質をなすリンパ小節はしばしば胚中心を持つ。

内分泌系 13

　内分泌系endocrine systemは，特定の器官や組織の代謝活性を調節することによって，生体の恒常性を維持している．自律神経系も様々な器官や組織の活動を調節しているが，これは神経伝達物質を介して短時間のうちに迅速に起こるものである．これに対して，内分泌系は**ホルモン**hormoneと呼ばれる化学物質を，血液や組織液を介して離れたところにある**標的細胞**target cellに作用させるので，効果が現れるまでに時間がかかる代わりに，その持続時間が長いという特徴がある．このように神経系と内分泌系は方法は異なるが，互いに協調しながら身体の代謝活性を調節している．

　内分泌系に属する**内分泌腺**endocrine glandには松果体，下垂体，甲状腺，上皮小体，膵島，副腎，性腺などがある．これらの内分泌腺では腺細胞が集塊をなし，導管がない．消化管や気道の上皮には**内分泌細胞**endocrine cellが散在しており，細胞塊を作らない（☞第15章，第17章）．本章で扱う内分泌腺は毛細血管の分布が豊富で，腺細胞から分泌されたホルモンは，組織液を経てこの毛細血管に入る．これに対して，外分泌腺では分泌物を導管系に放出し，分泌物の作用も局所的である．

ホルモン

ホルモンは内分泌細胞が産生する化学伝達物質で，血液または組織液を介して標的細胞に達し，その活動を調節する．

　ホルモンhormoneはその化学的性状によって次のように分類される．

1. **蛋白**proteinおよび**ペプチド**peptide：水溶性である（例：インスリン，グルカゴン，卵胞刺激ホルモン［FSH］）．
2. **アミノ酸誘導体**amino-acid-derivative：**アミン**amin性のホルモン（例：アドレナリン）は水溶性であるが，サイロキシンは脂溶性である．
3. **ステロイド**steroidおよび**脂肪酸誘導体**fatty acid derivative：ほとんどが脂溶性である（例：プロゲステロン，エストラジオール，テストステロン）．

　標的細胞に達したホルモンは，その特異的な**受容体**receptorに結合して作用を発揮する．受容体の場所は，細胞膜の場合と細胞内の場合がある．水溶性のホルモンは細胞膜を透過できないので，その受容体は細胞膜にあるが，脂溶性のホルモンは細胞膜を容易に透過できるので，受容体は細胞内にある．いずれの場合でも，ホルモンが受容体と結合すると，この信号が標的細胞のなかで一連の生化学的な反応を引き起こす．これを**シグナルトランスダクション**signal transductionという．

　甲状腺ホルモンやステロイドホルモンの受容体は，細胞質あるいは核にある．細胞質の受容体にホルモンが結合すると複合体を形成し，これが核内に移行してDNA中の特定のプロモーター領域と結合する．すると，この部分の転写が活性化される．核内の受容体でも結果的には同じことが起こる．ステロイドホルモンのなかには，受容体が細胞膜に存在する場合がある．このときには，転写調節や蛋白合成などによらずにホルモン作用が発現する．ホルモンや受容体がそれぞれ単独で標的細胞の活性を変化させることはない．

　細胞膜の受容体にホルモンが結合して複合体ができると，**プロテインキナーゼ**protein kinaseが活性化されて特定の調節蛋白をリン酸化し，これに引き続いて様々な反応が起こる．例えば，ホルモン-受容体複合体は**アデニル酸シクラーゼ**adenylate cyclaseを活性化し，**サイクリックアデノシン-リン酸**cyclic adenosine monophosphate（cAMP）を作らせる．すると，cAMPは細胞質中のプロテインキナーゼAを活性化する．この場合，cAMP

第13章　内分泌系

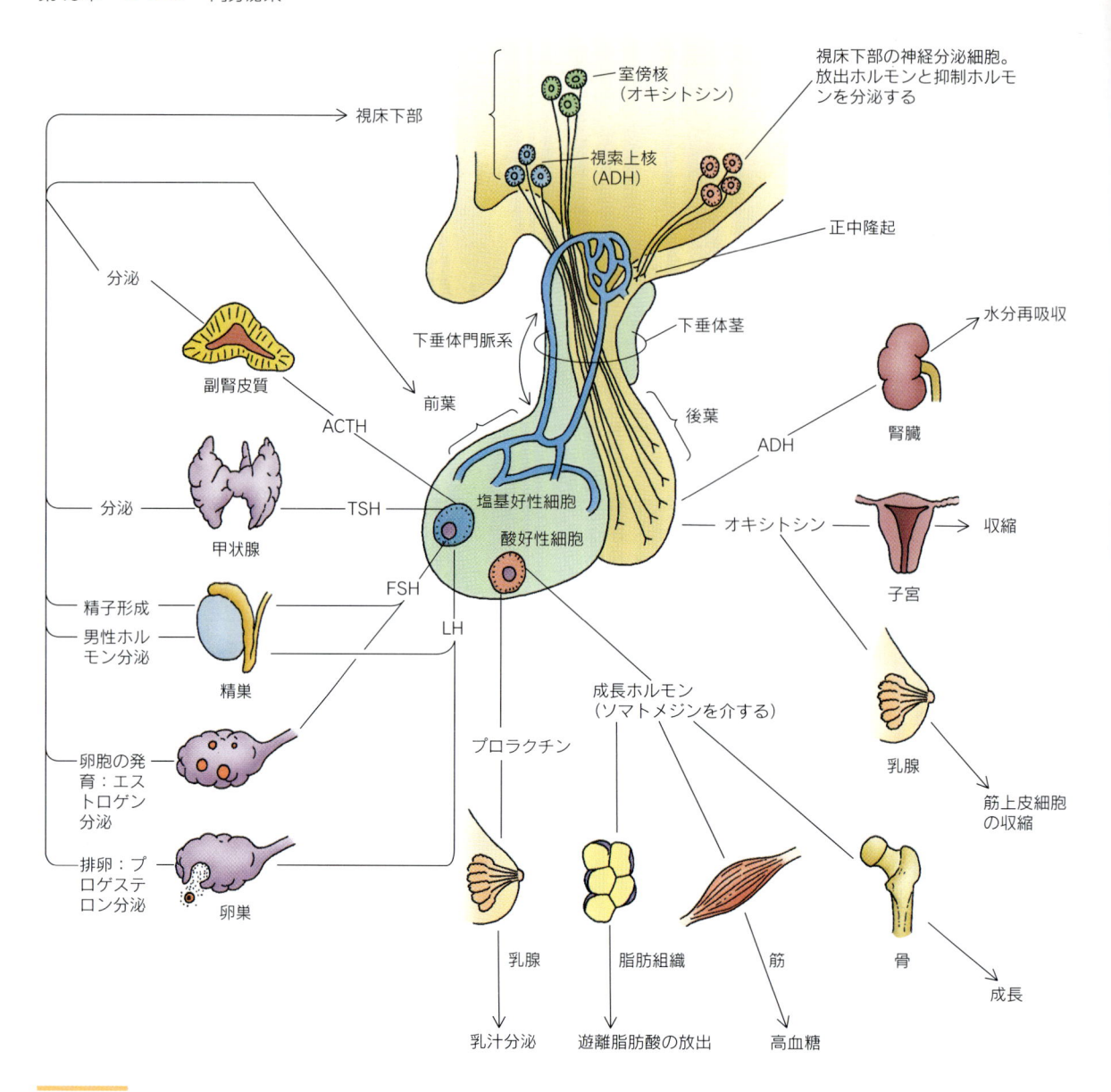

図13-1　下垂体とその標的器官の関係を示す模式図．ADH：抗利尿ホルモン，ACTH：副腎皮質刺激ホルモン，FSH：卵胞刺激ホルモン，LH：黄体化ホルモン，TSH：甲状腺刺激ホルモン．

はセカンドメッセンジャーsecond messengerとして働いている．セカンドメッセンジャーとしては，このほかに**サイクリックグアノシン一リン酸** cyclic guanosine 3′,5′ monophosphate (cGMP)，**フォスファチジルイノシトール** phosphatidylinositolの代謝産物，カルシウムイオン，ナトリウムイオン（神経細胞で）などがある．

ホルモン-受容体複合体のなかには，**グアノシン三リン酸結合蛋白** guanosine triphosphate-binding protein (G蛋白 G protein)と連携するものもある．例えば，アドレナリンや甲状腺刺激ホルモン (TSH)，セロトニンなどはこのG蛋白を介してセカンドメッセンジャーを活性化する．インスリンや成長ホルモンなどは**酵素連動型受容体** catalytic receptorを介してプロテインキナーゼを活性化し，標的蛋白をリン酸化する．

ホルモンが標的細胞を活性化し，十分な効果が得られると，ホルモン分泌が抑えられるような仕組みになっている．これを**負のフィードバック** negative feedbackという．負のフィードバックは，標的細胞から元の内分泌細胞に直接的に働くこともあれば，別の細胞を介して間接的に働くこともある．フィードバックには**正のフィーバック** positive feedbackもある．これは，標的細胞から出るなんらかのシグナルによって，元の内分泌細胞のホルモ

内分泌系　第13章

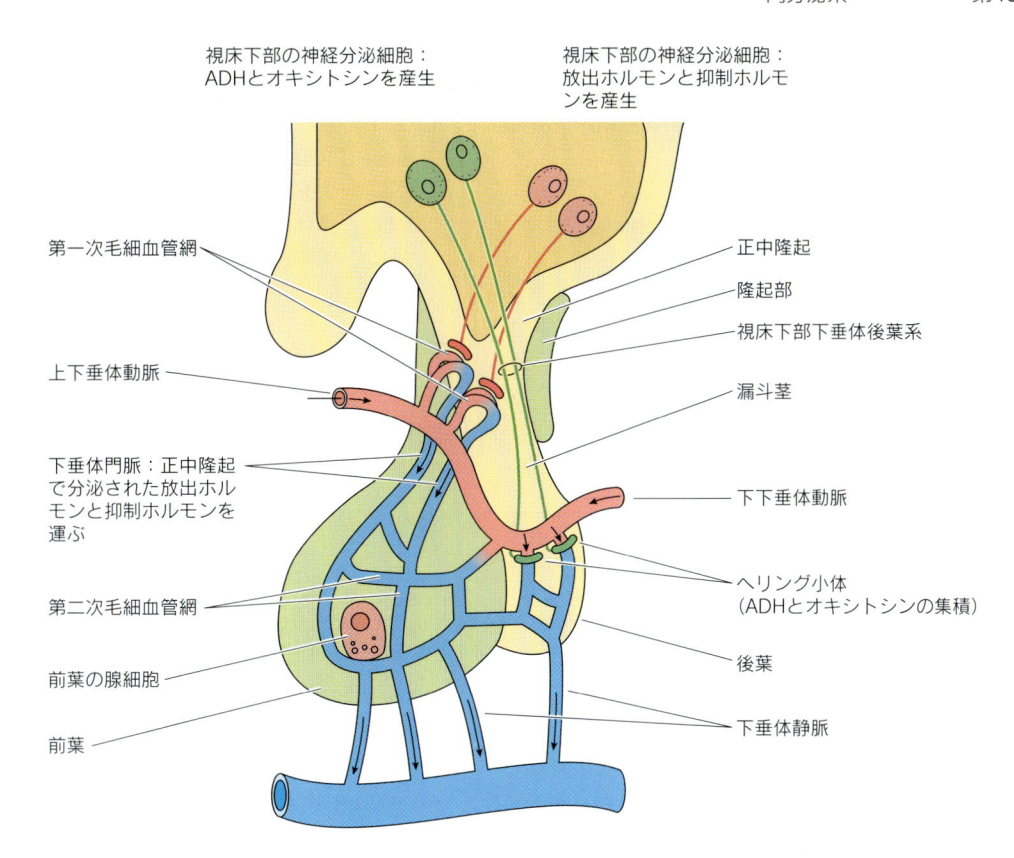

図13-2　下垂体門脈系の模式図。

（図中ラベル）
- 視床下部の神経分泌細胞：ADHとオキシトシンを産生
- 視床下部の神経分泌細胞：放出ホルモンと抑制ホルモンを産生
- 第一次毛細血管網
- 上下垂体動脈
- 下垂体門脈：正中隆起で分泌された放出ホルモンと抑制ホルモンを運ぶ
- 第二次毛細血管網
- 前葉の腺細胞
- 前葉
- 正中隆起
- 隆起部
- 視床下部下垂体後葉系
- 漏斗茎
- 下下垂体動脈
- ヘリング小体（ADHとオキシトシンの集積）
- 後葉
- 下垂体静脈

ン分泌がさらに促進される場合である。

　循環血液中に存在するホルモンの多くは，実際に必要とされる量より多い。この過剰分のホルモンは血漿蛋白と結合して不活性な状態にあるが，必要に応じて結合状態から遊離し活性を持つホルモンになる。ホルモンは標的細胞で不活性化されるほか，肝臓や腎臓でも不活性化されたり破壊されたりする。

下垂体

下垂体は発生的に由来の異なる2つの部分からなり，成長，代謝，生殖などの調節にあずかるホルモンを産生する。

　下垂体 pituitary gland, hypophysisは蝶形骨のトルコ鞍にある下垂体窩のなかに収まっている。下垂体の上面を硬膜の一部の**鞍隔膜** diaphragma sellaeが被い，下垂体と間脳の**視床下部** hypothalamusとをつなぐ細い下垂体柄が鞍隔膜を貫いている。下垂体の大きさは1×1×0.5 cm，重さは男性で約0.5 gあり，女性の下垂体は男性よりやや軽い。

　下垂体は**腺性下垂体** adenohypophysisと**神経性下垂体** neurohypophysisの2つの部分からなる。この2つは発生の由来が異なり，腺性下垂体は胎生期の口腔外胚葉の陥凹である**ラトケ囊** Rathke's pouchから，神経性下垂体は間脳底の神経外胚葉から発生する。腺性下垂体と神経性下垂体はその由来の違いを反映して，内部構造もかなり異なる。

　下垂体は直接的，間接的に脳の支配を受けている。腺性下垂体のホルモンの多くは，視床下部からやってくるホルモンによって分泌調節を受ける。これには下垂体門脈という特別な血管系が関与する。神経性下垂体は脳の直接の続きであり，視床下部の**神経分泌細胞** neurosecretory cellからの軸索がやってきている。視床下部へは脳のほかの部位から多くの情報（例えば血中電解質やホルモンの濃度など）が入ってくる。視床下部は自律神経の中枢でもあり，ホメオスタシスの維持に中心的な役割を演じている。

　下垂体はさらに次のような部位に分けられる（図13-1, 図13-2）。

1. 腺性下垂体
   a. **末端部** pars distalis（**前葉** anterior pituitary）
   b. **中間部** pars intermedia

c. 隆起部 pars tuberalis
2. 神経性下垂体
   a. 正中隆起 median eminence（漏斗茎 infundibular stalk）
   b. 漏斗 infundibulum
   c. 神経葉 pars nervosa（後葉 posterior pituitary）

　中間部にはラトケ嚢の遺残である濾胞が存在する。単層の上皮で囲まれた濾胞の内部には，無構造の**コロイド** colloid が入っている。隆起部は漏斗茎の周りを取り囲んでいる。

下垂体の血管系とホルモンの分泌調節

> 視床下部にある神経分泌細胞で作られた視床下部ホルモンは，正中隆起で第一次毛細血管網に放出される。下垂体門脈を経て前葉の第二次毛細血管網に達した視床下部ホルモンは，前葉の腺細胞の分泌を調節する。

　下垂体は，内頚動脈の枝である**上下垂体動脈** superior hypophyseal artery と**下下垂体動脈** inferior hypophyseal artery の2本の動脈によって栄養されている（図13-2）。上下垂体動脈は隆起部や漏斗に枝を出すほか，正中隆起で**第一次毛細血管網** primary capillary plexus を形成する。下下垂体動脈はもっぱら後葉に分布する。

　第一次毛細血管網は**下垂体門脈** hypophyseal portal vein へと集まり，前葉に至って**第二次毛細血管網** secondary capillary plexus を形成する（図13-2）。第一次および第二次毛細血管は有窓型である。視床下部の神経分泌細胞で作られた視床下部ホルモンは，正中隆起で第一次毛細血管に放出され，下垂体門脈を経て前葉の第二次毛細血管に至る。ここで毛細血管から出た視床下部ホルモンは，前葉の腺細胞に働いてそのホルモン分泌を調節する。

　視床下部ホルモンには，**放出ホルモン** releasing hormone と**抑制ホルモン** inhibiting hormone がある。主な視床下部ホルモンとその作用を次に挙げる。

1. **甲状腺刺激ホルモン放出ホルモン** thyroid-stimulating hormone-releasing hormone（thyrotropin-releasing hormone [TRH]）：TSH の分泌を促す。
2. **副腎皮質刺激ホルモン放出ホルモン** corticotropin-releasing hormone（CRH）：副腎皮質刺激ホルモンの放出を促す。
3. **成長ホルモン放出ホルモン** somatotropin-releasing hormone（SRH）：**成長ホルモン** somatotropin（growth hormone [GH]）の放出を促す。
4. **ゴナドトロピン放出ホルモン** gonadotropin-releasing hormone（GnRH）：**黄体化ホルモン** luteinizing hormone（LH）と**卵胞刺激ホルモン** follicle-stimulating hormone（FSH）の分泌を促す。
5. **プロラクチン放出ホルモン** prolactin-releasing hormone（PRH）：**プロラクチン** prolactin の分泌を促す。
6. **プロラクチン抑制因子** prolactin inhibitory factor（PIF）：プロラクチン分泌を抑制する〔訳注：ホルモンとしての同定がなされていないものを因子と呼んで区別する〕。

　下垂体ホルモンの生理的作用を表13-1にまとめた。

腺性下垂体

前葉

> 前葉の腺細胞には，色素に染まる好酸性細胞と好塩基性細胞，染まらない色素嫌性細胞がある。

　前葉の周囲には結合組織性の被膜がある。実質細胞は索状ないしは集団をなし，周囲を細網線維網が包む。細網線維は第二次毛細血管の周囲も包んでいる。毛細血管の内皮は有窓型で，下垂体門脈を経て前葉にやってきた視床下部ホルモンはこの内皮を通って実質細胞に達する。

　前葉の腺細胞は，その染色性によって大きく3群に分

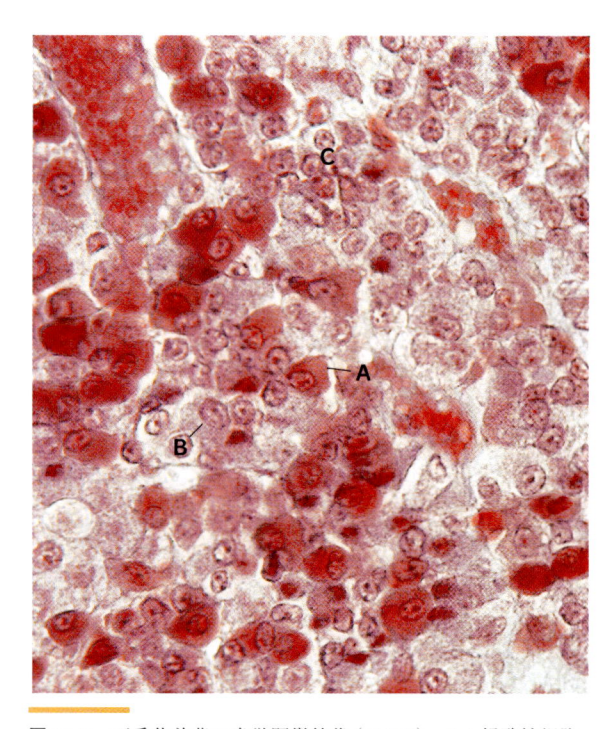

図13-3　下垂体前葉の光学顕微鏡像（×456）。A：好酸性細胞，B：好塩基性細胞，C：色素嫌性細胞。

けられる．すなわち，酸性色素に染まる**好酸性細胞**acidophil，塩基性色素に染まる**好塩基性細胞**basophil，いずれの色素にも染まらない**色素嫌性細胞**chromophobeである（図13-3）．これらの染色性は腺細胞の分泌果粒による．

好酸性細胞

好酸性細胞には，成長ホルモン分泌細胞とプロラクチン分泌細胞が含まれる．これらの細胞の分泌果粒はエオジンで橙赤色に染まる．

好酸性細胞は前葉細胞のうちで最も多い．この細胞の分泌果粒は，エオジンなどの酸性色素によって橙赤色に染まる．これには**成長ホルモン分泌細胞**somatotrophと**プロラクチン分泌細胞**mammotrophの2つが含まれる（図13-4）．

成長ホルモン分泌細胞は，よく発達した粗面小胞体（RER），中等度のゴルジ装置，多数の分泌果粒を持つ．分泌果粒は直径が300〜400 nmあり，**成長ホルモン**growth hormoneを含んでいる．成長ホルモンは肝細胞に働いてソマトメジンsomatomedin（**インスリン様成長因子**insulin-like growth factor）の産生を促す．ソマトメジンはほぼ全身の細胞の代謝を亢進させる．特に，骨端軟骨の軟骨細胞の分裂を促進し，長骨の長軸方向の成長を促す．成長ホルモンの分泌は視床下部からのSRHによって刺激され，**ソマトスタチン**somatostatinによって抑制される．

プロラクチン分泌細胞は単独に存在することが多く，細胞索や集団を作らない．通常，小型で多角形を呈し，細胞小器官はあまり発達していない．しかし，乳汁分泌中にはゴルジ装置などの小器官が発達し，多数の分泌果粒を有する．分泌果粒の直径は約600 nmと大きく，なかにプロラクチンを含む．プロラクチンは妊娠中には乳腺に働いてその発達を促し，出産後はその乳汁産生を刺激する．

妊娠中は循環血液中のエストロゲンとプロゲステロンが，プロラクチンの分泌を抑制している．出産後，エストロゲンとプロゲステロンのレベルが低下すると，プロラクチン分泌に対する抑制がなくなる．出産後には，プロラクチン細胞の数も増すので乳汁分泌が増す．授乳が終

表13-1 下垂体ホルモンの作用

ホルモン	放出ホルモン／抑制ホルモン	作用
前葉		
成長ホルモン	放出ホルモン：SRH 抑制ホルモン：ソマトスタチン	ほぼ全身の細胞に働いて代謝を高める．肝細胞に働いてソマトメジンを産生させる．ソマトメジンは軟骨細胞の増殖を促し，長骨の長さの成長を促進する．
プロラクチン	放出ホルモン：PRH 抑制因子：PIF	妊娠中の乳腺の発育を促す．分娩後は乳汁産生を促す（プロラクチン分泌は授乳によって促進される）．
副腎皮質刺激ホルモン（ACTH，コルチコトロピン）	放出ホルモン：CRH	副腎皮質のグルココルチコイド産生，分泌を促進．
卵胞刺激ホルモン（FSH）	放出ホルモン：GnRH 抑制ホルモン：インヒビン	二次卵胞の発育とエストロゲン分泌の促進（女性）．曲精細管のセルトリ細胞を刺激してアンドロゲン結合蛋白の産生を促す（男性）．
黄体化ホルモン（LH）	放出ホルモン：GnRH	排卵，黄体形成を促す．黄体を刺激してエストロゲン，プロゲステロン分泌を促進する．エストロゲンとプロゲステロンは視床下部に働いてGnRHの分泌を抑制する．
間細胞刺激ホルモン（ICSH，男性）		精巣の間細胞（ライディッヒ細胞）を刺激してテストステロン分泌を高める．テストステロンは視床下部に負のフィードバックをかける．
甲状腺刺激ホルモン（TSH）	放出ホルモン：TRH 抑制：中枢神経系を介して負のフィードバックがかかる	甲状腺ホルモンの分泌を促す．甲状腺ホルモンは全身の代謝を亢進させる．
後葉		
オキシトシン		分娩に際して子宮平滑筋の収縮を促す（子宮頚部への刺激が引き金となって視床下部からのオキシトシン分泌が増す）．乳頭の吸引刺激が引き金となり，後葉からのオキシトシン分泌が増し，乳腺の筋上皮細胞が収縮して乳汁の射出が起こる．
抗利尿ホルモン（バソプレシン）		腎臓の集合管に働いて水分の再吸収を促す（分泌は血液の浸透圧によって調節されているらしい）．動脈壁の平滑筋を収縮させて血圧を上げる（大量出血の後などの血圧回復に働くらしい）．

CRH: corticotropin-releasing hormone, FSH: follicle-stimulating hormone, GnRH: gonadotropin-releasing hormone, PIF: prolactin inhibitory factor, PRH: prolactin-releasing hormone, SRH: somatotropin-releasing hormone, TRH: hyrotropin-releasing hormone

第13章　■■■　内分泌系

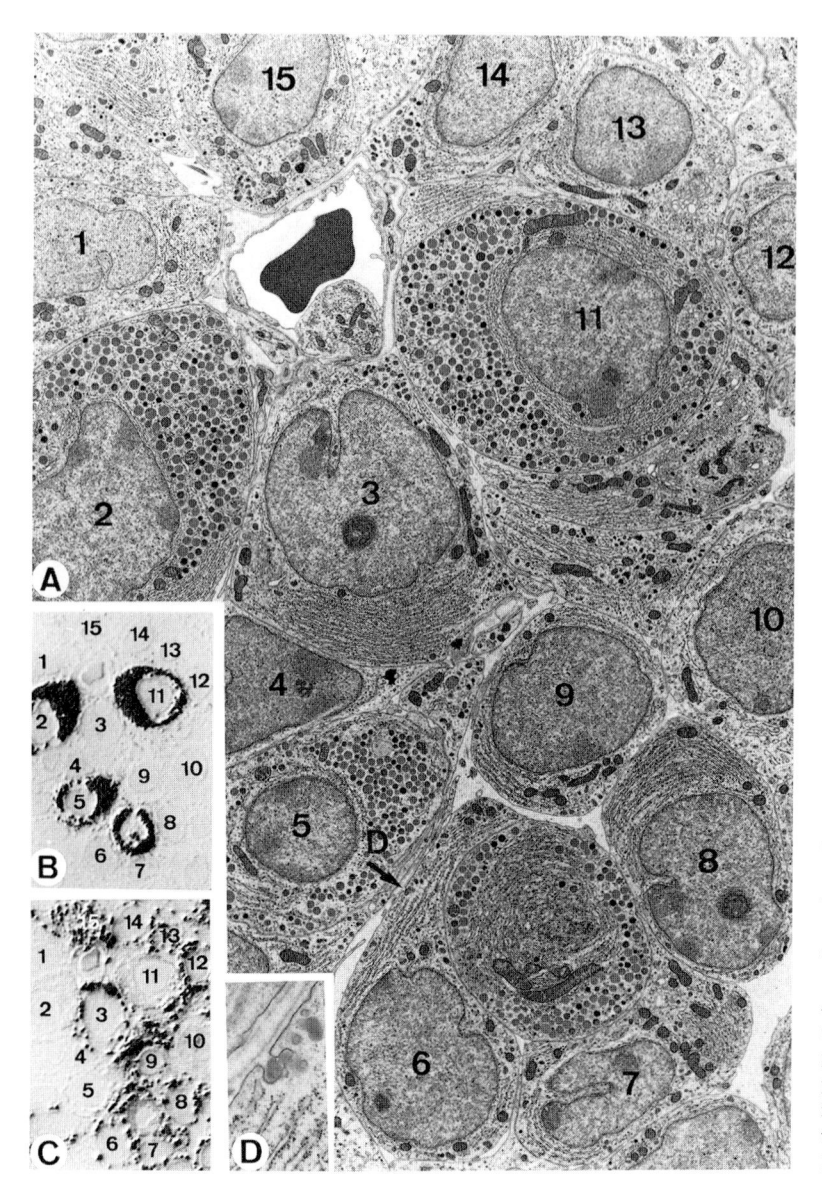

図13-4　下垂体前葉の電子顕微鏡像（A，×4,000）と同じ部分の免疫組織化学染色像（B,C），開口分泌像（D）。プロラクチン分泌細胞（番号3，6〜9，12〜15）と成長ホルモン分泌細胞（番号2，5，11）を示す。(Yamaji A, Sasaki F, Iwama Y, Yamauchi S: Mammotropes and somatoropes in the adenohypophysis of androgenized female mice: Morphological and immunohisitochemical studies by light microscopy correlated with routine electron microscopy. Anat Rec 233:103-110, 1992.より)

わるとプロラクチン分泌は減少する。プロラクチンの分泌はPRHとオキシトシンによって刺激され，PIFによって抑制される。

好塩基性細胞

好塩基性細胞には副腎皮質刺激ホルモン分泌細胞，甲状腺刺激ホルモン分泌細胞，性腺刺激ホルモン分泌細胞の3種類がある。これらの細胞の分泌果粒は，塩基性色素によって青色に染まる。

好塩基性細胞は，塩基性色素によって青色に染まる果粒を持ち，前葉の周辺部に分布している（図13-3）。これには**副腎皮質刺激ホルモン分泌細胞**corticotroph，**甲状腺刺激ホルモン分泌細胞**thyrotroph，**性腺刺激ホルモン**分泌細胞gonadotrophの3つがある。

副腎皮質刺激ホルモン分泌細胞は，前葉の全体に散在性に分布している。細胞は球形〜卵円形を呈し，核はやや偏在する。細胞小器官の発達は顕著ではない。分泌果粒の直径は250〜400 nmで，**副腎皮質刺激ホルモン** adrenocorticotropic hormone（ACTH）と**リポトロピン** lipotropic hormone（LPH）を含んでいる。ACTHは副腎皮質の束状帯の細胞を刺激して，コルチゾールの分泌を促す。ACTHの分泌はCRHによって促進される。

甲状腺刺激ホルモン分泌細胞は，毛細血管からやや離れるように分布している。直径150 nmの小型の分泌果粒には，**甲状腺刺激ホルモン** thyrotropin, thyroid-stimulating hormone（TSH）thyrotropinが含まれている。TSHの分泌はTRHによって促進され，甲状腺ホルモンのサ

イロキシン（T_4）やトリヨードサイロニン（T_3）によって抑制される。

性腺刺激ホルモン分泌細胞はよく発達したRER，ゴルジ装置，多数のミトコンドリア，直径200〜400 nmの分泌顆粒を持つ。この細胞はFSHとLHを分泌する。1種類の細胞が両方のホルモンを分泌するが，FSH，LHをそれぞれ単独に持つ細胞もあるといわれる。FSHとLHを併せて**ゴナドトロピン**gonadotropinと呼ぶ。なお，LHは精巣の間細胞の男性ホルモン分泌を促進するので**間細胞刺激ホルモン**interstitial cell-stimulating hormone（ICSH）の別名がある。ゴナドトロピンの分泌は視床下部からのGnRH（LHRH）によって刺激され，卵巣や精巣で産生される種々のホルモンによって抑制される。

色素嫌性細胞

> 色素嫌性細胞は細胞質に乏しく，色素に染まりにくい。

色素嫌性細胞は通常小型で，細胞小器官に乏しい。腺細胞に分化し得る未熟な細胞と考えられるが，なかには分泌顆粒を放出してしまったために，色素によく染まらなかった腺細胞も含まれている可能性がある。

濾胞星状細胞

濾胞星状細胞folliculostellate cellは前葉に多数存在する機能不明の細胞である。長い突起を有し，互いにギャップ結合で連結している。分泌顆粒は持たない。この細胞は，腺細胞の機械的・機能的支持に働いているという説もあるが確かでない。

中間部

> 中間部は前葉と後葉の間に位置し，ラトケ嚢の遺残に由来する濾胞が存在する。

中間部は前葉と後葉の間に位置するが，ヒトでは発達が悪い。好塩基性細胞と色素嫌性細胞が存在するほか，多数の濾胞もしくは**嚢胞**cystが存在するのが特徴である。濾胞の壁は単層の色素嫌性細胞からなり，なかにコロイド状の物質を入れている。この濾胞はラトケ嚢の遺残である。好塩基性細胞は，毛細血管に沿って索状に並んでいる。この細胞は**プロオピオメラノコルチン**proopiomelanocortin（POMC）を産生する。POMCは前葉の副腎皮質刺激ホルモン分泌細胞でも産生される大きなホルモン前駆体で，酵素による切断を受けて**メラニン細胞刺激ホルモン**α-melanocyte-stimulating hormone（α-MSH），ACTH，**β-リポトロピン**β-lipotropin，**β-エンドルフィン**β-endorphinなどができる。α-MSHは下等動物では色素細胞のメラニン産生を刺激するが，ヒトではプロラクチンの分泌を促す作用があり，**プロラクチン放出因子** prolactin-releasing factorといえる。

隆起部

> 隆起部は漏斗茎を囲むように位置し，立方状〜低円柱状の好塩基性細胞が存在する。

隆起部は漏斗茎を前から後ろへ向かって囲んでいるが，後面では欠如することが多い。隆起部と漏斗茎の間は，脳軟膜の続きの結合組織で隔てられている。隆起部は下垂体門脈などが通り，血管に富む。この血管に沿って，立方状〜低円柱状の隆起部細胞が並んでいる。この細胞の細胞質は好塩基性を示し，小型の分泌顆粒，脂肪滴，グリコーゲンなどがある。隆起部細胞の働きはよく分かっていないが，分泌顆粒のなかにFSHやLHが含まれているという説もある。

神経性下垂体

> 視索上核や室傍核にある神経分泌細胞の軸索は，視床下部下垂体系の一部をなして後葉に達する。

神経性下垂体は正中隆起，漏斗茎，後葉からなるが，これらは脳の続きである。視床下部の**視索上核** supraoptic nucleus（SON）と**室傍核** paraventricular nucleus（PVN）にある神経細胞体から伸び出した軸索は，正中隆起，漏斗茎を経て後葉までやってきて，毛細血管の周囲に終わる。後葉ホルモンである**バソプレシン**vasopressin（**抗利尿ホルモン**antidiuretic hormone［ADH］）と**オキシトシン**oxytocinは，SONとPVNにある神経細胞体で産生され，軸索を通って後葉まで運ばれて放出される。後葉ホルモンは分泌顆粒のなかで，担体蛋白である**ニューロフィジン**neurophysinと結合している。このように，神経性下垂体では神経細胞が内分泌細胞となってホルモンを分泌している。このような神経細胞による分泌を**神経分泌**neurosecretionという。

後葉のホルモンは，クロム明礬ヘマトキシリン染色で青黒色に染まる。この染色を施した標本では，視床下部から後葉までの軸索に青黒色の塊が見られることがあり，これを**ヘリング小体**Herring bodyと呼ぶ。これは，軸索の途中にホルモンを含む分泌顆粒が集積したものである（図13-5）。

バソプレシンの標的は腎臓の集合管である。バソプレシンが作用すると集合管の上皮細胞は尿から水分を再吸収し，尿量が減る（☞第19章）。オキシトシンは妊娠末期の子宮平滑筋に作用する。分娩に際して，オキシトシンは子宮平滑筋を収縮させる。さらに，乳腺の筋上皮細胞を収縮させて，腺腔内に分泌された乳汁を射出させる（☞第20章）。

第13章　内分泌系

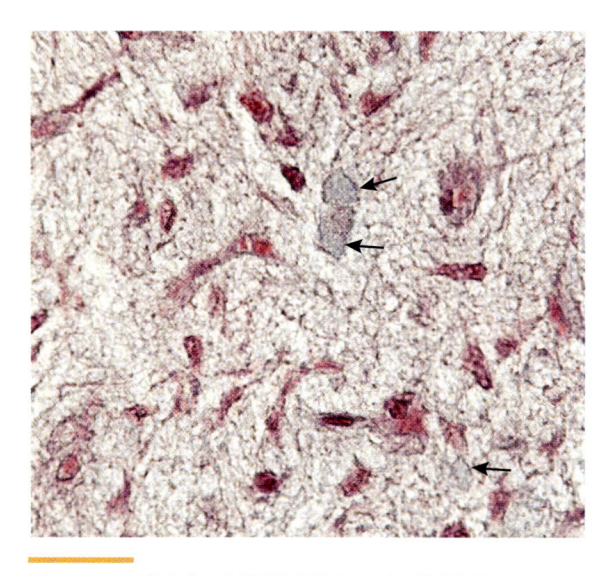

図13-5　下垂体後葉の光学顕微鏡像（×122）。後葉細胞とヘリング小体（矢印）。

後葉内には軸索の終末があるだけで分泌細胞はない。後葉の約25％を占める**後葉細胞**pituicyteは星状膠細胞の一種で，後葉内の軸索を支持している。後葉細胞の細胞質には脂肪滴，リポ色素，中間径フィラメントなどが存在する。後葉細胞どうしはギャップ結合でつながっている。

> ### 臨床ノート
>
> 　下垂体の腫瘍としては**腺腫**adenomaがよく見られる。機能性腫瘍の場合は，そのホルモンの過剰分泌による症状が現れる。腫瘍が大きくなると前葉のほかの腺細胞を圧迫し，さらに大きくなると周囲の骨を冒し，神経系に対する圧迫症状も出現することがある。
>
> 　**尿崩症**diabetes insipidusは，視床下部あるいは神経性下垂体の障害により，バソプレシンが欠乏することによって起こる。腎臓での水分再吸収が不十分になるため，**多尿**polyuriaや**脱水**dehydrationをきたす。

表13-2　甲状腺，上皮小体，副腎，松果体のホルモンと作用のまとめ

ホルモン	腺細胞	調節ホルモン	作用
甲状腺			
サイロキシン（T_4）とトリヨードサイロニン（T_3）	濾胞上皮細胞	甲状腺刺激ホルモン（TSH）	核に働いて転写を促し，蛋白合成，細胞の代謝を高め，成長を促進する。 精神活動，内分泌機能を亢進させる。 糖質，脂質の代謝を刺激する。 血中コレステロール，リン脂質，トリグリセリドを低下させる。脂肪酸を高める。 心拍，呼吸数を増し，筋活動を高める。 体重は減少する。
カルシトニン（サイロカルシトニン）	濾胞傍細胞		血中カルシウム濃度を下げる。骨吸収の抑制。
上皮小体			
パラトルモン	主細胞		血中カルシウム濃度を上げる。
副腎			
副腎皮質			
ミネラロコルチコイド（アルドステロンとデオキシコルチコステロン）	球状帯細胞	アンギオテンシンIIと副腎皮質刺激ホルモン（ACTH）	腎臓の集合管に働いてナトリウムと水分の再吸収，カリウムの排出を促す。結果として体液の量と電解質バランスを維持する。
グルココルチコイド（コルチゾールとコルチコステロン）	束状帯細胞	副腎皮質刺激ホルモン（ACTH）	糖質，脂質，蛋白の代謝を調節する。 蛋白合成を抑制し，血中アミノ酸を増加させる。 肝細胞での糖新生（アミノ酸をグルコースに変換する）を促す。 脂肪酸とグリセロールを遊離させる。 毛細血管の透過性を抑制する。 炎症反応を抑制する。 免疫反応を抑制する。
男性ホルモン（デヒドロエピアンドロステロンとアンドロステンジオン）	網状帯細胞	副腎皮質刺激ホルモン（ACTH）	弱い男性ホルモン作用（正常では無視し得る）。
副腎髄質			
カテコールアミン（アドレナリンとノルアドレナリン）	髄質細胞	内臓神経（交感神経）	アドレナリン：強い恐怖やストレスに対応できる態勢をとらせる。心拍数，心拍出量，循環血液量を増す。肝細胞からグルコースを遊離させ，血糖を上げる。 ノルアドレナリン：末梢の血管を収縮させ，血圧を上げる。
松果体			
メラトニン	松果体細胞	ノルアドレナリン	性腺の発育抑制。

甲状腺

甲状腺は前頸部に位置し，サイロキシン（チロキシン），トリヨードサイロニン，カルシトニンなどのホルモンを分泌する。

甲状腺からは2種類のホルモンが分泌される。1つはいわゆる甲状腺ホルモンで，これには**サイロキシン** thyroxine (tetraiodothyronine：T_4) と**トリヨードサイロニン** (triiodothyronine：T_3) があり，**濾胞上皮細胞** follicle epithelial cellから分泌される。甲状腺ホルモンには全身の代謝を亢進させる働きがある（表13-2）。このホルモンは脂溶性ホルモンで，ペプチドホルモンではない点に注意が必要である。もう1つのホルモンは**カルシトニン** calcitoninで，**濾胞傍細胞** parafollicular cellから分泌され，血中カルシウム濃度を下げる働きを持つ。このホルモンはペプチドホルモンである。

甲状腺は前頸部にあり，甲状軟骨から輪状軟骨の高さにかけて存在する（図13-6）。蝶が羽を広げたような形をしており，左右の羽に当たるところが**左葉** left lobeと**右葉** right lobeで，中央の狭くなっている部分が**峡部** isthmusである。峡部の左側から上方に向かって細い**錐体葉** pyramidal lobeが突出していることもある。錐体葉は，舌根の舌盲孔から甲状腺の原基が下降してきたときの遺残である。

甲状腺は結合組織性の被膜によって包まれている。甲状腺の後面には上皮小体がある。

甲状腺の内部構造

甲状腺の濾胞が構造的・機能的な単位をなす。

甲状腺の被膜の続きが実質内に入り，小葉間結合組織となって実質を小葉に分ける。小葉には多数の**濾胞** follicleがある（図13-6，図13-7）。濾胞の周囲には，小葉間結合組織の続きである濾胞間結合組織があり，毛細血管，リンパ管，神経などが通る。濾胞はほぼ球形で，直径0.2〜0.9 mmである。濾胞の構造は軟式テニスのボールを想像すると分かりやすい。ボールの壁が**濾胞上皮** follicle epitheliumで，なかが**濾胞腔** follicular lumenで，そのなかの空気が**コロイド** colloidに当たる。濾胞上皮は単層の濾胞上皮細胞からなる。

濾胞傍細胞は濾胞のそばで小さな集団を作ったり，濾胞上皮細胞の列のなかにいたりするが，濾胞腔に面することはない。

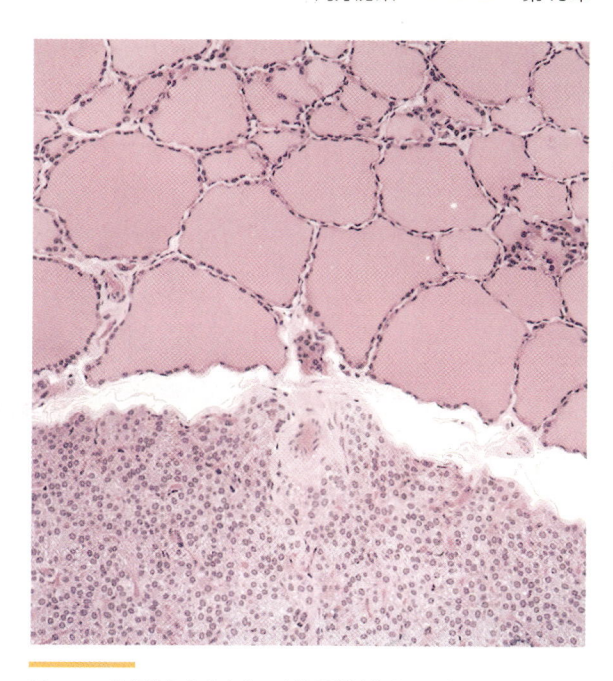

図13-7　甲状腺と上皮小体の光学顕微鏡像（×122）。図の上半に甲状腺，下半に上皮小体を示す。

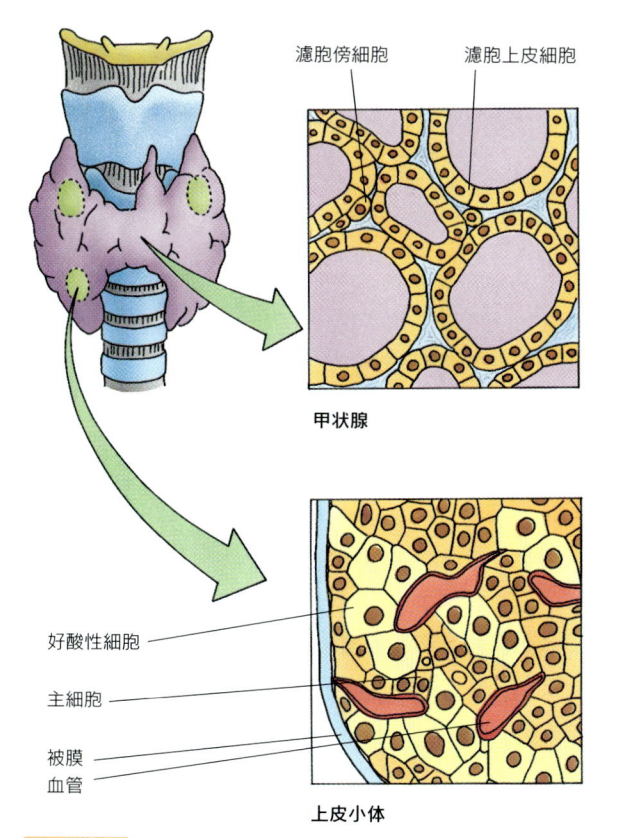

図13-6　甲状腺と上皮小体の模式図。

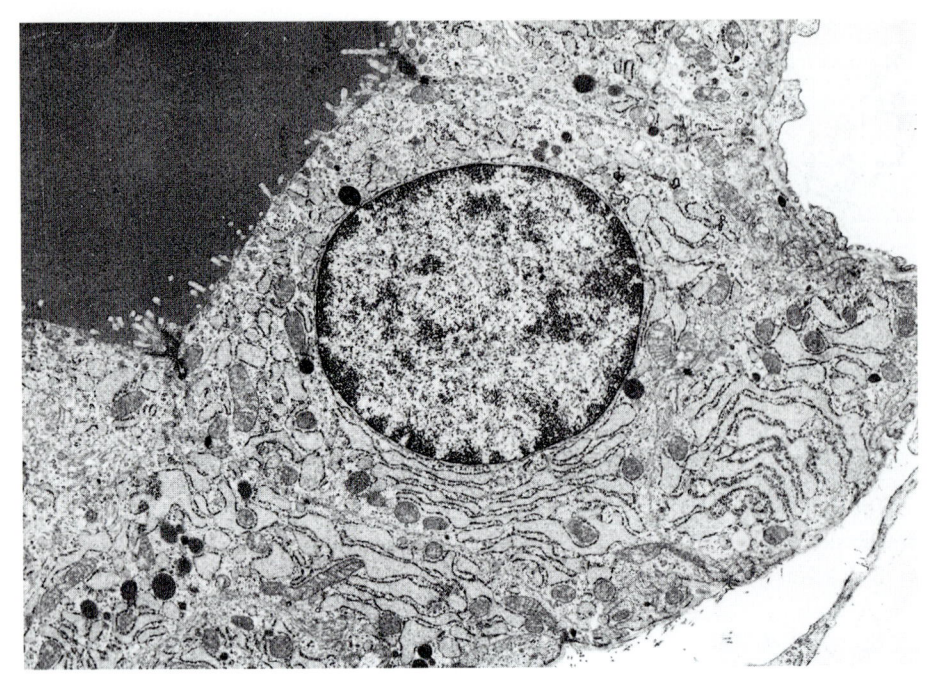

図13-8 甲状腺濾胞上皮細胞の電子顕微鏡像（×10,700）。左上の暗い部分はコロイドを入れた濾胞腔である。(Mestdagh C, Many MC, Haalpern S, et al.: Correlated autoradiographic and ion-microscopic study of the role of iodine in the formation of "cold" follicles in young and old mice. Cell Tissue Res 260:449-457, 1990.より)

濾胞上皮細胞

濾胞上皮細胞は扁平状〜低円柱状の細胞である。

濾胞上皮細胞は通常は立方状であるが，機能状態によって細胞の丈が変化する。すなわち，分泌機能が低下しているときは丈が低く，亢進しているときは高い。濾胞上皮細胞はほかの内分泌細胞と違って細胞に極性があり，濾胞腔側が頂部，濾胞間結合組織側が基底部である。頂部からは濾胞腔に向かって微絨毛が出ている（図13-8）。核は卵球形〜球形で，2個の核小体を持つ。細胞質は好塩基性である。よく発達したRERが細胞質の全体に広がっており，その内腔は拡張している。ときにリボソームの付いていない部分が見られる。核上部にはゴルジ装置，多数の小胞，再吸収コロイド滴などが存在する。

甲状腺ホルモン（T_3とT_4）の合成

甲状腺ホルモンの産生は，ヨードの量とTSHの刺激の程度によって調節される。

甲状腺ホルモンの合成は，ヨードiodideの供給量と下垂体からのTSHによって調節されている。TSHが濾胞上皮細胞の受容体に結合するとcAMPの産生，プロテインキナーゼの活性上昇が起こり，甲状腺ホルモン合成が促進される。

図13-9は甲状腺ホルモンの合成と放出のメカニズムを示したものである。RER-ゴルジ装置系で作られた糖蛋白性のサイログロブリン（分子量約66万）は小胞に詰められ，開口分泌によって濾胞腔に放出される（図13-9A）。濾胞腔内のコロイドの主成分は，このサイログロブリンである。

ヨードは甲状腺ホルモンの重要な構成要素である。このヨードは消化管で吸収され，血流によって甲状腺に達し，濾胞上皮細胞の基底側細胞膜にあるナトリウム/ヨードトランスポーターの働きで細胞内に取り込まれる。このため，濾胞上皮細胞内には血漿中の20〜40倍もの濃度のヨードが存在する。次いで，濾胞腔内へ運ばれたヨードは，**甲状腺ペルオキシダーゼ** thyroperoxidaseの働きでサイログロブリン中のチロシン残基と結合する。1個のヨードがついたチロシンを**モノヨードチロシン** monoiodotyrosine（MIT），2個ついたものを**ジヨードチロシン** diiodotyrosine（DIT）という。ここからさらに，2個のDITが**縮合** coupling（エーテル結合）するとT_4が，1個のMITと1個のDITが縮合するとT_3が形成される。1分子のサイログロブリン中には平均4個以下のT_4と0.3個以下のT_3が含まれるという。このように，コロイド中には甲状腺ホルモンを内に含んだサイログロブリンが存在していることになる。

甲状腺ホルモンの放出（図13-9B）

甲状腺ホルモンの血中への放出はTSHによって調節されている。

濾胞上皮細胞の基底側細胞膜にあるTSH受容体にTSHが結合すると，濾胞腔側細胞膜に偽足が生じ，エンドサイトーシスによってコロイドが取り込まれる。この

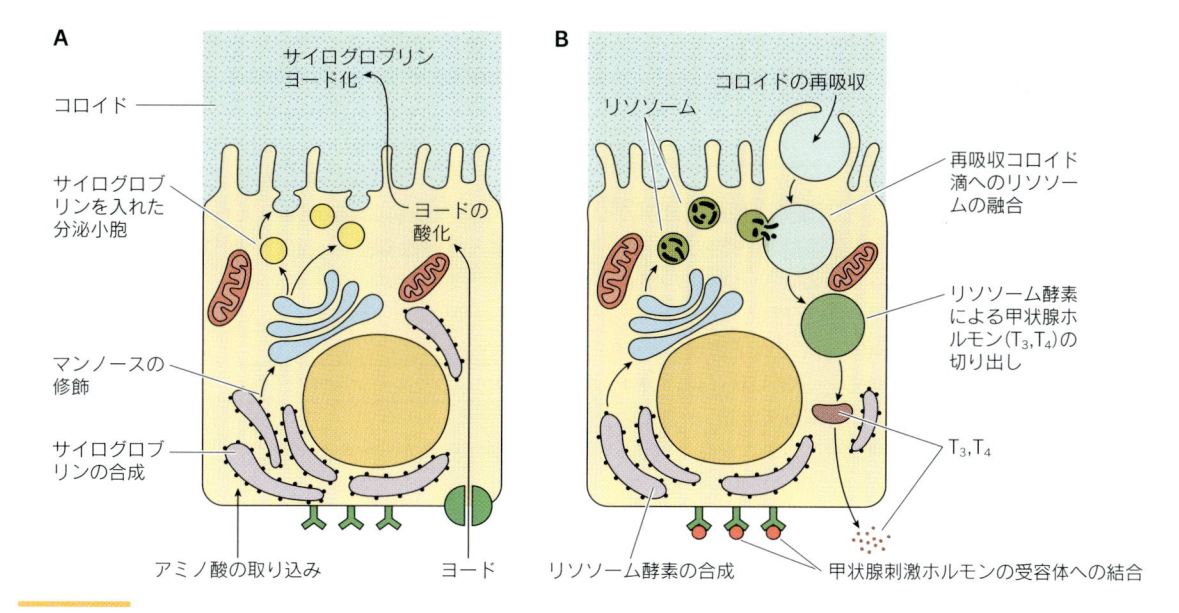

図13-9 甲状腺ホルモンの合成と分泌のメカニズムを示す模式図。

再吸収コロイド滴にリソソームが結合すると，分解酵素の働きによってサイログロブリンが分解され，T_3，T_4，MIT，DITなどが遊離する。MITとDITは**脱ヨウ素酵素**deiodinaseによってヨードの分離が起こり，それぞれホルモン合成に再利用される。

遊離したT_3，T_4は，基底側の細胞膜を透過して細胞外へ出ていく。血中甲状腺ホルモンの90％はT_4である。T_4は不活性型で，T_3の方が活性型である。

甲状腺ホルモンの生理作用

甲状腺ホルモンは，血中では**サイロキシン結合蛋白**thyroxine binding protein（TBP）と結合している。T_3はTBPに対する結合力が弱いので，遊離型が多い。血流を経て標的細胞に入った甲状腺ホルモンは，核内の受容体蛋白に結合し，DNAの転写を調節する。核内受容体に対する親和性は，T_3の方がはるかに高い。

甲状腺ホルモンはDNAの転写を促し，種々の蛋白を合成させる（表13-2）。この結果，細胞の代謝が通常の2倍に増加する。甲状腺ホルモンは身体と神経系の成長を促し，内分泌腺の機能を刺激する。

一般に，甲状腺ホルモンは糖代謝，脂肪酸や種々のビタミンの摂取を促進し，コレステロールやリン脂質，トリグリセリドの合成を抑制する。このホルモンが過剰になると体重が減少し，代謝，心拍，呼吸数，食欲，筋収縮が亢進する。さらに過剰になると骨格筋の攣縮，易疲労性，男性のインポテンツ，女性の月経過多などの症状が現れる。

臨床ノート

バセドー病Basedow's disease（グレーブス病Graves' disease）では，甲状腺の濾胞上皮細胞が増生し，甲状腺が正常の2〜3倍にも肥大する。甲状腺ホルモンの産生は正常の5〜15倍にまで増えている（**甲状腺機能亢進症**hyperthyroidism）。臨床症状としては手指振戦，心悸亢進，**眼球突出**exophthalmosなどがある。バセドー病の原因としては，TSH受容体に対する抗体ができることによる自己免疫機序が考えられている。

ヨードの摂取不足によって甲状腺が肥大することがあり，これを**単純甲状腺腫**simple goiterという。この疾患はヨードを含んだ食物を摂ることで治る。このような甲状腺腫は，必ずしもホルモン分泌機能の亢進や低下を伴うとは限らない。

甲状腺機能低下症hypothyroidismでは，無力感，悪寒，1日14〜16時間の過睡眠，徐脈，低血圧，精神活動の低下，便秘，脱毛（特に眉毛の外側1/3の部分）などの症状が見られる。重篤なものは**粘液水腫**myxedemaと呼ばれる。眠そうな目をした浮腫状の顔貌を呈するが，これは皮膚に過剰のグリコサミノグリカンやプロテオグリカンが蓄積することによる。四肢にも浮腫が見られるが，粘液水腫では皮膚を押した跡に圧痕が残らない（nonpitting edema）のが特徴である。先天性の甲状腺機能低下症を**クレチン症**Cretinismと呼ぶ。この疾患では低身長のほか，精神発達の遅延が見られる。

喉頭筋に分布する反回神経は甲状腺の近くを通るので，甲状腺の手術の際に注意が必要である。この神経を障害すると声帯筋が麻痺し，嗄声になったり声が出なくなったりする。

濾胞傍細胞

> 濾胞傍細胞は，単独あるいは小さい集団をなして濾胞のそばに存在する。この細胞はカルシトニンを分泌する。

濾胞傍細胞は濾胞上皮細胞より大きく，細胞質は明るい。甲状腺の上皮細胞中に占める濾胞傍細胞の比率は0.1％に過ぎない。電子顕微鏡で見ると，丸い核，細長いミトコンドリア，中等度に発達したRER，よく発達したゴルジ装置，直径が100～400 nmで電子密度の高い内容の暗い分泌果粒を持っている。分泌果粒には，カルシトニン(**サイロカルシトニン** thyrocalcitonin) が含まれている。カルシトニンは破骨細胞による骨吸収を抑え，血中のカルシウムを骨へ移動させて血中カルシウム濃度を下げる働きがある。血中カルシウム濃度が上昇すると，カルシトニンの分泌が促進される（☞第7章）。

上皮小体（副甲状腺）

> 上皮小体ホルモンであるパラトルモンには血中カルシウム濃度を調節する働きがあり，上皮小体がないと生命を維持できない。

上皮小体 parathyroid glandは甲状腺の裏側に通常4個あり，結合組織性の被膜に包まれている（図13-6）。上皮小体からは**パラトルモン** parathormone (PTH) が分泌される。このホルモンは骨，腎臓，小腸に働いて血中カルシウム濃度を維持する働きがある。

4個の上皮小体は，甲状腺の右葉と左葉の上下両極に位置するのが普通である（上上皮小体と下上皮小体）。上皮小体は胸腺と由来が同じで頚部から下降するため，この経路のどこにでも，また，胸腔内に存在する可能性もあり，数も5個以上のことがある。

上皮小体は第三および第四咽頭嚢（鰓嚢）から発生する。第三咽頭嚢から発した上皮小体の原基は，同じく第三咽頭嚢から出た胸腺とともに頚部を下降し，胸腺と分かれて甲状腺の下極に至り，**下上皮小体** inferior parathyroid glandとなる。一方，第四咽頭嚢から発した上皮小体の原基はあまり下降せず，甲状腺の上極に**上上皮小体** superior parathyroid glandとなる。上皮小体はゆっくりと成長し，20歳で成人の大きさに達する。

上皮小体の構造

> 上皮小体の実質細胞には，主細胞と好酸性細胞の2種類の細胞がある。

上皮小体は卵球形で，長さ5 mm，幅4 mm，厚さ2 mm，重量は25～50 mgほどである。被膜の続きが小葉間結合組織となって実質を小葉に分けている。実質細胞は索状あるいは集団をなし，周囲には毛細血管が豊富に分布する。老人では脂肪細胞が増え，全体の60％を占めるようになる。上皮小体の実質細胞には，**主細胞** chief cellと**好酸性細胞** oxyphil cellがある（図13-7）。

主細胞

> 主細胞はパラトルモンを分泌する。

主細胞は直径が5～8 μmほどの小型の明るい細胞で，**明細胞** clear cellとも呼ばれる。細胞質全体にリポフスチン果粒が散在している。暗調の分泌果粒は直径200～400 nmで，PTHを含む。ミトコンドリアは棒状で，RERはよく発達しており，核の近くにゴルジ装置が見られる。隣接する主細胞との間にはデスモソームが，また，細胞間隙に向かって孤立線毛が出ていることがある。主細胞には，小さいゴルジ装置と少数の分泌果粒，多量のグリコーゲンを持つものがある。これは機能的に不活発な状態を示していると考えられている。

PTHはまずリボソームで，115個のアミノ酸からなる**プレプロPTH** preproparathormoneとして作られる。このプレプロPTHはRERの内腔に入るとシグナルペプチドが切り落とされ，90個のアミノ酸からなる**プロPTH** proparathormoneとなる。次いでゴルジ装置に到着すると，プロPTHはここで再び切断を受け，84個のアミノ酸からなるPTHとなる。PTHは分泌果粒に詰め込まれて細胞周辺部に運ばれ，開口分泌によって放出される。

好酸性細胞

> 好酸性細胞は不活性状態の主細胞であると考えられている。

好酸性細胞は直径が6～10 μmある大きい細胞で，好エオジン性の微細な果粒を多数持っている。数は少なく，単独に存在したり，小集団を作っていたりする。電子顕微鏡で見ると，細胞全体に多数のミトコンドリアが存在しているのが分かる。光学顕微鏡で見えたエオジン好性の果粒は，このミトコンドリアである。ゴルジ装置は小さく，RERの発達は悪い。グリコーゲンを持っていることもある。好酸性細胞の働きは不明であるが，主細胞との中間の形態を示す細胞もあることから，主細胞の不活性な機能状態を反映したものと考えられる。

パラトルモン(PTH)の生理作用

PTHは血中カルシウム濃度(8.5～10.5 mg/dℓ)を維持

する働きがある。PTHは直接的に骨と腎臓に，ビタミンDを介して小腸に作用して血中カルシウム濃度を上げるように働く（表13-2）。血中あるいは細胞外液のカルシウム濃度が正常以下に下がると，主細胞のPTH産生と分泌が正常時のほぼ10倍にまで急速に増加する。この迅速な反応は，カルシウムがホメオスタシスの維持，特に，筋細胞や神経細胞の興奮に重要な役割を担っていることからも重要である。

血中カルシウム濃度は，PTHとカルシトニンの相互作用によって維持されている。すなわち，PTHは血中カルシウム濃度を上げ，カルシトニンは下げる〔訳注：ヒトの血中カルシウム濃度はもっぱらPTHによっており，カルシトニンの意義は不明である〕。

PTHは骨で骨芽細胞の受容体と結合して，**破骨細胞刺激因子** osteoclast-stimulating factor を分泌させる。この因子は破骨細胞を活性化し，骨吸収を促進して骨のカルシウムを血中へ移行させる（☞第7章）。またPTHは腎臓ではカルシウムの尿中への排泄を抑制し，活性型ビタミンDの産生を促す。ビタミンDは小腸でのカルシウム吸収を促進する。

臨床ノート

原発性副甲状腺機能亢進症 primary hyperparathyroidism の原因の80％は副甲状腺（上皮小体）にできる単発性の腺腫である。過剰のPTHにより血中カルシウム濃度が上がり，リン酸濃度が低くなる。骨量が減少し，ときに腎結石が見られる。**続発性副甲状腺機能亢進症** secondary hyperparathyroidism は，例えば**くる病** rickets などで起こる。くる病はビタミンD欠乏によってカルシウム吸収が不足し，その結果，骨の石灰化障害が起こったものである。血中カルシウムが低下しているので，上皮小体からのPTH分泌が亢進する。

副甲状腺機能低下症 hypoparathyroidism は，PTH分泌の欠乏によって起こる。これには上皮小体を甲状腺手術の際に誤って除去してしまった場合のほか，原因不明の上皮小体障害がある。臨床症状としては，口唇や指先の感覚異常，筋・神経系の異常興奮性（**テタニー** tetany），記憶障害などが見られ，低カルシウム血症，カルシウムの骨への沈着，腎臓におけるリン酸の再吸収増加などが起こる。治療としては，カルシウム剤やビタミンDの静注，カルシウムの経口投与などが行われる。

副腎

副腎からはステロイドとカテコールアミンの2種類のホルモン群が分泌される。

副腎 adrenal gland は腎臓の上に帽子のように載っており，腎臓とともに後腹壁の脂肪組織に埋まっている。右側の副腎は三角形に近く，左側の副腎は半月形である。厚さは約1 cm，幅は上部で2 cm，下部で5 cm，重量は1つが7〜10 gほどである。

副腎は組織学的にも機能的にも異なる2つの部分からなる。外側に位置する**皮質** cortex はやや黄色を呈し，副腎の体積の80〜90％を占める。中央にある**髄質** medulla は灰白色を呈する（図13-10）。皮質と髄質は発生学的にも由来が異なり，皮質は胎生期の腹膜上皮に，髄質は神経堤に由来する。

皮質からは**コルチコステロイド** corticosteroid，または**コルチコイド** corticoid と総称されるステロイドホルモンが分泌される。一方，髄質からは**アドレナリン** adrenaline と**ノルアドレナリン** noradrenaline が分泌される（表13-2）。

副腎は後腹壁で腹膜の後ろにあり，後腹膜器官の1つである。副腎の周囲は厚い結合組織性の被膜で被われている。

副腎の血管系

副腎は3本の動脈により，豊富な血液供給を受ける。

副腎は比較的豊富な血液供給を受ける（図13-11）。すなわち，次の3本の動脈が副腎に入る。

1. **上副腎動脈** superior suprarenal artery：下横隔動脈 inferior phrenic artery の枝。
2. **中副腎動脈** middle suprarenal artery：大動脈の直接の枝。
3. **下副腎動脈** inferior suprarenal artery：腎動脈の枝。

これらの動脈は副腎の被膜を貫き，被膜下で血管網を形成する。この血管網から出た短い動脈は，皮質に入って洞様毛細血管となり，実質細胞の間で網工を形成する。この洞様毛細血管は有窓型で，窓の径は被膜側で100 nm，髄質の近くでは250 nmである。皮質を通過した毛細血管は髄質の小静脈に注ぐ。小静脈の血液を集めた太い静脈は，副腎静脈となって門から出る。右の副腎静脈は下大静脈に，左の副腎静脈は左腎静脈に注ぐ。

被膜の血管網からは貫通動脈も出る。この動脈はまっすぐ髄質までいき，ここで毛細血管網を形成する。従って，髄質は貫通動脈を経て被膜の血管からくるものと，皮質細胞の間を通ってくるものとの2系統から血液を受けることになる。

第13章　■■■　内分泌系

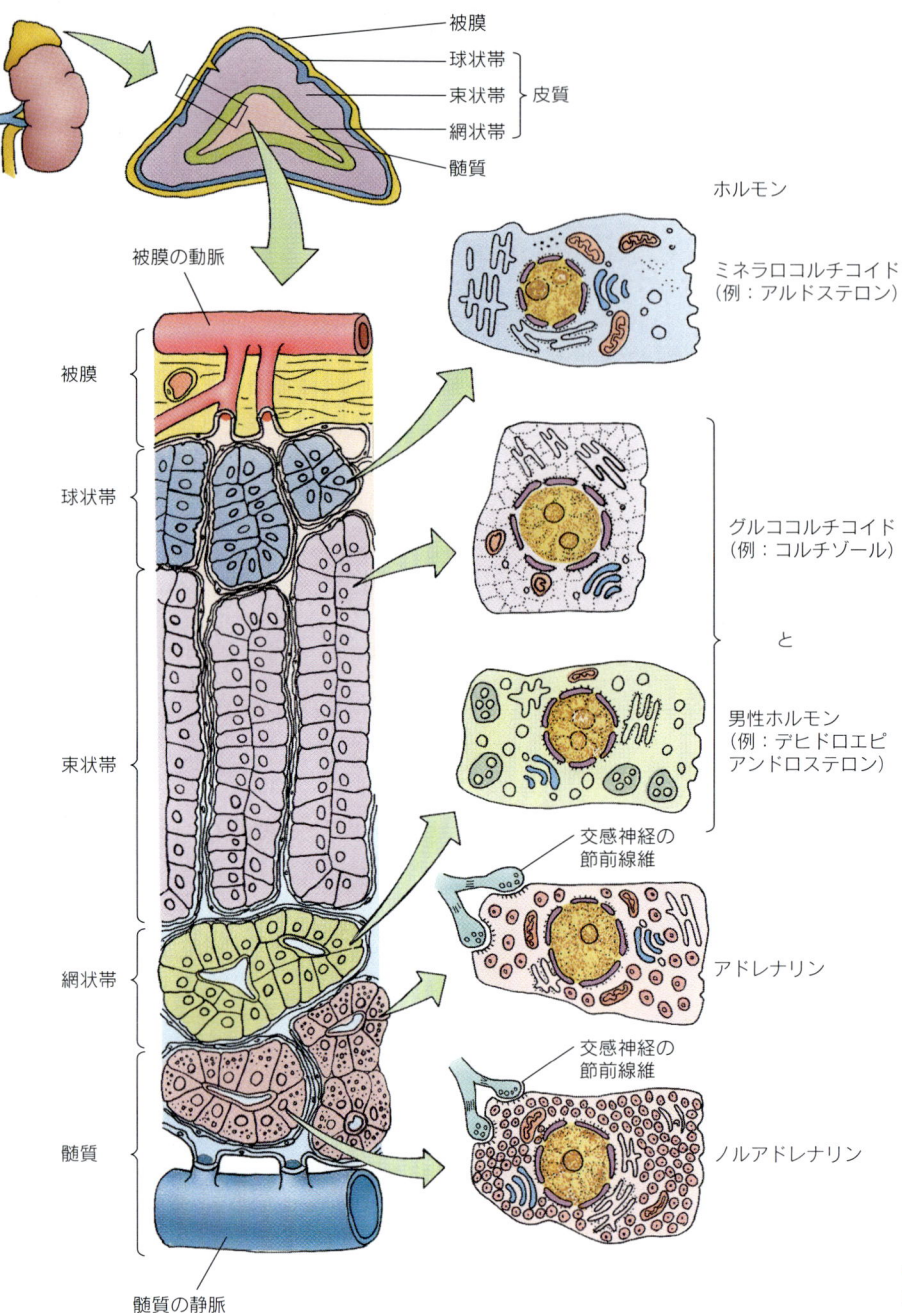

図13-10　副腎の構造を示す模式図。

副腎皮質

副腎皮質は3つの層からなり，それぞれの層から作用の異なるステロイドが分泌される。

皮質は被膜側から髄質へ向かって，**球状帯** zona glomerulosa，**束状帯** zona fasciculata，**網状帯** zona reticularis の3層からなる（図13-10，図13-12）。

皮質から分泌されるコルチコイドには，**ミネラロコルチコイド** mineralocorticoid，**グルココルチコイド** glucocortidoid，**男性ホルモン** androgen の3グループがある。これらのステロイドホルモンは，すべてコレステロールから作られる。**コレステロール** cholesterol は**低比重リポ蛋白** low-density lipoprotein の主成分で，血液から皮質細胞に取り込まれ，エステル化して脂肪滴のなかに蓄えられる。このコレステロールからSERとミトコンドリ

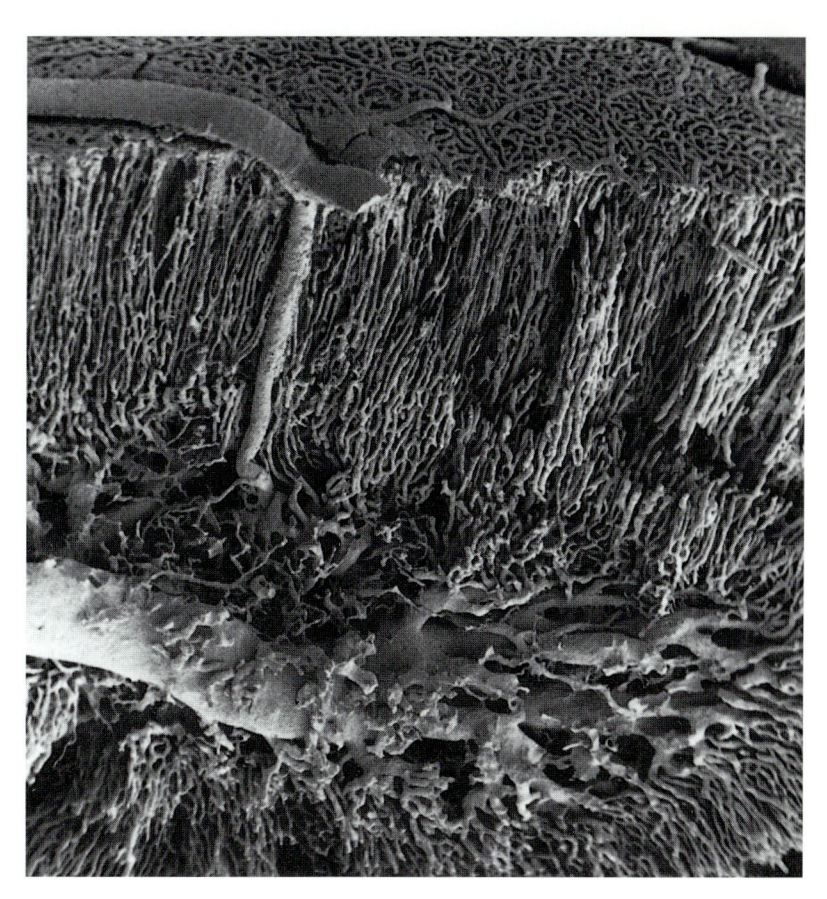

図13-11 ラット副腎の血管。血管のなかに樹脂を注入して硬化させ，周囲の組織を溶解除去して走査型電子顕微鏡で見たもの（×80）。被膜の血管網，皮質をまっすぐ走る洞様毛細血管と貫通動脈，髄質にある太い静脈がよく分かる。(Kikuta A, Murakami T: Microcirculation of the rat adrenal gland: A scanning electron microscope study of vascular casts. Am J Anat 164:19-28, 1982. より)

アに存在する酵素によってコルチコイドが合成される。

球状帯

球状帯細胞はアンギオテンシンⅡやACTHなどの刺激を受けて，アルドステロンやデオキシコルチコステロンなどのミネラロコルチコイドを分泌する。

　球状帯は被膜のすぐ内側にあり，皮質の最外層を占める。比較的薄く，皮質体積の約13％を占めるに過ぎない（図13-10）。球状帯細胞は小形の円柱状の細胞で，全体として球形の集団を作っている。小さい暗調の核には1～2個の核小体がある。好酸性の細胞質にはよく発達した滑面小胞体（SER），棚状もしくは小管状のクリスタを持った短いミトコンドリア，脂肪滴が存在する。脂肪滴は束状帯細胞に比べると少ない。比較的よく発達したゴルジ装置，RERのほか，多数の遊離リボソームも見られる。ときに，隣接する細胞間にデスモソームやギャップ結合が見られる。

　球状帯細胞はミネラロコルチコイドを分泌する。その代表は，**アルドステロン**aldosteroneと**デオキシコルチコステロン**deoxycorticosteroneである。これらのホル

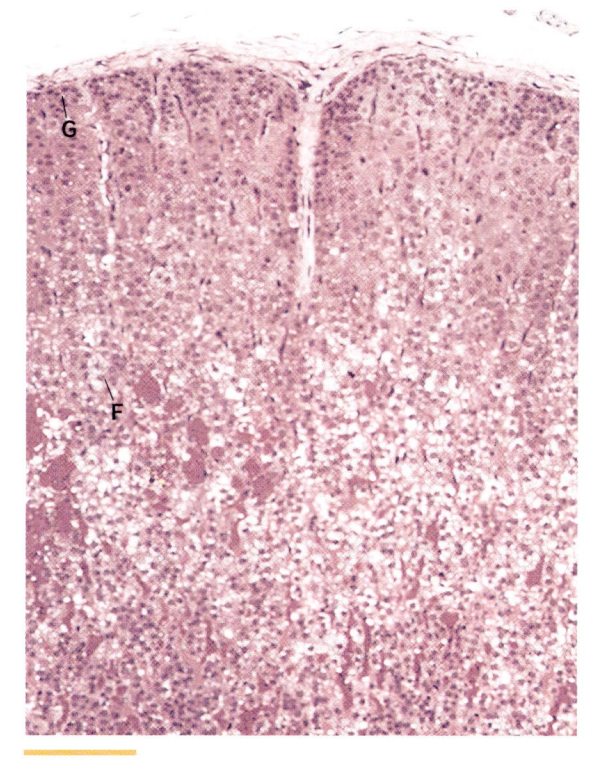

図13-12 副腎皮質の光学顕微鏡像（×122）。G：球状帯，F：束状帯。

モンの産生は，主として**アンギオテンシンⅡ** angiotensin Ⅱによって促進される。ミネラロコルチコイドは，腎臓の集合管上皮に働いてナトリウムと水分の再吸収を促す（☞第19章）。

束状帯

> 束状帯細胞はACTHの刺激を受けて，コルチゾールやコルチコステロンなどのグルココルチコイドを分泌する。

束状帯は球状帯の内側に位置し，皮質では最も厚い層で，皮質の80％を占める。束状帯の細胞は柱状に並ぶが，この柱は髄質に対して放射状の配列をなしている。束状帯細胞は多角形で大きく，好酸性の細胞質に多数の脂肪滴を持つ。通常の標本では，脂肪が有機溶媒に溶失するために多数の小さい孔が開いたように見え，**海綿状細胞** spongiocyteと呼ばれることがある。ミトコンドリアは球形で小管状～小胞状のクリスタを持ち，SERの発達が著しい。少量のRERのほか，少数のリソソーム，リポフスチン果粒も見られる。

束状帯細胞はグルココルチコイドを分泌する。これの代表は，**コルチゾール**cortisolと**コルチコステロン**corticosteroneである。グルココルチコイドの産生は，下垂体からのACTHによって促進される。グルココルチコイドは糖，脂質，蛋白の代謝調節にかかわる。

網状帯

> 網状帯細胞は，ACTHの刺激を受けて，デヒドロエピアンドロステロン，アンドロステンジオンなどの男性ホルモンや少量のグルココルチコイドを分泌する。

皮質の最内層に位置する網状帯は不規則に並んだ細胞索からなり，皮質の約7％を占める。網状帯細胞は束状帯細胞に似るが，やや小さく脂肪滴が少ない。好酸性の細胞質はやや暗調であるが，これは多数のリポフスチン果粒の存在による。髄質近くにある細胞は，濃縮した核とさらに暗調な細胞質を持ち，変性過程にあることを思わせるものもある。

網状帯細胞は，主として**デヒドロエピアンドロステロン** dehydroepiandrosterone（DHEA），一部**アンドロステンジオン** androstenedioneなどの男性ホルモンを分泌するが，その作用は弱く，正常状態ではほとんど無視できるほどのものである。また少量のグルココルチコイドも分泌している可能性がある。網状帯細胞のホルモン分泌は，ACTHによって促進される。

副腎皮質の組織生理学

副腎皮質からは次の3グループのステロイドが分泌される。

- ミネラロコルチコイド
- グルココルチコイド
- 弱い男性ホルモン

ミネラロコルチコイド

球状帯細胞から分泌されるミネラロコルチコイドとしては，アルドステロンが主要なもので，これに少量のデオキシコルチコステロンも含まれる。ミネラロコルチコイドの主な標的細胞は腎臓の集合管上皮細胞で，ナトリウムを再吸収し，代わりにカリウムを排出する。このとき水分も一緒に再吸収される。これ以外に，ミネラロコルチコイドは胃粘膜，唾液腺，汗腺にも働いてナトリウムの再吸収を促す。

グルココルチコイド（糖質コルチコイド）

束状帯細胞から分泌されるグルココルチコイドとしては，コルチゾール（**ハイドロコーチゾン** hydrocortisone）とコルチコステロンが主要なものである。これらのホルモンは，糖質だけでなく脂質，蛋白の代謝調節にかかわるほかに多くの作用を持ち，ほとんどの組織を標的としている。

グルココルチコイドは肝臓に働いて糖新生を促進する。すなわち，脂肪酸，アミノ酸，炭水化物を取り込んで，グルコースへの転換とグリコーゲンへの合成を促す。しかし肝臓以外の組織での作用は異化的である。例えば，脂肪細胞では脂肪分解，筋細胞では蛋白分解を促進する。また，過剰のグルココルチコイドは，炎症巣におけるマクロファージと白血球の浸潤を抑えて抗炎症作用を示す。同様に，リンパ球を減少させて免疫反応を抑制する。

グルココルチコイドの分泌は，負のフィードバック機構で調節されている。すなわち，グルココルチコイドの血中濃度が上がると視床下部からのCRH分泌が抑制される。すると下垂体前葉の副腎皮質刺激ホルモン分泌細胞からのACTH分泌が減少し，その結果，グルココルチコイドの分泌が減少する。

男性ホルモン

網状帯細胞から分泌される男性ホルモンは主としてデヒドロエピアンドロステロンで，これに少量のアンドロステンジオンも含まれる。これらの男性ホルモン作用は

弱く，正常では無視できるものである。

> **臨床ノート**
>
> **アジソン病** Addison's diseaseは，副腎皮質の全体的な破壊によって皮質ホルモン分泌が減少することによって引き起こされる。原因としては自己免疫機序による場合が多く，次いで結核や感染症による場合がある。原因の如何によらず適切に治療しないと死に至る。
>
> **クッシング病** Cushing's diseaseは，下垂体前葉のACTH産生腫瘍によって引き起こされる。過剰に分泌されたACTHは副腎皮質を肥大させ，コルチゾールを過剰に分泌させる。臨床症状は満月様顔貌，中心性肥満（躯幹の肥満が顕著で四肢はむしろ痩せる）である。男性ではインポテンツ，女性では無月経となる。

副腎髄質

> 副腎髄質は交感神経節の一種である。

髄質は副腎の中央部にある。髄質細胞は皮質と異なり，外胚葉性の神経堤に由来する。髄質細胞が分泌するホルモンはカテコールアミン（アドレナリンとノルアドレナリン）で，これは交感神経の節後線維の伝達物質と同じである。実際，髄質細胞は交感神経の節後線維に相当し，節前線維がシナプスを形成している。また，髄質内には交感神経節細胞も存在する。

髄質細胞

> 髄質細胞は交感神経の節後線維に相当し，神経細胞が軸索も樹状突起も失って分泌細胞になったものと見なすことができる。

髄質細胞は大きく，細胞質が明るい（図13-13）。小さな集団や短い索を作って並んでいる。髄質細胞の分泌果粒は，カテコールアミンを含むため，クロム酸塩を含む固定液によって黄褐色に染まる。これをクロム反応陽性といい，このため髄質細胞を**クロム親和細胞** chromaffin cellとも呼ぶ。

霊長類以外のある種の動物では，組織化学的染色によって，髄質細胞を，アドレナリンを分泌するアドレナリン細胞と，ノルアドレナリンを分泌するノルアドレナリン細胞とに区別できる。電子顕微鏡で見ると，ノルアドレナリン細胞の分泌果粒は内容物が濃く，やや中心をはずれて存在するのに対して，アドレナリン細胞の果粒の内容物は薄くて均質である。霊長類の髄質細胞では，よく発達したゴルジ装置，少量のRER，多数のミトコンドリアが存在する（図13-14）。分泌果粒は3万個かそれ以下で，内容物は濃い。内容物のうち約20％がカテコールアミン（アドレナリンかノルアドレナリン）で，このほかにクロモグラニン，ATP，エンケファリンなどが含まれる。クロモグラニンは大きな蛋白で，カテコールアミンと結合しているといわれる。

副腎髄質の組織生理学

髄質細胞のホルモン分泌は，交感神経性の内臓神経によって調節されている。交感神経節前線維からのアセチルコリンによって髄質細胞の脱分極が起こると，細胞内にカルシウムが流入し，細胞内カルシウム濃度が上昇する。その結果，カテコールアミンの開口分泌が引き起こされる。

感情的な興奮に際してはノルアドレナリンの分泌が優勢であるが，痛みのような生理的な刺激ではアドレナリンの分泌が優勢である。副腎髄質から分泌されるカテコールアミンは，交感神経からのものより広い作用を示すが，組織によって効果が異なることもある。例えば，副腎髄質からのカテコールアミンは酸素を消費し，熱産生を増加させ，脂肪をエネルギー産生へと向かわせる。心臓血管系では心拍を増し，動脈を収縮させて血圧を上昇させる。また，ある組織では平滑筋を収縮させ（例：膀胱の括約筋），ほかの組織では弛緩させる（例：腸管の平滑筋）。

強い恐怖やストレスの場合には，大量のアドレナリンが分泌され，「闘争」に備えた状態を作り出す。血漿中

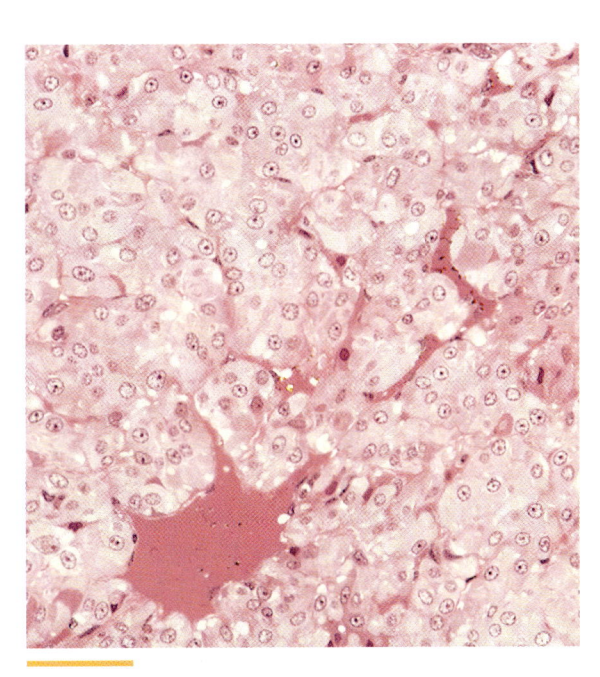

図13-13　副腎髄質の光学顕微鏡像（×250）。

第13章　内分泌系

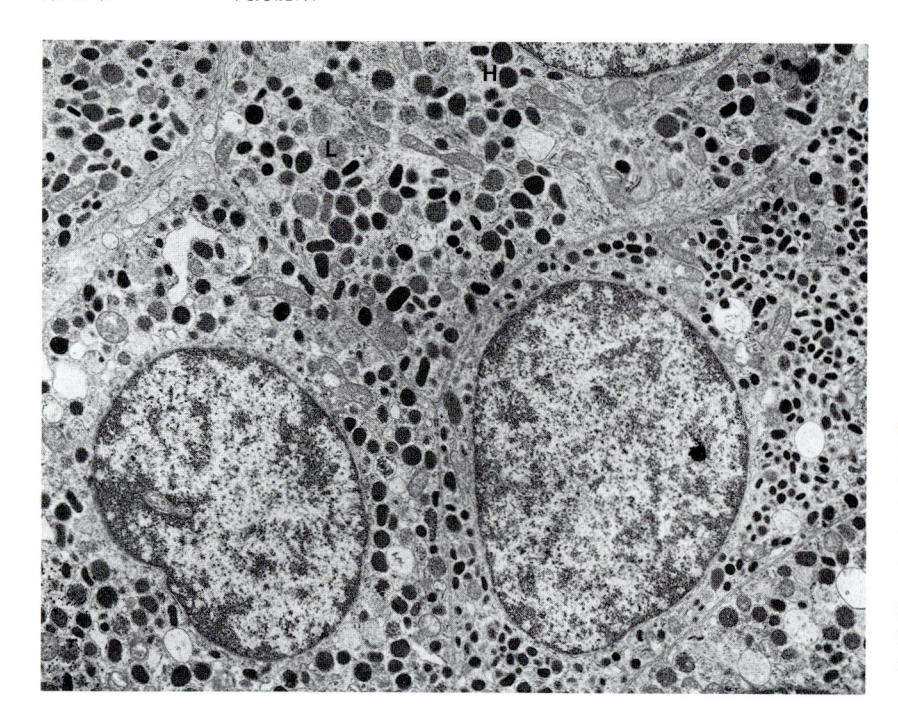

図13-14　ヒヒの副腎髄質の電子顕微鏡像（×11,772）。多数の分泌果粒が見える。分泌果粒の内容に濃いもの（H）と淡いもの（L）があるのは、成熟度の違いを反映したものと考えられる。(Al-Lami F, Carmichael SW: Microscopic anatomy of the baboon [Papio hamadryas] adrenal medulla. J Anat 178:213-221, 1991.より)

のアドレナリンは平常時の300倍に上昇し，心拍出量，心拍，肝臓からのグルコース放出が増加する。

　アドレナリンは心拍出量，心拍，循環血液量を強力に増加させる。これに対して，ノルアドレナリンの心臓への作用は弱く，末梢血管の収縮によって血圧を上げる。

　ノルアドレナリンは，脳や末梢神経系でも神経伝達物質として使われている。髄質から分泌されるノルアドレナリンは，肝臓ですぐに分解されるので作用時間が短い。

松果体

> 松果体は明暗周期に反応し，性腺機能の調節に関与すると考えられている。

　松果体は間脳の後上部にあり，第三脳室の後上壁が椎の実状に突出したものである。長さは5〜8 mm，幅3〜5 mm，重量は約120 mgである。松果体の外表面は脳軟膜で被われ，この続きが間質結合組織となって実質を不完全な小葉に分けている。血管はこの結合組織とともに実質内に入り込んでいる。各小葉は**松果体細胞** pinealocyte，**間質細胞** interstitial cell（神経膠細胞）および神経線維で構成されている（図13-15）。松果体の機能は，1日の明暗周期によって影響を受ける。

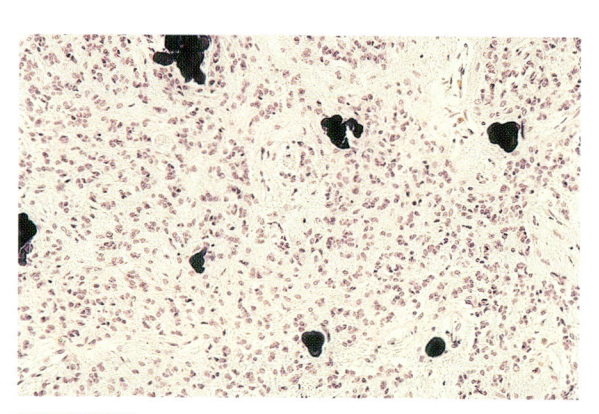

図13-15　松果体の光学顕微鏡像。

松果体細胞

> 松果体細胞は，松果体の実質細胞でセロトニンやメラトニンを分泌する。

　松果体細胞は1〜2個の長い細胞質突起を持つ。突起の先端はやや拡大して毛細血管に接するが，ほかの松果体細胞と接する場合もある。核は球形で明瞭な核小体を持つ。細胞質は好塩基性に染まる。電子顕微鏡で見ると，SER，RERのほか，小さいゴルジ装置，多数のミトコンドリア，暗調の有芯性の小さい分泌果粒，多数の微小管，アクチンフィラメントなどが存在する。また，**シナプスリボン** synaptic ribbonと呼ばれる機能不明の特異な構造

も見られる。これは、やや暗調の小管の周囲にシナプス小胞様の小胞が集合したもので、夜間に増加する。

松果体細胞は**メラトニン**melatoninを分泌する。メラトニンは視床下部を介して性腺の発育を抑制するように働く。メラトニン分泌は夜間に多く、昼間に少ない。メラトニンの材料はセロトニンであるが、セロトニンは昼間に産生され、これが夜間にメラトニンに変換されて分泌されるという日周リズムがある。

臨床ノート

メラトニンは脳内へ自由に入り、酸化ストレスで生じたフリーラジカルを消去することによって、中枢神経系を保護する働きがあるという。

また、冬季の日照時間が短くなったときに起こるうつ状態の原因が、メラトニン分泌の増加によるともいわれる。うつ病の人に人工照明を当てることによってメラトニン分泌を減少させ、症状を改善できるかもしれないという報告がある。

間質細胞

間質細胞は一種のアストロサイトと考えられている。

間質細胞は一種のアストロサイト（星状膠細胞）であると考えられている。松果体全域に散在性に存在するが、第三脳室側で特に多い。暗調に染まるやや細長い核、よく発達したRER、グリコーゲン果粒を持つ。長い細胞質突起のなかには中間径フィラメント、微小管、アクチンフィラメントなどが豊富に存在する。

脳砂

老人では、細胞間隙に**脳砂**corpora arenacea, brain sandと呼ばれる金平糖状の沈着物が存在する。同心円状の層構造をなし、ヘマトキシリンに濃染する。主成分はリン酸カルシウムや炭酸カルシウムである。小児期にすでに出現し、加齢とともに数や大きさが増す。また、日照時間の短い時期に増加し、松果体の分泌が盛んなときに減少する。脳砂の機能やその形成機序は不明である。

松果体の組織生理学

松果体は間脳の後上壁の突出物であるにもかかわらず、脳そのものとの神経線維連絡がない。松果体へは上頸神経節から交感神経の節後線維がやってきて、松果体細胞とシナプスを形成している。神経伝達物質はノルアドレナリンで、これがメラトニン産生を調節している。メラトニンの産生・分泌は夜間に多く、昼間で少ないという日周リズムを示す。松果体ホルモンの働きはまだ十分に明らかになっておらず、研究が続いている。

14 外皮

外皮 integument は**皮膚** skin とその付属器である**汗腺** sweat gland，**脂腺** sebaceous gland，**毛** hair，**爪** nail から構成される人体で最大の器官で，体重の16％を占める。皮膚はあらゆる体表を被い，口や肛門で消化器系の粘膜と，鼻で呼吸器系の粘膜とつながっている。また，泌尿生殖器系でも粘膜とつながっている。さらに，眼瞼の皮膚は眼球の前方にある結膜とつながっている。また，皮膚は外耳道の内面にも広がっていて，鼓膜の外表面を被っている。

皮膚

> 皮膚は人体で最大の器官であり，表皮と真皮からなる。

皮膚は下層にある軟らかい結合組織を被っており，次のような機能がある。

- 外傷を防ぎ，細菌の侵入や乾燥を防止。
- 体温を制御。
- 外界からの感覚情報（触覚，温度覚，痛覚）の感受。
- 汗腺から汗を分泌。
- 太陽から受ける紫外線を吸収し，ビタミンDを合成。

皮膚は表面にある表皮と深層にある真皮の2層からなる（図14-1）。
表皮 epidermis は外胚葉に由来する角化重層扁平上皮からなる。**真皮** dermis は中胚葉に由来する密不規則膠原線維性結合組織からなり，表皮の直下にあってその境界は入り組んでいる。表皮からは**表皮稜** epidermal ridge が，真皮からは**真皮乳頭** dermal papilla が突出して互いにかみ合っている。さらに，毛包，汗腺，脂腺は表皮が真皮内に落ち込んで生じるため，表皮と真皮の境界はさらに複雑になっている。

皮下組織 hypodermis は，文字通り皮膚の下にある組織で，大量の脂肪を含む疎性結合組織からなる。皮下組織は肉眼解剖学上は皮膚の一部ではなく，身体を被い皮膚の直下にある**浅筋膜** superficial fascia と見なされる。栄養過多の場合や寒冷地に住んでいる人では，浅筋膜（皮下組織）に多量の脂肪が沈着しており，これを**脂肪層** panniculus adiposus と呼ぶ。

身体の部位によって，皮膚は構造や厚さが異なる。例えば，眼瞼の皮膚は軟らかくて薄く，細い毛が生えているが，少し離れた眉部では厚くて，太い毛が生えている。また，額の皮膚では油性の分泌物が分泌されるが，顎の皮膚では油性の分泌物は産生されず，男性では顎髭が密生している。

手掌や足底の皮膚は厚くて毛が生えていないが，大量の汗腺がある。さらに，指腹の表面には稜と溝が繰り返しながらよく発達しており，渦を巻いたりループ状をなしている。このような紋様は**皮膚紋理** dermatoglyph（**指紋** fingerprint）と呼ばれ，胎生期に完成して生涯変わることがない。そのため，皮膚紋理は法医学や犯罪捜査の分野で個人識別に用いられる。指紋は多くの遺伝子によって決定されるが，膝，肘，手首などのシワの多くは，日常の作業や物理的な張力によって生じる。

表皮

> 表皮は皮膚の表層にあり，外胚葉に由来し，角化重層扁平上皮からなる。

表皮 epidermis の厚さは普通0.07〜0.12 mmであるが，手掌や足底では厚くなり，前者では0.8 mm，後者では1.4 mmに達することがある。これらの部位の皮膚は胎児のときから明らかに厚いが，生後に圧迫や摩擦が加わることによって厚みを増す。

角化重層扁平上皮は以下の4種類の細胞からなる。

第14章　■■■　外　皮

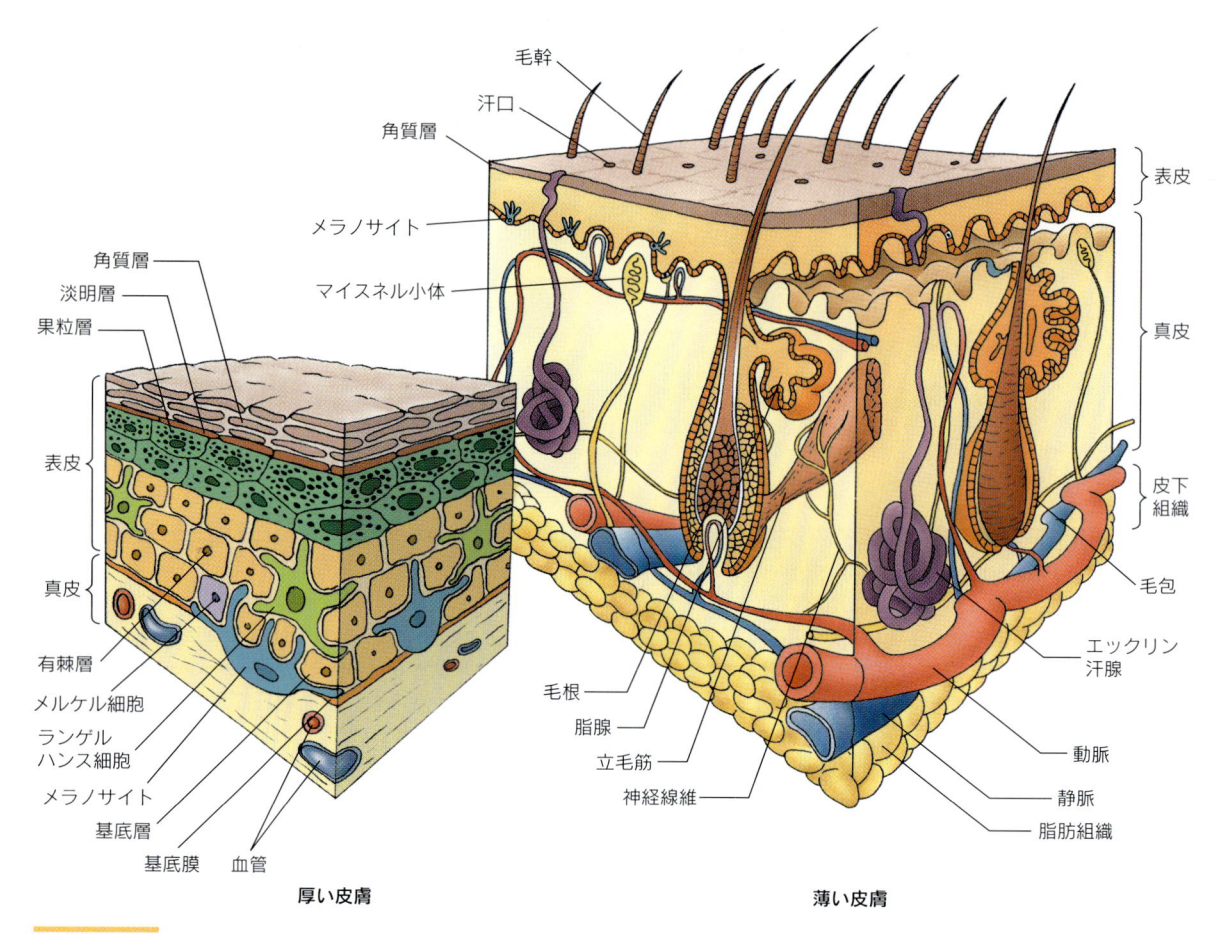

図14-1　皮膚の模式図。左：厚い皮膚，右：薄い皮膚。

- ケラチノサイト keratinocyte
- メラノサイト melanocyte
- ランゲルハンス細胞 Langerhans cell
- メルケル細胞 Merkel cell

表皮のケラチノサイト

ケラチノサイト（角化細胞）keratinocyte は表皮で数が最も多い細胞で，5層にわたって並んでいる。表皮にはケラチノサイトのほかにも3種類の細胞があり，表皮の特定の部位に分布している（後述）。ケラチノサイトは表皮の表面から絶えず剥離しているので，この細胞は常に新生される必要がある。この新生は表皮の基底層にあるケラチノサイトが分裂することによって起こる。ケラチノサイトは夜間に分裂し，新しい細胞が作られるにつれて，古い細胞は上方に押しやられていく。その間，細胞が分化して，大量のケラチンフィラメント keratin filamentを産生し細胞内に蓄積する。ケラチノサイトは表層に近づくと死んでしまい，やがて脱落する。この過程には20〜30日を要する。

ケラチノサイトは皮膚の基底層から表層に移動する間に分化をとげるので，表皮では形態学的に異なる5層を区別することができる。これらの層は基底層から順に，**基底層** stratum basale, germinativum, **有棘層** stratum spinosum, **果粒層** stratum granulosum, **淡明層** stratum lucidum, **角質層** stratum corneum と呼ばれる。

皮膚は表皮の厚さによって厚い皮膚と薄い皮膚に分類される（図14-1）。しかしながら，この分類は実際は表皮にある淡明層の有無や，毛の有無によって区別されているに過ぎない。

厚い皮膚 thick skin は手掌や足底にある（表14-1）。この皮膚の表皮は厚さが400〜600 μmあり，表皮の構造である5層がそろっている。厚い皮膚には毛包，立毛筋，脂腺はないが，汗腺がある（図14-2）。

薄い皮膚 thin skin は手掌や足底以外の身体の大部分を被う皮膚である。厚さは70〜150 μmぐらいで，角化層

は薄く，淡明層や果粒層の区別は明瞭ではない。薄い皮膚には毛包，立毛筋，脂腺，汗腺がある。

基底層（胚芽層）

> 基底層は細胞分裂が行われる層で胚芽層とも呼ばれる。真皮とかみ合っているが，真皮とは基底板で境される。

基底層 stratum basale は表皮の最も深層にあり，真皮の上に載っている。真皮との間には基底板があり，その境界は不規則に入り組んでいる。基底層の細胞は1層に並んだ，立方状〜丈の低い円柱状の細胞からなり，分裂が盛んである。その細胞質は好塩基性を呈し，大きな核がある（図14-3）。細胞の側面細胞膜には，多数のデスモソームがあり，基底層の細胞どうしをつなぐとともに，基底層の細胞と有棘層の細胞をつないでいる。基底側細胞膜にはヘミデスモソームがあり，細胞を基底板とつないでいる。電子顕微鏡で見ると，少数のミトコンドリアや粗面小胞体（RER），小さいゴルジ装置，多量の遊離リボソームが認められる。中間径フィラメント（**張細糸** tonofilament）が束をなしたり，一部は束をなさずに走っており，側面細胞膜にあるデスモソームや，基底細胞膜にあるヘミデスモソームと結合している。

基底層には細胞分裂像がしばしば認められる。これはこの層が部分的に上皮の新生にかかわっているからである。しかし，細胞分裂は夜間に起こることが多いので，

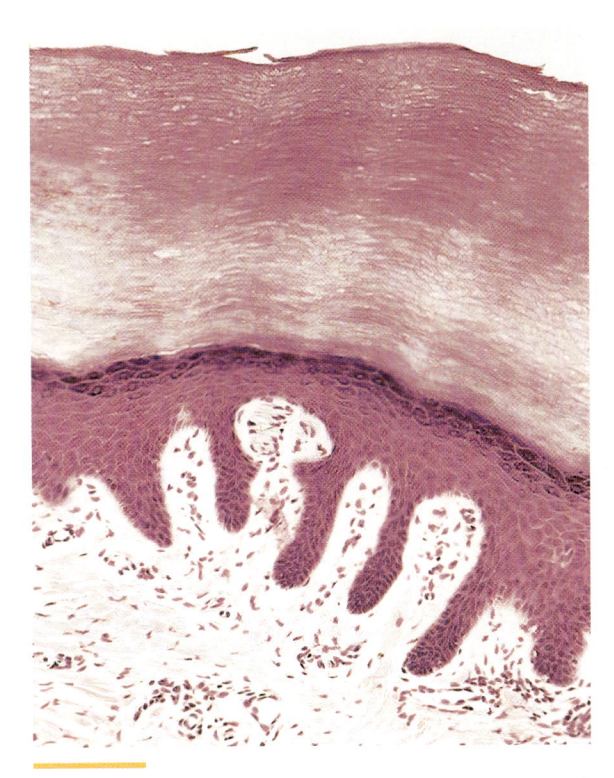

図14-2 厚い皮膚の光学顕微鏡写真（×122）。表皮から伸びる表皮稜と真皮から伸びる真皮乳頭がかみ合っている。

表14-1 厚い皮膚の構成と組織学的特徴

層	組織学的特徴
表皮	外胚葉由来。角化重層扁平上皮からなる。
角質層	死んで扁平になった（角化した）ケラチノサイトが重なっており，核や細胞小器官を持たない。剥がれ落ちる。
淡明層*	わずかに染まる薄い層。 細胞は密に詰まったケラチンフィラメントとエライジンを持ち，核や細胞小器官を欠く。
果粒層	3〜5個の細胞層からなる層で，ケラチノサイトはまだ核を有する。 ケラチノサイトは大きくて疎らなケラトヒアリン果粒と層板果粒を持つ。
有棘層	表皮の最も厚い層で，ケラチノサイト（有棘細胞）は互いに細胞間橋とデスモソームでつながっている。 有棘細胞には多数の張細糸と層板果粒があり，細胞分裂が活発である。 この層にはランゲルハンス細胞もある。
基底層（胚芽層）	1層の立方状〜丈の低い円柱細胞からなり，分裂が盛んである。真皮の乳頭層とはよく発達した基底板で境される。 メルケル細胞とメラノサイトもこの層にある。
真皮	中胚葉に由来。大部分は，Ⅰ型膠原線維と弾性線維からなる。真皮は乳頭層と網状層の2層からなり，密不規則膠原線維性結合組織からなる。
乳頭層	乳頭層は表皮とかみ合う。 Ⅲ型膠原線維と弾性線維が疎らに並び，アンカー線維（Ⅶ型コラーゲン）は乳頭層を基底板につなぎ止める。 毛細血管網が豊富で，結合組織の細胞成分や機械受容器がある。 ときにメラノサイトがある。
網状層	皮膚の最も深い層。 Ⅰ型膠原線維，太い弾性線維，結合組織の細胞成分からなる。 汗腺とその導管，毛包，立毛筋，脂腺を含み，機械受容器（パチニ小体など）がある。

*厚い皮膚にのみ存在する。薄い皮膚では，通常すべての層はより薄くなっている。

第14章　外皮

昼間に採取した皮膚の標本では分裂像が見えることは少ない。細胞分裂によって新しい細胞が生じると，細胞は表層側に押しやられて，次の層である果粒層を構成する細胞となる。

有棘層

有棘層は数層の分裂能を有する多形の細胞からなり，多数の突起を持っているので棘があるように見える。

有棘層 stratum spinosum は表皮のなかで最も厚い層で，多角形〜扁平な細胞からなる。この層の基底層側にあるケラチノサイトは分裂することができる。従って，基底層と有棘層を併せて**マルピギー層** malpighian layer と呼ぶことがあり，表皮のケラチノサイトの新生にかかわる。有棘層のケラチノサイトは基底層のものと同じ細胞小器官を持っているが，基底層のケラチノサイトよりも，**ケラチン** keratin（**サイトケラチン** cytokeratin ともいう）でできた中間径フィラメント（張細糸）に富む。このフィラメントの束は核の周囲から細胞突起（昔の組織学者はこの突起を"細胞間橋"と呼んだ）に向かって伸びており，デスモソームによって隣接する細胞と連結している。このために有棘層の細胞には棘があるように見える（図14-3）。ケラチノサイトは有棘層を経て表層に移動しながら張細糸を産生し続ける。張細糸はまとまって**張細線維** tonofibril と呼ばれる線維束になるので，細胞質は酸好性を呈するようになる（図14-4）。有棘層のケラチノサイトには，細胞質に**層板果粒** lamellar granule と呼ばれる分泌果粒（直径0.1〜0.4 μm）がある。この扁平な果粒には，層板状に密に並んだ脂質が詰まっている。

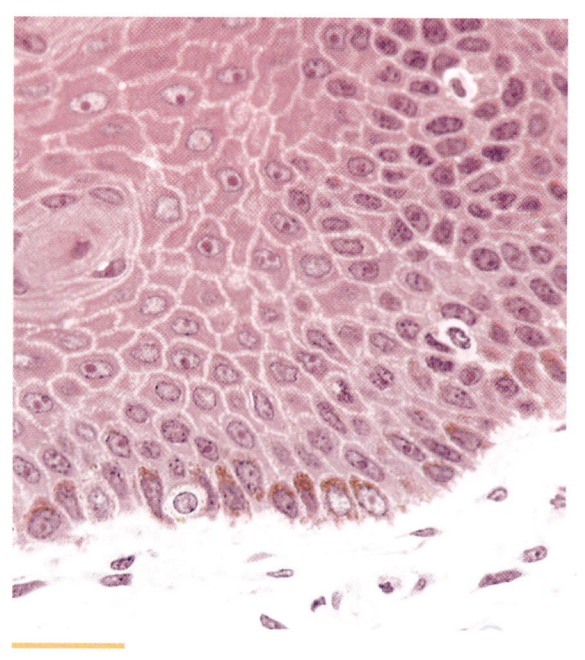

図14-3　厚い皮膚の光学顕微鏡写真（×500）。基底層と有棘層を示す。

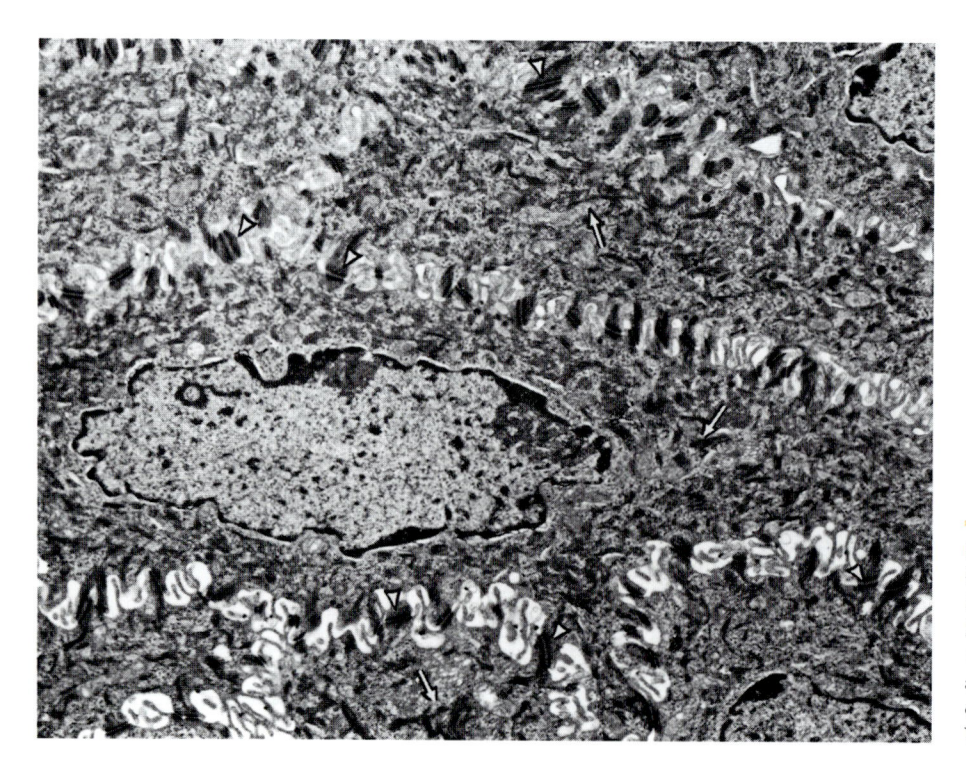

図14-4　有棘層の電子顕微鏡写真（×6,800）。張細糸（矢印）と細胞質突起が細胞間隙を橋渡ししている。（Leeson TS, Leeson CR, and Papparo AA: Text-Atlas of Histology. philadelphia, WB Saunders, 1988.より）

顆粒層

> 顆粒層は3〜5層の細胞からなり，ケラトヒアリン顆粒を含む。

顆粒層 stratum granulosumは3〜5層の扁平なケラチノサイトからなり，表皮のなかで，核を保持している細胞の最外層に当たる。このケラチノサイトの細胞質には，膜で囲まれた大きくて不定形の好塩基性を示す**ケラトヒアリン顆粒** keratohyalin granuleが含まれている。この顆粒の周辺にはケラチンフィラメントが豊富である。

また，顆粒層の細胞には層板顆粒があり，その内容物は開口分泌によって細胞外に放出され，脂質に富むシート状の層を形成する。この層は耐水性の壁を作り，皮膚の最表層にある細胞に栄養物が届くのを阻止する働きがあり，最表層にある角質層の細胞の死を早めるのに役立っている。

淡明層

> 淡明層は厚い皮膚のみに認められ，細胞は核や小器官を欠くが，エライディンを含んでいる。

淡明層 stratum lucidumは，透明で均一な，染色してもわずかにしか染まらない薄い層である。この層は顆粒層の直上にあり，厚い皮膚（手掌や足底）にのみ認められる。細胞は扁平で，核や小器官を欠くが，皮膚の表面と平行に走るケラチンフィラメントが密に詰まっている。また，ケラトヒアリンの変性物質である**エライディン** eleidinを含んでいる。この細胞の細胞膜の細胞質側には，**インボルクリン** involucrinという非ケラチン蛋白の集積物があるので，細胞膜が厚く見える。インボルクリンの機能はよく分かっていない。

角質層

> 角質層は，扁平でケラチンを含む数層の細胞からなる。

皮膚の最表層は**角質層** stratum corneumで，厚い細胞膜を持つ扁平な角質細胞からなる。この細胞には，核や細胞小器官はなく，均一な基質のなかにケラチンフィラメントが充満している。皮膚の表層から離れたところにある細胞はデスモソームがあり，細胞どうしがつながっているが，表層にある扁平な細胞はデスモソームを失って，皮膚から脱落する。

表皮にあるケラチノサイト以外の細胞

ケラチノサイトのほかに，表皮にはランゲルハンス細胞，メルケル細胞，メラノサイトの3種類の細胞がある。

ランゲルハンス細胞

> ランゲルハンス細胞は，有棘層の細胞間にある抗原提示細胞である。

ランゲルハンス細胞 Langerhans cellは，表皮の細胞総数の2〜4％を占め，表皮のなかに散在している。この細胞は長い突起を持っているので，**樹状細胞** dendritic cellと呼ばれることがある。この細胞は主に有棘層に存在する。ランゲルハンス細胞は真皮にも見られ，また，口腔，食道，腟などの重層扁平上皮にも見られる。しかし，この細胞は表皮に最も多く見られ，その数は800個/mm^{2}にも及ぶ。

光学顕微鏡で見ると，ランゲルハンス細胞は濃く染まる核と淡い細胞質を有し，細胞体からケラチノサイトの細胞間に伸びる細長い突起を持っている。電子顕微鏡で観察すると，核は多形性を示し，電子密度の低い細胞質にはごくわずかのミトコンドリア，発達の良くないRERが見られ，中間径フィラメントは認められない。しかし，その細胞質にはリソソーム，多胞小体，小胞が存在する。ランゲルハンス細胞は，核の輪郭が不規則な点や張細線維を欠く点で周囲のケラチノサイトと区別できるが，最も特徴的な点は，膜で囲まれた**バーベック顆粒** Birbeck granuleを持っていることである。この顆粒の切片像はテニスラケットの形をしており，その長さは15〜50 nm，幅は4 nmである。この顆粒の機能はまだ分かっていないが，クラスリンが関与するエンドサイトーシスによって生じる。

ランゲルハンス細胞は，かつては神経堤の細胞に由来すると考えられていたが，現在では，骨髄の前駆細胞に由来し，単核食細胞系に属すると考えられている。細胞分裂をすることができるが，表皮での分裂像はごくわずかである。従って，ランゲルハンス細胞は，血流から表皮に入ってランゲルハンス細胞になる前駆細胞によって絶えず置換されていると考えられている。

ランゲルハンス細胞は，免疫応答の機能を持っている。この細胞の表面には，ほかの受容体と同様，Fc（抗体）とC3（補体）の受容体があり，外来性の抗原を貪食し，消化する働きがある。ランゲルハンス細胞は，近くのリンパ節に集まって，消化した外来性の抗原のエピトープをTリンパ球に提示する抗原提示細胞である。

臨床ノート

メラノサイトは赤外線による刺激を受けると数が増加するが，ランゲルハンス細胞は数が減少する。この現象は発癌因子の1つになっている可能性がある。

メルケル細胞

> メルケル細胞は基底層の細胞間にあり，機械受容器として作用する。

メルケル細胞 Merkel cell は基底層のケラチノサイトの間にあり，特に指先，口腔粘膜，毛包の基部に多い。この細胞は胎児期に表皮の上皮細胞から分化する。メルケル細胞は，基底板と平行に並んだ細胞として認められるが，この細胞はそこからケラチノサイトの間に突起を伸ばしており，その先端はデスモソームによってケラチノサイトと結合している（図14-5）。メルケル細胞の核は深く切れ込んでおり，3種類のサイトケラチンが細胞質の細胞骨格のフィラメントを構成している。核周辺部や突起のなかに認められる暗調の有芯果粒は，メルケル細胞の特徴的な所見であるが，その機能は不明である。

無髄感覚神経が基底板を貫き，メルケル細胞と接して，**メルケル細胞-神経突起複合体** Merkel cell-neurite complex を形成する。この複合体は機械受容器として働く。メルケル細胞はシナプトフィジン様の免疫活性を示し，神経分泌様の物質を放出していることを示している。

メラノサイト

> メラノサイトは神経堤細胞に由来し，メラニン色素を産生するため，皮膚は茶褐色を呈する。

メラノサイト melanocyte は神経堤に由来する細胞で，基底層のケラチノサイトの間に存在するが，真皮の上部にも存在する（図14-6）。

メラノサイトは球形〜円柱状の細胞で，細胞表面から長くて曲がった突起を，有棘層のケラチノサイトの間に伸ばしている（図14-6）。RERで産生されたチロシナーゼは，ゴルジ装置でパッケージされて卵形の果粒になる。この果粒を**メラノソーム** melanosome という（赤毛のヒトのメラノソームは卵形ではなく球形である）。アミノ酸であるチロシンはメラノソームに運ばれ，そこでチロシナーゼによる一連の反応を経て**メラニン** melanin に変わる。チロシナーゼが紫外線によって活性化されるのは興味深い。

メラノソームは，メラノサイトの細胞体からその長い突起の先端に至る。この突起の先端が有棘層のケラチノサイトの細胞質に入ると，**サイトクリン分泌** cytocrine secretion と呼ばれる特殊な分泌様式によって，先端がちぎれる。メラノソームはケラチノサイトの核上部に輸送

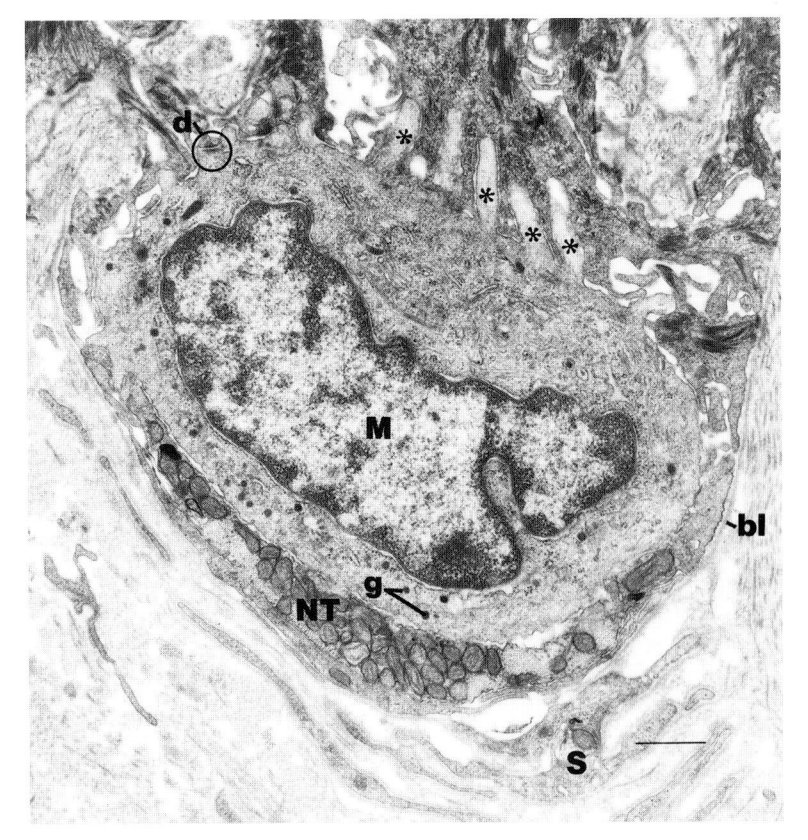

図14-5 成熟ラットのメルケル細胞（M）とその神経終末（NT）の電子顕微鏡写真（スケール＝0.5 μm）。刺状の突起（＊）が有棘層の細胞間隙に伸び出していることに注意。メルケル細胞は有棘層の細胞とデスモソーム（d）でつながっており，基底層の細胞の基底板（bl）と共通の基底板で取り囲まれている。(English KB, Wang ZZ, Stayner N, et al: Serotonin-like immunoreactivity in Merkel's cells and their afferent neurones in touch domes from hairy skin of rats. Anat Rec 232: 112-120, 1991. より)

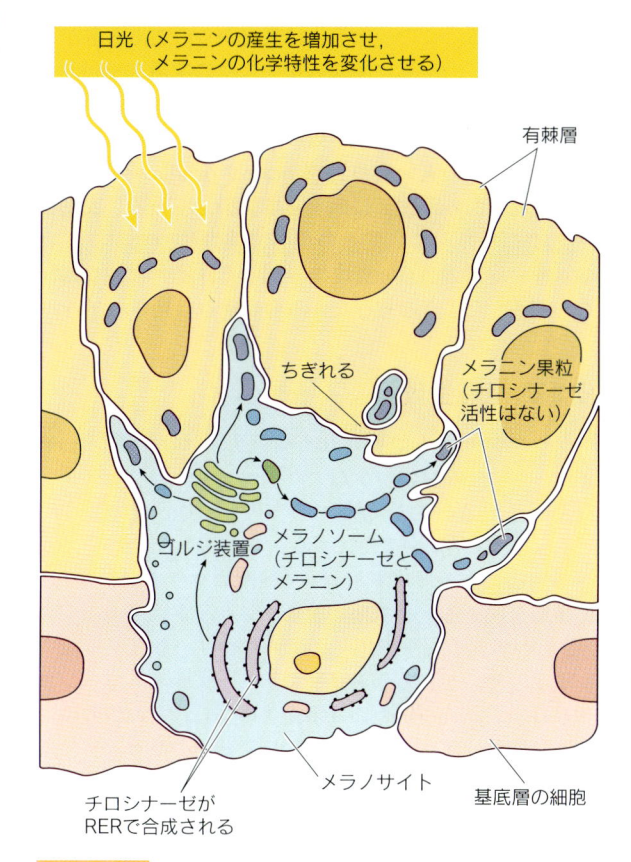

図14-6 メラノサイトとその機能の模式図。RER：粗面小胞体。

されるので、紫外線から核を防御する役割を果たしている。やがて、メラニン果粒はケラチノサイトのリソソームによって変性する。この過程は数日間にわたって起こる。

メラノサイトの数は皮膚の部位によって異なるが、800～2,300個/mm^{2}の範囲にある。上腕や大腿のメラノサイトの数は顔面よりもはるかに少ない。皮膚の色素沈着の違いは、メラノサイトの数ではなく、メラニンの存在部位に関係している。メラノサイトの数はどの人種でもほぼ同じである。手背の皮膚のメラノサイトの数は、手掌よりもはるかに多く、その数はどの人種でも非常に似かよっている。皮膚の黒い色は活動しているメラノサイトの数ではなく、そのチロシナーゼ活性の増加による。

紫外線を1度浴びただけでは、メラノサイトの大きさや機能活性が増すだけで、その数は同じである。しかしながら、紫外線を絶えず浴びているとメラノサイトの数は増加する。白色人種では、メラノソームは小さくて数が少なく、核の近くに集まっている。これに対して、黒色人種では、メラノソームは大きくて数が多く、ケラチノサイトの細胞質全体に散らばっている。また、白色人種では黒色人種よりもメラノソームが変性し除去される

のが速い。

真皮

> 真皮は表皮の直下にある層で、中胚葉に由来し、疎な乳頭層と深層にある密な網状層からなる。

真皮 dermisは表皮の直下にある。真皮は中胚葉に由来し、表層にある疎な**乳頭層** papillary layerと、深部にあるより密な**網状層** reticular layerの2層に分けられる。真皮は密不規則膠原線維性結合組織で、その大部分は膠原線維（I型コラーゲン）と弾性線維網からなる。表皮を支持するとともに、皮膚を**皮下組織** hypodermis（浅筋膜）とつないでいる。真皮の厚さは部位によって異なる。眼瞼では0.6 mmしかないが、手掌や足底では3 mm以上もある。真皮と皮下組織の間には明瞭な境界はない。通常、男性の真皮は女性よりも厚く、また、人体の背側の皮膚は腹側よりも厚い。

真皮の乳頭層

> 真皮の最表層は乳頭層で、表皮と複雑にかみ合っているが、基底板によって隔てられている。

真皮の最表層にある乳頭層は凸凹しており、表皮の基底部とかみ合っていて、**真皮乳頭** dermal papillaを作っている（図14-2）。乳頭層は細網線維（III型コラーゲン）と弾性線維が疎な網目を形成して疎性結合組織をなしている。VII型コラーゲンからなる**アンカー線維** anchoring fibrilが、基底板から乳頭層に伸び出しており、表皮と真皮とをつないでいる（☞第4章、図4-13、図4-14）。乳頭層には線維芽細胞、マクロファージ、形質細胞、肥満細胞などの結合組織に共通の細胞が存在する。

乳頭層では毛細血管網が発達しており、表皮-真皮境界部に達している。この毛細血管は体温を調節し、血管のない表皮の細胞に栄養を供給する。いくつかの真皮乳頭には、西洋梨状の被膜で被われた**マイスネル小体** Meissner's corpuscleがある。これは表皮のわずかな変形を感じる機械受容器である。この受容器は触覚が特に敏感な皮膚（例：口唇、外陰部、乳頭）によく見られる。乳頭層には、被膜で被われた**クラウゼ小体** Krause end bulbという機械受容器もある。この受容器はかつては寒冷に反応すると考えられていたが、現在では疑問視されている。

真皮の網状層

> 真皮の網状層には，汗腺，毛包，脂腺という表皮に由来する構造物もある。

　真皮の乳頭層と網状層の境界は互いにつながっているので，両者は明確には区別できない。**網状層** reticular layer は，I型コラーゲンからなる密不規則膠原線維性結合組織でできている。これらの線維が密に集まって大きな束を作り，皮膚の表面とほぼ平行に走っている。網目をなす太い弾性線維がこの膠原線維束にからまっており，特に脂腺や汗腺の周囲で発達している。**デルマタン硫酸** dermatan sulfate に富むプロテオグリカンが網状層の間を満たしている。網状層の細胞は乳頭層よりも少ない。細胞の種類としては，線維芽細胞，肥満細胞，リンパ球，マクロファージがあり，深層には脂肪細胞が存在することもある。

　汗腺，脂腺，毛包は表皮に由来し，発生に伴って真皮や皮下組織に侵入し，そこに留まる（図14-1）。陰茎，陰嚢，乳輪などの網状層の深部には，平滑筋細胞の塊がある。この筋が収縮すると皮膚にシワができる。**立毛筋** arrector pili muscle と呼ばれる平滑筋線維は，毛嚢につながっている。身体の温度が低下したり，突然寒い環境にさらされると，この筋が収縮して毛が立ち，鳥肌状になる。さらに，顔面，前頚部，頭皮などにある**表情筋** muscles of facial expression は，浅筋膜（皮下組織）から始まり，真皮に停止する骨格筋である。

　少なくとも2種類の被膜で被われた機械受容器が，真皮の深い部分にある。1つは**パチニ小体** Pacinian corpuscle であり，圧覚や振動覚を感じる。もう1つは**ルフィニ小体** Ruffini's corpuscle で，触覚を感じ，足底の真皮によく見られる。

表皮−真皮境界部

> 表皮稜と真皮乳頭はかみ合っており，網目状を呈する。

　表皮と真皮のかみ合いは表皮を通しても認められ，特に手掌や足底の皮膚において顕著である。このかみ合いは，渦巻き，弓，ループ状をしており，皮膚紋理や指紋を形成する。このかみ合いの様子は二次元的な組織切片ではよく分からない。キレート剤であるエチレンジアミン四酢酸（EDTA）を用いて皮膚を処理すると，ヘミデスモソームのカルシウムイオン（Ca^{2+}）が除去されて，表皮を真皮から剥離することができる。このようにして試料を作製すると，真皮の乳頭層の三次元的構造を走査型電子顕微鏡によって観察することができる。

　乳頭層には，互いに平行に走る**一次真皮隆線** primary dermal ridge があり，**一次溝** primary groove によって隔てられている。この一次溝には表皮からの突出構造が入る（図14-2）。一次真皮隆線の中央には**二次溝** secondary groove があり，**乳頭間隆起** interpapillary peg と呼ばれる表皮の下方への延長部が入り込む。このような構造に沿って，先端の丸い**真皮乳頭** dermal papilla が並んでおり，表皮下面の陥凹部に向かって突出している。表皮と真皮はこのようにしてその境界で強固につながっている。薄い皮膚の表皮−真皮境界部はそれほど複雑ではなく，上述したような複雑なかみ合い構造は見られない。

皮膚の組織生理学

　ケラチノサイトで作られる構造蛋白は**ケラチン** keratin であり，細胞質のなかで直径が 10 nm のフィラメントを形成する。約10種類のケラチンが知られており，そのうちの4種類が表皮にある。

　基底層にある基底細胞は，4種類のケラチンのうち2種類を合成する。有棘層のケラチノサイトはそのほかの2種類のケラチンを産生し，より太いフィラメント束を形成する傾向がある。有棘層のケラチノサイトは**インボルクリン** involucrin という蛋白を産生し，その細胞膜の細胞質側に沈着させる。さらに，有棘層のケラチノサイトは**層板小体** membrane-coating granule を形成して分泌する。層板小体は細胞間腔の透過性を阻止する脂質に富んだ物質を含む。

　ケラチンの合成機構は，ケラチノサイトが果粒層に達すると停止する。果粒層のケラチノサイトは**フィラグリン** filaggrin を産生する。この蛋白はケラチンフィラメントをより太い束にまとめる働きがあると考えられている。ケラチノサイトがこの層に到達すると，Ca^{2+} に対する透過性が増してインボルクリンがほかの蛋白と架橋し，細胞膜下に強靱な層を形成する。ケラチノサイトが果粒層から淡明層に入ると，リソソームから放出された酵素が細胞小器官や核を消化する。さらに，細胞が角質層に至ると，もはや生命を失って，ケラチンフィラメントの束で満たされて細胞小器官のない強靱な外皮になる。

　表皮成長因子 epidermal growth factor（EGF）と**インターロイキン** interleukin（IL-1α）は，少なくとも組織培養のレベルではケラチノサイトの成長と発達に影響を与える。これとは逆に，**トランスフォーミング増殖因子** transforming growth factor（TGF）はケラチノサイトの増殖や分化を抑制する。

臨床ノート

雀卵斑(そばかす) freckle は，日光のよく当たる露出部に生じる色素斑で，日焼けしやすい人にできやすい。雀卵斑はメラニン産生が増し，表皮の基底部にメラニンが沈着することによって起こり，通常約3年間ほど存在する。メラノサイトの増殖は起こらない。冬には色が薄くなり，紫外線を浴びると濃くなる。

乾癬 psoriasis は角質細胞の増殖と細胞周期の亢進（通常の約7倍）によって起こる斑状の皮疹で，ケラチノサイトと角質層の増殖が起こる。頭皮，肘，膝に好発するが，全身のほとんどすべての部位に起こり，爪に起こる場合もある。乾癬は治りにくい慢性の病気で，その症状は繰り返しながら増悪していくが，何の前触れもなく消退する。

いぼ wart はパピローマウイルス papillomavirus がケラチノサイトに感染して，表皮の成長を起こすものである。表皮の過形成によって表皮は厚くなり，鱗屑を伴う。真皮の内部に向かって奥深く成長するので，毛細血管は表面に近づく。いぼは小児や若い人，免疫不全の患者によく見られる。

基底細胞癌 basal cell carcinoma はヒトでよく起こる悪性の癌で，表皮の基底層の細胞から発生し，紫外線照射によって起こることが多い。通常では基底細胞癌は転移することはないが，局所の組織を破壊する。数種類の病変が知られているが，最もよく見られるのは結節性のタイプで，中央がへこんでいる小結節の形をとり，やがて潰瘍化する。この病変は顔，特に鼻によく見られる。外科的切除が通常行われ，患者の90％近くは後遺症をきたすことなく回復する。

扁平細胞癌 squamous cell carcinoma は，基底細胞癌に次いで多い皮膚癌で，表皮のケラチノサイトから発生する。局所的に浸潤し，転移することがある。この病気は異常角化を起こした落屑性の斑，あるいは出血や潰瘍をきたす小結節で特徴づけられる。深層に浸潤し，下層の組織と固着する。この病気の原因にはいくつかの因子があり，紫外線照射，X線照射，化学物質などが挙げられる。病変がよく見られる部位は，頭部と頚部である。外科的切除が通常，最初に行われる処置である。

皮膚の腺

皮膚の腺にはエックリン汗腺，アポクリン汗腺，皮脂腺，汗腺が特殊化した乳腺がある。乳腺については第20章で述べる。

エックリン汗腺

> エックリン汗腺はあちこちの皮膚に存在し，分泌物である汗をメロクリン分泌によって分泌する。

エックリン汗腺 eccrine sweat gland は直径が 0.4 mm あり，ほとんどすべての皮膚に分布している。その数は300〜400万個に及び，体温調節に重要な役割を果たす。エックリン汗腺は，皮膚隆線の部分の上皮が下方に伸び出して真皮内に入ったもので，その深部に汗腺の分泌部がある。生後間もなく機能を開始し，汗を分泌する。肉体労働者や激しいスポーツを行う人では，1日に10ℓもの汗が分泌される。

エックリン汗腺は，**単純コイル管状腺** simple coiled tubular gland で，真皮の深部や下層の皮下組織のなかに深くもぐり込んでいる（図14-7，図14-8）。その導管は細長くてコイル状になっており，真皮と表皮を貫いて皮膚の表面にある**汗孔** sweat pore に開口する。エックリン汗腺は，その分泌物を分泌するのにメロクリン分泌という方式をとる。このエックリン汗腺は，交感神経系の節後線維によって支配されている。

分泌部

分泌部は単層立方上皮〜丈の低い円柱上皮からなって

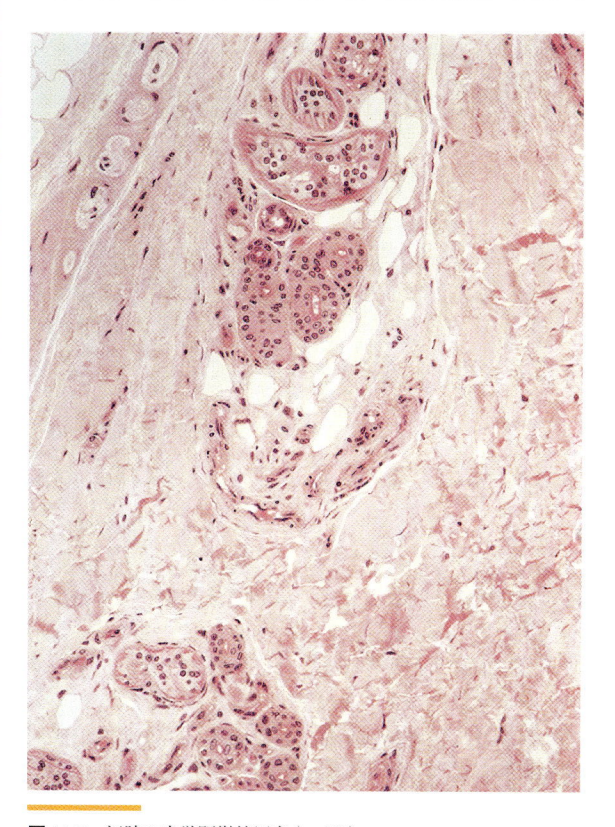

図14-7 汗腺の光学顕微鏡写真（×122）。

第14章 ■■■ 外 皮

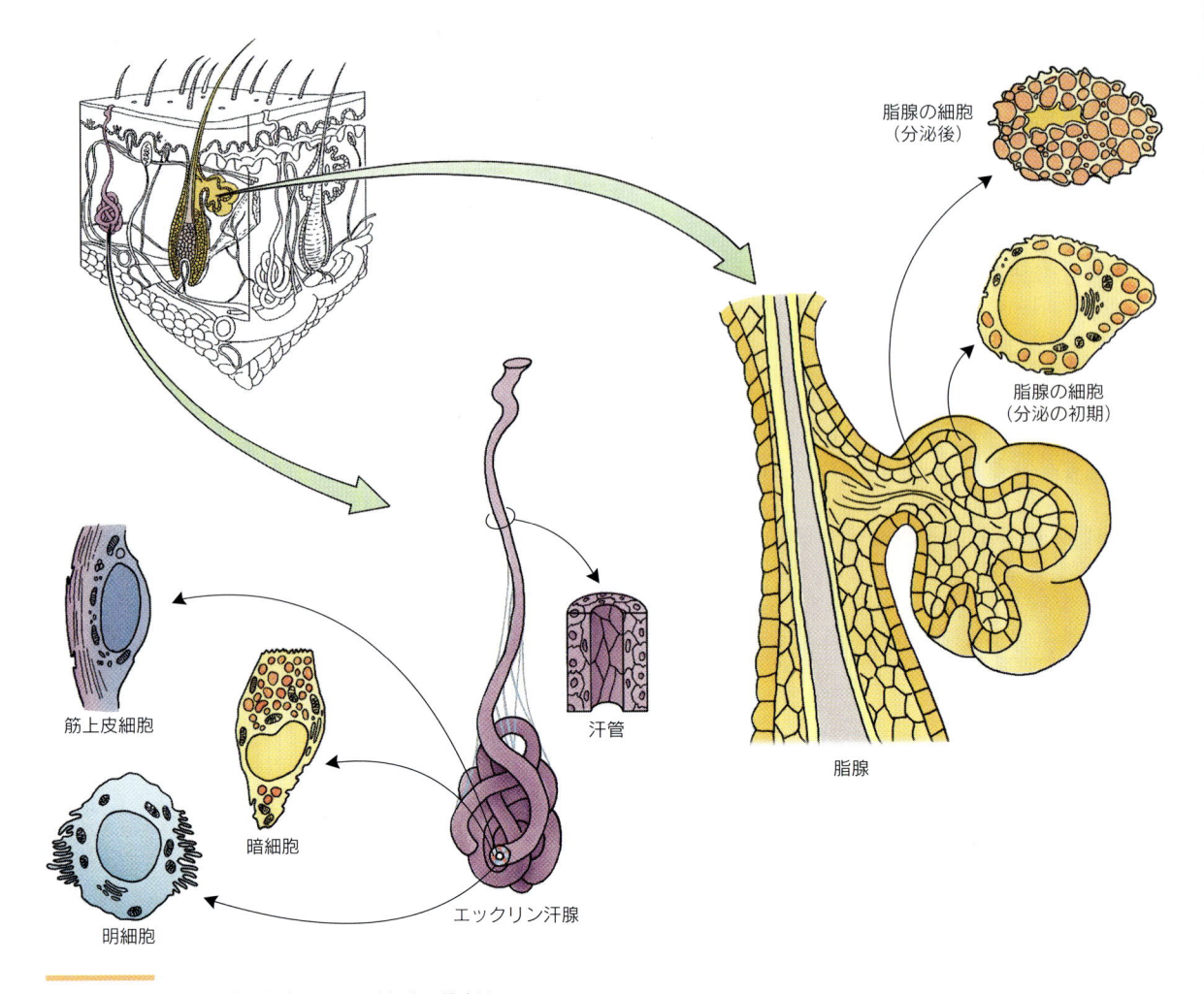

図14-8 エックリン汗腺，脂腺とその関連細胞の模式図。

おり，暗細胞と明細胞からなるといわれている。しかしながら，分泌部は多列上皮からなると考えている研究者もいる。

暗細胞（粘液細胞）

暗細胞は分泌部の内腔に並んでおり，粘液に富んだ物質を分泌する。

暗細胞 dark cellは，逆円錐形をしており，隣接する明細胞との間にはまり込んでいる。逆円錐形の広い面を腺腔に向けて，先端は基底板に向いているが，この細胞が基底板と接することはほとんどない。電子顕微鏡で観察すると，いくらかの粗面小胞体（RER），多数の遊離リボソーム，細長いミトコンドリア，よく発達したゴルジ装置が見られる。糖蛋白を含んだ分泌果粒が，細胞上部の細胞質に存在する。この細胞のやや暗調の分泌物は粘性に富む。

明細胞

明細胞は分泌果粒を持たず，水様の物質を分泌する。

明細胞 clear cellの頂部は狭いが，底部は広くて基底板と接している。暗細胞と異なり，明細胞は分泌果粒を含まず，グリコーゲンの塊を含んでいる。細胞小器官は暗細胞と同様であるが，RERはほとんど存在しない。明細胞の基底細胞膜にはヒダが多く，これは上皮の底部で物質輸送を行う細胞に共通の構造である。明細胞は，暗細胞があるために内腔への通路は限られている。それゆえ，明細胞の水様の**分泌物** watery secretionは，隣接する明細胞との間にできる**細胞間小管** intercellular canaliculusに入る。そこで分泌物は暗細胞の粘性の分泌物と混ざる。

筋上皮細胞

腺の分泌部を取り囲む筋上皮細胞には，アクチンとミオシンが含まれており，この細胞の収縮に関与する。

筋上皮細胞 myoepithelial cell はエックリン汗腺の分泌部を取り囲んでおり，分泌細胞の基底板で取り囲まれている．筋上皮細胞の細胞質には，好酸性に染まるアクチンとミオシンのフィラメントがある．この細胞の収縮によって，分泌物が腺から排出される．

導管

> エックリン汗腺の導管は基底細胞と内腔細胞からできており，屈曲しながら真皮と表皮を貫通し，皮膚の表面に開口する．

　エックリン汗腺の**導管** duct は，その下にある分泌部とつながっているが，真皮を貫いて表皮に向かうにつれて狭くなる．導管の上皮は2層の重層立方上皮からなる（図14-7，図14-8）．基底層にある細胞は大きな異染色質のある核と多数のミトコンドリアを持つ．内腔に面した層の細胞は，不規則な形の核を持ち，細胞小器官は乏しい．終末扇は頂部細胞膜のすぐ下にある．

　導管はコイル状に巻きながら真皮を上昇していく．導管が表皮に達すると，ケラチノサイトが導管の周囲を取り巻くようになり，導管は汗孔に開口する．腺の分泌部から分泌された液体は，カリウムや塩化ナトリウムなどの電解質構成や，アンモニアや尿素を含んでいる点で血漿と似ている．しかしながら，カルシウム，ナトリウム，塩素イオンの多くは，分泌物が導管を通って分泌されるまでに，導管の上皮細胞によって再吸収を受ける．また，この細胞はイオン類，尿素，乳酸のほか，ある種の薬剤を導管内腔に排泄する．

アポクリン汗腺

> アポクリン汗腺は腋窩，乳輪，肛門部にのみ認められる特殊な腺である．

　アポクリン汗腺 apocrine sweat gland は，腋窩，乳輪，肛門部などの特定の部位に認められる．外耳道の**耳道腺** ceruminous gland や眼瞼の**モル腺** gland of Moll はアポクリン汗腺が変化したものである．アポクリン汗腺はエックリン汗腺よりもはるかに大きく，直径が3 mmに及ぶ．この腺は真皮や皮下組織の深部にある．エックリン汗腺は皮膚の表面に開口するが，アポクリン汗腺は毛包内に脂腺が開く部位の上部に開口する．

　アポクリン汗腺の分泌部は，単層立方上皮～丈の低い円柱上皮からなる．腺の内腔が分泌物で満たされると，分泌細胞は扁平になる．この腺の内腔は，エックリン汗腺の内腔よりもはるかに大きい．分泌細胞は分泌果粒を有しており，この果粒と頂部細胞膜との間には終末扇が発達している．アポクリン汗腺の分泌物には粘性がある．分泌直後は無臭であるが，細菌などによって分解されると顕著な臭いを発するようになる．筋上皮細胞がアポクリン汗腺の分泌部を取り囲んでおり，収縮すると，分泌物を腺の導管に排出するのを助ける．

　アポクリン汗腺は，毛包の上皮が下方に芽を出すようにして発生し，腺に分化する．アポクリン汗腺の分泌はホルモンの影響を受けるため，思春期までは起こらない．この腺は，交感神経系の節後線維によって支配される．この腺の存在部位およびその組織学，また分泌物の臭いが3-メチル-1-2ヘキサン酸（フェロモンと同様の揮発性の酸）の細菌代謝物によるらしいことから，アポクリン汗腺は下等動物の性的な誘因物質を分泌する腺が進化したものであると考えられている．興味深いことに，女性のアポクリン汗腺は月経周期に関係すると思われる周期的変化を示す．分泌細胞と分泌部の内腔は月経前には増大し，月経中には小さくなる．

　アポクリン汗腺という名称は，分泌物が分泌細胞の細胞質の一部を含むアポクリン分泌を営んでいることから名付けられた．今なおアポクリン分泌によって分泌すると考える研究者もいるが，多くの研究者はその名前にかかわらず，アポクリン汗腺はメロクリン分泌を行うと考えている．

脂腺

> 脂腺は皮脂と呼ばれる油性物質を分泌し，皮膚のしなやかさを保つ．

　脂腺 sebaceous gland は，手掌，足底，毛のない足の側面を除いて，身体の至るところに見られ，顔面，頭皮，額に数多く分布する．脂腺の分泌物は**皮脂** sebum と呼ばれる．これは，ワックス様の油性の混合物で，コレステロール，トリグリセリド，分泌された細胞片などからなる．皮脂は皮膚の肌触りをよくし，毛のしなやかさを保つ働きがあると考えられている．

　脂腺は真皮と皮下組織のなかに埋もれており，アポクリン汗腺のように毛包の管の上1/3のところに開く．そこに分泌された物質は毛幹を被い，やがて皮膚の表面を被う（図14-8）．口唇，亀頭，乳輪，小陰唇，包皮の粘膜面では，脂腺はあるが毛がないので，毛包を欠く．従って，これらの部位の脂腺は，皮膚の表面に直接開口する．脂腺の分泌は性ホルモンの影響を受け，思春期以後，分泌活動が活発になる．

　脂腺には腺房の集まりからなる小葉があり，分泌物はまとまって1本の短い導管に入る．腺房の周辺には小さな基底細胞があり，より大きな丸い細胞を取り囲んでいる（図14-9）．基底細胞は，球形の核，滑面小胞体，RER，グリコーゲン，脂肪滴を持つ．この細胞は細胞分裂を起こし，多くの基底細胞より大きな丸い細胞を形成する．大きな細胞は滑面小胞体に富み，細胞質は脂肪滴で満た

第14章　外　皮

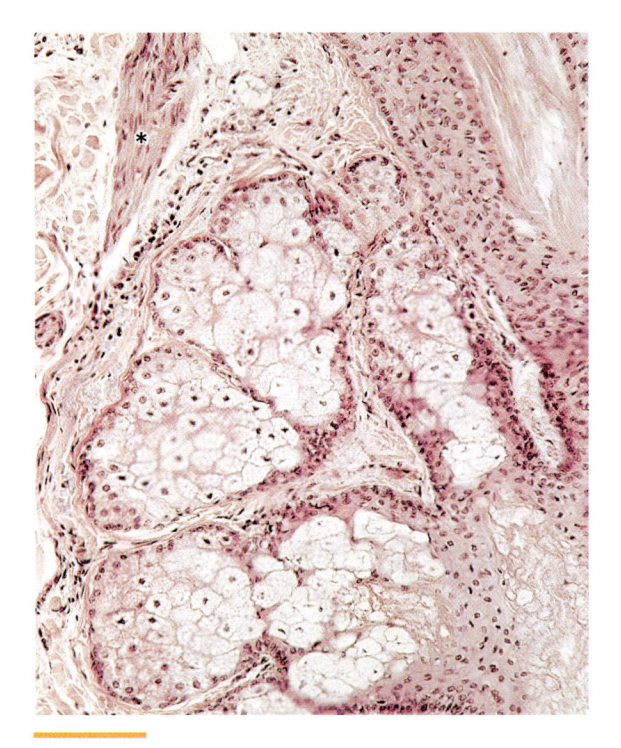

図14-9　ヒトの脂腺と立毛筋の光学顕微鏡写真（×122）。＊：立毛筋。

されている。腺房のなかには，様々な変性段階の細胞がある。この細胞には淡く染まる細胞質成分，濃く染まる縮小した核，破れた細胞膜，癒合した脂肪滴がある。わずかの間だけ脂肪合成が続き，その後細胞は壊死に陥り，ついには脂肪と細胞片からなる分泌物が放出される（全分泌）。分泌物は，重層扁平上皮からなる導管を経て毛包のなかに分泌される。

臨床ノート

痤瘡（ざそう）acneは皮膚科医が診察する最もありふれた病気で，脂腺や毛包を含む慢性炎症である。皮脂や角質片が毛包に詰まることがこの病気の原因の1つである。この閉塞部の近くの嫌気性細菌が痤瘡の発症に関与している可能性があるが，その細菌の役割は明らかではない。しかしながら，抗生剤が痤瘡によく効くので，なんらかの細菌がその発症に関与しているものと考えられている。この病気は少年に多く，9〜11歳頃によく起こる。この時期は性ホルモンが増加して，脂腺を刺激し始める時期である。痤瘡は通常10年以内には消退するが，25年ほどにもわたって消えないこともある。また，成人になっても痤瘡が発症しないこともある。

毛

毛hairは，線維状の角化した構造物で，皮膚の表面から突出している（図14-1）。毛は身体の至るところに生えているが，口唇，手掌，足底，指腹，亀頭，陰核，小陰唇，大陰唇の内側では毛を欠く。

人体には2種類の毛が存在する。**軟毛**vellus hairは軟らかく，繊細で，短く，色の薄い毛で，睫毛などに見られる。これに対し，**硬毛**terminal hairは硬く，太く，長く，色の濃い毛で，頭皮や眉毛などに見られる。さらに，**生毛**（しょうもう）lanugo hairと呼ばれる非常に繊細な毛が胎児に見られる。

ヒトの毛の総数は，基本的にほかの霊長類と大差ない。しかし，ヒトの大部分の毛が軟毛であるのに対し，ほかの霊長類では大部分が硬毛である。ヒトの毛には動物の毛皮のように断熱効果はない。その代わり，ヒトの毛は触覚に役立っており，毛が変形するとその刺激が皮下に伝わり，毛包の周囲にある感覚神経を刺激する。

毛の成長は16〜46歳頃に最も盛んである。しかし，50歳を過ぎると毛の成長は鈍くなる。妊娠中は毛の成長は正常であるが，出産後は成長周期が乱れ，毛が一時的に失われることがある。

毛包

毛包は表皮から生じ，真皮や皮下組織のなかに入り込む。

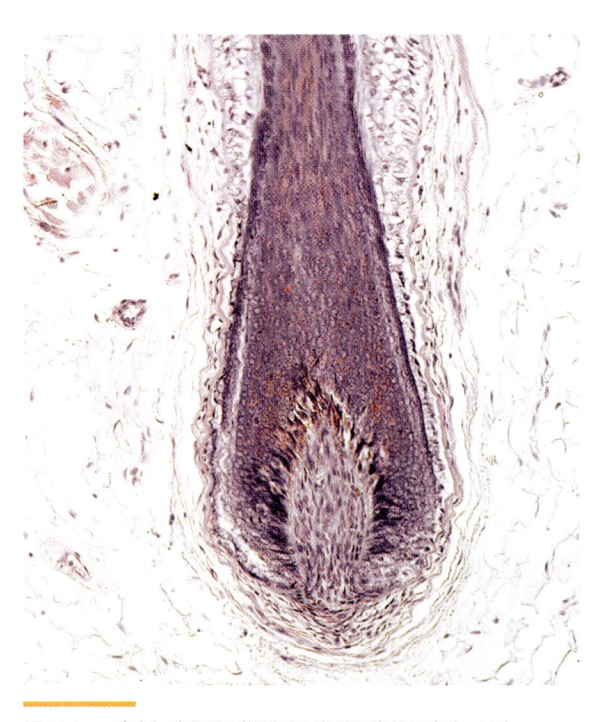

図14-10　毛球と毛乳頭の縦断面の光学顕微鏡写真（×113）。

第14章 外皮

毛包 hair follicle は，毛を発生させる器官であり，真皮や皮下組織にまで表皮が落ち込んでできたものである。毛包は真皮の線維性結合組織によって取り囲まれている（図14-10）。真皮と毛包上皮の間には，**硝子膜** glassy membrane と呼ばれる肥厚した基底板がある（図14-11）。毛包に包まれた毛の部分を**毛根** hiar root，毛根の下端のふくらんだ部分を**毛球** hair bulb といい，このなかに結合組織性の**毛乳頭** hair papilla が入り込んでいる。毛乳頭は毛細血管に富み，栄養物や酸素を毛包の細胞に供給したり，毛包の生理学的な活動を制御する。

毛乳頭を包む細胞の集まりは**毛母基** hair matrix と呼ばれる。毛母基の細胞は表皮の基底層に相当するもので，細胞が増殖することによって毛の成長が起こる。毛包の上皮の外層は**外根鞘** external root sheath と呼ばれ，皮膚の表面近くでは数層の細胞からなるが，下方になるほど薄くなり，毛球の周辺では1層の細胞からなる（図14-12）。外根鞘は表皮由来の細胞からできた数層を取り囲んでいる。この層は**内根鞘** internal root sheath と呼ばれ，次の3つの層からなる。

- **ヘンレ層** Henle's layer：外側にある立方形の1層の細胞層で，外根鞘の最内層と接する。

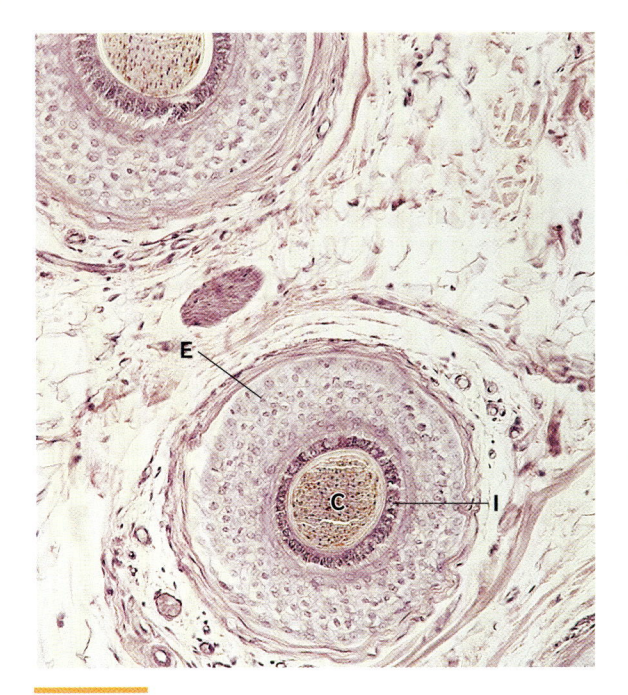

図14-11 毛包の横断の光学顕微鏡写真（×122）。外根鞘（E），内根鞘（I）と毛皮質（C）が見える。

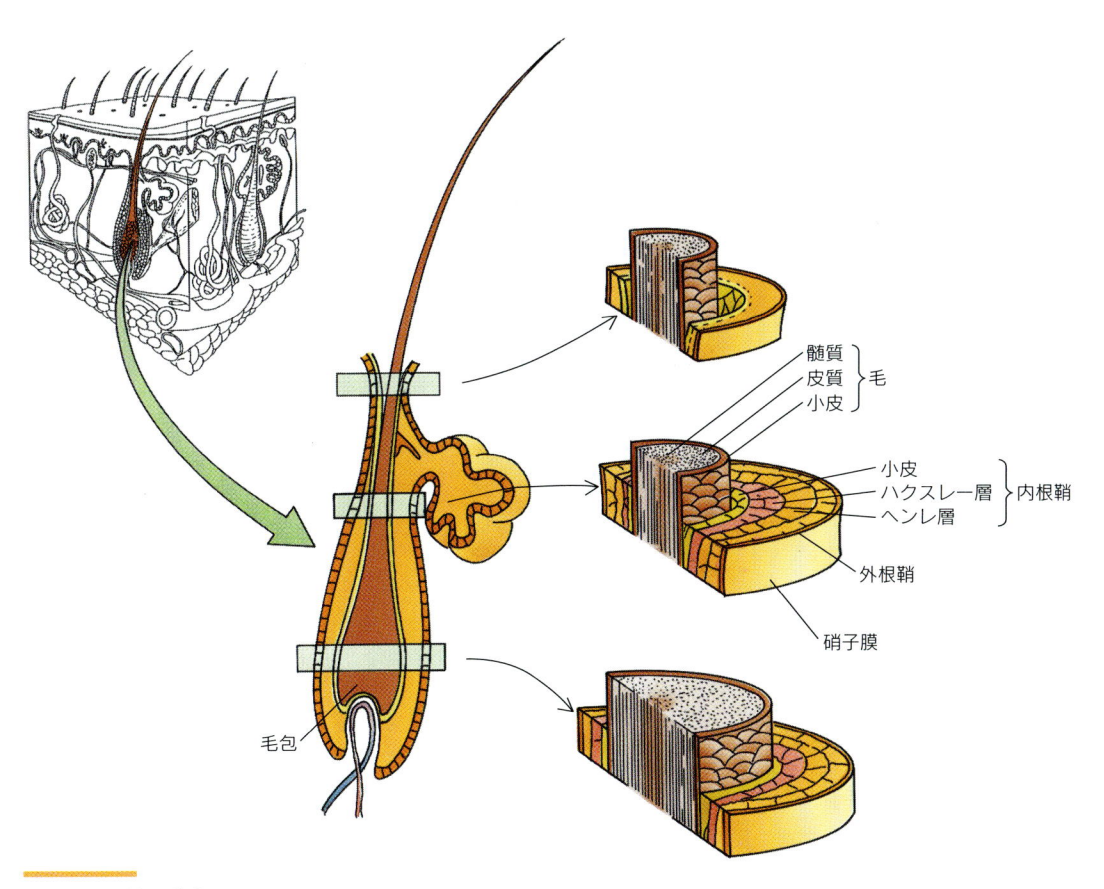

図14-12 毛包の模式図。

- **ハクスレー層** Huxley's layer：1〜2層の扁平な細胞からなる層。
- **内根鞘の鞘小皮** cuticle of the internal root sheath：鱗状の重なり合う細胞からなり，その端は毛包の基部に向かうように重なっている。内根鞘は脂腺が毛包に付着する部位で終わる（図14-12）。

毛幹は細長い糸状の部分で，表皮の表面に向かって伸び，表皮を貫通して伸び出している（図14-13）。毛幹は，**髄質** medulla，**皮質** cortex，**毛小皮** cuticleの3つの部分からなる。毛母基の細胞が増殖して分化するにつれ，細胞は皮膚表面に向かって移動し，やがて毛幹となっていく。毛母基の中央にある細胞は，その下にある毛乳頭の最も近くにあるので，その影響を受けやすい。逆にいえば，毛母基の中心から離れるにつれ，徐々に毛乳頭からの影響を受けなくなる。毛包を構成する様々な層は，異なる毛母基の細胞から発生してくる。それは次のようにまとめられる。

1. 毛母基の中央にある細胞は，大きな空胞を持つ細胞で，毛幹の中心（髄質）を作る。この層は太い毛にのみ存在する。
2. 中心よりやや末梢にある毛母基の細胞は，毛幹の皮質になる。
3. より周辺にある毛母基の細胞は毛小皮になる。
4. 最も周辺にある毛母基の細胞は内根鞘の細胞になる。

皮質の細胞は表面に向かって移動するにつれ，大量のケラチンフィラメントと，表皮のケラトヒアリン果粒に似た**トリコヒアリン果粒** trichohyalin granuleを合成する。この果粒は互いに癒合し，なかにケラチンフィラメントを含む均一な物質となる。毛乳頭の近くの毛母基の細胞間には，大型の**メラノサイト** melanocyteが散在している。この細胞は長い突起を有し，**メラノソーム** melanosomeを皮質の細胞に受け渡す。メラノソームはこの細胞のなかに留まるが，メラニンの量によって毛の色が決まる。メラノサイトは，加齢とともにメラニンの合成に不可欠な**チロシナーゼ** tyrosinaseの産生能力が衰えて，毛は次第に白くなる。

立毛筋

立毛筋は平滑筋からなり，毛包の中央付近から真皮の乳頭層に伸びている。

立毛筋 arrector pili muscleは毛包を取り巻く結合組織性の鞘から始まり，真皮の乳頭層に至る（図14-1）。この筋は平滑筋でできており，毛包のなかほどから斜め上方に伸びている。この筋が収縮すると毛包の周りの皮膚を引き下げ，毛幹とその近辺の皮膚を引き上げるので，皮膚の表面は鳥肌状を呈する。これは寒いときや，驚いたときによく見られる。

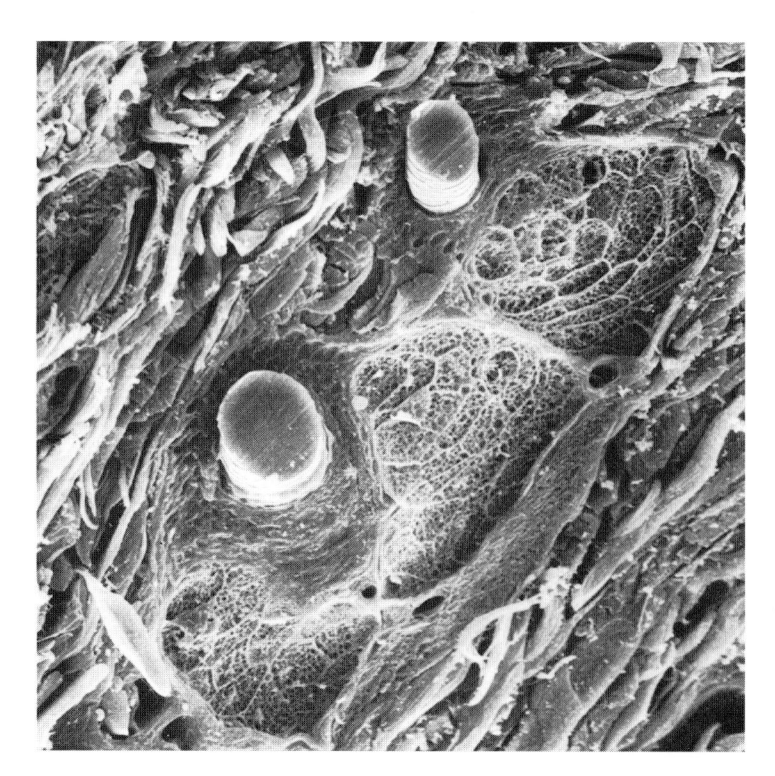

図14-13 サル頭皮の走査型電子顕微鏡写真（×235）。3本の毛幹とその脂腺が真皮の密不規則膠原線維性結合組織に囲まれている。（Leeson TS, Leeson CR, and Papparo AA: Text/Atlas of Histology. philadelphia, WB Saunders, 1988.より）

外皮　第14章

毛の組織生理学

　毛の成長は1か月に約1 cmの割合で起こるが，その成長は連続的に起こるわけではない．毛の成長周期は**成長期**anagen phase，**退行期**catagen phase，**休止期**telogen phaseの3つの時期に分けられ，成熟し老化した毛は抜け落ちる．抜け落ちた毛は，棍棒状の毛根を持っているので**棍状毛**club hairと呼ばれる．その後，すぐに新しい毛が毛母基から作られ，毛の成長周期が再開する．

　毛の成長周期は人体の部位によって異なる．例えば，腋窩にある毛の寿命は約4か月であるが，頭部の皮膚は成長期が約6年続き，休止期が約4か月続く．身体の特定の部分の毛包は男性ホルモンと反応する．このため，思春期になると，男性は顎や頬や上唇に黒色の硬毛が生えてくる．この部位には女性でも同数の毛包があるが，女性の場合は，細くて，淡い，生毛様の毛である．男女とも思春期を過ぎると，色素の沈着した粗い硬毛が腋窩や恥骨部に生え始める．

　毛の角化過程は，一般的には表皮と同様であるが，いくつかの点で異なっている．表皮にあるケラチノサイトは，**軟ケラチン**soft keratinを作るが，この軟ケラチンはフィラグリンのなかに埋没したケラチンフィラメントからなる．そして，角質層は絶えず産生され，剥脱していく．これとは逆に，毛ではトリコヒアリンのなかにケラチンフィラメントが埋め込まれた**硬ケラチン**hard keratinが産生され，角化した細胞は脱落しない．

　毛小皮と内根鞘の毛小皮の細胞は，互いに端が向かい合ってかみ合うように並んでおり，このため毛根は毛包から抜けにくくなっている（図14-14）．

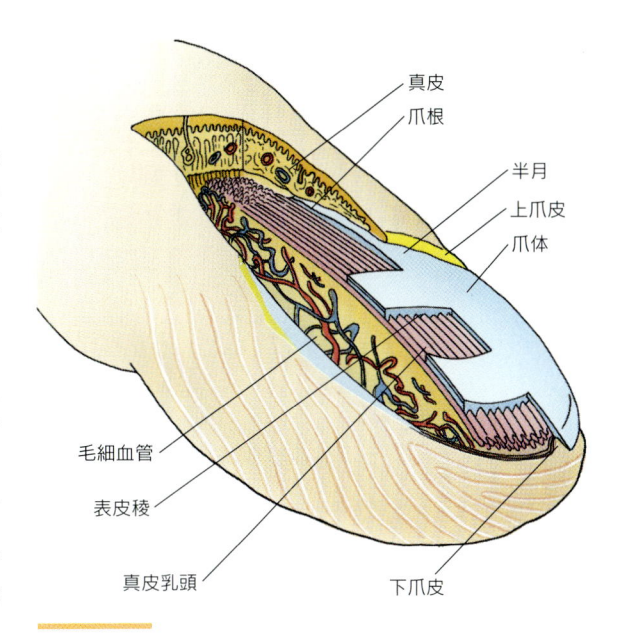

図14-15　母指の爪の構造模式図．

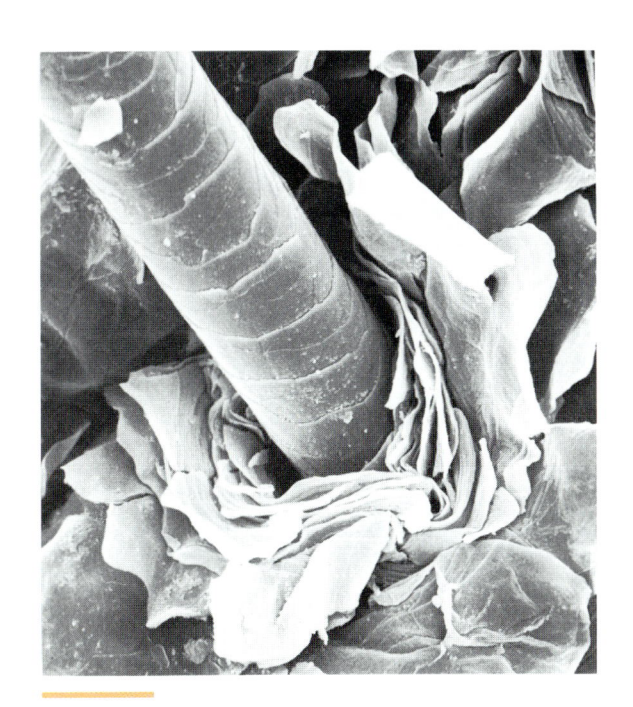

真皮
爪根
半月
上爪皮
爪体
毛細血管
表皮稜
真皮乳頭
下爪皮

図14-14　サル頭皮の毛の走査型電子顕微鏡写真（×1,115）．(Leeson TS, Leeson CR, and Papparo AA: Text-Atlas of Histology. philadelphia, Wb Saunders, 1988.より)

爪

爪は角化上皮細胞に由来し，硬ケラチンの板となったものである．

　爪nailは指趾の末節骨の上にあり，密で高度に角化した上皮細胞が**爪体**nail bodyをなし，**爪床**nail bedという表皮の上に横たわっている（図14-15）．爪は**爪母基**nail matrixにある細胞から発生し，増殖して角化する．爪母基は**爪根**nail rootの部位をいい，**後爪郭**proximal nail foldの下に位置している．後爪郭の角質層は**上爪皮**eponychiumを形成し，後爪郭から爪の上に0.5～1 mm伸び出している．外側では，皮膚は**外側爪郭**lateral nail foldのところで折れ曲がり，**爪洞**lateral nail grooveを形成している．つまり，表皮は爪体の下で爪床と連続しており，爪体は角質層としての機能を果たす．

　半月lunulaは，爪の近位部にある白い半月状の構造物である．爪体の遠位端は爪床とは結合しておらず，爪床は皮膚と連続している．この結合部位の近くでは，**下爪皮**hyponychiumと呼ばれる角質層の厚い部分がある．手の爪は，約0.5 mm/週の割合で絶えず伸び続ける．足の爪は，これよりやや伸びるのが遅い．爪はやや透過性がある．その色を見て健康状態を迅速に判定でき，ピンク色をしていれば酸素飽和度が高く健康である．

呼吸器系 15

　呼吸器系は，肺および，肺と外界とを連絡する気道からなり，全身の細胞に酸素(O_2)を供給し，全身の細胞から二酸化炭素(CO_2)を除去する機能を果たしている。この目的を達成するためには，以下の4つの事象が必要で，これらを総称して呼吸という。

- 肺への空気の出入り（**呼吸運動** breathing，または**換気** ventilation）
- 吸気中のO_2と血液中のCO_2の交換（**外呼吸** external respiration）
- 細胞へのO_2の輸送と，細胞からのCO_2の輸送（**ガス輸送** transport of gases）
- 細胞の近くでのCO_2とO_2の交換（**内呼吸** internal respiration）

　換気と外呼吸は呼吸器系で起こる現象である。ガス輸送は循環器系が担い，内呼吸は全身の組織で行われる。

　呼吸器系は，気道と呼吸部という2つの主要な部分に分けられる。**気道** conducting portion は外界と肺との間にあり，外界から取り込んだ空気を肺に運ぶ。**呼吸部** respiratory portion は厳密には肺のなかに存在し，O_2とCO_2の実質的な交換（外呼吸）に関与している。呼吸器系の各部の構造上の特徴を，表15-1にまとめた。

気道

> 気道は，呼吸部に空気を運び，あるいは呼吸部から空気を運び出す通路である。

　気道 air-way, conducting portion は外界から肺の内部まで続く空気の通路である。外から順に，鼻腔，口腔，咽頭，喉頭，気管，一次気管支（主気管支），二次気管支（葉気管支），三次気管支（区域気管支），細気管支，終末細気管支で構成される。これらは空気の通路であるとともに，吸い込んだ空気が肺の呼吸部に到達する前に，それを濾過し，温め，湿気を与える。

　気道の内腔は，骨，軟骨，線維成分によって取り囲まれている。吸い込まれた空気が気道を進むにつれて，気道を構成する管は枝分かれを繰り返す。気道の直径は次第に小さくなっていくが，気道のそれぞれの分岐レベルでの断面積の総和は増加する。その結果，吸入された空気の流速は，空気が呼吸部に近づくにつれて遅くなる。

鼻腔

　鼻腔 nasal cavity は，軟骨性鼻中隔と骨性鼻中隔によって，左右に二分される。鼻腔の外側は，骨と鼻翼軟骨に取り囲まれ，前方は**外鼻孔** naris によって外界に通じ，後方は**後鼻孔** choana を経て鼻咽頭に通じる。外側の骨性壁から，弯曲した3枚の薄い骨性の棚が鼻腔に向かって突出し，上下に重なっている。この突出構造を**上・中・下鼻甲介** superior, middle and inferior nasal conchae という。

鼻腔の前部（鼻前庭）

　鼻腔の前部，つまり外鼻孔の近くは拡張しており，**鼻前庭** vestibule と呼ばれる。この部分は皮膚に被われ，短くて硬い毛である**鼻毛**(びもう) vibrissae が生えていて，大きな埃の粒子が鼻腔に侵入するのを防いでいる。鼻前庭の真皮には，多数の皮脂腺と汗腺がある。真皮には多量の膠原線維束があり，真皮と，鼻翼の支持している硝子軟骨の軟骨膜とをつないでいる。

第15章　呼吸器系

表15-1　呼吸器系の各部の特徴

区分	部位	構造を支持する組織	腺	上皮	細胞の種類	その他の特徴
肺外気道	鼻前庭	硝子軟骨	脂腺と汗腺	角化重層扁平上皮	表皮	鼻毛
	鼻腔：呼吸部	硝子軟骨と骨	粘漿混合腺	呼吸上皮	基底細胞，杯細胞，線毛細胞，刷子細胞，漿液細胞，DNES細胞	静脈洞
	鼻腔：嗅部	骨	ボウマン腺（漿液性）	嗅上皮	嗅細胞，支持細胞，基底細胞	嗅小胞
肺外気道	鼻咽頭	骨格筋	粘漿混合腺	呼吸上皮	基底細胞，杯細胞，線毛細胞，刷子細胞，漿液細胞，DNES細胞	咽頭扁桃，耳管
	喉頭	硝子軟骨と弾性軟骨	粘液腺と粘漿混合腺	呼吸上皮と非角化重層扁平上皮	基底細胞，杯細胞，線毛細胞，刷子細胞，漿液細胞，DNES細胞	喉頭蓋，声帯ヒダ，前庭ヒダ
	気管と主気管支	硝子軟骨と密生結合組織	粘液腺と粘漿混合腺	呼吸上皮	基底細胞，杯細胞，線毛細胞，刷子細胞，漿液細胞，DNES細胞	外膜にC字型の気管軟骨と気管筋（平滑筋）
肺内気道	二次気管支（肺内気管支）	硝子軟骨と平滑筋	粘漿混合腺	呼吸上皮	基底細胞，杯細胞，線毛細胞，刷子細胞，漿液細胞，DNES細胞	硝子軟骨の板とラセン状の2層の平滑筋層
	細気管支	平滑筋	なし	単層円柱上皮〜単層立方上皮	線毛細胞，クララ細胞（太めの細気管支では，ときに杯細胞あり）	直径1mm以下 小葉に空気を送る ラセン状の2本の平滑筋束
	終末細気管支	平滑筋	なし	単層立方上皮	線毛細胞が少々と多数のクララ細胞（杯細胞はない）	直径0.5mm以下 呼吸部に空気を送る 平滑筋少々
呼吸部	呼吸細気管支	平滑筋と膠原線維	なし	単層立方上皮〜非常に薄い単層扁平上皮	線毛立方細胞，クララ細胞，Ⅰ型・Ⅱ型肺胞上皮細胞	壁に肺胞あり 肺胞の入り口には平滑筋の括約筋あり
	肺胞管	細網線維（Ⅲ型コラーゲン）と肺胞の平滑筋性括約筋	なし	非常に薄い単層扁平上皮	Ⅰ型・Ⅱ型肺胞上皮細胞	それ自体の壁はなく，肺胞が並ぶ
	肺胞嚢	Ⅲ型コラーゲンと弾性線維	なし	非常に薄い単層扁平上皮	Ⅰ型・Ⅱ型肺胞上皮細胞	肺胞の集合
	肺胞	Ⅲ型コラーゲンと弾性線維	なし	非常に薄い単層扁平上皮	Ⅰ型・Ⅱ型肺胞上皮細胞	直径200 μm 肺胞大食細胞あり

DNES：散在性の神経内分泌系細胞

鼻腔後部

　鼻前庭と嗅部を除いて，鼻腔は多列線毛円柱上皮で被われている。これを**呼吸上皮**respiratory epitheliumという（後に述べる気管の項を参照）。この上皮には杯細胞が介在しており，その数は鼻腔の奥にいくほど多くなる。

　上皮下にある**粘膜固有層**lamina propriaは血管の分布が豊富で，特に鼻甲介と鼻中隔前部には，大きな動脈叢と静脈洞がある。粘膜固有層には，粘液性と漿液性の数多くの混合腺，リンパ小節，肥満細胞，形質細胞などが存在する。形質細胞が産生した抗体は，抗原や微生物の侵入から鼻粘膜を守っている。

臨床ノート

　鼻血は通常，**キーゼルバッハ部位**Kiesselbach's areaからの出血による。これは鼻中隔の前下部にあり，鼻粘膜に分布する動脈が吻合しているところである。その部位を圧迫することによって，出血を止めることができる。

呼吸器系　第15章

鼻腔の嗅部

嗅部は嗅上皮とその下の粘膜固有層からなる。粘膜固有層には，ボウマン腺と豊富な血管叢がある。

鼻腔の天井，鼻中隔上部および上鼻甲介は，厚さ60 μmの嗅上皮で被われている。その下の粘膜固有層には，漿液を分泌する**ボウマン腺**Bowman's gland，豊富な血管叢，**嗅上皮**olfactory epitheliumの嗅細胞から出る神経線維束が存在する。嗅上皮は生体では黄色く見え，嗅細胞，支持細胞，基底細胞の3種類の細胞からなる（図15-1）。

嗅細胞

嗅細胞は双極神経細胞で，その頂部には嗅小胞と嗅線毛がある。

嗅細胞olfactory cellsは一種の双極神経細胞で，その頂部に当たる樹状突起の遠位端は，**嗅小胞**olfactory vesicleというふくらみを作って支持細胞の上に張り出している（図15-2，図15-3）。嗅細胞の核は球状で，基底板側に位置する。嗅細胞の細胞小器官の大部分は核の近傍にある。

走査型電子顕微鏡で観察すると，6〜8本の長くて不動性の嗅線毛が嗅小胞から伸び出し，嗅上皮の自由表面

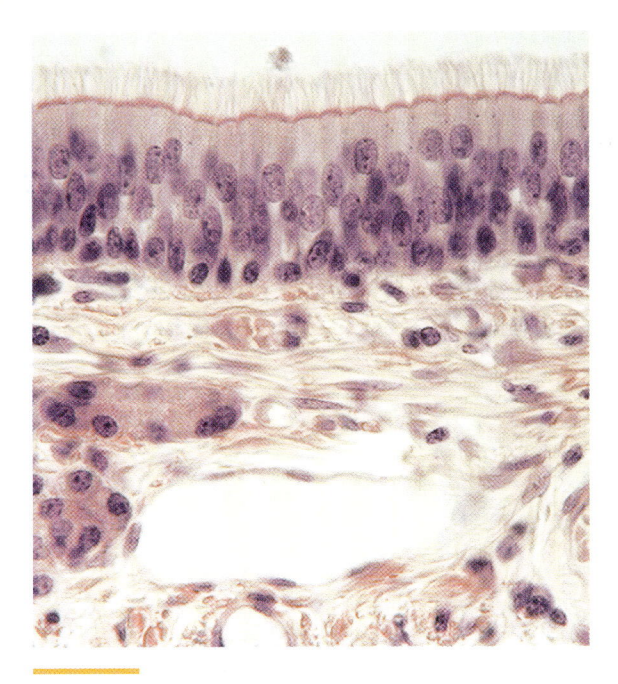

図15-1　ヒト嗅粘膜の光学顕微鏡像（×500）。

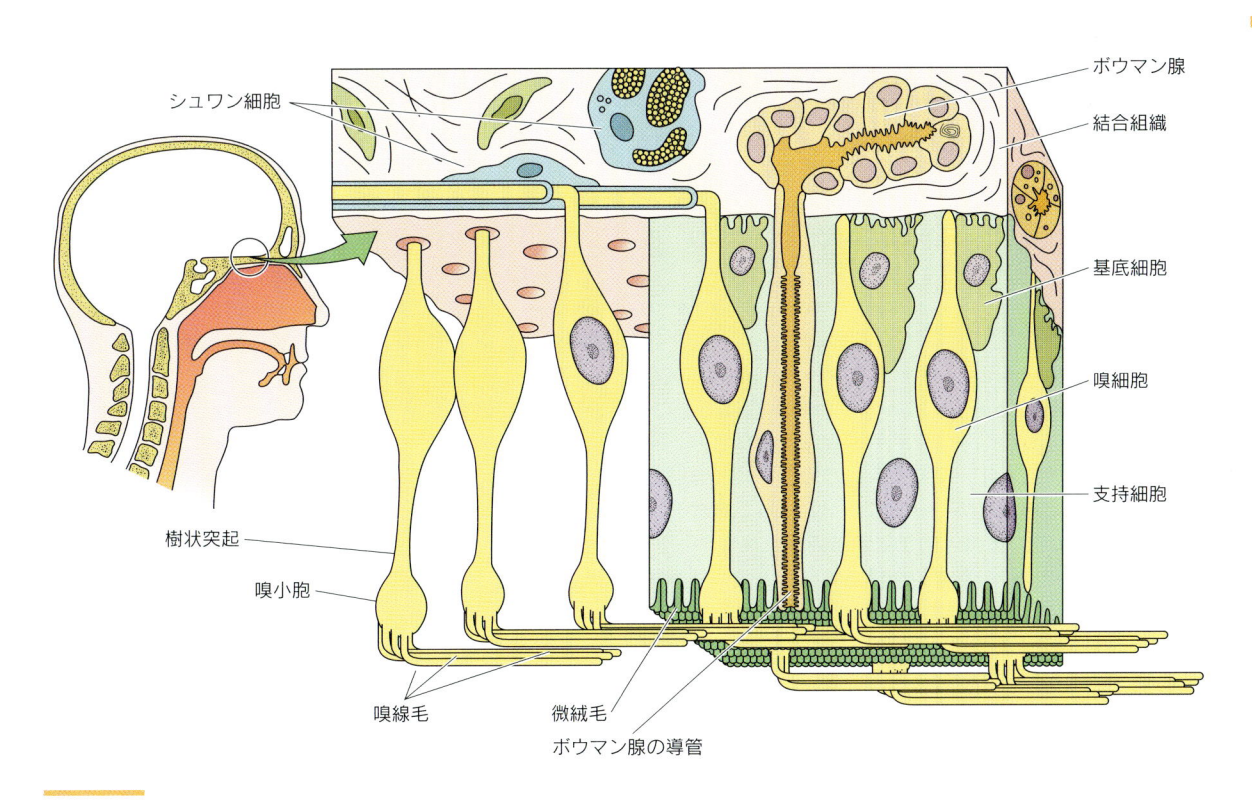

図15-2　嗅上皮の模式図。嗅上皮は基底細胞，嗅細胞，支持細胞からなる。

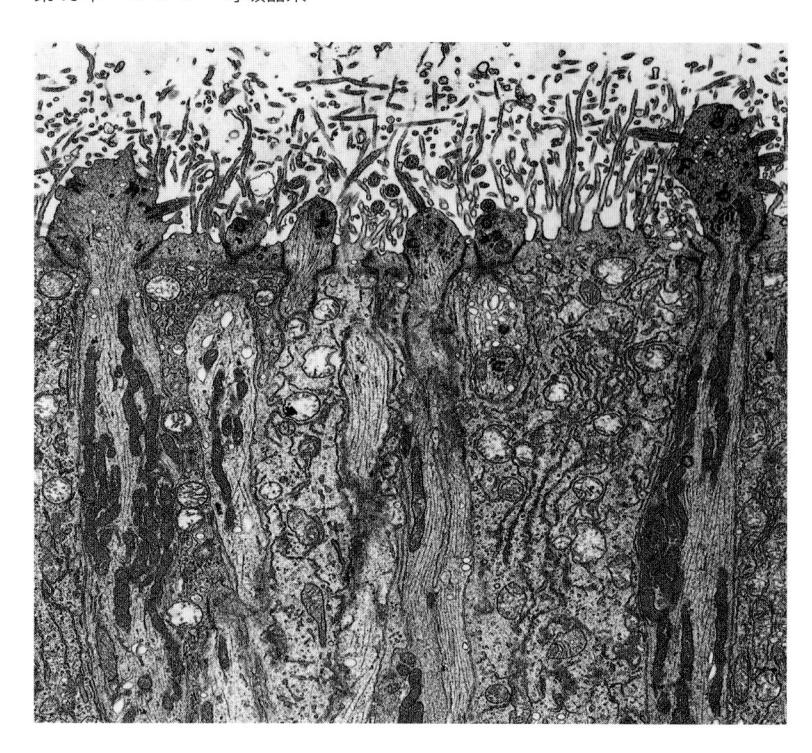

図15-3 ラット嗅上皮細胞の頂部の透過型電子顕微鏡像（×8,260）。嗅小胞とそこから伸びる嗅線毛に注意（Mendoza AS, Kuhnel W: Postnatal changes in the ultrastructure of the rat olfactory epithelium: The supranuclear region of supporting cells. Cell Tissue Res 265:193-196, 1991. より）

を被っている。この嗅線毛を透過型電子顕微鏡で観察すると，通常とは異なる軸糸構造を持っていることが分かる。線毛の基底部では，9組の二連微小管が2本の中心微小管を取り囲む典型的なパターン（9+2構造）であるが，線毛の尖端に近づくにつれて，9本の微小管が2本の中心シングレット微小管を取り囲むパターンに移行する。

嗅細胞の基底部は**軸索**axonとなり，基底板を貫いて，ほかの軸索と一緒になって神経線維束を作る。これらの軸索は髄鞘は持たないが，シュワン細胞の鞘に包まれている。神経線維は鼻腔の天井にある篩板を通り抜け，嗅球の二次ニューロンとシナプスを作る。

支持細胞と基底細胞

支持細胞sustentacular cellは高さ50〜60 μmの円柱細胞で，その頂部は微絨毛で被われている。核は卵形で，細胞の上部1/3のあたりに位置し，嗅細胞の核よりいくぶん表層の近くにある。支持細胞の頂部細胞質には分泌果粒がある。この分泌果粒は黄色を呈し，嗅粘膜の色のもとになっている。支持細胞を電子顕微鏡で観察すると，隣り合う支持細胞や，嗅細胞の嗅小胞部分と接着複合体を形成している。支持細胞には，アクチンフィラメントからなる線維網（ターミナルウェブ）がよく発達している。支持細胞は嗅細胞の物理的支持，栄養にあずかるとともに，嗅細胞を電気的に絶縁する役割もあると考えられている。

基底細胞basal cellは丈の低い，ピラミッド型の好塩基性細胞で，細胞の頂部は上皮の表面まで達していない。核は細胞の中央に位置するが，細胞自体の丈が低いため，基底細胞の核は上皮全体から見ると，基底側1/3の位置に存在することになる。基底細胞は増殖能に富み，支持細胞にも嗅細胞にも分化できる。嗅細胞と支持細胞の寿命は1年以内である。

粘膜固有層

嗅粘膜の**粘膜固有層**lamina propriaは血管が豊富で，膠原線維が不規則に走る。粘膜固有層はその下の軟骨膜にしっかりと密着している。固有層には多量のリンパ成分と嗅細胞の軸索が分布し，軸索は無髄神経線維束を形成する。**ボウマン腺**Bowman's glandは，漿液性の分泌物を産生する。これは嗅粘膜に特徴的な腺である。

鼻腔の組織病理学

鼻腔粘膜は吸い込まれた空気を濾過し，温め，湿気を与えるとともに，匂いの受容にあずかる。

湿った鼻腔粘膜は，吸入した空気を濾過する。埃のような粒子状の物質は，上皮内の杯細胞と粘膜固有層にある混合腺が産生した粘液に捕捉される。この混合腺から分泌された漿液は，粘液と呼吸上皮細胞の頂部細胞膜との間に分布する。線毛細胞の線毛は粘液層には届かず，その運動は漿液層内に限られる。線毛が漿液中で動くにつれて，粘液は2つの液の境目でかき混ぜられ，層状化する。粘液中で捕捉された粒子状の物質は，線毛の運動

によって咽頭に運ばれ，飲み込まれるか，吐き出される。

空気は濾過されるばかりでなく，血流の豊富な粘膜の表面を通過することによって，温められ，湿気を与えられる。前後方向に何列にも並んだ，よく発達した血管網によって，吸入された空気は急速に温められる。これらの血管に由来する毛細血管床が，上皮の直下に分布している。血液は，空気の流れとは反対に，この血管網に向かって後ろから前に流れる。対向流機構によって，吸入された空気を継続的に温める。

空気とともに吸入される抗原とアレルゲンは，粘膜固有層のリンパ成分に捕捉される。形質細胞で作られる分泌型免疫グロブリン（IgA）は，線毛細胞または混合腺の腺房細胞を通って，鼻腔に出てくる。同じく形質細胞で産生されたIgEは，肥満細胞と好塩基球の細胞膜にあるIgE受容体に結合する。それに引き続き，肥満細胞（好塩基球）の受容体に結合したIgEに特異的な抗原やアレルゲンが結合すると，炎症に関係する様々なメディエーターが放出される。これらの物質が鼻粘膜に作用して，風邪や枯草熱（花粉症）に似た症状を引き起こす。

> **臨床ノート**
>
> 鼻粘膜は，鼻甲介の粘膜固有層中の静脈洞を流れる血液量を調節することによって，乾燥を防いでいる。すなわち，片側の鼻腔粘膜の静脈洞が血液で充満すると，そちら側の**膨張体** swell bodyが拡張し，空気の流量が減る。静脈洞からの血漿の滲出と粘漿混合腺からの分泌が，約30分ごとに粘膜に水分を供給する。
>
> 化学刺激物や粒状物質は，**くしゃみ反射** sneeze reflexによって鼻腔から除去される。爆発的に鼻腔内の空気を排除することによって，鼻腔内の刺激物を一掃する。

嗅上皮は匂いの受容に関与するが，味覚の識別にとっても重要な働きをしている。匂いの識別の機構は，ほとんど分かっていない。嗅細胞の嗅線毛の細胞膜には，**匂い受容体分子** odor receptor moleculeが非常に多く存在する。漿液に溶けている匂い分子は，その分子に特異的な受容体分子と結合する。匂い分子がある一定以上の受容体に結合すると，嗅細胞は刺激を受けて活動電位を発生し，その情報は軸索を通じて中枢神経系の嗅球に伝えられる。嗅細胞の軸索は，**糸球体** glomerulusという嗅球の小球状領域にある，1～30個の僧帽細胞の樹状突起とシナプスを作る。閾値レベルの刺激が僧帽細胞に到達すると僧帽細胞は脱分極し，情報をさらに処理するために，シグナルを嗅皮質に伝える。

1個の糸球体は，約2,000個の嗅細胞からの情報を受け取る。同一の糸球体に情報を送る嗅細胞は，同一の匂い物質に反応する。例えば，抗原にはいくつかのエピトープがあり，そのそれぞれが特異抗体に結合するが，それと同じように匂い物質もいくつかの小さな領域を持っていて，そのそれぞれが特異的な匂い受容体分子と結合する。匂い物質が受容体と結合すると，多くの嗅細胞が活性化し，糸球体に情報を送る。糸球体は1,000個ほどしかなく，それぞれの糸球体は1つの匂い受容体分子に由来する情報を受け取るだけであるが，嗅皮質は約1万種類の異なった匂いを識別することができる。それは，いくつかの糸球体からくる情報の組合せによって，1つの匂い感覚が決定されるというシステムになっているからである。つまり，1つの糸球体は，いくつかの匂い感覚の認識にかかわることになる。

1回きりの限られた刺激が何度も匂い感覚の反応を起こさないように，ボウマン腺からは漿液が継続して分泌されて，嗅線毛をいつも洗浄している。

副鼻腔

頭蓋骨のうち，篩骨，蝶形骨，前頭骨，上顎骨には，粘膜で内面を被われた空洞があり，**副鼻腔** paranasal sinusと呼ばれる。副鼻腔は鼻腔に通じている。副鼻腔の粘膜は鼻腔粘膜と似ているが，それより薄い。血管に富む粘膜固有層には，リンパ成分と混合腺が存在する。粘膜固有層はその下の骨膜と連結されている。副鼻腔を被う呼吸上皮は，鼻粘膜と同様，多列線毛上皮で，線毛細胞の線毛は粘液層を鼻腔の方に押し流すように動く。

鼻咽頭

咽頭は後鼻孔に始まり，喉頭の入り口まで続く。咽頭は上咽頭（**咽頭鼻部** nasopharynx），中咽頭（咽頭口部），下咽頭（咽頭喉頭部）の3つの部分に分けられる。鼻咽頭は呼吸上皮で被われ，口腔咽頭と喉頭咽頭は重層扁平上皮で被われている。粘膜固有層は血管の豊富な疎性あるいは密性結合組織からなり，混合腺とリンパ成分がある。粘膜固有層は，その下に続く咽頭骨格筋の筋膜と融合している。鼻咽頭後部の粘膜固有層には，被膜に被われないリンパ組織の集塊である**咽頭扁桃** pharyngeal tonsilがある。これについては第12章で述べる。

喉頭

> 喉頭は発声器であるとともに，食物と液体が気道に入り込むのを防ぐ働きもある。

喉頭 larynxは咽頭と気管の間に位置し，長さ4 cm，直径4 cmほどの，筒のような形をした構造物である。喉頭は発声器であるとともに，嚥下時に固体や液体が気道

第15章　呼吸器系

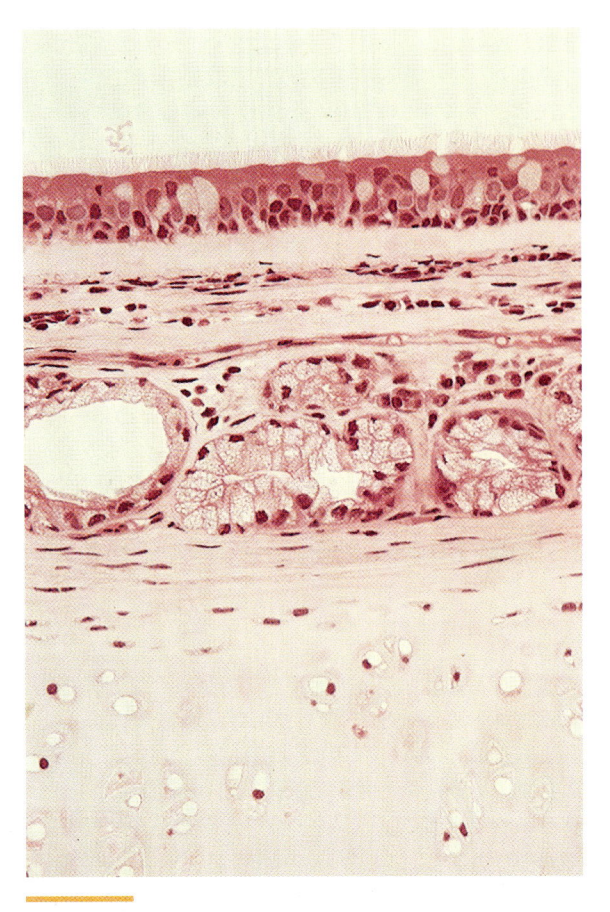

図15-4　サル気管の光学顕微鏡像（×270）。外膜のところに硝子軟骨でできた気管軟骨がある。

に入らないようにする働きもある。喉頭の壁には硝子軟骨（無対の甲状軟骨と輪状軟骨，1対の披裂軟骨の下部）と線維軟骨（無対の喉頭蓋軟骨，1対の小角軟骨と楔状軟骨および披裂軟骨の上部）があり，喉頭を支持している。これらの軟骨は靭帯によってつながっており，軟骨の相対的な動きや位置関係は，喉頭筋の動きで決まる。

甲状軟骨と輪状軟骨は，喉頭の円筒状の形状を支える。喉頭蓋は喉頭の**入口部**aditusを被う。呼吸している間は喉頭蓋は垂直に立っており，空気が通れるようになっている。しかし，食物，液体，唾液を飲み込むときは，喉頭蓋は水平になって喉頭入口部を塞ぐ。通常は喉頭蓋が完全に入口部を塞いでいなくても，飲み込まれたものは喉頭入口部を避けて食道に流れていく。披裂軟骨と小角軟骨は，癒合している場合がある。大部分の喉頭筋は，2個の披裂軟骨を近づけたり遠ざけたりするか，披裂軟骨を輪状軟骨に近づけたり遠ざけたりする。

喉頭腔には2組の棚のようなヒダがある。上方にあるのが前庭ヒダで，下方にあるのが声帯ヒダである。**前庭ヒダ**vestibular foldは動かない。疎性結合組織からなる粘膜固有層には，粘漿混合腺と脂肪細胞とリンパ成分が

ある。**声帯ヒダ**vocal foldの自由縁は，弾性線維が密に規則正しく並んだ結合組織からなる**声帯靱帯**vocal ligamentで補強されている。声帯靱帯についている声帯筋は，ほかの喉頭筋が声帯靱帯の緊張度を変えるのを助ける。同時に，これらの筋は2つの声帯ヒダの間（**声門**rima glottidis）の間隔を調節している。これによって，呼気による声帯ヒダの振動を正確に調節することができる。

静かに呼吸しているとき，左右の声帯ヒダはわずかに引き離されている。そして強く息を吸い込むとき，声帯ヒダはもっと引き離される。声を出すとき，声帯ヒダは引き寄せられ，ヒダとヒダの間に狭いすきまを作る。そのヒダの辺縁に空気が当たると，音が生じ，声を調節する（言葉を話す際には，声帯のほかに咽頭，軟口蓋，舌，唇の動きが必要である）。声帯ヒダをより長くして弛緩させると，声の音程はより低くなる。思春期以後の男性の喉頭は女性の喉頭よりも大きいので，男性は女性よりも声が低い傾向にある。

喉頭は**多列線毛円柱上皮**pseudostratified ciliated columnar epitheliumで被われているが，喉頭蓋の上面と声帯ヒダは非角化性重層扁平上皮に被われている。喉頭の線毛は咽頭の方向に波打つ。粘液や捕捉された粒子状物質は口の方に運ばれて，吐き出されるか，飲み込まれる。

臨床ノート

喉頭炎laryngitisは，声帯を含む喉頭の炎症をいう。喉頭炎になると，声帯の自由な振動が妨げられるので，声がかすれたり，ささやくような声しか出なくなる。

化学的刺激物や粒子状物質が上気道，気管，気管支に存在すると，**咳反射**cough reflexを誘発し，咳によって刺激物を除去する。咳反射は，まず大量の空気を吸入し，次に喉頭蓋と声門を閉じ（声帯ヒダを引き寄せる），強制呼気に関与する筋（肋間筋群と腹筋群）を強く収縮させる。次いで，声門と喉頭蓋を急に開くと，空気が瞬間的に吐き出される。その速さは時速150 kmを超え，強烈な力で刺激物を吹き飛ばす。

気管

気管は粘膜，粘膜下層，外膜の3層からなる。
気管軟骨は外膜にある。

気管tracheaは長さ12 cm，直径2 cmの管で，喉頭の輪状軟骨の直下から始まり，主気管支に分岐するところで終わる。気管の壁には10〜12個の馬蹄形の気管軟骨（**C字軟骨**C-ring）があり，気管の壁を補強している。この気管軟骨は後方に開いており，その両端を気管筋とい

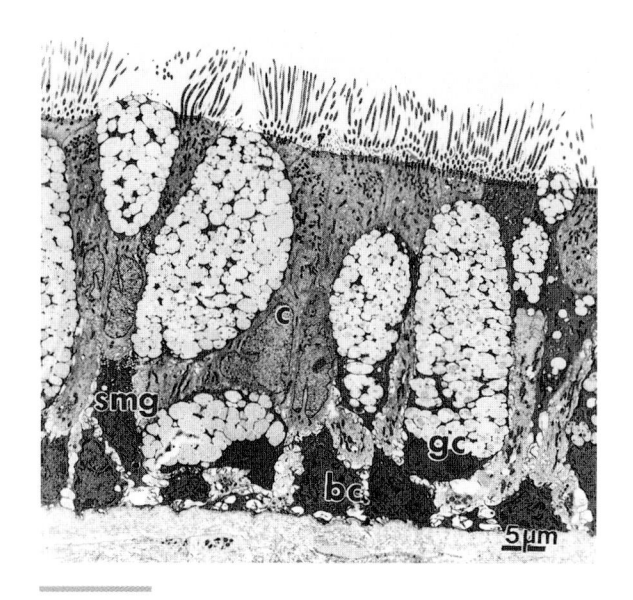

図15-5 サル鼻中隔前部の呼吸上皮の透過型電子顕微鏡写真。杯細胞(gc)，線毛細胞(c)，基底細胞(bc)が存在する。(Harkema JR, Plopper CG, Hyde DM, et al: Nonolfactory surface epithelium of the nasal cavity of the bonnet monkey: A morphologic and morphometric study of the transitional and respiratory epithelium. Am J Anat 180:266-279, 1987. より)

う平滑筋が橋渡ししている。気管軟骨がこのような向きに並んでいるため，気管の前面は丸く，後面は平坦である。上下に連続する気管軟骨の軟骨膜は，互いに弾性線維に富んだ結合組織でつながっている。このために気管には弾力性があり，吸気の際に上下に伸びる。気管筋が収縮すると，気管の内腔は狭くなり，気流の速度が速くなる。これは，喉頭から侵入してきた異物や粘液などを，咳によって排除するのに好都合である。

粘膜

気管の**粘膜**mucosaは，多列線毛上皮（呼吸上皮），粘膜固有層，粘膜下層からなる（図15-4）。粘膜固有層と粘膜下層の間には比較的太い弾性線維束が走っている。

呼吸上皮

呼吸上皮は多列線毛上皮であり，6種類の細胞で構成される。そのうち，杯細胞，線毛円柱細胞および基底細胞の3種類の細胞で，全細胞の90％を占める。

呼吸上皮respiratory epitheliumは多列線毛上皮で，粘膜固有層との間に厚い基底膜がある。呼吸上皮は，杯細胞，線毛細胞，基底細胞，刷子細胞，漿液細胞，散在性神経内分泌細胞（DNES細胞）の6種類の細胞で構成される。これらの細胞はすべて基底膜と接しているが，すべてが内腔に達しているわけではない（図15-5）。

杯細胞goblet cells：呼吸上皮の全細胞数の約30％を占める。杯細胞は粘液原物質を産生する。分泌された粘液原物質は水分を含んで**ムチン**mucinとなる。ほかの場所にある杯細胞と同様に，呼吸上皮の杯細胞は基底側が狭くなっており，胞体の上部は分泌果粒を含んで拡張している。電子顕微鏡観察によると，核と大部分の細胞小器官は基底側にあり，豊富な粗面小胞体(RER)，よく発達したゴルジ装置，多数のミトコンドリア，大量のリボソームがある。胞体上部には，粘液原物質を含んだ様々な直径の多数の分泌果粒がぎっしり詰まっている。頂部細胞膜には，少数の短く太い微絨毛が生えている（図15-5）。

線毛細胞ciliated cell：呼吸上皮の全細胞の約30％を占める。細胞は細くて丈が高い。核は基底部にあり，頂部細胞膜には線毛と微絨毛が生えている（図15-6）。その下の細胞質にはミトコンドリアが豊富で，ゴルジ装置がある。それ以外の細胞質には，ある程度の量のRERとリボソームがある。線毛細胞は線毛を動かすことによって，粘液とそれに捕捉された粒子状物質を鼻咽頭の方に運び，除去する。

基底細胞basal cell：呼吸上皮の全細胞の約30％を占める。基底細胞は丈の低い細胞で，基底板の上に載っているが，その頂端は内腔には達しない（図15-5）。基底細

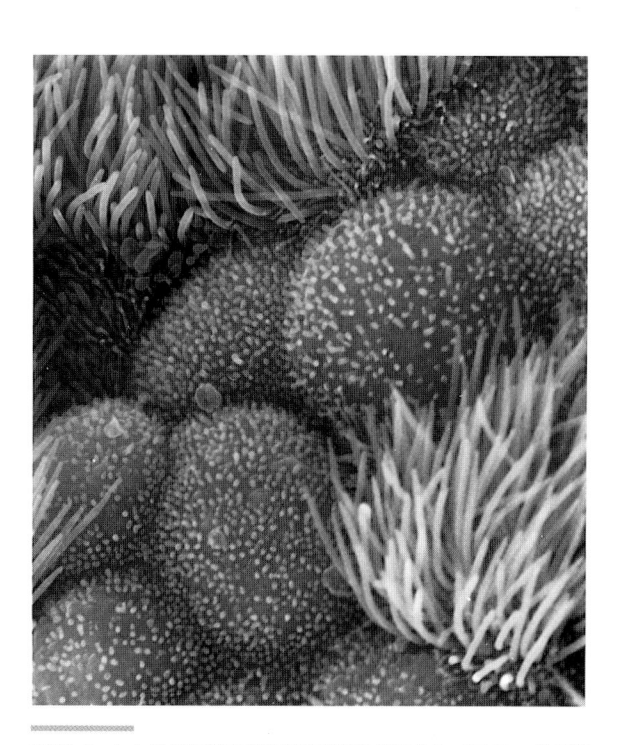

図15-6 ヒト胎児気管の走査型電子顕微鏡写真（×5,500）。線毛細胞と無線毛細胞が見える。(Montgomery PQ, Stafford ND, Stolinski G: Ultrastructure of the human fetal trachea: A morphologic study of the luminal and glandular epithelia at the mid-trimester. J Anat 173: 43-59, 1990. より)

胞は未分化な細胞で，杯細胞，線毛細胞，刷子細胞に分化する幹細胞であると考えられている。

刷子細胞（小果粒粘液細胞） brush cell：呼吸上皮の全細胞の約3％を占める。刷子細胞は円柱状の細長い細胞で，長い微絨毛を持つ。機能は不明であるが，刷子細胞には神経終末が終わっているので，感覚受容の役割を担っているのではないかとも考えられており，また粘液原物質を全部放出してしまった杯細胞に過ぎないと考える研究者もいる。

漿液細胞 serous cell：呼吸上皮の全細胞の約3％を占める。円柱状の細胞で，頂部に微絨毛を持ち，頂部の細胞質には電子密度の高い内容物を含んだ果粒がある。果粒の内容物は漿液であるが，その組成は不明である。

DNES細胞 DNES cell：小果粒細胞ともいい，呼吸上皮の全細胞の約3～4％を占める。基底部の細胞質には多数の果粒がある。この果粒の内容物は，粘膜固有層の結合組織に放出されると考えられている。DNES細胞には様々な種類があって，呼吸上皮のほかの細胞機能を調節する薬理作用を持った物質を放出している。この細胞については，第17章でも述べる。

粘膜固有層と弾性線維

気管の**粘膜固有層** lamina propriaは，膠原線維と弾性線維に富む疎性結合組織からなり，リンパ小節やリンパ球，気管腺が存在する。気管腺は混合腺で，その導管は上皮の表面に開口する。弾性線維の密な層を**弾性層** elastic laminaといい，粘膜固有層とその下の粘膜下層を分けている。

粘膜下層

気管の**粘膜下層** submucosaは，膠原線維と弾性線維の豊富な密性不規則性結合組織からなり，リンパ球のほか多数の粘液腺や混合腺がある。これらの腺の導管は弾性層と粘膜固有層を貫いて，上皮の表面に開口する。血管とリンパ管も豊富に分布しており，その小さな分枝は粘膜固有層にも達している。

外膜

気管の外膜には，硝子軟骨からなる気管軟骨がある。

気管の**外膜** adventitiaは，膠原線維と弾性線維の豊富な結合組織でできている（図15-4）。ここには，硝子軟骨からなる気管軟骨と，気管軟骨どうしをつなぐ線維性結合組織がある。気管軟骨は後方に開いたC字形をしているので，C字軟骨と呼ぶこともある。外膜には，気管と隣接する構造（食道と頚部の結合組織）とをつなぎ止める役割もある。

臨床ノート

タバコの煙や炭粉のような刺激物に長期間にわたって曝露されていると，上皮は**異形成** metaplasiaと呼ばれる可逆性の変化を呈する。この状態では，線毛細胞に比べて杯細胞の数が増加している。増加した杯細胞からは粘液が多量に分泌されて，厚い粘液層が形成され，刺激物を除去している。しかし，線毛の数が減少しているので粘液は除去されにくくなり，貯留してくる。さらに，粘膜固有層と粘膜下層の混合腺は肥大し，大量の分泌物を放出する。汚染物質が除去されて数か月たつと，細胞比は正常（1：1）に戻り，混合腺は以前の大きさに戻る。

気管支樹

気管支樹 bronchial treeは気管分岐部から始まる。まず，左右の主気管支に分かれ，その後，樹枝状に分枝して径が次第に細くなっていく。気管支樹は肺外にある気道（主気管支，肺外気管支）と，肺内にある気道からなる。肺内気道は，肺内気管支（葉気管支，区域気管支），細気管支，終末細気管支，呼吸細気管支からなる（図15-7）。気道は次第に太さが減少していくので，それに伴って気道の構造も変化していく。細くなるにつれて，軟骨の量や腺と杯細胞の数は減少し，上皮細胞の丈が低くなるが，壁の厚さに比べて平滑筋と弾性組織は増加する。

主気管支（肺外気管支）

主気管支 primary bronchusの構造は気管の構造と同じである。ただし，主気管支のほうが径が小さく，壁も薄い。左右の主気管支は，肺動・静脈とリンパ管を伴って肺門から肺内に入る。右の気管支は3本に分枝して，右肺の3つの葉に入る。左の気管支は2本に分かれて，左肺の2つの葉に入る。その後，これらの枝は肺内気管支として，肺の実質内に進入していく。

二次，三次気管支（肺内気管支）

二次，三次肺内気管支は，最終的に肺の1つの葉に至る。三次気管支は，気管支肺胞移行部をなす。

肺内気管支の構造は基本的に主気管支と同じであるが，C字形の軟骨は断片化し，肺内気管支の内腔を取り囲む。従って，気道は扁平ではなく，断面は常に丸い。膠原線維と弾性線維に富む粘膜固有層と粘膜下層の間に平滑筋層が存在する。この平滑筋層の平滑筋はラセン状に走る異なる層からなる。外膜の弾性線維は，気管支樹のほかの部分の弾性線維と連続している。

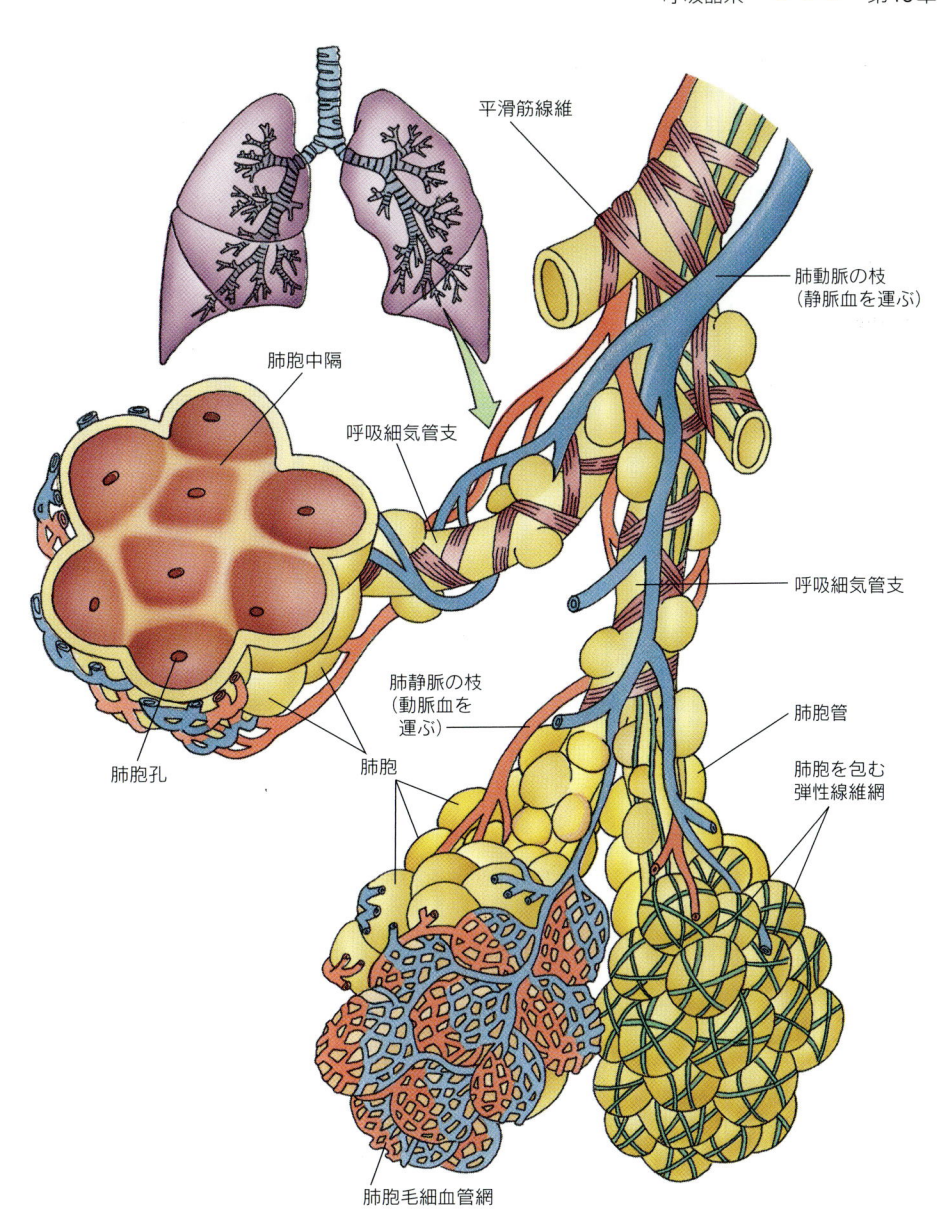

図15-7 呼吸器系の模式図。細気管支，終末細気管支，呼吸細気管支，肺胞管，肺胞嚢，肺胞を示す。

　主気管支や気管と同様に，肺内気管支の粘膜固有層と粘膜下層にも混合腺とリンパ小節，リンパ球が存在する。混合腺の導管は，内腔を被う多列線毛上皮の表面に分泌物を運び出す。リンパ小節は，気道が分枝して次第にその径が小さくなるにつれて著明になってくる。肺内気管支が細くなればなるほど，その壁は薄くなって，軟骨も小さくなり，上皮細胞の高さは低くなっていく。

　二次気管支は主気管支の直接の枝で，肺葉に入っていくので**葉気管支** lobar bronchus とも呼ばれる。左肺は2つの葉を持つので2本の二次気管支を持ち，右肺は3葉なので3本の二次気管支を持つ。

　二次気管支は肺葉に入るとさらに細い気管支，すなわち三次気管支(区域気管支)に分枝する。三次気管支は樹枝状に分かれ，**気管支肺区域** bronchopulmonary segment という区画に入っていく。左右の肺は，それぞれ10個の気管支肺区域に分けられる。肺区域は結合組織成分によって，ほかの肺区域と区分されている。肺区域は肺の外科手術の際に重要である。

　肺内気管支は分枝を繰り返すにつれて直径が減少し，やがて細気管支となる。

細気管支

細気管支の径は1 mm以下で，その壁には軟骨はなく，上皮にはクララ細胞がある。

第15章 呼吸器系

細気管支 bronchiole は肺小葉に空気を送り込む。細気管支は，気管支樹において10〜15回目の分岐の部分に相当すると考えられている。その直径は通常，1 mm以下と記載されているが，この数値は研究者によって0.3〜5 mmと幅がある。直径についての意見が一致していないので，細気管支の構造についての記載に混乱をきたしている。

比較的太い細気管支の上皮は，少数の杯細胞を含む単層円柱線毛上皮でできているが，細い細気管支の上皮は杯細胞を含まず，少数のクララ細胞を含む単層立方線毛上皮でできている。

クララ細胞 Clara cell は，ドーム状の頂部を有する円柱形の細胞である（図15-8）。短い微絨毛を持ち，その頂部細胞質には糖蛋白を含んだ多数の分泌果粒がある。クララ細胞が産生した分泌物は，細気管支の上皮を被って上皮を保護していると考えられている。さらに，クララ細胞は滑面小胞体にあるチトクローム P-450 という酵素の働きで，吸い込んだ空気に含まれる毒素を分解している。このほか，クララ細胞は界面活性物質様の物質を産生し，細気管支の表面張力を減少させて細気管支腔の開放性を維持しているとも考えられている。クララ細胞には分裂能があり，細気管支上皮の再生に関与する。

細気管支の粘膜固有層には腺がない。粘膜固有層の外には，ラセン状に走る疎な平滑筋の層がある（図15-9）。細気管支とその枝の壁には，軟骨はない。細気管支の平滑筋層の外に広がる結合組織には，弾性線維が放射状に

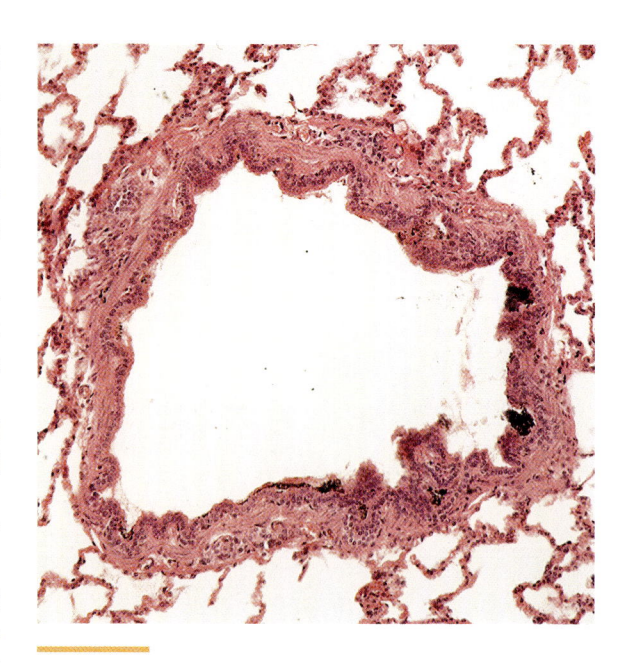

図15-9　細気管支の光学顕微鏡像（×115）。壁のなかに平滑筋が存在する。軟骨は存在しない。

走っている。この弾性線維は，気管支樹のほかの細気管支から伸びてくる弾性線維と連結している。吸気では，肺の容積は増加するが，それに伴って弾性線維は細気管支壁に張力を及ぼす。あらゆる方向に引っ張られるので，弾性線維は細気管支腔の開放性の維持に役立っている。

臨床ノート

細気管支の平滑筋層は副交感神経の支配を受けている。正常では，平滑筋層は呼気の最後に収縮し，それ以外の時には弛緩している。喘息 asthma の患者では，呼気の間中にも平滑筋層が収縮し続けるので，肺からの空気の排出が困難になる。ステロイドと β_2-アゴニストは細気管支の平滑筋を弛緩させ，喘息発作を鎮める。

終末細気管支

終末細気管支は，気道のなかで最も細く，最も遠位にある。

細気管支は，さらに細い何本かの**終末細気管支** terminal bronchioles に分枝する。終末細気管支は直径が0.5 mm以下で，気道の最後の部分をなす。終末細気管支は，肺小葉を構成する肺胞に空気を送り込む。終末細気管支の上皮は，クララ細胞と，ときに線毛を有する立方上皮細胞からなる。薄い粘膜固有層は弾性結合組織からなり，その外側に1〜2層の平滑筋線維からなる平滑筋層があ

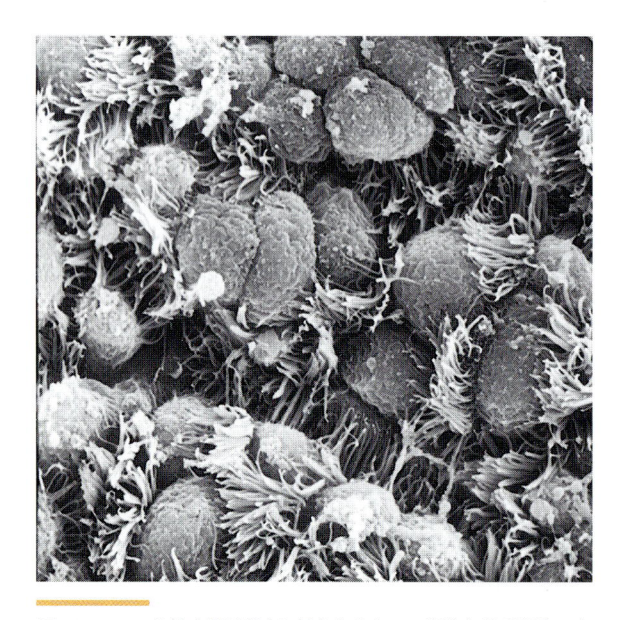

図15-8　ラット終末細気管支に見られるクララ細胞と線毛細胞の走査型電子顕微鏡像（×1,817）。(Peao MND, Aguas AP, De Sa CM, Grande NR: Anatomy of Clara cell secretion: Surface changes observed by scanning electron microscopy. J Anat 183:377-388, 1993. より)

る。ほかの細気管支と同様，外膜から進入してきた弾性線維が，ほかの部分からの弾性線維と連結している。終末細気管支はさらに分枝して，呼吸細気管支となる。

呼吸部

呼吸部は，呼吸細気管支，肺胞管，肺胞嚢，肺胞からなる。

呼吸細気管支

呼吸細気管支は，呼吸器系のなかでガス交換を行う最初の部分である。

呼吸細気管支 respiratory bronchiole は，構造的には終末細気管支と同じであるが，その壁のところどころに，薄い袋状の構造が見られる。これは**肺胞** alveolus と呼ばれ，ここでガス交換(酸素と二酸化炭素)が行われている。呼吸細気管支は分枝するにつれてその直径が減少し，壁に存在する肺胞の数が増加する。何度か分枝を繰り返して，呼吸細気管支は肺胞管に移行する(図15-10)。

肺胞管，肺胞前室，肺胞嚢

肺胞管，肺胞前室，肺胞嚢は，豊富な血管分布を受ける。

肺胞管 alveolar duct は，単に肺胞が直線状に並んだものである(図15-11，図15-12)。肺胞管は呼吸細気管支から起こり，通常，2個以上の肺胞が集まった盲端の突出構造である**肺胞嚢** alveolar sac に続く。従って，肺胞嚢は共通の腔に開くことになり，これを**肺胞前室** atrium という。

肺胞間にある結合組織を**肺胞中隔** interalveolar septum といい，肺胞管を支えて安定させる。さらに，それぞれの肺胞の肺胞管への開口部には，Ⅲ型コラーゲンで取り囲まれた1本の平滑筋線維があり，これによって開口部の径が微妙に調節されている。

肺胞管と肺胞嚢の辺縁から細い弾性線維が分枝し，ほかの領域から伸びてきた弾性線維と交錯している。このような弾性線維の網目があるために，細い管構造は吸気の際に内腔を保つことができるし，拡張した際の損傷を防ぐことができる。さらに，特に力を入れなくても呼気が可能なのは，肺内に豊富な弾性線維網が存在するためである。

肺胞

肺胞は空気が入る小さな袋で，非常に薄いⅠ型肺胞上皮細胞と，やや大きめのⅡ型肺胞上皮細胞からなる。

肺胞 alveolus は呼吸細気管支，肺胞管，肺胞嚢から外側に突出した直径約200 μm の小さな袋である。多くの肺胞があるために，肺はスポンジのような外観を呈す(図15-11A，B，図15-12，図15-13)。肺胞は呼吸器系の構造的および機能的な単位である。肺胞内腔と毛細血管の血液との間のガス交換は，肺胞の薄い壁を通して行われる。1個の肺胞は0.002 mm^3 ほどの小さな構造物であるが，その総数は約300万個に及び，肺胞内面の総面積は140 m^2 を超えると推定されている。

肺胞は数が多いので，しばしば互いに押し合って，その間にある結合組織性の間質を排除してしまう。このようなところでは，**肺胞孔** alveolar pore of Kohn が生じ，2つの肺胞腔が連結する。肺胞孔の直径は8～60 μm である(図15-12)。肺胞孔があるために，肺区域間の内圧が平衡状態に保たれている。隣接する肺胞と肺胞の間を**肺胞中隔** interalveolar septum といい，そこには，発達した**毛細血管** continuous capillary の網が存在する。この毛細血管を流れる血液は肺動脈から供給されて，肺静脈に注いでいく。肺胞中隔の結合組織には，弾性線維とⅢ型コラーゲンからなる細網線維が豊富である。

肺胞と毛細血管には，それぞれ上皮細胞と内皮細胞が

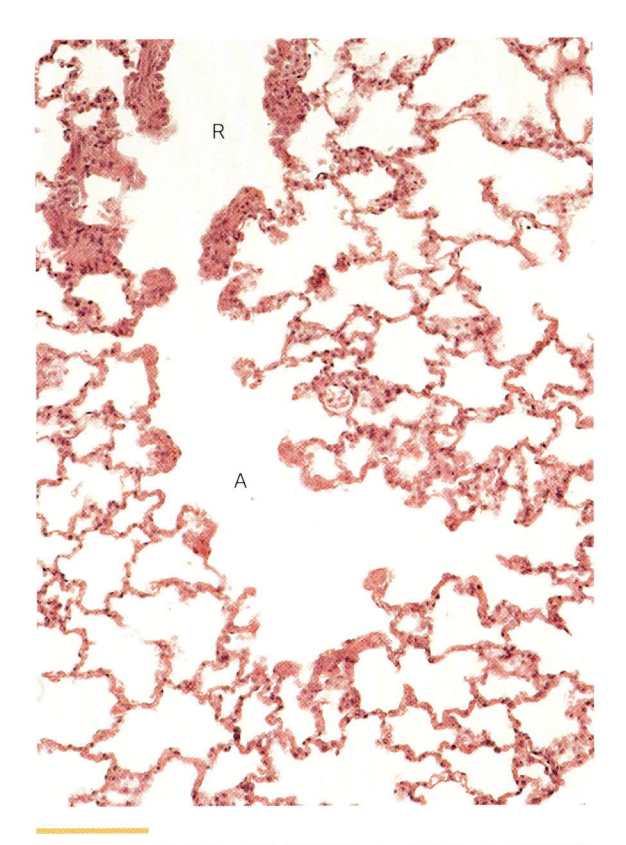

図15-10 ヒト肺胞管の光学顕微鏡像。A：肺胞管，R：呼吸細気管支。

第15章　呼吸器系

あり，両方とも基底膜を伴っている。呼吸細気管支や肺胞管とは異なり，肺胞の開口部は平滑筋細胞を欠いている。その代わり，その肺胞の開口部は弾性線維と細網線維に取り囲まれている。肺胞の上皮には，Ⅰ型肺胞上皮細胞とⅡ型肺胞上皮細胞の2種類がある。

Ⅰ型肺胞上皮細胞

肺胞の内表面の約95％は，扁平なⅠ型肺胞上皮細胞 type I pneumocyte, type I alveolar cell（**扁平肺胞上皮細胞 squamous alveolar cell**）で被われている。この細胞の厚みは80 nmほどしかないが（図15-14），核のある領域は厚みがあり，そこには少数のミトコンドリア，少量のRER，中等度に発達したゴルジ装置などの細胞小器官が存在する。

Ⅰ型肺胞上皮細胞どうしは閉鎖帯によって結合していて，細胞外液（組織液）の肺胞腔への漏出を防いでいる。

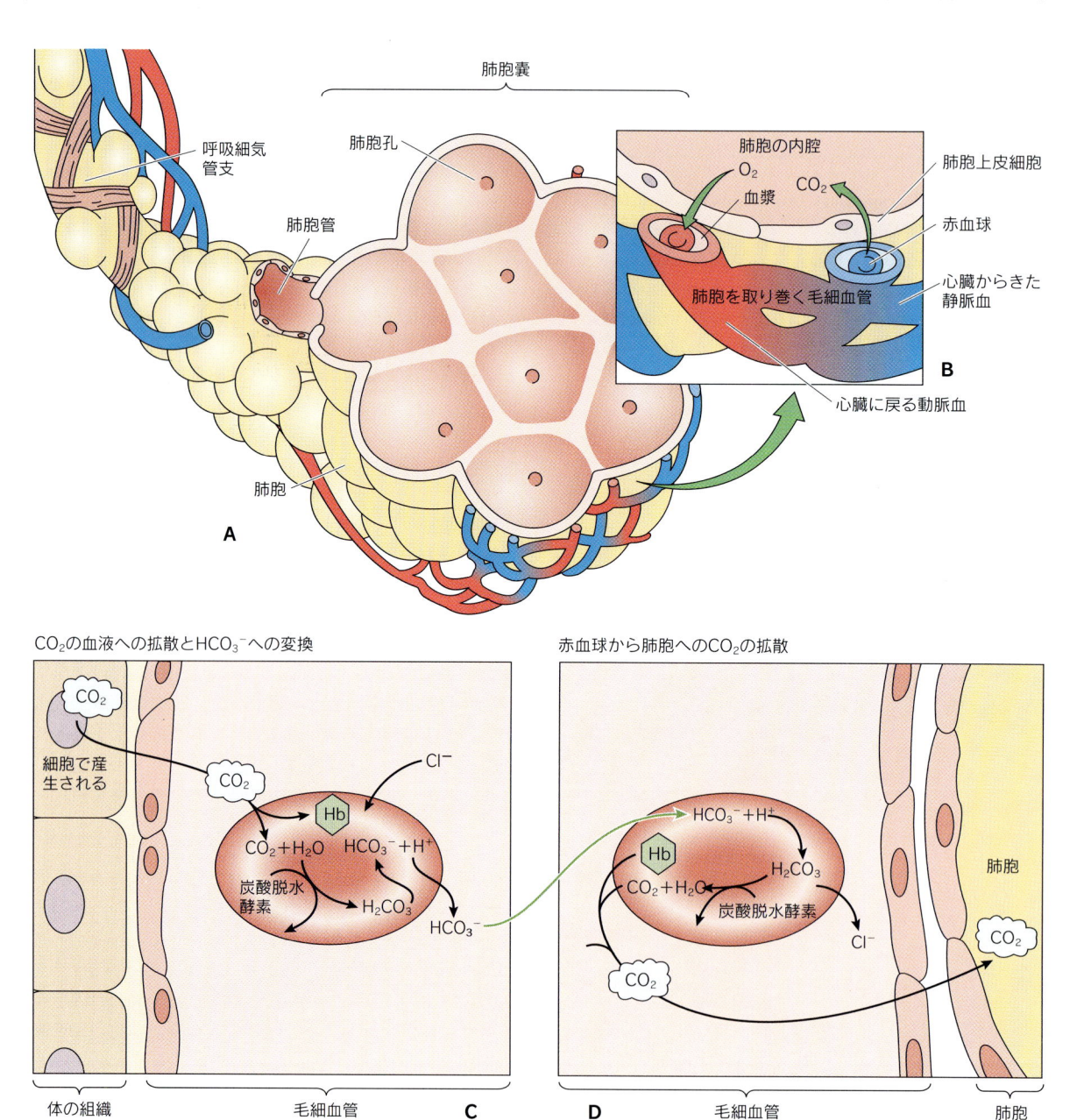

図15-11　肺胞におけるガス交換の模式図。A：呼吸細気管支，肺胞囊，肺胞孔，肺胞。B：肺胞中隔。C：体の組織由来のCO_2が赤血球と血漿に移行するときのメカニズム。D：肺で赤血球と血漿からCO_2が離れ，肺胞腔へ拡散する様子を示す。

Ⅰ型肺胞上皮細胞の下には基底板がある。この基底板は肺胞孔の縁まで続いている。肺胞孔の縁において，隣りの肺胞のⅠ型肺胞上皮細胞と連結している。

Ⅱ型肺胞上皮細胞

Ⅱ型肺胞上皮細胞 type Ⅱ pneumocyte, type Ⅱ alveolar cell（**大肺胞上皮細胞** great alveolar cell, septal cell）は，Ⅰ型肺胞上皮細胞よりも数が多いが，肺胞表面に占める割合はわずか5％に過ぎない。Ⅱ型肺胞上皮細胞は立方形の細胞で，Ⅰ型肺胞上皮細胞の間に散在し，Ⅰ型肺胞上皮細胞とは閉鎖帯で結合している。Ⅱ型肺胞上皮細胞の頂部はドーム状を呈し，肺胞腔に向かって突出しており，細胞の下には基底板がある（図15-15，図15-16）。この細胞は通常，隣接する肺胞との中隔領域に限局しているので，中隔細胞とも呼ばれる。

電子顕微鏡で観察すると，細胞頂部には短い微絨毛がある。核は細胞の中央に位置し，豊富なRER，よく発達したゴルジ装置やミトコンドリアが見られる。この細胞の最も特徴的な構造は，膜に囲まれた**層板小体** lamellar bodyを持つ点である。この層板小体には，Ⅱ型肺胞上皮細胞の分泌物である，**肺界面活性物質** pulmonary surfactantが含まれている。

肺界面活性物質はⅡ型肺胞上皮細胞のRERで合成される。基本的には**ジパルミトイルホスファチジルコリン** dipalmitoyl phosphatidylcholineと**ホスファチジルグリセロール** phosphatidylglycerolの2種類のリン脂質からなり，さらに4種類の固有の蛋白である**界面活性物質蛋白A，B，C，D** surfactant proteins A, B, C, Dを含んでいる。これらの界面活性物質はゴルジ装置で修飾を受け，トランスゴルジ網から分泌小胞に運ばれる。この分泌小胞は**複合体** composite bodyと呼ばれ，層板小体の中間産物である。

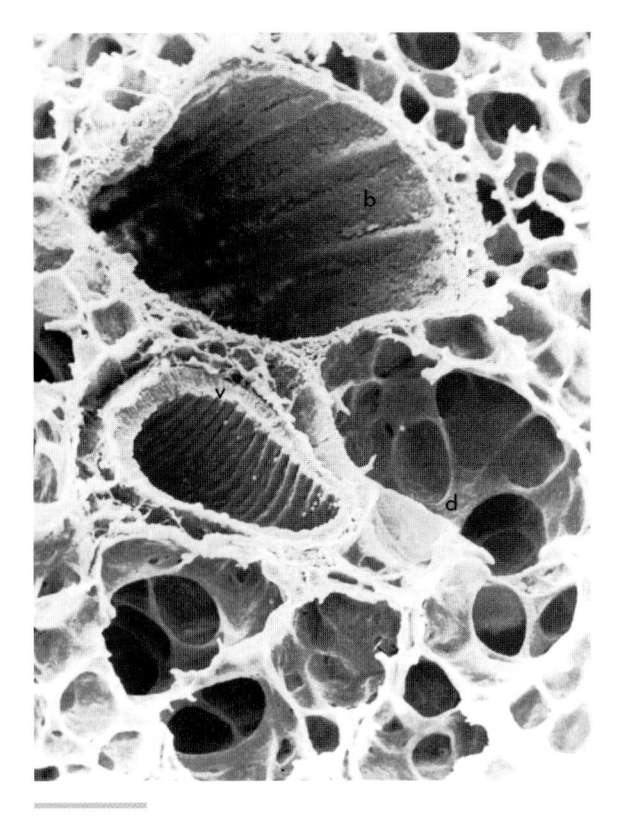

図15-12　ラット肺の走査型電子顕微鏡像。細気管支（b），小動脈（v），肺胞（d）。（Leeson TS, Leeson CR, Paparo AA: Text/Atlas of Histology. Philadelphia, WB Saunders, 1988.より）

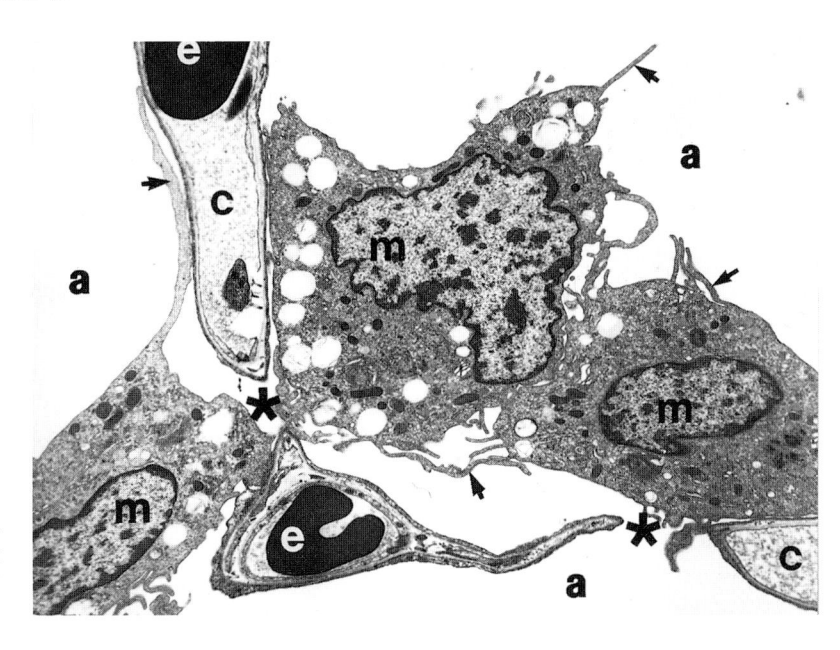

図15-13　サル肺胞中隔の透過型電子顕微鏡像。肺胞（a），毛細血管（c）内の赤血球（e）。肺胞大食細胞（m）には糸状偽足（矢印）が見られる。星印は肺胞孔を示す。（Maina JN: Morphology and morphometry of the normal lung of the adult vervet monkey [*Carcopithecus aethiops*]. Am J Anat 183:258-267, 1988.より）

第15章 呼吸器系

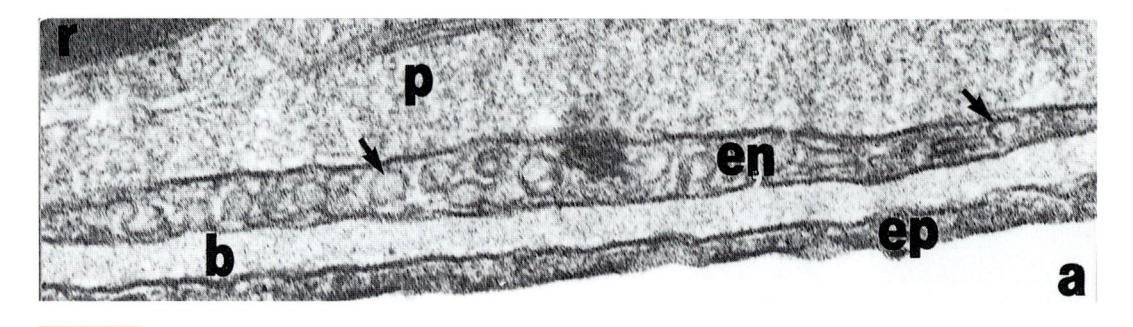

図15-14 血液空気関門の透過型電子顕微鏡像（×71,250）。肺胞（a），Ⅰ型肺胞上皮細胞の扁平な細胞質（ep），基底板（b），飲み込み小胞（矢印）を含む毛細血管内皮細胞（en），毛細血管腔の血漿（p）と赤血球（r）。（Maina JN: Morphology and morphometry of the normal lung of the adult vervet monkey［Cercopithecus aethiops］. Am J Anat 183: 258-267, 1988.より）

臨床ノート

新生児は出生と同時に最初の吸気を行い，それによって肺がふくらむ。肺界面活性物質があるために，肺胞はふくらんだ状態を維持できる。未熟児（胎生7か月より前に生まれた新生児）は界面活性物質をまだ十分に分泌・産生することができないので，致死的な**新生児呼吸窮迫症候群** respiratory distress of the newborn になることがある。このような場合には，合成界面活性物質とグルココルチコイドの併用療法が施される。合成界面活性物質は直ちに作用して表面張力を減弱させ，グルココルチコイドはⅡ型肺胞上皮細胞からの界面活性物質の分泌を刺激する。

界面活性物質は，エクソサイトーシスによって肺胞上皮の表面に分泌される。肺胞上皮の表面で，界面活性物質は**管状ミエリン** tubular myelin と呼ばれる広い格子様構造を作り，それが脂質と蛋白を分離する。脂質は空気との干渉面を形成する単分子のリン脂質薄膜に組み込まれ，蛋白は肺胞上皮細胞とリン脂質薄膜の間の水層に溶け込む。この界面活性物質は表面張力を減少させ，それによって肺胞の虚脱を防いでいる。界面活性物質はⅡ型肺胞上皮細胞で継続的に産生されているが，最近の研究によると，Ⅱ型肺胞上皮細胞と肺胞大食細胞によって貪食されるという。界面活性物質を産生し貪食することに加え，Ⅱ型肺胞上皮細胞は，細胞分裂によって自らの細胞同様Ⅰ型肺胞上皮細胞も再生する。

肺胞マクロファージ（塵埃細胞）

肺胞マクロファージは，肺胞内の粒状物質を貪食する。

単球は肺の間質に達すると，**肺胞マクロファージ** alveolar macrophage（**塵埃細胞** dust cell）となり，Ⅰ型肺胞上皮細胞の間を抜けて，肺胞腔に入り込む。肺胞マクロ

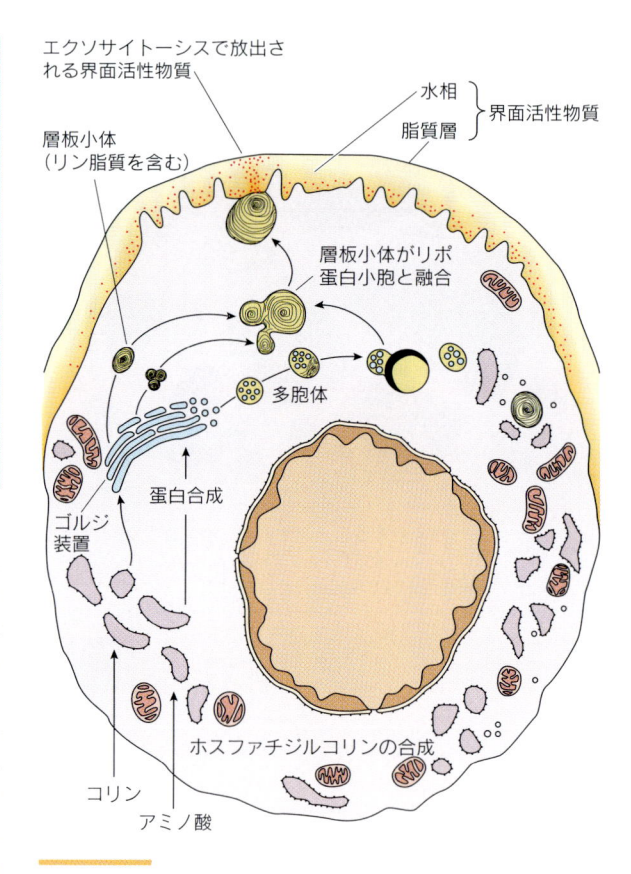

図15-15 Ⅱ型肺胞上皮細胞の模式図。

ファージは，埃や細菌のような粒状物質を貪食し，肺内を無菌状態に保つ（図15-13，図15-17）。この細胞には，Ⅱ型肺胞上皮細胞が界面活性物質を取り込むのを助ける働きもある。毎日約100万個のマクロファージが気管支に移動し，線毛運動によって気管支から咽頭に運ばれ，飲み込まれたり，吐き出されたりして除去される。しかし，その一部は肺の間質に再び戻り，リンパ管に入って肺から出て行く。

呼吸器系 ■ ■ ■ 第15章

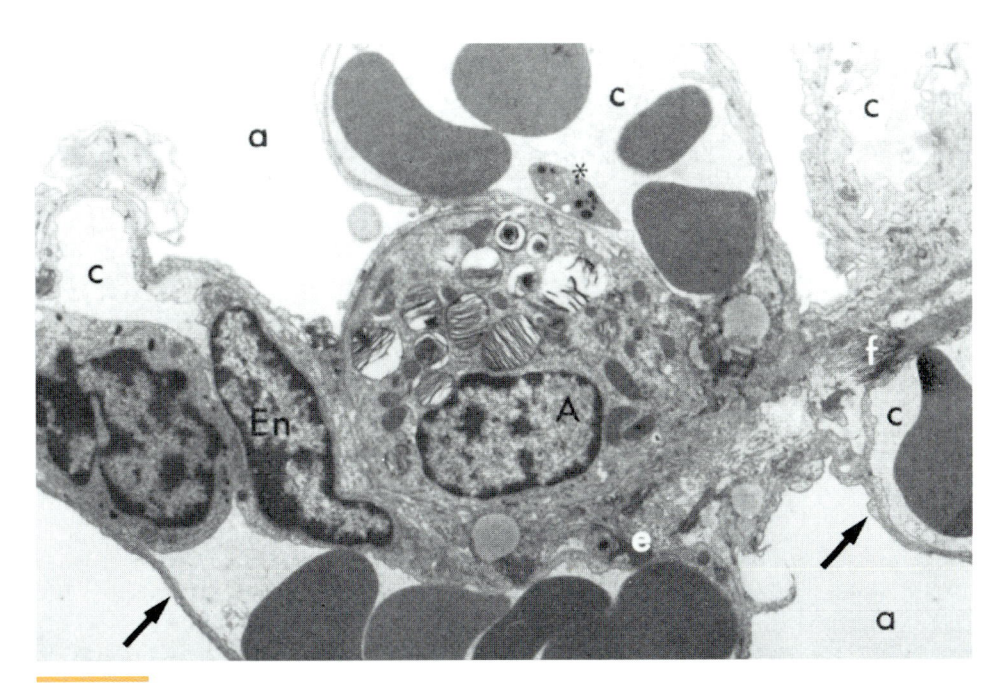

図15-16　II型肺胞上皮細胞の透過型電子顕微鏡像。核(A)が中央に位置し，その近傍に層板小体がある。a：肺胞，c：毛細血管，e：弾性線維，En：内皮細胞の核，f：膠原線維，矢印：血液空気関門，＊印：血小板。(Leeson CR, and Paparo AA: Text/Atlas of Histology. Philadelphia, WB Saunders, 1988.より)

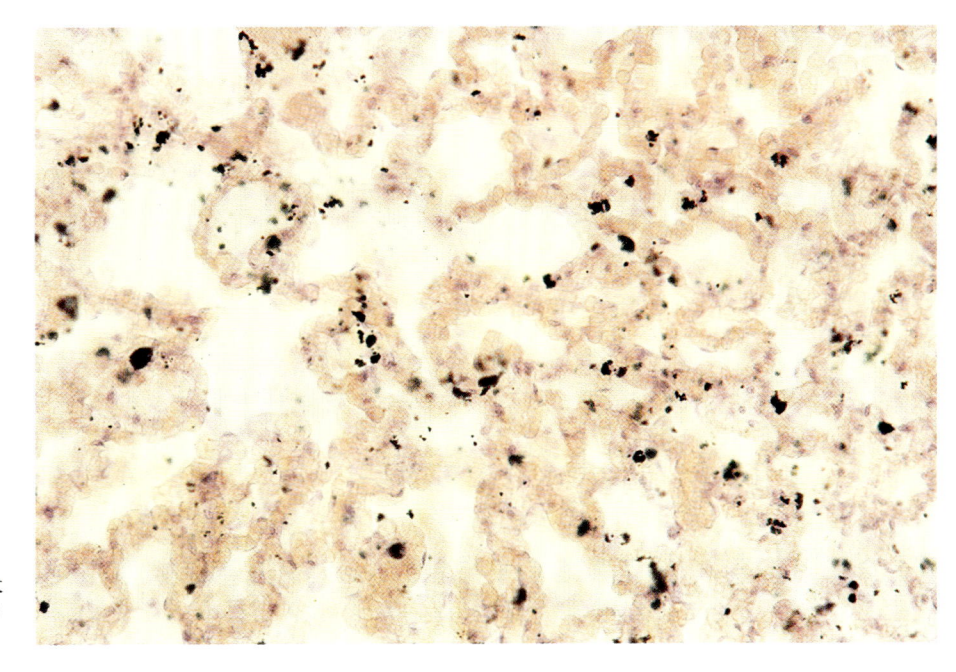

図15-17　ヒト肺の肺胞大食細胞(×270)。埃を取り込んで黒くなっている。

307

臨床ノート

肺うっ血またはうっ血性心不全の患者の肺胞マクロファージは，血管外に出た赤血球を貪食して赤黒く見える。このような細胞を**心不全（心弁膜症細胞）** heart failure cell と呼ぶことがある。

肺気腫 emphysema は，長期間の喫煙や $α_1$-アンチトリプシン欠損症によって起こることが多い疾患である。$α_1$-アンチトリプシンは，肺胞マクロファージが合成するエラスターゼによる弾性線維の分解を抑制することによって，肺を守る働きがある。肺気腫の患者では，肺組織の弾性が減少し，液体が充満した大きな囊が生じるために，ガス交換能が低下する。

肺胞中隔

隣接する2つの肺胞の間の領域を**肺胞中隔** interalveolar septum といい，その両側には肺胞上皮がある（図15-13）。肺胞中隔は非常に薄く，毛細血管とその基底板しかないことがある。厚い肺胞中隔には，Ⅲ型コラーゲンや弾性線維などの結合組織成分，大食細胞，線維芽細胞（筋線維芽細胞），肥満細胞，リンパ球などが存在する。

血液空気関門

血液空気関門は，肺胞中隔において，O_2とCO_2が血液から肺胞腔へ，あるいはその逆方向に通過する部分をいう。

肺胞中隔の最も薄い部分はガス交換が可能で，ここを**血液空気関門** blood-air barrier という（図15-14）。Ⅰ型肺胞上皮細胞が毛細血管の内皮と近接し，これらの上皮の基底板が癒合しているような，極めて狭い血液空気関門では，肺胞腔のO_2と血液中のCO_2の交換は最も効率良く行われる。血液空気関門は，次の3つの構造からなる。

- 界面活性物質とⅠ型肺胞上皮細胞
- Ⅰ型肺胞上皮細胞と毛細血管内皮細胞の基底板
- 毛細血管の内皮細胞

組織と肺におけるガス交換

肺では，O_2は血液によって運ばれてきたCO_2と交換され，体の組織では，CO_2は血液によって運ばれてきたO_2と交換される。

吸気では，酸素を含んだ空気が肺の肺胞腔に入る。肺胞の総表面積は140 m²を超えるが，ある時点で肺内のすべての毛細血管を流れている総血流量は140 mℓ に満たない。血液1 mℓ 当たりの肺面積は1 m²もあり，ガス拡散が可能な面積は極めて広い。酸素は血液空気関門を通過して毛細血管腔に入り，赤血球ヘモグロビンの**ヘム** heme と結合して，**オキシヘモグロビン** oxyhemoglobin になる。CO_2は，血液から血液空気関門を拡散によって通過し，肺胞腔に入る。そして，CO_2の豊富な空気は呼気として，肺から体外に排出される。血液空気関門でのO_2とCO_2の交換は，血液と肺胞腔におけるこれらの気体のガス分圧の差による受動拡散による。

全身の細胞では，1分間当たり約200 mℓ のCO_2が産生されている。CO_2は血流に入り，次の3つの状態で運ばれる。1つは血漿に溶解した気体として（20 mℓ），1つはヘモグロビンに結合した状態で（40 mℓ），もう1つは血漿重炭酸イオンとして（140 mℓ）である。CO_2の運搬の際には，次のような一連の現象が起こる（図15-11C）。

1. 血漿に溶けている大部分のCO_2は，赤血球の細胞質に拡散する。
2. 一部のCO_2は，ヘモグロビンのグロビン部分と結合する。CO_2のグロビンとの結合能は，ヘムの部分にO_2があるときよりないときのほうが大きい。
3. 赤血球の細胞質では，大部分のCO_2は水と結合し，炭酸となる。これは**炭酸脱水酵素** carbonic anhydrase によって触媒される反応で，炭酸はさらに水素イオン（H^+）と重炭酸イオン（HCO_3^-）に解離する。水素イオンはヘモグロビンと結合し，重炭酸イオンは赤血球から出て血漿中に入る。イオン平衡を維持するために，塩素イオン（Cl^-）が血漿から赤血球に入る。この重炭酸イオンと塩素イオンの交換を，**塩素シフト** chloride shift という。

重炭酸の豊富な血液は，肺動脈を通って肺に運び込まれる。CO_2の濃度は肺胞腔内よりも血液中の方が高いので，CO_2は濃度勾配に従って肺胞に放出される。放出のメカニズムは前述とは逆の反応で，次のような一連の過程をとる（図15-11D）。

1. 重炭酸イオンが赤血球に入る（それに伴って，塩素イオンが赤血球から血漿に放出される：塩素シフト）。
2. 赤血球の細胞質にある重炭酸イオンと水素イオンが結合し，炭酸を作る。
3. 肺では，O_2がヘモグロビンと結合することによって，ヘモグロビンをより酸性にし，CO_2との結合能を低下させる。それに加えて，ヘモグロビンが酸性になるので，過剰な水素イオンが放出されて重炭酸イオンと結合し，炭酸ができる。
4. **炭酸脱水酵素** carbonic anhydrase の働きによって，炭酸は水とCO_2に分解される。
5. 血漿に溶けているCO_2，ヘモグロビンと結合しているCO_2，炭酸が分解してできたCO_2が，濃度勾配に従って，血液空気関門を通って肺胞腔に入る。

ヘモグロビンは，**一酸化窒素**nitric oxide（NO）に対する結合部位を2つ持っている。一酸化窒素は神経伝達物質の1つで，血管内皮細胞から放出され，血管の平滑筋を弛緩させて血管を拡張させる。肺の血管で産生された一酸化窒素によってS-ニトロシル化（結合部位1）されたヘモグロビンは，結合した一酸化窒素を，産生部位である組織の細動脈に受け渡し，細動脈の拡張を引き起こす。このような機構によって，ヘモグロビンはO_2とCO_2のより効果的な交換を促進するとともに，血圧の調節も行っている。さらに，O_2がヘモグロビンのヘム部分から離れて組織に与えられると，NOは鉄原子のある部位に結合し（結合部位2），肺に運ばれる。そこでNOは肺胞腔に出て，CO_2とともに呼気中に放出される。

胸腔と換気機構

筋の作用によって胸腔容積が変化し，呼吸器系にガスが出入りする。

左右の胸腔は，**胸膜**pleuraと呼ばれる漿膜に囲まれている。胸膜は単層扁平上皮と漿膜下結合組織で構成される。胸膜をふくらませた風船と見なすと，その風船に握りこぶしを押し当てるように，肺は成長するにつれて胸膜を圧迫していく。このようにして，胸膜の**臓側胸膜**visceral pleuraは肺の表面と癒着し，残りの胸膜である**壁側胸膜**parietal pleuraは胸腔の内壁と癒着する。

臓側胸膜と壁側胸膜の間の腔を**胸膜腔**pleural cavityという。胸膜腔には胸膜で産生された少量の漿液がある。このため，**換気**ventilationの際に，肺の大きさが変化しても摩擦が軽減される。換気とは空気が肺に入ったり（吸気），出たり（呼気）することをいう。

吸気inhalationはエネルギーを必要とし，横隔膜と肋間筋，吸気筋群と斜角筋などの呼吸補助筋が収縮する必要がある。これらの筋が収縮すると胸郭が広がり，胸膜腔の容積が増加する。その結果，胸膜腔圧が減少し，空気が肺に流入してくる。これに伴って肺は拡張し，間質の弾性線維網は伸展して臓側胸膜が壁側胸膜に近づく。すると，胸膜腔の容積が減少し，胸膜腔内圧が上昇する。

呼気exhalationの際には，呼吸筋は弛緩し，胸膜腔の容積は減少する。その結果，胸膜腔内圧が上昇し，さらに，伸展していた弾性線維が静止長に戻るので，空気が肺から押し出される。従って，通常の呼気ではエネルギーを必要としない。力を入れて息を呼出するときは，内肋間筋と腹直筋が収縮することによって，胸膜腔の容積を減少させ，肺に残っている空気を押し出す。

> ### 臨床ノート
>
> 灰白髄炎poliomyelitisの患者では，呼吸筋が非常に弱くなり，呼吸補助筋が胸郭を挙上する主な筋となるので，呼吸補助筋が肥大する。**重症筋無力症**myasthenia gravis**とギラン・バレー症候群**Guillain-Barré syndromeでは，呼吸筋と呼吸補助筋の両方の筋力が低下する。従って，肺は正常でも呼吸不全となり，死亡することがある。

肺の肉眼的構造

左肺は2葉，右肺は3葉からなる。

左肺は2葉から，右肺は3葉からなる。肺の内側部にある**肺門**hilusでは，主気管支，気管支動脈，肺動脈が肺に入り，気管支静脈，肺静脈，リンパ管が出てくる。肺門から出入りする血管と気道は**肺根**rootを構成する。

肺葉は，さらにいくつかの**気管支肺区域**bronchopulmonary segmentに分かれ，それぞれに三次肺内気管支（区域気管支）が分布する。気管支肺区域はさらに多くの**小葉**lobuleに分かれ，それぞれの小葉には細気管支が分布する。小葉どうしは結合組織中隔によって仕切られており，その中隔にはリンパ管と肺静脈の支流が流れている。気管支動脈と肺動脈の枝は，小葉の中心を細気管支に伴って進む。

肺の血管分布とリンパ管分布

肺動脈は，右心室から肺に静脈血を送る。肺動脈の枝は，気管支に伴って肺小葉に入る（図15-7）。呼吸細気管支に至ると，肺動脈由来の血管は毛細血管となり，肺胞の壁内で毛細血管網を形成する。毛細血管の直径は8 μmしかないので，赤血球は1列に並んで毛細血管を通過する。このことは，気体の拡散距離が短くなり，酸素を赤血球と最大限に接触させるのに役立っている。

毛細血管床の血液は酸素を受け取り，静脈に流れ込む。静脈の径は次第に増加していく。いずれ肺静脈となるこれらの静脈は，酸素の豊富な動脈血を運びつつ，肺小葉間中隔を通過する。従って，静脈は肺小葉の先端に到達するまでは，動脈とは異なる経路を通過する。肺小葉の先端を出てから肺門まで，肺静脈は気管支と走行をともにする。肺門を出た肺静脈は，動脈血を心臓の左室系に運ぶ。

気管支動脈bronchial arteryは胸大動脈の枝で，栄養分と酸素を含んだ血液を気管支樹，小葉間中隔，肺胸膜に供給する。気管支動脈系の細い枝のなかには，肺動脈系の枝と吻合するものもある。大部分の枝は**気管支静脈**bronchial veinを経て，奇静脈に流入する。

肺には2系統のリンパ管系がある。1つは臓側胸膜のなかにある浅層リンパ管系で，もう1つは肺間質にある深層リンパ管系である。この2つのリンパ管系の間には多数の吻合がある。浅層リンパ管系は合流してより太いリンパ管を何本か作り，肺根部にある肺門リンパ節（気管支肺リンパ節）に流れ込む。深層リンパ管系は3通りの流れ方をする。それぞれの流れは，肺動脈，肺静脈，呼吸細気管支までの気管支樹のいずれかに沿っている。これらのリンパ管系を流れるリンパは，いずれも肺根部で肺門リンパ節に注ぐ。肺門リンパ節から出たリンパ管は，胸管か右リンパ本幹に注ぎ，それぞれ左または右の内頚静脈−鎖骨下静脈合流部（静脈角）に注ぐ。

肺の神経支配

胸部交感神経幹由来の交感神経線維と，迷走神経由来の副交感神経線維が，気管支平滑筋に分布する。**交感神経** sympathetic nerve は気管支平滑筋を弛緩させ，気管支を拡張させる。しかし，肺の血管の平滑筋に対しては収縮作用がある。**副交感神経** parasympathetic nerve は気管支平滑筋を収縮させ，気管支を収縮させる。

神経線維がⅡ型肺胞上皮細胞とシナプス結合していることがあり，肺界面活性物質の産生が何らかの神経支配を受けている可能性が示唆される。

16 消化器系：口腔

消化器系は口腔，消化管，およびその付属腺で構成され，食物の摂取，咀嚼，嚥下，消化，吸収に働くとともに，消化されなかった食物残渣の排泄を行う。こうした多様な機能を果たすために，消化器系の各部には特殊化した構造がある。

本章と次の2章では，消化器系の構成要素の組織と機能について詳しく述べる。本章では口腔，第17章では消化管（食道，胃，小腸・大腸，直腸，肛門），第18章では消化管の腺（唾液腺，膵臓，肝臓，胆嚢）について述べる。

口腔粘膜の概要

口腔粘膜は重層扁平上皮（非角化，錯角化，角化の3種類がある）とその下層の結合組織で構成される。粘膜は機能的に被蓋粘膜，咀嚼粘膜，特殊粘膜の3種類に分類される。

口腔は口唇，頬，口蓋，口蓋底（舌）で囲まれた空間で，後方は口峡で咽頭に開いている。

口腔の表面は**口腔粘膜** oral mucosa で被われている。口腔粘膜は湿った**重層扁平上皮** stratified squamous epithelium とその下層の結合組織で構成されるが，この上皮は部位によって**角化** keratinized，**非角化** nonkeratinized，**錯角化** parakeratinized の3種類に区別される。強い摩擦や引っ張る力が加わる部位（歯肉，舌背，口蓋）では，口腔表面は錯角化～角化重層扁平上皮で被われており，その下層には不規則膠原線維性結合組織がある。このような部位にある粘膜は**咀嚼粘膜** masticatory mucosa と呼ばれる。口腔の残りの部分は非角化扁平上皮で被われており，その下層にはやや疎らな不規則膠原線維性結合組織がある。このような粘膜は**被蓋粘膜** lining mucosa と呼ばれる。また，味蕾が存在する口腔粘膜（舌背，軟口蓋，咽頭の一部）は，味覚を感じる特殊化した粘膜なので，**特殊粘膜** specialized mucosa と呼ばれる。

大唾液腺には耳下腺，顎下腺，舌下腺の3種類がある。これらの腺の導管はいずれも口腔に開き，唾液を分泌して口腔内を湿らせている。この唾液には，炭水化物を分解する**唾液アミラーゼ** salivary amylase をはじめ，**ラクトフェリン** lactoferrin，**リゾチーム** lysozyme，抗菌物質，**分泌型免疫グロブリン** secretory immunoglobulin A(IgA) が含まれている。口腔粘膜の結合組織には小唾液腺があり，口腔内の唾液量をさらに増加させる。食物は唾液と混和されて水気を与えられ，歯で噛み砕かれた後，舌によって丸められて直径2 cmほどの球状の**食塊** bolus となり，舌の作用によって咽頭に送られ，飲み込まれる。

口腔の前方には口唇があり，後方は口蓋咽頭弓で境されている。ここでは，口唇や歯とその付属構造物，口蓋，舌について述べる。

口唇

口唇は皮膚部，赤唇縁（中間部），粘膜部の3部からなる。

口腔の入り口には上下に**口唇** lip がある。口唇のなかには骨格筋線維があるため，口唇を動かすことができる。口唇は皮膚部，赤唇縁（中間部），粘膜部の3部に分けられる。

口唇の**皮膚部** external aspect は薄いが，ほかの部位の皮膚と同様，汗腺，毛包，脂腺がある。**赤唇縁** vermilion border は口唇のピンク色の部分をいう。赤唇縁も薄い皮膚で被われているが，汗腺と毛包を欠く。ときに，脂腺を認めることがある。上皮と結合組織の間には，陥合（**上皮脚** rete apparatus）がよく発達しており，真皮乳頭の毛細血管ループが皮膚表面に近接しているので，赤唇縁はピンク色に見える。赤唇縁には汗腺がないので，時々舌で湿らせる必要がある。

粘膜面mucous aspectは非角化重層扁平上皮で被われており，常に湿っている。上皮下にある結合組織は，密不規則膠原線維性結合組織で，主に粘液性の小唾液腺を多数含む。

歯

> 歯は乳歯，永久歯ともに，歯冠，歯頚，歯根の部分に分けられる。

ヒトは20本の**乳歯** deciduous (milk) teeth と，32本の**永久歯** permanent (adult) teeth を持つ。永久歯は，乳歯から生え替わる20本の**代生歯** succedaneous teeth と12本の臼歯からなる。乳歯や永久歯は，ともに上顎と下顎に弓状に並んで歯列をなす。

歯には様々な種類があり，形態や歯根の数が異なる。その種類に応じて食物の引き裂き，食片の細断化，擦り潰しなど，機能も様々である。ここでは歯の一般構造についてのみ述べることにする。

歯は骨にある**歯槽** alveolus と呼ばれる骨性孔のなかに刺さっており，密不規則膠原線維性結合組織である**歯根膜**（**歯周靱帯**）periodontal ligament で固定されている。歯肉も歯を支えており，歯肉の上皮は上皮下の結合組織と口腔との境をなす（図16-1）。

歯が口腔に突出している部分を**歯冠** crown といい，歯槽のなかに収まっている部分を**歯根** root と呼ぶ。歯冠と歯根の境が**歯頚** cervix である。歯は3層の硬組織からなり，その内部にある歯髄腔にはゼラチン様の**歯髄** pulp が入っている。歯髄腔が狭くなった部分は根管といい，歯根の先端にある根尖孔に開口し，歯根膜隙とつながっている。この根尖孔から血管，リンパ管，神経が歯髄に出入りする（図16-2）。

歯の硬組織

> 歯の硬組織はエナメル質，象牙質，セメント質からなる。

歯を構成する硬組織はエナメル質，象牙質，セメント質からなる。象牙質は歯髄腔と根管を取り囲んでいる部分で，歯の大部分を占める。象牙質は歯冠ではエナメル質，歯根ではセメント質で被われている。エナメル質とセメント質は歯頚で接する。

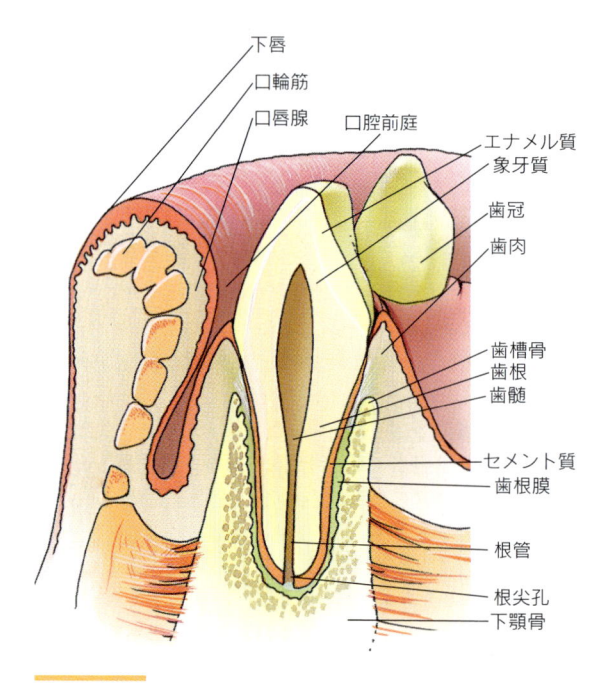

図16-1　下顎前方部の断面模式図。

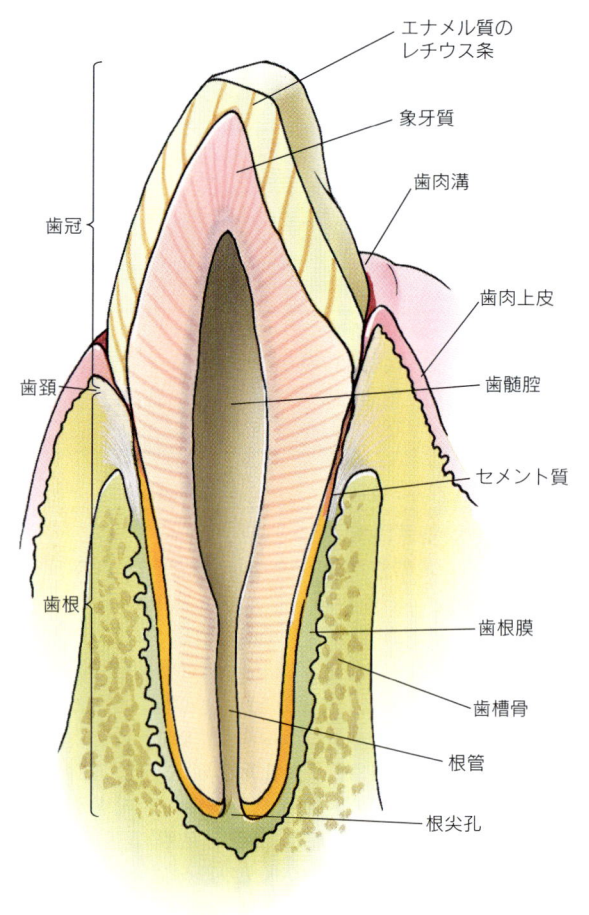

図16-2　歯と歯周組織の模式図。

エナメル質

エナメル質は歯冠の象牙質を被う。その96％はヒドロキシアパタイトでできており、エナメル質は生体で最も硬い。

エナメル質 enamel は生体で最も硬い物質である。エナメル質は透明なので、歯の色調はその下層にある象牙質の色を反映している。エナメル質はその96％がヒドロキシアパタイト（水酸化リン酸カルシウム）hydroxyapatite で構成され、残る4％は有機質と水である。エナメル質の石灰化物は、薄い有機質で被われた大型の結晶である。その有機質は、チロシンを含むケラチン様の高分子糖蛋白で、**エナメリン** enamelin と呼ばれる。

エナメル質は**エナメル芽細胞** ameloblast によって作られる。エナメル芽細胞は1日当たり、長さが4～8μmのエナメル質のユニットを産生するが、このユニットが癒合することによって、断面が鍵穴形の**エナメル小柱** enamel rod が形成される。エナメル小柱はエナメル質と象牙質の境界から、エナメル質の全幅を横切るようにしてエナメル質の表面まで伸びている。エナメル小柱内でのヒドロキシアパタイト結晶の向きは様々で、エナメル小柱はさらに円柱状の頭部と角柱状の尾部（**小柱間エナメル質** interrod enamel）に区分される。エナメル質は生命現象を持たない物質である。これは歯が萌出する前にエナメル芽細胞が死ぬためで、エナメル質には修復能がない。

> ### 臨床ノート
>
> **う蝕（カリエス）** caries は、エナメル質の内部や表面に小欠損が生じ、そこに微生物が集積して起こる疾患である。微生物が唾液や歯の表面にある栄養物から酸を作り出し、この酸によってエナメル質は脱灰される。微生物は自らが掘り込んだくぼみのなかでさらに増殖し、毒素を産生しながら、う蝕巣を拡大していく。
>
> フッ素はエナメル質を硬くする作用がある。特に若年者におけるフッ素の効果は顕著で、う蝕に対するエナメル質の抵抗性を高める。水道水や歯磨き粉へのフッ素添加、歯科医による歯へのフッ素塗布などによって、う蝕の発生率は大幅に低下した。

エナメル質の形成は、胎生期の母親の健康状態と生後の本人の健康状態に左右される。また、エナメル質の形成は1日ごとに分節状に進行するので、エナメル小柱はエナメル質形成期における代謝の状態を反映して、低石灰化の部分と、正常に石灰化した部分が連なった構造をしている。木の年輪にも似たこの繰り返しパターンは、組織学的に明瞭に観察され、**レチウス条（エナメル成長線）** striae of Retzius と呼ばれる。

萌出したばかりの歯の表面は、エナメル質を形成した細胞が作る基底膜様の構造である**エナメル小皮（歯小皮）** primary enamel cuticle によって被われている。このエナメル小皮は歯が萌出すると、摩擦などによってすぐに失われる。

象牙質

象牙質は歯の大部分を構成し、その70％がヒドロキシアパタイトでできており、生体では2番目に硬い。

象牙質 dentin（図16-2、図16-3）は生体で2番目に硬い物質である。象牙質は黄色みを帯びており、弾力性があるため、表面を被うもろいエナメル質が破折するのを防いでいる。象牙質は65～70％がヒドロキシアパタイト、20～25％が有機質、約10％が結合水で構成されている。有機質の大部分はⅠ型コラーゲンで、プロテオグリカンと糖蛋白を伴う。

象牙質は**象牙芽細胞** odontoblast で作られる。エナメル芽細胞と異なり、象牙芽細胞は歯が生きている限り象牙質を形成し続ける。象牙芽細胞は歯髄の辺縁部に位置し、**象牙芽細胞突起** odontoblastic process（**トームス線維** Tomes' fiber）と呼ばれる細胞質突起を象牙質のなかの

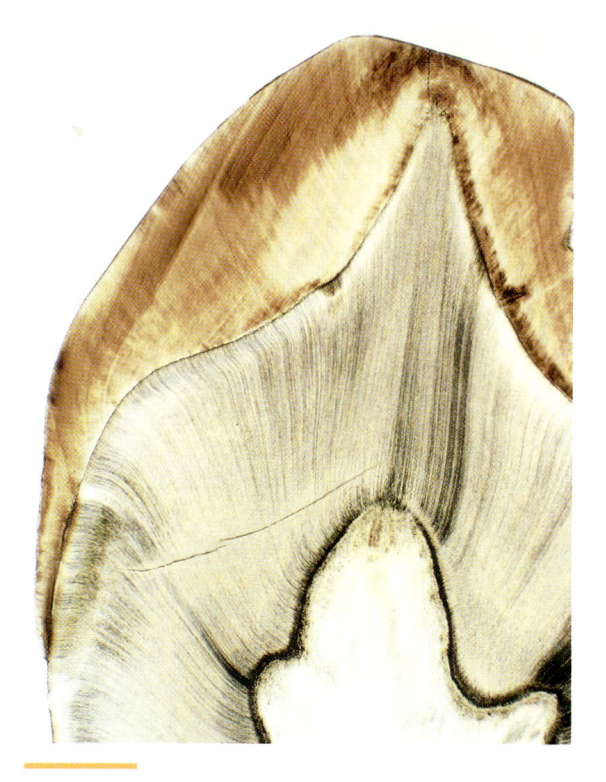

図16-3 歯の歯冠と歯頚部の光学顕微鏡写真（×14）。

象牙細管 dentinal tubule に伸ばしている。この象牙細管は，歯冠部では歯髄からエナメル質と象牙質の境界（エナメル象牙境），歯根部では象牙質とセメント質の境界（象牙セメント境）まで伸びており，なかは組織液で満たされている。

象牙質の形成期には，象牙芽細胞は1日に4〜8 μmの厚さの象牙質を形成する。エナメル質と同様，象牙質の形成も出生前の母体の健康と生後の本人の健康状態によって変化する。従って，象牙質には象牙細管に沿って正常石灰化部と低石灰化部が交互に出現する。この様子は組織学的に，**オーエン外形線** line of Owen として観察される。オーエン外形線は，エナメル質のレチウス条と相同の構造である。

象牙芽細胞はその機能が持続するので，象牙質には自己修復能がある。歯髄腔にある既存の象牙質に**修復象牙質** reparative dentin が形成されるので，歯髄腔は加齢とともに狭くなる。

> **臨床ノート**
>
> 象牙質の感覚は，象牙芽細胞に密接する感覚神経によって伝えられる。象牙細管内の組織液に撹乱が生じると，神経線維が脱分極し，脳にその情報が送られて痛みを感じると考えられている。

セメント質

> セメント質は歯根の象牙質を被う硬組織で，50％がヒドロキシアパタイトで構成され，骨とほぼ同等の硬さである。

セメント質 cementum は，歯根部にのみ存在する（図16-2，図16-3）。セメント質は45〜50％がヒドロキシアパタイト，50〜55％が有機質と水で構成される。有機質の大部分はⅠ型コラーゲンで，プロテオグリカンと糖蛋白を伴う。

歯の根尖部のセメント質は骨組織と似ており，セメント小腔と呼ばれる腔のなかに**セメント細胞** cementocyte が入っている。セメント細胞の突起はセメント小腔から**セメント小管** canaliculus に伸び出しており，その大部分が血管を含む歯根膜の方へ向いている。内部にセメント細胞を含むセメント質を**細胞セメント質** cellular cementum と呼ぶ。これに対し，歯冠に近い歯根の表面にあるセメント質は，セメント細胞を欠くので，**無細胞セメント質** acellular cementum と呼ばれる。細胞セメント質，無細胞セメント質ともに，**セメント芽細胞** cementoblast がある。この細胞はセメント質を形成する細胞で，歯の一生を通じて歯根膜との境界部にセメント質を産生し続ける。

歯根膜の膠原線維はその両端が**シャーピー線維** Sharpey's fiber として，セメント質と歯槽骨に埋め込まれていて，歯を歯槽に固定する働きがある。

セメント質は，破骨細胞と類似の**破歯細胞** odontoclasts によって吸収されることがある。乳歯が脱落し永久歯と生え替わるときは，破歯細胞によって乳歯の歯根のセメント質と象牙質が吸収される。

> **臨床ノート**
>
> セメント質は骨ほど容易に吸収されない。このため，歯科矯正医は歯を適切な位置へ移動させることができる。適切な外力を歯に加えることにより，矯正医は歯槽の形を改変させ，望ましい位置へ歯を移動させる。

歯髄

> 血管と神経に富む疎性結合組織からなる歯髄は，象牙質によって取り囲まれており，根尖孔を介して歯根膜とつながっている。

歯髄 pulp は，プロテオグリカンとグリコサミノグリカンに富むゼラチン様の疎性結合組織で，豊富な血管と神経のほか，リンパ管を含む（図16-4，図16-2）。歯髄は歯根の先端部の根尖孔を介して歯根膜とつながっており，脈管と神経が根尖孔を出入りする。

歯髄には，中央の**芯部** pulp core の周囲に，以下の3つ

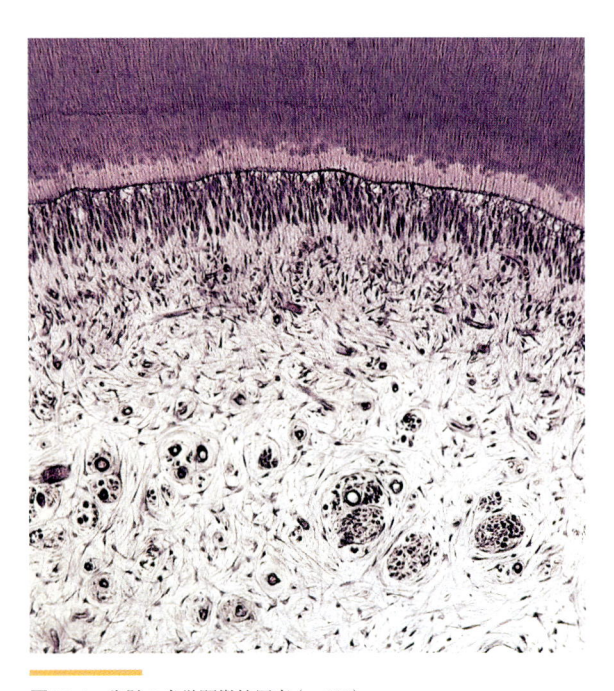

図16-4 歯髄の光学顕微鏡写真（×122）。

の層が同心円状に取り巻いている。

- **象牙芽細胞層** odontoblastic zone：最外層にあり，1層の象牙芽細胞で構成される。
- **細胞希薄層** cell-free zone：象牙芽細胞層の深層にあり，文字通り細胞を欠く部分。
- **細胞稠密層** cell-rich zone：最も深部にある層で，歯髄の芯部を直接取り囲み，線維芽細胞と間葉細胞で構成される。

歯髄の芯部は一般の疎性結合組織と同様の組織からなるが，脂肪細胞は存在しない。そのほかの特徴としては，血管が特に豊富で，ときに**歯髄結石** pulp stones, denticlesが認められることである。

歯髄の神経線維には以下の2種類がある。

- 交感神経線維（血管運動性）：血管の内径の調節
- 感覚神経線維：痛覚の伝達

痛覚を伝達する神経線維は細い有髄線維で，細胞稠密層のすぐ深部で**ラシュコフ神経叢** Raschkow plexusを作っている。神経線維はこの神経叢を過ぎると無髄化し，細胞希薄層と象牙芽細胞層を通って象牙細管に入る。神経線維のなかには象牙細管に入らず，象牙芽細胞の細胞体や細胞突起の近くに終わるものもある。

> **臨床ノート**
>
> 歯髄で出血が起こると歯が黒く変色するので，臨床的には容易に判断できる。歯髄には回復力があるので，歯髄内出血をきたしても，必ずしも歯髄処置を行う必要はない。

歯の発生

歯の発生は歯堤の出現によって始まる。

歯の発生 odontogenesis, tooth developmentは，受精後第6〜7週に外胚葉由来の口腔上皮が増殖しながら落ち込んで（図16-5），**歯堤** dental laminaという馬蹄形の上皮細胞の帯が下顎弓と上顎弓のなかに形成されることによって始まる。歯堤は神経堤由来の**外胚葉性間葉** ectomesenchymeで囲まれるが，両者の間には明瞭な基底板が存在する。

蕾状期

歯堤が出現すると間もなく，この上皮帯の下で細胞増殖が盛んに起こる。その結果，**歯蕾**tooth budと呼ばれる10個の上皮性の構造が形成される。このような時期を**蕾状期**bud stageという。歯の発生様式はどの歯でも同じであるが，歯によって発達の時期や速度が異なるので，歯の萌出時期は様々である。

帽状期

帽状期には外エナメル上皮，エナメル網状層，内エナメル上皮の3層からなるエナメル器が見られる。

歯蕾の細胞が増殖すると歯蕾は大きさを増すばかりでなく，その形も変化して帽子状を示すようになる。このような発生段階を**帽状期** cap stageという。この帽状期では，エナメル器が**外エナメル上皮** outer enamel epithelium，**エナメル網状層（エナメル髄，星状網）** stellate reticulum，**内エナメル上皮** inner enamel epitheliumの3層構造を示す。この3層構造のうち，凸面をなす単層扁平上皮からなる外エナメル上皮と，凹面をなす単層扁平上皮でできた内エナメル上皮は，**歯頸ループ** cervical loopと呼ばれる丸い縁の部分でつながっている。これらの2つの細胞層は，多数の突起で互いにつながった細胞群からなるエナメル網状層を挟んでいる。

帽状にふくらんだこれらの上皮性の細胞層は**エナメル器** enamel organと呼ばれ，周囲の外胚葉性間葉とは基底板で境されている。このエナメル器が分化してできる形は，将来の歯の鋳型となり，切歯，犬歯，臼歯の形を決めることになる。この現象は，内エナメル上皮に隣接する**エナメル結節** enamel knotによって制御されている。外胚葉性間葉の細胞がエナメル結節の細胞に作用してシグナル分子の発現を促し，エナメル結節を歯の形態形成における重要なシグナルセンターの1つに変化させる。

エナメル結節の細胞は，**骨形成蛋白** bone morphogenic protein（BMP-2, BMP-4, BMP-7），**ソニックヘッジホッグ** sonic hedgehog，**線維芽細胞成長因子−4** fibroblast growth factor-4（FGF-4）などを一定間隔を置いて合成・分泌し，一連の形態誘導によって歯冠の咬頭の形態形成が起こる。エナメル結節の細胞には**表皮成長因子** epidermal growth factor（EGF）とFGF-4の存在が必要で，それが不足するとアポトーシスに陥って死滅する。つまり，エナメル結節は歯冠の咬頭の形成に関与するが，咬頭のパターンが完成するとEGFとFGF-4は消退して，エナメル結節の細胞は死んでしまい，歯の形成に対する影響力を失う。切歯のように咬頭を持たない歯では，エナメル結節はシグナルセンターにはならず，この部分の細胞は帽状期にアポトーシスを起こして消滅する。

エナメル器の陥凹部には，外胚葉性間葉細胞が密集しており，この部分を**歯乳頭** dental papillaという。歯乳頭は歯髄と象牙質の形成にあずかり，その最外部にある細胞と内エナメル上皮とは基底板で境される。歯胚を取り囲む外胚葉性間葉細胞は，**歯小嚢** dental sac, dental folli-

第16章　消化器系：口腔

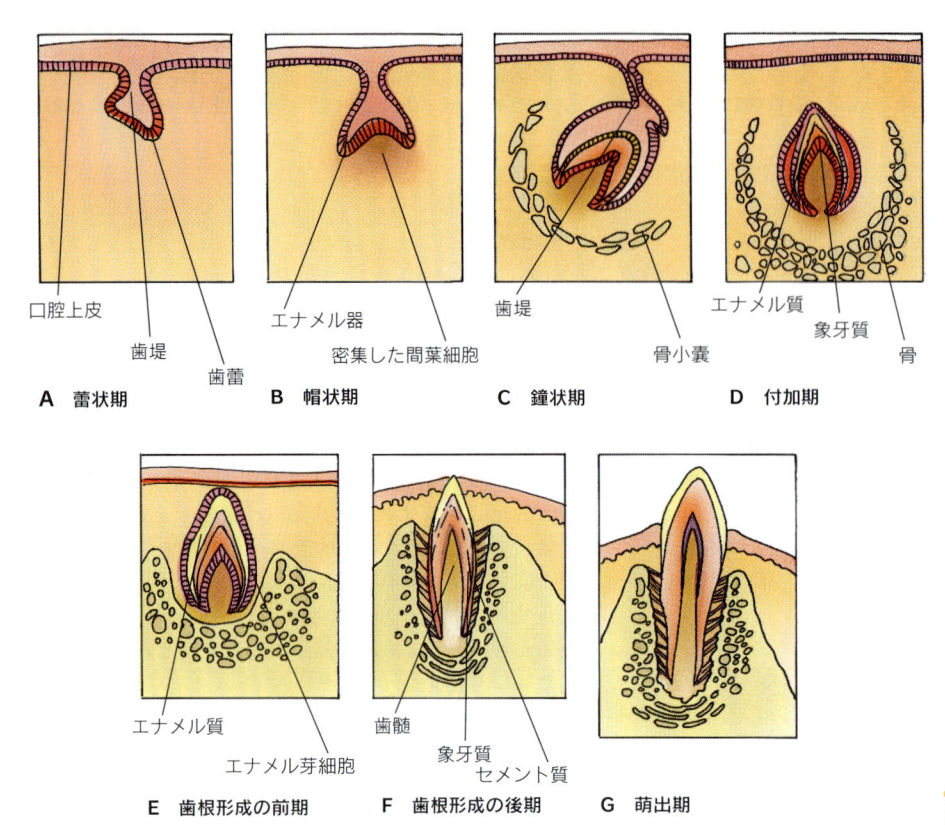

図16-5　歯の発生の模式図。

A　蕾状期　　口腔上皮／歯堤／歯蕾
B　帽状期　　エナメル器／密集した間葉細胞
C　鐘状期　　歯堤／骨小嚢
D　付加期　　エナメル質／象牙質／骨
E　歯根形成の前期　　エナメル質／エナメル芽細胞
F　歯根形成の後期　　歯髄／象牙質／セメント質
G　萌出期

cleと呼ばれる血管の発達した膜状の被包を形成する。エナメル器と歯乳頭および歯小嚢を併せて**歯胚** tooth germと呼ぶ。歯小嚢からはセメント質と歯根膜，歯槽骨が形成される。内エナメル上皮細胞は成熟するとエナメル質を産生する。従って，エナメル質を除く歯とその関連構造物は，神経提に由来する細胞によって形成される。

帽状期には，歯提から新たな充実性の上皮索が外胚葉性間葉のなかに深く伸び出し，**代生歯提** succedaneous laminaを作る。代生歯提の先端部の細胞が増殖し，代生歯の歯蕾を形成する。乳歯はいずれ代生歯に生え替わる。乳歯は20本しかないので，代生歯もそれと同数しか形成されない。残る12本の永久歯（両側上・下顎の大臼歯）は**加生歯** accessional teethと呼ばれる。この名称はこれらの歯が既存の乳歯に生え替わるのではなく，既存の歯提の後方の部分から歯が追加して生じることによる。胎生5か月には，加生歯の歯提が本来の歯提の後方へ伸び出し始める。

鐘状期と付加期

鐘状期には外エナメル上皮，エナメル網状層，中間層，内エナメル上皮の4層からなるエナメル器が見られる。

歯胚が成長して大型化するとエナメル器の陥凹はさらに深くなり，全体として釣鐘状を呈するようになる。このようになると，エナメル網状層と内エナメル上皮の間に**中間層** stratum intermediumと呼ばれる新たな細胞層が現れる。このような時期を**鐘状期** bell stageという。

エナメル器に貯留していた液体の大部分が消失すると，外エナメル上皮のほとんどは虚脱をきたして中間層の方へ移動するので，歯小嚢もこの新しい細胞層（中間層）に近づく。この血管の中間層への接近によって，扁平な内エナメル上皮細胞から円柱状のエナメル芽細胞（図16-6）への分化が誘導されているのは明らかである。この内エナメル上皮細胞の分化とともに，歯乳頭の最外縁部で基底板に接していた細胞も分化し，円柱状の**象牙芽細胞** odontoblastになる（図16-6, 図16-7）。

象牙芽細胞が基底板に象牙質の基質を分泌し始めると，エナメル芽細胞もエナメル質の基質を形成し始める。象牙質とエナメル質は互いに接し，その境界部は**エナメル象牙境** dentinoenamel junction (DEJ) と呼ばれる（図16-3）。このような時期を**付加期** appositional stageという。

象牙質の形成期間を通じて，象牙芽細胞は突起の尖端をエナメル象牙境に残したまま突起を伸ばしながら，エナメル象牙境から離れるように移動を続ける。**象牙芽細胞突起** odontoblastic processと呼ばれるこの細胞質の突

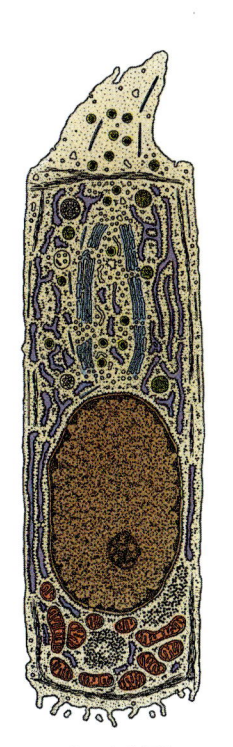

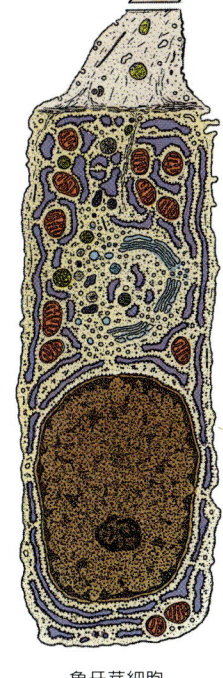

root sheath（HERS）ができる。この上皮鞘は発生中の歯冠の深部にある外胚葉性間葉を包み込み，歯乳頭の延長部をなす。

この部分のエナメル器は中間層を欠くために，内エナメル上皮はエナメル芽細胞に分化しない。従って，歯根の表面にはエナメル質は形成されない。しかし，歯根歯乳頭の最外層の細胞は象牙芽細胞に分化し，歯根の象牙質の形成を開始する。ヘルトヴィッヒ上皮鞘が伸びるとともに歯根形成は進行するが，歯頸部付近ではヘルトヴィッヒ上皮鞘の分解が始まり，鞘状の構造に孔が開き始める。ついで，このヘルトヴィッヒ上皮鞘の孔を通って歯小嚢の外胚葉性間葉細胞が侵入し，新たに形成された象牙質に近づき，**セメント芽細胞** cementoblast に分化する。分化したセメント芽細胞がセメント基質を分泌し，これが石灰化して**セメント質** cementum となる。

つまり，歯根の伸長はヘルトヴィッヒ上皮鞘が伸びることによって起こる。歯根が長くなるにつれ，歯冠は口腔に近づき，やがて口腔内へ萌出する。歯根形成と歯の萌出移動は同時に進行するが，歯根がその上方にある組

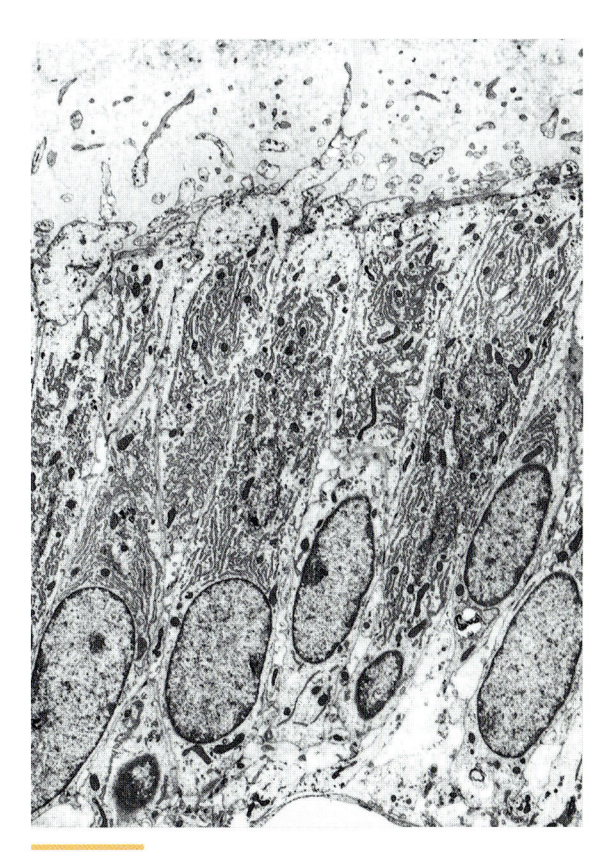

エナメル芽細胞　　象牙芽細胞

図16-6　電子顕微鏡所見をもとに描いたエナメル芽細胞と象牙芽細胞の模式図。（Lents TL: Cell Fine Structure: An Atlas of Drawings of Whole-Cell Structure. Philadelphia, WB Saunders, 1971. より）

起は，象牙質のなかにある象牙細管に入っている。

同様にエナメル芽細胞もエナメル象牙境から遠ざかるように移動し，**トームス突起** Tomes' process と呼ばれる細胞質突起を形成する。エナメル芽細胞がエナメル基質を分泌すると，細胞の頂部が基質によって絞り込まれてトームス突起が形成される。次いで，エナメル芽細胞は新たに分泌されたエナメル質から離れるが，その際に細胞の絞り込まれていた部分が元の大きさに復元する。この周期的なトームス突起の形成は，エナメル質の基質形成が完了するまで持続する。象牙質の基質が石灰化して象牙質になると，エナメル質の基質にも石灰化が及び，石灰化したエナメル質が出現する。

歯根形成

歯根の形成は歯冠形成が完了した後に始まり，その形成過程はヘルトヴィッヒ上皮鞘によって制御される。

エナメル質と歯冠象牙質の形成が完了すると，歯胚は次の発達段階である**歯根形成** root formation に入る。歯頸ループから外エナメル上皮と内エナメル上皮が伸び出し，鞘状の**ヘルトヴィッヒ上皮鞘** Hertwig's epithelial

図16-7　ラット切歯の象牙芽細胞の電子顕微鏡写真（×3,160）。（Ohshima H, Yoshida S: The relationship between odontoblasts and pulp capillaries in the process of enamel-related cementum-related dentin formation in rat incisors. Cell Tissue Res 268:51-63, 1992. より）

織を押し上げて萌出が起こるわけではない。歯小囊に存在する**筋線維芽細胞** myofibroblastと呼ばれる特殊な線維芽細胞が，形成中の歯を引き上げることによって萌出が起こるといわれている。

歯の付属構造

歯の付属構造には歯根膜，歯槽骨，歯肉がある。

歯根膜

歯根膜は密不規則膠原線維性結合組織でできており，その線維束（主線維群）はⅠ型コラーゲンからなる。歯根膜は歯を歯槽に固定する。

歯根膜（歯周靱帯）periodontal ligament（PDL）は，歯根のセメント質と歯槽骨との間に存在する幅0.5 mm以下の歯根膜隙にある（図16-1，図16-2）。この結合組織は密不規則膠原線維性結合組織に分類され，血管に富む。歯根膜にある線維束は**主線維群** principal fiber groupと呼ばれ，主に**Ⅰ型コラーゲン** type Ⅰ collagenよりなる。この主線維群は咬合などによって歯に加わる外力に抵抗すべく，一定の方向に並んでいる。主線維群の両端は，歯槽骨とセメント質に入り込んでいる。このような線維は**シャーピー線維** Sharpey's fiberと呼ばれ，歯根膜が歯を歯槽内に固定するのに役立っている（図16-8）。

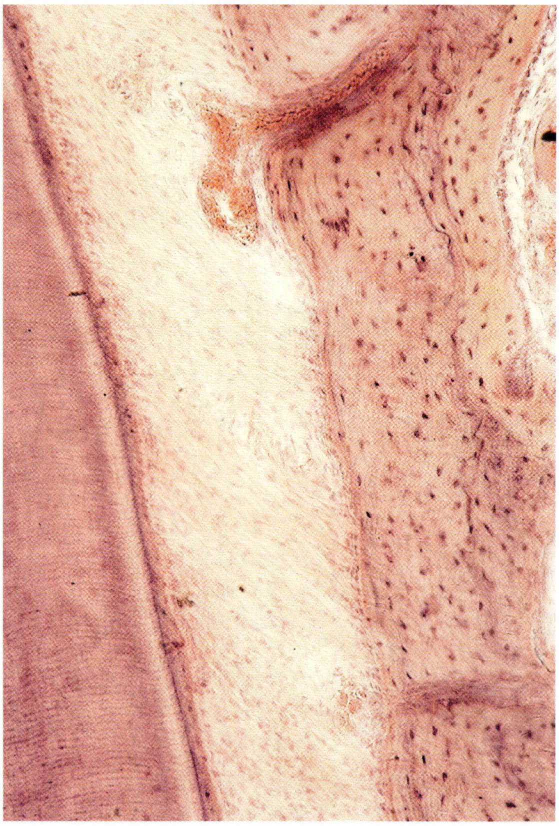

線維芽細胞は歯根膜で最も多い細胞である。この細胞はコラーゲンや歯根膜の無定形の細胞間物質を産生するばかりでなく，膠原線維の吸収も行っており，歯根膜のコラーゲンの代謝回転に関与している。そのほか，肥満細胞，マクロファージ，形質細胞，好中球がしばしば歯根膜のなかに見られる。

歯根膜の神経には，痛覚などの感覚を感受し伝える感覚神経線維，小動脈の内腔の径を調節する自律神経線維がある。

> **臨床ノート**
>
> 歯根膜の固有知覚ニューロンは，予期せずに何か硬いものを嚙んでしまったときに口が反射的に開く現象，すなわち**開口反射** jaw-opening reflexに関係している。開口反射は閉口筋を弛緩させるとともに開口筋を収縮させて歯の破折を防いでいる。

歯槽

歯槽は顎骨に開いた孔で，そのなかにある歯根膜の線維によって歯を固定している。

歯槽突起は下顎骨と上顎骨の突出をいい，歯根を入れる**歯槽** alveolusがある。隣り合う歯槽は骨性の槽間中隔で仕切られている。歯槽は3つの領域に区分される（図16-1，図16-2）。**皮質骨板** cortical plateは舌側と唇側にある緻密骨で，歯を支える壁に相当する部分である。その内側には海綿骨があり，薄い緻密骨の層からなる**固有歯槽骨** alveolar bone properを取り囲む。固有歯槽骨は，そこに入る歯根の形を写し取ったような形態を示す。栄養動脈は海綿骨内の管を通って歯槽骨に分布する。固有歯槽骨は皮質骨板と海綿骨で支持されており，多数の貫通孔を有する。栄養動脈の枝は海綿骨から歯根膜に達し，その栄養をつかさどる。

歯肉

歯肉には，接合上皮と呼ばれる楔形の薄い非角化重層扁平上皮があり，エナメル質表面と接合している。

歯肉 gingivaの重層扁平上皮は絶えず摩擦力にさらされるので，この上皮は完全に角化しているか，部分的に角化（**錯角化** parakeratinization）している（図16-1，図16-2）。上皮の下層には密不規則膠原線維性結合組織があり，

図16-8 歯根膜の光学顕微鏡写真（×119）。歯根膜は，歯根と歯槽骨の間にある密不規則膠原線維性結合組織である。

この組織は歯根膜と同様，Ⅰ型コラーゲンが主線維をなす。

歯肉の上皮は，歯に近づいたところでヘアピン状に折り返し，根尖方向へ1～2mmほどのところで，ヘミデスモソームによってエナメル質表面と接合する。歯肉と歯の間にある，深さが1～2mmの空隙は歯肉溝である。

エナメル質の表面に接合している歯肉上皮は**接合上皮** junctional epitheliumと呼ばれ，歯頸部を襟状に取り巻いている。接合上皮は細菌のいる口腔と歯肉の結合組織との間の強固なバリアーとなる。歯肉の主線維群は歯の表面への接合上皮の接合を助け，バリアーを完全なものにしている。この接合上皮は長さが1mmあり，その厚さは歯冠頂側で細胞35～50個分，根尖側で細胞5～7個分で，断面で見ると全体として楔形をしている。

口蓋

口蓋は硬口蓋，軟口蓋で構成され，口腔と鼻腔を隔てる。

口腔と鼻腔は**口蓋** palateによって隔てられる。口蓋は**硬口蓋** hard palateと**軟口蓋** soft palateからなり，前方に位置する硬口蓋は可動性がなく，内部に板状の骨を含む。後方にある軟口蓋は可動性に富み，その内部に骨格筋があり，動かすことができる。硬口蓋の口腔側の**咀嚼粘膜** masticatory mucosaは，角化（あるいは錯角化）重層扁平上皮からなり，その下には密不規則膠原線維性結合組織がある。硬口蓋の前方外側の結合組織には，脂肪細胞が集まっており，後方外側の結合組織には，粘液性の小唾液腺が見られる。硬口蓋の鼻腔側は呼吸上皮で被われているが，部分的に非角化重層扁平上皮が見られることもある。

軟口蓋の口腔側は，**被蓋粘膜** lining mucosaで被われている。この粘膜は，非角化重層扁平上皮とその下層の密不規則膠原線維性結合組織からなり，硬口蓋のものと一連の粘液性の小唾液腺を含む。鼻腔側は硬口蓋の鼻腔側と同様，多列円柱線毛上皮で被われる。

軟口蓋の最後部には口蓋垂が伸び出している。その組織は軟口蓋と同じで，上皮は非角化重層扁平上皮である。

舌

舌は前方2/3，後方1/3，舌根の3部に区別される。

舌 tongueは口腔内にある最大の構造物である。舌の運動性は，舌を構成する太く絡み合った骨格筋線維の働きによる（図16-9）。舌の筋は，起始を舌の外部に持つ**外舌筋群** extrinsic musclesと，起始と停止がいずれも舌の内部にある**内舌筋群** intrinsic musclesの2群に分類される。外舌筋は舌を口腔から出したり入れたり，あるいは横に動かす作用があるのに対し，内舌筋は舌の形を変化させる。内舌筋はその走向によって上・下縦舌筋と垂直舌筋，横舌筋の4つに分けられる。

舌には背面，腹側面，および左右の側面が区別される。背面はV字型の溝である**舌分界溝** sulcus terminalisによって，**前方2/3部** anterior two thirdsと，小さな**後方1/3部** posterior one thirdが区別される。V字の基部には**舌盲孔** foramen cecumと呼ばれる深い陥凹がある。

舌の前方2/3の背側面は，舌乳頭と呼ばれる突起構造で被われている。舌背の後方1/3の背側面には**舌扁桃** lingual tonsilがあるため，表面は凸凹している（☞第12章）。舌の最も後方の部分を**舌根** root of the tongueという。

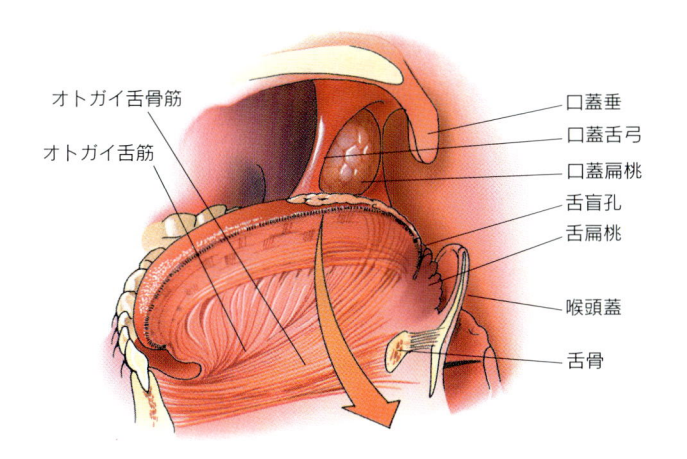

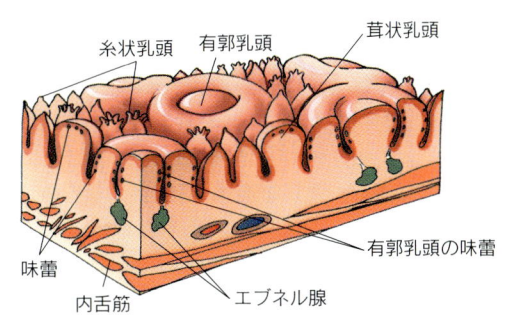

図16-9 舌と舌乳頭の模式図。

で変性，消失する。粘膜固有層にある小唾液腺の**エブネル腺** gland of von Ebnerから出た細い導管がヒダの底部に開く。

- **有郭乳頭** circumvallate papilla：舌分界溝のすぐ前方にあり，V字状に並ぶ8〜12個の大きな乳頭である。有郭乳頭は上皮が落ち込んでできた溝で囲まれている。溝の底にはエブネル腺の細い導管が開口する（図16-9，図16-10）。溝の上皮と乳頭の側面には味蕾があるが，乳頭の背側面は味蕾を欠く。

味蕾

味蕾 taste budは上皮内にあり，味を感受する感覚器である。舌の表面や口腔の後方には約3,000個の味蕾がある。味蕾は60〜80個の紡錘形の細胞からなり，全体としては長さ70〜80 μm，幅30〜40 μmの卵球状の構造物で，周囲の上皮よりも明らかに染色性が低い（図16-11，図16-12，図16-10）。味蕾の一端は，味蕾を被う重層扁平上皮によって形成された**味孔** taste poreと呼ばれる開口部に開いている（図16-12）。

以下の4種類の細胞が味蕾を構成する。

- **基底細胞** basal cell（Ⅳ型細胞）
- **暗調細胞** dark cell（Ⅰ型細胞）
- **明調細胞** light cell（Ⅱ型細胞）
- **中間細胞** intermediate cell（Ⅲ型細胞）

基底細胞は平均寿命が10日ほどで味蕾細胞の再生に関係すると考えられているが，そのほかの細胞の機能についてはよく分かっていない。研究者の多くは，基底細

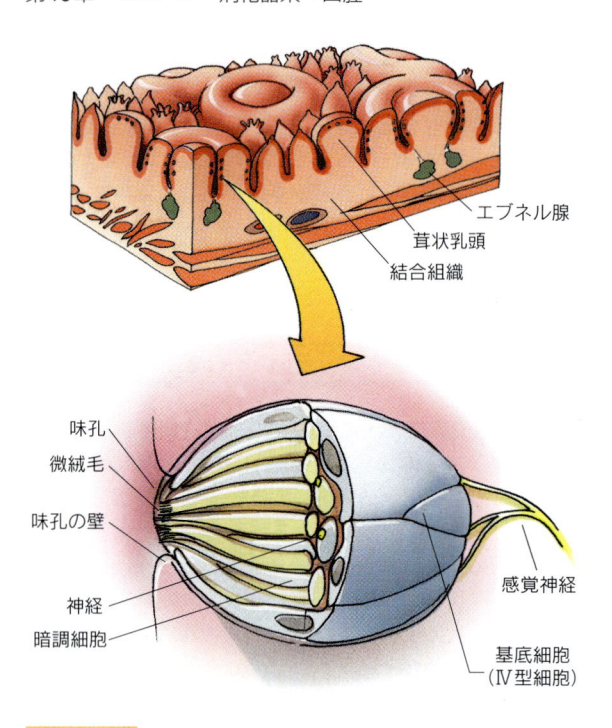

図16-10　舌乳頭と味蕾の模式図。

舌乳頭

舌乳頭には糸状乳頭，茸状乳頭，葉状乳頭，有郭乳頭の4種類がある。

舌乳頭 lingual papillaは，構造と機能面から糸状乳頭，茸状乳頭，葉状乳頭，有郭乳頭の4種類に分けられる（図16-10，図16-9）。これらはすべて舌分界溝より前方の背側面や外側面に存在する。

- **糸状乳頭** filiform papilla：細長い形をした乳頭で多数あり，舌背にベルベット様の概観を与える（図16-9，図16-10）。この乳頭は角化重層扁平上皮で被われており，食べ物をこすり取るのに役立つ。ネコの舌では，角化が特に顕著で，サンドペーパーのような質感がある。
- **茸状乳頭** fungiform papilla：茸のように上部が広がった形をしている乳頭である（図16-9，図16-10）。この乳頭は非角化重層扁平上皮で被われているので，上皮下にある毛細血管ループを通る血液が透けて，赤い点として見える。茸状乳頭は，舌背の糸状乳頭の間に不規則に散在している。この乳頭の頂部には味蕾がある。
- **葉状乳頭** foliate papilla：舌の後方外側部にあり，垂直に並んだヒダとして観察される。新生児期にはこの乳頭に機能的な味蕾が見られるが，味蕾は生後2〜3年

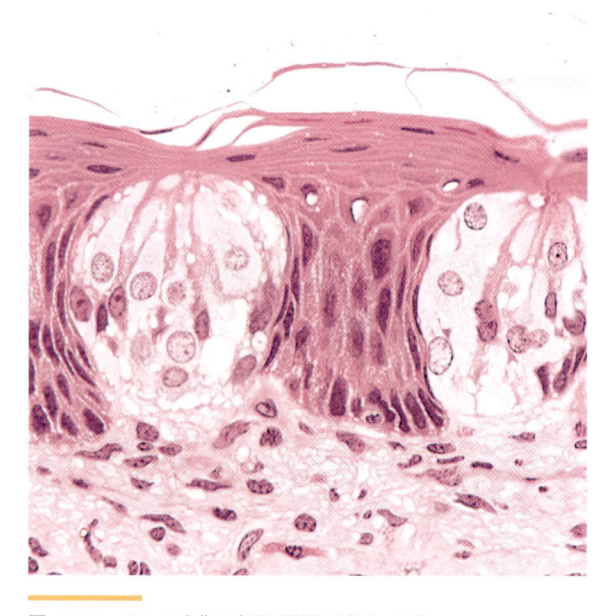

図16-11　サルの味蕾の光学顕微鏡写真（×460）。

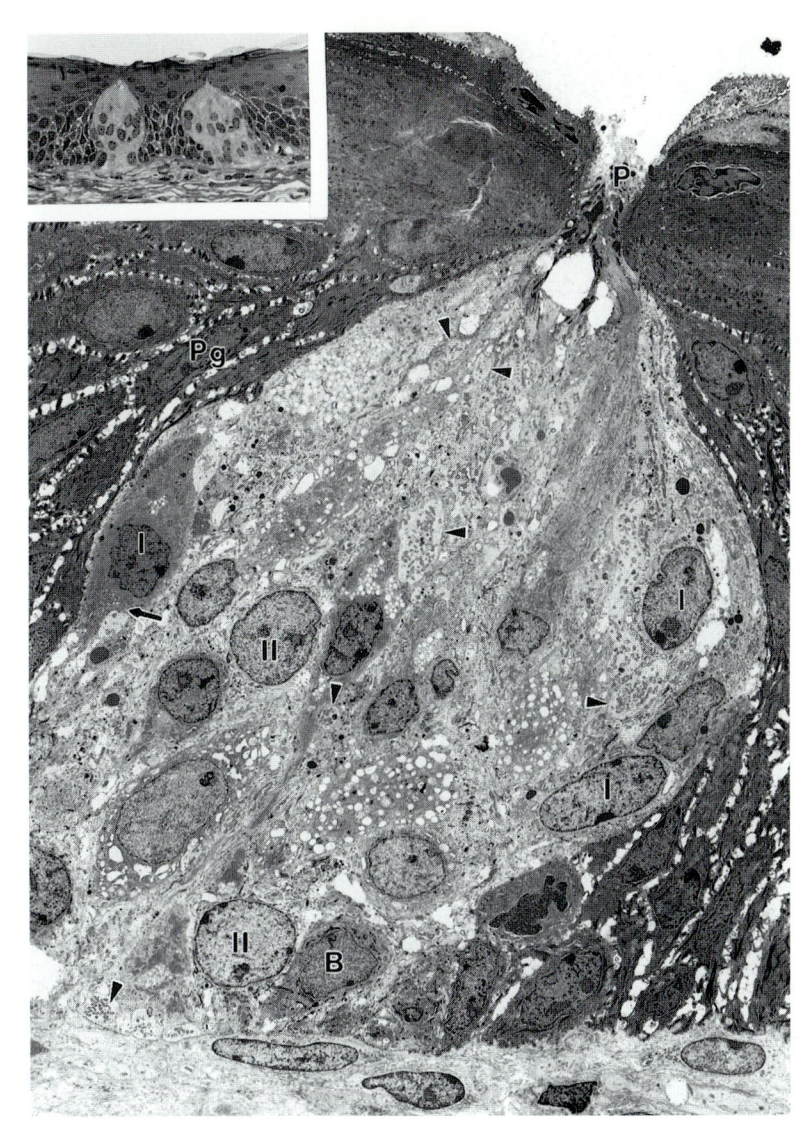

図16-12 ヒツジ喉頭蓋に見られた味蕾の低倍率電子顕微鏡写真（×2,353）。B：基底細胞，I：I型細胞，II：II型細胞，P：味孔，Pg：味蕾周囲細胞，矢頭は神経線維を，矢印はI型細胞と神経線維間のシナプス様構造を示す。(Sweazy RD, Edwards CA, Kapp BM: Fine structure of taste buds located on the lamb epiglottis. Anat Rec 238:517-527, 1994. より)

胞から暗調細胞が生じ，それが成熟して明調細胞になり，中間細胞を経て死に至るのではないかと考えている。

神経線維は味蕾に侵入してI型，II型，III型細胞とシナプスを形成するので，これらの3つのタイプの細胞は，すべて味の受容に関係すると考えられる。これらの細胞はいずれも味孔から細長い微絨毛を突き出している（図16-12）。この微絨毛は古くから光学顕微鏡でその存在が確認されており，**味毛** taste hair と呼ばれていた。

味覚には塩味，甘味，酸味，苦味の4種類がある。どの味蕾もこれらの味覚を感知できるが，1個の味蕾は4種類の味覚のうち2種類の味覚の受容に特化していると考えられている。

味刺激の感受は，味蕾細胞の細胞膜にある特異的イオンチャネル（塩味と酸味）と，G蛋白と共役した膜受容体（苦味と甘味）によって起こる。ただし，風邪で鼻が詰まったときに味覚が低下することで明らかなように，味受容のプロセスは嗅覚器とも関係するために，極めて複雑である。

17 消化器系：消化管

　消化管 alimentary canal は口腔から始まる食物の通路で，文字通り管状をしている。ここで，食物が撹拌，液化，消化され，栄養分と水分が吸収されて，消化できない成分は排泄される。消化管は長さが約9 mあり，形態学的に食道，胃，小腸（十二指腸，空腸および回腸），大腸（盲腸，結腸，直腸，肛門管および虫垂）からなる。

　消化管の各部分について述べる前に，消化管の一般構造を説明しておく。消化管の基本構造が理解できると，そのほかの管腔性の臓器の構造も容易に理解できるであろう。

消化管の一般構造

消化管は，内側から粘膜，粘膜下組織，筋層，漿膜（または外膜）が同心円状に層をなしている。

　消化管は図17-1の模式図に示すようないくつかの層から構成されている。これらの層を構成する構造物は，副交感神経と交感神経，および感覚神経によって支配されている。

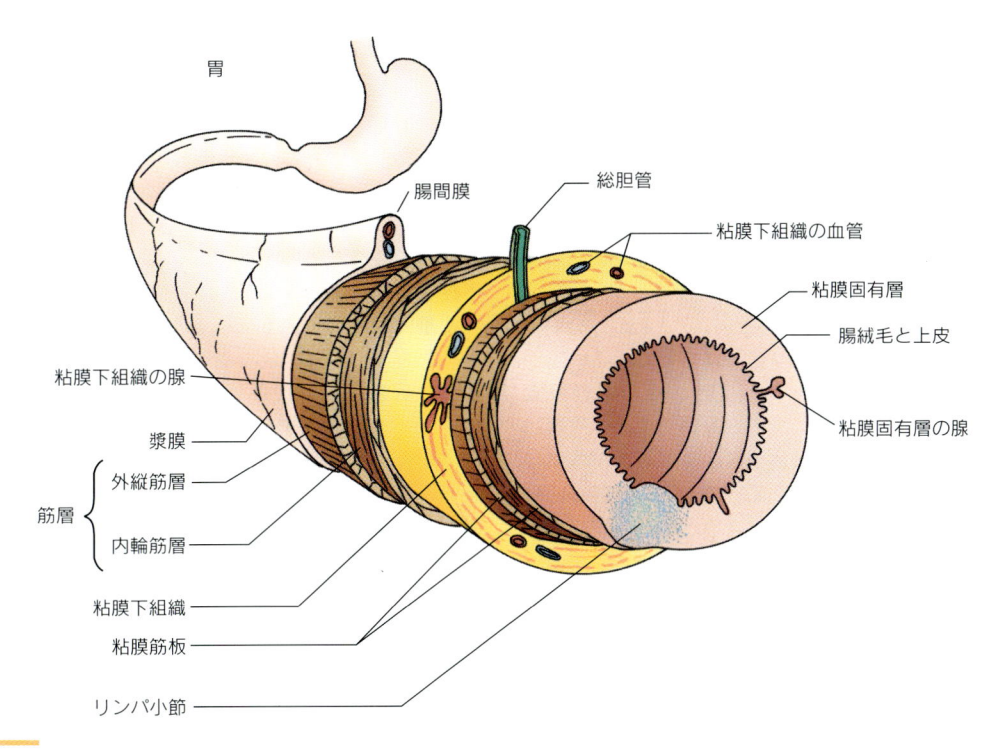

図17-1 消化管の模式図。

組織学的な層区分

消化管壁は通常，組織学的に大まかに4つの層に分けられる。つまり，粘膜，粘膜下組織，筋層および漿膜（または外膜）である。これらの層構造は消化管の全長にわたって共通しているが，場所によっては異なっていて，特殊化していることもある。

粘膜

消化管の内腔面は**上皮** epithelium で被われており，その下には**粘膜固有層** lamina propria と呼ばれる疎性結合組織がある。この結合組織には血管が豊富で，腺やリンパ管，ときにリンパ小節が埋まっている。粘膜固有層の周囲を**粘膜筋板** muscularis mucosae が取り巻いている。粘膜筋板は平滑筋の薄い層からできており，内輪層，外縦層の2層からなる。上皮，粘膜固有層，粘膜筋板をまとめて**粘膜** mucosa と呼ぶ。

粘膜下組織

粘膜の周囲を，弾性線維を交じえる不規則線維性結合組織からなる**粘膜下組織** submucosa が取り巻いている（図17-1）。この層には，食道と十二指腸では腺があるが，そのほかの部位では腺を欠く。粘膜下組織には血管やリンパ管のほか，マイスネル粘膜下神経叢と呼ばれる腸管神経系の構成要素がある。また，この層には，副交感性の節後ニューロンの細胞体もあり，これらの自律神経によって粘膜の運動（またわずかながら粘膜下層の運動）や腺の分泌が調節されている。

筋層

> 筋層は通常，内輪筋層および外縦筋層の2層の平滑筋層からなる。

粘膜下組織は厚い筋層で取り巻かれている。この筋層は，消化管の縦方向に内容物を移動させる**蠕動運動** peristaltic activity を起こす。食道を除いて，この筋層は平滑筋からなり，通常は内側にある輪筋層および外側にある縦筋層の2層から構成されている。この2層の筋層間には，アウエルバッハ筋層間神経叢があり，筋層の働き（およびわずかな粘膜の働き）を調節している。この神経叢も，副交感性の節後ニューロンの細胞体を含んでいる。

粘膜筋板および筋層を三次元的に再構築すると，内輪層と外縦層はともにラセン状をしていることが分かる。ただ，このラセン配列の腸管軸に対する角度が異なるため，内層は輪状に，外層は縦方向に走行しているように見えるのである。

漿膜（外膜）

筋層の外側には薄い結合組織の層があるが，そのさらに外層は単層扁平上皮に被われる部位とそうでない部位がある。単層扁平上皮で被われる場合は腹膜で被われているといい，被われていない場合はその結合組織を**外膜** adventitia という。腹膜，胸膜，漿膜性心膜などは，いずれも似た構造と機能を持っているので，**漿膜** serosa と総称される。

消化管の神経支配

> 消化管に分布する神経叢は，交感および副交感神経系による調節を受ける。

消化管の神経支配は2つの系統からなる。それは腸管神経系と交感・副交感神経系である。主に自律性を持つ腸管神経系によって制御されるが，その働きは，交感・副交感神経系による支配を受けている。しかし，腸管全体にわたって交感・副交感神経を切断しても，消化管は支障なくそのすべての機能を果たすことができる。

腸管神経系

> 腸管神経系は自律性を持った神経系であり，マイスネル粘膜下神経叢とアウエルバッハ筋層間神経叢という膨大な数の神経節からなる。

消化管には固有の自律的な神経系（**腸管神経系** enteric nervous system）がある。これは食道から肛門までの消化管全体にわたって分布する。腸管神経系は消化管の分泌や運動機能を制御する。腸管神経系は**マイスネル粘膜下神経叢** Meissner's submucosal plexus と**アウエルバッハ筋層間神経叢** Auerbach's myenteric plexus からなる。腸管神経系に含まれるニューロンの総数は約1億個で，これは脊髄のなかに含まれるニューロン数とほぼ等しい。この事実は腸管神経系がいかに重要であるかを物語っている。腸管神経系を交感神経系，副交感神経系に次ぐ自律神経系の第3の要素と見なすよう提案している研究者もいる。

消化管に見られる2つの神経叢はそれぞれ異なった機能を持つとされている。一般的には，消化管の蠕動運動は筋層間神経叢によって制御され，分泌機能，粘膜の運動および局所の血流などは，粘膜下神経叢によって制御されると考えられている。また，筋層間神経叢は局所のみならず消化管全体の調節にかかわるのに対し，粘膜下神経叢は特定の神経細胞の集まりの近傍の局所的な調節

にかかわるといわれている．しかし，2つの神経叢の間には多数の線維連絡があるので，相互に調節し合っている可能性もある．

消化管の壁には，**感覚性神経** sensory nerve があり，腸管の内腔の成分，筋の緊張，分泌状態などの情報を，最寄りの神経叢や遠く離れた神経叢に伝える．これらの情報には，腸管に分布する交感・副交感神経の神経線維を通じて，交感神経節や，さらに中枢神経系にまで伝えられるものもある．

腸管の副交感および交感神経

> 副交感神経は蠕動を促進し，括約筋を弛緩させ，分泌を促す．交感神経は蠕動を抑制し，括約筋を収縮させる．

消化管に分布する副交感神経は迷走神経に由来する．ただし，下行結腸と直腸では，**仙骨神経** sacral nerve に由来する．迷走神経の線維の大部分は感覚性で，消化管の粘膜や筋層の受容体からの情報を中枢神経系に伝える．これらの情報に対する応答が迷走神経によって消化管に伝わる場合，この過程を**迷走−迷走神経反射** vagovagal reflex という．副交感性の節前線維は節後ニューロンの細胞体とシナプスを作るほか，2つの神経叢内のニューロン細胞体とシナプスを作る．副交感神経は消化管の腺の分泌や平滑筋の収縮を促す．

交感神経は骨盤神経に由来する．この神経線維は血管運動性で，消化管の血流を調節する．

一般的には，副交感神経は蠕動を促進し，括約筋を弛緩させ，分泌を促す．これとは反対に，交感神経は蠕動を抑制し，括約筋を収縮させる．

次に消化管の各部分について述べ，それぞれの消化管にどのような特徴があるのかを説明しよう．

食道

食道 esophagus は長さが約25 cmある筋性の管で，噛み砕かれた食物塊を咽頭口部から胃へ運ぶ．

食道の組織構造

粘膜

> 食道粘膜は重層扁平上皮，疎性結合組織からなる粘膜固有層，および縦走する平滑筋からなる粘膜筋板で構成されている．

食道の**粘膜** mucosa は，上皮，粘膜固有層，および粘膜筋板の3層からなる（図17-2）．食道の内腔は普段は圧平されていて狭いが，食物の嚥下時には内腔が広がる．食道の内壁は厚さ約0.5 mmの**非角化重層扁平上皮** stratified squamous nonkeratinized epithelium で被われている．この上皮には**ランゲルハンス細胞** Langerhans cell と呼ばれる抗原提示細胞が散在している．この細胞は抗原を貪食し，エピトープという小さなポリペプチドに分解する．また，主要組織適合性抗原（MHC）II型分子を産生してエピトープを結合させ，このMHC II−エピトープ複合体を細胞膜の外表面に出す．その後，ランゲルハ

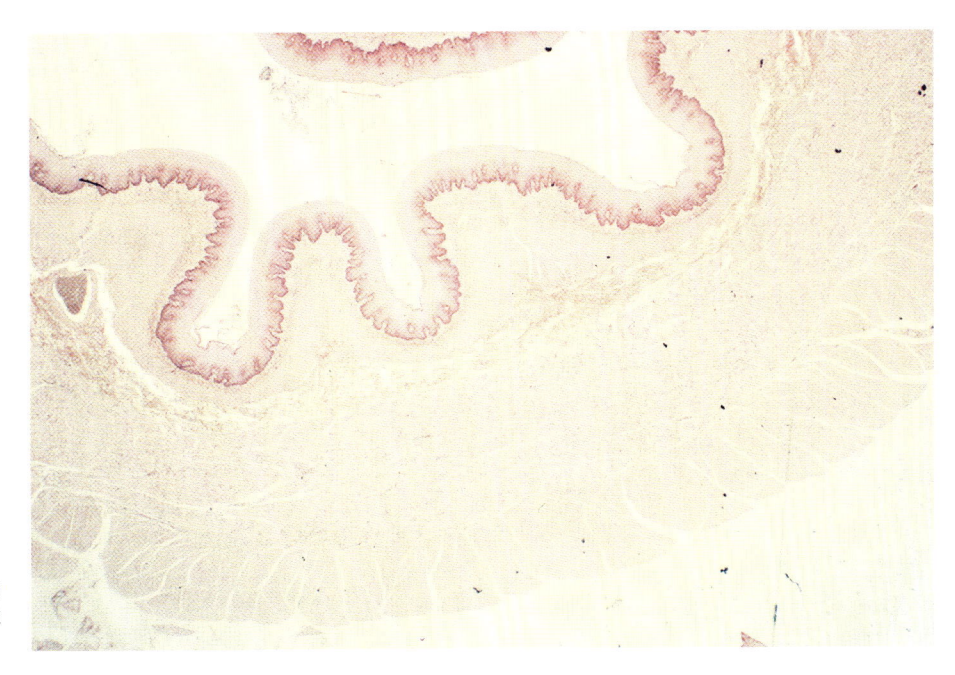

図17-2 食道（×17）．内腔面が重層扁平上皮で被われていることに注意．

ンス細胞はリンパ節まで遊走して、そこでリンパ球にMHC II-エピトープ複合体を提示する（☞第12章）。

粘膜固有層 lamina propriaは発達が悪い。この層には**食道噴門腺** esophageal cardiac gradsがある。このタイプの腺は、咽頭近くと胃との境界近くに認められる。**粘膜筋板** muscularis mucosaeは1層の縦走平滑筋のみからなり、胃に近づくにつれて厚くなる。この層は1層しかない点で消化管の一般構造と異なる。

食道噴門腺は粘液を分泌する。粘液は食道の内面を被い、食物塊が胃に向かって通過する際に潤滑剤として働いて上皮を保護する。食道噴門腺は胃の噴門腺と似ているため、胃の組織が異所性に出現したのではないかとも考えられている。

粘膜下組織

食道の粘膜下組織には固有食道腺という粘液腺がある。

食道の**粘膜下組織** submucosaは疎性結合組織からなり、**固有食道腺** esophageal gland properがある。食道と十二指腸は、消化管のなかで粘膜下組織に腺を有する特異な部位である。固有食道腺は管状胞状腺で、粘液細胞と漿液細胞の2種の細胞からなる。

粘液細胞 mucous cellの核は圧平されて基底側にあり、頂部側には多量の粘液果粒がある。**漿液細胞** serous cellの核は丸くて細胞中央にある。この細胞の分泌果粒は酵素前駆体の**ペプシノーゲン** pepsinogenおよび抗菌物質の**リゾチーム** lysozymeを含む。

粘膜下神経叢は、内輪筋層近くの粘膜下層に存在する。

筋層と外膜

食道の筋層は骨格筋と平滑筋の両方からなる。

食道の筋層は内輪筋層と外縦筋層からなる。ほかの消化管と異なる点は、骨格筋と平滑筋の両方の筋線維が存在することである。食道の上1/3の部分はほとんど骨格筋からなり、中間の1/3は骨格筋と平滑筋の両方、また下1/3は平滑筋線維のみからなる。アウエルバッハ筋層間神経叢は通常、内輪筋層と外縦筋層の間に存在する。

食道は横隔膜を貫くまでは外膜に被われているが、腹腔内に入ると漿膜に包まれる。

食道の組織生理学

食道には解剖学的な括約筋はないが、2つの生理学的な括約筋（**咽頭食道括約筋** pharyngoesophageal sphincterと**胃食道括約筋** gastroesophageal sphincter）がある。これらの括約筋は食道から咽頭へ、また胃から食道への内容物の逆流を防いでいる。食道に入った食物塊は筋層の蠕動運動によって毎秒約50 mmの速度で胃へと運ばれる。

> ### 臨床ノート
>
> 食道は横隔膜を貫くとき、横隔膜の筋線維によって補強されている。まれに、発生異常によって、食道壁と横隔膜との間にすきまが生じ、胃が胸腔に突出することがある。この状態は**食道裂孔ヘルニア** hiatal herniaと呼ばれ、胃食道括約筋の働きが弱まって胃の内容が食道に逆流する。

胃

胃は摂取した食物を胃液と混合・撹拌し、糜粥という強い酸性の液状物に変える。

胃 stomachは消化管のなかで最も拡張した部分であり、最大拡張時には約1,500 mℓもの食物と胃液をいれることができる。食物塊が胃に入ると、胃で処理されて**糜粥** chymeと呼ばれる粘稠な液になる。胃はその内容物を、少量ずつ間欠的に**幽門弁** pyloric valveを経て十二指腸に送る。胃は食物を液状にするとともに、塩酸やペプシン pepsin、レンニン rennin および**胃リパーゼ** gastric lipaseのような酵素を産生して食物を消化し、また傍分泌ホルモンを分泌する。

胃は凹側の小弯と凸側の大弯を有し、大まかに次の4つの部分に分けられる。

- **噴門部** cardia：胃と食道の接合部から2〜3 cm幅の狭い部分。
- **胃底** fundus：左上部のドーム状の部分で、しばしば気体で満たされている。
- **胃体** body, corpus：最大の部分で、糜粥を形成する。
- **幽門部（幽門前庭）** pylorus：先細りになった漏斗状の部分で、その出口には糜粥の間欠的な十二指腸への運搬を調節する厚い幽門括約筋がある。

組織学的には胃底と胃体は同じ構造をしている。胃のすべての部分に縦走する粘膜の**ヒダ** rugaeがあるが、これは胃が拡張すると消失する。粘膜ヒダは胃が食物や胃液で充満したときに伸展する余地をなす。胃の上皮は粘膜に落ち込んで**胃小窩** gastric pit (foveola)を形成している。胃小窩は噴門部で最も浅く、幽門部で最も深い。胃小窩は胃の内腔の表面積を広げるのに役立っている。粘膜固有層にある5〜7個の**固有胃腺** gastric gland properがまとまって、胃小窩に開口する。

消化器系：消化管　第17章

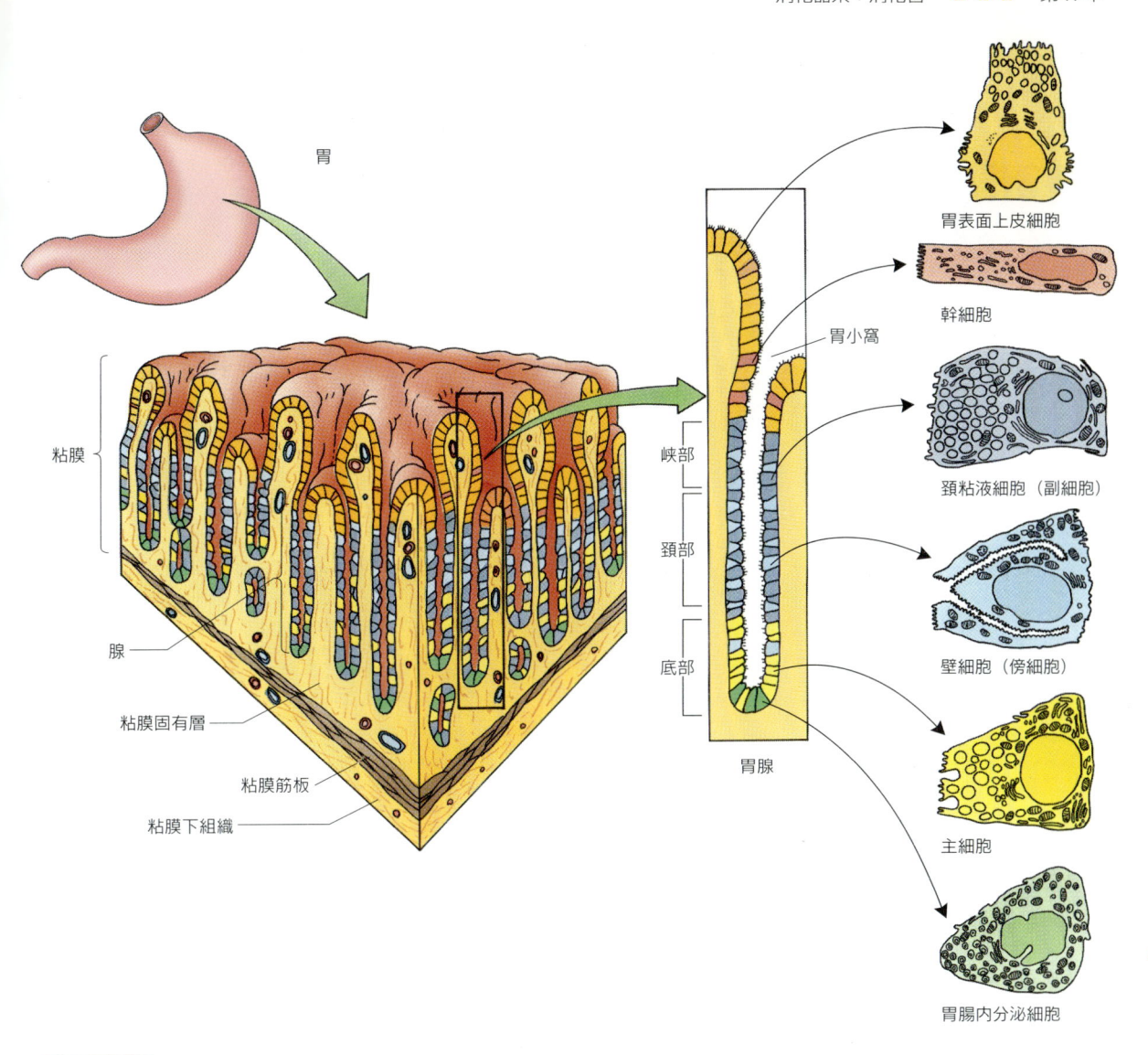

図17-3　胃粘膜と固有胃底の細胞構成を示す模式図。

胃の組織構造

　胃底部と胃体部の組織構造は同じであるが，噴門部では構造が異なる。図17-3は胃底部の主な組織構成を模式的に描いたものである。

胃粘膜

　胃の粘膜は通常，3層構造をなしている。すなわち，①内腔に面する上皮，②上皮下にある結合組織からなる粘膜固有層，③平滑筋層からなる粘膜筋板である。

上皮

胃の粘膜上皮は粘液を分泌し，胃の内表面に付着して上皮自身を保護する。

　胃の内面は，単層円柱上皮からなる**胃表面上皮細胞** surface-lining cellで被われている（図17-4A）。この細胞は**粘液** mucusを分泌し，胃の内面に厚い粘液層を形成する。この粘液はゲル状をしており，胃の内面に付着して胃を自己消化から守る。また，この粘液のなかには重炭酸イオンが含まれていて，強酸性の胃内容物に対して胃表面上皮細胞の細胞膜近くのpHを中性に保つ。胃表面上皮細胞は胃小窩の表面も被っている。胃小窩の底部

327

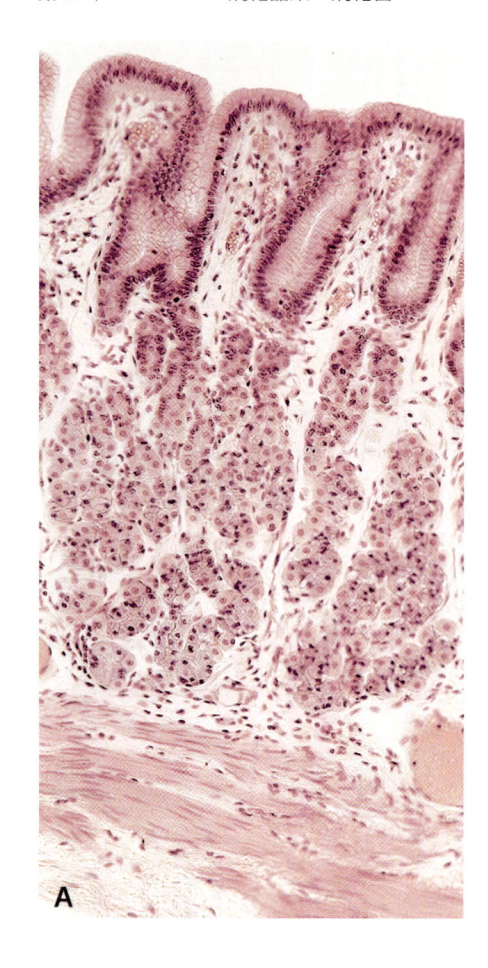

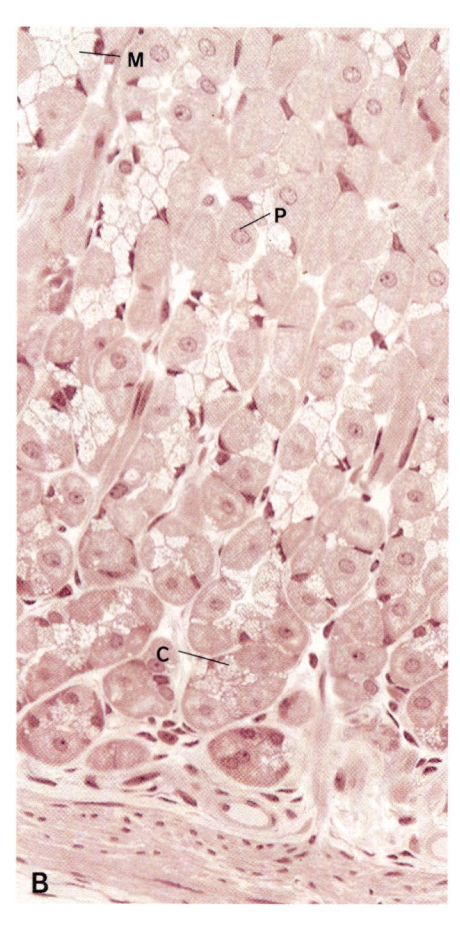

図17-4 A：胃底部粘膜の光学顕微鏡写真（×132），B：胃底腺の光学顕微鏡写真（×270）。C：主細胞，M：頚粘液細胞，P：壁細胞。

には**幹細胞** regenerative cell があるが，その数は胃腺の頚部に多い（☞第18章）。

電子顕微鏡で見ると，胃表面上皮細胞の頂部には微絨毛があり，糖衣で被われている。核上部には分泌顆粒があり，粘液の前駆物質を含んでいる（図17-5）。胃表面上皮細胞の側面細胞膜には閉鎖帯や接着帯がある。基底側にある核と頂部の分泌顆粒の間は，ミトコンドリアや粗面小胞体，ゴルジ装置などで満たされている。

粘膜固有層

粘膜固有層は疎性結合組織からなり，血管が豊富で，多数の形質細胞やリンパ球，肥満細胞，線維芽細胞のほか，少数の平滑筋細胞も存在する。粘膜固有層には1,500万個もの密集した**固有胃腺** gastric gland proper がある（図17-4B）。

固有胃腺

固有胃腺は管状腺で粘膜筋板から胃小窩の底部まで伸びており，峡部，頚部，底部に分けられる。これらのうちでは底部が最も長い（図17-3）。胃腺を形成する単層円柱上皮は6種類の細胞からなる。すなわち，胃表面上皮細胞，頚粘液細胞（副細胞），幹細胞（未分化上皮細胞），壁細胞（傍細胞），主細胞，および胃腸内分泌細胞（**散在性神経内分泌系細胞** diffuse neuroendocrine system ［DNES］ cell，アミン前駆体摂取脱カルボキシル［APUD］細胞とも呼ぶ）である。腺の3つの部分におけるこれらの細胞の分布を表17-1に示す。

峡部にある胃表面上皮細胞は上皮の項で説明したので，残りの5種類の細胞について以下に説明する。

頚粘液細胞（副細胞）

頚粘液細胞が産生する可溶性の粘液は糜粥と混ざり合う。この粘液は糜粥が消化管内を通る際，潤滑剤として働いて摩擦を軽減する。

表17-1 固有胃腺の細胞構成

部位	細胞の種類
峡部	胃表面上皮細胞と少数の胃腸内分泌細胞
頚部	頚粘液細胞（副細胞），幹細胞，壁細胞（傍細胞），少数の胃腸内分泌細胞
底部	主細胞，壁細胞（まれ），少数の胃腸内分泌細胞

消化器系：消化管　第17章

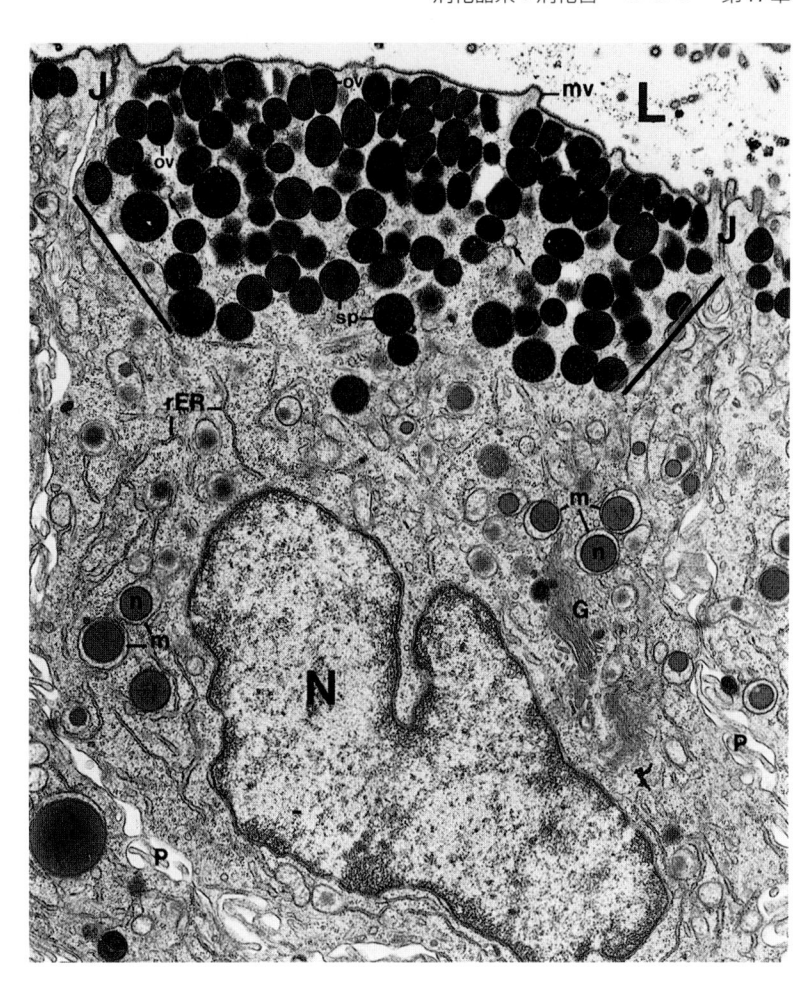

図17-5　マウス胃体の胃表面上皮細胞の電子顕微鏡写真（×11,632）。G：ゴルジ装置，J：接着複合体，L：胃の内腔，m：大きな円形の暗調な果粒（n）を有するミトコンドリア，mv：微絨毛，N：核，ov：卵円形の分泌果粒，P：細胞間のかみ合い，rER：粗面小胞体，sp：球状の分泌果粒。(Karam SF, Leblond CP: Identifying and counting epithelial cell types in the "corpus" of the mouse stomach. Anat Rec 232:231-246, 1992.より）

頚粘液細胞 mucous neck cell は円柱状で表層細胞と似ているが，周囲の細胞に圧迫されて変形していて副細胞とも呼ばれる。細胞の頂部には短い微絨毛があり，核は基底側に位置する。細胞質にはよく発達したゴルジ装置や粗面小胞体（RER）がある（図17-6）。ミトコンドリアは主に細胞の基底部に存在する。頂部側の細胞質は均一な粘液性の分泌果粒で満たされている。この粘液は胃表面上皮細胞の作るものとは異なり，可溶性で胃の内容物の潤滑剤として働く。頚粘液細胞の側面細胞膜には接着複合体がある。

　　　幹細胞

幹細胞 regenerative cell は未分化な上皮細胞で，数は少ない。細胞は細長く，頚粘液細胞の間に散在する（図17-3）。遊離リボソームを豊富に有するが，小器官はあまり多くない。核は基底側にあり，異染色質がほとんど存在せず，巨大な核小体を有する。側面細胞膜には隣接する細胞との間に接着複合体がある。

幹細胞は増殖して固有胃腺，胃小窩や胃の内面を被うすべての細胞に分化することができる。新たに生じた細胞には腺の深部に移動するものもあれば，胃小窩や胃表層へと移動するものもある。胃表面上皮細胞，胃腸内分泌細胞および頚粘液細胞は，5〜7日ごとに幹細胞によって更新されている。

壁細胞（傍細胞）

壁細胞は塩酸と内因子を産生する。

壁細胞 parietal cells は主に固有胃腺の上半分に分布し，底部にはごくまれにしか存在しない（図17-3，図17-4）。大きな円形〜ピラミッド形の細胞で，腺直径は20〜25 μm あり，腺からはみ出すように位置する。壁細胞は**塩酸** hydrochloric acid（HCl）や**内因子** intrinsic factor を産生する。

壁細胞は基底側に丸い核を持ち，細胞質は好酸性を示す。この細胞の特徴は，頂部側の細胞膜が落ち込み，微絨毛で縁どられた深い**細胞内分泌細管** intracellular canaliculus を形成していることである（図17-7，図17-8）。細胞質には円形や管状の小胞，すなわち**小管小胞系** tubulovesicular system が豊富に存在する。ミトコンドリ

329

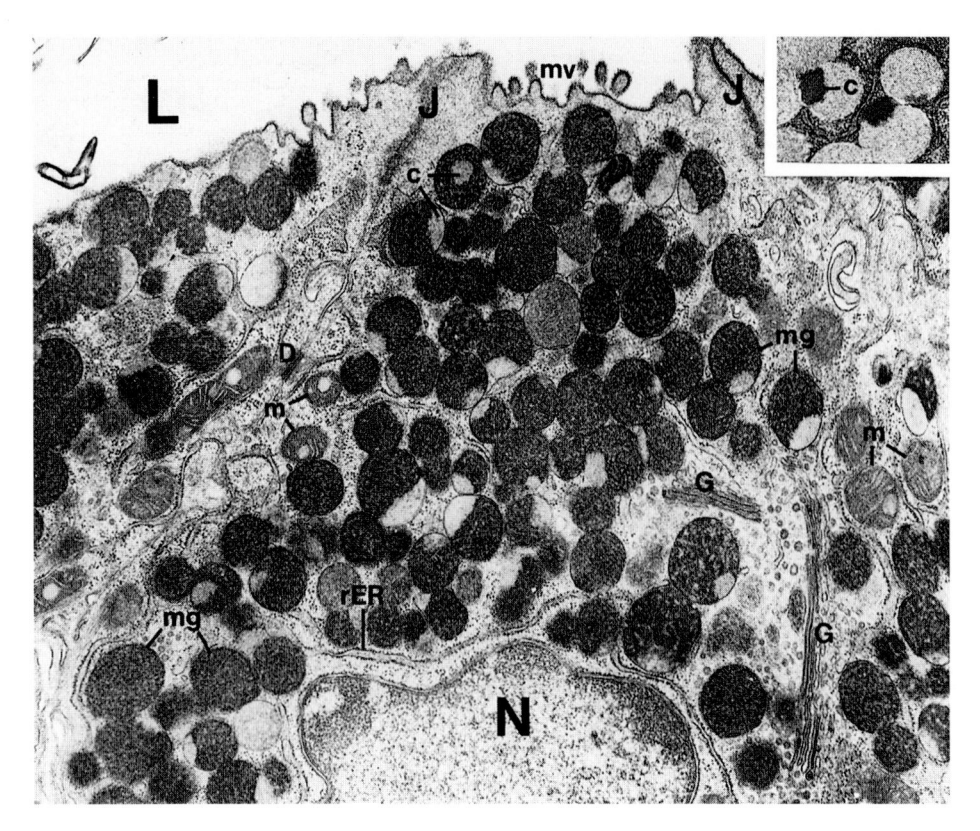

図17-6 マウス胃体の頸粘液細胞の電子顕微鏡写真。右上挿入図：分泌果粒の拡大像。c：暗調の芯を持つ果粒，D：デスモソーム，G：ゴルジ装置，J：接着複合体，L：腺腔，m：ミトコンドリア，mg：粘液果粒，mv：微絨毛，N：核，rER：粗面小胞体。（Karam SF, Leblond CP: Identifying and counting epithelial cell types in the "corpus" of the mouse stomach. Anat Rec 232:231-246, 1992.より）

アは数が多く，その総体積は細胞質のほぼ半分を占める。粗面小胞体は比較的少なく，ゴルジ装置は小さい。

細胞内分泌細管の微絨毛と細胞質の小管小胞系は，細胞の塩酸分泌活動によって変動する。活発に塩酸が分泌されると，微絨毛の数が増加して小管小胞系は減少する。すなわち，小管や小胞として蓄えられていた膜は微絨毛の形成に利用され，塩酸産生のための細胞表面積を4～5倍に増加させる。

微絨毛の形成過程にはエネルギーを必要とし，可溶性のアクチンやミオシンが重合してフィラメントを形成する。これらのフィラメントは小管小胞系から細胞内分泌細管へと膜を輸送する作用がある。蓄えられた膜にはH^+-K^+ ATPase（細胞質から細胞内細管へとプロトンを汲み出す蛋白）が大量に含まれている。塩酸の産生機序については後述する。

臨床ノート

内因子は糖蛋白でできており，回腸におけるビタミンB_{12}の吸収に必須である。この因子がないとビタミンB_{12}が欠乏し，その結果，**悪性貧血** pernicious anemia が引き起こされる。肝臓は大量のビタミンB_{12}を貯蔵しているので，胃での内因子の産生が停止した後，数か月もたってからビタミンの欠乏症状が出現することもある。

主細胞

主細胞はペプシノーゲン，レンニン，および胃リパーゼのような酵素を産生する。

固有胃腺の底部の細胞の大部分は**主細胞** chief cellsである（図17-3，図17-4）。主細胞は円柱状で，その細胞質は好塩基性を呈する。核は基底側に位置する。頂部側に位置する分泌果粒は，酵素前駆体であるペプシノーゲン（およびレンニンと胃リパーゼ）を含んでいる。細胞質には豊富な粗面小胞体，よく発達したゴルジ装置，多数の分泌果粒および少数のリソソームが存在する（図17-9）。短くて尖端の丸い微絨毛が，細胞の頂部面から腺腔に向かって突出しており，その先端は糖衣で被われている。

主細胞はペプシノーゲンを開口分泌によって分泌するが，この分泌は神経性（迷走神経）および内分泌性（**セクレチン** secretin）のいずれの刺激によっても起こる。セクレチンは主細胞の基底側細胞膜にある受容体と結合し，セカンドメッセンジャー機構を活性化してペプシノーゲンの分泌を促す。

胃腸内分泌細胞

胃腸内分泌細胞には開放型と閉鎖型があり，内分泌性，傍分泌性および神経分泌性のホルモンを分泌する。

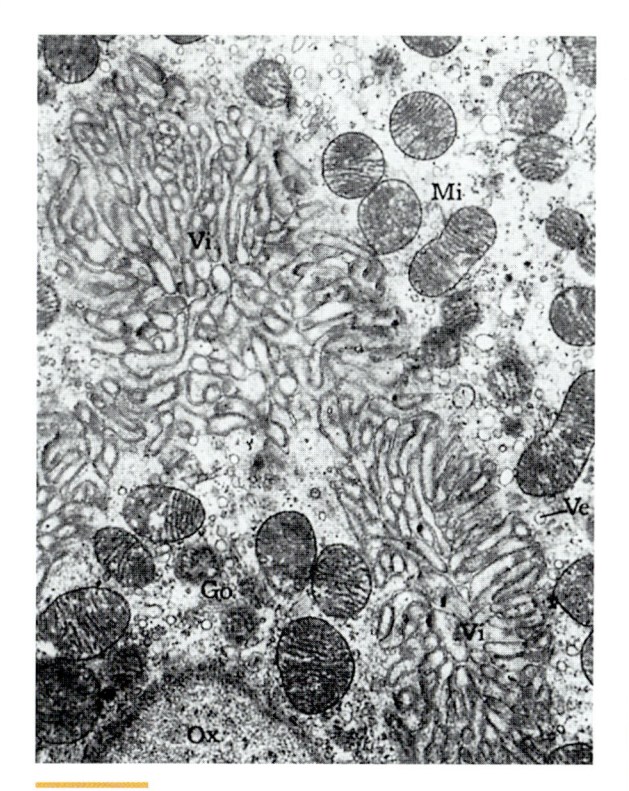

図17-7　マウス胃体の壁細胞の電子顕微鏡写真（×13,455）。Go：ゴルジ装置，Mi：ミトコンドリア，Ox：壁細胞の核，Ve：小管小胞系，Vi：微絨毛。（Rhodin JAG: An Atlas of Ultrastructure. Philadelphia, WB Saunders, 1963.より）

電子顕微鏡で観察すると，すべての胃腸内分泌細胞は基底膜と接しているが，細胞上部が腸の内腔にまで達しているもの（**開放型** open type）と，達していないもの（**閉鎖型** closed type）の2型がある。開放型は樽形で上端が細く，管腔側に微絨毛がある。この微絨毛は管腔内容を監視する働きをしていると考えられ，細胞質にはよく発達した粗面小胞体とゴルジ装置，および多数のミトコンドリアがある。さらに，小さな分泌果粒が核の基底側に存在する（図17-10）。

胃腸内分泌細胞は，果粒の内容物を基底側から粘膜固有層に向かって放出する。分泌されたホルモンは間質中を少しだけ移動してすぐ近くの標的細胞に作用する（傍分泌）か，または血流中に入って遠くまで運搬されて標的細胞に到達する（内分泌）。放出される物質が神経伝達物質と同一のこともあるので，**内分泌性** endocrine，**傍分泌性** paracrine，および**神経分泌性** neurocrineという語を用いて分泌物を区別することがある。

胃腸内分泌細胞は，胃粘膜上皮のなかに散在する。この細胞は次のように呼ばれることもある。

- 銀親和性および好銀性細胞：鍍銀染色で染まるため。
- APUD細胞：アミン前駆体を取り込んで脱カルボキシル化できる細胞であるため。
- 散在性神経内分泌系（DNES）細胞。

胃腸内分泌細胞には，その産生物質によって名前がつけられているものもある。一般的に，1種類の内分泌細胞は1種類のホルモンを分泌するが，ときには2種類のホルモンを分泌するものもある。消化管には少なくとも13種類の胃腸内分泌細胞が存在し，そのうちの一部が胃の粘膜に存在する。表17-2にはよく知られている胃腸内分泌細胞の局在部位，分泌果粒の大きさ，分泌物とその作用をまとめてある。胃腸内分泌細胞は，消化管だけでなく膵臓や呼吸器系にも存在することが分かってきた。さらに，この胃腸内分泌細胞が作るホルモンの一部は中枢神経系に存在する神経分泌物と同じであることも明らかになってきた。これらの細胞がどれほど広く分布しているのかについてや，その分泌物の機能的意義の詳細はまだよく分かっていない。

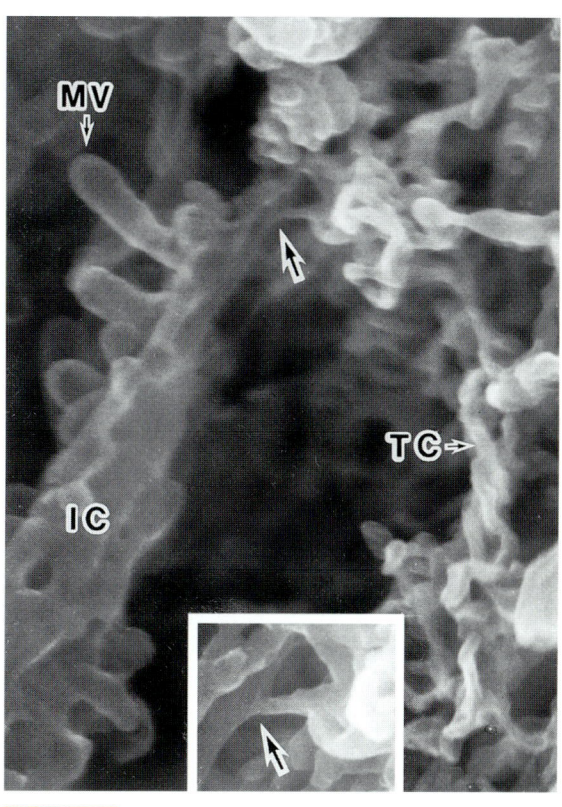

図17-8　休止期の壁細胞の走査型電子顕微鏡写真（×47,436）。細胞基質をアルデヒド-オスミウム-DMSO-オスミウム法（A-ODO法）で除去し，膜系の構造物を剖出してある。網目状の小管系（TC）が微絨毛（MV）を持った細胞内分泌細管（IC）につながっている（矢印）。挿入図：図の矢印部分の強拡大像（×97,436）。（Ogata T, Yamasaki Y: Scanning EM of the resting gastric parietal cells reveals a network of cytoplasmic tubules and cisternae connected to the intracellular canaliculus. Anat Rec 258:15-24, 2000.より）

第17章　■■■　消化器系：消化管

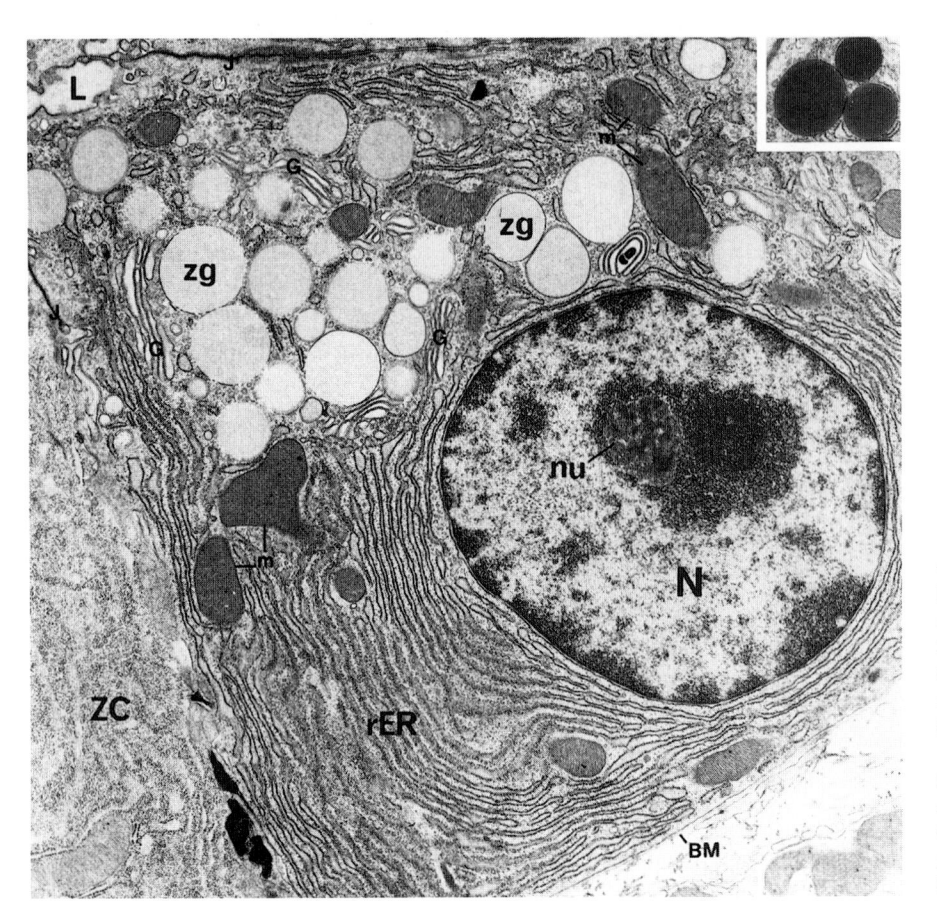

図17-9 マウス胃底の主細胞の電子顕微鏡写真（×11,837）。L：腺腔，BM：基底板，N：核，nu：核小体，zg：酵素原果粒，G：ゴルジ装置，rER：粗面小胞体，m：ミトコンドリア，ZC：主細胞。（Karam SF, Leblond CP: Identifying and counting epithelial cell types in the "corpus" of the mouse stomach. Anat Rec 232:231-246, 1992.より）

表17-2　胃腸内分泌細胞と消化管ホルモン

細胞	局在	産生ホルモン	分泌果粒の大きさ(nm)	ホルモンの作用
A	胃と小腸	グルカゴン（エンテログルカゴン）	250	肝細胞でのグリコーゲン分解を促進し，血糖値を上昇
D	胃，小腸と大腸	ソマトスタチン	350	近くの内分泌細胞のホルモン分泌を抑制
EC	胃，小腸と大腸	セロトニン，サブスタンスP	300	蠕動運動を促進
ECL	胃	ヒスタミン	450	塩酸分泌を促進
G	胃と小腸	ガストリン	300	塩酸分泌，胃の運動（特に幽門部の収縮と幽門括約筋の弛緩による胃内容の排出を調整），および胃体部の幹細胞の増殖
GL	胃，小腸と大腸	グリセンチン	400	肝細胞でのグリコーゲン分解を促進し，血糖値を上昇
I	小腸	コレシストキニン	250	膵臓の消化酵素分泌と胆嚢の収縮を促進
K	小腸	胃抑制ペプチド（GIP）	350	塩酸分泌を抑制
MO	小腸	モチリン		腸の蠕動を促進
N	小腸	ニューロテンシン	300	回腸への血流を増加させ，小腸と大腸の蠕動運動を抑制
PP	胃と大腸	膵ポリペプチド	180	不明
S	小腸	セクレチン	200	膵臓からの重炭酸含有液の分泌を促進
VIP	胃，小腸と大腸	血管作動性腸ペプチド		小腸と大腸の蠕動運動を促進し，消化管による水とイオンの排出を促進

EC：腸クロム親和性細胞，ECL：腸クロム親和性細胞様細胞，G：ガストリン産生細胞，GL：グリセンチン産生細胞，MO：モチリン産生細胞，N：ニューロテンシン産生細胞，PP：膵ポリペプチド産生細胞，VIP：血管作動性腸ペプチド産生細胞

消化器系：消化管　第17章

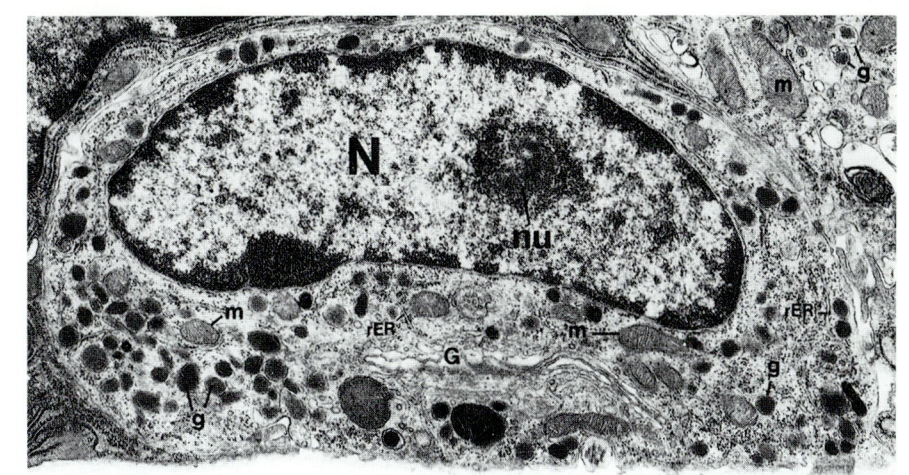

図17-10 マウス胃体の内分泌細胞の電子顕微鏡写真。N：核，nu：核小体，m：ミトコンドリア，rER：粗面小胞体，G：ゴルジ装置，g：分泌果粒。(Karam SF, Leblond CP: Identifying and counting epithelial cell types in the "corpus" of the mouse stomach. Anat Rec 232:231-246, 1992.より)

粘膜筋板

粘膜筋板の平滑筋線維は3層をなしている。内輪筋層と外縦筋層は明瞭であるが，輪状の走向を示す**最外輪筋層** outermost circular layerは必ずしも明瞭ではない。

噴門部と幽門部の粘膜

噴門部 cardiac region の粘膜は胃底部や胃体部と異なる。噴門部にある胃腺を**噴門腺**cardiac glandという。胃小窩は浅く，腺の底部は著しく蛇行している。噴門腺は大部分が表層粘液細胞からなり，少数の頸粘液細胞と胃腸内分泌細胞を含む。壁細胞もあるが，主細胞は存在しない（表17-3）。

幽門部 pyloric region にある胃腺を**幽門腺**pyloric glandという。幽門腺の大部分の細胞は頸粘液細胞である。粘液産生に加え，抗菌性の酵素であるリゾチームを分泌する。幽門腺は著しく蛇行し，分枝している。幽門部の胃小窩はほかの部位のものよりも深く，粘膜固有層のほぼ半分の深さまで入り込んでいる（図17-11，表17-3）。

粘膜下組織

粘膜下組織には豊富な血管網やリンパ管網があり，粘膜固有層の脈管とつながっている。粘膜下組織にある細胞は，一般の疎性結合組織にある細胞と同じである。通常，筋層近くに粘膜下神経叢がある。

胃の筋層

胃の筋層は，最内側の斜筋層，中間の輪筋層，および外側の縦筋層の3層の平滑筋層からなる。

胃の筋層は3つの層からなる。**内斜筋層** innermost oblique muscle layer は噴門部以外の部位では明瞭でない。**中輪筋層** middle circular layer は胃の全体にわたって明瞭に認められ，幽門部では著明に発達して**幽門括約筋** pyloric sphincter を形成する。**外縦筋層** outer longitudinal muscle layer は噴門部と胃体部で明瞭であるが，幽門部では発達が悪い。筋間神経叢は中輪筋層と外縦筋層の間にある。

胃の外表面は漿膜で包まれている。漿膜は薄い漿膜下結合組織と，これを被う滑らかで薄い単層扁平上皮からなる。漿膜は胃の運動に際して，周囲の臓器との摩擦を軽減している。

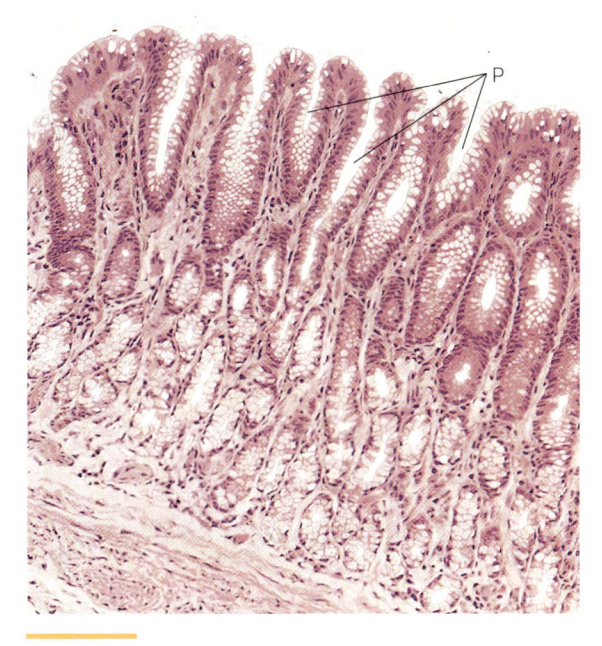

図17-11 胃幽門部の光学顕微鏡写真（×122）。P：胃小窩。

表17-3 消化管の組織構造

器官	上皮	上皮表層の構成細胞	粘膜固有層	腺の構成細胞	粘膜筋板	粘膜下組織	筋層	漿膜または外膜
食道	非角化重層扁平上皮		食道噴門腺	粘液細胞	縦層のみ	固有食道腺	内輪筋層 外縦筋層	外膜（腹腔内では漿膜）
噴門部	単層円柱上皮	胃表面上皮細胞（杯細胞なし）	噴門腺，浅い胃小窩	胃表面上皮細胞 頚粘液細胞 幹細胞 内分泌細胞 壁細胞	内輪層 外縦層 場所により最外輪層	腺なし	内斜筋層 中輪筋層 外縦筋層	漿膜
胃体部	単層円柱上皮	胃表面上皮細胞（杯細胞なし）	固有胃腺	胃表面上皮細胞 頚粘液細胞 壁細胞 幹細胞 主細胞 内分泌細胞	内輪層 外縦層 場所により最外輪層	腺なし	内斜筋層 中輪筋層 外縦筋層	漿膜
幽門部	単層円柱上皮	胃表面上皮細胞（杯細胞なし）	幽門腺，深い胃小窩	胃表面上皮細胞 頚粘液細胞 壁細胞 幹細胞 内分泌細胞	内輪層 外縦層 場所により最外輪層	腺なし	内斜筋層 中輪筋層（よく発達して幽門括約筋を形成） 外縦筋層	漿膜
十二指腸	単層円柱上皮（杯細胞あり）	吸収上皮細胞 杯細胞 内分泌細胞	腸腺	吸収上皮細胞 杯細胞 幹細胞 内分泌細胞 パネート細胞	内輪層 外縦層	ブルンネル腺	内輪筋層 外縦筋層	漿膜と外膜
空腸	単層円柱上皮（杯細胞あり）	吸収上皮細胞 杯細胞 内分泌細胞	腸腺	吸収上皮細胞 杯細胞 幹細胞 内分泌細胞 パネート細胞	内輪層 外縦層	腺なし	内輪筋層 外縦筋層	漿膜
回腸	単層円柱上皮（杯細胞あり）	吸収上皮細胞 杯細胞 内分泌細胞	腸腺，パイエル板	吸収上皮細胞 杯細胞 幹細胞 内分泌細胞 パネート細胞	内輪層 外縦層	腺なし（パイエル板がこの層まで達することがある）	内輪筋層 外縦筋層	漿膜
結腸*	単層円柱上皮（杯細胞あり）	吸収上皮細胞 杯細胞 内分泌細胞	腸腺	吸収上皮細胞 杯細胞 幹細胞 内分泌細胞	内輪層 外縦層	腺なし	内輪筋層 外縦筋層は結腸ヒモを構成	漿膜と外膜
直腸	単層円柱上皮（杯細胞あり）	吸収上皮細胞 杯細胞 内分泌細胞	浅い腸腺	吸収上皮細胞 杯細胞 幹細胞 内分泌細胞 パネート細胞	内輪層 外縦層	腺なし	内輪筋層 外縦筋層	外膜
肛門管	単層立方上皮，非角化重層扁平上皮，角化重層扁平上皮		肛門柱，肛門周囲腺，肛門においては毛包と脂腺		内輪層 外縦層	腺なし，内・外痔静脈叢	内輪筋層（内肛門括約筋を形成） 外縦筋層（線維弾性板に移行）	外膜
虫垂	単層円柱上皮（杯細胞あり）	吸収上皮細胞 杯細胞 内分泌細胞	浅い腸腺，リンパ小節	吸収上皮細胞 杯細胞 幹細胞 内分泌細胞 パネート細胞	内輪層 外縦層	腺なし，まれにリンパ小節や脂肪細胞を認める	内輪筋層 外縦筋層	漿膜

*盲腸を含む

組織生理学

胃の表面上皮および腺は，分泌物を産生して胃の内腔に放出する。これらの分泌物は水，塩酸，内因子，ペプシノーゲン，レンニン，胃リパーゼ，表層粘液，および可溶性粘液からなる。

胃腺は1日に約2～3ℓの胃液を産生する。胃液の成分は水（間質結合組織の細胞外液に由来し，壁細胞により運ばれる），塩酸および**内因子** intrinsic factor（壁細胞が産生），酵素であるペプシノーゲン，レンニン，および胃リパーゼ（主細胞が産生），保護性の糖蛋白である表層粘液（胃表面上皮細胞が産生），および胃の上皮を被う粘液層を形成する**可溶性粘液** soluble mucus（頸粘液細胞が産生）である。胃では食物成分の吸収はほとんど起こらないが，ある種の物質，例えばアルコールなどは吸収される。

3層の筋層は協同して働き，その収縮によって胃の内容物が撹拌される。その結果，摂取された食物は液状化して糜粥，すなわち砕いたエンドウマメのスープのような粘稠な液になる。粘膜筋板は独立して収縮し，糜粥が胃の粘膜表面の全体に接触するように作用する。

胃内容物の排出

筋層間・粘膜下神経叢のニューロンが作用して，胃の拡張の程度にかかわらず胃の内圧を一定に維持している。筋層の協調的収縮が起こり，幽門括約筋が一時的に弛緩すると，糜粥は少量ずつ間欠的に十二指腸へ送り出される。その速度は，糜粥の酸性度，カロリー，脂肪の含有量，浸透圧と関係する。

胃内容物の排出を促進する因子は，胃の拡張の程度と**ガストリン** gastrinである。ガストリンは幽門部の筋を収縮させ，幽門括約筋を弛緩させる。逆に，十二指腸が拡張していたり，内容物に脂肪，蛋白，糖質が過剰に含まれている場合，さらに，十二指腸での糜粥の浸透圧が高かったり酸性度が強いと，胃内容物の排出が遅くなる。このような因子はガストリンと拮抗するコレシストキニンの分泌を促進し，胃の収縮を抑制する胃抑制ペプチドの分泌を促進するが，そのほかに神経性のフィードバック機構が存在する。

塩酸の分泌

胃の塩酸の分泌は頭相，胃相，腸相の3つの因子によって起こる。

塩酸は食物成分を溶かすだけでなく，ペプシノーゲンを活性化して，蛋白分解酵素であるペプシンに変える。ペプシンは強い酸性環境下（pH 1～2）でのみ作用できるので，塩酸の存在が必要である。

塩酸分泌は，次の3種類の刺激によって起こる。

1. **頭相** cephalic phase：心理的要因（例：思考，におい，食物の光景，ストレス）によって起こる分泌。迷走神経（副交感性）が，**アセチルコリン** acetylcholine を放出することによって分泌が起こる。
2. **胃相** gastric phase：胃のなかにある特定の食物成分や，胃壁の伸展によって起こる分泌。傍分泌性ホルモンであるガストリンと**ヒスタミン** histamine，および神経分泌性物質であるアセチルコリンによって引き起こされる。ガストリンとヒスタミンは，それぞれ胃の内分泌細胞であるG細胞とECL細胞によって分泌される。アセチルコリンは迷走神経から分泌される。
3. **腸相** intestinal phase：小腸のなかに食物が存在することによって起こる分泌。小腸のG細胞が放出するガストリンによって引き起こされる。

胃の塩酸産生の機序

塩酸産生はガストリン，ヒスタミン，アセチルコリンなどが壁細胞の基底細胞膜に結合することによって起こる。

壁細胞の基底細胞膜にはガストリン，ヒスタミン，アセチルコリンの受容体がある。これらのシグナル分子が受容体と結合すると，細胞は塩酸を産生して細胞内分泌細管内に分泌する。この過程は次のようにして進行する（図17-12）。

1. **炭酸脱水素酵素** carbonic anhydrase が，H_2O と CO_2 から炭酸（H_2CO_3）を産生する。炭酸は，壁細胞の細胞質内で水素イオン（H^+）と重炭酸イオン（HCO_3^-）に解離する。
2. H^+-K^+ ATPase が，アデノシン三リン酸（ATP）をエネルギー源として，細胞内の H^+ を細胞内分泌細管内へ汲み出し，細胞外のカリウムイオン（K^+）を細胞内へ運び込む。
3. 輸送体蛋白がATPをエネルギー源として，K^+ と塩素イオン（Cl^-）を細胞内から細胞内分泌細管に向かって汲み出す。つまり，Cl^- と H^+ はそれぞれ独立して細胞内分泌細管の管腔に入り，結合して塩酸（HCl）となる。
4. K^+ は基底側細胞膜から，また細胞内分泌細管の微絨毛膜から能動輸送によって細胞内に取り込まれ，細胞内 K^+ 濃度が高くなる。すると，K^+ は基底細胞膜や微絨毛にあるイオンチャネルを通って細胞から出ていく。このように，K^+ は常に壁細胞の内外を循環している。

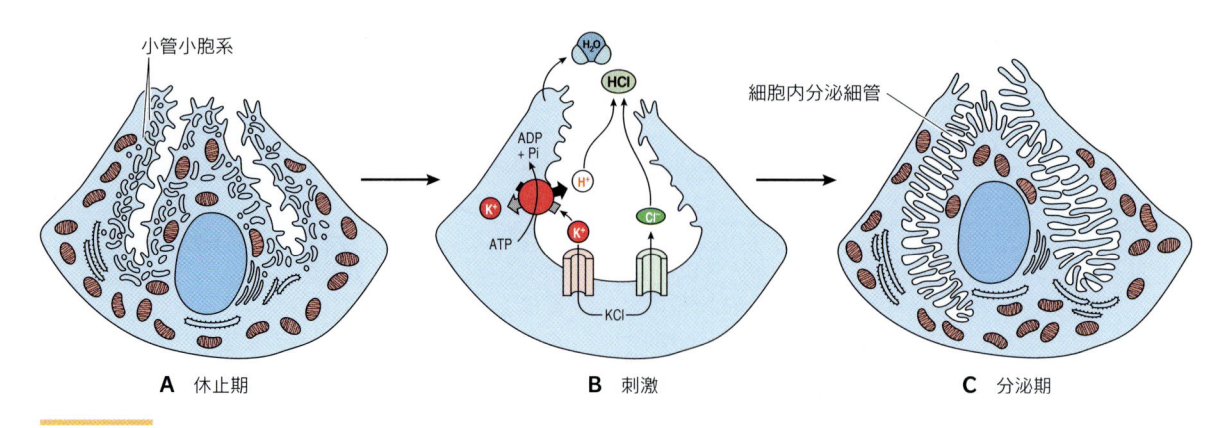

図17-12 壁細胞の模式図。休止期（A）にはよく発達した小管小胞系があり，分泌期（C）には細胞内分泌細管の内腔に多数の微絨毛が出現する。塩酸分泌のしくみをBに示す。

5. 水は細胞外液に由来し，上記のイオンの移動に伴う浸透圧に従って壁細胞に入り，細胞質から細胞内分泌細管に入る。細胞内分泌細管は胃の内腔の続きなので，壁細胞で産生されたHClは胃の内腔に分泌される。

胃の表層は，頸粘液細胞や胃表面上皮細胞が産生した粘液層中の重炭酸イオンの緩衝作用によって，強酸性の内容物から保護されている。上皮細胞にある閉鎖帯は塩酸が粘膜固有層に入るのを阻止し，粘膜を損傷から守っている。さらに，**プロスタグランジン** prostaglandin は胃の内腔に面した胃表面上皮細胞を保護するのみならず，特に上皮の障壁が崩れた場合に，局所の血流を増加させて粘膜固有層からH^+を除去すると考えられている。

塩酸分泌の抑制

ソマトスタチン somatostatin やプロスタグランジン，**胃抑制ペプチド** gastric inhibitory peptide（GIP）は胃の塩酸産生を抑制する。ソマトスタチンはG細胞やECL細胞に働いて，それぞれガストリンとヒスタミンの分泌を抑制する。プロスタグランジンとGIPは壁細胞に直接作用し，塩酸産生を抑制する。

さらに，十二指腸のブルンネル腺で産生される**ウロガストロン** urogastrone も壁細胞に直接作用して塩酸産生を抑制する。

> **臨床ノート**
>
> 米国では，**胃潰瘍** gastric ulcerの最大の原因は，**非ステロイド性消炎剤** nonsteroidal anti-inflammatory drug（NSAID）である**イブプロフェン** ibuprofen や**アスピリン** aspirin の使用によると考えられている。これらの薬物はプロスタグランジンの産生を抑制し，胃の表層保護効果を阻害する。
>
> 胃の表層の粘液層に存在する**ピロリ菌** *Helicobacter pylori* も，胃潰瘍形成の原因の1つと考えられている。

小腸

小腸は十二指腸，空腸，および回腸の3部からなる。

消化は口腔に始まり，胃を経て**小腸** small intestine で起こる現象である。小腸は長さが7mあり，消化管のなかで最も長い。小腸は十二指腸，空腸，回腸の3部に分けられる。これらの部位は組織学的によく似ているが，少しずつ違いがある。

小腸は食物成分を消化するとともに，消化された最終産物を吸収する。その消化作用を行うために，小腸の最初の部分である十二指腸には，膵臓から酵素とアルカリ性の膵液が，また肝臓から胆汁が注ぎ込む。さらに，小腸の粘膜の上皮細胞や腺も，消化を促進する腸液と酵素を供給する。

小腸に共通する組織学的特徴

小腸の3つの部分は組織学的に共通な特徴がある。まず，その共通点を述べ，次にそれぞれの特徴を述べて

消化器系：消化管　　第17章

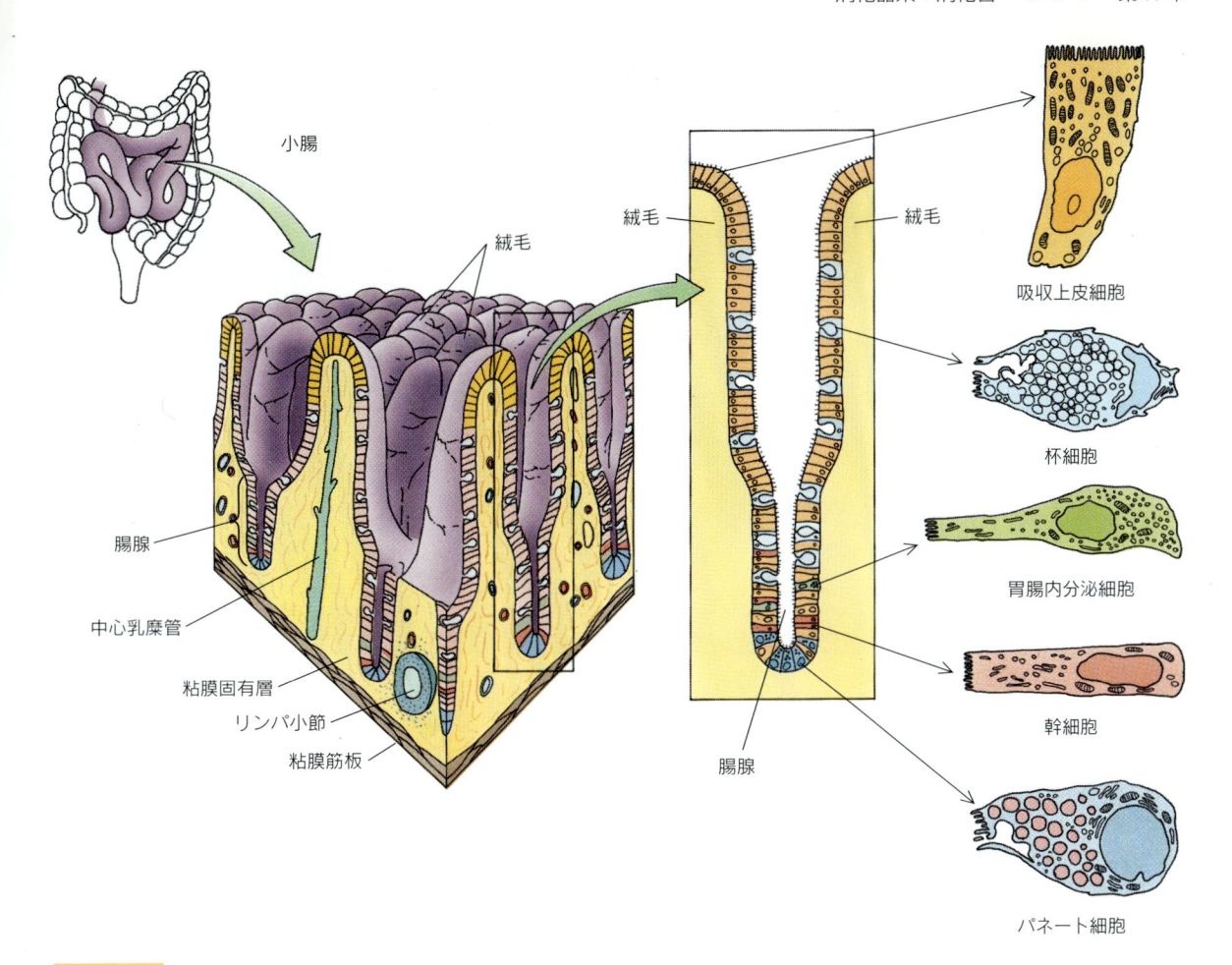

図17-13　小腸の粘膜，絨毛，腸腺，および構成細胞の模式図。

（表17-3），最後に機能について考察する。

管腔表面の構造

腸管の内腔の表面積は，輪状ヒダ，絨毛，微絨毛によって増大している。

小腸の内腔表面はその面積を広げるように，次のような特別な構造を持っている。

1. **輪状ヒダ** plicae circulares（**ケルクリング弁** valve of Kerckring）は粘膜と粘膜下組織からなる半円形のヒダで，大きなものでは高さ8 mm，長さ5 cmに達する。小腸の長軸に対して，横断状～ラセン状の配列をとる。胃の粘膜ヒダと異なり，輪状ヒダは十二指腸および空腸における恒常的な構造物で，伸展しても消失しない。十二指腸で最も発達しており，回腸に向かうほど次第に低く小さくなる。輪状ヒダは腸の内腔の面積を約2～3倍に広げている。

2. **絨毛** villi は上皮で被われた，粘膜固有層の指状～葉状の突起である。それぞれの絨毛の芯は疎性結合組織でできており，なかに毛細血管のループ，盲端で始まる毛細リンパ管（**乳糜腔** lacteal），および若干の平滑筋線維と豊富なリンパ組織を含む。絨毛は恒常的な構造である（図17-13〜図17-15）。その数は十二指腸で最も多く，回腸に向かって少なくなる。高さは十二指腸で1.5 mmであるが，回腸になると0.5 mmと低くなる。絨毛は生体の小腸表面ではビロード状の外観を呈する。絨毛によって小腸の内腔の表面積は約10倍に広がっている。

3. **微絨毛** microvilli は，腸絨毛を被う上皮細胞の頂部細胞膜にある微小な指状の突起で，小腸の内表面積を約20倍に広げている。

このような小腸内面にある3種類の構造物によって，栄養物の吸収にあずかる全表面積は，小腸が平滑な管である場合に比べて約400〜600倍にもなっている。

絨毛の間の粘膜固有層に上皮が落ち込んで，**腸腺**

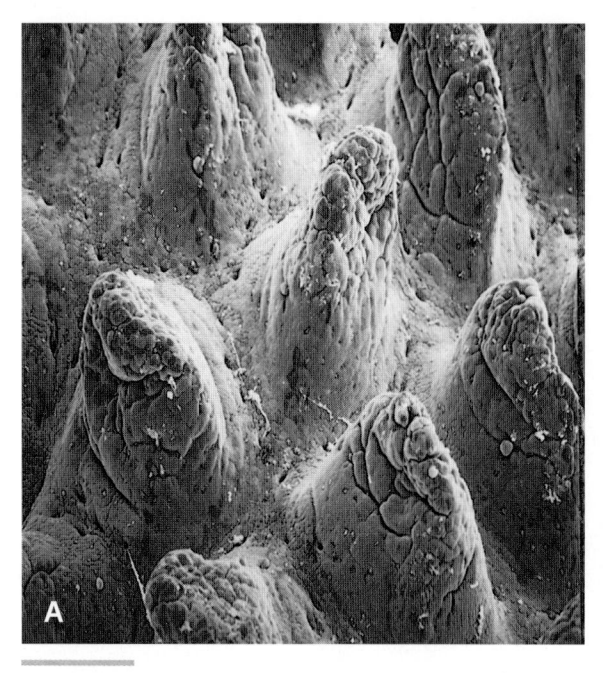

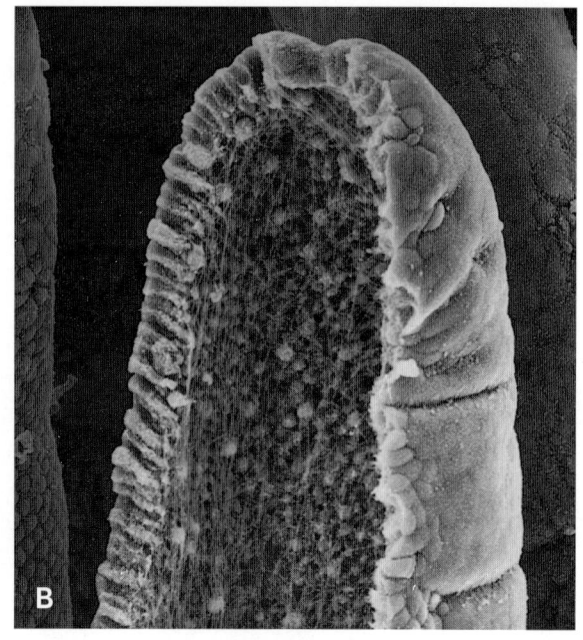

図17-14 マウス回腸の絨毛の走査型電子顕微鏡写真。A：絨毛および絨毛間腔へのリーベルキューン陰窩の開口に注意（×160）。B：絨毛の割断により露出した結合組織の芯と上皮細胞に注意（×500）。(Magney JE, Erlandsen SL, Bjerknes ML, Cheng H: Scanning electron microscopy of isolated epithelium of the murine gastrointestinal tract: Morphology of the basal surface and evidence for paracrine-like cells. Am J Anat 177:43-53, 1986.より)

intestinal gland（リーベルキューン陰窩 crypt of Lieberkühn）を形成している。これもまた小腸の表面積を増大させている。

腸粘膜

小腸の粘膜も単層円柱上皮，粘膜固有層，粘膜筋板の3層構造をなしている。

上皮

絨毛および絨毛間の表面は，単層円柱上皮の**吸収上皮** absorptive epitheliumで被われている。吸収上皮は吸収上皮細胞，杯細胞，胃腸内分泌細胞からなる。

吸収上皮細胞

吸収上皮細胞は背の高い円柱形の細胞で，最終的な消化および水と栄養の吸収を行う。

吸収上皮細胞 absorptive epithelial cellは最も数が多い細胞である（図17-13，図17-15，図17-16）。約25 μmの高さを持つ細長い細胞で，基底側には楕円形の核がある。頂部側の表面には**刷子縁** brush border，側面細胞膜の上部には閉鎖堤がある。吸収上皮細胞の主な働きは，最終的な消化および水と栄養の吸収である。また，この細胞は脂肪酸をトリグリセリドへと再エステル化して乳糜を形成し，吸収した栄養の大部分を粘膜固有層に輸送する。吸収の機序については本章の最後で説明する。

電子顕微鏡で観察すると，刷子縁は無数の**微絨毛** microvilliの集合体からなる。微絨毛の長さは約1 μmで，その先端は厚い**糖衣** glycocalyxの層で被われている。糖衣は微絨毛を自己消化から保護するばかりでなく，糖衣中の酵素がジペプチドや二糖類をそれぞれのモノマーにまで消化する。微絨毛の芯にあるアクチンは，**終末網** terminal webでアクチンや中間径フィラメントにつなぎ止められている。細胞質には多数のエンドソーム，よく発達した滑面小胞体，粗面小胞体，ゴルジ装置がある。

吸収上皮細胞の側面細胞膜は，隣接する細胞膜との間に閉鎖帯，接着帯，デスモソーム，およびギャップ結合を形成する。閉鎖帯は物質が細胞間を通って腸管内腔に出入りするのを阻止する。

杯細胞

杯細胞 goblet cellは単細胞腺で（図17-13，図17-15），十二指腸で最も少なく，回腸にいくにつれて増加する。杯細胞は**ムチノーゲン** mucinogenを産生し，その水和物である**ムチン** mucinは管腔の表面を被う**粘液** mucusの成分である。

胃腸内分泌細胞

小腸には様々な種類の**胃腸内分泌細胞** DNES cellがあ

消化器系：消化管　第17章

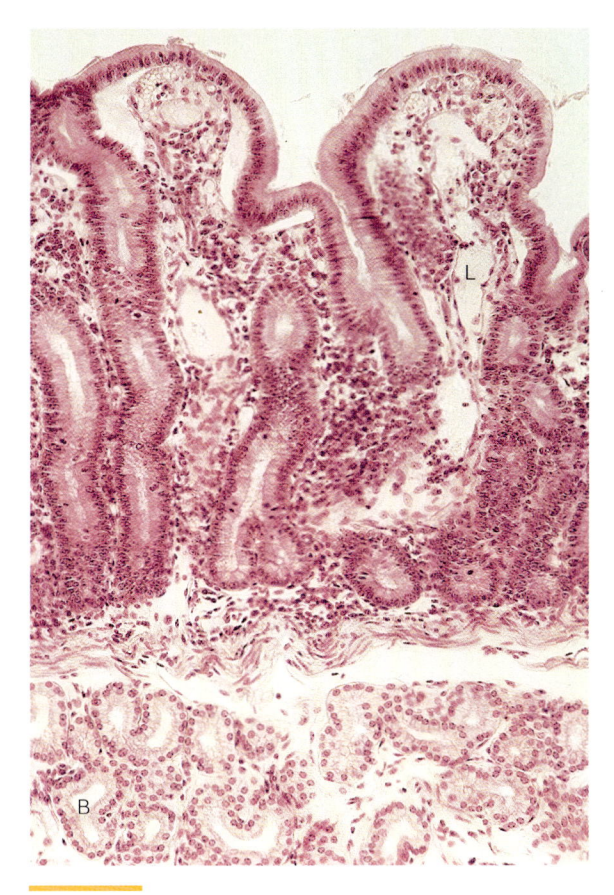

図17-15　十二指腸粘膜の光学顕微鏡像（×122）。B：ブルンネル腺，L：絨毛の中心乳糜管。

り，傍分泌および内分泌ホルモンを産生する（表17-2）。上皮細胞の約1％が胃腸内分泌細胞である。

M細胞

M細胞は腸管の内腔にある抗原を貪食して，管腔から粘膜固有層へと輸送する。

小腸のリンパ組織の上を被う上皮には，扁平上皮様のM細胞 M cell がある。M細胞は単核食細胞系に属し，腸管の内腔に存在する抗原を探査し，貪食して粘膜固有層に輸送すると考えられている。

粘膜固有層

小腸の表面に突出する絨毛の芯を形成するのは，粘膜固有層の疎性結合組織である（図17-14，図17-15，図17-17）。絨毛の基部と粘膜筋板の間の粘膜固有層は薄く，多数の管状の腸腺（リーベルキューン陰窩）が貫く。

腸腺

腸腺は腸内面の表面積を増大させるもので，胃腸内分泌細胞，吸収上皮細胞，杯細胞，幹細胞，およびパネート細胞からなる。

腸腺 intestinal gland（**リーベルキューン陰窩** crypt of Lieberkühn）は単純管状腺（または単純分枝管状腺）で（図17-13），絨毛の基部の間に開いている。走査型電子顕微鏡で見ると，絨毛の基部には多数の陰窩の開口部があることが分かる（図17-14）。陰窩の上皮は吸収上皮細胞，杯細胞，幹細胞，胃腸内分泌細胞，およびパネート細胞からなる。

吸収上皮細胞および杯細胞は，陰窩の上半分にある。杯細胞の寿命は短く，ムチノーゲンを放出した後は死んで剥離すると考えられている。陰窩の下半分には吸収上皮細胞がなく，杯細胞もわずかしかない。大部分の細胞は幹細胞，胃腸内分泌細胞，およびパネート細胞である。吸収上皮細胞や杯細胞などについてはすでに説明したので，ここでは幹細胞とパネート細胞について説明する。

幹細胞

幹細胞 regenerative cell は活発に増殖して陰窩と絨毛の上皮を更新する。細長い形をしており，新たに作られた細胞の間に挟まれて，楔状を呈する（図17-13）。幹細胞は分裂頻度が高く，その細胞周期は24時間と比較的短い。新しく作られた細胞は5〜7日で絨毛の先端に到達し，剥脱すると考えられている。電子顕微鏡で観察すると，幹細胞は細胞小器官に乏しく，遊離リボソームが多い。基底側にある卵形の核は明るくてユークロマチンに富む。

パネート細胞

パネート細胞は抗菌性物質のリゾチームを産生する。

パネート細胞 Paneth cell は，核上部に大きな好酸性の分泌顆粒が存在することで容易に識別できる（図17-18，図17-13）。細胞はピラミッド形で腸腺の底部を占め，抗菌性物質のリゾチームを産生する。腸上皮のほかの細胞と異なり，パネート細胞は20日という比較的長い寿命を持ち，この間リゾチームを分泌し続ける。電子顕微鏡で見ると，パネート細胞は発達したゴルジ装置，豊富な粗面小胞体，多数のミトコンドリア，均質な分泌物を含んだ分泌顆粒を持つ。

粘膜筋板

小腸の**粘膜筋板** muscularis mucosae は平滑筋の内輪筋層と外縦筋層からなる（図17-17）。内輪筋層の筋線維の続きが絨毛内に入り，その先端まで伸びて上皮の基底膜

第17章　消化器系：消化管

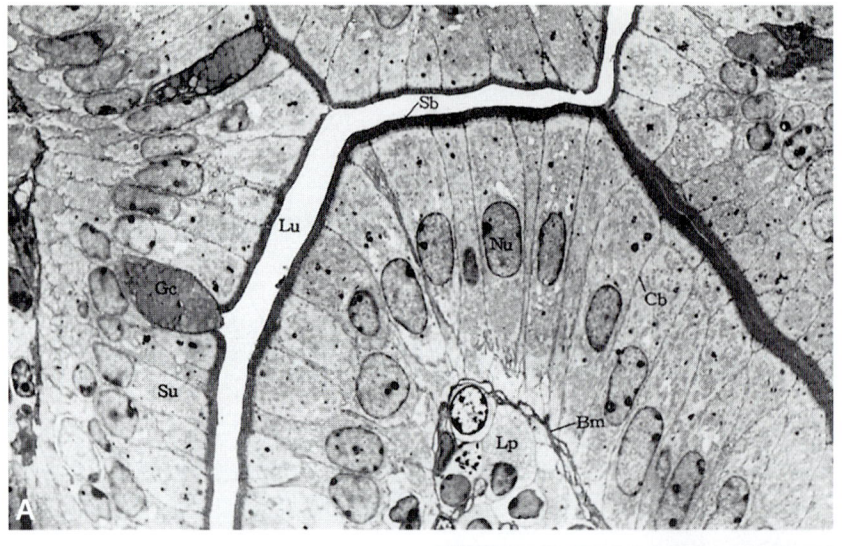

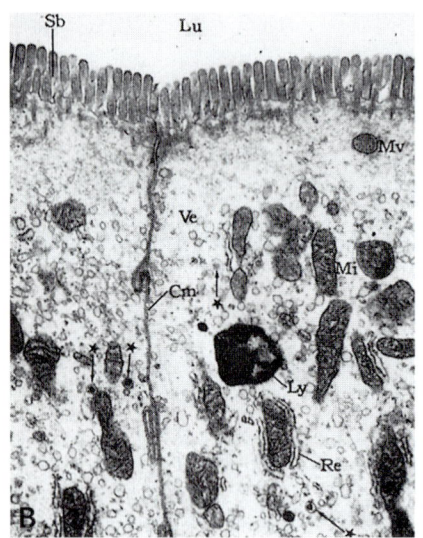

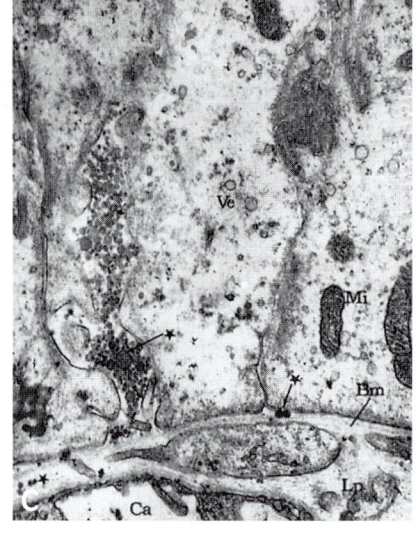

図17-16 マウス空腸の絨毛の吸収上皮細胞。A：低倍率の電子顕微鏡写真（×1,744）。2個の杯細胞（Gc）と多数の吸収上皮細胞（Su）が見える。管腔（Lu）に面した刷子縁（Sb）に注意。核（Nu）と細胞境界（Cb）が明らかに認められる。上皮は基底膜（Bm）によって粘膜固有層と隔てられている。B：2つの隣接する吸収上皮細胞の高倍率の電子顕微鏡像（×10,500）。刷子縁（Sb）が管腔（Lu）に突き出した多数の微絨毛からなることが分かる。隣り合う細胞の細胞膜（Cm）は互いに近接している。Mi：ミトコンドリア，Ly：リソソーム，Re：粗面小胞体，Ve：小胞，星印：限界膜を持つ脂肪滴。C：吸収上皮細胞の基底部の電子顕微鏡写真（×11,200）。Ve：小胞，Mi：ミトコンドリア，Bm：基底膜，Lp：粘膜固有層，星印はカイロミクロン。（Rhodin JAG: An Atlas of Ultrastructure. Philadelphia, WB Saunders, 1963.より）

まで達している。消化の際，この筋線維は規則正しく収縮し，絨毛を毎分数回ずつ収縮させている。

粘膜下組織

小腸の粘膜下組織はやや密な結合組織からなり，リンパ管と血管が豊富である。粘膜下組織には粘膜下神経叢がある。十二指腸の粘膜下組織には，**ブルンネル腺** Brunner's gland（**十二指腸腺** duodenal gland）という腺が存在する。

ブルンネル腺

ブルンネル腺は，重炭酸を多く含む粘液やウロガストロン（ヒト上皮増殖因子）を産生する。

ブルンネル腺は分枝管状胞状腺で，終末部は粘液腺の腺房に似ている（図17-15）。導管は粘膜筋板を貫き，腸腺の底に開くが，まれに絨毛の間に開くこともある。電子顕微鏡で観察すると，腺房細胞にはよく発達した粗面小胞体とゴルジ装置，多数のミトコンドリア，扁平〜円形の核が存在する。

ブルンネル腺は副交感神経の刺激によってアルカリ性の粘液を分泌し，十二指腸に入ってきた酸性の糜粥を中和させる。この腺はまた，ポリペプチドホルモンである**ウロガストロン** urogastroneを産生し，粘液とともに十二指腸の内腔に分泌する。ウロガストロンは塩酸産生を抑制（直接の壁細胞抑制による）するとともに，上皮細胞の分裂能を促進する働きがあり，ヒト上皮増殖因子として知られる。

消化器系：消化管　第17章

胸管まで運ばれる。胸管は左側の内頸静脈と鎖骨下静脈の合流部（左静脈角）において血管系に注ぐ。

絨毛の上皮下にある毛細血管網の血液は**粘膜下血管叢** submucosal vascular plexus に流れ込む。その後，血液は門脈を経て肝臓に入り，肝細胞に栄養を受け渡す。

部位による差異

十二指腸 duodenum は小腸で最も短い部分で，長さ25 cm しかない。肝臓の胆汁は総胆管を，膵臓の膵液は膵管を通って十二指腸に注ぐ。これらの導管は**十二指腸乳頭（ファーター乳頭）** duodenal papilla of Vater のところで十二指腸に開く。十二指腸が空腸および回腸と異なる点は，絨毛がより幅広く，高く，単位面積当たりの数も多い点である。また，単位面積当たりの杯細胞が少なく，粘膜下組織にブルンネル腺が存在するのも十二指腸の特徴である。

空腸 jejunum の絨毛は十二指腸のものより幅が狭く，低くてまばらである。単位面積当たりの杯細胞の数は空腸の方が多い。

回腸 ileum の絨毛は最も数が少なく，低くて幅が狭い。回腸の粘膜固有層には**パイエル板** Peyer's patch と呼ばれる集合リンパ小節がある。パイエル板は回腸の腸間膜の付着部と反対側の壁に見られる。

小腸の組織生理学

消化と吸収のほかに，小腸は免疫機能や分泌機能も果たしている。まずこれらの機能について述べ，それから小腸の主たる機能を説明する。

粘膜固有層の免疫能

粘膜固有層の形質細胞によって産生される免疫グロブリンAは，肝臓と胆嚢を通じて再循環する。

粘膜固有層は形質細胞，リンパ球，肥満細胞，白血球，および線維芽細胞に富む。これらの細胞のほかに，粘膜固有層にはしばしば粘膜上皮に接して孤立リンパ小節が存在する。さらに，前述したように，回腸にはパイエル板という集合リンパ小節がある。

これらのリンパ小節が上皮と接するところでは，円柱上皮細胞はM細胞と置き換えられている。M細胞は管腔内の抗原を貪食する（図17-19，図17-20）。取り込まれた抗原はM細胞のエンドソーム系に入るが，分解処理されることなくクラスリン被覆小胞に詰め込まれて細胞質の基底側に輸送され，粘膜固有層に放出される。リンパ小節に存在する抗原提示細胞や樹状細胞は，この抗原を取り込んで処理し，そのエピトープ部分をリンパ球に提示して免疫反応を開始させる。

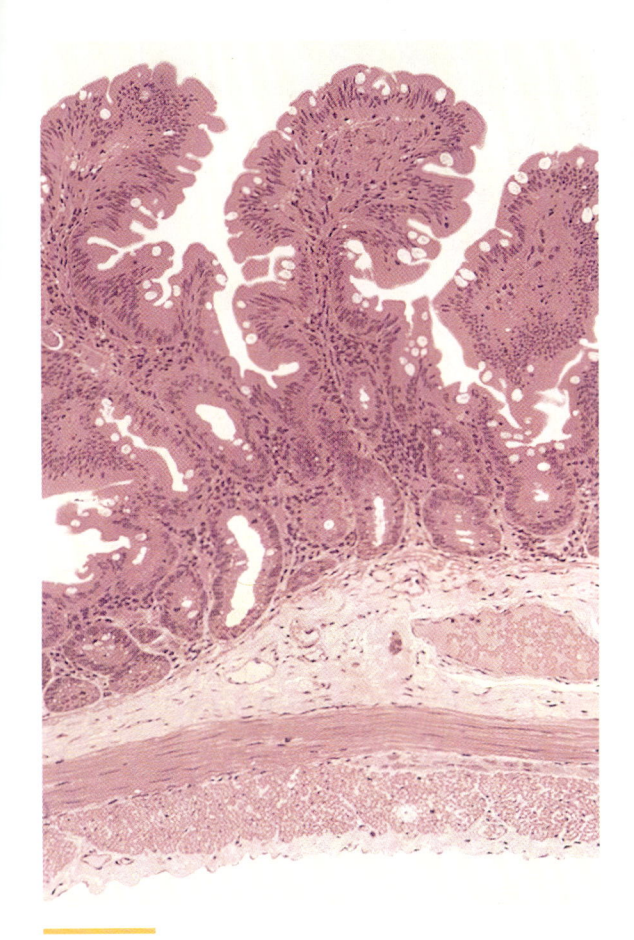

図17-17　サル空腸粘膜の光学顕微鏡像（×122）。

筋層と漿膜

小腸の筋層は内輪筋層と外縦筋層の2層の平滑筋層からなる。アウエルバッハ筋層間神経叢はこれらの筋層間に位置し，筋に神経線維を送る。これらの筋層は小腸の蠕動運動にあずかる。

十二指腸の下行部と水平部以外のすべての小腸は，漿膜に被われている。

小腸のリンパ管と血管の分布

小腸におけるリンパの排出は，中心乳糜管という盲端に始まるリンパ管に吸収されることによって起こる。

小腸にはよく発達したリンパ管と血管がある。絨毛の粘膜固有層には，**中心乳糜管（中心リンパ管）** central lacteal duct と呼ばれる盲端で始まる毛細リンパ管があり，絨毛から吸収した物質を**粘膜下リンパ叢** submucosal lymphatic plexus に運ぶ。ついで，リンパは腸リンパ本幹に集まり，乳糜槽を経て人体最大のリンパ管である

活性化したリンパ球は腸間膜のリンパ節まで遊走し，胚中心を形成する。ここで作られたBリンパ球は再び粘膜固有層に戻り，形質細胞に分化して免疫グロブリンA（IgA）を産生する。

分泌された抗体の一部は上皮細胞のIgA受容体と結合し，上皮細胞内で**分泌因子** secretory component（上皮細胞が産生する蛋白）と複合体を形成する。IgA-蛋白複合体は**トランスサイトーシス** transcytosis と呼ばれる経路によって腸管の内腔まで運ばれ，糖衣と結合して，抗原の侵襲から生体を守る。

粘膜固有層で産生されるIgAの大部分は血液循環系に入って肝臓に運ばれ，肝細胞によって分泌因子と結合し，複合体を形成して胆汁中に排出される。すなわち，腸管腔にあるIgAの多くは，総胆管を通って胆汁とともに腸内に入ったものである。

小腸の分泌能

小腸にある様々な腺は，神経性や内分泌性の刺激に反応して粘液や水分に富む液体を分泌する。十二指腸のブルンネル腺や腸腺からは，1日当たり2ℓ近くの弱アルカリ性の液が分泌される。この分泌は粘膜下神経叢に由来する神経性の刺激によって主に調節されるが，ホルモンであるセクレチンやコレシストキニンもまたその役割を果たす。

小腸の内分泌細胞は多数のホルモンを産生して小腸の運動に影響を与えたり，胃の塩酸産生の調節や膵液の分泌にかかわっている（表17-2）。

> **臨床ノート**
>
> コレラにかかると，**コレラトキシン** cholera toxin に反応して小腸から多量の腸液が分泌される。下痢によって失われる液体の量は1日当たり10ℓにも達することがあり，補液を行わなければ数時間のうちに循環不全に陥って死ぬ。大量の下痢によって電解質のバランスがくずれ，これもコレラによる死亡の原因の1つとなる。

小腸の運動

小腸は撹拌と推進の2種類の運動を行う。

小腸の運動は2相に分けられる。

1. **撹拌性の収縮** mixing contraction は限局性に起こり，糜粥をかき混ぜて消化液にさらす。
2. **推進性の収縮** propulsive contraction は**蠕動波** peristaltic wave として起こり，小腸の長軸方向への糜粥の移動を促進する。糜粥は平均して毎分1～2cmの

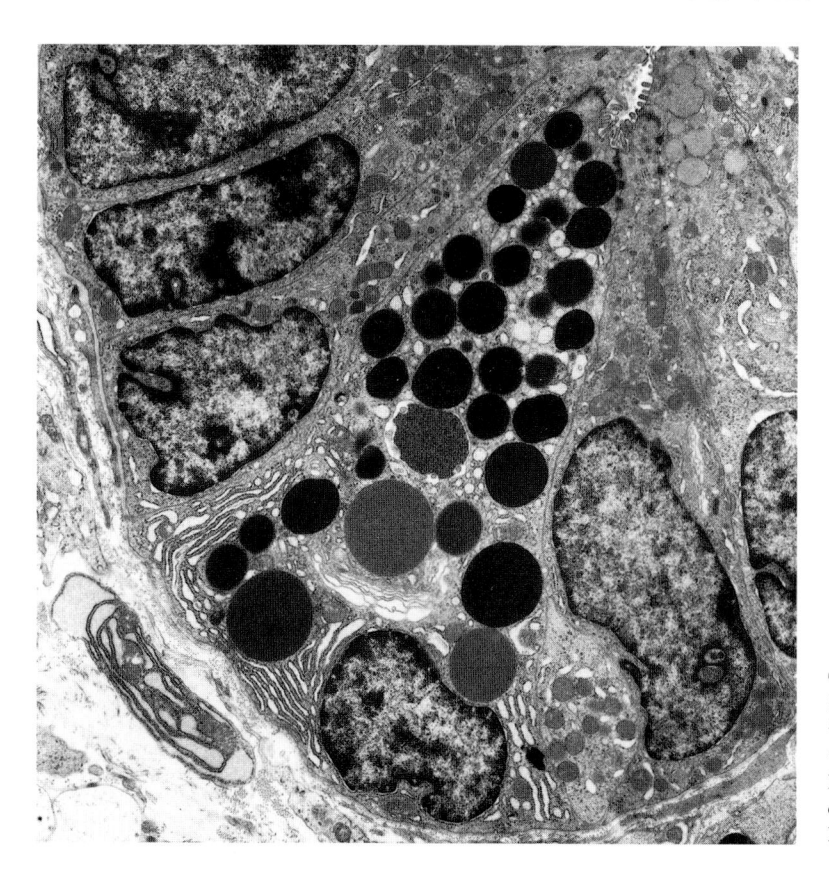

図17-18　ウサギ回腸のパネート細胞の電子顕微鏡像（×5,900）。パネート細胞の大きな丸い果粒に注目。（Satoh Y, Yamano M, Matsuda M, Ono K: Ultrastructure of Paneth cell in the intestine of various mammals. J Electron Microsc Tech 16:69-80, 1990.より）

消化

摂取された食物は，唾液や胃液中の酵素によって少しずつ消化を受けながら十二指腸に入る。十二指腸では，膵外分泌部から出る酵素によって消化が強化される。蛋白および糖質の最終的な分解は微絨毛の表面で行われる。絨毛膜の糖衣にある**ジペプチダーゼ** dipeptidase および**ジサッカリダーゼ** disaccharidase によってアミノ酸や単糖類にまで分解され，輸送体蛋白（トランスポーター）によって吸収上皮細胞内に取り込まれる。脂質は胆汁酸によって**乳化** emulsifying され，小さな脂肪球になった後，モノグリセリドと脂肪酸に分解される。これらの物質は，直径2 nmの**ミセル** micelles となって吸収上皮細胞の細胞膜から拡散によって細胞内に移動する。

吸収

小腸の吸収上皮細胞からは，約6～7ℓの液体，30～50 gのナトリウム，0.5 kgの炭水化物と蛋白，および1 kgの脂質が毎日吸収される。水，アミノ酸，イオン類，単糖類は，吸収上皮細胞に入り，側面・基底側の細胞膜から細胞間腔に放出される。その後，これらの物質は絨毛の毛細血管網に入り，肝臓に運ばれて加工される。

図17-21の模式図に示したように，長鎖脂肪酸および

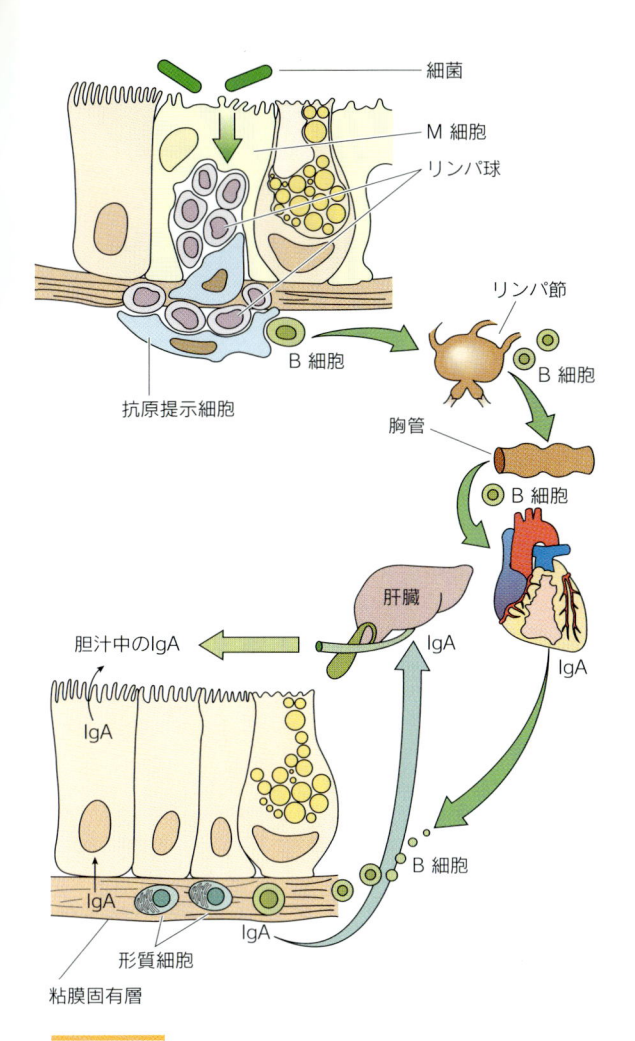

図17-19　M細胞と消化管内腔との免疫学的な関係を示す模式図。IgA：免疫グロブリンA。

速度で移動するので，小腸を通過するには数時間を要する。蠕動運動は，神経性刺激やホルモン性因子によって調節される。胃が拡張すると，筋層間神経叢を介した**胃腸反射** gastroenteric reflex が起こり，神経性の調節によって腸の蠕動が生じる。コレシストキニン，ガストリン，モチリン，サブスタンスP，およびセロトニンは小腸の運動を促進し，セクレチンとグルカゴンは抑制する。

臨床ノート

腸粘膜が毒物による重大な侵襲にさらされると，筋層は**蠕動激発** peristaltic rush と呼ばれる，持続性の強力かつ急速な収縮を行うことがある。この強い収縮によって腸内容物は数分の間に大腸にまで送られ，下痢となって除去される。

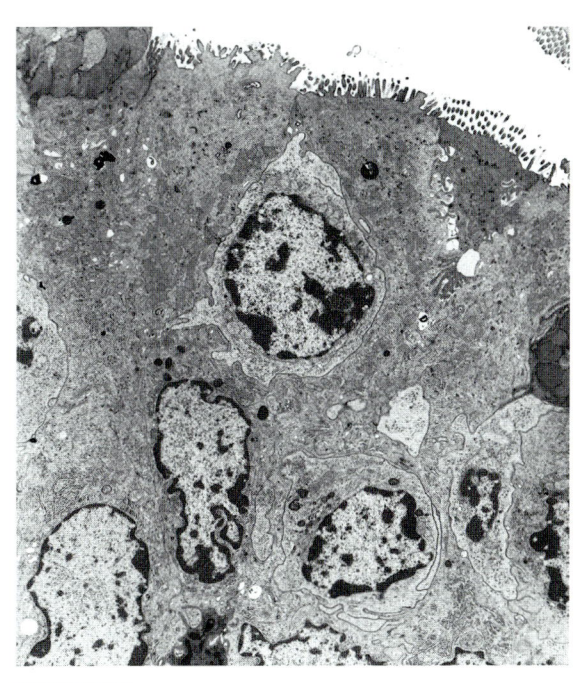

図17-20　マウス結腸のM細胞の電子顕微鏡写真（×4,854）。細胞質が暗調のM細胞が，細胞質の明るいリンパ球を包んでいるのに注意。（Owen RL, Piazza AJ, Ermak TH: Ultrastructural and cytoarchitectural features of lymphoreticular organs in the colon and rectum of adult BALB/c mice. Am J Anat 190:10-18, 1991.より）

第17章　消化器系：消化管

```
リパーゼ
胆汁
②モノグリセリドと　←①脂質
　長鎖脂肪酸
　　　　　　　　　　グリセロール，短鎖
　　　　　　　　　　および中鎖脂肪酸
　　ミセル
```

① 小腸内腔の脂質は膵リパーゼにより分解されて脂肪酸とモノグリセリドになる。

② モノグリセリドと脂肪酸は胆汁により乳化されてミセルとなり，吸収上皮細胞のなかへ移動する。グリセロールは吸収上皮細胞のなかへ直接拡散する。

③ モノグリセリドと脂肪酸は滑面小胞体中でエステル化されてトリグリセリドとなる。

④ トリグリセリドは，ゴルジ装置中で蛋白と結合してカイロミクロンを形成してから，中心乳糜管へ放出される。

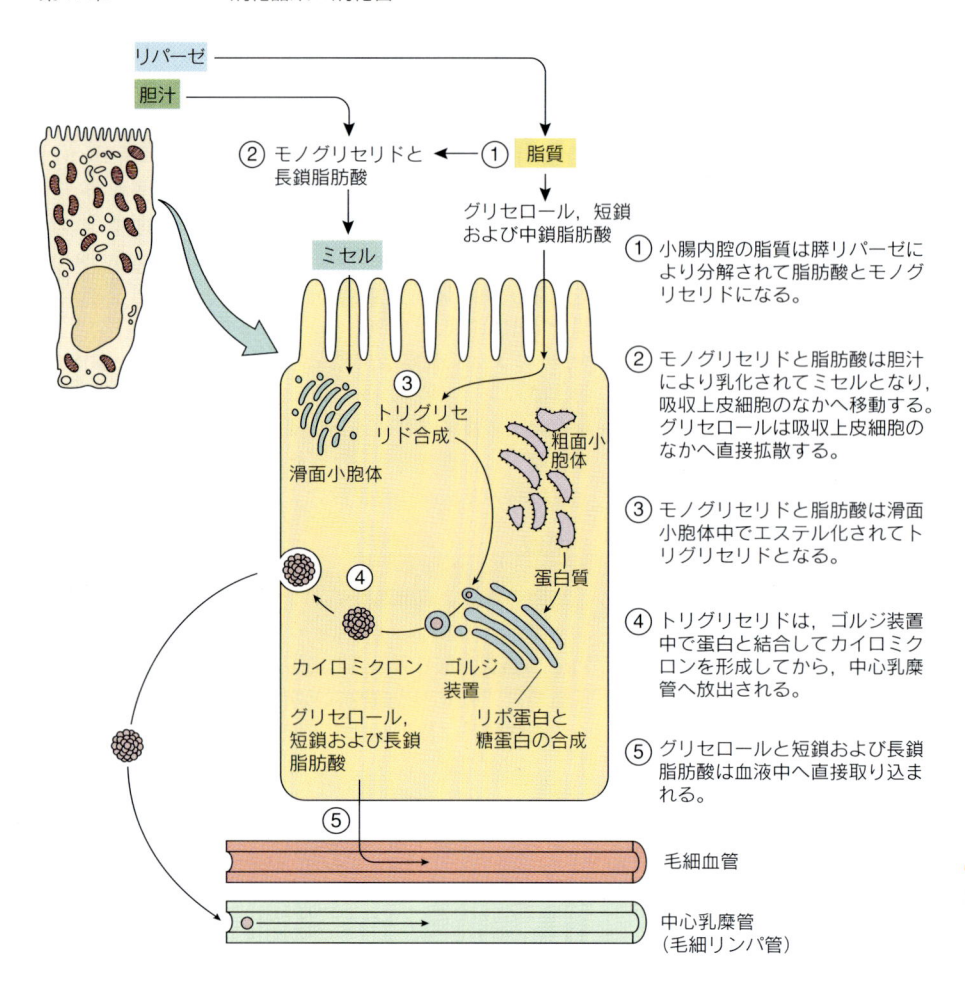

⑤ グリセロールと短鎖および長鎖脂肪酸は血液中へ直接取り込まれる。

図17-21　吸収上皮細胞における脂質の吸収・加工とカイロミクロン放出の過程を示す模式図。

モノグリセリドは吸収上皮細胞の滑面小胞体に入り，そこで再エステル化されてトリグリセリドになる。トリグリセリドはゴルジ装置に運ばれ，そこで粗面小胞体で作られたβリポ蛋白の皮殻と結合して**カイロミクロン** chylomicron になる。この大きなリポ蛋白滴はゴルジ装置で膜に包まれ，基底・側面の細胞膜に運ばれて粘膜固有層へ放出されて，中心乳糜腔に入る。**乳糜** chyle というのは，中心乳糜腔を満たす脂肪に富んだ液体である。絨毛の粘膜固有層にある平滑筋細胞の律動的な収縮によって絨毛が短縮すると，乳糜は中心乳糜管から粘膜下組織のリンパ管叢へ押し出される。

短鎖脂肪酸（長さが12炭素以下）は，滑面小胞体に入って再エステル化されることはない。これらの遊離脂肪酸は短いので，ある程度の水溶性があり，吸収上皮細胞の基底・側面の細胞膜に到達した後，拡散によって粘膜固有層へ移動する。その後，毛細血管に入り，肝臓に運ばれて加工される。

臨床ノート

膵臓が消化酵素を正常に分泌していても，小腸で**吸収不良** malabsorption が起こり得る。吸収不良をもたらす疾患を**スプルー** sprue と呼ぶ。**グルテン腸症** gluten enteropathy（**非熱帯性スプルー** nontropical sprue）はスプルーの一型で，ライ麦や小麦に含まれる**グルテン** gluten によって，小腸の微絨毛や絨毛が破壊されて起こる。これはグルテンによるアレルギー反応と考えられている。この患者では，腸の栄養の吸収面積が減少する。治療としては，グルテンを含む穀物の摂取を控えることなどがある。

大腸

大腸は盲腸，結腸，直腸，肛門に分けられる。虫垂は盲腸の小さな突出構造である。

消化器系：消化管　第17章

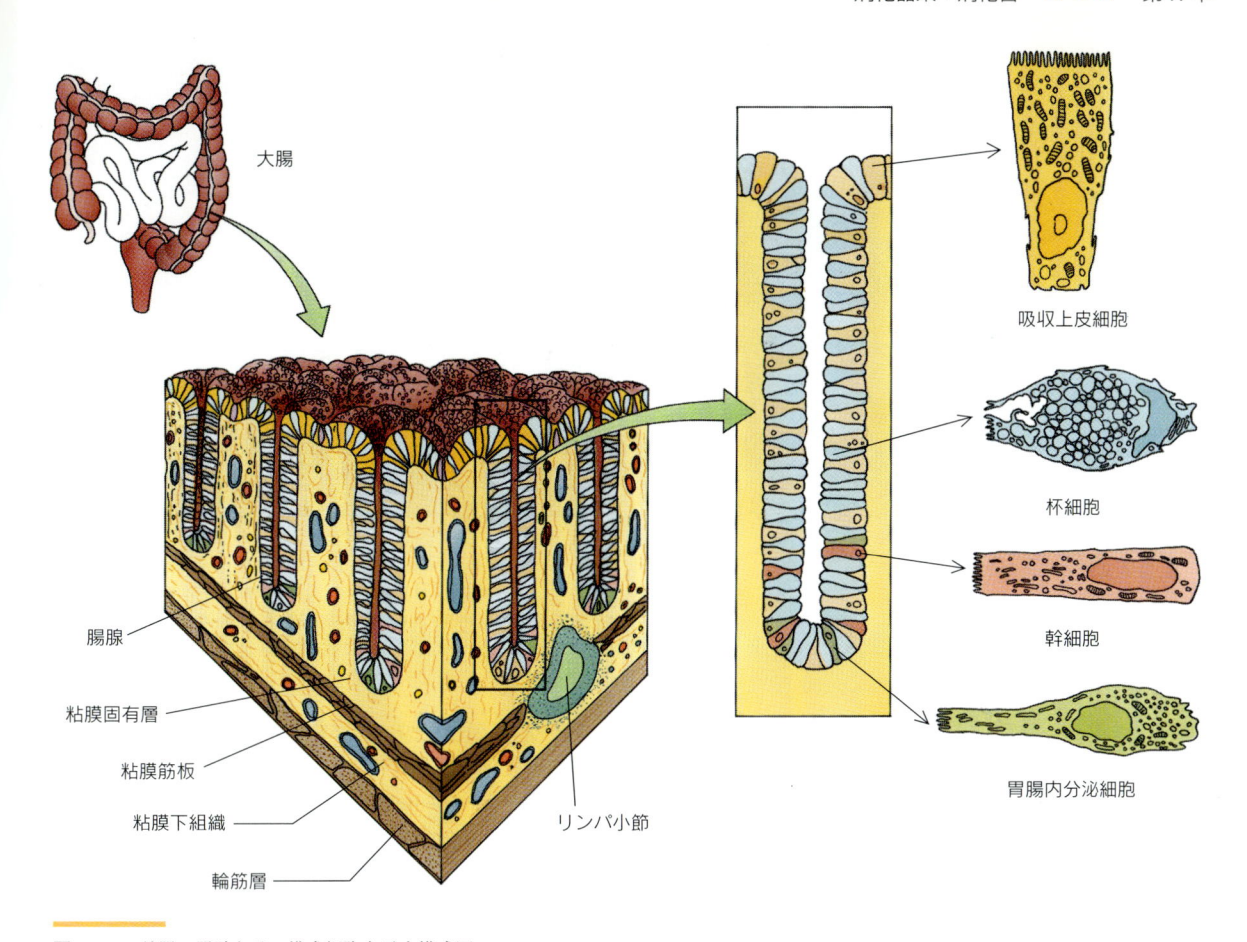

図17-22　結腸の腸腺とその構成細胞を示す模式図。

　大腸 large intestine は盲腸，結腸（上行，横行，下行，S状），直腸，および肛門からなり，その全長は約1.5 mである（表17-3）。大腸は，小腸からの糜粥から水分とイオンの大部分を吸収し，糜粥を圧縮して便として排出する。盲腸と結腸は組織学的に区別できないので**結腸** colon として説明する。盲腸の盲端から突出する**虫垂** appendix は別項で扱う。

結腸

　結腸は大腸の大部分を占める。糜粥は**回盲弁** ileocecal valve を経て，回腸から結腸に流れ込む。回盲弁は，結腸の内容物が回腸へ逆流するのを防止する括約筋でできた構造物である。

結腸の組織学

　結腸には絨毛はないが，腸腺が豊富にある。腸腺の上皮は小腸のものと似ているが，パネート細胞は存在しない（図17-22～図17-25）。吸収上皮細胞が最も多く，杯細胞は盲腸からS状結腸に向かうにつれて増加する。内分泌細胞も存在するが，数は少ない。幹細胞の旺盛な分裂能によって，陰窩や粘膜表層の上皮細胞は6～7日で更新される。

　結腸の粘膜固有層，粘膜筋板，および粘膜下組織は小腸と似ている。筋層は消化管の一般構造と異なり，外縦筋層が3本の**結腸ヒモ** taeniae coli と呼ばれる筋束にまとまっている。結腸ヒモは常に緊張していて，結腸は部分的に収縮しており，このため**結腸膨起** haustra coli と呼ばれる袋が形成されている。漿膜は部分的に伸び出して，脂肪の入った**腹膜垂** appendices epiploicae をなす。

結腸の組織生理学

結腸は，水，電解質とガスを吸収して便を作る。

　結腸は，水と電解質を吸収し（～1,400 ml/日），便を作る（～100 ml/日）。
　便の組成は水（75％），死んだ細菌（7％），食物繊維（7％），脂質（5％），無機質（5％），および消化されな

345

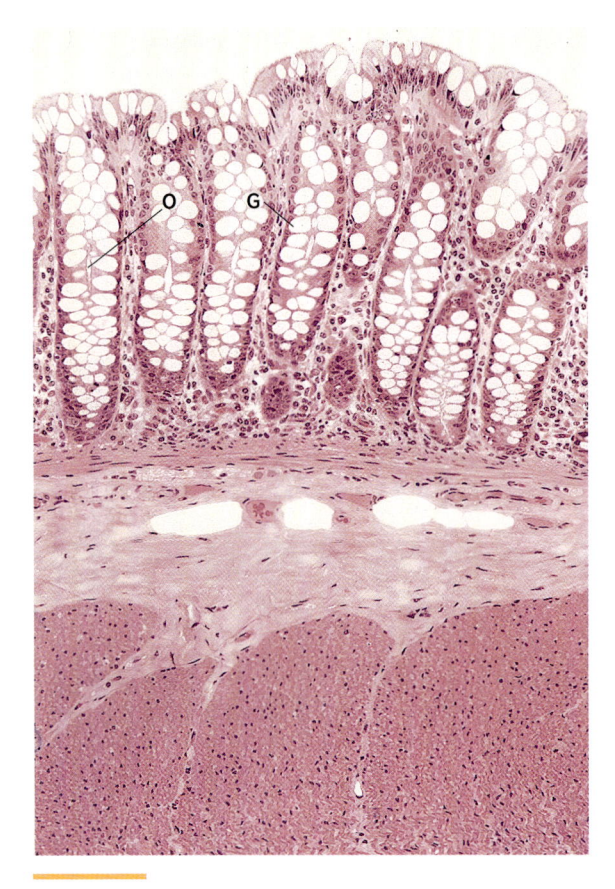

図17-23　サル結腸の光学顕微鏡像（×122）。G：杯細胞，O：腸腺。

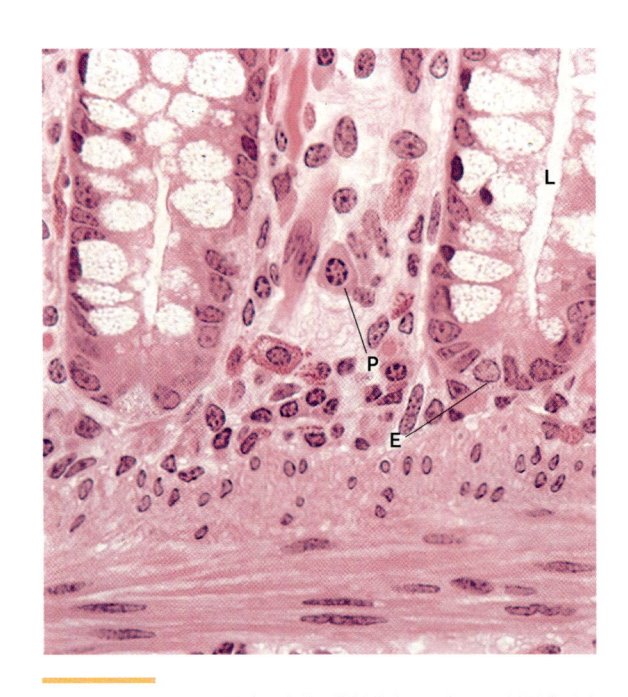

図17-24　サル結腸の腸腺の光学顕微鏡像（×250）。E：胃腸内分泌細胞，L：内腔，P：形質細胞。

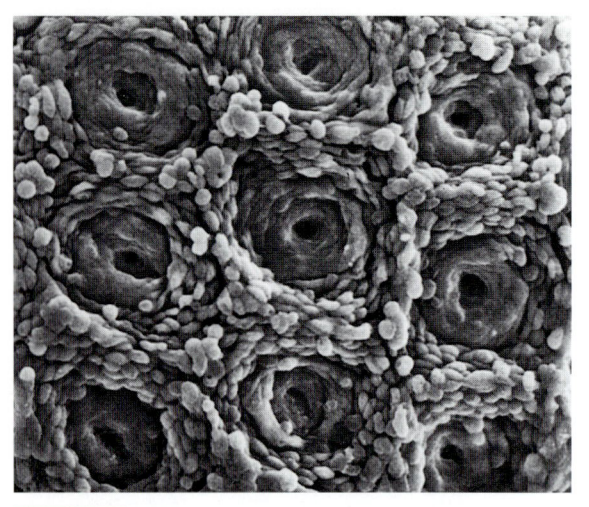

図17-25　サル結腸の走査型電子顕微鏡写真（×502）。腸腺の開口部に注意。（Specian RD, Neutra MR: The surface topography of the colonic crypt in rabbit and monkey. Am J Anat 160:461-472, 1981. より）

かった蛋白，死んだ細胞，胆汁色素など（1％）である。便の臭いには個人差があり，食事の種類や常在細菌が生成する**インドール** indole，**硫化水素** hydrogen sulfide，**メルカプタン** mercaptans などの量で決まる。細菌の副産物としてはリボフラビン，チアミン，ビタミンB_{12}，ビタミンKなどがある。

　結腸内の細菌の働きによってガスが生じ，**放屁** flatus として排出される。ガスは二酸化炭素，メタン，および水素からなり，食物と一緒に飲み込まれた空気中の窒素や酸素と混合する。このガスは可燃性で，S状結腸鏡検査で電気焼灼を行う際に爆発することがある。大腸全体で毎日7～10ℓのガスが生じるが，そのうちわずか0.5～1ℓが放屁として排出されるに過ぎない。残りは結腸の表面から吸収される。

　結腸はまた，粘液や重炭酸イオンを産生する。粘液は結腸の粘膜を保護するのみならず，固形の残渣を粘着させて緻密な塊にし，便の圧縮を促進する。重炭酸イオンは粘液に付着して緩衝剤として働き，便内の細菌が産生する酸から粘膜を保護している。

臨床ノート

　腸炎 enteritis のときのような結腸粘膜の激しい刺激は，大量の粘液，水，および電解質の分泌をもたらす。**下痢** diarrhea として知られるおびただしい量の液便の排出は，刺激物を希釈し，排除することによって生体を防御するものである。長期間の下痢による大量の水と電解質の喪失は，補液療法が行われなければ循環ショックをもたらし，死に至ることもある。

直腸と肛門管

組織学的に**直腸** rectum は結腸と似ているが，腸腺がより深く，単位面積当たりの数は少ない（表17-3）。

肛門管 anal canal は直腸の続きの狭窄した部分であり，3〜4 cm の長さがある。陰窩は浅くて数が少なく，肛門管の遠位部では消失する。粘膜には，**肛門柱** anal column（モルガニーの直腸柱 rectal column of Morgagni）と呼ばれる縦方向のヒダがある。肛門柱は**肛門弁** anal valve のところで互いにつながっている。肛門柱の間の溝は**肛門洞** anal sinus という。肛門弁は滞積した便を保持する働きがある。

肛門の粘膜

肛門の粘膜上皮は，直腸から**歯状線** pectinate line（肛門弁の高さ）までは単層立方上皮，歯状線から外肛門口までは非角化重層扁平上皮，肛門では角化重層扁平上皮（表皮）からなる。直腸肛門移行部の粘膜固有層には**肛門腺** anal gland が，肛門管の遠位端の粘膜固有層には**肛門周囲腺** circumanal gland がある。粘膜筋板は，平滑筋でできた内輪筋層と外縦筋層からなる。これらの筋層は歯状線より下には存在しない。そのほか，肛門には毛包と脂腺がある。

肛門の粘膜下組織と筋層

肛門管の粘膜下組織は，弾性線維と膠原線維が交じった結合組織からなる。ここには，歯状線より上にある**内痔静脈叢** internal hemorrhoidal plexus と，肛門管と肛門 anus との境にある**外痔静脈叢** external hemorrhoidal plexus の2つの静脈叢がある。

平滑筋でできた筋層は，内輪筋層と外縦筋層からなる。内輪筋層は歯状線付近で厚くなり，**内肛門括約筋** internal anal sphincter muscle を形成する。外縦筋層の平滑筋は内肛門括約筋を包む線維弾性板に続いている。

骨盤底の骨格筋は**外肛門括約筋** external anal sphincter muscle をなし，線維弾性板や内肛門括約筋を取り巻いている。外肛門括約筋は随意筋で，常に緊張を保っている。

臨床ノート

肛門管の粘膜下静脈叢がうっ血を起こして太くなると，**痔核** hemorrhoid ができる。痔は妊婦や50歳以上の人に多い疾患で，排便時の疼痛，出血，および肛門の痒みなどの症状が現れる。

人指し指を外肛門口から挿入して**直腸診** rectal examination を行うと，外肛門括約筋が指を締めつける。さらに挿入すると，内肛門括約筋が働いて，やはり指を締めつける。肛門管を介して触診できる構造として，男性では陰茎海綿体，前立腺，肥大した精嚢，拡張した膀胱の下部，および肥大した腸骨リンパ節などがある。女性では，子宮頚部のほか，病的状態では卵巣や子宮広間膜などが触診できる。

虫垂

虫垂は結腸と似ているが，直径がはるかに小さい。組織学的所見では，リンパ組織が豊富で，陰窩に認められる内分泌細胞の数が多い。

虫垂 vermiform appendix は盲腸の一部が伸び出した構造物で，長さは5〜6 cm ある。内腔は星形を呈し，通常残渣で満たされている。虫垂の粘膜上皮は単層円柱上皮で，吸収上皮細胞，杯細胞のほか，リンパ小節を被う部分ではM細胞が混じる（表17-3）。粘膜固有層は疎性結合組織で，多数のリンパ小節と浅い腸腺がある。腸腺を構成する細胞は吸収上皮細胞，杯細胞，幹細胞，多数の内分泌細胞のほか，まれにパネート細胞がある。粘膜筋板，粘膜下組織，および筋層は消化管の一般的構築と同様であるが，粘膜下組織にはリンパ小節があり，まれに脂肪組織がある。虫垂は漿膜で包まれる。

臨床ノート

虫垂炎 appendicitis は虫垂の炎症で，老人よりも十代や若い成人に多い。また，女性よりも男性に多い。虫垂炎になると，右下腹部の腫脹や持続的な激痛を伴う。そのほか，悪心と嘔吐，発熱（通常39℃以下），腹部の硬直，およびリンパ球数の増加などがある。この状態を1〜2日治療しないでいると，虫垂は破裂して腹膜炎を引き起こし，治療しないと死に至ることがある。

18 消化器系：唾液腺，膵臓，肝臓，胆嚢

　消化管には，管壁内に腺体のある多数の小さな付属腺のほかに，管壁外に腺体を持つ大きな腺，すなわち，大唾液腺（耳下腺，顎下腺，舌下腺），膵臓，肝臓などがある。これらの腺の分泌物は導管系を経て消化管のなかに出され，消化に重要な役割を果たしている。

　唾液腺は唾液を分泌し，初期消化だけでなく味覚や嚥下にも関与する。また，唾液腺からは抗菌作用のあるリゾチーム，ラクトフェリン，分泌型免疫グロブリンのIgAも分泌される。

　膵臓の外分泌部は重炭酸に富む膵液を十二指腸に分泌し，胃からやってきた酸性の食物を中和しながら，中性環境で働く酵素も分泌して脂肪や蛋白，炭水化物を消化する。膵臓の外分泌部は，必要に応じて膵液を十二指腸に分泌する。膵臓の内分泌部は，インスリンやグルカゴン，ソマトスタチン，ガストリン，膵ポリペプチドなどのホルモンを分泌する。

　肝臓は脂肪の吸収に必要な胆汁を分泌するが，これ以外にも生命に必須の様々な物質を作る働きがある。また，肝臓は蛋白や脂肪，炭水化物などの代謝，血漿蛋白や種々の因子の合成，ビタミンの調整，解毒などの多くの役割を持っている。胆嚢は胆汁を蓄え，濃縮して，必要なときに十二指腸内に放出する。

大唾液腺

　大唾液腺には，耳下腺，顎下腺，舌下腺の3種類がある。

　大唾液腺には耳下腺，顎下腺，舌下腺の3種類がある。耳下腺は外耳道の前下方，顎下腺は下顎骨と顎二腹筋の間，舌下腺は口腔底で下顎骨の内面に接している。いずれの腺も，**分岐管状胞状腺** tubuloalveolar gland で，被膜の結合組織の続きが小葉間結合組織となって実質を小葉に分けている。個々の腺房も繊細な結合組織で包まれており，これらの結合組織を通って血管や神経が入り込む。

唾液腺の構造

　大唾液腺は，腺房のある分泌部と，分泌物を運ぶ導管系からなる（図18-1）。

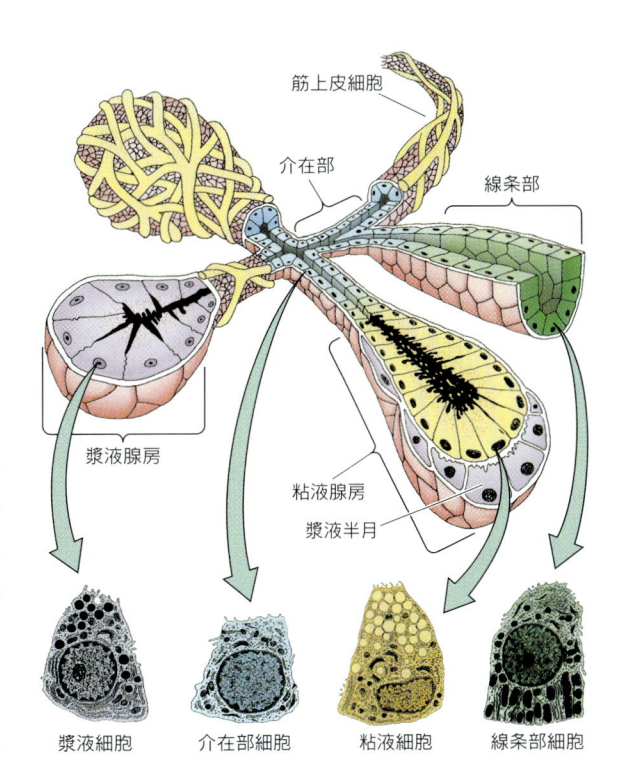

図18-1　大唾液腺の腺房と導管の構造を示す模式図。

分泌部

唾液腺の分泌部は，漿液細胞，あるいは漿液細胞と粘液細胞の組合せからなり，胞状〜管状の配列をとる腺細胞の周囲を筋上皮細胞が取り囲んでいる。

分泌部secretory portion の腺房細胞は胞状〜管状の配列をとる。分泌部は次の3種類の細胞からなる。

- **漿液細胞**serous cell：実際は漿粘液細胞ともいうべきもので，分泌物には蛋白とかなりの量の多糖類を含んでいる。細胞は錐体形で基底側に丸い核が1個ある。細胞質にはよく発達した粗面小胞体とゴルジ装置，多数のミトコンドリアがあり，核上部にはプチアリン（唾液アミラーゼ）が入った多数の分泌顆粒がある。側面細胞膜の基底寄りには密着帯があり，ここまで細胞間分泌細管が入り込んできている。この細管は腺腔と連続しており，頂部細胞膜の面積を広げる役割がある。側面細胞膜には多くのヒダがあり，隣り合う細胞膜どうしで深くかみ合っている。
- **粘液細胞**mucous cell：細胞の形は漿液細胞に似ているが，核はやや扁平で細胞の基底部に位置する（図18-2）。漿液細胞と異なり，ミトコンドリアが少なく，粗面小胞体の発達も悪い。しかし，ゴルジ装置はよく発達していて大きく，分泌物に糖鎖が豊富に付加されることを示している（図18-3）。細胞上部には大量の分泌顆粒が存在する。細胞間分泌細管や基底細胞膜のヒダは，漿液細胞ほど発達していない。
- **筋上皮細胞**myoepithelial cell（籠細胞basket cell）：分泌部の周囲ばかりでなく導管の介在部にも存在する。上皮細胞と基底板との間に位置し，細長い突起を伸ばして分泌部と介在部を籠のように取り巻いている（図18-1）。細胞体には核のほか，わずかの細胞小器官があり，基底板との間にヘミデスモソームを形成している。この細胞の突起は豊富なアクチンとミオシンを含み，上皮細胞との間でデスモソーム結合をなす。電子顕微鏡で見ると，筋上皮細胞は平滑筋細胞と似ている。筋上皮細胞が収縮すると腺房や介在部が圧迫されて，腺腔内の分泌物が導管の方へ押し出される。

導管系

大唾液腺の導管は枝分かれが多く，細い介在部から太い主導管まで太さも大きく変化する。

大唾液腺の導管系は**介在部**intercalated duct に始まり，**線条部** striated duct，**小葉内導管**intralobular duct，**小葉間導管**interlobular duct，**葉内導管**intralobar duct，**葉間導管**interlobar duct，**主導管**terminal (principal) duct と続き，最終的に口腔に開く。介在部は腺房に続く細い部分で，扁平状〜丈の低い立方状の上皮細胞が単層に並び，周囲を筋上皮細胞が取り巻いている。介在部が何本も合流して線条部になる。線条部の上皮を作る単層の立方状〜丈の低い円柱状の上皮細胞では，基底部に基底線条と呼ばれる多数の線が見られるのが特徴である。電子顕微鏡で見ると，基底線条は基底側面細胞膜が深く入り組んで生じたヒダで，細胞膜に沿って多数の細長いミトコンドリアが並んでいる（図18-1）。この部分の細胞膜には多量のナトリウムポンプ Na^+-ATPase があり，ナトリウムを結合組織腔に汲み出している。

線条部は合流して小葉内導管になる。導管系は合流するたびに太くなり，それにつれて上皮細胞の丈が高くなっていく。これらの導管系の上皮細胞は明るい細胞質を持ち，電子顕微鏡で見てもこれといった特徴はない。

唾液腺単位

研究者によっては，腺房，介在部，線条部を併せて唾液腺の機能的な単位と見なし，**唾液腺単位**salivon と呼んでいる。

唾液腺の組織生理学

腺房細胞が分泌した一次唾液は，線条部で修飾を受けて二次唾液になる。

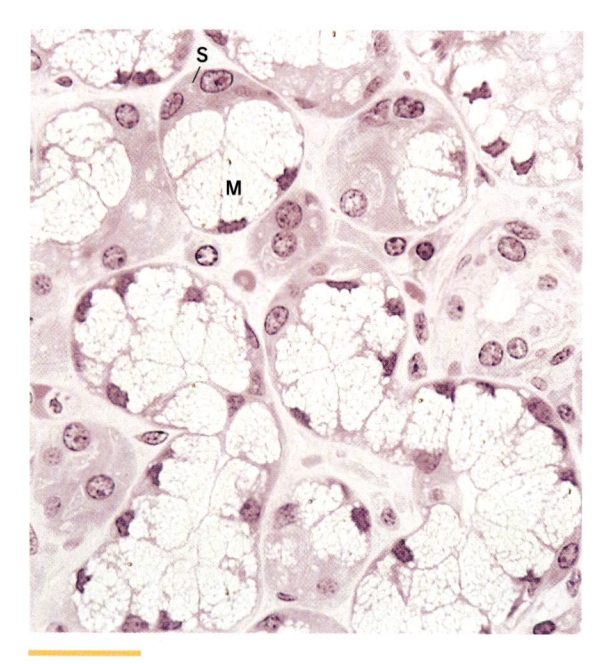

図18-2　サル舌下腺の光学顕微鏡写真（×500）。多数の粘液細胞（M）と漿液半月（S）を示す。

大唾液腺からは700〜1,100 m*l*/日もの唾液が分泌される。口腔粘膜内に存在する小唾液腺は数は多いが，唾液の分泌量は全量の5％に過ぎない。大量の唾液分泌を可能にしているのは豊富な血液供給である。唾液腺における基礎血流量は骨格筋の20倍もあり，分泌の盛んなときはさらに増加する。

唾液 saliva には次のような多くの働きがある。

- 口腔内を潤し，洗浄する。
- 食物成分を溶かして味覚を助ける。
- プチアリン（唾液アミラーゼ）や唾液リパーゼによって初期消化を行う。
- 食物を湿らせ，丸めて飲み込みやすくする。
- 抗菌活性。
- 凝固因子や上皮細胞成長因子によって傷の治癒を促進する。

腺房細胞から分泌されたばかりの唾液を**一次唾液** primary saliva といい，浸透圧は血漿と同じである。一次唾液は，線条部でNa^+とCl^-が再吸収され，代わりにK^+とHCO_3^-が分泌されて**二次唾液** secondary saliva になる。

腺房細胞や導管の上皮細胞は免疫グロブリンのIgAを輸送し，腺腔内へ放出する。この**分泌型IgA** secretory IgAは口腔内の抗原と結合してその傷害作用を弱める。唾液内にはラクトフェリンやリゾチーム，チオシアンイオンなども含まれている。**ラクトフェリン** lactoferrin は細菌の代謝に必要な鉄と結合する。**リゾチーム** lysozyme は細菌の細胞壁を破壊し，殺菌作用のある**チオシアンイオン** thiocyanate ion を細菌内に入りやすくする。

唾液腺は結合組織側に**カリクレイン** kallikrein を分泌する。カリクレインは血流に入って，血漿中のキニノゲンを**ブラジキニン** bradykinin に変換する。ブラジキニンは血管拡張作用を持ち，その作用部位の血流量を増す。

唾液分泌の自律神経性調節

大唾液腺の分泌は副交感神経と交感神経によって調節されている。これらの神経の終末は腺房細胞とシナプスを形成するか，腺房細胞の基底細胞膜から100〜200 nmくらい離れて終わっている。どちらの場合でも，刺激を受けた腺房細胞は隣接する細胞にギャップ結合で情報を伝え，一緒に腺腔内に分泌物を放出する。

唾液分泌の開始と漿液性分泌物の形成には副交感神経の役割が大きい。副交感神経の節後線維から放出されたアセチルコリンがムスカリン性受容体と結合すると，イノシトール三リン酸が形成される。この結果，セカンドメッセンジャーのCa^+が遊離し，漿液の分泌が促進される。

交感神経が刺激されると，腺房から線条部にかけての血流量ははじめは減少するが，少しすると増加に転じる。交感神経の節後線維から放出されたノルアドレナリンがβ−受容体に結合すると，セカンドメッセンジャーであるcAMPが形成され，これによって蛋白キナーゼが活性化される。この一連の反応の結果，粘液と酵素を含む唾液の分泌が促進される。粘液は食塊の形成と同時に嚥下にも役立つ。

唾液分泌は食物の味や香り，咀嚼などによって増加するが，これ以外に嘔吐時や，その前後にも増加する。一

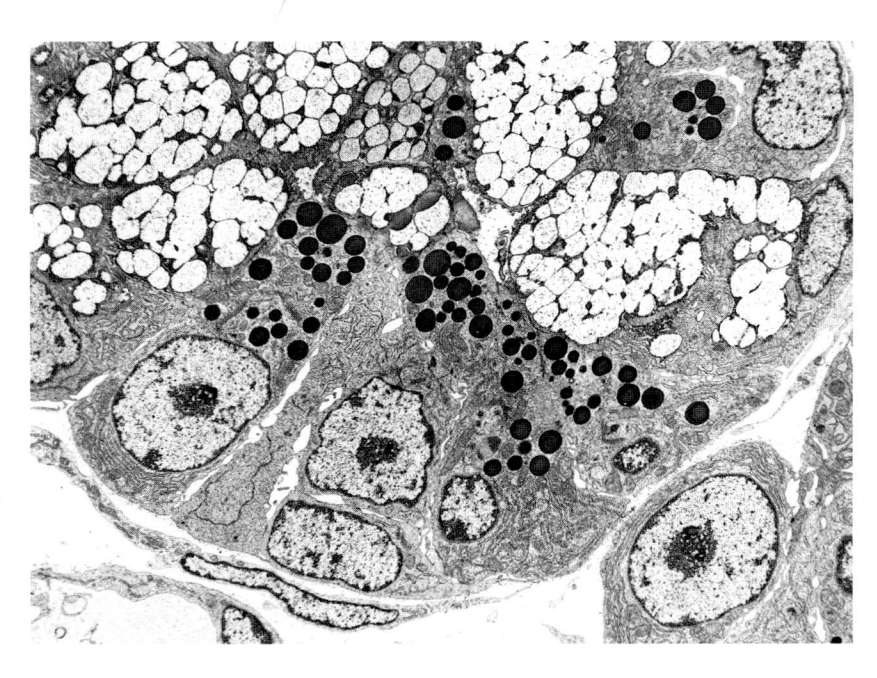

図18-3 ラット舌下腺の電子顕微鏡写真（×4,258）。腺房の漿液細胞と粘液細胞を示す。それぞれの細胞の分泌果粒の違いに注意。(Redman RS, Ball WD: Cytodifferentiation of secretory cells in the sublingual glands of the prenatal rat: A histological, histochemical, and ultrastructural study. Am J Anat 153:367-390, 1978.より)

方，疲労や恐怖，脱水などによって唾液分泌は抑制される。さらに，睡眠中には唾液の分泌は大きく減少する。

大唾液腺の特徴

耳下腺

> 耳下腺は大唾液腺のなかで最も大きな腺であるが，唾液の分泌量は総量の30％を占めるに過ぎない。耳下腺の分泌物は漿液性である。

耳下腺 parotid gland は重さ20〜30gで，大唾液腺のなかでは最も大きい。厚い結合組織の被膜に被われており，その続きが葉間結合組織，さらには小葉間結合組織となって実質を多数の葉や小葉に分けている。耳下腺から分泌される唾液は，唾液総量の30％を占める。耳下腺は純漿液腺といわれるが，分泌物のなかには粘液性の要素がかなり含まれている。腺細胞の頂部細胞質に蓄えられている多数の分泌顆粒を電子顕微鏡で見ると，顆粒の内容は暗調で，その中央にさらに濃い部分がある。

耳下腺の分泌物のなかには**唾液アミラーゼ** salivary amylase（**プチアリン** ptyalin）と分泌型 IgA が多量に含まれている。唾液アミラーゼは食物中のデンプンを分解するが，この作用は食物が胃の酸性環境に入ると停止する。分泌型 IgA は口腔内の抗原を不活性化する。

耳下腺の導管系については前述した通りである。耳下腺には多数の脂肪細胞がある。脂肪組織の沈着は結合組織の近傍から始まり，加齢とともに増加する。

> **臨床ノート**
>
> **良性多形性腺腫** benign pleomorphic adenoma は，耳下腺と顎下腺に多い良性の唾液腺腫瘍である。外科的切除に際しては，耳下腺内を通る顔面神経に注意が必要である。
>
> 耳下腺のウイルス感染症に**流行性耳下腺炎** mumps がある。もっぱら小児に感染し，耳下腺が腫れて痛む。成人で感染したときは副睾丸炎を併発することがあり，男性不妊の原因になることもある。

顎下腺

> 顎下腺は唾液の総分泌量の約60％を分泌する。混合腺であるが，漿液性腺房が多い。

顎下腺 submandibular gland は重さが12〜15gと小さいが，唾液分泌量は多く，総量の約60％を占める。分

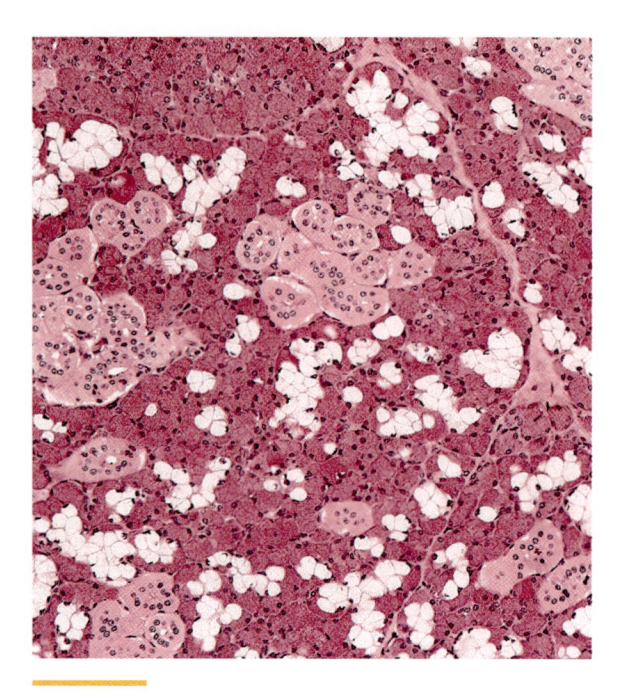

図18-4　顎下腺の光学顕微鏡写真（×119）。線条部の断面が多数見られる。

泌部は約90％が漿液細胞，残り10％ほどが粘液細胞の混合腺である（図18-4）。電子顕微鏡で見ると，漿液細胞の頂部に多数の分泌顆粒が存在する。顆粒は限界膜で包まれ，暗調の内容のなかに，さらに濃く染まった芯がある。漿液性半月は少ない。顎下腺の線条部は大唾液腺のなかで最もよく発達しているので光学顕微鏡標本でも目立ち，顎下腺を見分ける目印の1つとなる。

被膜の結合組織の続きが，実質を葉や小葉に分けているのは耳下腺と同じである。40歳頃になると，脂肪組織が目立つようになる。

舌下腺

> 舌下腺は小さい。粘液性分泌部の多い混合腺で，漿液性半月が多数見られる。

舌下腺 sublingual gland はアーモンドのような形をしており，重さは2〜3gと大唾液腺のなかでは最も小さい。唾液分泌量は全体の5％を占めるに過ぎない。分泌部は混合性で，粘液細胞を主体とする。粘液細胞は管状に並び，その行き止まりに漿液細胞が半月をなして帽子をかぶせたように存在する（図18-2）。粘液細胞の間には細胞間分泌細管がよく発達している。電子顕微鏡で漿液細胞の分泌顆粒を見ると，耳下腺や顎下腺の漿液細胞のものと異なり，芯に当たる濃い部分を欠く（図18-3）。

舌下腺の被膜は薄い。主導管はなく，各葉ごとに導管

消化器系：唾液腺，膵臓，肝臓，胆嚢　　第18章

が口腔底または顎下腺管に開く。このため，舌下腺はさらに小さい単位に分けられるとする研究者もいる。

膵臓

膵臓は消化液を分泌する外分泌部と，ホルモンを分泌する内分泌部とからなる。

膵臓 pancreas は後腹壁に密着し，腹膜の後側に位置する。長さ約25 cm，幅5 cm，厚さ1〜2 cmの細長い形をしており，鉤状突起，頭，体，尾の4部からなる。重さは約150 gである。被膜は薄い結合組織で，その続きが小葉間結合組織となって実質を多数の小葉に分ける。小葉間結合組織のなかを多数の血管や神経，導管などが走っている。膵臓は消化液を分泌する外分泌部とホルモンを分泌する内分泌部とからなる。内分泌部は**ランゲルハンス島** isolet of Langerhans ともいい，小さな内分泌細胞の集団が外分泌部のなかに島状に散在している。

膵外分泌部

膵臓の外分泌部は複合管状胞状腺で，消化酵素と重炭酸を含む膵液を約1,200 mℓ/日も分泌する。40〜50個ほどの分泌細胞(腺房細胞)が球形〜卵球形の腺房を形成し，しばしば腺腔内に数個の腺房中心細胞が見られる(図18-5)。腺房中心細胞は介在部の細胞が腺房に入り込んだもので，膵臓に特徴的である。

腺房と導管系

膵臓の腺房細胞にはコレシストキニンとアセチルコリンの受容体があり，腺房中心細胞と介在部の上皮細胞には，セクレチンとおそらくアセチルコリンの受容体がある。

腺房細胞 acinar cell は上部のとれたピラミッド形をしており，基底板の上に載っている。核は丸くて，細胞のやや基底側に位置し，周囲の細胞質は強い好塩基性を示す(図18-6)。頂部には多数の**分泌顆粒** secretory granule

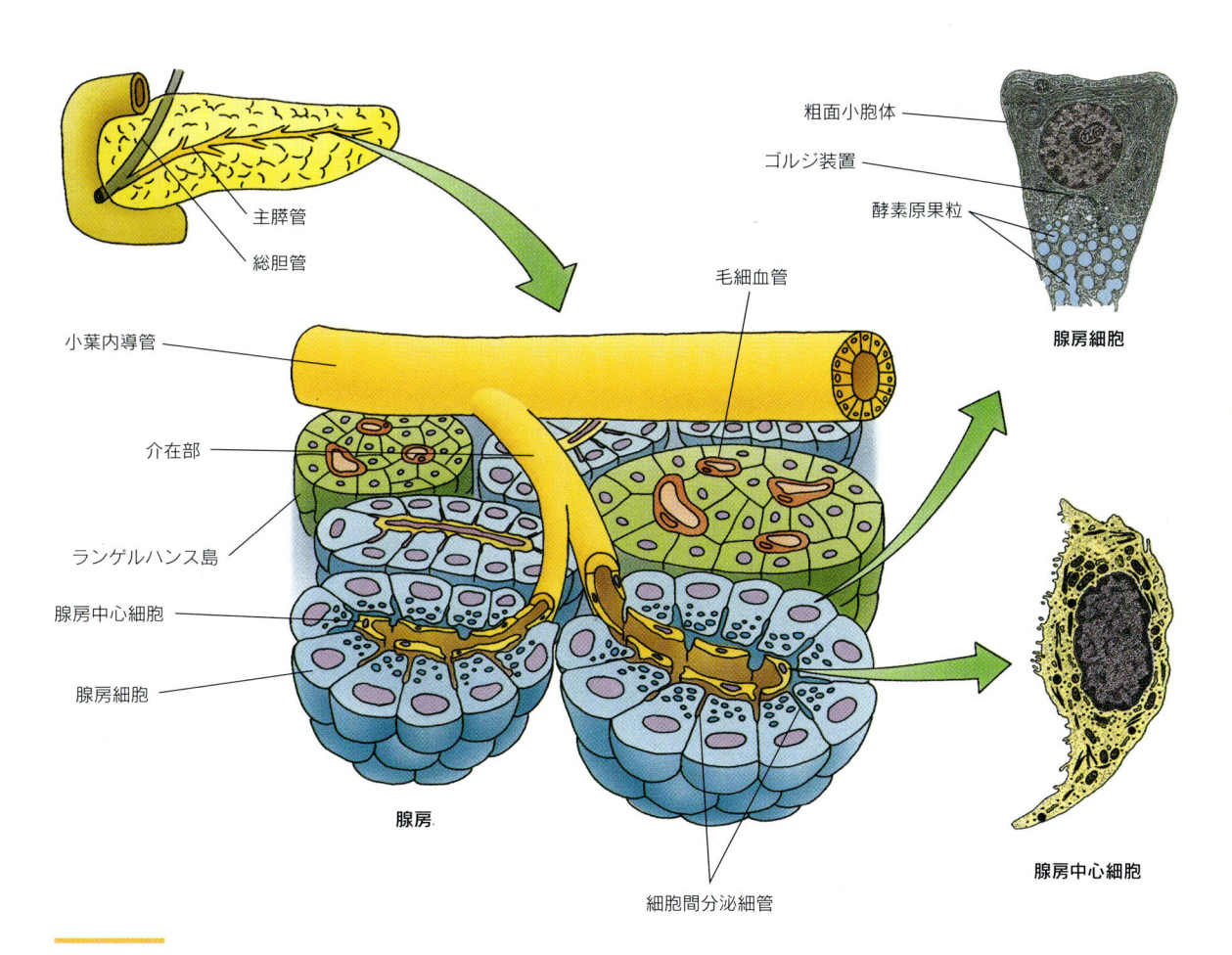

図18-5　膵臓の構造を示す模式図。腺房とその構成細胞，ランゲルハンス島などを示す。

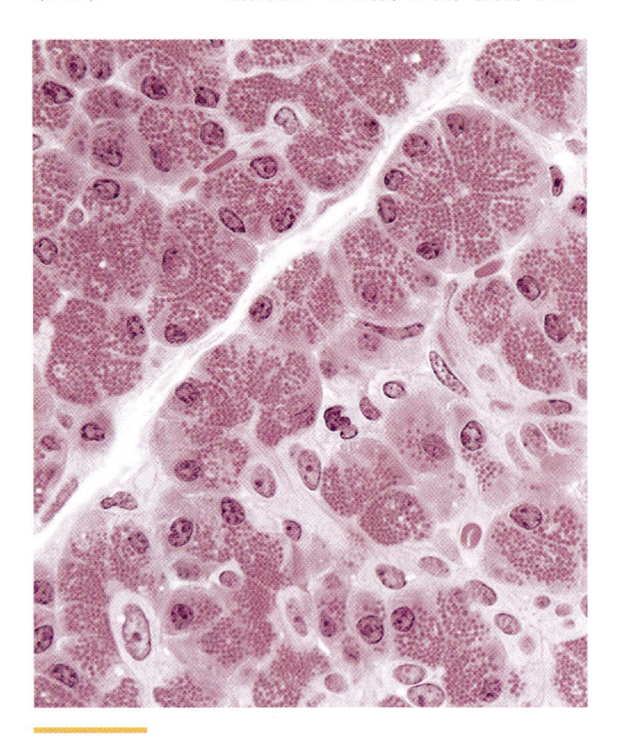

図18-6 サル膵臓の外分泌部の光学顕微鏡写真（×500）。

膵外分泌部の組織生理学

> 膵臓の腺房細胞は消化酵素を分泌し，介在部細胞と腺房中心細胞は重炭酸に富む膵液を分泌する。

膵外分泌部の腺房細胞は多種類の消化酵素，あるいはその前駆体を含む膵液を分泌する。消化酵素の主なものは，膵アミラーゼ，膵リパーゼ，リボヌクレアーゼ，デオキシリボヌクレアーゼ（DNase），トリプシノーゲン，キモトリプシノーゲン，プロカルボキシペプチダーゼ，エラスターゼなどである。これらの酵素以外に，**トリプシンインヒビター** trypsin inhibitor も作る。これはトリプシンが細胞内で誤って活性化されないように防ぐ蛋白である。

消化酵素の分泌は，**コレシストキニン** cholecystokinin（CCK）とアセチルコリンによって促進される。コレシストキニンは十二指腸から回腸にかけて存在する M（I）細胞が分泌する消化管ホルモンで，**パンクレオザイミン** pancreozymin（PZ）と同一なので CCK-PZ と略称される。アセチルコリンは副交感神経の節後線維から放出されるものである。

腺房中心細胞と介在部細胞は，重炭酸（HCO_3^-）に富むアルカリ性の膵液を分泌する。この膵液には消化酵素は含まれないが，胃からやってきた酸性の内容物を中和する働きがある。腺房中心細胞と介在部細胞の分泌は，セクレチンとおそらくアセチルコリンによって促進される。セクレチンは，空腸から回腸にかけて分布する S 細胞

があるが，食事の後では数が減少する。分泌果粒のなかには消化酵素の前駆体が入っているので，**酵素原果粒** zymogen granule とも呼ばれる。ゴルジ装置は核上部にあり，分泌果粒の合成具合に応じてその大きさが変化する。

電子顕微鏡で見ると，細胞質の基底側にはよく発達した粗面小胞体，ポリソームのほか多数のミトコンドリアがある。ミトコンドリアは基質果粒が目立つ。核上部にあるゴルジ装置は，分泌果粒が多数認められるときは小さいが，分泌果粒を放出した後では大きくなる傾向がある。

分泌物は開口分泌によって放出されるが，1個ずつ別々に放出される場合と，いくつかの果粒がつながって一気に放出される場合とがある。

腺房細胞の基底細胞膜にはコレシストキニンとアセチルコリンに対する受容体がある。

介在部 intercalated duct の上皮細胞は丈の低い立方状で，細胞質は明るい。介在部の細胞がしばしば腺房細胞の間に入り込み，**腺房中心細胞** centroacinar cell となる（図18-5，図18-6）。腺房中心細胞も介在部の上皮細胞も，基底細胞膜に**セクレチン** secretin とおそらくアセチルコリンに対する受容体がある。介在部は合流して小葉内導管となり，小葉から出て合流して小葉間導管となる。これらの導管の周囲にはかなりの結合組織が存在する。小葉間導管は**主膵管** main pancreatic duct に注ぎ，主膵管は**総胆管** common bile duct と合流してから十二指腸の**ファーター乳頭** papilla of Vater に開く。

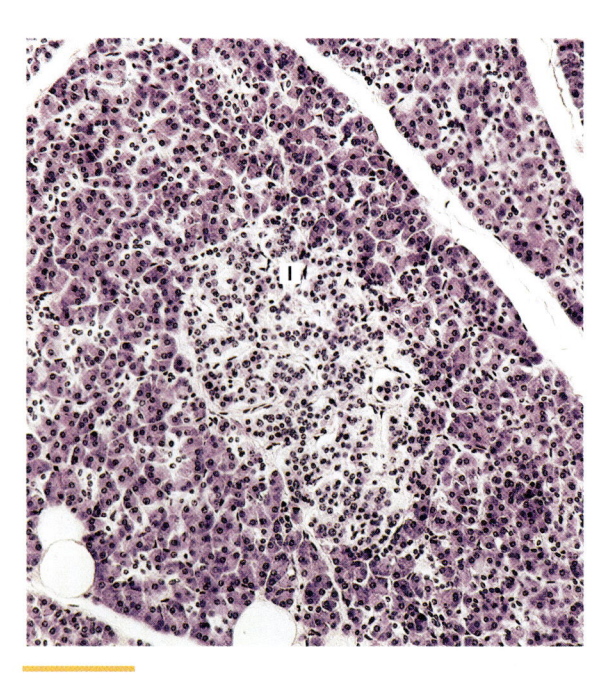

図18-7 ヒト膵臓の光学顕微鏡写真（×122）。外分泌部のなかにランゲルハンス島（I）が見えている。

消化器系：唾液腺，膵臓，肝臓，胆嚢　第18章

が分泌する消化管ホルモンである。このように，腺房細胞と介在部細胞（腺房中心細胞も含む）の分泌は別々に調節されており，消化酵素に富む膵液と重炭酸に富む膵液とが，状況に応じて一緒に放出されたり，別々に放出されると考えられる。

HCO_3^-の分泌には**炭酸脱水酵素** carbonic anhydraseが関与する。この酵素は，水と二酸化炭素から炭酸（H_2CO_3）を作る。炭酸は細胞質中でHCO_3^-とH^+に解離し，HCO_3^-は腺腔内へ，H^+は結合組織腔へ輸送される。

> **臨床ノート**
>
> **急性膵炎** acute pancreatitisは腺房細胞のなかで消化酵素が活性化されて発症する。細胞が破壊され，漏れ出た酵素が周囲の細胞を破壊し，さらにその酵素を活性化するために病巣が広がる。患者数は地域や病院によって差があるが，全入院患者の0.2〜0.4％程度とされ，しばしば致死的（15〜25％）である。組織学的には血管の壊死，膵実質の融解，膵臓内および周囲の脂肪細胞の壊死などの変化を示す。
>
> **膵癌** pancreatic cancerは，日本の全癌死亡の原因の第5位を占め，年間約2万人もの人が膵癌によって死亡している。膵癌患者の84.4％は50〜70歳で60歳代にピークがある。男性の方が女性より罹患率が高く，喫煙者の方が非喫煙者より罹患率が2倍高い。

内分泌部（ランゲルハンス島）

内分泌部は，膵島またはランゲルハンス島とも呼ばれる内分泌細胞の小集塊で，外分泌部のなかに島状に散在している。

1つの**ランゲルハンス島** isolet of Langerhansは約3,000個の細胞からなる卵球形の小集塊で，豊富な毛細血管網を持つ（図18-5，図18-7）。ヒトには約100万個のランゲルハンス島があるが，特に膵尾部に多い。細網線維の網がランゲルハンス島全体および島内の毛細血管を包んでいる。

ランゲルハンス島の細胞

ランゲルハンス島には，A細胞，B細胞，D細胞，PP細胞，G細胞の5種類の内分泌細胞が存在する。通常の光学顕微鏡標本でこれらの細胞を識別することはできないが，それぞれの細胞が持つホルモンに対する免疫組織化学染色を行えば同定が可能である。電子顕微鏡で見ると，分泌果粒の大きさや果粒内容の濃さが異なるので細胞を識別することができる（図18-8）。分泌果粒の形態以外は，どの細胞も蛋白分泌細胞の微細構造を備えている以外に特徴はない。各内分泌細胞の特徴，ランゲルハンス島内の位置，ホルモンの性状，作用などを表18-1にまとめた。

ランゲルハンス島の組織生理学

ランゲルハンス島からは，インスリン，グルカゴン，ソマトスタチン，ガストリン，膵ポリペプチドなどが分泌される。

ランゲルハンス島から分泌されるホルモンのなかでは，インスリンとグルカゴンの量が圧倒的に多い。インスリンは血糖を下げ，グルカゴンは血糖を上げる作用がある。

インスリン insulinは，**B細胞** B cellの粗面小胞体上で，一本鎖の**プレプロインスリン** preproinsulinとして合成される。次いで，粗面小胞体の内腔に入ったプレプロインスリンはシグナルペプチドが切断されて**プロインスリン** proinsulinとなる。さらに，プロインスリンはゴルジ装置に送られ，トランスゴルジ網で被覆小胞に詰められる。

表18-1　ランゲルハンス島の内分泌細胞とホルモン

細胞	存在比率	位置	分泌果粒の構造	ホルモンとその分子量	機能
B細胞	70％	島全体に散在（中央部に集中する傾向）	直径300 nm 中央に暗調の芯があり，周囲に広い明調部（ハロー）がある	インスリン，6,000 Da	血糖を下げる
A細胞	20％	島の周辺部	直径250 nm 暗調の芯を持ち，芯の周囲の明調部は狭い	グルカゴン，3,500 Da	血糖を上げる
D細胞	5％	島全体に散在	直径350 nm 果粒内容は均一で明るい	ソマトスタチン，1,640 Da	傍分泌：ホルモン分泌を抑制 内分泌：消化管および胆嚢の平滑筋収縮を抑制
G細胞	1％	島全体に散在	直径300 nm	ガストリン，2,000 Da	腺の壁細胞の塩酸分泌を促進
PP細胞（F細胞）	1％	島全体に散在	直径180 nm	膵ポリペプチド，4,200 Da	膵外分泌の抑制

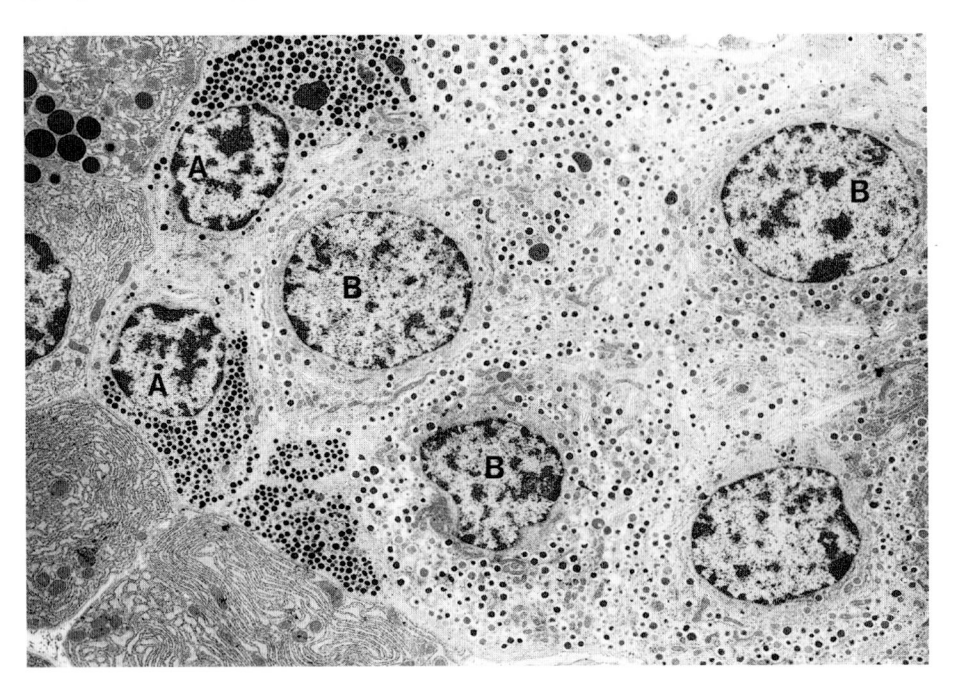

図18-8 ウサギ膵臓のランゲルハンス島にあるA細胞(A)とB細胞(B)の電子顕微鏡写真(×5,040)。(Jorns A, Grube D : The endocrine pancreas of glucagon-immunized and somatostatin-immunized rabbits. Cell Tissue Res 265 : 261-273, 1991.より)

クラスリン被覆は細胞膜に移送される間に失われる。小胞のなかのプロインスリンは一本鎖の中央部分が切り落とされ、残った2本のペプチドの間にジスルフィド結合ができてインスリンになる。炭水化物の多い食事をとると、血糖が上昇する。B細胞はこの血糖の上昇に反応してインスリンを分泌する。

インスリンは標的細胞の細胞膜にあるインスリン受容体と結合して作用を現す。たいていの細胞にはインスリン受容体があるが、特に、骨格筋線維、肝細胞、脂肪細胞でその効果が大きい。これらの細胞の細胞膜にはグルコースを輸送する**グルコーストランスポーター4 glucose transporter 4 (GLUT4)** があって、グルコースを細胞内に取り込む結果、血糖が下がる。通常、GLUT4は細胞膜下の小胞の膜にあり、インスリンの刺激を受けると、この小胞が細胞膜に融合してGLUT4が細胞膜に現れる。インスリンレベルが下がると、GLUT4はまた小胞に戻る。

グルカゴン glucagon は、血糖が下がったときに**A細胞 A cell** から分泌される。インスリンの場合と同じく、グルカゴンもプロホルモンの形で作られ、一部が酵素的に切断されて活性型のホルモンになる。グルカゴンは主として肝細胞に作用し、グリコーゲンの分解を促す。この分解によって生じたグルコースが血中に出るので、血糖が上がる。肝細胞にグリコーゲンがない場合には、グルカゴンが**糖新生 gluconeogenesis** に関与する酵素群を活性化し、蛋白や脂肪などの炭水化物以外のものからグルコースを作らせる。

ソマトスタチン somatostatin は**D細胞 D cell** から分泌され、傍分泌的に作用する。この分泌は近くのA細胞やB細胞のホルモン分泌を抑制する。また、消化管や胆嚢に作用し、平滑筋の収縮を抑制する。ソマトスタチンは食後の血中の糖、アミノ酸、脂肪などの上昇に反応して放出される。

ガストリン gastrin は**G細胞 G cell** から分泌され、胃酸分泌、胃運動、胃の粘膜上皮の増殖を促進する。

膵ポリペプチド pancreatic polypeptide は**PP細胞 PP cell** から分泌され、膵外分泌部からの膵液の放出を抑制する。

臨床ノート

糖尿病 diabetes mellitus は、インスリン作用の絶対的あるいは相対的不足によって生じる代謝障害で、高血糖を特徴とする。インスリン作用の不足は、①ランゲルハンス島B細胞のインスリン産生の欠乏、B細胞そのものの減少あるいは消失、②標的細胞のインスリン受容体の欠陥、などで起こる。糖尿病には1型と2型の2種類があり、2型の患者数の方が5～6倍多い(表18-2)。いずれの種類でも、血糖を適切に制御しないと循環障害、腎不全、失明、壊疽、脳卒中、心筋梗塞などの多くの合併症を引き起こす。空腹時に血糖値が高い場合は、糖尿病の可能性が高い。

1型糖尿病 type 1 diabetes (インスリン依存性糖尿病、若年型糖尿病)は、通常20歳以下で発症する。**多飲多渇 polydipsia**、**多食 polyphagia**、**多尿 polyuria** が3主徴である。

2型糖尿病 type 2 diabetes (インスリン非依存性糖尿病)は一般に見られる糖尿病で、40歳以後に発症する。

表18-2　1型糖尿病と2型糖尿病の比較

型	同義語	臨床症状および特徴	体重	遺伝的素因	ランゲルハンス島
1型（インスリン依存型）	若年型糖尿病 特発性糖尿病	突然発症する 発症年齢は20歳以下 血中インスリン濃度の低下 ケトアシドーシス 抗B細胞抗体の存在 自己免疫疾患的機構 インスリン反応性の存在 多飲多渇，多食，多尿	正常（あるいは食べているにもかかわらず減少）	一卵性双生児で50％の一致率 環境要因が大きい	B細胞が減少 ランゲルハンス島が萎縮ないし線維化
2型（インスリン非依存型）	成人型糖尿病	発症年齢は40歳以降 血中インスリン濃度はそれほど低くない ケトアシドーシスはまれ 抗B細胞抗体はない インスリン分泌の障害 インスリン抵抗性 インスリン受容体の減少 シグナルトランスダクションの障害	患者の80％に肥満が見られる	一卵性双生児で90〜100％の一致率	B細胞の軽度の減少 B細胞周囲の組織にアミリンamylinが存在

肝臓

　肝臓 liverは右上腹部の横隔膜のすぐ下にあり，重さは約1,500 gで，体内で最も大きな腺である。肝臓の上面は丸いが，下面はややくぼんでおり，ここに肝門 porta hapatisがある。肝門は肝動脈，門脈，リンパ管，肝管が出入りするところである。肝臓は大きい右葉と小さい左葉からなる（図18-9A）。肝臓を下から見ると方形葉と尾状葉があるが，これらは右葉の一部で真の葉ではない。

　肝臓の肝細胞 hepatocyteは，胆汁 bileや様々な血漿蛋白を産生する。さらに，肝細胞には有害な物質を無害にして胆汁中に排泄する働きもある。

肝臓の構造と血管分布

　肝臓の下面にある肝門には門脈や肝動脈が入り，肝管が出る。

　肝臓の大部分は漿膜（腹膜）で被われている。漿膜の下は密性結合組織の被膜（グリソン嚢 Glisson's capsule）である。被膜は肝臓の全体に緩く結合しているが，肝門ではここを出入りする血管や肝管などに伴って実質内に入り込み，小葉間結合組織（グリソン鞘 Glisson's sheath）となって実質を多数の小葉に分けている。肝小葉は大きさ数mmの多角柱状の構造で，中心静脈から放射状に並んだ肝細胞 hepatocyteからなる。

　肝臓に入る血管には2系統ある。1つは固有肝動脈に由来する左肝動脈 left hepatic arteryと右肝動脈 right hepatic arteryで，肝臓に酸素を供給する。もう1つは門脈 portal veinで，消化管で吸収した栄養物を肝臓に運ぶ。肝臓に入る血液の75％は門脈から，25％は肝動脈から供給される。これらの血管は肝門から肝臓内に入る。肝臓内を流れた血液は肝臓の後面にある肝静脈 hapatic veinから下大静脈に注ぐ。肝門から出る左右の肝管は合して総肝管となり，総肝管は胆嚢 gallbladderからくる胆嚢管と合流して総胆管となる。これらの管は胆汁を十二指腸に運ぶ。

　肝臓は全身の代謝の中心的な位置を占める。脂肪を除いて，消化管で吸収されたすべての栄養は，門脈を通って直接肝臓に運ばれる。また，鉄を豊富に含んだ脾臓からの血液も門脈経由で肝臓に入る。肝臓に入ったこれらの栄養や種々の物質は，肝細胞によって代謝，貯蔵され，必要に応じて血中に放出される。

　肝小葉 hepatic lobuleは直径700 μm，高さ約2 mmの6角柱状の構造物で，中央を縦に中心静脈が走り，この周囲に肝細胞索と呼ばれる肝細胞の列が放射状に並ぶ。ブタやラクダなどでは，小葉間結合組織が発達していて小葉の境が明瞭であるが，ヒトを含む多くの動物では，結合組織が少なくて小葉の境は不明瞭である。

　ヒトの肝臓では，肝小葉の6角柱の角の部分，すなわち3つの肝小葉が接する部位では結合組織が比較的多く，ここを小葉間動脈，小葉間静脈，小葉間胆管の3つの管が縦方向に走る（図18-9B）。これらの管は，それぞれ肝動脈，門脈，肝管の枝で，一緒に存在することが多いので，まとめて肝三つ組 hapatic triadといい，周囲の結合組織も含めて肝門管（門脈管）canalis portalisと呼ぶこともある。小葉間結合組織にはリンパ管も見られる。

　肝門管に接する肝細胞はやや特殊で，限界板 limiting plateと呼ばれる。限界板と肝門管の間にはモール腔 space of Mallと呼ばれる狭い隙間がある。

　肝三つ組は肝小葉の6つの角ごとにあるわけではなく，その分布にはばらつきがある。それにもかかわらず，小葉内に偏りなく血液を供給できるのは次のような分配

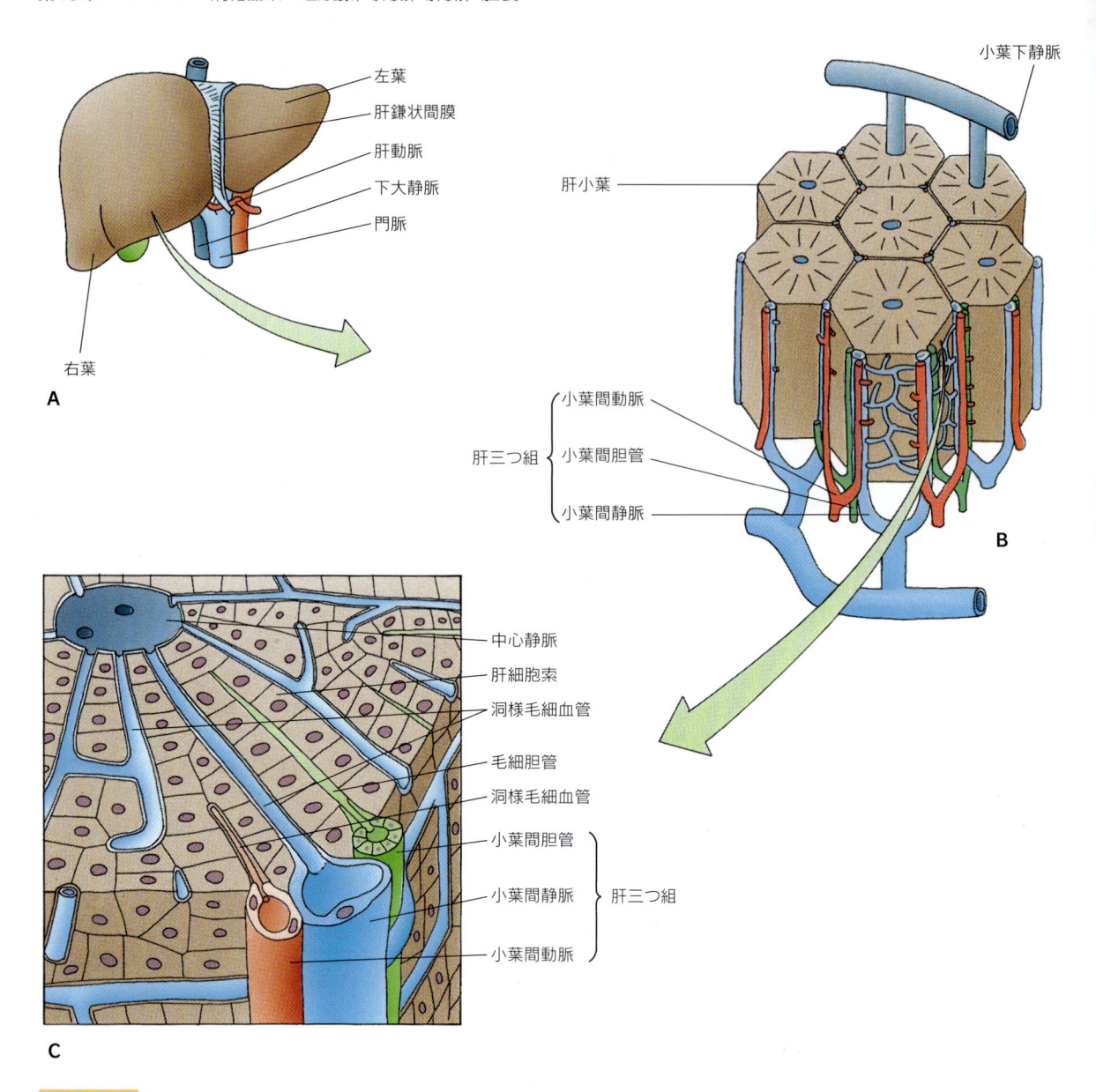

第18章 ●●● 消化器系：唾液腺，膵臓，肝臓，胆嚢

図18-9 肝臓の構造を示す模式図。A：前から見た肝臓。B：肝小葉と肝三つ組。C：肝小葉の一部の拡大。中心静脈，肝細胞索，洞様毛細血管，毛細胆管，肝三つ組を示す。

細動脈の存在による。この細動脈は小葉間動脈から直角に出て，隣接する小葉間動脈からくる細動脈と吻合し，全体として小葉を取り囲む。この分配細動脈から多数の**導入細動脈**inlet arterioleが出て小葉内に入り，洞様毛細血管に注ぐ。小葉間動脈から出た細動脈には小葉間胆管の周囲で**胆管周囲毛細血管叢**peribiliary capillary plexusを形成した後に小葉内に入り，洞様毛細血管に注ぐものもある。小葉間静脈からは**分配静脈**distributing veinが出て，これから**導入細静脈**inlet venuleが分かれ，小葉内に入る。

中心静脈central veinは肝小葉の中央を縦に走る。この中心静脈の周りに肝細胞が放射状に並ぶ。光学顕微鏡標本では，肝細胞は索状に見えるので**肝細胞索**liver cell cordと呼ばれるが，立体的には板状をなしているので**肝細胞板**plate of hepatocyteとも呼ばれる。肝細胞索は分枝したり互いに吻合し，肝細胞索の間を広い内腔を持った**洞様毛細血管**（**類洞**）sinusoid capillaryが走る（図18-10，図18-9C）。洞様毛細血管は，上述の導入細動脈と導入静脈，胆管周囲毛細血管叢からの血管が限界板を貫いて小葉内に入り，合流したものである（図18-10）。洞様毛細

血管も中心静脈に対して放射状の配列をとる。血液が洞様毛細血管内に入ると速度がかなり落ちるので，血液は肝細胞の周囲をゆっくり流れながら中心静脈に注ぐ。

中心静脈は各小葉に1本しかないので，小葉内の洞様毛細血管の血液はすべてこの中心静脈に入る。中心静脈は小葉を出て**小葉下静脈** sublobular vein に注ぐ。小葉下静脈は合流して**集合静脈** collecting vein となり，さらにこれらが合流して左右の肝静脈になる。

肝小葉についての3通りの考え方

> 肝小葉には，古典小葉，門脈小葉，肝細葉（肝腺房，ラパポルトの腺房）の3通りの考え方がある。

肝小葉をどのように捉えるかについては，3つの考え方がある（図18-11）。これまで述べてきた小葉間結合組織を境界とする肝小葉は，**古典小葉** classical lobule と呼ばれる。古典小葉では，血液は小葉の周辺から中心へ向かって流れて中心静脈に注ぎ，胆汁は逆に**毛細胆管** bile canaliculus を通って中心部から周辺へと流れ，肝門管の小葉間胆管に注ぐ。

腺房を有する多くの外分泌腺では，分泌物は中央の腺腔に集まるので，古典小葉で胆汁が小葉の中心から周辺に流れるのは向きが逆ということになる。そこで，小葉間胆管を中心として，ここに入る胆汁を出す肝細胞の集団を小葉と見なす考え方が提出された。この小葉を**門脈小葉** portal lobule という。門脈小葉の境界を厳密に定め

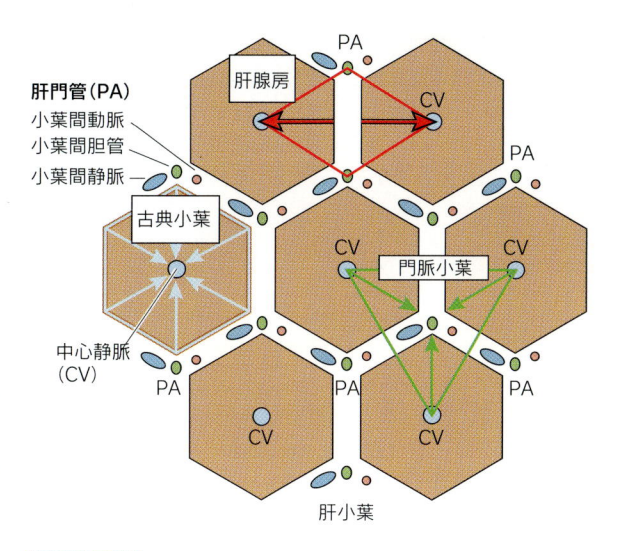

図18-11　肝小葉の3通りの考え方を示す模式図。

るのは困難であるが，だいたい小葉間胆管を中心にしてこれを囲む3つの中心静脈を結んだ三角形の領域に相当する。

もう1つの考え方は，分配細動脈の血流を基本にしたもので，有毒物質が流れたり，低酸素状態にさらされたりしたときに変性に陥る領域を1つの単位と見なすものである。このような領域は，隣接する小葉間動脈をつなぐ分配細動脈を挟んで向かい合う古典小葉の三角形の部分で，全体としてはダイヤモンド形を呈する。これを**肝腺房** hepatic acinus（ラパポルトの腺房 acinus of Rappaport）という。肝腺房では分配細動脈側から中心静脈に向かって3つのゾーンを想定する。ゾーン1は分配細動脈に最も近いところで酸素供給を豊富に受ける。これに対して，ゾーン3は中心静脈に近く酸素の供給状態が最も悪い。

洞様毛細血管と肝細胞索

> 肝細胞索の間を洞様毛細血管が走る。

肝細胞索は基本的に1層の肝細胞からなる。肝細胞索は中心静脈の周りに放射状に並び，随所で分岐したり吻合したりしている（図18-9C）。この肝細胞索の間を洞様毛細血管が走る。洞様毛細血管の壁を作る**内皮細胞** sinusoidal endothelial cell の間には0.5 μmの間隙がある。また，内皮細胞の薄く伸びた部分には直径が0.1〜0.5 μmの小孔があり，**篩板** sieve plate を形成している。従って，0.5 μm以下の物質は比較的容易に血管壁を通過する。

洞様毛細血管の壁には**クッパー細胞** Kupffer cell と呼ばれる一種のマクロファージが存在する（図18-12，図18-13）。クッパー細胞は血中の不要な物や古くなった赤血球

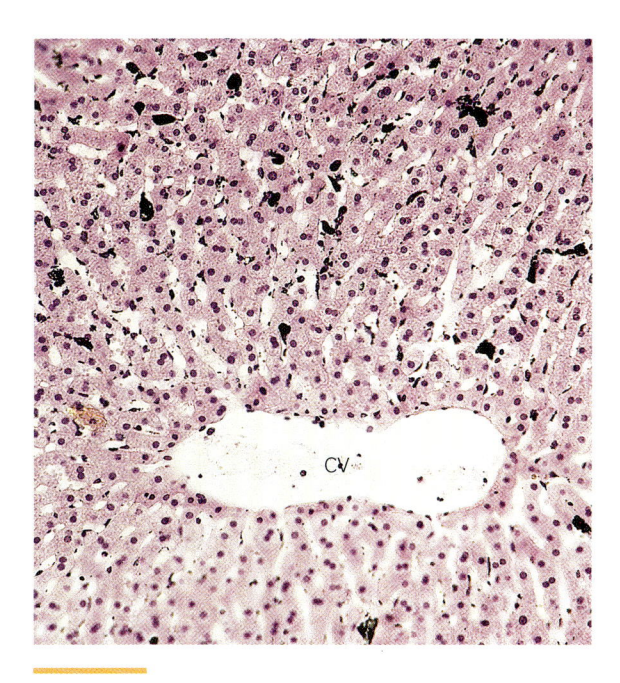

図18-10　イヌ肝臓の光学顕微鏡写真（×250）。中心静脈（CV），肝細胞索，洞様毛細血管を示す。

を取り込んで処理する。電子顕微鏡で見ると，クッパー細胞は糸状の突起を持ち，細胞質には多数のリソソームや食胞がある。粗面小胞体やゴルジ装置はあまり発達していない。クッパー細胞は周囲の細胞と接着構造を持たず，自由に移動して異物を片づける，いわゆる"掃除屋"として働いていると考えられる。

ディッセ腔

> 肝細胞と洞様毛細血管内皮の間にある狭い間隙を，ディッセ腔という。

洞様毛細血管内皮と肝細胞索の間には狭い間隙があり，これを**ディッセ腔** space of Disse（**類洞周囲腔** perisinusoidal space）と呼ぶ（図18-13，図18-14）。ディッセ腔には肝細胞から多数の微絨毛様の突起が出ている。血球以外の大部分の血液成分は自由にディッセ腔に入り，肝細胞との間で物質交換を行う。

洞様毛細血管には原則として基底膜がないが，ディッセ腔にはⅢ型コラーゲンを主とする細網線維があり，洞様毛細血管を支えている。ディッセ腔にはところどころに無髄神経線維が見られるほか，**脂肪摂取細胞** fat storing cell（**伊東細胞** Ito cell，**星状細胞** stellate cell）が存在する（図18-13）。伊東細胞はビタミンAを貯蔵する働きがある。マウスやラットのディッセ腔には，短い突起と細胞内果粒を持つ**ピット細胞** pit cellと呼ばれる細胞が存在する。ピット細胞はナチュラルキラー（NK）細胞の1つと考えられ，ヒトの肝臓にも存在すると考えられている。

胆管系

> 肝内の胆管系は胆小管，ヘリング管，小葉間胆管，肝管からなる。

肝細胞索のなかを走る毛細胆管は，互いに吻合して迷路のような通路を作りながら肝小葉の辺縁に至り，**胆小管** cholangioleに注ぐ。胆小管は短い管で，肝細胞，低立方状の細胞，少数の卵球形の細胞からなり，**ヘリング管** canal of Heringに続く。ヘリング管は導入細動脈や導入細静脈と並んで放射状に走り，小葉を出て**小葉間胆管** interlobular bile ductに注ぐ。小葉間胆管は合流を繰り返し，最終的には**右肝管** right hepatic ductと**左肝管** left hepatic ductに集まって肝門から肝臓を出る。これ以後の肝外の胆管系については後述する。ヘリング管の上皮は丈の低い立方状細胞からなるが，ところどころに卵形の細胞が挟まっている。この細胞には増殖能力があり，胆管の上皮細胞だけでなく肝細胞にも分化すると考えられている。

胆小管や，ヘリング管，小葉間胆管の上皮細胞は，膵臓の介在部細胞のように，重炭酸に富む液体を分泌する。この分泌は，消化管ホルモンであるセクレチンによって調節される。胆管系の分泌液も膵液と同様に，胃から十二指腸に入ってきた酸性の食物を中和する働きがある。

肝細胞

肝細胞は直径20〜30 μmの多面体状の細胞で，肝細胞索をなして並んでいる。肝細胞には，肝小葉内の位置によって，構造的，組織化学的，生化学的な違いがある。

肝細胞の細胞膜にある2つの領域

> 肝細胞の細胞膜には，側面細胞膜と洞様毛細血管側細胞膜の2つの領域がある。

肝細胞は互いに接しながら，ディッセ腔を挟んで洞様毛細血管をも取り囲んでいる。このため，肝細胞の細胞膜を側面細胞膜と洞様毛細血管側細胞膜の2つの領域に分けることができる。

側面細胞膜

> 側面細胞膜は肝細胞が互いに接している領域で，ここに毛細胆管がある。

肝細胞は側面細胞膜で互いに接し，その間に毛細胆管

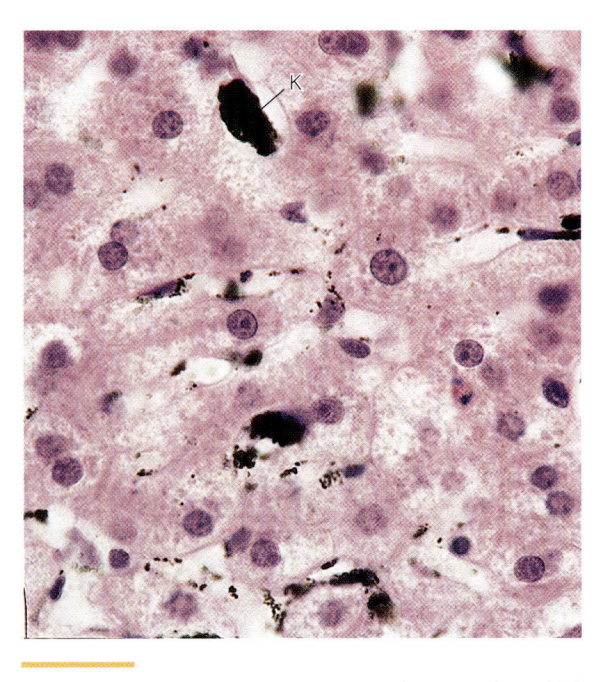

図18-12　イヌ肝臓の光学顕微鏡写真（×500）。肝細胞索，洞様毛細血管，墨汁粒子を取り込んだクッパー細胞（K）を示す。

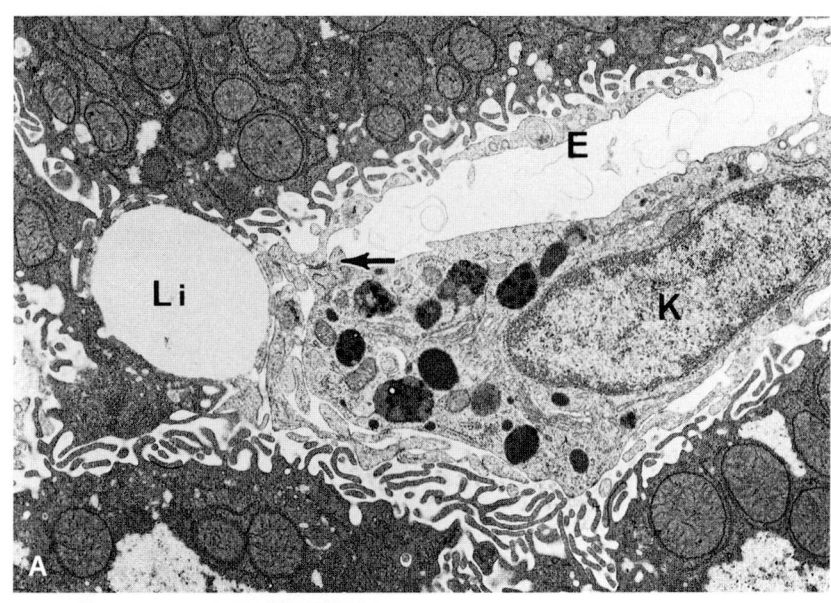

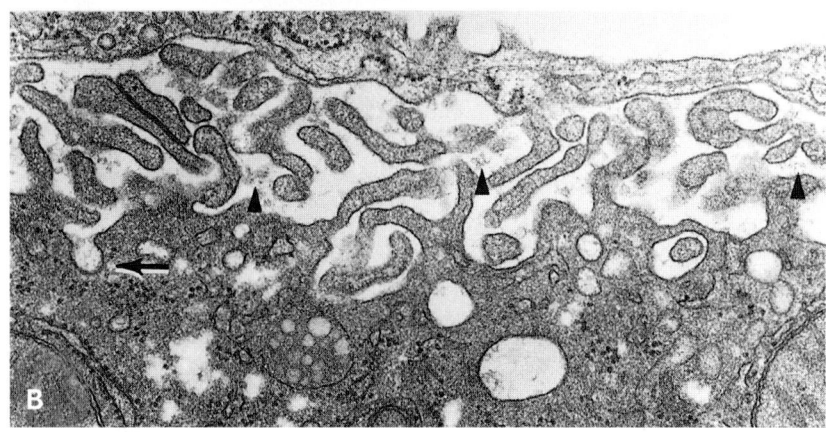

図18-13 ウマ肝臓の電子顕微鏡写真（×8,885）。A：洞様毛細血管，内皮細胞（E），クッパー細胞（K），伊東細胞の一部と脂肪滴（Li）が見える。B：ディッセ腔の強拡大像（×29,670）。肝細胞からディッセ腔に多数の微絨毛が出ている（矢頭）。矢印は飲み込みを示す。(Matsumoto E, Hirosawa K: Some observations on the structure of Suncus liver with special reference to the vitamin A-storing cell. Am J Anat 167:193-204, 1983. より)

ができる。すなわち，毛細胆管の壁は肝細胞の細胞膜そのものである。毛細胆管は直径が1〜2μmで，肝細胞索のなかを迷路のように走り，胆汁を肝小葉の辺縁に運ぶ（図18-9C）。毛細胆管の近くの，隣接する側面細胞膜間には密着帯があって，胆汁が漏れ出るのを防いでいる。

肝細胞からは毛細胆管の腔に向かって短い微絨毛が出て，肝細胞の表面積を広げている（図18-14）。微絨毛にはアクチンフィラメントの芯があり，その基部では細胞質内のアクチンフィラメントや中間径フィラメントと交じり合って細胞膜を強化している。

毛細胆管の細胞膜は**Na$^+$-K$^+$ ATPアーゼ** Na$^+$-K$^+$ ATPaseと**アデニル酸シクラーゼ**adenylate cyclaseの活性が高い。側面細胞膜にはギャップ結合があり，肝細胞間の情報交換を行っている。

洞様毛細血管側の細胞膜

洞様毛細血管側の細胞膜はディッセ腔に面し，多数の微絨毛が出ている。

肝細胞の洞様毛細血管側からはディッセ腔に向かって多数の微絨毛が出ている（図18-13，図18-14）。このため，その表面積は微絨毛がない場合の6倍になっており，物質交換に関与する面積を広げている。これを裏づけるように，ディッセ腔側の細胞膜にはマンノース-6-リン酸受容体やNa$^+$-K$^+$ ATPアーゼ，アデニル酸シクラーゼなどが豊富に存在する。

肝細胞の内部構造

肝細胞は細胞小器官に富む大きな細胞で，胆汁や血漿蛋白を産生するほか，多くの代謝機能を備えている。

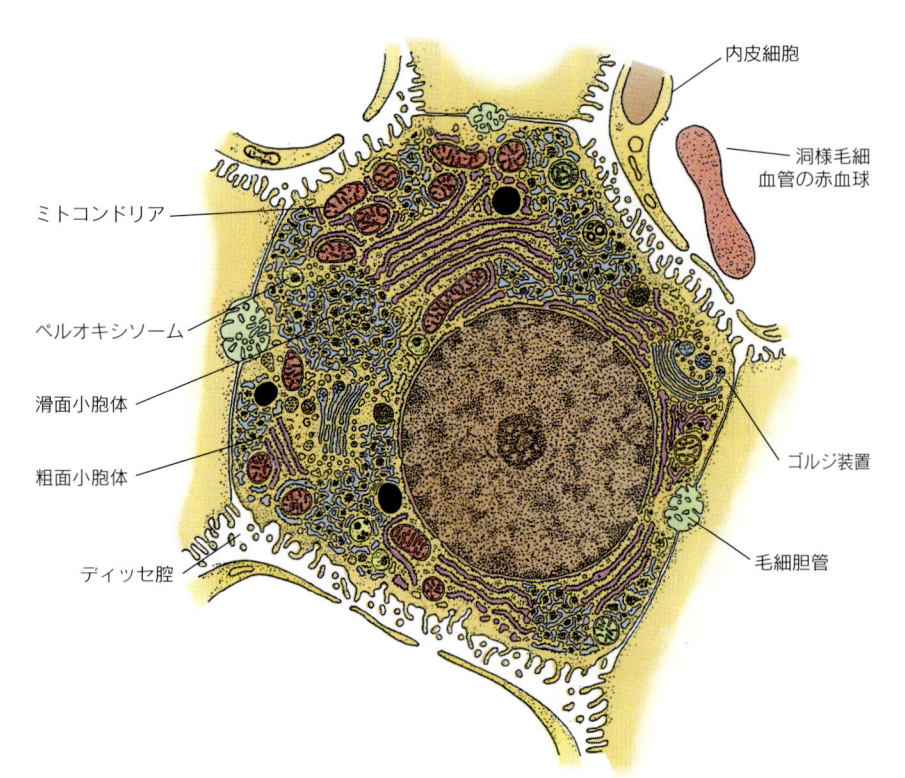

第18章　消化器系：唾液腺，膵臓，肝臓，胆嚢

図18-14　肝細胞の構造を示す模式図。(Lentz TL: Cell Fine Structure: An Atlas of Drawings of Whole-Cell Structure. Philadelphia, WB Saunders, 1971.より)

肝細胞 hepatocyte は肝臓全体の重量の75％を占める。肝細胞が産生する胆汁は**一次胆汁** primary bile と呼ばれ，胆管や胆嚢の上皮によって修飾を受けて最終的な**胆汁** bile になる。肝細胞の約75％は1個の核を持つが，残りは2個の核を持つ。核の大きさは様々で，最も小さいものは二倍体であるが（約50％），大きいものは倍数体で，最大六十四倍体まであるといわれる。

肝細胞には多数の遊離リボソーム，よく発達した粗面小胞体，ゴルジ装置があり，多くの蛋白を産生する（図18-15，図18-16）。ゴルジ装置は毛細胆管の近くに位置することが多い。

肝細胞の活動に必要な多量のエネルギーは，1個の肝細胞当たり約2,000個あるというミトコンドリアによって供給される。中心静脈に近い位置（肝腺房でのゾーン3）にある酸素供給の乏しい肝細胞は，分配細動脈に近い位置（肝腺房のゾーン1）にある肝細胞の約2倍もの数のミトコンドリアを持つが，その大きさは小さい。また，肝細胞内には食胞やリソソーム，ペルオキシソームなども豊富に存在する。

滑面小胞体の量は肝細胞の機能状態によって大きく変化する。例えば，ある種の薬剤や毒素などを摂取したときは滑面小胞体の量が増える。薬剤や毒素を処理する酵素は滑面小胞体の膜に存在しており，滑面小胞体の増加はこれらの酵素の増加を意味している。滑面小胞体の量は肝小葉内での肝細胞の位置によっても異なる。すなわち，肝腺房のゾーン3にある肝細胞は，ゾーン1のものよりも多量の滑面小胞体を持つ。

肝細胞内には脂肪滴やグリコーゲンのような封入体も多数存在する（図18-17）。脂肪滴はほとんど**超低密度リポ蛋白** very low density lipoprotein (VLDL)で，脂肪を大量に摂取した後では特に増加する。

グリコーゲン glycogen は，**β果粒** βparticle と呼ばれる，電子密度の高い，直径20〜30 nmの果粒として滑面小胞体の近くに認められる。グリコーゲンの量は肝小葉内の肝細胞の位置によって異なり，肝門管の近く（肝腺房のゾーン1）の肝細胞には多く，中心静脈の近く（ゾーン3）にあるものでは少ない（図18-17）。グリコーゲン量は食後に増え，絶食すると減少する。

臨床ノート

アルコールのような肝毒性物質を摂取すると，ゾーン3の肝細胞内に脂肪の沈着が起こる。睡眠剤のバルビタールを服用すると，ゾーン3の肝細胞で滑面小胞体が増える。

慢性アルコール中毒，胆管系の通過障害，慢性的に毒物にさらされている人では**肝硬変** liver cirrhosis になる可能性がある。肝硬変では肝臓の萎縮と線維化，肝細胞の変性，小葉構造の消失などが起こる。

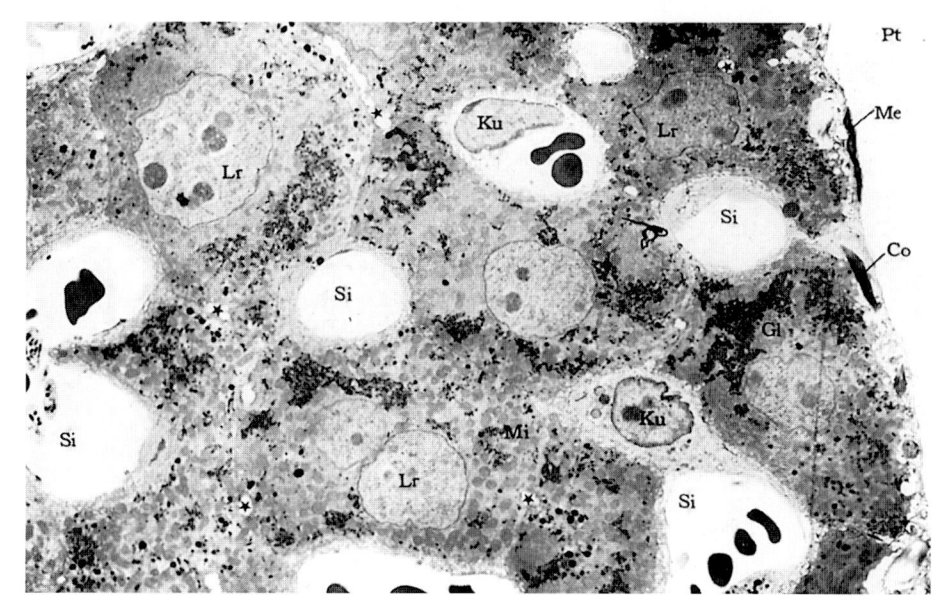

図18-15 マウス肝臓の低倍率の電子顕微鏡写真（×2,535）。肝臓の外側は腹膜（Me）で被われ，その下にグリソン嚢と呼ばれる結合組織性の被膜（Co）がある。洞様毛細血管（Si），クッパー細胞（Ku），肝細胞（Lr）内のグリコーゲン（Gl）とミトコンドリア（Mi），毛細胆管（★）に注意。Pt：腹膜腔。（Rhodin JAG: An Atlas of Ultrastructure. Philadelphia, WB Saunders, 1963.より）

肝臓の組織生理学

肝臓は代謝の中心的存在であるばかりでなく，胆汁の分泌，血漿蛋白の産生，解毒，老廃赤血球の処理などの多くの機能がある。

肝臓には約100種類にも及ぶ様々な機能があり，そのほとんどは肝細胞が担っている。肝細胞は胆汁を分泌するばかりでなく，免疫グロブリン以外の大部分の血漿蛋白を産生する。消化管で吸収した栄養物を代謝して貯蔵し，必要に応じて放出する。薬物や毒物を代謝して無害化し，ディッセ腔から毛細胆管へ分泌型IgAを運ぶ。また，クッパー細胞は血中を流れる不要物質や老廃赤血球を取り込んで処理する。

胆汁の産生

胆汁は水，胆汁酸，リン脂質，コレステロール，胆汁色素などからなり，分泌型IgAを含む。

肝臓からは600〜1200 mℓ/日の胆汁が分泌される。胆汁の大部分は水分で，胆汁酸，抱合型ビリルビン（胆汁色素），リン脂質，レシチン，コレステロール，電解質（特にナトリウムと重炭酸），IgAなどを含む。胆汁は脂肪の吸収，肝細胞が作るコレステロールの約80％の排出，ビリルビンのような血液由来の老廃物の排出に関与する。

胆汁酸 bile saltは胆汁の有機成分の約半分を占める。胆汁酸の大部分（約90％）は小腸で再吸収され，門脈を通って肝臓に戻り，再び胆汁として分泌される。これを

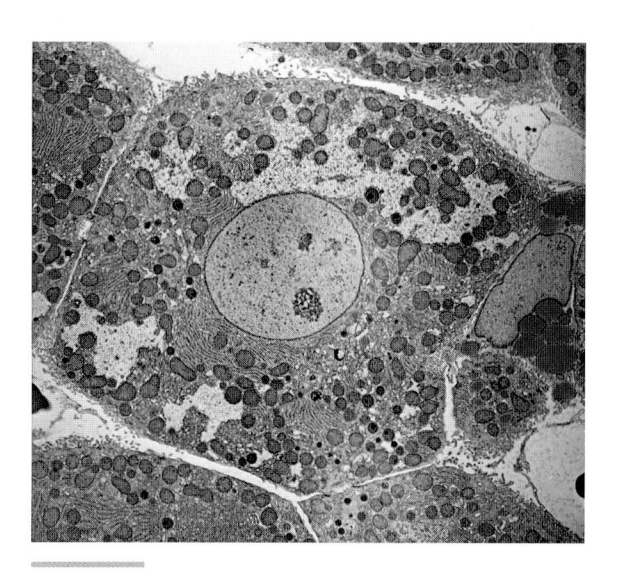

図18-16 ラット肝細胞の電子顕微鏡写真（×2,312）。（Tandler B, Krahenbuhl S, Brass EP: Unusual mitochondria in the hepatocytes of rats treated with a vitamin B_{12} analogue. Anat Rec 231:1-6, 1991.より）

胆汁酸の**腸肝循環** enterohepatic recirculation of bile saltという。残りの10％は肝細胞の滑面小胞体で，コレステロールの代謝副産物であるコール酸と，タウリンまたはグリシンとが結合したタウロコール酸あるいはグリコール酸として新規に合成される。

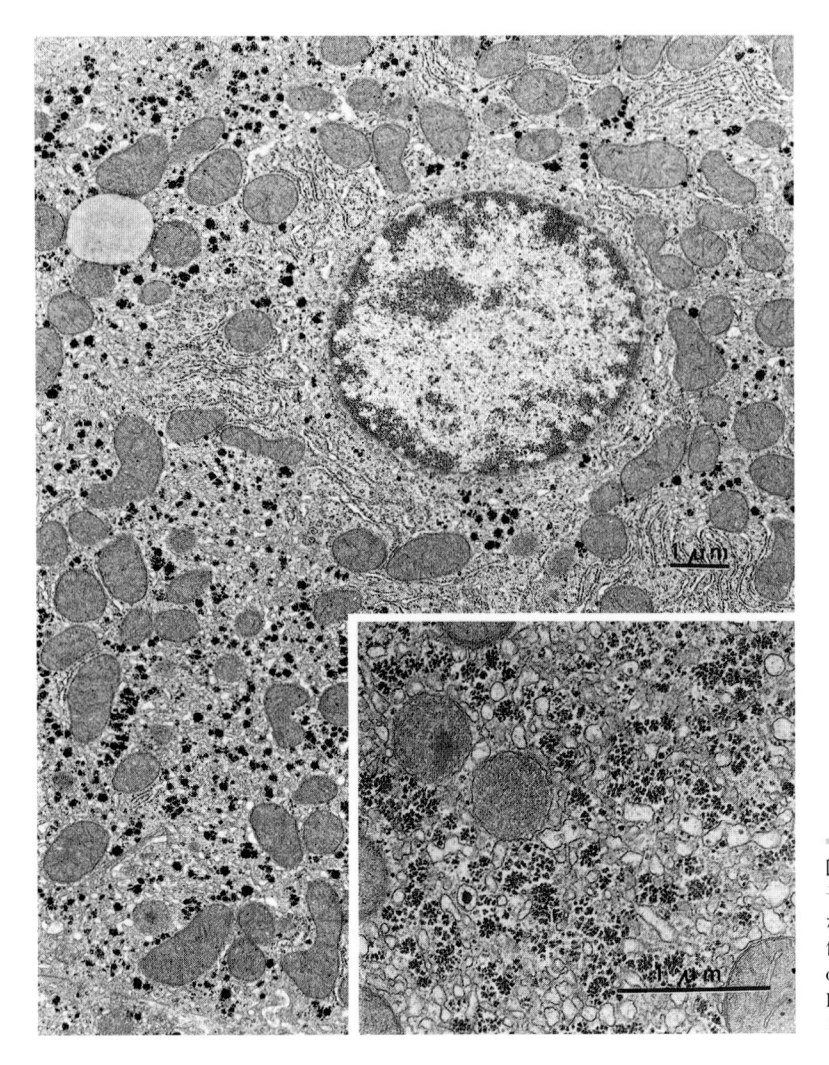

図18-17 中心静脈付近のラット肝細胞の電子顕微鏡写真。グリコーゲン果粒と脂肪滴が見える。右下：グリコーゲン果粒の強拡大像。(Cardell RR, Cardell EL: Heterogeneity of glycogen distribution in hepatocytes. J Electron Microsc Techn 14:126-139, 1987.より)

臨床ノート

胆汁酸は両親媒性の分子で，親水性の部分と疎水性（脂溶性）の部分を持っているので水にも脂質にも溶ける。十二指腸で，胆汁酸は脂肪を乳化し，膵液中のリパーゼによる消化を助ける。胆汁酸がないと脂肪の消化吸収ができず，**脂肪便** fatty stoolになる。

ビリルビンbilirubinはヘモグロビンの分解産物で，細胞傷害性がある。脾臓のマクロファージや肝臓のクッパー細胞は老廃赤血球を食べ込み，ヘモグロビンから**非抱合型ビリルビン** free bilirubinを作って放出する。このビリルビンは水に不溶性の黄緑色の色素である。非抱合型ビリルビンは血中のアルブミンと結合し，肝細胞に取り込まれて滑面小胞体にある**グルクロニルトランスフェラーゼ** glucuronyltransferaseによってグルクロン酸と結合し，抱合型ビリルビンconjugated bilirubinとなる。抱合型ビリルビンは水溶性で，一部は血中に入るが大部分は胆汁の成分として十二指腸に出て，最終的には便とともに排出される（図18-18）。便の色はこのビリルビンによる。

臨床ノート

黄疸 jaundiceはビリルビンが皮膚などに沈着したもので，血中ビリルビン（非抱合型，抱合型のいずれでも）の過剰による。肝細胞性黄疸は，肝炎などで肝細胞の機能が低下し，ビリルビンのグルクロン酸抱合ができなくなるため，血中に非抱合型ビリルビンが増加して起こる。**閉塞性黄疸** obstructive jaundiceは，胆管系の通過障害によって抱合型ビリルビンが血液に逆流して起こる。**溶血性黄疸** hemolytic jaundiceは，大量の溶血によって血中に増えた非抱合型のビリルビンが肝細胞の処理能力を上回るために起こる。

脂質代謝

> 肝細胞はディッセ腔から乳糜を取り込み，脂肪酸とグリセロールに分解する。

　小腸の吸収上皮細胞は，吸収した脂肪を乳糜（キロミクロン）にして細胞の側面および基底部から放出する。乳糜は中心乳糜管に入り，胸管，上大静脈を経て心臓へ行き，肝動脈から肝臓に入る。肝細胞は乳糜を取り込み，脂肪酸とグリセロールに分解する。次いで，脂肪酸は不飽和脂肪酸に変換され，リン脂質やコレステロールの合成に使われるか，アセチルCoAに分解される。2分子のアセチルCoAが結合してアセト酢酸になる。アセト酢酸の大部分はβ-ヒドロキシ酪酸β-hydroxybutyric acidに，一部はアセトンに変換される。アセト酢酸，β-ヒドロキシ酪酸，アセトンの3つを**ケトン体**ketone bodyという。リン脂質，コレステロール，ケトン体はディッセ腔に放出されるまで肝細胞内に貯蔵される。肝細胞は超低密度リポ蛋白（VLDL）も作る。VLDLは蛋白，リン脂質，遊離型およびエステル型コレステロール，中性脂肪，脂肪酸などを含む。限界膜に包まれた直径30〜100 nmの果粒に含まれており，ディッセ腔へ放出される。

> **臨床ノート**
>
> ケトーシス（ケトン体血症）ketosisは血中ケトン体の過剰によって引き起こされ，糖尿病や飢餓状態で出現することが多い。呼気に特有のアセトン臭がある。適切な治療をしないと，血液が酸性に傾き（**酸血症**acidosis），死に至る。

炭水化物と蛋白の代謝

> 肝細胞は血糖の維持，アミノ酸の脱アミノ反応，多くの血漿蛋白の産生にかかわる。

　肝臓は血糖の維持に関与している。肝細胞は血液中のグルコースを取り込み，グリコーゲンの形で貯蔵する。血糖が低くなると，グリコーゲンを分解して（**グリコーゲン分解**glycogenolysis），グルコースをディッセ腔に放出する（図18-18）。肝細胞は，フルクトースやガラクトースなどの糖やアミノ酸などの炭水化物以外の物質からグルコース合成ができ，これを**糖新生**gluconeogenesisという。

　肝細胞の重要な働きの1つに，血中からのアンモニアの除去とその**尿素**ureaへの変換がある。アンモニアは，主として肝細胞におけるアミノ酸の脱アミノ反応と腸内細菌の活動によって産生される。

> **臨床ノート**
>
> 肝機能が著しく低下したり，肝臓への血流が極端に減少すると血中アンモニアが増加する。血中アンモニアが増え過ぎると**肝性昏睡**hepatic comaに陥り，死に至る。

A 蛋白合成と炭水化物の貯蔵

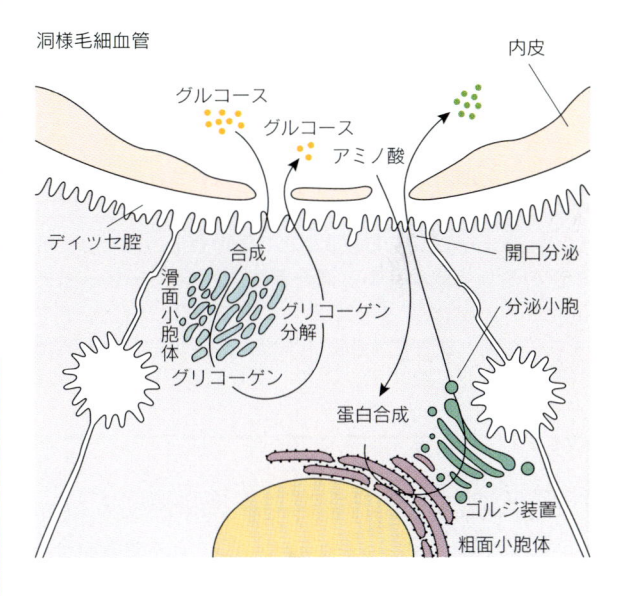

B 胆汁酸とビリルビンの分泌

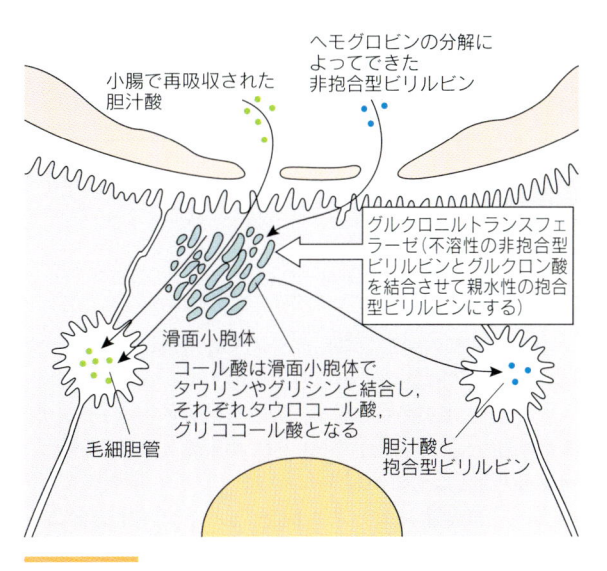

図18-18　肝臓の機能を示す模式図。

肝細胞は血漿蛋白の90％を産生する（図18-18）。これには血液凝固因子（フィブリノーゲン，第Ⅲ因子，第Ⅴ因子，プロトロンビンなど），補体，種々の結合蛋白，アルブミンなどが含まれる。γ-グロブリン以外のグロブリンも肝細胞によって作られる。また，肝細胞はすべての非必須アミノ酸も産生する。

ビタミンの貯蔵

肝臓はビタミンAの最大の貯蔵場所であり，ビタミンDやB$_{12}$もかなりの量を蓄えている。ビタミンAについては約10か月分，Dは4か月分，B$_{12}$は12か月分もの備蓄がある。

ホルモンの不活化，薬物の代謝，解毒

肝臓はホルモンを不活性化する。肝細胞に取り込まれたホルモンは，リソソームによって分解されるか，そのままの形で毛細胆管に放出され消化管内で分解される。

バルビタールや抗生物質などの薬物や毒物などは，肝細胞の滑面小胞体にある**混合機能オキシダーゼ** mixed-function oxidaseによってメチル化や抱合，酸化などを受けて代謝，無害化される。解毒がペルオキシソームで行われることもある。

臨床ノート

バルビタールなどの薬剤を長期間使用すると効果が低下し，増量が必要となる場合がある。これを**薬物耐性** drug toleranceといい，混合機能オキシダーゼが誘導されることによって起こる。このとき，細胞内には滑面小胞体が増加している。混合機能オキシダーゼはバルビタールを酸化的に脱メチル化するが，このような酵素が誘導されている場合は，ほかの薬剤や毒物に対する代謝能力も増しているのが普通である。

免疫機能

肝細胞は分泌型IgAを毛細胆管に運ぶ。

消化管粘膜内の形質細胞が分泌したIgAは，吸収上皮細胞を通って管腔内に出るが，その大部分は循環血液中に入り，肝臓にやってくる。肝細胞は分泌要素を作ってこのIgAと結合させ，胆汁中に放出する。こうして，IgAは胆汁とともに小腸内に入る。

クッパー細胞は単球系の細胞で，Fc受容体や補体の受容体を持っており，異物などを盛んに取り込む。消化管から門脈を経て肝臓へやってくる血液にはかなりの数の微生物が混じっているので，クッパー細胞の働きは重要である。微生物は消化管の腔内か粘膜内，あるいは血中でオプソニン化される。オプソニン化とは補体の存在下で細菌や異物粒子に血清抗体が付着することで，これによってマクロファージに食べ込まれやすくなる。肝臓に運ばれてきた微生物の少なくとも99％をクッパー細胞が貪食，処理する。クッパー細胞には細胞の破壊産物や古くなった赤血球を食べ込んで処理する働きもある。

肝臓の再生

肝臓は，肝傷害を受けたり，その3/4が切除されても強い再生能を示す。

肝細胞の寿命は約150日と長く，光学顕微鏡標本で細胞分裂像を見ることはほとんどない。しかし，肝細胞毒を投与して変性させたり，部分切除したりすると，肝細胞は急速に分裂増殖して，元の大きさに戻る。

齧歯類の肝臓の再生力は旺盛で，75％を切除しても4週間以内に正常の大きさに戻るが，ヒトの肝臓の再生力はマウスやラットよりかなり弱い。肝臓の再生には，トランスフォーミング増殖因子αとβ（TGF-α，TGF-β），上皮増殖因子，インターロイキン-6，**肝細胞成長因子** hepatocyte growth factor（HGF）などが関与する。これ

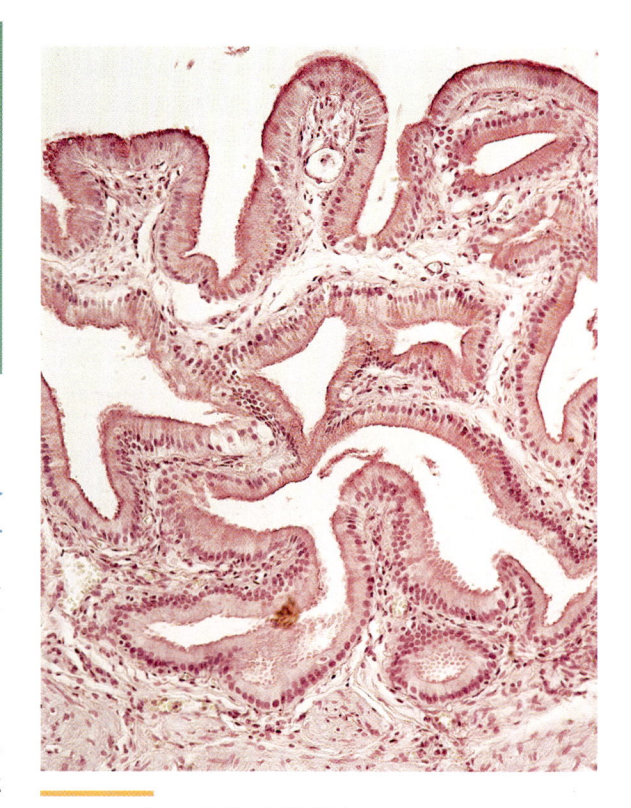

図18-19　収縮時の胆嚢の光学顕微鏡写真（×122）。

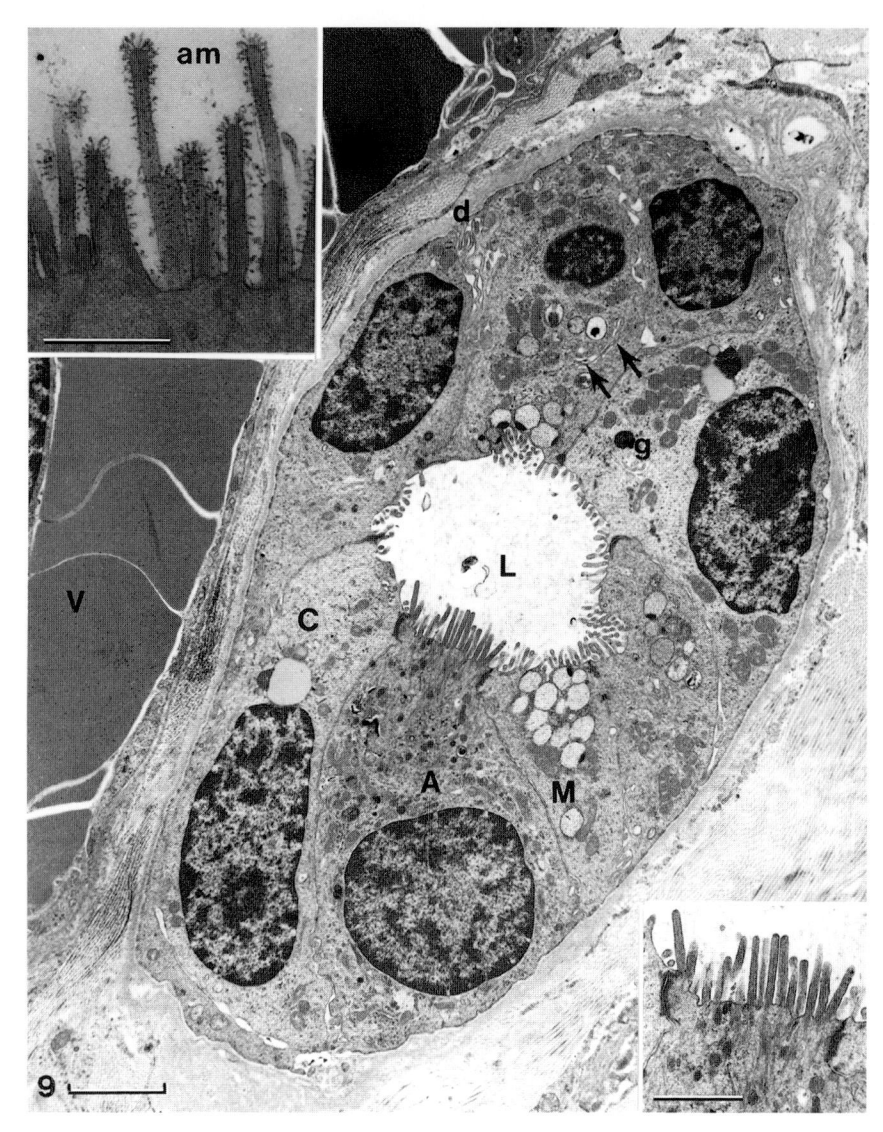

消化器系：唾液腺，膵臓，肝臓，胆嚢　　第18章

図18-20　ヒト胆嚢上皮が憩室状に落ち込んだ部分の電子顕微鏡写真．明細胞と刷子細胞が見える．A：刷子細胞，C：明細胞，d：細胞間のかみ合い，g：果粒，L：内腔，M：粘液果粒を持った明細胞，V：毛細血管，矢印：ゴルジ装置．（スケール：2 μm）．挿図左上：明細胞の微絨毛（am）（スケール：0.5 μm）．挿図右下：刷子細胞の微絨毛（スケール：1.0 μm）．(Gilloteauz J, Pomerants B, Kelly T: Human gallbladder mucosa ultrastructure: Evidence of intraepithelial nerve structures. Am J Anat 184:321-333, 1989.より)

らの因子の多くは，ディッセ腔に存在する伊東細胞が産生する．ただし，肝細胞成長因子はヘパリンと結合して細胞外の基質中にも存在する．再生は残った肝細胞の分裂，増殖によるが，傷害の範囲が広いときには胆小管やヘリング管上皮の卵球形の細胞も加わる．

胆嚢

胆嚢gallbladderはナス形をした小さい袋で，肝臓の下面に付着している．長さ約10 cm，幅4 cmで，約70 mlの胆汁を蓄えることができる．胆嚢は**体**bodyと**頚**neckに分けられ，頚は**胆嚢管**cystic ductに続く．胆嚢は胆汁を貯蔵し，濃縮して，必要に応じて十二指腸に放出する．

胆嚢の構造

胆嚢の壁は上皮，粘膜固有層，平滑筋層，外膜または漿膜の4層からなる．

収縮時の胆嚢の粘膜には多数のヒダが見られるが（図18-19），胆汁を蓄えて拡張したときはヒダは低くなり，粘膜は全体として平滑になる．

胆嚢の粘膜上皮は単層円柱上皮で，**明細胞**clear cellと**刷子細胞**brush cellの2種類の細胞からなるが，主体をなすのは明細胞である（図18-20）．卵形の核は上皮細胞の基底側にあり，核上部には少数の粘液果粒が存在する．電子顕微鏡で見ると，頂部細胞膜には短い微絨毛があり，その表面が糖衣の薄い層で被われている．細胞基底部にはミトコンドリアが豊富で，基底側面細胞膜にあるNa$^+$-

K⁺ATPアーゼにエネルギーを供給している。

粘膜固有層は弾性線維を交じえた疎性結合組織からなり，血管が豊富である。頚部には単一管状胞状腺があり，少量の粘液を分泌している。筋層は疎らな平滑筋線維からなる。ほとんどの平滑筋線維は斜めに走るが，一部は縦走する。外膜の結合組織は肝臓のグリソン囊についているが，両者は比較的容易に剥がすことができる。肝臓と反対側は腹膜で被われている。

肝外胆管

左右の**肝管** hepatic duct は肝門を出て合流し**総肝管** common hepatic duct となり，総肝管は胆囊管と合流して**総胆管** common bile duct となる。総胆管は長さ7〜8cmで，十二指腸の手前で膵管と合流し，**胆膵管膨大部**（**ファーター膨大部** ampulla of Vater）を形成して大十二指腸乳頭に開く。

ファーター膨大部が大十二指腸乳頭に開くところには4つの括約筋があり，まとめて**オッディの括約筋** sphincter of Oddi と呼ぶ。4つの筋の位置と働きを表18-3にまとめてある。

胆囊の組織生理学

> 胆囊は胆汁を貯蔵，濃縮し，必要に応じて放出する。胆汁の放出はコレシストキニンと迷走神経によって促進される。

胆囊の最も重要な機能は胆汁を貯蔵，濃縮し，必要に応じて放出することである。胆汁は肝細胞によって持続的に分泌され，いったん胆囊に入る。これにはオッディの括約筋の収縮が関与する。すなわち，総胆管括約筋，膵管括約筋，膨大部括約筋が収縮した状態にあると，胆汁は総胆管を逆流して胆囊管から胆囊内に入る。

上皮細胞の基底側面細胞膜から固有層の結合組織腔に向かってNa⁺が能動輸送される結果，これに伴ってCl⁻と水が受動的に移動する。細胞内のイオンが減少するので，これを補うために頂部細胞膜のイオンチャネルが開き，Na⁺とCl⁻が上皮細胞のなかに流れ込み，胆汁中の

表18-3　オッディの括約筋を構成する4つの筋

括約筋	位置と機能
総胆管括約筋	総胆管の出口を取り巻く。胆汁が十二指腸に入るのを防ぐ。
膵管括約筋	主膵管の出口を取り巻く。膵液が十二指腸に入るのと，胆汁が膵管に入るのを防ぐ。
膨大部括約筋	ファーター膨大部を取り巻く。胆汁と膵液が十二指腸に入るのを防ぐ。
縦束	ファーター膨大部と主膵管，総胆管が作る三角形の部分。胆汁が十二指腸に入るのを助ける。

塩化ナトリウム（NaCl）濃度が下がる。すると，浸透圧を平衡に保つために胆汁から上皮細胞へ水分が移動し，胆汁が濃縮される。

コレシストキニンは脂肪に富む食物に反応して十二指腸のM（I）細胞から分泌され，胆囊の平滑筋細胞に働いて間欠的に収縮させる。さらに迷走神経から放出されたアセチルコリンも胆囊を収縮させる。これに対し，コレシストキニンはオッディの括約筋を弛緩させる。その結果，胆囊から十二指腸へと胆汁が押し出される。

臨床ノート

胆石 gallstone, cholelithiasis は40歳代の女性に多い。すべての女性の約20％，男性の8％に胆石がある。胆石の多くは無症候性であるが，胆囊の頚部や胆管に引っかかると疝痛を引き起こす。胆石が小さいと，胆汁とともに十二指腸まで流出するが，大きいと胆囊から出ないので問題にならないことが多い。胆石が胆管の途中で引っかかると胆汁がせき止められ，黄疸の原因となることもある。胆石の約80％は**コレステロール胆石** cholesterol gallstoneで，ほかに，**ビリルビンカルシウム石** calcium bilirubinate stone などの**色素胆石** pigment gallstoneや**炭酸カルシウム石** calcium carbonate stone などの種類がある。コレステロール胆石は黄白色を呈し多面体状で大きく（1〜3cm），数が少ない。色素胆石は黒色を呈し卵球形で小さく（1cm），数が多い。通常，これらの胆石は単純X線写真には写らない。

泌尿器系 19

泌尿器系は血流からの代謝産物によって生じた毒性物質を除去し，**尿**urineとして排泄する。このような機能は腎臓で行われる。腎臓は血流から毒物を除去するばかりでなく，健康を保つのに必要な物質とともに，塩類，糖，蛋白，水を保持する働きがある。このような除去・保持機能によって，腎臓は，血圧や体液の酸塩基平衡を調節している。尿は腎臓から**尿管**ureterに入り，貯蔵器官である**膀胱**urinary bladderに注がれる。排尿の際には，**尿道**urethraを経て尿が膀胱から排泄される。さらに，腎臓には内分泌機能があり，レニン，エリスロポエチン，プロスタグランジンを産生し，ビタミンDの前駆物質を活性型ビタミンに変化させる働きがある。

腎臓

腎臓はソラマメ形をしており，そのへこんだ部分である腎門には尿管，腎静脈，腎動脈とリンパ管が出入りする。

腎臓kidneyは，赤色のソラマメ形をした大きな臓器で，後腹壁に後腹膜臓器として位置している。右側には肝臓があるため，右の腎臓は左側よりも1〜2cm低い位置にある。腎臓の長さは約11cmで，4〜5cmの幅があり，厚さは2〜3cmである。腎臓は腎周囲の脂肪に包まれており，ソラマメ形の凸面を外側に，凹面である腎門を内側に向けている。**腎門**hilumには腎動脈，腎静脈，リンパ管，尿管が出入りする。腎門では尿管が拡張しており，**腎盂**renal pelvisをなす。腎門にある脂肪で満たされた部分は腎臓のなかに奥深く入り込んでおり，**腎洞**renal sinusと呼ばれる。

腎臓は薄い**被膜**capsuleで被われている。被膜は主に密不規則性結合組織でできているが，ときには弾性線維や平滑筋細胞が交じる。

腎臓の構造の概略

腎臓は，腎皮質と腎髄質に分けられる。

腎臓の割面を見ると，皮質と髄質が区別できる（図19-1）。皮質は暗茶褐色を呈し，果粒状に見える。髄質には6〜12個の錐体形をした淡い線条部があり，これを**腎錐体**renal pyramidという。腎錐体の底部は皮質の方を向いており，皮質と髄質の境界をなす。腎錐体の先端は**腎乳頭**renal papillaと呼ばれ，腎門の方を向いている。腎乳頭には20あるいはそれ以上の**乳頭管**papillary duct（ベリニ管duct of Bellini）の開口部がある。この篩状の部位は**篩状野**area cribrosaと呼ばれている。腎乳頭は椀状の**小腎杯**minor calyxで取り囲まれており，それが2〜3個集まって**大腎杯**major calyxを作る。3〜4個の大腎杯が集まって，さらに大きな空洞である**腎盂**renal pelvisが作られる。この腎盂は尿管の近位部とつながっている。隣り合う腎錐体との間は皮質が奥深く伸び出しており，これを**腎柱**renal columnと呼ぶ。

腎錐体の底部を被う皮質の部分は**皮質弓**cortical archと呼ばれる。肉眼解剖的には，3種類の構造物が皮質に認められる。それは果粒状の**腎小体**renal corpuscle，曲尿細管からなる**皮質迷路**renal labyrinth，縦に走る線条からなる**髄放線**medullary rayである。髄放線は皮質の間に伸び出した腎錐体の構成物である。

腎錐体は皮質弓や腎柱とともに**腎葉**renal lobeを構成する。このように見ると，腎臓は多数の葉が集まった臓器であるといえる。髄放線とそれを取り囲む皮質迷路は腎の**小葉**lobuleと考えられ，円錐形の構造物をなして髄質とつながっている。

第19章　泌尿器系

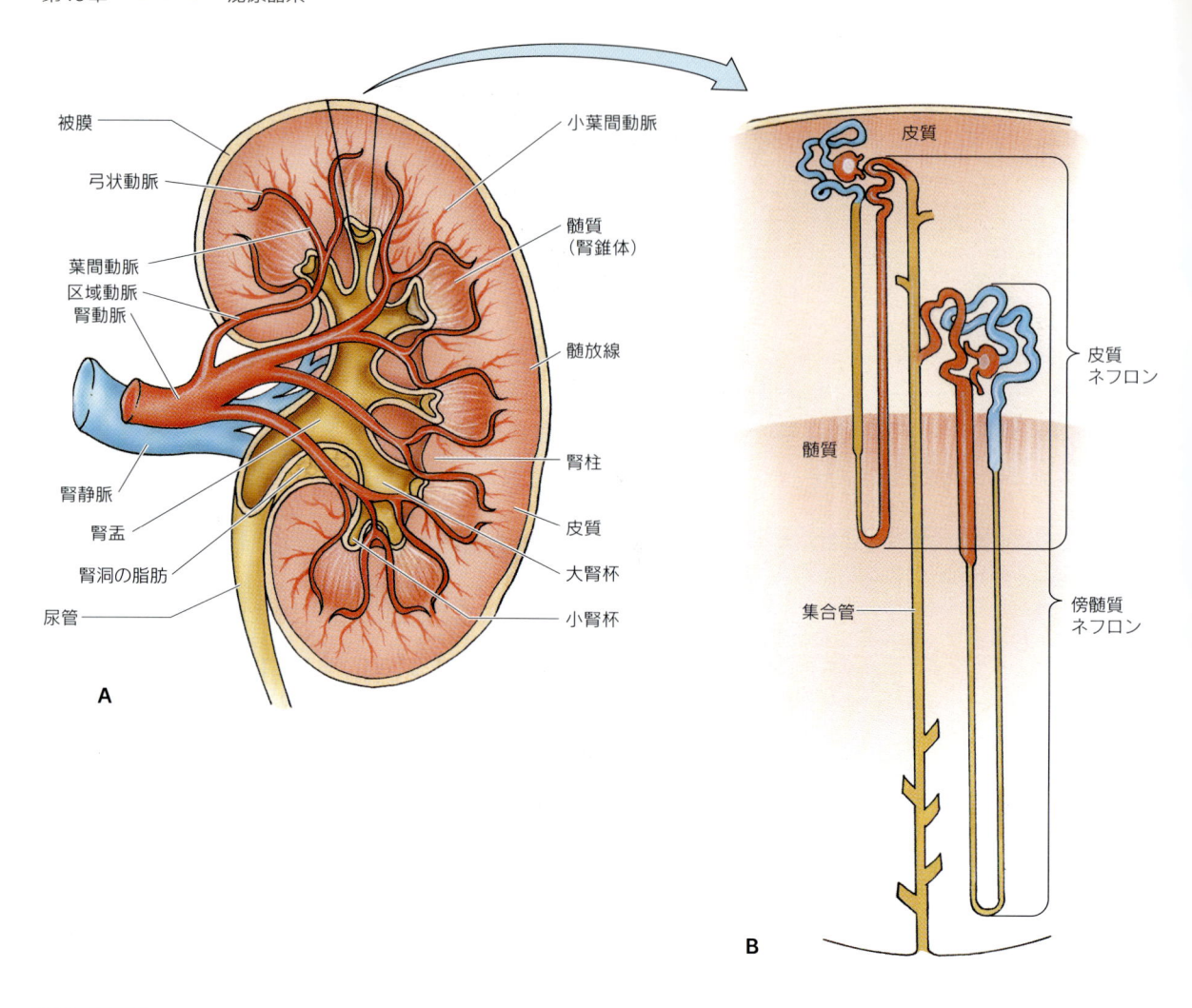

図19-1　腎臓。A：半切した腎臓の模式図。断面の形態と血管を示す。B：皮質ネフロンと傍髄質ネフロンの配列。

臨床ノート

　胎生期には，腎葉に深い切れ込みがあり，腎の表面は凸凹している。しかし，この特徴は通常大人になると消失する。このような構造が残っていると，**分葉腎** lobated kidney と呼ばれる。もう1つの腎臓の発達奇形には**嚢胞腎** polycystic kidney disease があり，症状に応じて様々な形態学的特徴を示し，腎臓の表面や内部に薄い壁の嚢胞を作っているように見える。

尿細管

　尿細管は，腎臓の機能的な単位であるネフロンの一部をなす。

　腎臓の機能的な単位は**ネフロン**（**腎単位**）nephron と呼ばれ，**腎小体** renal corpuscle と**尿細管** uriniferous tubule からなる。尿細管は屈曲した管からなる構造物で，そこを流れる液体を調節し，最終的に尿を形成してそれを**集合管** collecting tubule に送り出す（図19-1）。尿細管と集合管は発生学的な起源が異なる。

　片側の腎臓には約130万個のネフロンがある。いくつかのネフロンは1本の集合管に注ぎ，いくつかの集合管が髄質の深層で集まってより大きな管を作る。この大きな管は**乳頭管** papillary duct（**ベリニ管** duct of Bellini）で，腎乳頭にある篩状野を貫いて小腎杯に注ぐ。

　尿細管は密に詰め込まれており，結合組織性の**間質** stroma は少ない。尿細管は全長にわたって上皮でできているので，間質の結合組織とは**基底板** basal lamina で隔てられている。結合組織の多くは，豊富な血管によって栄養されている。血管と尿細管との間の機能的関連につ

泌尿器系　第19章

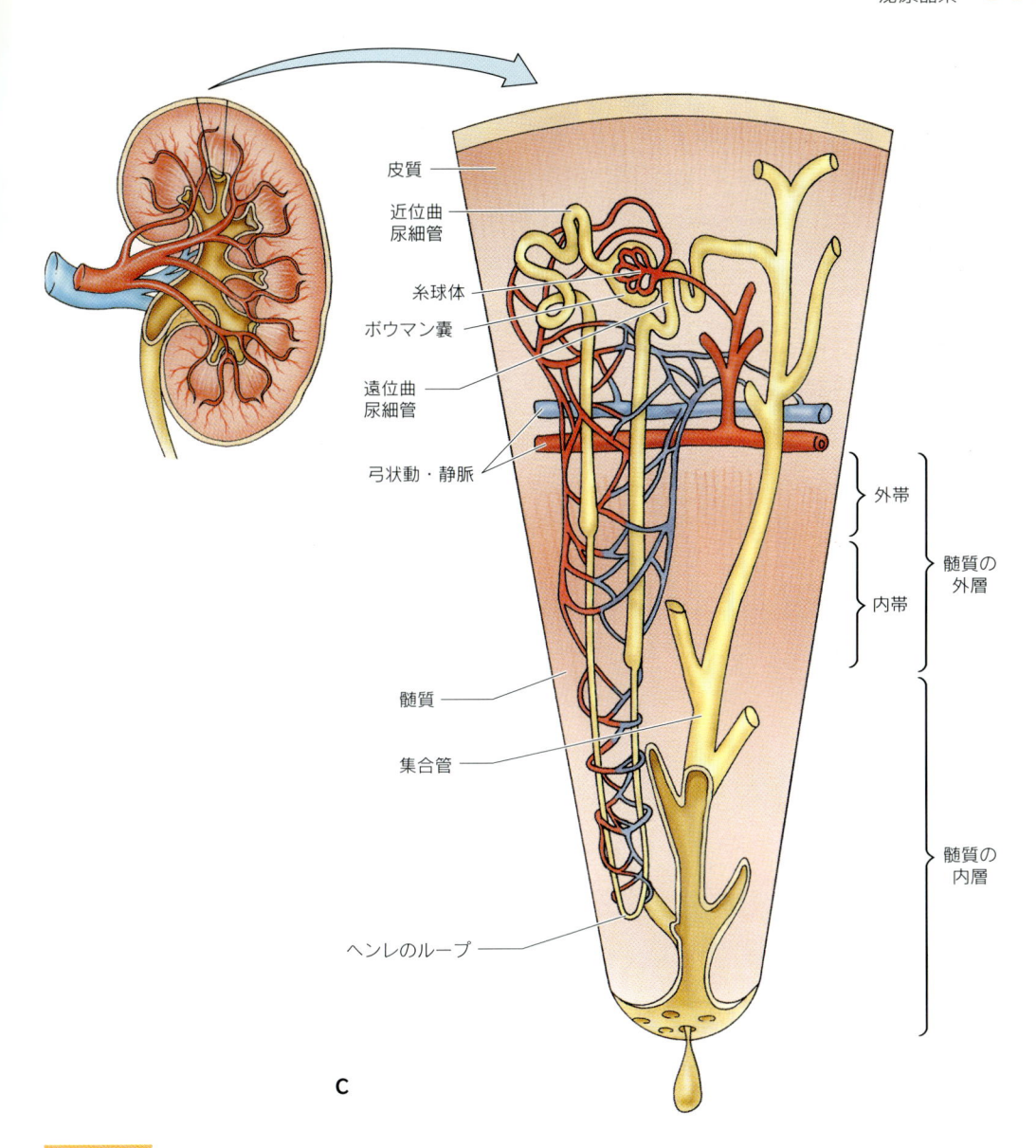

図中ラベル：皮質／近位曲尿細管／糸球体／ボウマン嚢／遠位曲尿細管／弓状動・静脈／外帯／内帯／髄質の外層／髄質／集合管／髄質の内層／ヘンレのループ

C

図19-1（続き）　C：尿細管と血管の模式図。

いては，後述する。

ネフロン

> ネフロンは，腎小体の位置とヘンレのループの長さによって2種類に分けられる。

　ヒトの腎臓には2種類のネフロンがある。それは短い**皮質ネフロン** cortical nephron と長い**傍髄質ネフロン**（**髄傍ネフロン**）juxtamedullary nephron である。これらのネフロンの腎小体は皮質にあり，その尿細管の大部分は髄質にある（図19-1）。2種類のネフロンの位置，その様々な部位における細胞構成，互いに関連のあるそれぞれの領域の配列によって，髄質は**外層** outer zone と**内層** inner zone に分けられる。髄質の外層はさらに**外帯** outer stripe と**内帯** inner stripe に分類される。傍髄質ネフロンはすべてのネフロンの15％を占めるに過ぎないが，特に断らなければ本書の記載は傍髄質ネフロンについて行うことにする。傍髄質ネフロンの長さは約40 mmである。このネフロンの構成要素は，特異的な生理的機能を行うために部位によって異なっている。腎小体は血流からの液体を濾過して**糸球体濾液**（**原尿**）glomerular filtrate

371

第19章 ■■■ 泌尿器系

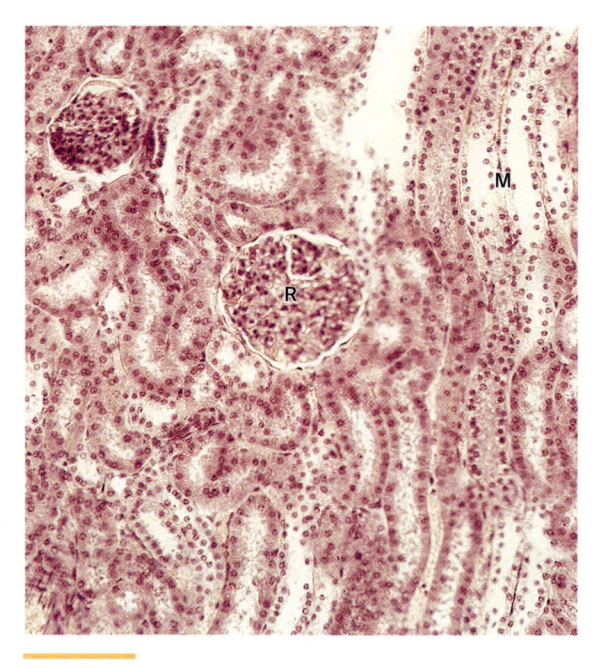

図19-2 サル腎皮質の光学顕微鏡写真（×122）。腎小体（R），髄放線（M），尿細管の断面を示す。

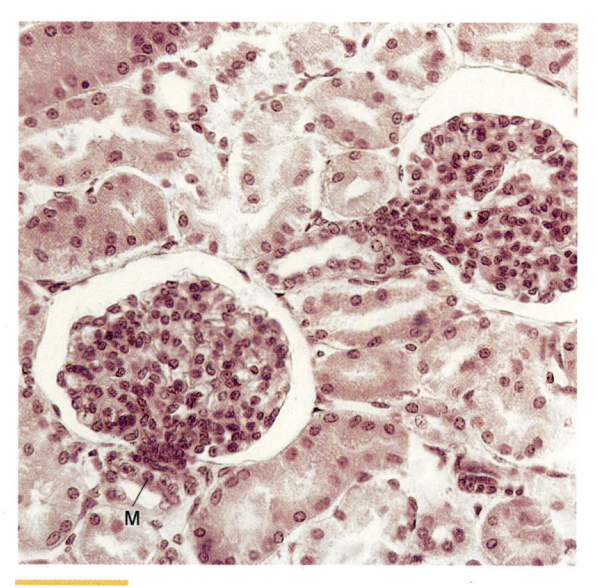

図19-3 サル腎小体の光学顕微鏡写真（×250）。腎小体は近位・遠位尿細管で取り囲まれている。緻密斑（M）に注意。

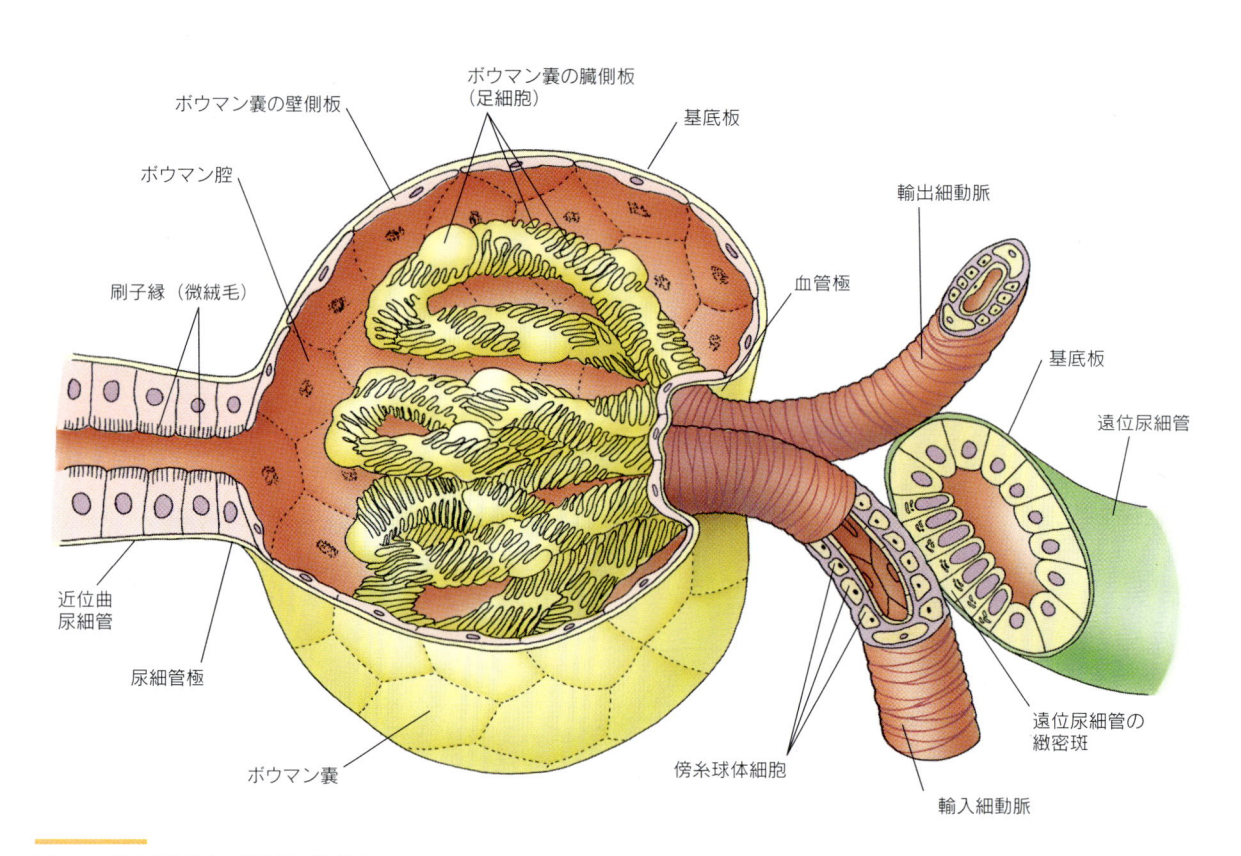

図19-4 腎小体と傍糸球体装置の模式図。

372

泌尿器系　第19章

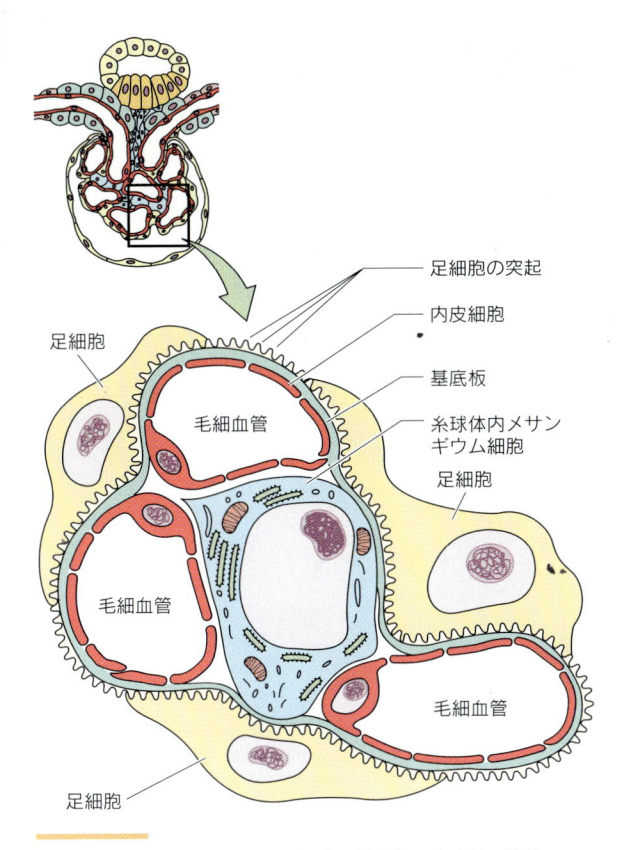

図19-5　糸球体内メサンギウム細胞，足細胞，糸球体の関係。

を産生する。その後，近位尿細管，ヘンレのループ，遠位尿細管などの尿細管の部分で引き続き分泌や再吸収が行われ，最終的な尿が形成される。

腎小体

腎小体はふさ状の毛細血管の塊である糸球体と，それを囲むボウマン嚢からなる。

腎小体 renal corpuscle は，直径が約200～250 μmの球状の構造物で，ふさ状の毛細血管である**糸球体** glomerulus とネフロンの近位端が拡大してできた**ボウマン嚢（糸球体包）** Bowman's capsule からなる（図19-1～図19-4）。発生の途上において，毛細血管は尿細管の盲端に包まれ，あたかもふくらんだ風船のなかに手を突っ込んだような形をしている。ボウマン嚢の内部の狭い空間は**ボウマン腔** Bowman's space，urinary space と呼ばれる。糸球体はボウマン嚢の**臓側板** visceral layer of Bowman's capsule と密着している。臓側板は**足細胞** podocyte と呼ばれる上皮細胞からなる。ボウマン腔の外側は，壁側板と呼ばれる。壁側板は単層扁平上皮からなり，基底板に載っている（図19-4）。

糸球体に血液を送り込んだり戻したりする血管がボウマン嚢に出入りする部位は，**血管極** vascular pole と呼ばれる。近位尿細管がボウマン嚢から出る部位は，**尿細管極** urinary pole と呼ばれる。糸球体には**輸入細動脈** afferent glomerular arteriole から血液が流入し，**輸出細動脈** efferent glomerular arteriole から血液が流出する。つまり，糸球体の毛細血管床は動脈性であるといえる。輸入細動脈の外径は輸出細動脈よりも大きいが，これらの細動脈の内腔はほぼ同じである。

輸出細動脈は血流に対して強い抵抗性があり，糸球体の血圧はほかの組織の毛細血管圧よりも高い。糸球体から漏出した濾液は，濾過障壁を通ってボウマン腔に入る。この濾過障壁は複雑な構造をしており，毛細血管の内皮細胞，基底板，ボウマン嚢の臓側板（足細胞）からなる。

糸球体

糸球体はふさ状をなす有窓型毛細血管からなる。血液は輸入細動脈から流入し，輸出細動脈へ流出する。

糸球体 glomerulus は，輸入細動脈の続きの，有窓型毛細血管がふさ状の塊をなしたものである。輸入細動脈の結合組織成分はボウマン嚢のなかには入らず，ボウマン嚢のなかでは**メサンギウム細胞** mesangial cell という特殊な結合組織性の細胞が見られる。メサンギウム細胞には，血管極にある**糸球体外メサンギウム細胞** extraglomerular mesangial cell と，腎小体のなかにある**糸球体内メサンギウム細胞** intraglomerular mesangial cell の2種類がある（図19-5，図19-6）。

糸球体内メサンギウム細胞は食作用を持ち，基底板の吸収に関与すると考えられている。またこの細胞は，アンギオテンシンIIなどの血管収縮物質に対する受容体を持っているので，収縮性があり，糸球体の血流を減少させると考えられている。さらに，この細胞は糸球体の毛細血管を支持する働きもある。

糸球体を構成する毛細血管は有窓型毛細血管である（図19-5～図19-7）。その内皮細胞は，核を含む部分以外は非常に平坦になっている。孔は大きくて，直径が70～90 nmあり，隔膜で被われていない。この毛細血管は血液の血球成分に対してばかりでなく，直径が孔の大きさを超える巨大分子に対しても障壁として作用する（例：アルブミン，69,000 Da）。

基底板

糸球体には厚さが300 nm以下の**基底板** basal lamina がある。基底板は3層からできている（図19-6，図19-7）。真ん中にある濃い層は**緻密板** lamina densa で，厚さは約100 nmあり，IV型コラーゲンでできている。やや明るい**透明板** lamina rara は**ラミニン** laminin，**フィブロネクチン** fibronectin，**ヘパラン硫酸** heparan sulfate に富むプロテオグリカンからできており，緻密板の両側にある。毛

第19章　■■■　泌尿器系

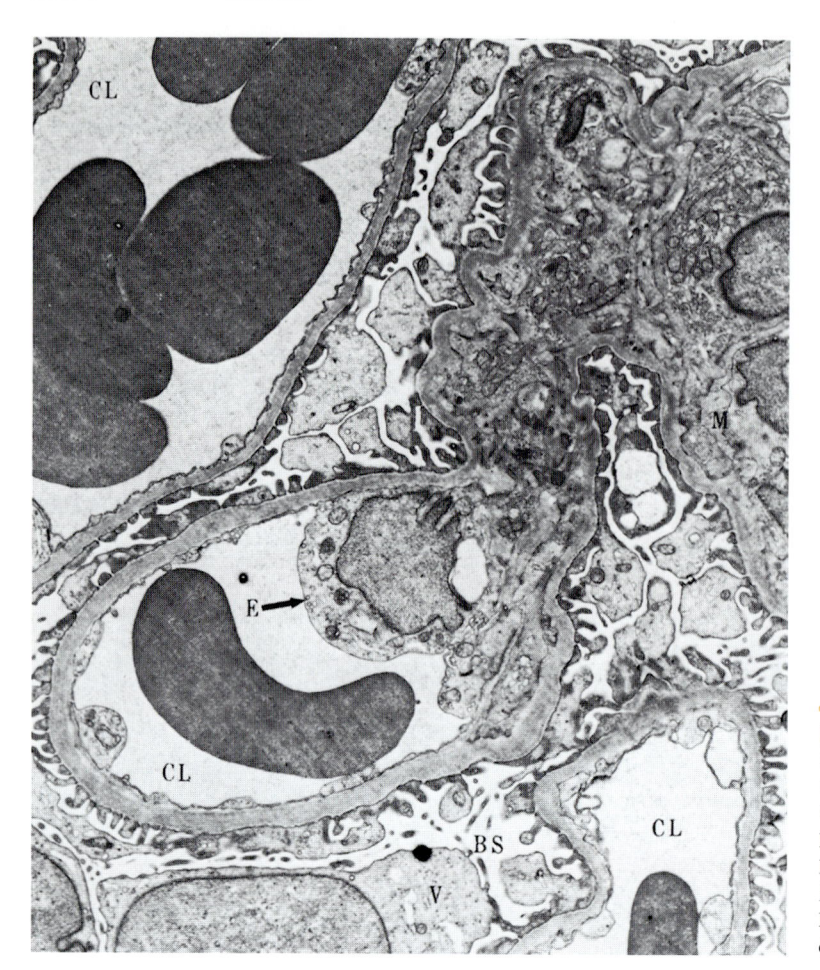

図19-6　ヒト腎臓糸球体の電子顕微鏡写真（×4,594）。毛細血管のなかに赤血球が見える。糸球体内メサンギウム細胞と糸球体の毛細血管の周囲の足細胞との関係に注意。BS：ボウマン腔，CL：毛細血管の内腔，E：内皮細胞，M：メサンギウム細胞，V：足細胞。（Brenner BM：Rector FC: The Kidney, 4th ed. vol 1. Philadelphia, WB Saunders, 1991.より）

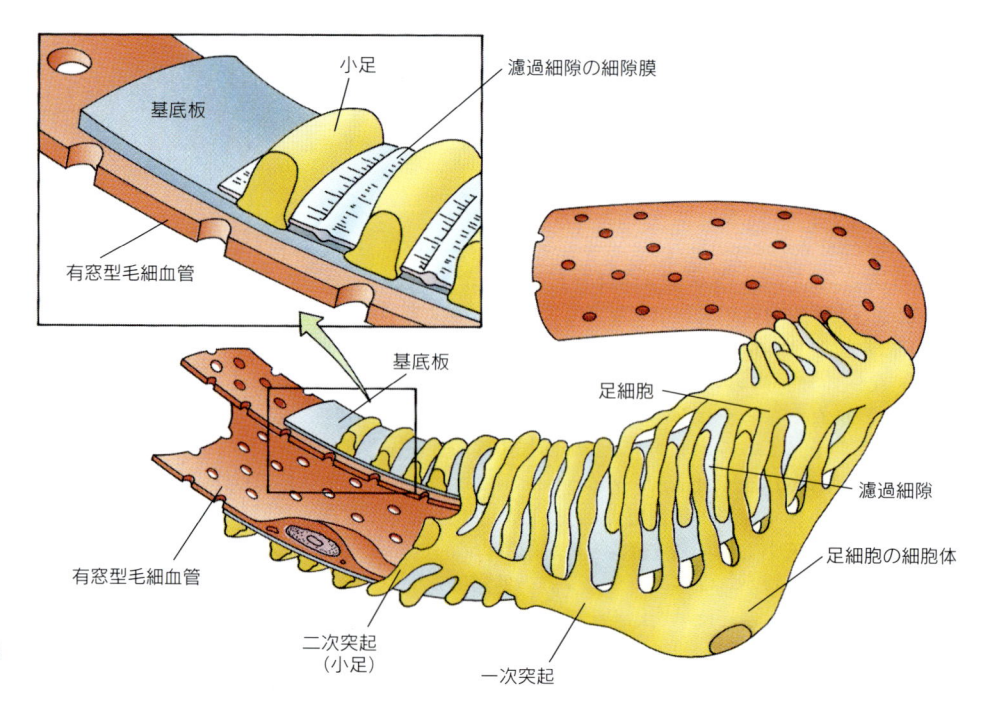

図19-7　足細胞，小足，基底板の関係を示す模式図。

（拡大図ラベル）小足／濾過細隙の細隙膜／基底板／有窓型毛細血管

（全体図ラベル）基底板／有窓型毛細血管／二次突起（小足）／一次突起／足細胞／濾過細隙／足細胞の細胞体

374

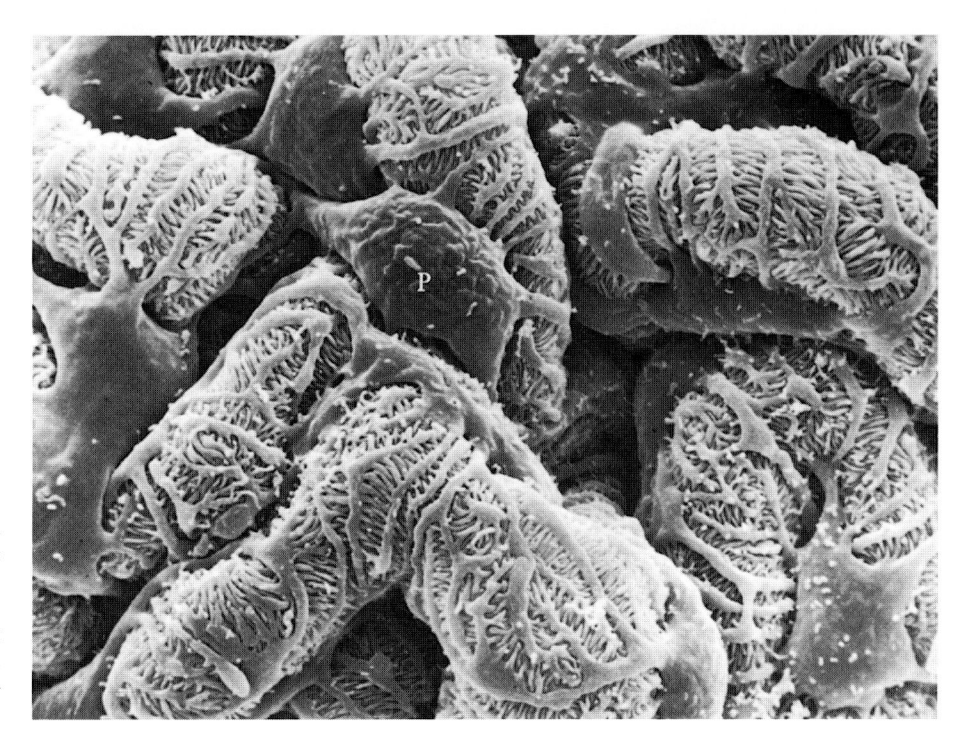

図19-8 ラット腎臓の足細胞とその突起を示す走査型電子顕微鏡写真（×4,700）。P：足細胞。(Brenner BM, Rector FC: The Kidney, 4th ed. vol 1. Philadelphia, WB Saunders, 1991.より)

細血管の内皮層と緻密板の間を**内透明板**lamina rara interna，緻密板とボウマン嚢の臓側板の間を**外透明板**lamina rara externaと呼ぶ研究者もいる。フィブロネクチンやラミニンは，小足や内皮細胞が緻密板に付着するのに役立っている。

ボウマン嚢の臓側板

ボウマン嚢の臓側板は，足細胞と呼ばれる特殊な上皮細胞からなる。

ボウマン嚢の臓側板は，濾過機能を行うために高度に特殊化した上皮細胞からなる。この大きな細胞は**足細胞**podocyteと呼ばれ，多数の長い触覚のような細胞質突起を持っており，その長い突起は**一次突起**primary processと呼ばれる。一次突起は糸球体の毛細血管の長軸に沿っているが，密に接しているわけではない(図19-7)。一次突起からは**小足**pedicleと呼ばれる多数の**二次突起**secondary processが出ており，規則正しく並んでいる。この小足は，異なる足細胞の一次突起から伸びる小足と互いにかみ合うようにして，糸球体の毛細血管の大部分を被っている(図19-8，図19-9)。小足には，シアロ蛋白である**ポドカリキシン**podocalyxinからなる陰性に荷電した糖衣がよく発達している。小足は基底板の外層をなす透明板に載っている。その細胞質には細胞小器官が少ないが，微小管やマイクロフィラメントは多数ある。隣り合う小足はかみ合うように並び，その間には，幅20〜40 nmの狭い**濾過細隙**filtration slitができている。濾過

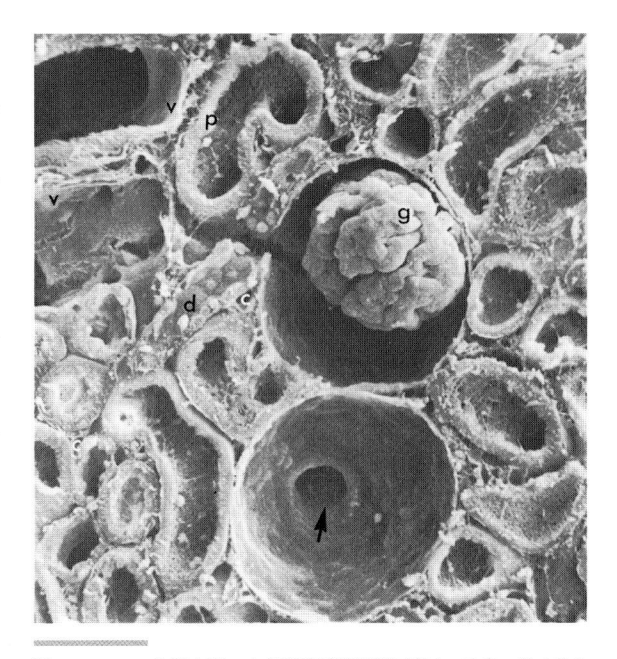

図19-9 ラット腎皮質の走査型電子顕微鏡写真（×398）。腎小体と糸球体(g)を示す。下の腎小体は糸球体がはずれており，尿細管極が明瞭に見える(矢印)。C：毛細血管，d：遠位曲尿細管，p：近位曲尿細管，v：血管。(Leeson TS, Leeson CR, Papparo AA: Text/Atlas of Histology. Philadelphia, WB Saunders, 1988.より)

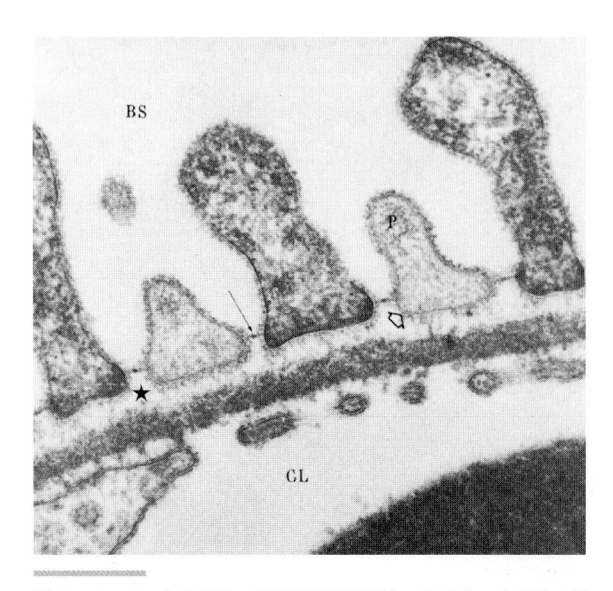

図19-10 ラット糸球体の電子顕微鏡写真（×63,523）。糸球体の濾過細隙をつなぐ細隙膜を示す。BS：ボウマン腔，CL：毛細血管の内腔。中空矢印は小足，★印は外透明板，矢印は細隙膜を示す。(Brenner BM, Rector FC: The Kidney, 4th ed. vol 1. Philadelphia, WB Saunders, 1991. より)

細隙は完全には開いておらず，厚さが6 nmの薄い**細隙膜** slit diaphragmで閉鎖されている。この細隙膜は隣り合う小足の間に張っており，濾過障壁として働く（図19-7，図19-10）。細隙膜には丸い小孔があり，その中心にある電子密度の高い構造物から放射状に伸びるスポーク状の構造物によって橋渡しされている。このスポークの互いの間隔は3〜5 nmである。

足細胞の細胞体には，通常の細胞と同様，粗面小胞体（RER），ゴルジ装置，多数の遊離リボソーム，不規則な形をした核がある。

濾過の過程

糸球体の毛細血管から孔を通って出た液体は，基底板で濾過される。基底板の緻密板は，69,000 Da以上の大きな分子は通り抜けられない。さらに，透明板は陰性に荷電しているため，陰性に荷電した分子や変形することのできない分子の通過を妨げる。緻密板を通過する液体は，濾過細隙の隔膜の孔を通ってボウマン腔に入る。このような濾過は**糸球体濾過** glomerular filtrationと呼ばれ，その結果，得られた濾過液を糸球体濾液（原尿）と呼ぶ。

基底板は大きな巨大分子を通すことができないので，基底板が目詰まりすると，その部分が不連続的に糸球体内メサンギウム細胞によって貪食される。そして，ボウマン嚢の臓側板（足細胞）や糸球体の内皮細胞によって基底板が補充される。

臨床ノート

尿のなかにアルブミンが存在すると**アルブミン尿症** albuminuriaと呼ばれる。これは，糸球体の内皮細胞の透過性が亢進した結果である。この原因には，血管損傷，高血圧，水銀中毒，細菌毒素への曝露などがある。

基底板に抗原抗体複合体が沈着することによって，その機能が損なわれることがある。この複合体は，ほかの部位で形成されたもののほか，抗基底板抗体と基底板とが反応することによって生じる。いずれの場合も**糸球体腎炎** glomerulonephritisが発症する。

リポイドネフローゼ lipoid nephrosisの場合は，基底板に抗体が沈着することはないが，隣接する小足が互いに癒合しているように見える。この病気は小児でよく見られる腎障害の1つである。

近位尿細管

近位尿細管は近位曲尿細管と近位直尿細管の2つの部位からなる。

ボウマン腔 Bowman's spaceは**尿細管極** urinary poleで近位尿細管とつながっている。この接合部位は近位尿細管頚と呼ばれることがあり（ヒトでは明瞭ではない），ボウマン嚢の壁側板の単層扁平上皮が尿細管の単層立方上皮に移行する（図19-4）。近位尿細管は腎皮質のかなりの部分を占め，その直径は約60 μmで，長さは約14 mmである。近位尿細管は，腎小体の近くにある屈曲した**近位曲尿細管** pars convoluta (proximal convoluted tubule)と，まっすぐな**近位直尿細管** pars recta（**ヘンレのループの太い下行脚** descending thick limb of Henle's loop）からなる。前者は腎小体の近くにあり，後者は皮質の髄放線を通って下り，髄質の外帯と内帯の境界でヘンレのループの細い下行脚とつながる。

光学顕微鏡で見ると，近位曲尿細管は単層立方上皮からなり，細胞質は好酸性の果粒状に見える（図19-3，図19-11）。この細胞の内腔側には刷子縁があり，側面細胞膜は隣りの細胞の側面細胞膜と複雑にかみ合っている。この複雑なかみ合い構造は，光学顕微鏡では観察できない。細胞の高さはその機能状態によって変化するので，丈の低い立方上皮に見えたり，丈の高い立方上皮に見えたりする。また，固定方法や固定液の浸透具合によっても，近位曲尿細管の微細形態が異なって見える。通常，尿細管の内腔は糸球体濾液によって押し広げられている。良好に固定されると，内腔は開いていて刷子縁の変形は認められない。しかしながら，通常のパラフィン切片の標本では，大部分の内腔は閉鎖しており，刷子縁は不規則に乱れている。また，尿細管の横断では基底部に位置する核が認められなかったり，側面細胞膜が明瞭で

泌尿器系 ■■■ 第19章

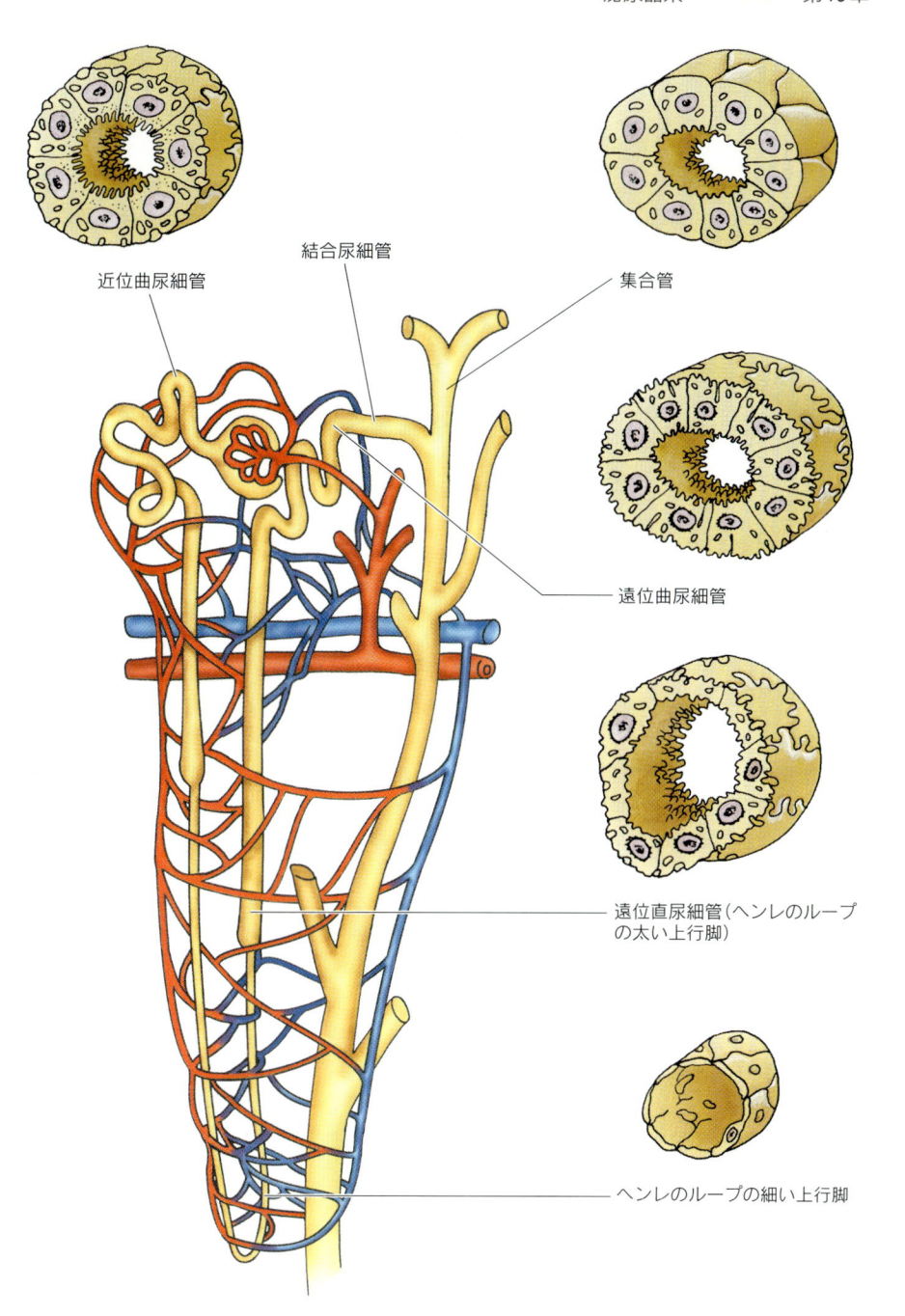

図19-11 尿細管とその断面の光学顕微鏡的模式図。

なかったりする。上皮細胞は基底膜に載っており，その基底膜はPAS染色を行うと明瞭に観察できる。近位尿細管の断面では，約10〜20個の上皮細胞が見える。しかし，これらの細胞は大きいので，断面では，核は6〜8個しか見えない（図19-3）。

上皮細胞の微細構造から，近位尿細管はさらに次の3つの部分に分けられる。

- 近位曲尿細管の最初の2/3の部分はS_1と呼ばれる。

- 近位曲尿細管の残りの部分と近位直尿細管の大部分はS_2と呼ばれる。
- 残りの近位直尿細管の部分はS_3と呼ばれる。

S_1領域 S_1 region の細胞の頂部細胞膜には，長くて（1.3〜1.6 μm）密な微絨毛がある。微絨毛の根元には，細胞質のなかに伸び出す**頂部細管** apical canaliculi と呼ばれる細胞膜の陥凹構造がある（図19-12）。この細管は尿の産生が盛んなときには大きく広がっており，糸球体濾

377

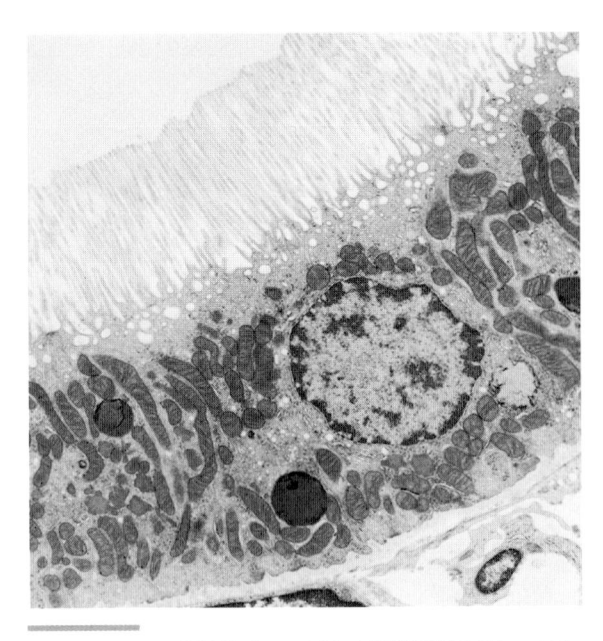

図19-12 ラット近位尿細管のS₁領域の電子顕微鏡写真（×5,222）。(Brenner BM, Rector FC: The Kidney, 4th ed. vol 1. Philadelphia, WB Saunders, 1991.より)

液に含まれる蛋白の再吸収に関与していると考えられる。この細胞には，ミトコンドリア，ゴルジ装置などの細胞小器官がある。基底側面細胞膜から長くて幅の狭い細胞間突起が伸びて，隣接する細胞とかみ合い，細胞嵌合（かんごう）をなす。この突起のなかには長い管状のミトコンドリアが入っており，基底細胞膜のみならず，側面細胞膜のかなり高い位置からも突起が伸び出している。

S₂領域 S₂ regionの上皮細胞はS₁領域の細胞とほぼ同じであるが，ミトコンドリアや頂部細管は少ない。細胞間突起もそれほど発達せず，その伸び出しは細胞の低い位置に留まる。

S₃領域 S₃ regionの細胞は丈の低い立方形をしており，ミトコンドリアは少ない。この細胞は細胞間突起や頂部細管を持つことはほとんどない。

近位尿細管では，糸球体濾液に含まれるナトリウム，塩素，水の約67〜80％が再吸収され，上皮細胞によって間質に運び出される。ナトリウムは，基底側面細胞膜にあるナトリウムポンプ（Na⁺-K⁺ ATPアーゼ）によって，細胞から能動的に汲み出される。ナトリウムが汲み出されると，電解質バランスを中性に保つために塩素の受動拡散が起こり，浸透圧平衡を保つため，水も間質に移動する。さらに，糸球体濾液に含まれるすべてのグルコース，アミノ酸，蛋白は近位尿細管で再吸収される。また，近位尿細管には，迅速に排泄されなければならないような有機溶剤，薬剤，毒素を排泄する働きがある。

ヘンレのループの細い脚

ヘンレのループの細い脚は，細い下行脚と細い上行脚からなる。

近位直尿細管は**ヘンレのループの細い脚** thin limb of Henle's loopに続く（図19-11）。細い脚の外径は約15〜20 μmで，高さが1.5〜2 μmの扁平上皮細胞からできている。細い脚の長さはネフロンの種類によって異なる（図19-1）。皮質ネフロンでは，細い脚は1〜2 mmの長さしかないか，あるいは欠如している。傍髄質ネフロンでは長さは9〜10 mmあり，ヘアピンのようなループを作って腎乳頭の近くまで髄質のなかに深く伸び出している。近位直尿細管と連続する部分は，**ヘンレのループの細い下行脚** descending thin limb (of Henle's loop)と呼ばれ，ヘアピンのように曲がって，**ヘンレのループの細い上行脚** ascending thin limb (of Henle's loop)になり，**遠位直尿細管** distal tubuleにつながる。

細い脚を構成する細胞の核のある部分は内腔に突出しており，パラフィン切片では，毛細血管のように見える（図19-11）。しかし，細い脚の上皮細胞がやや厚いこと，核がより薄く染まること，内腔に血球がないことによって，毛細血管とは区別できる。

細い脚の内皮細胞の微細形態は，特に特徴はない。この細胞の内腔面には，疎らで短くてずんぐりした微絨毛があり，核の周辺の細胞質にはミトコンドリアが散在している。細胞の基底細胞膜からは多数の突起が出ており，隣接する細胞とかみ合っている。

ヘンレのループを構成する細胞は部位によって異なり，

表19-1 ヘンレのループの細い脚を構成する細胞の種類

細胞の種類	部位	微細構造の特徴
I型	皮質ネフロン	扁平細胞で，側面細胞膜の突起やかみ合い構造はない
II型	傍髄質ネフロン（髄質の外帯の細い下行脚）	扁平な細胞で，多数の長い放射状の突起を有し，隣接する細胞とかみ合う 細胞間には密着帯がある 基底細胞膜の折れ込み
III型	傍髄質ネフロン（髄質の内帯の細い下行脚）	扁平な細胞で，II型細胞と比べて，突起やかみ合いはほとんどない
IV型	傍髄質ネフロン（細い上行脚）	扁平な細胞で，多数の長い放射状の突起を有し，II型細胞と同様に隣接する細胞とかみ合う 基底細胞膜には折れ込みがない

その微細構造から4種類の上皮細胞が区別される。それらの細胞の存在部位と微細構造の特徴を表19-1に示す。

細い下行脚は水に対する透過性が高く、尿素、ナトリウム、塩素などのイオンを適度に透過させる。上行脚と下行脚の主な相違は、上行脚は水に対して中等度の透過性しか持たないことである。水に対する透過性の重要性については後述する。

遠位尿細管

遠位尿細管は、遠位直尿細管（ヘンレのループの太い上行脚）、緻密斑、遠位曲尿細管の3つの部位からなる。

遠位尿細管 distal tubule はヘンレのループの上行脚とつながっており、**遠位直尿細管** pars recta（**ヘンレのループの太い上行脚** ascending thick limb of Henle's loop）と**遠位曲尿細管** pars convoluta, distal convoluted tubule とに分けられる。太い上行脚と遠位曲尿細管との間には、緻密斑と呼ばれる特殊な部位がある。

遠位直尿細管（ヘンレのループの太い上行脚）は、9〜10 mmの長さがあり、直径は30〜40 μmである。髄質の内層と外層の内帯との境界部から始まり、髄質を上行して皮質に至る。丈の低い立方上皮細胞によって構成されており、この上皮細胞は中心に位置する円形〜卵円形の核を有し、少数の棍棒状の短い微絨毛を持っている。この細胞の側面細胞膜は、突起を出して隣りの細胞と互いにかみ合っているが、その様子は近位曲尿細管ほど複雑ではない。基底部の細胞膜の嵌合は顕著であり、ミトコンドリアの数も近位曲尿細管より多い。この細胞には、隣接する細胞との間に密着帯がよく発達している。

遠位直尿細管は水や尿素を通さない。さらに、この細胞には塩素ポンプ（おそらくナトリウムポンプも）があり、尿細管の内腔から塩素（ナトリウムも）を能動輸送する。このようにして、濾液が遠位尿細管を通って腎臓の皮質に達すると、その塩類濃度は低くなるが、尿素濃度は高いままである。

遠位直尿細管は腎小体の輸入細動脈と輸出細動脈の間を通る。この腎小体近くの尿細管には**緻密斑** macula densaと呼ばれる部分がある。緻密斑の上皮細胞は丈が高くて幅が狭いので、ほかの部位よりも核が密集して見える。

遠位曲尿細管は短くて（4〜5 mm）、その外径は25〜45 μmである。パラフィン切片では、この尿細管の内腔は通常広く開いている。構成する上皮細胞は丈の低い立方形で、淡く染まる果粒状の細胞質を持つ。その染色性は近位尿細管の細胞よりも薄い。上皮細胞の幅は近位尿細管の上皮細胞より狭く、そのため尿細管の断面にはより多くの核が見える。この細胞は、明るくて淡く染まる細胞質を持ち、先の丸い疎らな微絨毛を有する（図19-13）。核はやや丸くて、細胞の上部にあり、1〜2個の濃く染まる核小体を持っている。ミトコンドリアはあまり多くなく、基底細胞膜の嵌合も遠位直尿細管ほど著明ではない。

遠位曲尿細管は近位曲尿細管よりも短いので、腎臓の皮質の切片を見ると、近位曲尿細管の断面の方が遠位曲尿細管の断面よりも多い。腎小体の周囲における、近位尿細管と遠位尿細管の断面の比率は通常7：1である。

遠位曲尿細管は通常その腎小体のやや上まで行き、集合管に注ぐ。

遠位曲尿細管は、遠位直尿細管と同様、水や尿素を通さない。しかしながら、その細胞の基底細胞膜には、

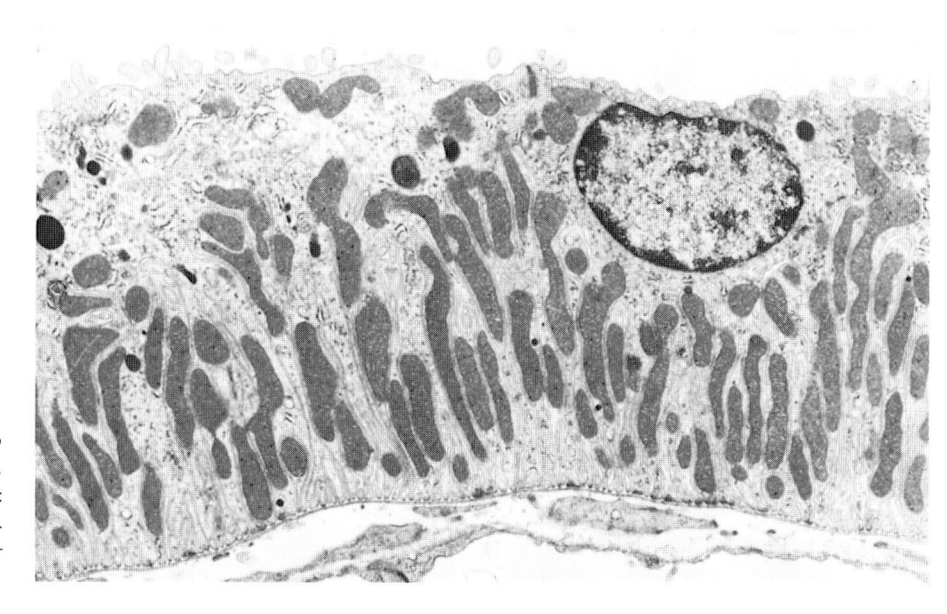

図19-13　遠位曲尿細管の電子顕微鏡写真（×8,100）。(Brenner BM, Rector FC: The Kidney, 4th ed. vol 1. Philadelphia, WB Saunders, 1991.より)

第19章　泌尿器系

Na$^+$-K$^+$ ATPアーゼ活性が高く，ナトリウムポンプが駆動している。さらに，カリウムと水素イオンを内腔に活発に排泄する。このようにして，細胞外液のカリウム濃度と尿の酸性度が調整されている。

傍糸球体装置

傍糸球体装置は，遠位尿細管の緻密斑，輸入細動脈の傍糸球体細胞，糸球体外メサンギウム細胞の3つからなる。

傍糸球体装置（糸球体傍複合体）juxtaglomerular apparatusは遠位尿細管の緻密斑，輸入細動脈の傍糸球体細胞，糸球体外メサンギウム細胞からなる。この構造を模式的に図19-14に示す。

緻密斑 macula densaの細胞は丈が高く，幅が狭くて淡く染まる細胞で，核は中央に位置する（図19-4，図19-14）。この細胞は幅が狭いので，濃く染まる核は互いに近い位置にある。光学顕微鏡で見ると，これらの細胞は核が密集して見える。電子顕微鏡で見ると，この細胞は多くの微絨毛，小さなミトコンドリアを持ち，核の下にはゴルジ装置がある（図19-15）。

傍糸球体細胞（糸球体傍細胞，筋様内分泌細胞）juxtaglomerular（JG）cellは，中膜の平滑筋細胞が特殊化したものである。傍糸球体細胞の核は丸く，細胞質には特殊な果粒があり，そのなかには蛋白分解酵素のレニンを含む（図19-15）。この細胞にはまた，**アンギオテンシン変換酵素** angiotensin-converting enzyme（ACE），**アンギオテンシンⅠ** angiotensin Ⅰ，**アンギオテンシンⅡ**

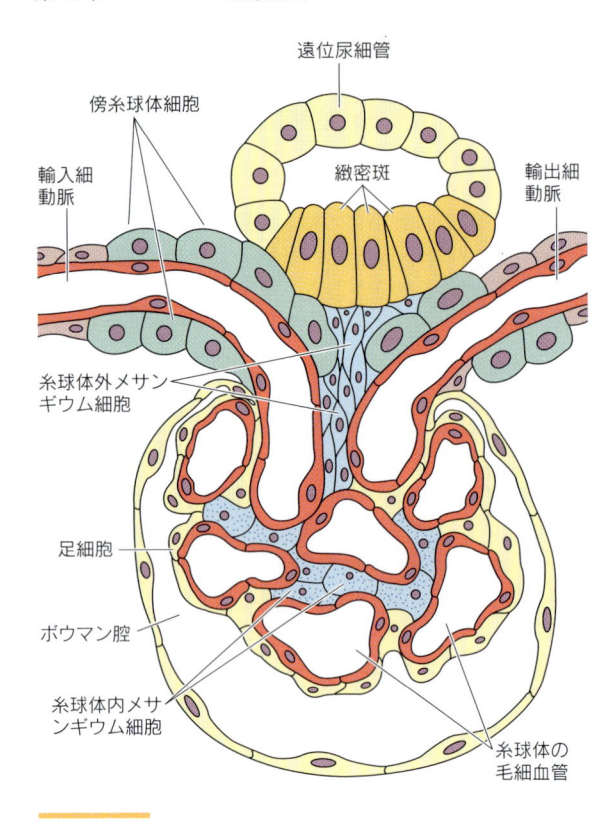

図19-14　傍糸球体装置の模式図。

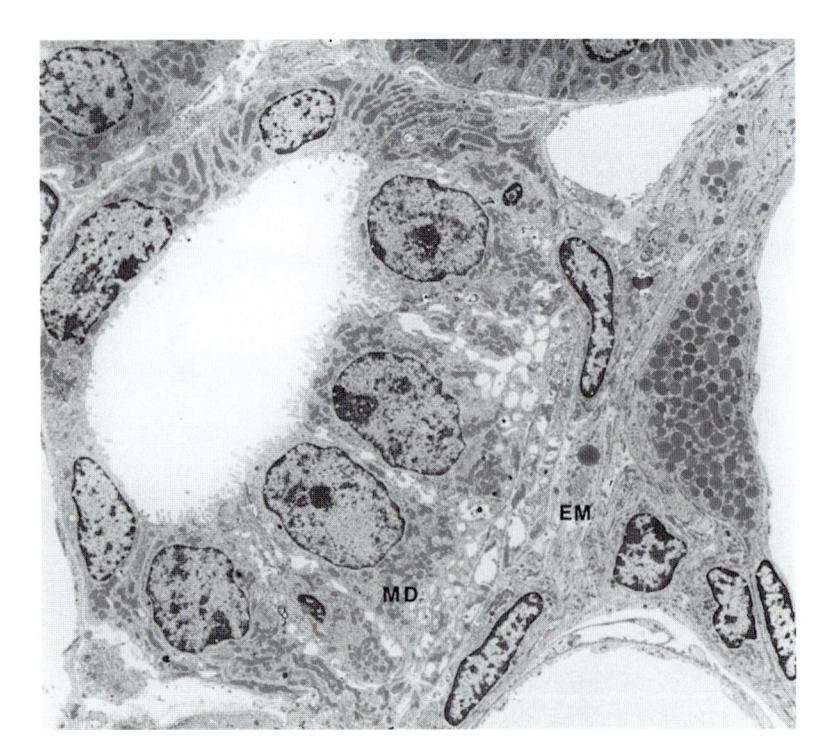

図19-15　ウサギ腎臓の傍糸球体装置の電子顕微鏡写真（×2,552）。緻密斑（MD），傍糸球体細胞（電子密度の高い果粒を含む），糸球体外メサンギウム細胞（EM）が見える。（Brenner BM, Rector FC: The Kidney, 4th ed. vol 1. Philadelphia, WB Saunders, 1991. より）

angiotensin Ⅱも存在する（後述）。

　傍糸球体細胞と緻密斑の細胞とは密接に関連している。というのは，上皮やほかの組織に通常存在する基底板はこの場所にはなく，傍糸球体細胞と緻密斑の細胞とが直接的に接しているからである。

　糸球体外メサンギウム細胞は，輸入細動脈，緻密斑，輸出細動脈，腎小体の血管極で囲まれた部位にある。この細胞は果粒を含んでいることがあり，糸球体内メサンギウム細胞とつながっていると考えられている。傍糸球体装置の重要性については後述する。

集合管

> 集合管は単層立方上皮からなる管で，濾液をネフロンから腎乳頭に運び，その間に濾液の成分を変化させて，最終的な尿を作る。

　集合管collecting tubuleはネフロンの一部ではなく，発生学的な起源がネフロンとは異なる。発生の後期になってネフロンと接合し，連続的な構造を形成する。ネフロンの遠位曲尿細管は短い**結合尿細管**connecting tubuleを作り，集合管とつながっている（図19-11，図19-16）。糸球体で濾過された糸球体濾液は尿細管を経て集合管に入り，さらに変化を受けて最終的な尿となって腎乳頭に運ばれる。集合管の長さは約20 mmあり，以下の3つの部分に分けられる（図19-1）。

- **皮質集合管**cortical collecting tubule：髄放線のなかにあり，次の2種類の立方上皮からなる（図19-2）。
  主細胞principal cellは中心に卵円形の核を持ち，ミトコンドリアは小さくて数が少ない。短くて疎らな微絨毛を持つ。この細胞の基底細胞膜は数多くの嵌合を示す。側面細胞膜からは突起が出ないので，側面細胞膜は光学顕微鏡でも明瞭に見える。
  介在細胞（間在細胞）intercalated cellは細胞の上部に直径が50～200 nmの多数の小胞を有し，頂部細胞膜には多数のヒダ状の突起を持つ。多くのミトコンドリアがあり，核は丸くて中央に位置する。
  主細胞の機能はよく分かっていない。介在細胞は濃度勾配に逆らって水素イオンを運搬し活発に分泌し，体液の酸塩基平衡を調節している。
- **髄質集合管**medullary collecting tubule：いくつかの皮質集合管が集まって形成されたもので，大きな径を持つ（図19-11）。この集合管は，髄質の外層では，主細胞と介在細胞があるという点で皮質集合管と同様であるが，髄質の内層では主細胞しかない（図19-17）。
- **乳頭管（ベリニ管）**papillary collecting tubule（duct of Bellini）：いくつかの髄質集合管が集まってできた大きな管で，直径が200～300 μmあり，腎乳頭の篩状野に開口し，尿を腎臓の小腎杯に排泄する。この管には丈の高い円柱状の主細胞が並んでいる。

　集合管は水を通すことができない。しかし，抗利尿ホルモン（ADH）が存在すると，水（ある程度は尿素）を透過することができるようになる。従って，ADHがないと多量で低張な尿が排泄され，ADHがあると尿の量は減少し濃縮される。また，**アルドステロン**aldosteroneというホルモンに反応して，ナトリウムを尿細管の内腔から間質に活発に再吸収する（受動的に塩素も再吸収される）。

間質

> 腎臓の間質はわずかな薄い疎性結合組織からなり，線維芽細胞，マクロファージ，間質細胞の3種類の細胞が存在する。

　腎臓は膠原線維束の間に弾性線維が交じった密規則膠原線維性結合組織で被われている。この被膜はその下層にある皮質とは強固には結合していない。血管が腎門から入ると，血管は疎らな結合組織のなかを走る。皮質には繊細な結合組織成分しかなく，その大部分は尿細管や血管を取り巻く基底膜に付随しているものである。皮質の結合組織にある細胞成分は，線維芽細胞とマクロファージと考えられる細胞である。

　髄質の間質結合組織は皮質よりも発達しており，髄質にある発達した血管と尿細管を取り囲んでいる。この結合組織の細胞成分には，線維芽細胞，マクロファージ，間質細胞の3種類がある。

　間質細胞 interstitial cellは，まっすぐに走る集合管と乳頭管の間に，はしごの横木のように1つずつ階段状に並んでいる。間質細胞には長く伸びた核と多くの脂肪滴がある。この細胞は**メデュリピンⅠ** medullipin Ⅰを合成すると考えられている。メデュリピンⅠは肝臓で**メデュリピンⅡ** medullipin Ⅱに変換され，血圧を下げる作用を持つ血管拡張物質となる。

腎臓の血液循環：動脈

> 1個の腎臓は腹大動脈から分枝する腎動脈により，全血流量の約10％の血液を受ける。

　腎臓は腹大動脈の枝である**腎動脈**renal arteryから大量の血液供給を受ける（図19-1）。腎門に入る前に，腎動脈は前後の枝に分かれ，さらに5本の**区域動脈**segmental arteryを出す。区域動脈はほかの区域動脈と吻合しない。もし，これらの区域動脈のうちの1本の血流が停止すると，その動脈が栄養する腎臓の領域が障害を受ける。

第19章　　泌尿器系

それゆえ，腎臓は血管区域に分けられ，それぞれの区域はそれぞれの動脈で支配されていることになる。

区域動脈の最初の分枝は**小葉動脈** lobar arteryで，腎臓のそれぞれの葉に1本ある。この動脈はさらに2～3本に分枝し，腎錐体の間を皮質髄質境界部に向かって走る。この動脈は皮質髄質境界部で，腎錐体の底部を緩やかなカーブを描きながら走るので，**弓状動脈** arcuate arteryと呼ばれる。

弓状動脈はかつては互いに吻合していると考えられていたが，最近の見解によるとこの動脈の終末枝は互いにつながっていないことが分かっている。終末枝は，弓状動脈のそのほかの枝と同様に皮質を上昇し，**小葉間動脈** interlobular arteryとなる。

小葉間動脈は皮質迷路のなかを通って，髄放線の間を約半分ほど上行する。小葉間動脈からは多数の枝が分枝する。この枝は**輸入細動脈** afferent glomerular arterioleと呼ばれ，腎小体の糸球体に至る。小葉間動脈のあるものは，皮質をさらに上昇して腎被膜に貫通する。ここで，この動脈は被膜血管層の形成にあずかる。しかしながら，小葉間動脈の多くは輸入細動脈として終わる。

腎小体からはもう1つの細動脈である**輸出細動脈** efferent arterioleが出る。この輸出細動脈には2種類あり，1つは皮質ネフロンの糸球体から出るもの，もう1つは傍髄質ネフロンの糸球体から出るものである。皮質ネフロンから出る輸出細動脈は短く，分枝して**尿細管周囲毛細血管網** peritubular capillary networkを形成する。この毛細血管は，糸球体以外の皮質迷路のすべてを栄養する。

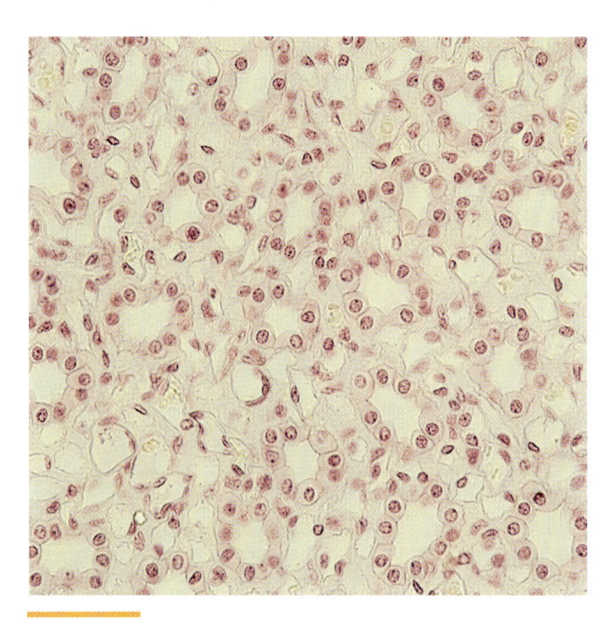

図19-16 腎髄質の横断面の光学顕微鏡写真（×244）。単層立方上皮からなる集合管，単層扁平上皮からなるヘンレのループの細い脚や，直血管の内皮細胞が見える。

尿細管周囲毛細血管網の内皮細胞（おそらく皮質と髄質外層の結合組織も）は，**エリスロポエチン** erythropoietinを産生し，分泌すると考えられている。

これに対し，傍髄質ネフロンの糸球体や皮質の下1/4にある糸球体から出る輸出細動脈は，10～25 mmの長さのヘアピン状の毛細血管を髄質の奥深くに形成する

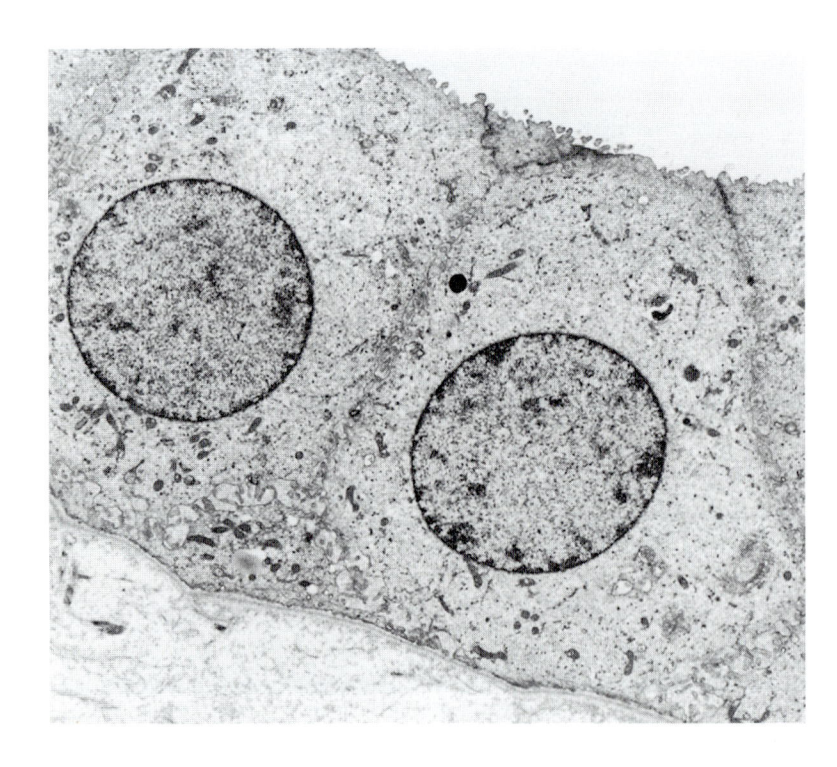

図19-17 ウサギ腎臓の集合管の電子顕微鏡写真（×4,790）。(Brenner BM, Rector FC: The Kidney, 4th ed. vol 1. Philadelphia, WB Saunders, 1991. より）

泌尿器系 ■ ■ ■ 第19章

（図19-18，図19-19）。この下行枝は**直細動脈** arteriola rectaeと呼ばれ，上行枝は**直細静脈** venae rectaeと呼ばれる。しばしばこれらの血管は単に**直血管** vasa rectaと呼ばれることもある（図19-16）。ヘアピン状をした直血管はヘンレのループや集合管の周囲を取り囲んでおり，これは尿濃縮の生理と深い関係がある（後述）。

腎臓の血管循環：静脈

弓状静脈は，星状静脈と小葉間静脈によって皮質からの血液を受け，直細静脈によって髄質からの血液を受ける。弓状静脈は葉間静脈を経て，腎静脈に至る。

髄質の血液は，**直細静脈** venae rectaeを経て**弓状静脈** arcuate veinに集まる。皮質の血液は，被膜下にある星状の**星状静脈** stellate veinと呼ばれる静脈に集められる。これは**小葉間静脈** interlobular veinの血液を集めるもので，輸出細動脈からの血流も受ける。同名の動脈と平行に走る小葉間静脈は，血液を**弓状静脈** arcuate veinに送る。このように，弓状静脈は皮質と髄質の両方からの静脈血を受ける。弓状静脈は**葉間静脈** interlobar veinとなって，腎門の近くで**腎静脈** renal veinに注ぐ。この大きな静脈は血液を下大静脈に送る。腎臓の動脈系には葉動脈と区域動脈があるが，静脈系ではこれらと同名の静脈を欠く。

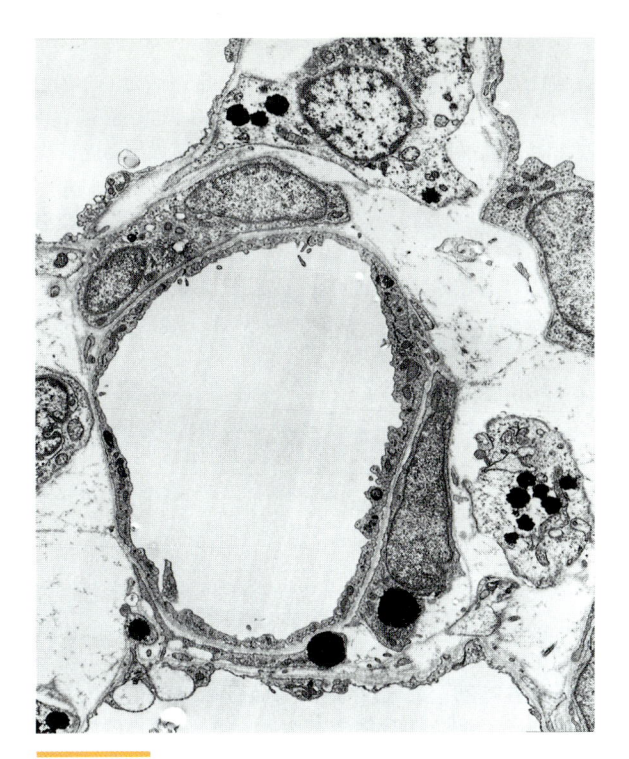

図19-18　ラット腎臓の直細動脈の電子顕微鏡写真。（Takahashi-Iwanaga H: The three-dimensional cytoarchitecture of the interstitial tissue in the rat kidney. Cell Tissue Res 264: 269-281, 1991. より）

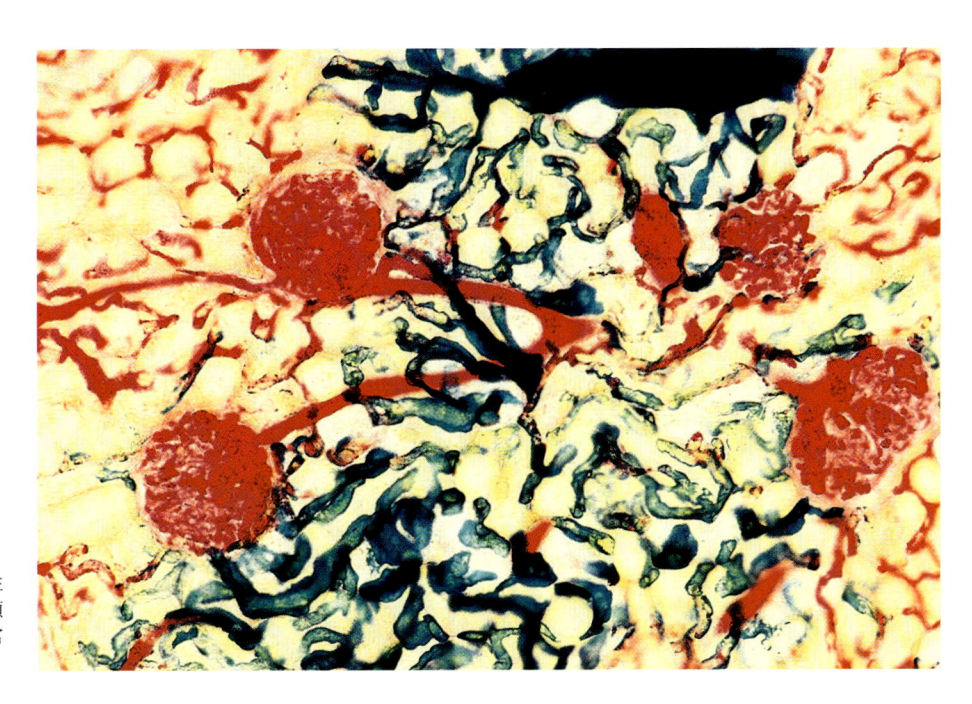

図19-19　色素を血管に注入して作製した腎臓の顕微鏡写真。腎皮質の豊富な血管供給を示す。

腎臓のリンパ

> 腎臓のリンパ管は大きな動脈に沿って走ると考えられている。

腎臓のリンパ管系は十分には解明されていない。リンパ管の多くは大きな動脈に沿って走ると考えられている。多くの研究者の見解によると，腎臓のリンパ管系は被膜下領域の浅いリンパ管系と髄質のなかの深いリンパ管系に分けられると考えられている。この2つの系は腎門で互いにつながっていることも，つながっていないこともある。腎門では数本の大きなリンパ管になる。下大静脈や腹大動脈の近くにあるリンパ節は，腎臓からのリンパを受ける。皮質にある，大きな動脈に沿っていないリンパ管は，腎門にあるリンパ管網にリンパを送る。

腎臓の神経支配

腎臓に至る神経の大部分は無髄の交感神経線維で，腎動脈に沿って走行し，腎神経叢を形成する。この神経線維の細胞体は，おそらく大動脈神経叢や腹腔神経叢にあると考えられている。交感神経線維は腎動脈の分枝に沿って分布し，これらの血管はこの神経線維によって調節されている。そのほかに，交感神経線維が尿細管上皮，傍糸球体細胞，間質細胞，腎被膜に至る。感覚線維と副交感性線維（おそらく迷走神経に由来する）は神経組織の項で述べた。

腎臓の一般機能

腎臓は体液の組成や量を調節するとともに，その排泄にかかわっている。特に，腎臓は可溶成分（例：ナトリウム，カリウム，塩素，グルコース，アミノ酸）や酸塩基平衡を制御する。大量の体液が蒸発によって失われる夏においては，尿の排泄量が減り，尿の浸透圧が上昇する。冬になると，蒸発によって失われる体液が減少するので，尿の排泄量は増加し，尿は薄くなる。

さらに，腎臓は解毒された最終物質を排泄し，尿の浸透圧を調整し，エリスロポエチン，メデュリピンⅠ，レニン，プロスタグランジンなどの物質を分泌する。

最後に，腎臓は血圧を調整し，ビタミンDをジヒドロキシコレカルシフェノールに変換する働きがあり，カルシウム輸送を制御している。これらの機能は腎臓の組織生理学の重要な一面であるが，本章では尿形成の機序についてのみ述べる。

尿形成の機序

> 左右の腎臓では全血液量の20％（1,220 mℓ/分）を受け，1～2 mℓ/分の尿を産生する。

腎動脈は腹大動脈から直接分枝している太い動脈で，腎臓に大量の血液を送り込む。フルクトースの重合体であるイヌリンが，**糸球体濾過量** glomerular filtration rate（GFR）を調べるのに用いられる。この研究によると，全血液が5分間で腎臓を流れることが分かっている。左右の腎臓には約1,220 mℓ/分の血液が流入し，平均的な男性では125 mℓ/分の糸球体濾液が形成される。1日当たりではこの糸球体濾過量は180 ℓ に達し，そのうち1.5～2.0 ℓ が尿として排泄される。それゆえ，1日当たり少なくとも178 ℓ の液体が腎臓で再吸収を受けていることになり，糸球体濾液のほんの1％が排泄されるに過ぎない。

腎小体における濾過

> 血液からの液体成分の一部は糸球体の濾過障壁を通り，糸球体濾液（原尿）になる。

血液が輸入細動脈を通って糸球体に入ると，毛細血管内圧はボウマン腔内圧よりも大きいので，毛細血管の液体がボウマン腔に流出する。血液の蛋白などによって生じる膠質浸透圧は，ボウマン腔のなかに液体が出るのを防ごうとする。正味の糸球体濾過圧は，毛細血管内圧から膠質浸透圧とボウマン腔内圧を差し引いたものである。ボウマン腔のなかに出た液体は，**糸球体濾液（原尿）** glomerular ultrafiltrate と呼ばれる。

濾過障壁 filtration barrier は，内皮細胞，基底板，濾過細隙（細隙膜）の3層構造からできているので，細胞や大きな巨大分子は糸球体から出ることはできない。血漿にある巨大分子を除けば，糸球体濾液は血漿とよく似ている。69,000 Da よりも大きなアルブミンなどの分子は，基底板で捕らえられる。分子量のほかに，分子の形，分子の電荷，濾過障壁の機能状態などによって，分子が濾過障壁を通ることができるかどうかが決まる。この濾過障壁は陰性に帯電した成分からできているので，陰性に帯電した巨大分子は，陽性に帯電したものや帯電していない巨大分子に比べて，通過しにくい。

近位尿細管における再吸収

> 近位尿細管は物質移動の場であり，ここでは大量の電解質，グルコース，アミノ酸，蛋白，水が再吸収される。

糸球体濾液は，尿細管極からボウマン腔を離れて近位曲尿細管に入る。近位曲尿細管からこの液の再吸収が始まり，組成が変化していく。近位尿細管の内腔から尿細管の上皮細胞に吸収された物質は，エキソサイトーシスによって間質の結合組織内に至る。ここで吸収された物質は，豊富な毛細血管網から血流に入り，体循環に戻る。

糸球体濾液の再吸収の大部分は，近位尿細管で起こる。通常，蛋白，グルコース，アミノ酸，クレアチンの100％，重炭酸イオンのほぼ100％，ナトリウムと塩素イオンの

67～80％，水の67～80％が近位尿細管で再吸収される。

糸球体濾液中のナトリウムイオンは，近位尿細管の上皮細胞の頂部細胞膜から細胞に入り，基底側面細胞膜にある**ナトリウムポンプ**sodium pump（Na^+-K^+ ATPアーゼ）によって，腎の間質に汲み出される。すると，電気的な中性を保持するために，塩素イオンが受動的にナトリウムの流れに従って間質に出る。さらに，浸透圧を維持するために，水も受動的にナトリウムに従って間質に入る。

もう1つのポンプは，近位尿細管の頂部細胞膜にあり，ナトリウムとともにアミノ酸とグルコースを細胞内に共輸送し，その後，腎の間質に放出する。飲み込み小胞によって細胞内に運ばれた蛋白は，後期エンドソームにあるリソソーム酵素によって消化される。

1日当たり140 gのグルコース，430 gのナトリウム，500 gの塩素，300 gの重炭酸塩，18 gのカリウム，54 gの蛋白，約142 ℓの水が腎臓の近位尿細管で再吸収されている。

近位尿細管にはまた，ある種の物質を内腔に排泄する働きもあり，水素イオン（H^+），アンモニア，フェノールレッド，馬尿酸，尿酸，有機類，エチレンジアミン四酢酸，ペニシリンなどの薬剤が排泄される。

ヘンレのループと対向流増幅系

傍髄質ネフロンにある長いヘンレのループは，対向流増幅系の確立にあずかる。

糸球体濾液の浸透圧は，循環血液の浸透圧と同じである。この浸透圧は近位尿細管では変化しない。というのは，近位尿細管では，水がイオンの動きと連動するからである。しかしながら，形成された尿の浸透圧は血液とは異なっている。浸透圧勾配が尿細管のほかの部分で形成される。浸透圧勾配は腎髄質の間質で維持されており，皮質髄質境界から髄質を下がるにつれて増加する。これは，**傍髄質ネフロン**juxtamedullary nephronの長いヘンレのループが，**対向流増幅系**countercurrent multiplier systemによって浸透圧勾配を作り出し，それを維持しているからである（図19-20）。ヘンレのループの細い下行脚の上皮細胞は，水と塩類を自由に透過する。従って，その微小な領域において，水が動くと浸透圧が変化する。細い上行脚は水を比較的通しにくいが，塩類は間質の状況に応じて出入りすることができる。この時点では，尿素がヘンレのループの細い脚の内腔に入ることを理解しておくことが重要である（後述）。

遠位直尿細管（ヘンレのループの太い上行脚）は，水を全く通すことができない。しかし，遠位直尿細管では，**塩素ポンプ**chloride pumpが活発に作動し，塩素イオンを内腔から除去し，間質に送る。ナトリウムイオンは電気的中性を保つために受動的に動く（ナトリウムポンプの存在を考える研究者もいる）。濾液が上行するにつれて管腔に含まれるイオンは少なくなり，間質に運ばれる塩類の量は減少する。このようにして塩類濃度の勾配が生じるので，髄質の深部では最も間質の浸透圧が高く，皮質に向かうにつれて間質の浸透圧が減少する。

髄質にはヘンレのループの太い部分や細い部分および集合管が密に詰まっているので，生じた濃度勾配は広がって，すべての尿細管に均等に影響を及ぼす（図19-20）。

前述の事柄を念頭に置いて，イオンと水の動きを要約しよう。糸球体濾液は近位直尿細管から出るまでは血液と等張である。濾液がヘンレのループの細い下行脚に入ると，水を失い，濾液の量が減少して浸透圧が上昇する。この高張の液は，ヘンレのループの細い上行脚を上行する。ここでは水に対する透過性はほとんどないが，塩は透過する。従って，濾液の量は変化しないが，尿細管のなかの濾液の浸透圧は間質の浸透圧と同じになる。

遠位直尿細管は水を通さないが，ここには塩素ポンプがあるので，濾液から塩素イオンが除去され，受動的に（あるいは能動的に）ナトリウムイオンも除去される。水は内腔から出ることができないので，濾液は低張になるが，その量は不変である。遠位直尿細管から間質に運ばれた塩素やナトリウムによって，髄質の外層の間質では濃度勾配が生じる。

傍糸球体装置における濾液の監視

緻密斑の細胞が糸球体濾液のナトリウム濃度が低いことを検知すると，この細胞が傍糸球体細胞に作用して，レニンの分泌を引き起こし，レニンはアンギオテンシノーゲンをアンギオテンシンIに変化させる。

緻密斑の細胞は糸球体濾液の量とナトリウム濃度をモニターしていると考えられている。もしナトリウム濃度が一定の限界より低くなれば，緻密斑の細胞は以下の2つの現象を引き起こす。

1. 輸入細動脈を拡張させ，糸球体に入る血流量を増やす。
2. 傍糸球体細胞からレニンを循環血液中に放出する。

レニンは，血流のなかに存在する**アンギオテンシノーゲン**angiotensinogenを，弱い血管収縮作用を持つ10個のアミノ酸からなる**アンギオテンシンI** angiotensin Iに変換する。**アンギオテンシン変換酵素**angiotensin-converting enzyme（ACE）は腎臓などの臓器にもあるが，肺に多く存在する。そのため，アンギオテンシンIは主に肺の毛細血管にあるアンギオテンシン変換酵素によって，8個のアミノ酸からなる**アンギオテンシンII** angiotensin IIに変換される（表19-2）。アンギオテンシンII

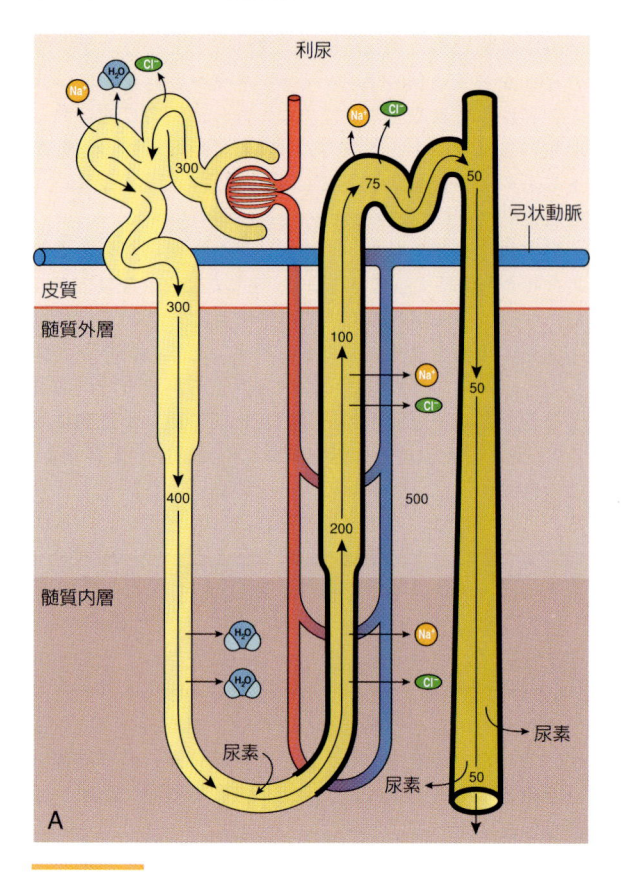

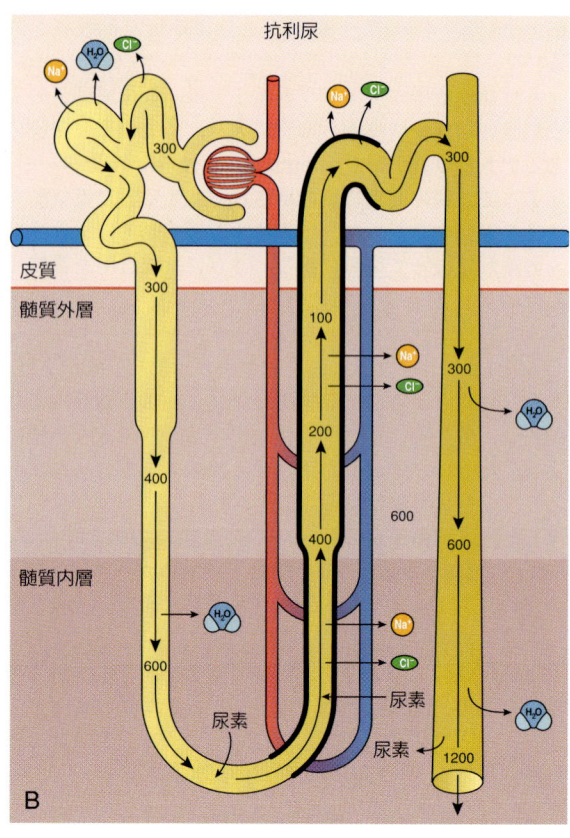

図19-20 尿細管の組織生理学。A：抗利尿ホルモン（ADH）の欠乏（利尿），B：ADHの存在（抗利尿）。数字は浸透圧（mOsm/ℓ）を示す。太い線で示した部分は，水に対して不透性の部分を示す。ADHの存在のもとでは，集合管は水を通すようになり，尿が濃縮される。直血管はこの模式図では簡単に示してある（☞図19-1）。

には強い血管収縮作用があり，輸出細動脈を収縮させて糸球体内圧を上昇させる。すると，糸球体濾過量が増える。アンギオテンシンⅡはまた，副腎皮質に作用して，**アルドステロン** aldosterone を分泌させる。このホルモンは主に集合管の上皮細胞に作用し，ナトリウムイオンや塩素イオンの再吸収を盛んにする。

> **臨床ノート**
>
> **慢性本態性高血圧** chronic essential hypertension に関係する要因の1つは，アンギオテンシンⅡの濃度の上昇である。このアンギオテンシンⅡの血中濃度の上昇は，かつては傍糸球体装置の傍糸球体細胞のレニンの過剰分泌によって起こると考えられていた。現在では，腎臓からのレニンの分泌というよりは，アンギオテンシン変換酵素の活性の増加によると考えられており，これがアンギオテンシンⅡの濃度の上昇に直接かかわっていると考えられている。

表19-2 アンギオテンシンⅡの効果

機能	効果
血管収縮薬としての作用	血圧を上昇
アルドステロンの合成を促進し，分泌	ナトリウムと塩素を集合管の内腔から再吸収
ADHの分泌を促進	集合管の内腔から水を再吸収
のどの渇きを増す	組織液の量が増加
レニン分泌を抑制	フィードバックを抑制
プロスタグランジンの分泌を促進	糸球体の輸入細動脈を拡張し，糸球体濾過量を維持

集合管における濾液の水と尿素の吸収

抗利尿ホルモン（バソプレシン）は水を保持して，濃い尿を排泄する。

遠位曲尿細管から集合管に入ってきた濾液は低張である。集合管が髄質を通って腎乳頭に近づくにつれて，ヘンレのループの上行脚や下行脚と同様に，浸透圧勾配の影響を受ける。**抗利尿ホルモン** antidiuretic hormone (ADH) がないと，集合管の細胞は水を完全に通さない（図19-20）。従って，濾液は集合管で変化を受けず，尿は薄いままである（低張尿）。

しかし，ADHが存在すると，集合管の細胞（ヒトやサル以外の動物では遠位曲尿細管の細胞）は水や尿素が自由に透過できるようになる。濾液，すなわち尿が集合管を下降するにつれて，ヘアピン状のヘンレのループや直血管によって生じた濃度勾配にさらされる。すると，水は集合管の内腔から間質に移動する。このようにして，ADHがあると，尿は濃縮されてその浸透圧は高くなる。

さらに，尿素の濃度は集合管のなかで非常に高くなる。ADHがあると，尿素は受動的に髄質の内層の間質に入る。このようにして，腎髄質内層にある間質の濃度勾配は，ナトリウムや塩素というよりは，主に尿素の存在によって生じている。

直血管と対向流交換系

直血管の直細動脈の内腔は，直細静脈よりも径が小さい。どちらも電解質や水がよく透過する。

直血管は，髄質の浸透圧勾配を保持するのに役立っている。それは，直血管の直細動・静脈ともに，水や塩類が自由に透過できるからである（図19-21）。さらに，直細動脈の内腔の径は，直細静脈よりも小さい。血液が直細動脈を下行するにつれて，水を失い塩が入り浸透圧は高張になるが，直細静脈に入って上行するにつれて，塩を失い水が入って浸透圧は正常に戻る。このようにして**対向流交換系** countercurrent exchange system ができている。

このような機序によって，浸透圧勾配系が維持され，血管内の血液の浸透圧は，多少とも間質の浸透圧と釣り合っている。しかしながら，直細動脈によって運び込まれる塩や液体の量は，直細静脈によって運び去られる量よりも少ない。これは，腎髄質に濃度勾配があるため，塩や水が再吸収されたからで，再吸収された物質は血流にのって体循環に戻る。

尿細管の異なる部位による構造と機能を表19-3に示す。

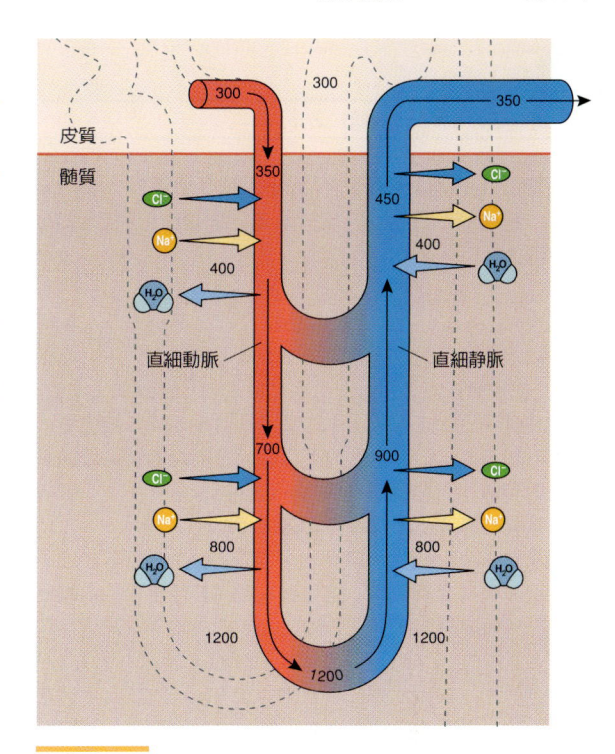

図19-21 直血管の組織生理学。数字は浸透圧 (mOsm/ℓ) を示す。直細動脈は直細静脈より直径が小さい。

排出経路

尿の排出経路は，小腎杯，大腎杯，腎盂，尿管，膀胱，尿道からなる。

腎杯

小腎杯は腎錐体の腎乳頭から尿を受け取る。2〜4個の小腎杯が集まって大腎杯をなす。

腎錐体の腎乳頭は**小腎杯** minor calyx にはまり込んでいる。小腎杯は漏斗形をしており，乳頭管からの尿を腎乳頭の篩状野で受ける（図19-1）。小腎杯のなかに突き出した錐体の頂部は**移行上皮** transitional epithelium で被われており，尿と間質の結合組織とを隔てている。固有層の下には，平滑筋からなる薄い筋層がある。この筋層は尿を大腎杯に送る。2〜4個の小腎杯が集まって，3〜4個の大きな漏斗形をした**大腎杯** major calyx を作る。大腎杯は構造的に小腎杯と同じで，**腎盂**（**腎盤**）renal pelvis とも同じ構造をしている。排出経路の壁は小腎杯から尿管に進むにつれて厚くなる。

尿管

> 尿管は尿を腎臓から膀胱に送る。

尿管ureterは直径が3〜4 mm，長さが約25〜30 cmあり，膀胱底を貫いて膀胱に入る。尿管は中腔の管で，次の構造物からなる。

- **粘膜**mucosa：内腔を被う粘膜にはヒダがあり，尿管に尿がないときには内腔のなかに突出している。しかし，尿が通って拡張したときにはこのヒダは消失する。内腔は移行上皮で被われており，3〜5個の細胞層の厚みがある。この上皮の下には，密不規則性結合組織の層があり，**粘膜固有層**lamina propriaをなす。上皮と粘膜固有層とは基底板で境される。
- **筋層**muscularis：平滑筋でできた2層からなる。この筋層の配列は消化器で見られる配列とは逆で，内縦筋層，外輪筋層の配列をしている。このような配列は尿管の近位部2/3で認められるが，膀胱近くの下方1/3の部分では縦走する筋層がさらに加わって，3層構造をとる。従って，尿管の下方1/3の筋線維は外縦筋，中輪筋層，内縦筋層となる。
- **外膜**adventitia：外側には外膜があり，尿管の近位端では腎臓の被膜と，遠位端では膀胱壁の結合組織に連続する。

尿は重力によって下方に送られていくのではなく，尿管壁にある筋の収縮によって生じる蠕動波によって膀胱に送られていく。尿管が膀胱底の後面に入るところでは，弁様の粘膜片が尿管口を被い，尿が膀胱から尿管に逆流しないようになっている。

膀胱

> 膀胱は尿を貯蔵する。尿が充満すると排尿が起こる。

膀胱urinary bladderは尿を貯蔵する器官であり，その内圧が一定に達すると排尿が起こる。膀胱の上皮には，尿と粘膜固有層の間の浸透圧障壁としての役割がある（図19-22）。膀胱の粘膜には多くのヒダがあるが，膀胱が尿で充満したときにはヒダは消える。膀胱が伸展したときには，移行上皮の表層にある大きくて円形の**被蓋細胞**dome-shaped cellが引き伸ばされ扁平になる。

細胞の形の変化は，**移行上皮細胞**transitional epithelial cellの細胞膜にある独特の性質による。この上皮の細胞膜には，硬くて厚い**プラーク（斑）**plaqueと呼ばれる部分がモザイク状に通常の細胞膜の間にはまり込んでいる。膀胱に尿が充満していないときは，プラークは不規則に折り畳まれており，頂部細胞膜は角張った輪郭を示す。しかし，細胞が引き伸ばされると，この構造は消失する。この硬いプラークは細胞内にあるフィラメントとつながっており，ギャップ結合と似ているが，本質的に

表19-3 尿細管の構造と機能

尿細管の部位	主な機能	備考
腎小体： 単層扁平上皮，基底板，足細胞	濾過	濾過障壁：内皮細胞，基底板，濾過細隙
近位尿細管： 単層立方上皮	水，ナトリウム，塩素の65〜80％を再吸収（糸球体濾液の量が減少） 蛋白，アミノ酸，グルコース，重炭酸塩のすべてを再吸収	基底側面細胞膜にあるナトリウムポンプ 濾液は血液と等張
ヘンレのループの細い下行脚： 単層扁平上皮	水と塩類を完全に通す（濾液の量が減少）	濾液は血液と比べて高張 尿素が尿細管の内腔に入る
ヘンレのループの細い上行脚： 単層扁平上皮	水を通さず，塩類を通す ナトリウムと塩素は尿細管から間質に入る	濾液は血液と比べて高張 尿素は間質から尿細管腔に入る
ヘンレのループの太い上行脚： 単層立方上皮	水を通さない 塩素とナトリウムは尿細管から間質に入る	濾液は血液と比べて低張 基底側面細胞膜にある塩素ポンプが髄質外層の間質の浸透圧勾配を作り上げる
緻密斑： 単層円柱上皮	遠位尿細管の内腔の濾液のナトリウム濃度と量を監視	傍糸球体細胞と接し，関連し合う
傍糸球体細胞： 特殊化した平滑筋	レニンを合成し血流に分泌	レニンはアンギオテンシノーゲンをアンギオテンシンⅠ（表19-2）に変換
遠位曲尿細管： 単層立方上皮	カリウム，水素イオンを内腔に分泌する	濾液はより低張になる 基底側面細胞膜にナトリウムポンプがある
集合管： 単層立方上皮	ADHの存在下で，水と尿素が内腔から間質に入る アルドステロンに反応し，ナトリウムと塩素を内腔から再吸収	尿はADHの存在下で高張になる 間質の尿素は，髄質内層の間質の濃度勾配の形成に関与

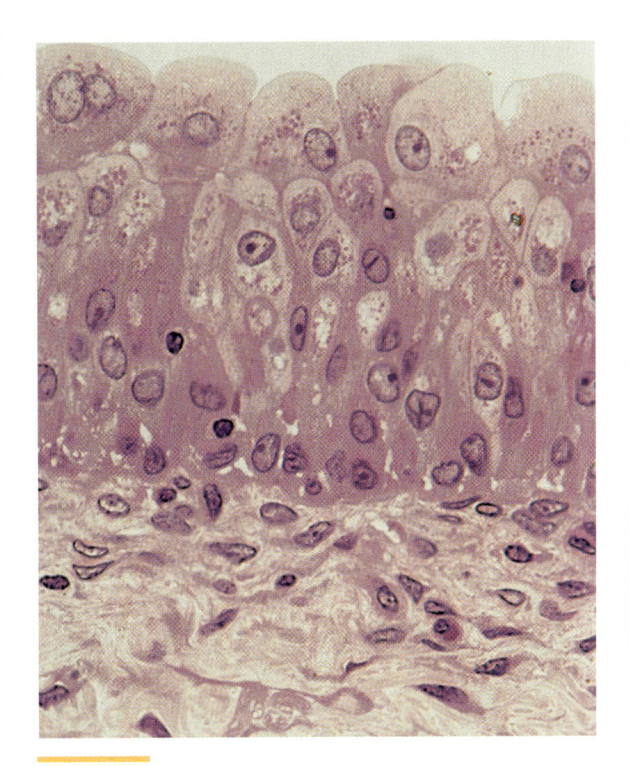

図19-22　サル膀胱の移行上皮の光学顕微鏡写真（×500）。

は類似性はない。

　プラークは水や塩類を通さず，移行上皮細胞は尿と粘膜固有層との浸透圧障壁として働いていると考えられている。移行上皮の表層にある細胞はデスモソームでつながっており，密着結合によって液体が細胞の間を通過しないような通過障壁を作っていると思われる。

　左右の尿管口と内尿道口でできる三角を**膀胱三角**trigoneという。この部分の粘膜は通常，平滑で，ヒダを生じない。膀胱三角の発生学的な起源は，膀胱のほかの部分と異なる。

　膀胱の固有層はさらに2層に分けられる。すなわち，より表層にある密不規則性結合組織からなる部分と，深層にある膠原線維と弾性線維からなる疎性結合組織の層である。固有層には尿道の開口部の周辺を除いて腺は存在しない。しかし，内尿道口には粘液腺が見られることがある。通常，この腺は固有層の表層にのみ発達しており，透明な粘稠の液体を分泌し尿道口を潤す。

　膀胱の筋層は3層の平滑筋からなるが，膀胱頸においてのみ3層の平滑筋を分離することができる。ここでは，薄い内縦筋層，厚い中輪筋層，薄い外縦筋層が認められる。中輪筋層は内尿道口の周囲で**内膀胱括約筋** internal sphincter muscleを構成する。

　膀胱の外膜は密不規則性結合組織からなり，大量の弾性線維を含んでいる。膀胱の一部は漿膜で被われている。

膀胱の外側には脂肪組織が認められることが多い。

尿道

尿道は尿を膀胱から体外に排泄する管である。

　膀胱からは**尿道** urethraと呼ばれる1本の管が出ており，体外に通じていて，尿を体外に排泄する。尿道が骨盤を出るところでは，骨格筋線維からなる**外尿道括約筋** external sphincter muscleが尿道の周囲を取り巻いており，随意的に排尿を制御することができる。男性の尿道は女性のものよりも長く，尿と精液の輸送通路となっている。

> **臨床ノート**
>
> 外尿道括約筋の随意的な制御ができなくなると，**尿失禁** urinary incontinenceをきたす。この状態は高齢の女性によく認められる。

女性の尿道

　女性の尿道は約4〜5cmの長さがあり，内径は5〜6mmである。膀胱から出て，腟口の前上方にある外尿道口とを結ぶ。通常，内腔は排尿時以外は小さくなっている。尿道の内腔は膀胱の近くでは移行上皮で被われているが，残りの大部分は非角化重層扁平上皮で被われている。上皮の一部には，多列円柱上皮が斑状に介在する。粘膜は固有層の構築を反映した長いヒダをなす。尿道の全長にわたって，粘液を分泌する尿道腺（リットレ腺 gland of Littre）がある。

　粘膜下には静脈叢が発達しており，これは男性の海綿体の勃起組織と同じものである。尿道の筋層は膀胱の筋層と連続しているが，内縦・外輪筋層の2層の平滑筋層しかない。尿道が尿生殖隔膜を貫くところでは，骨格筋でできた括約筋が尿道を取り囲んでおり，排尿を随意的に調整することができる。

男性の尿道

　男性の尿道は15〜20cmの長さがあり，次の3つの部分に分けられる。

- **前立腺部** prostatic urethra：3〜4cmの長さがあり，前立腺のなかを走る部分である。内腔は移行上皮で被われており，多くの小さい前立腺管，前立腺小室（子宮の相同器官），左右の射精管が開く。
- **隔膜部** membranous urethra：1〜2cmの長さしかな

い。尿生殖隔膜を貫くことから，隔膜部と名づけられている。内腔は重層円柱上皮で被われているが，多列円柱上皮が斑状に介在する。

- **海綿体部** spongy urethra（**陰茎部** penile urethra）：尿道のうち最も長い部分で，15 cm の長さがある。陰茎の全長にわたって走り，亀頭の先端で外尿道口となって終わる。海綿体のなかを通ることから海綿体部と名づけられている。内腔は重層円柱上皮からなるが，多列円柱上皮や非角化重層扁平上皮も介在する。亀頭にある尿道のふくらんだ部分は**舟状窩** navicular fossa と呼ばれ，非角化重層扁平上皮で被われている。

尿道のすべての部分の固有層は，疎性結合組織からなり，血管が豊富である。多数の尿道腺（**リットレ腺** gland of Littre）が認められ，その粘液性の分泌物は尿道の内腔を潤す。

20 女性生殖器系

　女性生殖器系 female reproductive system は内生殖器（図20-1）と外陰部からなり，前者には卵巣，卵管，子宮，腟が，後者には陰核，大陰唇，小陰唇がある。

　生殖器系は思春期までは未熟な状態にある。思春期になって下垂体から**ゴナドトロピン** gonadotropin（**性腺刺激ホルモン** gonadotropic hormone）が分泌されるようになると，生殖器系の全体に多くの変化が起こる。例えば，**初潮** menarche と呼ばれる最初の月経は9〜15歳の間（平均12.7歳）に起こる。初潮以後**閉経** menopause まで，妊娠による中断を除いて，ホルモンや組織のみならず，精神的な変化が，ほぼ28日周期で繰り返される。閉経が近づくと生殖器系に見られた周期性が不規則になるが，これはホルモンや神経内分泌機能の変化による。閉経後には生殖器系に萎縮性の変化が起こる。女性生殖器系は内分泌学的，神経学的な要素のほかに，精神的な要素が加わって複雑に調節されている。

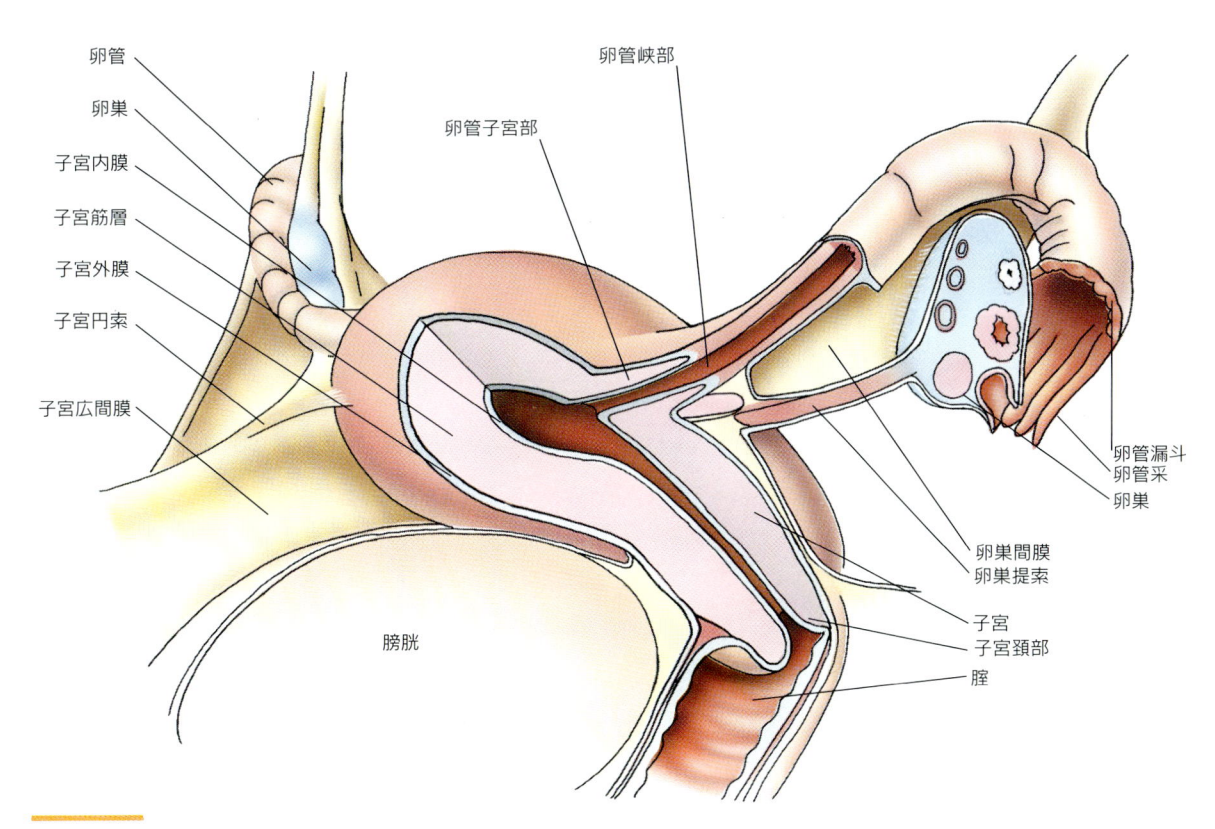

図20-1　女性生殖器の全体像を示す模式図。

第20章 女性生殖器系

　乳腺は皮膚の腺の1つで女性生殖器には属さないが、その働きは生殖器と密接に関係しているので本章で説明する。

卵巣

> 卵巣の表面は腹膜上皮に被われており、その実質は大まかに皮質と髄質に分けられる。

　卵巣 ovary は長さ 3 cm、幅 1.5 cm、厚さ 2 cm のやや扁平な卵形の器官で、小骨盤側壁の左右にある卵巣窩に収まっている。卵巣の周囲は腹膜で包まれる。卵巣を包んだ腹膜は**卵巣間膜** mesovarium となって**子宮広間膜** broad ligament of the uterus に続いている。卵巣にいく血管や神経は卵巣間膜のなかを通る（図20-1）。
　卵巣を包む腹膜の上皮は単層扁平〜立方状を呈し、単なる**中皮** mesothelium に過ぎないが、しばしば**胚上皮** germinal epithelium と呼ばれる。これは、かつてこの上皮から胚細胞が作られると間違って考えられていたためである。腹膜上皮のすぐ下には**白膜** tunica albuginea と呼ばれる密性結合組織の層が存在する。この層は血管の分布が比較的少なく、膠原線維が卵巣表面に平行に走っている。卵巣の実質は表層部の皮質と中心部の髄質に分けられるが、両者の境界は明瞭ではない。皮質は多数の卵胞を含み、髄質は卵巣動脈由来の血管を豊富に含む線維性結合組織である。

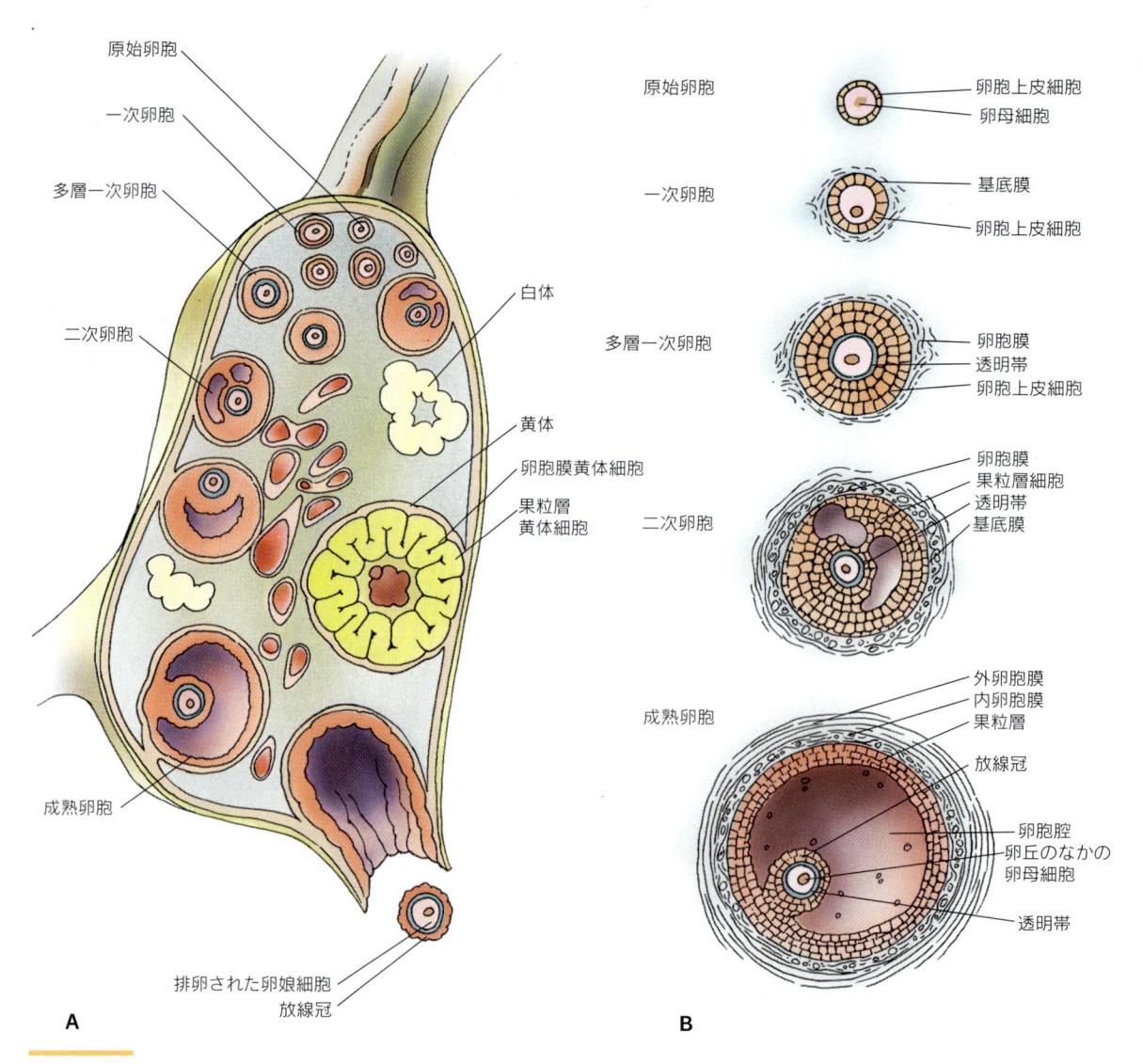

図20-2　卵巣の構造と卵胞の発育を示す模式図。

女性生殖器系　第20章

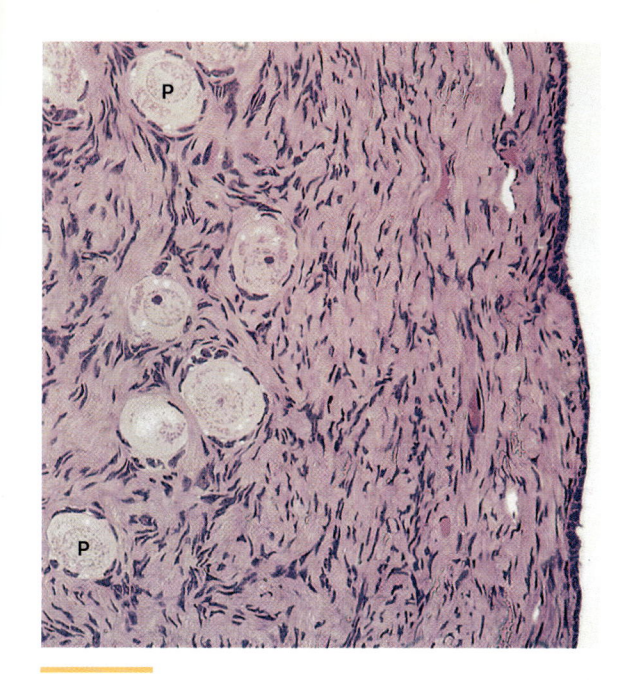

図20-3　卵巣皮質の光学顕微鏡写真（×250）。多数の原始卵胞（P）が見える。原始卵胞は卵母細胞とその周囲を取り囲む卵胞上皮細胞の単層扁平上皮からなる。

卵巣皮質

卵巣の皮質は結合組織からなり，このなかに様々な成熟段階の卵胞が入っている。

　卵巣の**皮質** cortex は**間質** stroma と呼ばれる結合組織を基本とし，このなかに様々な成熟段階にある**卵胞** ovarian follicle が入っている（図20-2A）。

　発生の第1か月に卵黄囊壁に出現した原始生殖細胞は何回かの細胞分裂を経て，受精後第6週には遊走して生殖ヒダに入る。原始生殖細胞はここで胎性第5か月まで分裂を繰り返し**卵祖細胞** oogonia となる。この段階で卵巣にはそれぞれ500万〜700万個もの卵祖細胞が存在する。これらのうち，100万個ほどが卵胞上皮細胞に囲まれて卵胞を形成し出生まで存続するが，残りは卵胞を形成することなく変性して死滅する。

　卵祖細胞は出生までには減数分裂の前期の状態に入ったところで分裂を休止し，**卵母細胞** primary oocyte と呼ばれる段階になる（図20-3）。この分裂の休止には卵胞上皮細胞が産生する**減数分裂抑制因子** meiosis-preventing substance が関与している。卵母細胞の分裂休止状態は排卵まで続く。

　卵母細胞を1層の扁平な卵胞上皮細胞が取り囲んだものを**原始卵胞** primordial follicle と呼び，出生時に約100万個存在する。このうち，思春期まで存続するのは約40万個で，残りは死滅する。これを**閉鎖** atresia という。通常，排卵は28日ごとに起こり，これが30〜40年間続く。従って，この間に排卵に至る卵母細胞はせいぜい450個に過ぎない。排卵に至らなかった原始卵胞はすべて閉鎖する。

胎生期の生殖管の分化

ホルモンの欠如によって女性生殖器が形成される。

　内生殖器のうち卵管と子宮は，胎生期のミューラー管に由来する。男児の場合は，精巣から抗ミューラー管ホルモンが分泌されてミューラー管が退縮するので，卵管も子宮も形成されない。また，精巣から分泌されるテストステロンによってウォルフ管から精管や精囊が形成される。女児では，抗ミューラー管ホルモンもテストステロンも分泌されないので，ミューラー管から卵管と子宮が形成され，ウォルフ管は退縮する。

思春期の卵巣皮質

ゴナドトロピンがパルス状に分泌され始めることによって，思春期が発来する。

　思春期までは，卵巣皮質には原始卵胞しか存在しない。思春期の発来には，視床下部弓状核の神経分泌細胞から分泌される**ゴナドトロピン放出ホルモン** gonadotropin-releasing hormone（GnRH）（**黄体化ホルモン放出ホルモン** luteinizing hormone-releasing hormone［LHRH］）が重要な役割を果たす。GnRHは90分周期でパルス状に分泌され，血中の半減期は2〜4分と短い。

　GnRHのパルス状分泌は，初潮の発来のほかにも正常な性周期の維持に必要である。この分泌によって，下垂体からもパルス状にゴナドトロピン（**卵胞刺激ホルモン** follicle-stimulating hormone［FSH］）と**黄体化ホルモン** luteiniging hormone（LH）が分泌され，その結果卵巣における周期的な卵胞発達と排卵が起こるようになる。この卵巣周期，卵胞の発達，ホルモン分泌との関係については次節で説明する。

卵胞

卵胞は原始卵胞，一次卵胞，二次卵胞，成熟卵胞の順に発達，成熟する。

　卵胞は卵母細胞とこれを包む**卵胞上皮細胞** follicle epithelial cell からなり，さらにその周囲を間質結合組織が取り囲んでいる。卵胞上皮細胞は胎生期の腹膜上皮に由来するが，**中腎** mesonephros の原始生殖索にも由来している可能性がある。

第20章　女性生殖器系

表20-1　様々な発育段階の卵胞の特徴

卵胞の発育段階	FSH依存性	卵胞細胞	透明帯	卵胞上皮または果粒層	卵胞液	内卵胞膜	外卵胞膜
原始卵胞	なし	卵母細胞	なし	単層扁平上皮	なし	なし	なし
単層一次卵胞	なし	卵母細胞	あり	単層立方上皮	なし	なし	なし
多層一次卵胞	あり	卵母細胞	あり（卵母細胞の微絨毛と放線冠の果粒層細胞の微絨毛が透明帯のなかで接触し、その間にギャップ結合がある）	果粒層	なし	あり	あり
二次卵胞	あり	卵母細胞	あり（ギャップ結合もある）	果粒層の間に卵胞腔がある	卵胞液を入れた腔が出現	あり	あり
成熟卵胞	あり（優位卵胞になるまで）	卵母細胞（放線冠に囲まれ卵丘に位置する）	あり（ギャップ結合もある）	果粒層と卵丘を形成	大きな卵胞腔を満たす	あり	あり

FSH: 卵胞刺激ホルモン

卵胞はその成熟段階によって次の4種類に分類される（表20-1, 図20-2B）。

- 原始卵胞 primordial follicle
- 一次卵胞 primary follicle
- 二次卵胞 secondary follicle（胞状卵胞 antral follicle）
- 成熟卵胞 mature follicle（グラーフ卵胞 Graafian follicle）

原始卵胞から一次卵胞への発達はFSHに依存しない。卵胞上皮細胞は卵巣内で産生される未知の因子によって増殖と分化を開始する。二次卵胞以後の発達はFSHによって促進される。通常、卵胞の発達が最高に達したところで排卵ovulationが起こる。

原始卵胞

原始卵胞は卵母細胞とこれを包む単層扁平の卵胞上皮細胞からなり、周囲の結合組織との間には基底板がある。

出生までは、非常に多数の**原始卵胞**primordial follicleがあるが、生後はその数は次第に減少していく。原始卵胞は卵母細胞とこれを包む単層の扁平な卵胞上皮細胞からなる（図20-3, 図20-4）。

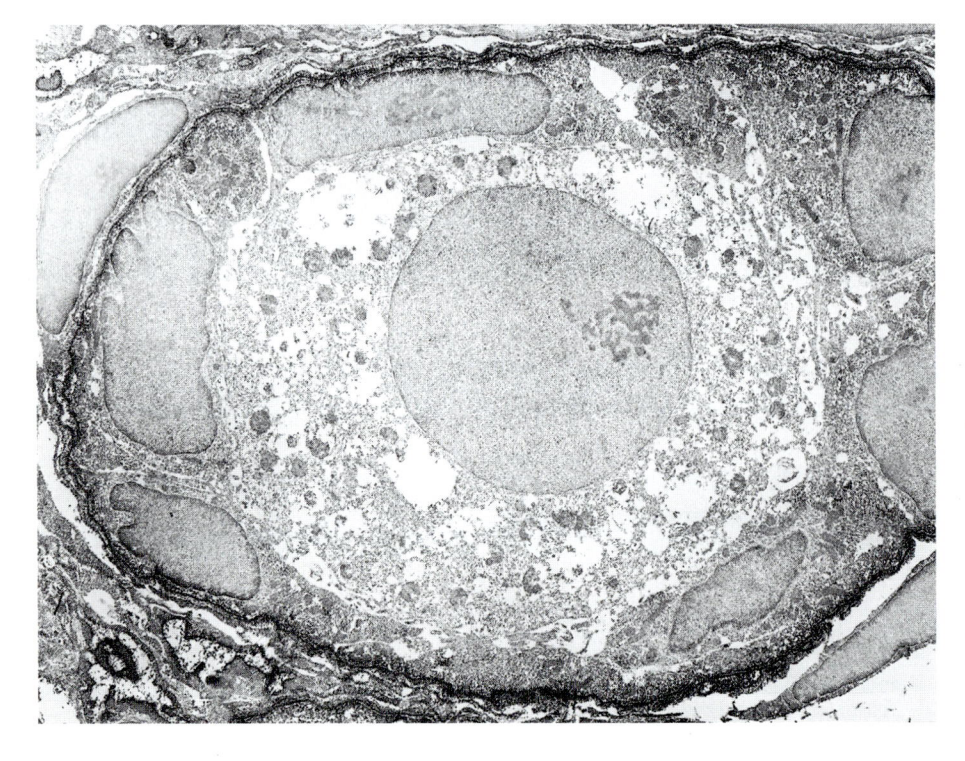

図20-4 ラット卵巣の原始卵胞の電子顕微鏡写真（×6,200）。卵母細胞とその周囲を包む卵胞上皮細胞が見える。(Leardkamolkarn V, Abrahamson DR: Immunoelectron microscopic localization of laminin in rat ovarian follicles. Anat Rec 233:4152, 1992. より)

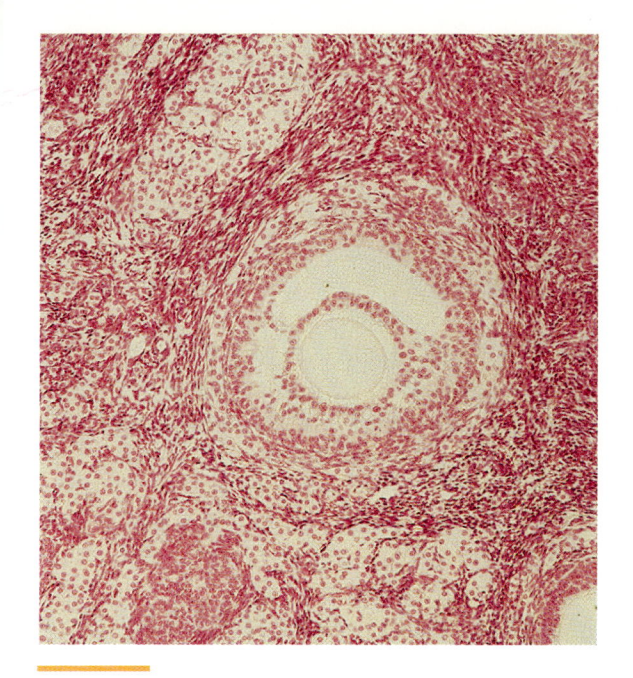

図20-5　二次卵胞の光学顕微鏡写真（×122）。卵母細胞と透明帯，果粒層，卵胞腔に注意。

卵母細胞は直径約25μmの球形の細胞で，減数分裂の前期の状態で止まっている。細胞の中心からややはずれたところに大きい核があり，そのなかには核小体が1個ある。核質は泡沫状に見えるが，これは染色体がややほどけた状態にあることを反映したものである。細胞質には多数のミトコンドリア，豊富なゴルジ装置，粗面小胞体のほか，ときに有窓層板が見られる。

扁平な卵胞上皮細胞は互いにデスモソームで接着していて，卵母細胞を完全に包んでいる。卵胞上皮と間質結合組織の間には基底板がある。

一次卵胞

一次卵胞は周囲を取り囲む卵胞上皮細胞の層の数によって，単層一次卵胞と多層一次卵胞に分けられる。

原始卵胞は発達して**一次卵胞** primary follicle になる（図20-3）。一次卵胞では，卵母細胞の直径が60〜80μmであったものが後には120〜150μmにまで大きくなり，核も大きくなる。数個のゴルジ装置が散在し，粗面小胞体，遊離リボソームが豊富である。多数のミトコンドリアが細胞質の全体にわたって存在している。

卵胞上皮細胞は立方状に変化する。卵胞上皮が単層の間は**単層一次卵胞** unilaminar primary follicle という。卵胞上皮細胞が分裂，増殖し多層化したものを**多層一次卵胞** multilaminar primary follicle といい，この段階の卵胞上皮細胞は**果粒層細胞** granulosa cell と呼ばれる。卵胞細胞が産生する**アクチビン** activin によって，果粒層細胞の増殖が促進される。

一次卵胞では卵母細胞の周囲に**透明帯** zona pellucida と呼ばれる無構造の層が出現する。透明帯は卵母細胞から分泌されたZP1，ZP2，ZP3の3種類の糖蛋白からなる。卵母細胞の微絨毛，果粒層細胞の糸状突起が透明帯のなかに伸び出しており，両者は互いにギャップ結合によってつながっている。

間質は多層一次卵胞の周囲で卵胞膜を形成する。卵胞と卵胞膜の間には基底板が存在する。卵胞膜は内層の**内卵胞膜** theca interna と外層の**外卵胞膜** theca externa からなる。外卵胞膜は膠原線維と線維芽細胞からなる結合組織そのものである。これに対し，内卵胞膜は内卵胞膜細胞と呼ばれる上皮様の細胞からなり，毛細血管が豊富に分布している。内卵胞膜細胞は**間質細胞** stromal cell 由来で細胞膜にLH受容体を持ち，ステロイド産生細胞の微細構造的特徴を備えている。すなわち，多数の脂肪滴，よく発達した滑面小胞体，管状のクリスタを持ったミトコンドリアなどの存在である。内卵胞膜細胞は男性ホルモンの一種である**アンドロステンジオン** androstenedione を分泌する。分泌されたアンドロステンジオンは果粒層細胞に入り，ここで**アロマターゼ** aromatase という酵素の働きによってエストロゲンの1つであるエストラジオールに変換される。

二次卵胞（胞状卵胞）

二次卵胞は多層一次卵胞に似ているが，卵胞液を入れた腔が存在する点で区別できる。

多層一次卵胞が発達を続けると，卵母細胞も大きさを増して直径が200μmに達する。この間，卵母細胞を取り巻く果粒層の随所に**卵胞液** liquor folliculi が入った腔が出現する。この状態の卵胞を**二次卵胞** secondary follicle（胞状卵胞 antral follicle）と呼ぶ（図20-2B，図20-5）。

下垂体のゴナドトロピン分泌細胞が分泌するFSHの刺激を受けて，果粒層細胞が増殖する。果粒層の厚さが増すとともに，卵胞液を入れた腔も数が増えていく。卵胞液には，果粒層細胞が産生したグリコサミノグリカン，プロテオグリカン，ステロイド結合蛋白などが含まれている。また，**プロゲステロン** progesterone や**エストラジオール** estradiol，**インヒビン** inhibin，**フォリスタチン** follistatin, folliculostatin，**アクチビン** activin などのホルモンも含まれている。これらのホルモンは下垂体からのLHやFSHの分泌を調節する。また，FSHには果粒層細胞の細胞膜にLH受容体を発現させる作用もある。

卵胞液を入れた腔は最初はばらばらに離れているが，やがて融合して1つになり**卵胞腔** antrum を形成する。卵母細胞は周囲の果粒層細胞とともに卵胞壁の片隅に位置するようになり，卵胞腔に向かって丘のような盛り上がり（**卵丘** cumulus oophorus）を作る。透明帯と接する丈

の低い立方状の果粒層細胞は卵母細胞からやや遠ざかるが，透明帯のなかに伸ばした長い微絨毛様の突起によって，卵母細胞との接触を維持している。この透明帯に接する1層の果粒層細胞を**放線冠**corona radiataと呼ぶ。

さらに発達が進むと，内卵胞膜細胞は大きさを増す。内卵胞膜の毛細血管はさらに豊富になり，内卵胞膜ばかりでなく果粒層細胞も栄養するようになる。この段階に達した卵胞の多くは閉鎖するが，閉鎖卵胞の果粒層細胞の一部は変性せずに残り，**間質腺**interstitial glandを形成する。間質腺からは，少量の性ホルモンが分泌される。

成熟卵胞（グラーフ卵胞）

成熟卵胞（グラーフ卵胞）は卵巣全体を占めるまでに大きくなり，やがて排卵が起こる。

少数の二次卵胞はさらに発達し**成熟卵胞**mature follicle（**グラーフ卵胞**Graafian follicle）になる。果粒層細胞は増殖し，卵胞液はさらに増加する。排卵直前の成熟卵胞の直径は2.5 cmにも達する。成熟卵胞は卵巣表面から盛り上がり，卵胞壁は引き伸ばされて半透明状になる。

果粒層細胞によって作られる卵胞壁は，**果粒膜**membrana granulosaとも呼ばれる。卵胞液は増え続け，卵母細胞と周囲の放線冠を含む果粒層細胞は，果粒膜から離れて卵胞腔のなかに浮いたような形になる（図20-2B）。

排卵

成熟卵胞から卵娘細胞が放出される過程を排卵という。

血中のエストロゲンは，主に成熟卵胞から分泌されたもので，一部は二次卵胞から分泌されたものである。月経周期の第14日頃までには血中エストロゲンが十分上昇し，次のような効果を示す。

1. 下垂体前葉のゴナドトロピン分泌細胞に負のフィードバックをかけ，FSH分泌を抑制する。
2. 下垂体前葉のゴナドトロピン分泌細胞に働いて，急激なLHの大量放出を促す。

LHの急激な大量放出（**サージ**surgeという）は卵巣への血流を増し，外卵胞膜の毛細血管から血漿を漏出させる。この結果，卵胞膜には浮腫が生じ，さらに成熟卵胞の近くではヒスタミンやプロスタグランジン，コラゲナーゼなどが放出される。

LHサージには次のような効果もある。

1. 局所因子である**減数分裂誘導因子**meiosis-inducing substanceが放出される。
2. 減数分裂誘導因子の作用のもとで，成熟卵胞の卵母細胞は第一減数分裂を完了し，2個の娘細胞，すなわち**卵娘細胞（第二次卵母細胞）**secondary oocyteと**第一極体**first polar bodyになる。この分裂は不均等分裂で，第一極体は核とほんのわずかの細胞質を引き継ぐだけである。
3. 卵娘細胞は**第二減数分裂**second meiotic divisionに進み，その**中期**metaphaseで休止状態に入る。
4. 果粒層細胞がプロテオグリカンとヒアルロン酸を作り続けるため，卵胞腔に水分が引き寄せられる。この結果，卵胞腔が拡大して成熟卵胞が大きくなるとともに果粒層細胞どうしの結合がゆるむ。
5. 排卵直前になると，成熟卵胞に押されて盛り上がった卵巣表面の部分は血液が供給されなくなる。
6. 成熟卵胞の盛り上がった部分は薄くなり，卵胞内が透けて見える。この部分を**スティグマ**stigmaという。スティグマ部分の結合組織，卵胞壁は変性して孔があき，卵胞腔と腹膜腔がつながる。
7. 卵娘細胞とその周囲の果粒層細胞は孔を通って腹膜腔へ出る。これを**排卵**ovulationという。月経周期は平均28日で，これより長い場合も短い場合もあるが，排卵と次の月経開始の間は常に14日である。
8. 成熟卵胞の残りの果粒層と卵胞膜は赤体を経て黄体になる。

卵管の遠位端は漏斗状に広がっており，**卵管漏斗**infundibulumと呼ばれる。卵管漏斗は卵巣を包み込むように位置しており，腹膜腔に出た卵娘細胞とその周囲の果粒層細胞は卵管漏斗から入って卵管膨大部に至る。受精は通常，卵管膨大部で起こる（図20-1）。排卵後24時間以内に受精が起こらなかった場合は，卵娘細胞は変性する。受精の経過については後述する。

黄体

黄体は，排卵によって卵娘細胞とその周囲の果粒層細胞が抜け落ちた成熟卵胞から形成される。短期間だけ存続する内分泌腺で，子宮内膜に作用するホルモンを分泌する。

排卵によって卵娘細胞とその周囲の果粒層細胞が抜け落ちた後，残った果粒層と卵胞膜とは全体としてヒダ状を呈する。卵胞腔であった部位には，破綻した血管から血液が流れ込んで凝血塊が形成される。これは肉眼的に赤く見えるので，**赤体**corpus hemorrhagicumと呼ばれる。凝血塊はやがてマクロファージによって貪食されて除去され，下垂体からのLHの作用によって赤体は**黄体**corpus luteumに変化する（図20-6）。黄体は，果粒層細胞が変化してできた果粒層黄体細胞と，内卵胞膜細胞が変化してできた卵胞膜黄体細胞からなる一過性の内分泌腺で，血管が豊富に分布している。

第20章 女性生殖器系

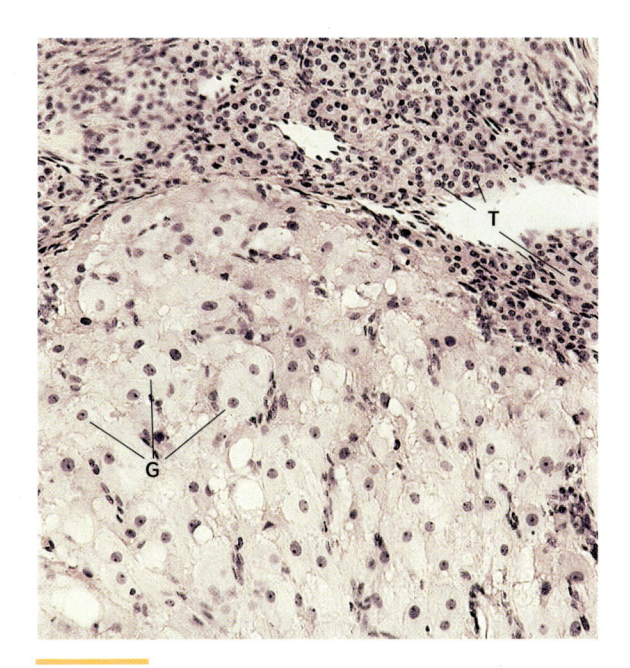

図20-6 黄体の光学顕微鏡写真（×122）。大きい果粒層黄体細胞（G）と小さい卵胞膜黄体細胞（T）に注意。

ンは，それぞれ下垂体からのLHとFSHの分泌を抑制する。FSHがないと新しい卵胞の発達が起こらず，従って排卵も起こらない。妊娠しないとLHが分泌されないので黄体は変性する。この場合の黄体は**月経黄体**corpus luteum of menstruationと呼ばれる。妊娠した場合は胎盤から分泌される**絨毛性ゴナドトロピン**human chorionic gonadotropin（hCG）が黄体を3か月間維持する。この場合，黄体は大きくなり，**妊娠黄体**corpus luteum of pregnancyと呼ばれる。妊娠黄体は直径5 cmにまで大きくなり，妊娠の維持に必要なホルモンを分泌し続ける。胎盤が形成されると，妊娠維持に必要なホルモンの産生の主要な場所は胎盤に移るが，その後も黄体は数か月にわたってホルモン分泌を続ける。これについては後述する。

果粒層黄体細胞

成熟卵胞の果粒層細胞は排卵後，果粒層黄体細胞に分化してホルモンを分泌する。

果粒層黄体細胞granulosa-lutein cellは黄体の全細胞の約80％を占める。細胞質の明るい，大きい（直径30〜50 μm）細胞で，長い微絨毛様の突起を有する。細胞内には，ステロイドホルモンを産生する細胞に見られる特徴的な微細構造がある。すなわち，よく発達した滑面小胞体，豊富なミトコンドリア，脂肪滴の存在である（図20-7）。このほか，豊富な粗面小胞体や発達したゴルジ装置も見られる。果粒層黄体細胞はプロゲステロンを産生するほか，卵胞膜黄体細胞が分泌した男性ホルモンをエストロゲンに変換する。

卵胞膜黄体細胞

卵胞膜黄体細胞は内卵胞膜細胞に由来し，プロゲステロンや男性ホルモン，エストロゲンなどを分泌する。

卵胞膜黄体細胞theca-lutein cellは内卵胞膜細胞に由来し，黄体の全細胞の約20％を占める。やや暗調の小型（直径15 μm）の細胞で，黄体の周辺部にある。この細胞はプロゲステロンやエストロゲン，男性ホルモンを分泌する。

黄体細胞から分泌されたプロゲステロンとエストロゲ

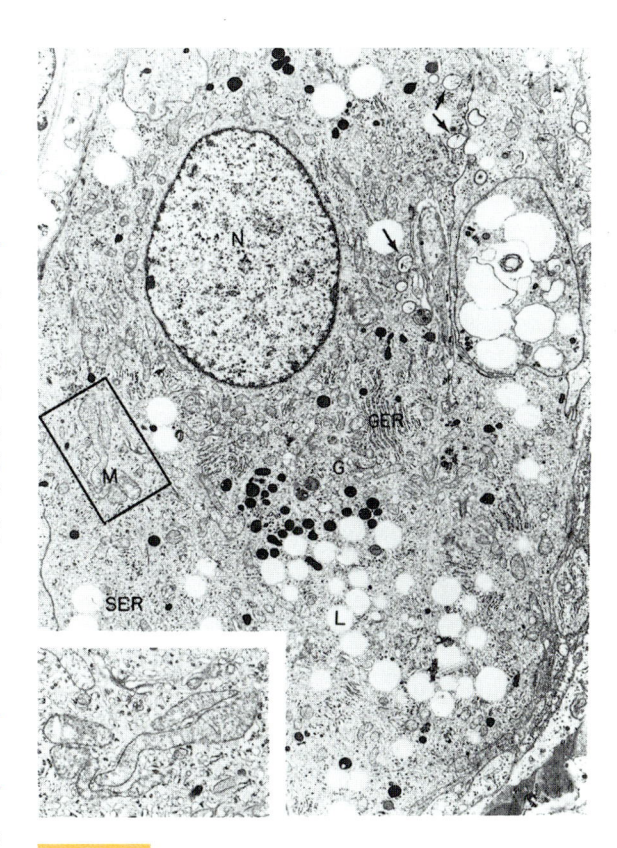

図20-7 果粒層黄体細胞（アカゲザル）の電子顕微鏡写真（×6,290）。G：ゴルジ装置，GER：粗面小胞体，L：脂肪滴，M：ミトコンドリア（左下の挿入図は拡大像），N：核，SER：滑面小胞体。（Booher C, Enders AC, Hendrick X, Hess DL: Structural characteristics of the corpus luteum during implantation in the rhesus monkey [Macaca mulatta]. Am J Anat 160: 1736, 1981. より）

白体

> 黄体は変性して白体になる。

月経黄体は排卵後約10日で，また妊娠黄体も妊娠終了後に変性に陥る。黄体のなかに線維芽細胞が入り込み，線維化を起こして黄体の機能は停止する。黄体は**黄体融解** luteolysisを起こして自己融解に陥り，マクロファージに貪食される。このようにして，黄体は**白体** corpus albicansと呼ばれる線維素からなる白い塊に置き換えられる。白体はしばらく存続するが，やがて吸収される。白体の遺残が卵巣表面に瘢痕として残ることがある。

閉鎖卵胞

> 変性に陥った卵胞を閉鎖卵胞という。

卵巣のなかには様々な成熟段階の多数の卵胞が存在するが，これらのほとんどは排卵に至ることなく変性に陥る。各月経周期でも複数の卵胞が成熟卵胞にまで成長するが，排卵に至るのは通常そのなかの1個で，ほかの卵胞は変性する。卵胞の変性を**閉鎖** atresia，変性した卵胞を**閉鎖卵胞** atretic follicleという。閉鎖卵胞はマクロファージによって処理される。ときに1回の排卵で別々の2個の卵胞が排卵することがある。この2個の卵子がともに受精すると二卵性双生児となる。すべての卵胞のうち，排卵直前の成熟卵胞にまで成長するのは約2％であるが，実際に排卵に至るのはこの5〜6％に過ぎない。すなわち，思春期の卵巣に存在する全卵胞のうち，成熟し排卵に至るのは0.1〜0.2％である。

卵巣の髄質

> 卵巣の髄質は血管の多い線維性結合組織で，様々な結合組織細胞のほか，間質細胞や門細胞などが存在する。

卵巣の中央部を**髄質** medullaという。髄質は弾性線維を交じえた線維性結合組織からなり，なかに線維芽細胞が散在している（図20-2A）。この結合組織のなかには太い血管，リンパ管，神経線維も存在する。月経開始前のヒトの卵巣髄質には，性ホルモンを分泌する**間質細胞** interstitial cellの小集団がある。一度に多くの子どもを産むような哺乳動物の卵巣には，間質細胞の集団が特に多く，全体をまとめて**間質腺** interstitial glandと呼ぶ。ヒトでは，間質細胞は最初の月経周期の間に退化してしまい，その後はあっても痕跡的でほとんど機能しない。

門細胞 hilus cellは卵巣門付近に見られる上皮様細胞である。精巣のライディッヒ細胞によく似た微細構造を持ち，男性ホルモンを分泌する。

卵巣機能の内分泌調節

卵巣における卵胞の発達と排卵は，下垂体からのFSHとLHで制御されている。これらのゴナドトロピンのパルス状分泌を制御しているのは，視床下部の弓状核にある神経分泌細胞から90分周期で分泌されているGnRH（LHRH）である（図20-8，表20-2）。原始卵胞や単層一次卵胞の成長開始にFSHは関与しない。卵母細胞から分泌される**アクチビン** activinが果粒層細胞の増殖を起こすことは分かっているが，卵胞の初期発達を開始させる因子は不明である。多層一次卵胞以後の成長はFSHに依存する。

下垂体前葉にあるゴナドトロピン分泌細胞の受容体にGnRHが結合すると，細胞内に蓄えられていたFSHとLHが分泌されると同時にその合成が刺激される。分泌されたFSHは多層一次卵胞の果粒層細胞の受容体に結合して増殖を促し，卵胞を二次卵胞へと成長させる。その一方で，FSHは卵胞周囲の内卵胞膜細胞に作用し，LH受容体の発現を促す。この受容体にLHが結合すると内卵胞膜細胞は分化して，コレステロールから男性ホルモンを作るようになる。分泌された男性ホルモンは，基底板を越えて卵胞内に入る。果粒層細胞は**アロマターゼ** aromataseという酵素を持っており，男性ホルモンをエストラジオールに変換する。二次卵胞の果粒層細胞はこのほかにもインヒビン，フォリスタチン，アクチビンなどのホルモンを産生し，下垂体からのFSHの放出を調節する（図20-8）。

果粒層細胞から分泌されたエストロゲンなどのホルモンの血中レベルが上昇すると，引き続き下垂体からのLH分泌が刺激されるが，エストロゲンのレベルが閾値を超えるとFSH分泌が2つの経路によって抑制される。1つは視床下部からのGnRH分泌を抑制することによる間接作用で，もう1つはゴナドトロピン分泌細胞に対する直接作用である。

月経周期の中間点（月経開始日の14日前）の直前に，血中エストロゲンの上昇が下垂体からのLHの大量放出（サージ）を引き起こす。このようにして血中のLHレベルが突然上昇すると，減数分裂誘導因子を介して，卵母細胞は第一減数分裂を終え，卵娘細胞と第一極体に分かれる。卵娘細胞は引き続き第二減数分裂に入り中期まで進む。第二減数分裂は受精が起こらないと完了しない。

LHサージは排卵の引き金でもあり，これによって卵娘細胞は成熟卵胞から放出される。排卵後に残った成熟卵胞の果粒層細胞と内卵胞膜細胞はLH受容体を持ち，LHの作用を受けてそれぞれ果粒層黄体細胞と卵胞膜黄体細胞になる。これらの細胞が**黄体** corpus luteumを構成し，プロゲステロンを分泌する。黄体細胞では，インヒビンやフォリスタチン，アクチビンなどのFSH分泌の調節因子も産生される。

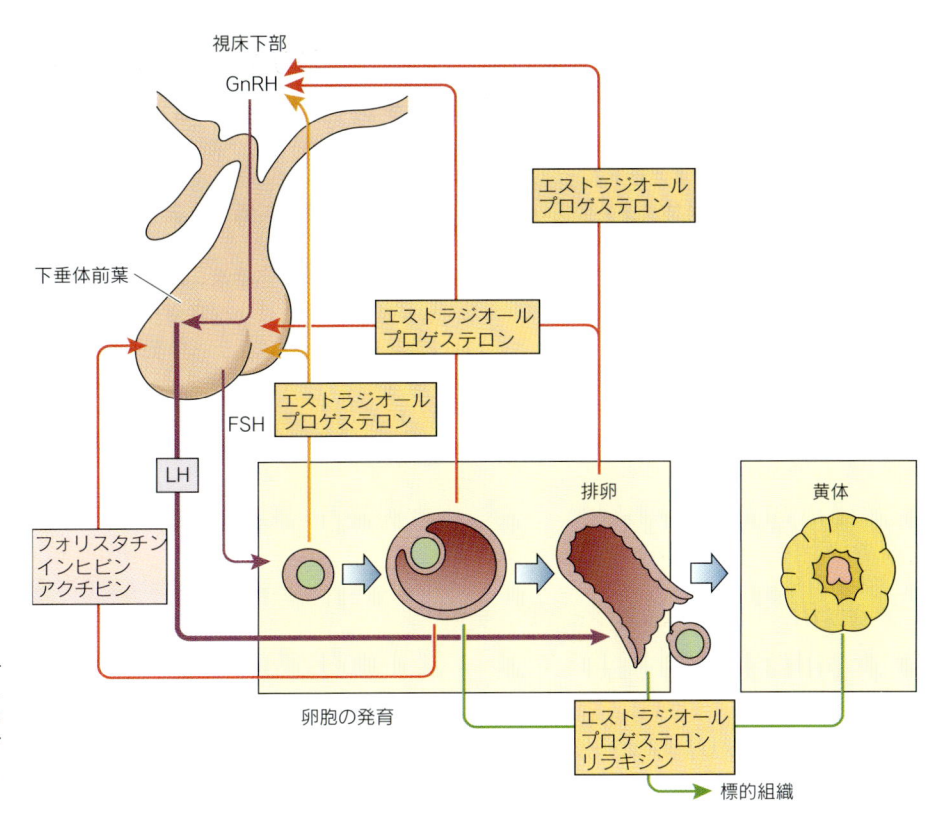

図20-8 視床下部-下垂体-卵巣系の内分泌調節のメカニズムを示す模式図。FSH：卵胞刺激ホルモン，GnRH：ゴナドトロピン放出ホルモン，LH：黄体化ホルモン。

表20-2 女性生殖器の機能に関係する主なホルモン

ホルモン	産生部位	機能
ゴナドトロピン放出ホルモン（GnRH, LHRH）	視床下部	下垂体前葉からのFSHとLHの分泌促進
プロラクチン分泌抑制因子	視床下部	下垂体前葉からのプロラクチンの分泌抑制
卵胞刺激ホルモン（FSH）	下垂体前葉のゴナドトロピン分泌細胞	二次卵胞以上の卵胞の発育促進 エストロゲン分泌の促進
黄体化ホルモン（LH）	下垂体前葉のゴナドトロピン分泌細胞	排卵と黄体形成の促進 エストロゲンとプロゲステロンの分泌促進
エストロゲン	果粒層細胞 果粒層黄体細胞 胎盤	FSHとLHRHの分泌抑制 LHサージの引き金 子宮内膜の増殖 女性の二次性徴の発現（乳房の発育，体脂肪の蓄積など）
プロゲステロン	果粒層細胞 果粒層黄体細胞と卵胞膜黄体細胞 胎盤	視床下部からのGnRH分泌抑制 下垂体ゴナドトロピン分泌細胞からのLH分泌抑制 子宮腺の分泌刺激と子宮頸腺の分泌刺激 女性の二次性徴の発現（乳房）
インヒビン	果粒層細胞	下垂体前葉のゴナドトロピン分泌細胞からのFSH分泌抑制
アクチビン	卵母細胞	果粒層細胞の増殖刺激
ヒト絨毛性ゴナドトロピン（hCG）	胎盤	黄体の維持 プロゲステロンの分泌促進
ヒト胎盤性乳腺刺激ホルモン	胎盤	妊娠中の乳腺の発育促進 乳汁産生の促進
リラキシン	胎盤	恥骨結合の線維軟骨を軟らかくして分娩を助ける 子宮頸部を軟らかくして広がりやすくする
オキシトシン	下垂体後葉（視床下部で産生）	オルガスムスや分娩の際の平滑筋の収縮促進 乳腺の筋上皮細胞の収縮促進（射乳）

卵娘細胞が受精しないと，黄体からの分泌は14日ほどで終了する．このときの黄体を**月経黄体**corpus luteum of menstruationという．卵子が受精して，受精卵が着床すると，黄体は大きくなり，胎盤がホルモン分泌の中心的役割を果たすようになるまで活発にホルモンを産生する．このときの黄体を**妊娠黄体**corpus luteum of pregnancyと呼ぶ（図20-8）．

プロゲステロンは月経周期のたびに子宮内膜の発達を促し，下垂体からのLH分泌を視床下部を介して直接的，間接的に抑制する．妊娠が起こらないと，LHは黄体を維持するのに必要なレベル以下に減少し，黄体は変性に陥る．妊娠すると，初めの間は胎盤から分泌されたhCGが黄体を刺激し，プロゲステロン分泌を維持する．妊娠第4か月頃には胎盤が完成してホルモン産生の中心となる．胎盤から分泌される**リラキシン**relaxinは，分娩時に恥骨結合の線維軟骨を軟らかくし，骨盤を広がりやすくするホルモンである．

月経周期ごとに約50個の卵胞が発達を開始するが，このうち成熟卵胞になるのはせいぜい5個で，そのうちの1個が排卵に至る．この詳細なメカニズムは分かっていないが，成熟卵胞のうちの1個が**優位卵胞**dominant follicleと呼ばれる特別の段階に入ることがその選別につながるらしい．すなわち，優位卵胞はFSH依存性から脱し，大量のインヒビンを分泌する．インヒビンは下垂体からのFSH分泌を抑制し，その結果，ほかのFSH依存性の成熟卵胞を変性に陥らせる．こうして優位卵胞だけが排卵に至る．

卵管

> 卵管は卵娘細胞と精子が出合う場であり，受精卵を子宮へと運ぶ管でもある．

卵管oviduct（**ファロピウス管**Fallopian tube）は長さ約12cmの細い管で，内側端は子宮に付着しており，外側端は卵巣の近くで腹膜腔に開いている（図20-1）．外側端の開口部を卵管腹腔口という．卵管腔は卵管子宮口を経て子宮腔とつながっている．卵管は次の4つの部分に分けられる．

- **漏斗**infundibulum：卵管の外側端で，名前の通り腹腔口に向かって漏斗状に広がっている．卵管腹腔口の周囲は軟らかいフサ状になっており，これを**卵管采**(さい)fimbriaeという．排卵された卵娘細胞は卵管腹腔口から漏斗に入る．
- **卵管膨大部**ampulla：卵管の卵巣側2/3の部分で太い．通常，受精はここで起こる．
- **卵管峡部**isthmus：子宮に近い1/3の部分で細い．
- **子宮部**intramural region：子宮壁を貫く部分．

卵管は周囲を腹膜で被われている．卵管壁は粘膜，筋層，漿膜の3層からなる（図20-9）．

粘膜mucosaにはヒダがある．ヒダは卵管膨大部で著しいが，ほかの部位ではあまり発達していない．上皮は単層円柱上皮で，漏斗側では丈が高いが子宮に向かうに従って低くなる．上皮細胞には次の2種類がある．

- **分泌細胞**secretory cell：**無線毛細胞**nonciliated cellまたは**小桿細胞**peg cellとも呼ばれる．この細胞の分泌物は精子に栄養を与え，保護して，精子が卵娘細胞まで遊走するのを助ける．また，精子の**受精能獲得**capacitationにも関与すると考えられている．受精能獲得によって精子は完全に成熟し，卵娘細胞と受精することができるようになるといわれるが，人工受精ではこの過程を必要としないので，精子の成熟に必須なものかどうかは不明である．もし必要としても短時間で十分な過程と考えられる．分泌細胞の分泌物は卵娘細胞も栄養し，保護する．受精が起こると，分泌物は初期発生の間，受精卵に栄養を与えることになる．また，分泌物の子宮方向への動きは微生物が子宮から卵管を通って腹膜腔へ侵入するのを防いでいる．
- **線毛細胞**ciliated cell：線毛を有する細胞で，その線毛運動は子宮に向かい，受精卵，分泌物などが子宮へ運ばれる（図20-10）．

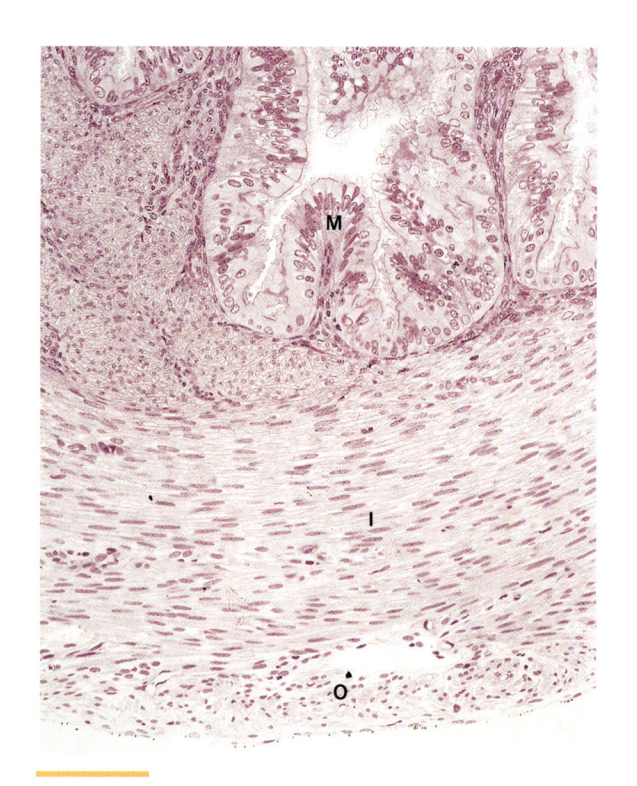

図20-9　卵管（横断）の光学顕微鏡写真（×122）．M：粘膜，I：内輪筋層，O：外縦筋層．

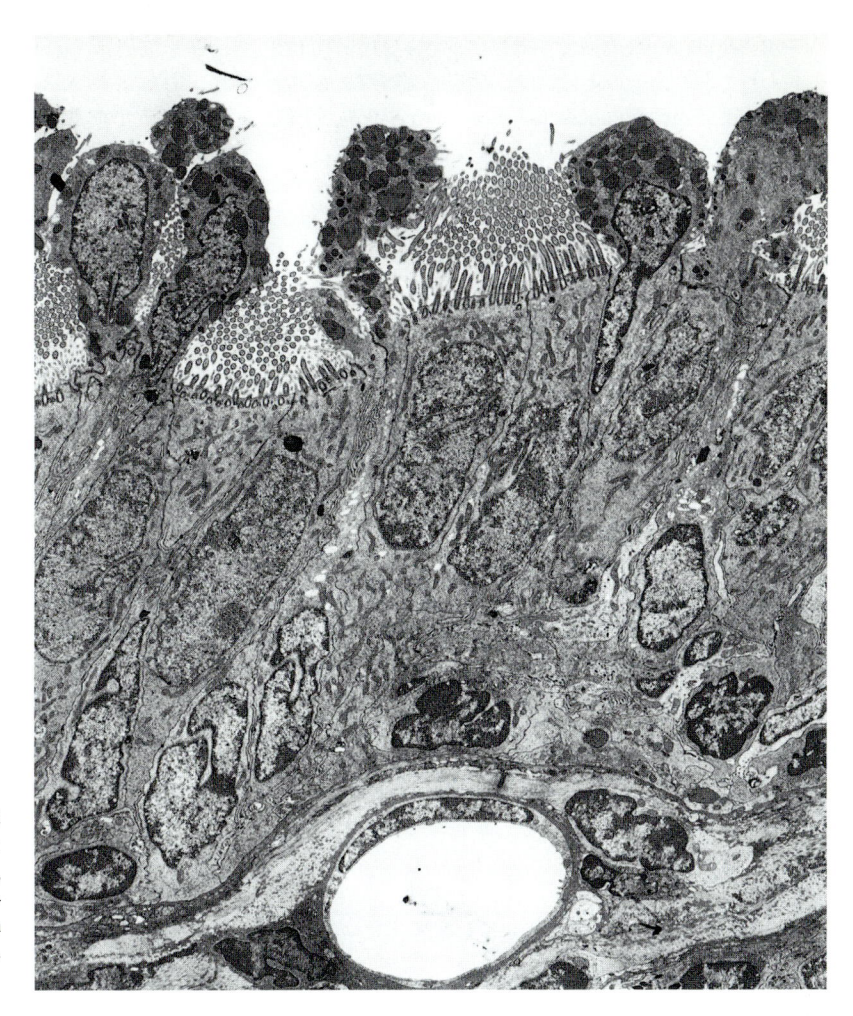

図20-10 卵管上皮の電子顕微鏡写真（×40,000）。分泌細胞の頂部の突出と線毛細胞の線毛に注意。(Hollis DE, Frith PA, Vaughan JD, et al: Ultrastructural changes in the oviductal epithelium of merino ewes during the estrous cycle. Am J Anat 171:441-456, 1984. より)

粘膜固有層 lamina propria は著明ではない。疎性結合組織からなり，線維芽細胞，肥満細胞，リンパ球などを含む。**筋層** muscularis は内輪筋層，外縦筋層の2層の平滑筋層からなる。内輪層はよく発達しているが，外縦層のなかには結合組織が入り込んでおり，まとまってはいない。筋層の外側は腹膜に被われている。腹膜の単層扁平上皮の下の結合組織には多くの血管や神経線維が通る。

卵管壁には太い静脈が多い。排卵時に筋層が収縮すると，充血したこの静脈が締めつけられる。収縮が卵管の全長にわたって起こると，卵管采が卵巣の方へ移動して接触する。こうして，排卵された卵娘細胞が卵管采に捉えられる。筋層のリズミカルな収縮は線毛の運動と協調しており，受精卵を子宮の方へ運ぶのに役立つ。

子宮

子宮は厚い筋層を持ち，底部，体部，頚部からなる。

子宮 uterus は小骨盤の中央に位置し，長さ約7 cm，幅4 cm，厚さ2.5 cmで，やや扁平なナス形をしている。子宮は次の3つの部分に分けられる（図20-1）。

- **底部** fundus：子宮の天井に当たる丸い部分で，底部と体部との境界に卵管が開く。
- **体部** body：広い部分で上両側に卵管が開く。
- **頚部** cervix：細い円柱状の部分で，腟に突き出ており，外子宮口がある。

体部と底部

子宮の体部と底部の壁は子宮内膜，子宮筋層，子宮外膜の3層からなる。

子宮内膜

子宮内膜は子宮の粘膜で，表層の機能層と深層の基底層からなる。

子宮内膜endometriumは子宮の粘膜で，単層円柱上皮に被われており，その下には厚い粘膜固有層がある。上皮は**無線毛分泌細胞**nonciliated secretory cellと**線毛細胞**ciliated cellからなる。上皮は粘膜固有層に深く落ち込み，単一管状腺の形態をとる**子宮腺**tubular glandを形成する（図20-11）。子宮腺の上皮は子宮の上皮とよく似ているが，線毛細胞は存在しない。**粘膜固有層**lamina propriaは密性膠原線維性結合組織でできており，星形の線維芽細胞，マクロファージ，白血球などの細胞成分を多く含み，細網線維が豊富である。卵巣周期に伴うホルモンの影響を受けて，子宮内膜は変化する（後述）。

　子宮内膜は機能的に次の2層に分けられる（図20-11）。

- **機能層**functional layer：表層にある厚い層で，月経が起こると剥げ落ちる。
- **基底層**basal layer：深層にある薄い層で，月経が起こっても残り，ここから機能層が再生する。

　機能層には多数の**ラセン動脈**coiled arteryがある。この動脈は子宮筋層の中ほどにある**弓状動脈**arcuate arteryの枝である。ラセン動脈からは機能層の子宮腺や結合組織を養う多くの毛細血管が出る。弓状動脈からは**基底動脈**basal arteryという動脈も出る。この動脈は短くて，まっすぐに粘膜内に入り，基底層に分布する。

子宮筋層

> 子宮筋層は内縦筋層，中輪筋層，外縦筋層の3層の平滑筋層からなる。

　子宮筋層myometriumは厚い層で，内縦筋層，中輪筋層，外縦筋層の3層の平滑筋層からなる。中輪筋層は血管の分布が豊富で弓状動脈が走っており，**血管層**stratum vasculareとも呼ばれる。子宮体部は頚部に向かって次第に細くなり，筋層の平滑筋は疎らになって線維性結合組織が多くなる。頚部では子宮筋層は弾性線維を交じえる密性線維性結合組織が主体となり，平滑筋は小さな集団をなして散在しているに過ぎない。

　子宮筋層の平滑筋の大きさと数はエストロゲンによって変化する。平滑筋は，妊娠中のエストロゲン分泌の多いときに最も大きくなり，その数も増える。また，月経後のエストロゲンの少ないときは，平滑筋は小さくて数も少ない。エストロゲンがないと，平滑筋細胞のあるものはアポトーシスに陥り，子宮筋層は萎縮する。妊娠中に子宮が大きくなるのは，主として平滑筋細胞の**肥大**hypertrophyによるが，同時に**増生**hyperplasiaも起こっている。この増生が既存の平滑筋細胞の分裂によるのか，それとも未分化細胞の平滑筋への分化によるのかは分かっていない。

　性的な刺激によって，子宮の平滑筋は中等度に収縮する。月経時の収縮によって，月経痛を訴える女性もある。分娩時には，力強い律動的な収縮が起こり，胎児と胎盤が子宮から娩出される。この分娩時の子宮収縮の機序は次のようなホルモンの作用による。

1. 副腎皮質刺激ホルモンの作用によって，子宮筋層と胎膜で**プロスタグランジン**prostaglandinが産生される。
2. 下垂体後葉から**オキシトシン**oxytocinが分泌される。

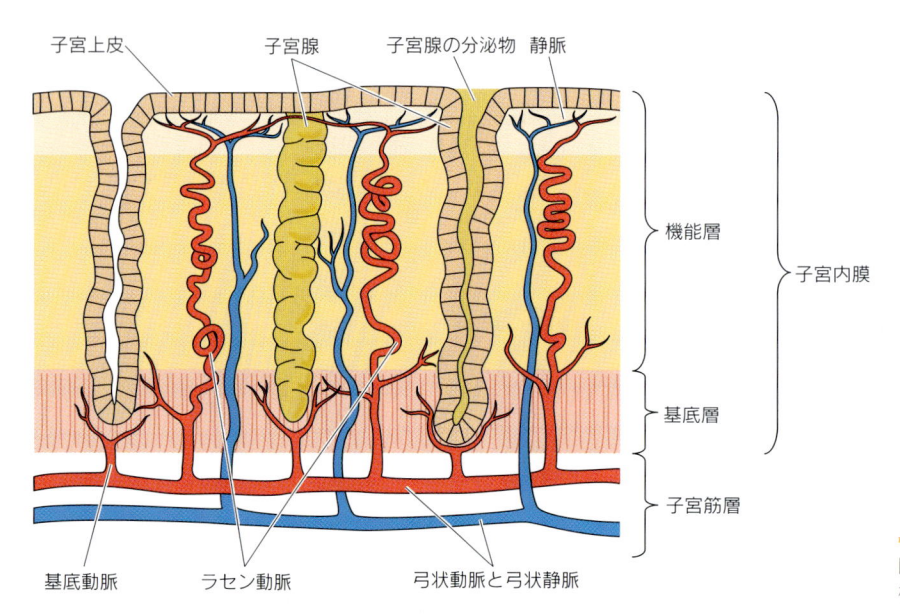

図20-11　子宮内膜の構造を示す模式図。

3. プロスタグランジンとオキシトシンは子宮筋を収縮させる。
4. 分娩後も，オキシトシンによって子宮収縮が持続し，胎盤が剥離した後の出血を抑える。

子宮外膜

子宮の体部と底部は腹膜で被われており，この腹膜は**子宮外膜**adventitiaと呼ばれる。従って，子宮の外膜は本来の外膜ではない。子宮体の前方は膀胱に面し，ここに膀胱子宮窩という腹膜のくぼみができる。一方，後方は直腸に面し，**直腸子宮窩（ダグラス窩**Douglas' pouch）という腹膜のくぼみができる。ダグラス窩は腹膜腔のなかで最も低い位置にあり，腹腔内出血などがあるとここに血液が溜まるので，臨床的に重要な部位である。

臨床ノート

子宮内膜組織が腹膜腔や骨盤腔などの子宮以外の場所にあるものを，**子宮内膜症** endometriosisといい，しばしば痛みを伴う。また，月経困難症や不妊の原因になることもある。子宮以外の場所に子宮内膜が存在する理由はよく分かっていないが，3つの説が出されている。

逆流説regurgitation theoryでは，月経時の剥脱粘膜が逆流し，卵管を通って腹膜腔内に入ることによる，とする。**化生説**metaplastic theoryは，腹膜上皮が子宮内膜上皮に分化する，というものである。また，**血行性（リンパ行性）播種説**vascular (lymphatic) dissemination theoryでは，内膜上皮細胞が月経時に血管（リンパ管）内に入り，血行性（リンパ行性）にほかの場所に移植される，というものである。

これらの異所性の子宮内膜組織も月経周期に合わせて周期的に変化する。また，出血が起こると癒着や激しい痛みの原因にもなり，結合組織の塊を作ってなかに骨盤内臓を巻き込んだりすることもある。

頸部

子宮の頸部は体部の下に続く部分で，下端が腟の内腔に突き出ている。

頸部cervix は体部の下方から続く，やや円柱状をした部分で，丸い下端が腟の内腔に突き出ている（図20-1）。上皮は単層円柱上皮で被われており粘液を分泌するが，腟の内腔に突出している**腟部**portio vaginalisは，腟と同じ非角化性の重層扁平上皮で被われている。上皮の下の粘膜固有層は密線維性結合組織でできており，多くの弾性線維とわずかの平滑筋を含む。粘膜固有層には分岐管状の**子宮頸腺**cervical glandがあり，粘液を分泌する。頸

部の粘膜にも月経周期に伴う変化があるが，月経時に剥脱することはない。子宮頸部は腹膜に被われない。

月経周期の中間点で排卵が起こる頃には，子宮頸腺はさらさらした粘液を分泌し，精子が子宮腔に入りやすくしている。これ以外のときや妊娠中は，分泌液は粘調になり，頸部の外子宮口を塞いで精子や微生物が子宮腔に入るのを防ぐ。頸腺が分泌する粘液の性状は，プロゲステロンによって調節されている。

分娩時には，胎盤から分泌される**リラキシン**relaxinが，頸部にある膠原線維でできた結合組織を緩めるように働く。この結果，頸部は軟らかくなり，伸展しやすくなる。

臨床ノート

パパニコロー細胞診法（腟内細胞塗抹検査）Papanicolaou technique, "Pap smear" techniqueは子宮頸癌を見つけるための検査法である。腟から子宮頸腺の分泌液を吸引するか，子宮頸部を擦過して細胞を擦り取り，スライドガラスに塗布して染色し顕微鏡で検査する。このようにして，退形成や異形成，癌などの細胞の有無を調べる。

子宮頸癌cervical carcinomaは，女性の悪性腫瘍のうちでも頻度の高いものの1つである。処女や出産の経験のない女性ではまれであるが，複数のセックスパートナーがあったり，ヘルペス感染を持っていたりすると発生頻度が増す。この癌の発生母地は非角化性重層扁平上皮で，**上皮内癌**carcinoma in situとして発生する。パパニコロー法などによってこの段階で見つけることができると，完治する可能性が高い。早期発見ができなくて，癌細胞が周囲に浸潤したり転移したりすると，予後は悪い。

月経周期

月経周期は，月経期，増殖期（卵胞期），分泌期（黄体期）に分けられる。

通常，月経周期の1サイクルは28日で，月経期，増殖期（卵胞期），分泌期（黄体期）の3期に分けられる（図20-12）。

月経期（月経周期第1～4日）

月経期には，子宮内膜の機能層が剥脱する。

月経期menstrual phaseは，通常排卵後14日目に始まる。妊娠が起こらないと，排卵後10日ほどで黄体が変性し，血中のプロゲステロンとエストロゲンが減少する。

これらのホルモンが減少すると，ラセン動脈が間欠的に収縮し始め，機能層は貧血状態になる。この約2日後，

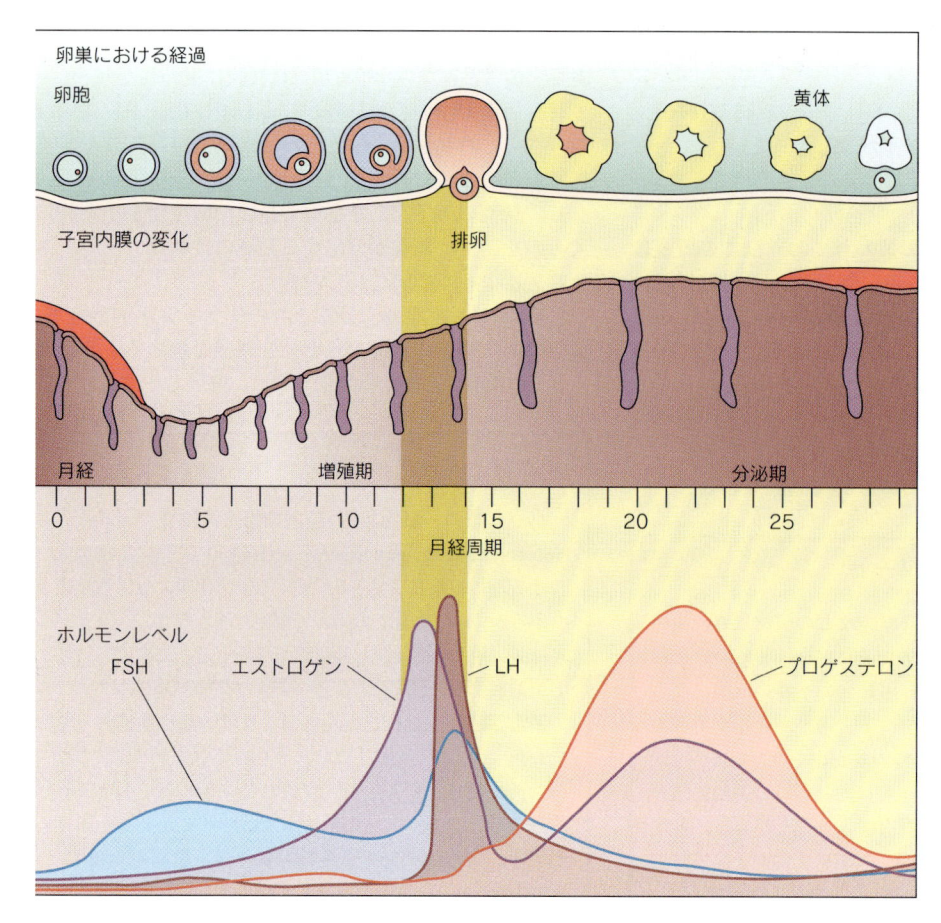

図20-12 月経周期における卵巣，子宮内膜，ホルモン変化の関係を示す模式図。FSH：卵胞刺激ホルモン，LH：黄体化ホルモン。

ラセン動脈は完全に閉塞して，酸素供給を絶たれた機能層では子宮腺の分泌が止まり，白血球の浸潤が起こる。このようにして，機能層は**壊死**necrosisに陥る。この後，再びラセン動脈が開き血流が再開するが，動脈壁が弱くなっているために血管が破綻し，流出した血液によって機能層が洗い流される。この現象を**月経**menstruation, mensesといい，月経の初日を月経周期の第1日とする。

壊死に陥った機能層が完全に除去されるには3～4日かかる。この間，出血が持続するが，月経によって失われる血液量はせいぜい35 mlである。ただし，個人差があり，これより多い人もある。

基底層は基底動脈で養われているので，月経後にも残る。残存した子宮腺の基底細胞が分裂増殖し，月経によって露出した粘膜の結合組織表面に移動してこれを被う。その後，子宮粘膜は増殖期に入る。

増殖期（月経周期第4～14日）

増殖期には子宮粘膜の機能層が増殖して再生する。

増殖期proliferative phaseは，卵巣で卵胞が発達する時期に当たるので**卵胞期**follicular phaseとも呼ばれ，月経終了（第4日）から第14日までの期間である。増殖期には，機能層が増殖して再生する。

月経が終了すると，残存していた基底層の子宮腺の上皮細胞が分裂・増殖を引き起こし，遊走して，月経で露出された粘膜の結合組織を被う。やがて機能層が再生し，その厚さは2～3 mmになる。子宮腺も再生されるが，この時期にはまだまっすぐでラセン状にはなっていない。しかし，腺細胞の細胞質にはグリコーゲンが蓄積され始めている。ラセン動脈はまだ強いラセンを作っておらず，機能層にあまり深く進入していない。

月経周期の第14日までには，基本的に機能層のすべての構造が再生され，やがて卵巣で排卵が起こる。

分泌期（月経周期第15～28日）

分泌期には内膜に浮腫が起こり，ラセン状に迂曲した子宮腺に分泌物がたまって内膜全体が厚くなる。

分泌期secretory phaseは**黄体期**luteal phaseとも呼ばれる。この時期には子宮腺が強く迂曲して腺腔内にグリ

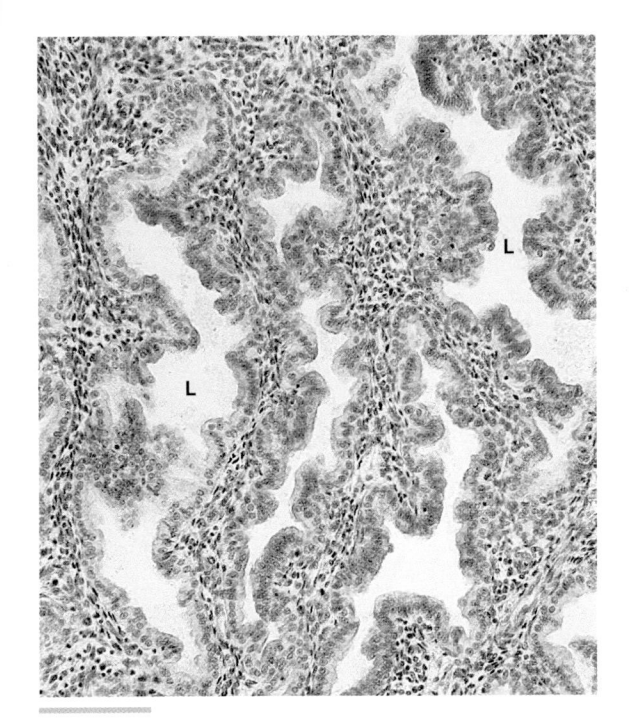

図20-13 分泌期の子宮腺の光学顕微鏡写真（×122）。子宮腺は強く迂曲し，腺腔（L）は分泌物で拡張している。上皮下に多数の間質細胞が存在する。

コーゲンがたまり（図20-13），粘膜固有層が浮腫状になって内膜全体が厚くなる。子宮腺では，初め腺細胞の基底部に分泌物がたまるが，量が増えるにつれて細胞上部に移動し，腺腔に放出される。グリコーゲンを豊富に含んだ分泌物は，胎盤ができるまで胚子の栄養源となる。

子宮内膜が厚くなるのは，主として機能層の変化によるが，基底層の子宮腺の内腔にも分泌物がたまって拡張する。第22日までにはラセン動脈はコイル状に強く曲がっており，機能層に深く入り込む。この頃の子宮内膜の厚さは約5mmに達している。

月経周期は分泌期で終わるが，最後の第28日には次の新しい周期の準備が始まっている。

受精，着床，胎盤の形成

受精

受精は卵娘細胞と精子の結合をいい，卵管の膨大部で起こる。

排卵によって腹膜腔に出た卵娘細胞と周囲の果粒層細胞は，卵管の筋層のリズミカルな収縮と上皮細胞の線毛運動によって卵管腹腔口から卵管内に入る（図20-14）。卵管内の分泌物は子宮に向かう卵娘細胞を栄養する。

腟内に射精された精子は子宮頸部，子宮体腔を通り，卵管内をさかのぼって膨大部に至り，卵娘細胞に出合う（図20-15）。このとき，卵娘細胞の周りには**透明帯** zona pellucida と放線冠細胞とが存在する。

透明帯のZP3分子には2つの領域がある。1つは精子受容体で，これは精子の細胞膜にある蛋白を認識する。もう1つは精子の頭部にある蛋白と結合する領域で，この蛋白は**先体反応** acrosome reaction の引き金の役割を果たす。先体反応が起こると，先体のなかにある酵素が透明帯に向かって放出される。特に**アクロシン** acrosin という酵素は透明帯を消化し，精子が卵娘細胞のなかに進入するのを助ける。透明帯を通過すると，精子は透明帯と卵子の細胞膜との間にある**卵黄周囲腔** perivitelline space に入る。

精子の頭部が卵娘細胞と接触すると，**表層反応** cortical reaction が起こる。これは**多精子受精** polyspermy を防止する機構である。表層反応には速い反応と遅い反応の2つの段階がある。速い反応では卵子の細胞膜の静止電位が変化し，ほかの精子が接触するのを防ぐが，この静止電位の変化は数分しか持続しない。遅い反応では，表層果粒（卵娘細胞の細胞膜近くに存在する果粒）の卵黄周囲腔への放出が起こる。表層果粒内の水解酵素は透明帯中のZP3分子を分解し，ほかの精子が卵子に結合するのを防ぐ。

卵娘細胞のなかに精子の核が入ると，第二減数分裂が再開し，完了する。この不均等分裂の結果，**卵子** ovum と**第二極体** second polar body ができる。次いで，卵子の核（**雌性前核** female pronucleus）は精子の核（**雄性前核** male pronucleus）と融合し，二倍体の**接合子** zygote となる。このようにして，受精が完了する。

排卵から受精までの猶予時間は約24時間である。この間に受精が起こらないと，卵娘細胞は変性しマクロファージに貪食される。

着床

着床は胞胚が子宮粘膜のなかに埋没する過程をいう。

接合子は子宮へ向かって卵管のなかを移動しながら何回も分裂し，**桑実胚** morula と呼ばれる桑の実のような丸い細胞塊になる（図20-14）。引き続き細胞分裂が進むと，桑実胚は内部に腔を有する**胞胚** blastocyst になる。胞胚内の一極には細胞の集団があり，これを**胚結節** embryoblast（**内細胞塊** inner cell mass）という。一方，胞胚の壁をなす細胞を**栄養膜** trophoblast という。胞胚は受精後4日頃に子宮腔に到達し，子宮粘膜内に進入し始める。これを**着床** implantation という。胞胚の栄養膜細胞は，子宮粘膜の星形の**間質細胞** stromal cell を刺激して**脱落膜細胞** decidual cell に変化させる。脱落膜細

第20章　女性生殖器系

は丸くて大型の細胞で，細胞質は明るく，多量のグリコーゲンを蓄えている。このグリコーゲンが，着床した胞胚の栄養となる。

内細胞塊は胚子になり，栄養膜の一部は胎盤胎児部の形成に関与する。栄養膜の細胞は急速に増殖し，2層の細胞層を形成する。このうち深層の分裂活性の高い細胞層を**細胞性栄養膜** cytotrophoblast と呼ぶ。一方，表層の分裂活性のない層は，細胞性栄養膜の細胞が融合してできたもので，これを**合胞体性栄養膜** syncytiotrophoblast と呼ぶ。

細胞性栄養膜は盛んに分裂して，新しい細胞を合胞体性栄養膜に供給する。合胞体性栄養膜は細胞内に空胞を形成し，やがてこれが融合して**絨毛間裂孔** intervillous lacunae と呼ばれる迷路状の空隙になる。合胞体性栄養膜は成長を続けながら子宮内膜を侵食し，これによって胞胚は内膜の深部に入り込んでいく。妊娠第11日には，子宮粘膜にできていた胞胚の進入口を上皮が被ってしまう。

胎盤の形成

胎盤は血管を主体とする臓器で，子宮内膜由来の組織と胎児由来の組織とからできる。

合胞体性栄養膜は子宮内膜を侵食し続けるが，このと

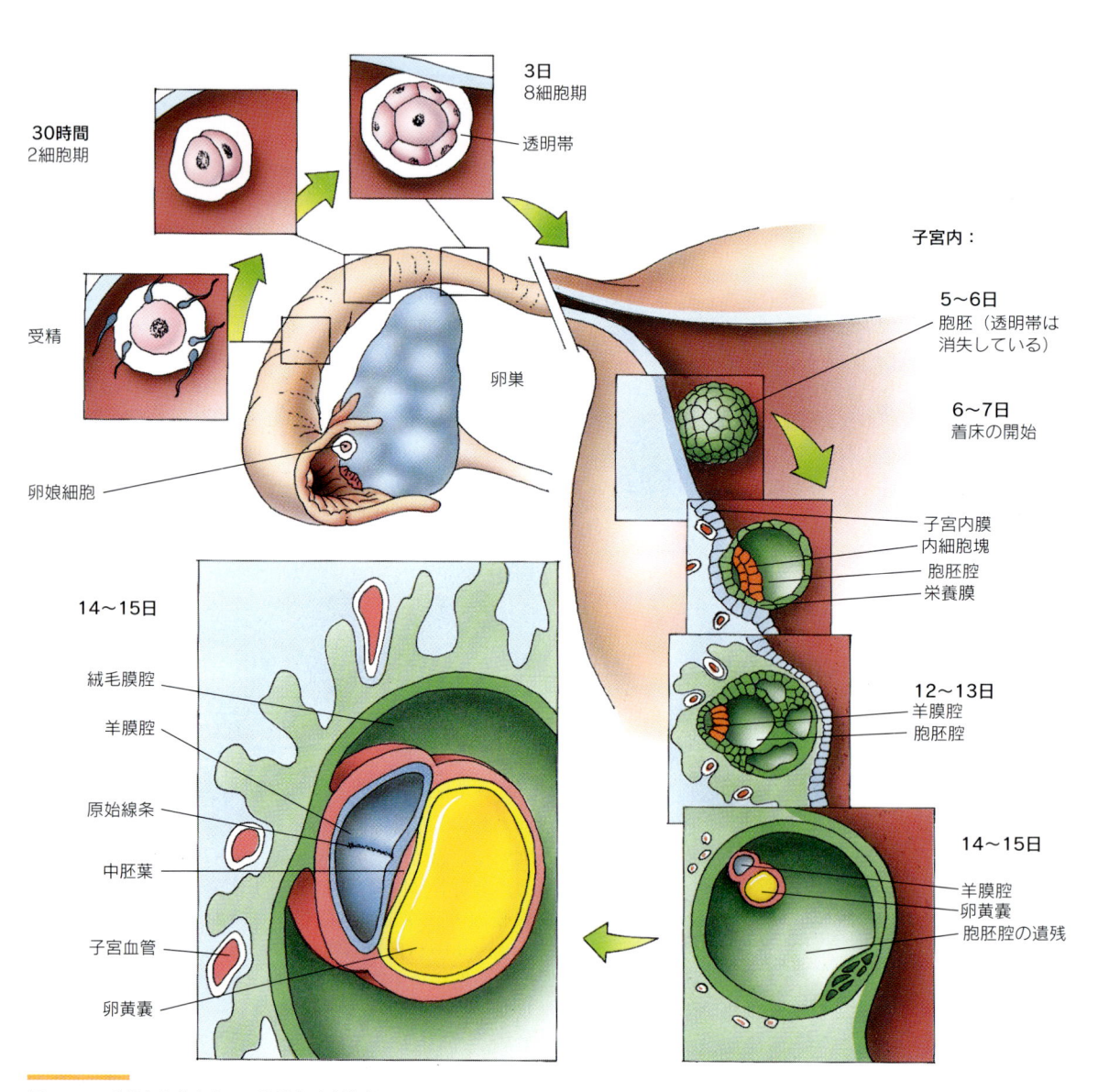

図12-14　受精から着床までの経過を示す模式図。

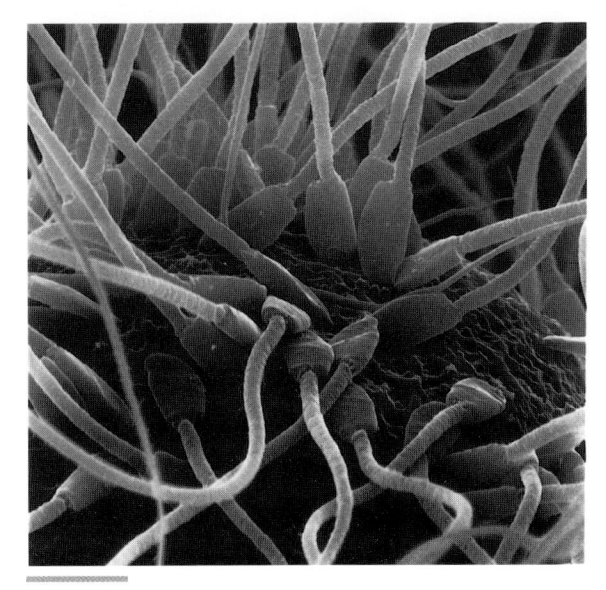

図20-15 卵娘細胞の透明帯の周囲に付着した精子の走査型電子顕微鏡写真（×3,852）。(Phillips DM, Shalgi R, Dekel N: Mammalian fertilization as seen with the scanning electron microscope. Am J Anat 174:357-372, 1985. より）

き内膜の血管も侵食する。侵食された血管と合胞体性栄養膜のなかに形成されていた絨毛間裂孔がつながると，裂孔内に母親の血液が流れ込む。こうして，成長中の胚子は母親の血液によって栄養されるようになる。胚子の成長が進むにつれ，栄養膜は母親の血液のプールのなかに突起状の細胞索を伸ばす。この状態の栄養膜を**絨毛膜** chorion という。絨毛膜は**絨毛膜板** chorionic plate と，それから伸び出す樹枝状の**絨毛膜絨毛** chorionic villi からなる（図20-16）。さらに成長が進むと**胎盤** placenta が形成され，母親の血液と胎児の血液との間で物質交換が行われるようになる。

栄養膜は，発達しながら子宮内膜を**脱落膜** decidua に変化させる。胚子との位置関係によって，脱落膜は次の3部に分けられる。

- **被包脱落膜** decidua capsularis：胚子と子宮腔の間にある脱落膜。
- **基底脱落膜** decidua basalis：胚子と子宮筋層の間に位置する部分。
- **壁側脱落膜** decidua parietalis：胚子の着床部以外の部分。

初めは，胚子の周囲は完全に脱落膜で取り囲まれている。絨毛膜のうち被包脱落膜に接する部分は絨毛の発達が悪く，平滑なので**平滑絨毛膜** chorion laeve と呼ばれる。これに対し，基底脱落膜側では絨毛が発達し，あたかも枝の多い多数の樹木が絨毛膜板から生えているような観

を呈するので，**繁茂絨毛膜** chorion frondosum と呼ばれる。この繁茂絨毛膜と，豊富な血管を含む基底脱落膜とで胎盤が形成される。

絨毛は，初めは細胞性栄養膜と合胞体性栄養膜からなる細胞索の突起でできており，これを**一次絨毛** primary villi という。発達が進むと，この細胞索のなかに間葉組織が進入し，結合組織の芯を形成する。このような絨毛を**二次絨毛** secondary villi と呼ぶ。やがて，二次絨毛の結合組織のなかに血管が生じ（図20-17），これが胚子（胎児）の血管と連絡して胎児側の胎盤循環が完成する。

絨毛の表面を被う栄養膜は，初めは2層からなるが，細胞性栄養膜が次々と合胞体性栄養膜に融合する結果，次第に細胞性栄養膜が少なくなっていく。基底脱落膜から絨毛に向かって出ている仕切り状の突起を**胎盤中隔** placental septum と呼ぶ。絨毛の周囲の腔は絨毛間腔で，母親の血液で満たされている。基底脱落膜の絨毛間腔に面する部分には多数の動脈と静脈が開口しており，動脈から絨毛間腔に入った血液は絨毛の間を流れて静脈へと出ていく。

絨毛のほとんどは，絨毛間腔の血液中に浮かんだ形になっており，基底脱落膜には付着していない。このような絨毛を**自由絨毛** free villi という。これに対し，基底脱落膜についているものを**付着絨毛** anchoring villi という。絨毛内にある胎児側の血管は，絨毛の薄い結合組織と合胞体性栄養膜によって母親の血液から隔てられており，胎児の血液と母親の血液が混じり合うことはない。母親の血液中にある栄養や酸素は，合胞体性栄養膜，結合組織，毛細血管内皮を通過してやっと胎児の血液に到達することができる。このような母親と胎児の血液を隔てる構造を，**胎盤関門** placental barrier という。水や酸素，二酸化炭素，小分子物質，ある種の蛋白，脂質，ホルモン，薬剤，免疫グロブリン（IgG）などは胎盤関門を通過するが，多くの高分子物質は通過することができない。

胎盤は物質交換の場所であるばかりでなく，内分泌器官としての役割もある。合胞体性栄養膜はhCG，**絨毛性甲状腺刺激ホルモン** chorionic thyrotropin，プロゲステロン，エストロゲン，**絨毛性成長・乳腺刺激ホルモン** chorionic somatomammotropin などを分泌する。また，**脱落膜細胞** decidual cell は**プロラクチン** prolactin とプロスタグランジンを分泌する。

腟

腟は線維筋性の筒で，粘膜，筋層，外膜の3層からなる。

腟 vagina は長さ8〜9 cmの線維筋性の筒で，上方で子宮につながり，下端は外陰部の腟前庭に開く。腟壁は**粘膜** mucosa，**筋層** muscularis，**外膜** adventitia の3層からなる。

腟の上皮は 150〜200 μm もの厚さがある。非角化性重層扁平上皮であるが，表層の細胞はケラトヒアリン果粒を有する。上皮内にあるランゲルハンス細胞は抗原提示細胞で，鼠径リンパ節に移動してT細胞に抗原を提示する。上皮細胞はエストロゲンの作用を受けて，大量のグリコーゲンを合成して蓄える。上皮細胞が腟の内腔に剥げ落ちると，このグリコーゲンが放出される。グリコーゲンは腟に常在するデーデルライン桿菌によって分解されて乳酸になり，腟内が酸性に保たれる。月経周期の中頃は特に酸性度が高い。この酸性の環境は病原菌の感染を防ぐ（腟の自浄作用）。

粘膜固有層 lamina propria は弾性線維を含む疎性線維性結合組織で，深層には血管が豊富に分布している。このなかには多数のリンパ球や好中球もあり，これらは上皮細胞の間を抜けて腟の内腔に出て免疫反応に関与する。腟には腺はないが，性的興奮時には腟内の分泌液が増加する。この分泌液は粘膜固有層から滲み出してきた液と子宮頸腺からの分泌物が混じったものである。

筋層の平滑筋線維は，粘膜固有層側ではほぼ輪状に，外側では縦方向に走るが，輪層筋の発達は悪く，両層の境は明瞭でない。腟口の周囲には球海綿体筋（前庭括約筋ともいう）がある。これは会陰筋の1つで骨格筋である。

外膜は弾性線維を含む密線維性結合組織でできた薄い層で，直接あるいは疎性結合組織を介して隣接する器官とつながっている。ここには静脈叢などの豊富な血管や，

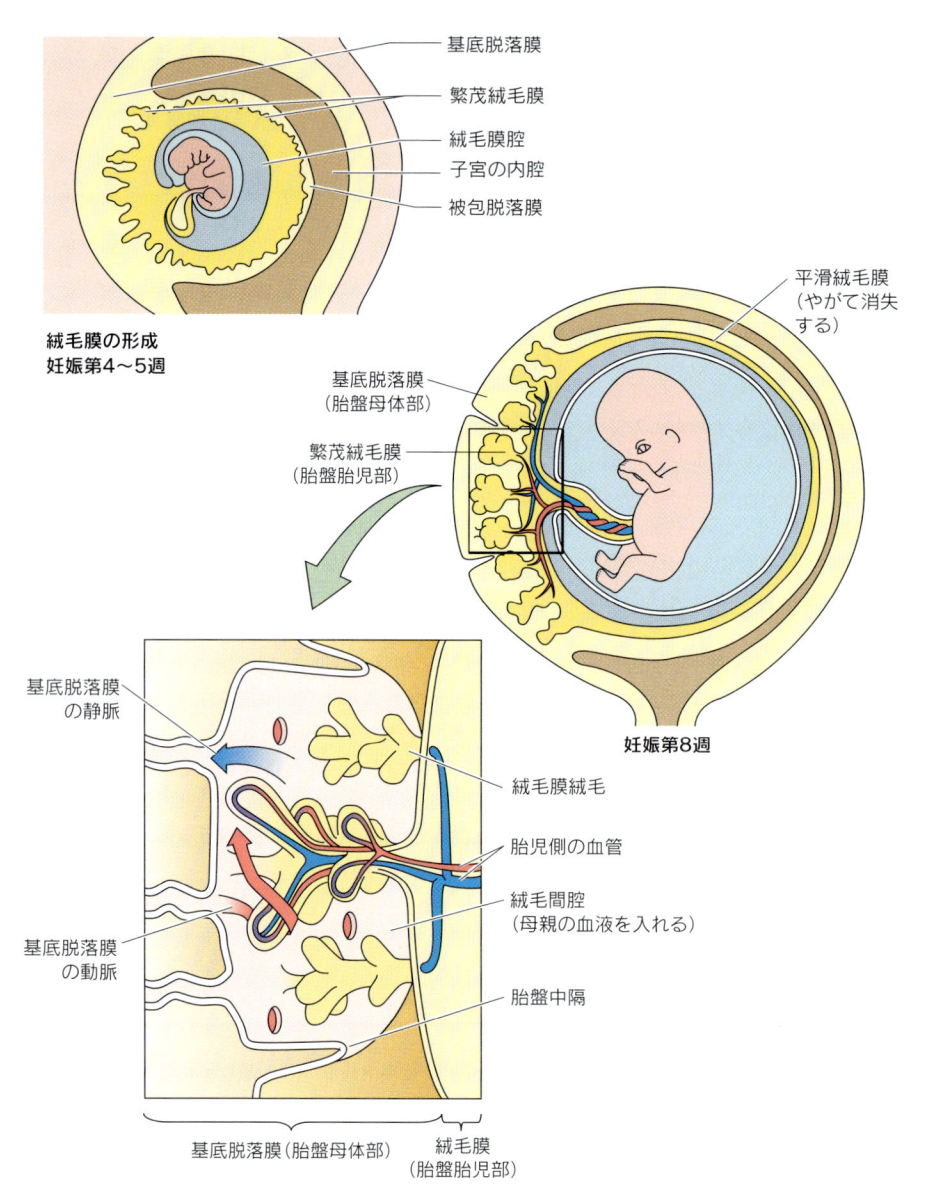

図 20-16 絨毛膜，脱落膜，胎盤の血管を示す模式図。

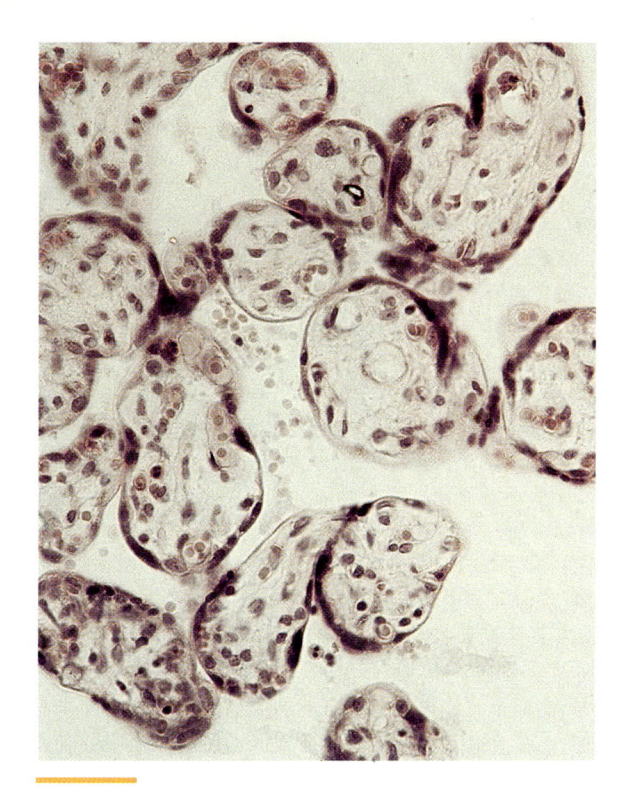

図20-17　胎盤の絨毛（横断）の光学顕微鏡像（×250）。

内臓神経由来の神経線維束もある。

外陰部

> 外陰部は大陰唇，小陰唇，腟前庭，陰核からなる。

大陰唇 labium majus pudendiは，皮膚の大きな1対のヒダで，内部に豊富な脂肪組織と薄い平滑筋の層がある。男性の相同器官は陰嚢で，大陰唇の平滑筋層は陰嚢の肉様膜に対応する。大陰唇の外側面には陰毛が生えているが，内側面には毛はない。多数の汗腺と脂腺の導管が大陰唇の内・外面に開いている。

小陰唇 labium minus pudendiは大陰唇の内側にあり，男性の陰茎の尿道面と相同である。小陰唇は，皮膚の2枚の小さいヒダであるが粘膜の性格を持ち，脂腺はあるが，毛包や汗腺，脂肪組織はない。上皮は重層扁平上皮である。固有層は弾性線維に富む海綿状の結合組織で，血管と神経が豊富に分布している。

左右の小陰唇の間を**腟前庭**vestibuleと呼び，重層扁平上皮で被われている。**大前庭腺**（バルトリン腺gland of Bartholin）は腟口の両側にある1対の小さな粘液腺で，その分泌物は腟前庭に注ぐ。腟前庭には数個の**小前庭腺** minor vestibular glandもあり，これらの粘液性の分泌物は腟前庭を潤す。処女の腟口には，**処女膜**hymenという薄い粘膜のヒダがある。

陰核clitorisは腟前庭の前方に位置する。左右の小陰唇が前方で合わさって陰核包皮をなし，**陰核亀頭**glans clitoridisを被う。陰核は男性の陰茎海綿体に相当する**勃起装置**erectile bodyで陰核海綿体からなり，重層扁平上皮で被われている。陰核は感覚神経，マイスネル小体，パチニ小体などが豊富で，性的興奮時に特に敏感になる。

乳腺

> 乳腺は15～20の乳腺葉からなる管状胞状腺である。乳腺葉は乳頭の周りに放射状に並んでおり，各葉の間には脂肪組織と線維性結合組織がある。

乳腺mammary glandは乳汁を分泌する。乳汁は，新生児が必要とする蛋白や脂肪，乳糖，抗体，ミネラル，脂溶性ビタミンのほか，リンパ球や単球を含んでいる。

乳腺は，思春期までは男女とも同じような構造であるが，女性では思春期以後，ホルモンの作用を受けてさらに発達する。すなわち，卵巣（妊娠すると胎盤も）からのエストロゲンとプロゲステロン，下垂体からのプロラクチンによって，**乳腺葉**lobuleと**導管末端部**terminal ductuleの発育が始まる。終末部が完全に発育するためには，これらのホルモンのほかにグルココルチコイドと成長ホルモンの刺激が必要である。

これらの出来事とともに，間質の結合組織と脂肪組織も増大して乳房全体が大きくなる。このようにして，20歳頃には乳房は完全に発育する。乳腺は月経周期に合わせて小さな変化を示すが，妊娠，授乳に際して最も大きな変化を遂げる。40歳を過ぎると，乳腺の終末部のみならず，導管系や結合組織も萎縮し始め，閉経後も続く。

乳腺は複合管状胞状腺で，乳頭から放射状に並んだ15～20の乳腺葉からなる。乳腺葉の間は脂肪組織と線維性結合組織である。1個の乳腺葉から1本の**乳管**lactiferous ductが出ており，ほかの乳管と合することなくそのまま**乳頭**nippleに開く。乳管が乳頭に開口する直前にある拡張部を**乳管洞**lactiferous sinusといい，乳汁をためる。乳管洞の先は再び細くなって乳頭に開口する。

休止期の乳腺

> 休止期の乳腺では終末部は発達していない。

妊娠していないときの乳腺は**休止期**resting（**非分泌期** nonsecreting）にあるが，基本的な構築は分泌期のものと異ならない。ただし，発達した終末部は見られず，終末部の発達は妊娠中や授乳時に限られる。乳管の乳頭への開口部は角化重層扁平上皮で被われているが，乳管洞とその奥の乳管は重層立方上皮で被われ，それより深部

では単層円柱上皮になる。細長い突起を持った筋上皮細胞が発達中の腺房を取り囲んでいる。

分泌期の乳腺

妊娠中には，導管の先端は成長して枝分かれし，腺房を形成する。

乳腺は，妊娠中にエストロゲンとプロゲステロンの作用を受けて発達し，乳汁を産生するようになる。導管の先端は枝分かれして成長し，腺房が形成されて成熟する（図20-18）。妊娠が進むと乳腺の実質が肥大する結果，乳房は大きくなる。妊娠末期になると，蛋白や免疫グロブリンを豊富に含んだ乳汁が分泌される。この乳汁を**初乳** colostrum といい，出産後数日間にわたって分泌される。出産後数日たつと，エストロゲンとプロゲステロンは減少し，下垂体前葉からのプロラクチンが乳汁の分泌を促す。

乳汁分泌中の乳腺の**腺房** alveolus は立方状の腺細胞からなり，その周囲は筋上皮細胞の突起によって取り囲まれる。腺細胞はよく発達した粗面小胞体とゴルジ装置，多数のミトコンドリア，脂肪滴，小胞を含む（図20-19）。小胞にはカゼインと乳糖が含まれる。腺細胞の分泌の相は不揃いで，腺細胞には様々な乳汁産生と分泌の段階が見える（図20-20）。腺細胞の分泌物は脂肪と蛋白である。

脂肪は脂肪滴の形で細胞質に存在する。小さい脂肪滴は融合して次第に大きくなり，頂部から**アポクリン分泌** apocrine secretion によって分泌される。すなわち，脂肪滴を入れた頂部細胞膜が腺腔に向かって膨隆して突出し，その根元がくびれて腺腔内にちぎれ落ちる。このとき，わずかではあるが細胞質が一緒に放出される。

蛋白は粗面小胞体-ゴルジ装置系で作られ，小胞に包まれて頂部に達し，開口分泌で放出される。

乳輪と乳頭

乳頭周囲の褐色を帯びた輪状部を**乳輪** areola と呼ぶ。乳輪には汗腺や脂腺のほか**乳輪腺** areolar gland（**モントゴメリー腺** areolar gland of Montgomery）がある。乳輪腺は一種のアポクリン腺である。

乳頭は乳房の中央よりやや下方にある円錐状の突起で，先端には乳管が開口する。色白の人では，乳頭はややピンクを帯びている。これは，表皮の下にある真皮乳頭内に入り込んだ血管が透けて見えるためである。妊娠中はメラニン色素が沈着して，乳頭と乳輪の色が濃くなる。

乳頭の芯をなすのは平滑筋線維と弾性線維を豊富に含む密線維性結合組織で，周囲の結合組織とつながっている。乳頭の皮膚にできるシワは弾性線維の存在による。豊富な平滑筋線維は2通りの配列をしている。1つは乳

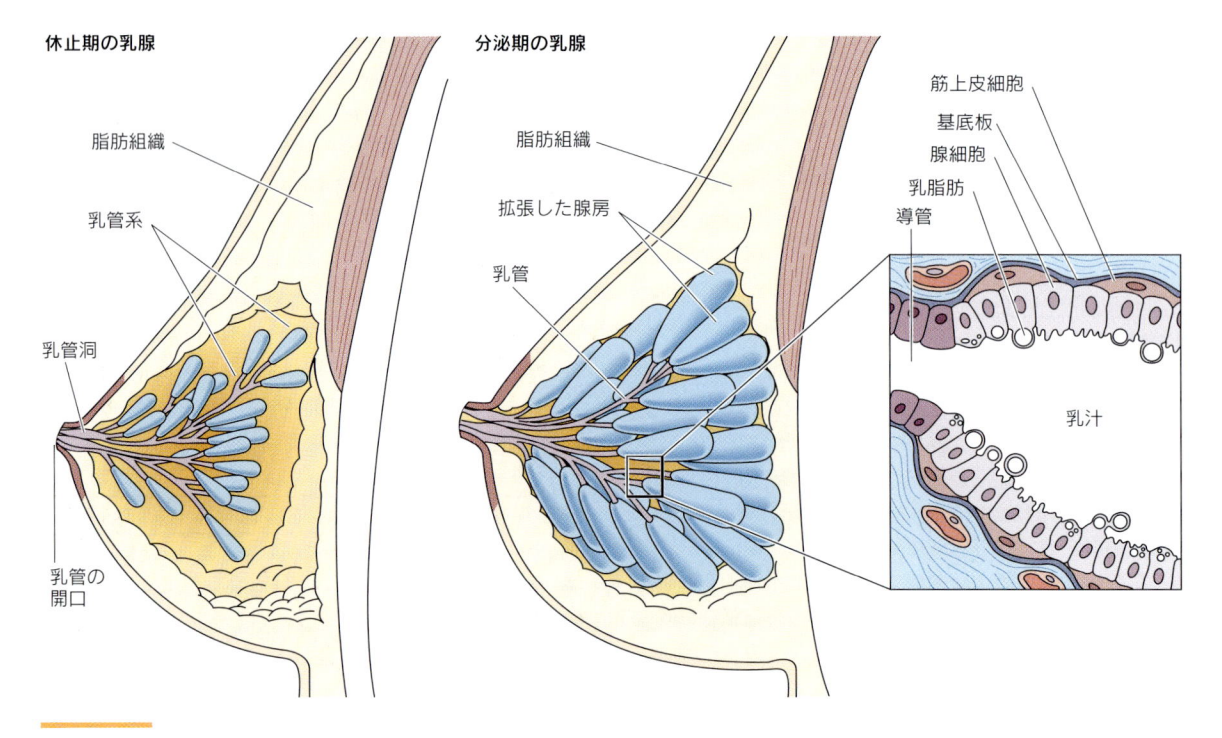

図20-18　休止期と分泌期の乳腺の違いを示す模式図。

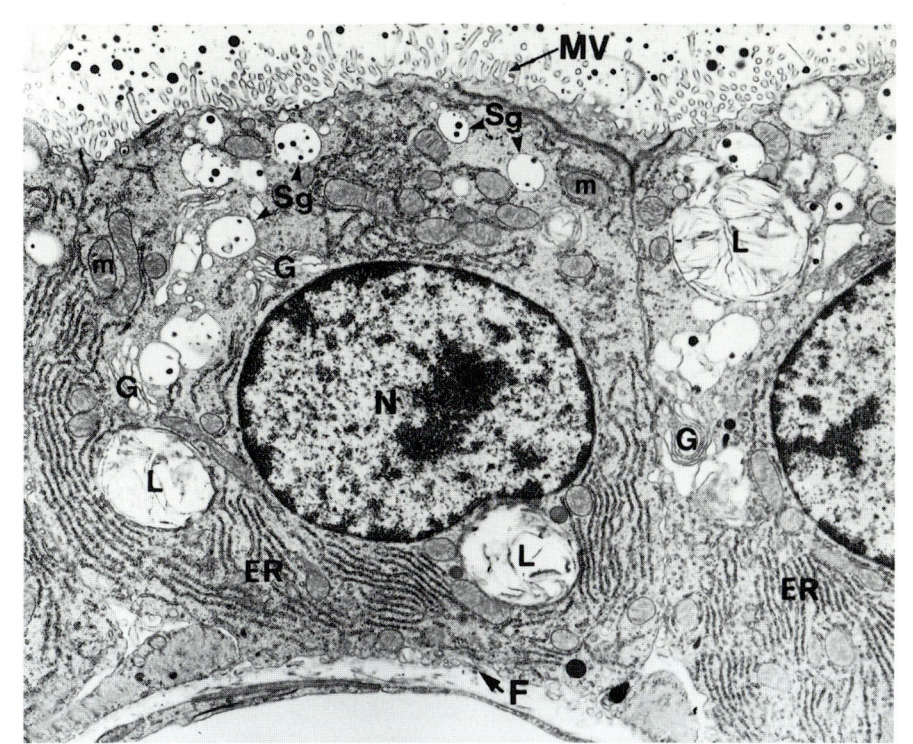

図20-19 授乳中のラット乳腺の腺細胞の電子顕微鏡写真（×9,000）。大きな脂肪滴（L），よく発達した粗面小胞体（ER），ゴルジ装置（G）に注意。F：基底細胞膜のヒダ，m：ミトコンドリア，MV：微絨毛，Sg：分泌顆粒。(Clermont Y, Xia I, Rambourg A, et al: Structure of the Golgi apparatus in stimulated and nonstimulated acinar cells of mammary glands of the rat. Anat Rec 237:308-317, 1993. より)

頭を輪状に取り巻くもので，もう1つは乳頭の中心から放射状に周囲に走るものである。これらの平滑筋が収縮すると乳頭が勃起する。

乳管の周囲にある皮脂腺の導管は，ほとんど乳頭の上部か側面に開くが，一部は開口直前の乳管に開く。

乳腺の分泌機構

> プロラクチンは乳汁の産生を促進し，オキシトシンは乳汁を射出させる。

出産前の乳腺は十分乳汁を分泌できる状態にあるが，なんらかの因子によって分泌が抑制されている。しかし，胎盤が娩出されると，下垂体から分泌されるプロラクチンが乳汁産生を刺激し，数日で最高に達する。普通の乳汁が分泌され始めるまでの出産後の数日間は，初乳 colostrum と呼ばれる特別な乳汁が分泌される。初乳は豊富な蛋白，抗体（IgA），ビタミンAのほか，ラクトアルブミン，ナトリウム，塩素イオン，リンパ球，単球を含み，新生児に栄養を与え，感染から防ぐ働きがある。

いわゆる乳汁は，分娩後の第4日頃から分泌され始める。乳汁には，ミネラル，炭水化物（乳糖を含む），抗体（ほとんどIgA），蛋白（カゼインを含む），脂肪などが含まれる。乳汁の分泌は新生児を見たり，触ったり，あや

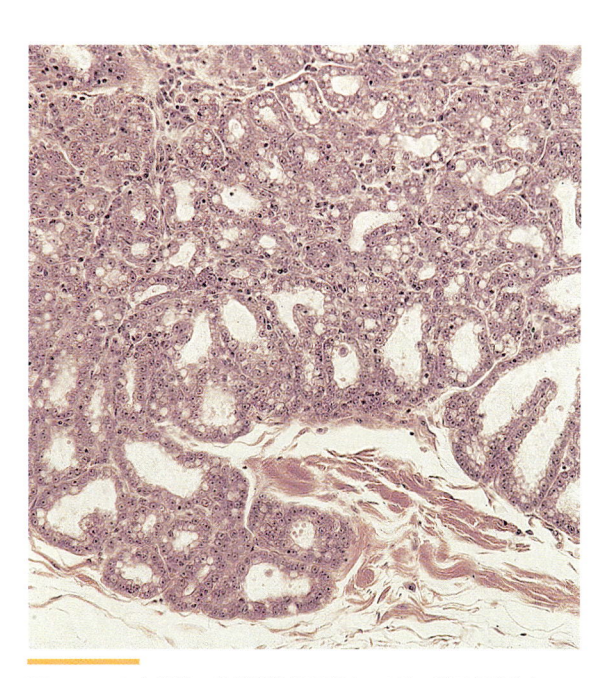

図20-20 ヒト乳腺の光学顕微鏡写真（×122）。腺房が密集している。各腺房は様々な分泌状態を示す。

したり，世話をやいたりすることでも刺激される。これは，これらの活動がプロラクチンの分泌を増加させることによる。乳汁産生は一度始まると持続し，乳管系のなかに常に乳汁が蓄えられた状態になる。プロラクチンの分泌とともに，下垂体後葉からはオキシトシンが分泌される。オキシトシンは乳汁の産生は引き起こさないが，筋上皮細胞を収縮させて，腺腔や乳管中にたまっている乳汁を射出させる。

臨床ノート

　時間通りに母乳を与えることができないと，母乳の出方が悪くなることがある。すると，子どもの方も飲まなくなって悪循環に陥る。この場合，子どもは受動免疫を得ることができなくなってしまう。

　乳癌 breast cancer は女性に起こる癌のなかでも頻度が高い。導管上皮から発生する**導管癌** ductal carcinoma と，末梢の乳管から発生する**小葉癌** lobular carcinoma の2種類がある。早期に発見できないと予後が悪く，乳癌は腋窩リンパ節に転移し，ここからさらに肺や骨，脳に転移することもある。普段から自分で自分の乳房を触診し，定期的な検診を受けることが早期発見につながる。また，必要があればマンモグラフィー（乳房撮影法）が施行される。このようにすれば，効果的に乳癌死亡率を下げることができる。

21 男性生殖器系

　男性生殖器は，陰嚢に包まれた2個の**精巣** testis，**精路** genital duct，**付属性腺** accessory genital gland，**陰茎** penis からなる（図21-1）。精巣は男性ホルモンの**テストステロン** testosterone の合成，貯蔵，分泌を行うほか，**精子** spermatozoon という男性の配偶子を形成する。

　男性生殖器の付属性腺には，1対の**精嚢** seminal vesicle，1個の**前立腺** prostate gland，1対の**カウパーの尿道球腺** bulbourethral gland of Cowper がある。これらの腺は**精液** semen の液性成分を産生する。この液体は精子に栄養を与えるばかりでなく，精子を女性生殖器へ送り込む働きがある。陰茎は交接によって精液を女性生殖器へ送り込む器官であり，尿を膀胱から体外へ排泄する通路でもある。

精巣

精巣は陰嚢内に1対あり，精子とテストステロンを産生する。

　成熟した男性の精巣は，長さ約4 cm，幅約2〜3 cm，厚さ約3 cmの卵円形の器官である。胚の発生時に，精巣は腹腔後壁の後腹膜腔で発生して陰嚢に向かって下降するが，その際，腹膜の一部を伴いながら下降する。この腹

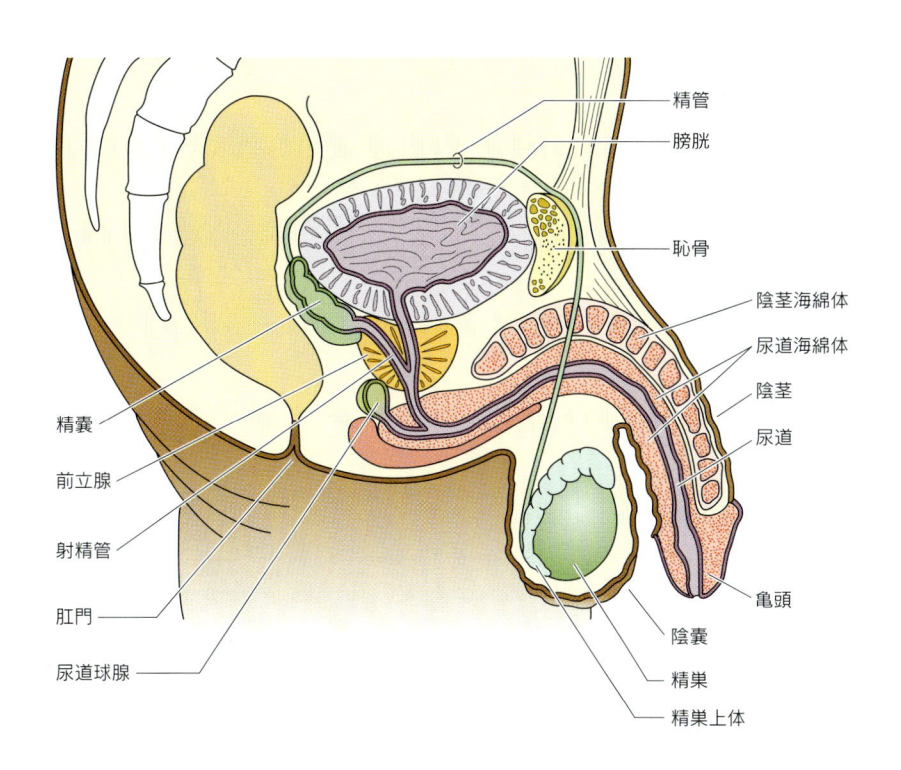

図21-1 男性生殖器系の模式図。

第21章　男性生殖器系

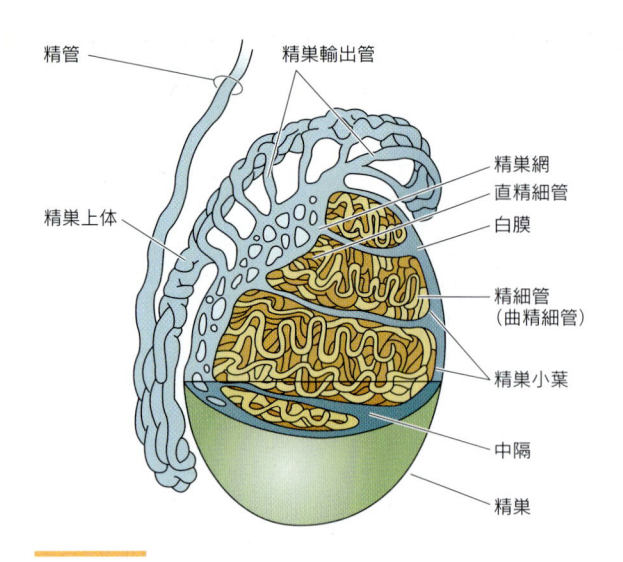

図21-2　精巣と精巣上体の模式図。小葉とその内容物は実際の比率では描かれていない。

膜の嚢状突出構造は**鞘膜**tunica vaginalisと呼ばれ、漿液の入った腔を形成し、精巣の前・側方を部分的に取り囲む。このため、精巣は陰嚢の内部で、ある程度可動性がある。

一般構造と血液循環

> 精巣は結合組織でできた中隔によって小葉に分けられる。小葉には1～4本の精細管が入っている。

精巣は、**白膜**tunica albugineaという密不規則膠原線維性結合組織でできた被膜で被われている。この層の直下には、血管に富んだ疎性結合組織でできた**血管層**tunica vasculosaがあり、精巣の血管性の被膜を形成している。白膜の後部は多少肥厚して、**精巣縦隔**mediastinum testisを形成し、そこから結合組織性の中隔が放射状に走り、**精巣小葉**lobuli testisという約250個のピラミッド形をした区画に分けている（図21-2）。

それぞれの小葉には1～4本の**精細管**seminiferous tubuleが入っている。精細管は神経と血管に富んだ血管層に由来する疎性結合組織で取り囲まれている。この結合組織のなかに、テストステロンを合成する内分泌細胞である**ライディッヒ細胞（間質細胞）**interstitial cell of Leydigの小集塊が散在している。

精子は精細管の**精上皮**seminiferous epitheliumで産生され、直走する短い**直精細管**tubuli rectiを経て、精巣縦隔内にある**精巣網**rete testisに達する。さらに、10～20本の短い**精巣輸出管**ductuli efferentesを経て**精巣上体**epididymisに入る。

精巣の血液供給は**精巣動脈**testicular arteryに由来する。この動脈は**精管**ductus deferens, vas deferensに伴行しながら精巣に至る。精巣動脈は、精巣の被膜を貫通し、精巣内の血管網を形成する前にいくつかの動脈枝を出す。精巣の毛細血管は精巣動脈に巻きついている**蔓状静脈叢**pampiniform plexus of veinに集まる。動・静脈、精管は集まって**精索**spermatic cordを構成し、腹腔と陰嚢とをつなぐ鼠径管を通る。

蔓状静脈叢の血液は精巣動脈の血液より冷却されていて、動脈血の温度を下げるように働く。これを**対交流熱交換系**countercurrent heat exchange systemという。これによって、精巣の温度は体のほかの部分より2度前後低く保たれている。この低い温度（35℃）のもとで、精子は正常に発生する。通常の体温であると、正常な精子が形成されず不妊の原因となる。

精細管

> 精細管は厚い精上皮で構成されており、周囲は固有層という薄い結合組織で取り囲まれている。

精細管seminiferous tubuleは著しく迂曲した長さ30～70 cm、直径150～250 µmの中空の管で曲精細管とも呼ばれ、その周囲は豊富な毛細血管床で取り囲まれている。約1,000本の精細管が2個の精巣に存在し、その全長は約0.5 kmに及ぶ。この精細管のなかで精子が産生さ

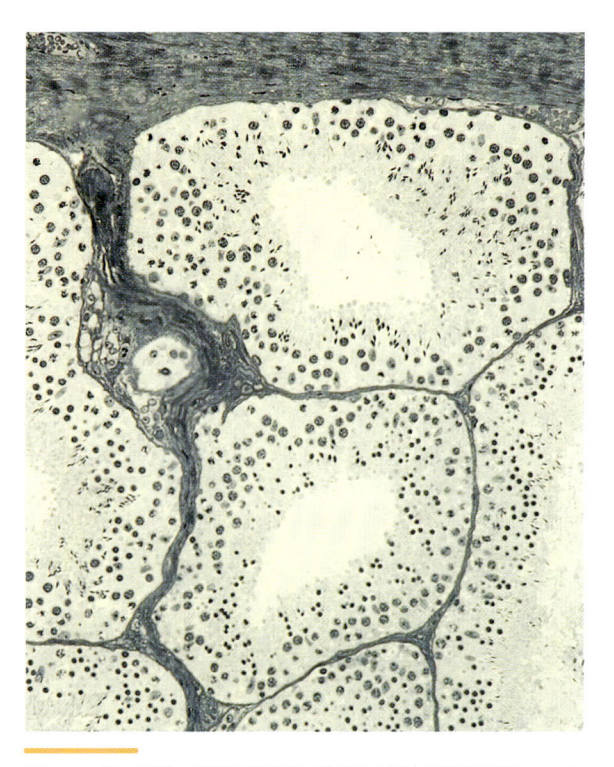

図21-3　サル精巣の被膜と精細管の横断像を示す顕微鏡写真（×122）。

第21章　男性生殖器系

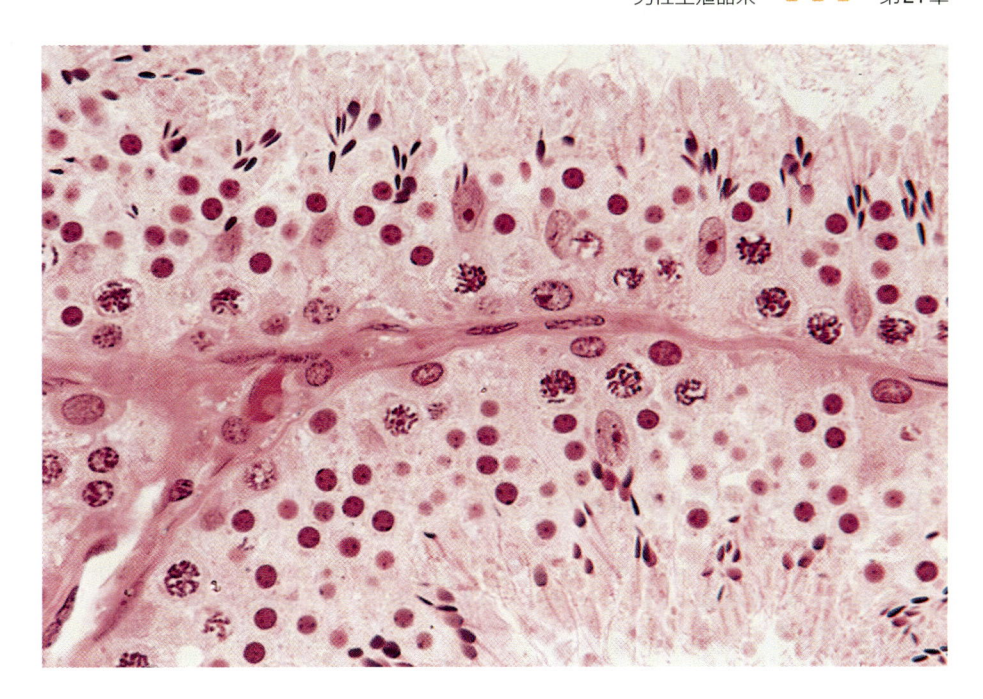

図21-4　精細管。

れている。

　精細管壁は厚い精上皮からなり，周囲を間質（**固有層** tunica propriaともいう）の結合組織で取り囲まれている。間質と精上皮はよく発達した**基底板** basal laminaで隔てられている。間質の結合組織は，主に数層の線維芽細胞層を含む交織性の膠原線維束からなる。ヒトにはないが，動物によっては平滑筋に類似した**筋様細胞** myoid cellも存在するものがあり，精細管を収縮させるのではないかと考えられている。

　精上皮 seminiferous epithelium（**胚上皮** germinal epithelium）は数個の細胞の厚さがあり（図21-3，図21-4），セルトリ細胞と精子形成細胞からなる（図21-5）。精子形成細胞には様々な成熟段階がある。

セルトリ細胞

> セルトリ細胞は精子形成細胞を支持し，保護して，栄養を与える。また，精子細胞の細胞質の残遺物を貪食したり，アンドロゲン結合蛋白，ホルモン，栄養液を分泌するとともに，血液精巣関門をなす。

　セルトリ細胞 Sertoli cellは丈の高い円柱形の細胞である。側面の細胞膜には複雑なヒダ状の折れ込みがあるので，光学顕微鏡では側面の細胞境界を見極めにくい。頂部細胞膜も著しく折れ曲がっており，精細管の内腔に突出している。基底部には，中心に大きな核小体を伴った明るい卵形の核を持つ（図21-5）。細胞質には，Charcot-Böttcherの**結晶** crystalloid of Charcot-Böttcherと呼ばれる封入体があるが，この組成や機能は分かっていない。

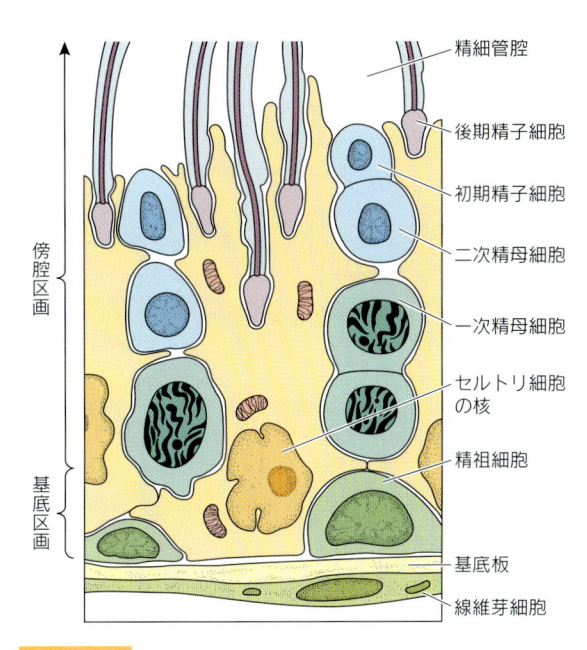

図21-5　精細管の模式図。

　電子顕微鏡による観察によって，細胞質は滑面小胞体に富むが，粗面小胞体（RER）の量は限られていることが明らかになった。また，多数のミトコンドリア，よく発達したゴルジ装置，リソソーム系に属する多数の小胞がある。細胞骨格も豊富で，成熟する配偶子のための構造的支持をなしていることが示唆される。

　隣接するセルトリ細胞の側面細胞膜は密着帯を形成

し，精細管腔を独立した2つの区画に分ける（図21-5，図21-6）。**基底区画** basal compartmentはより狭く，密着帯より基底側にあり，より広い**傍腔区画** adluminal compartmentを取り囲んでいる。この密着帯によって血液精巣関門が確立され，傍腔区画に結合組織の影響が及ばないようにし，成熟する精子を免疫系から保護している。精子発生は思春期後に始まるために，精子形成細胞は異なった表面膜受容体や分子を発現するばかりでなく，異なった染色体数を持つので，免疫系によって"外来の細胞"と認識されてしまう。もし，このような関門がなければ，精子形成細胞に対して免疫反応が起こるであろう。

セルトリ細胞には以下の機能がある。

- 成熟しつつある精子形成細胞を包囲・防護し，栄養上の支持を行う。
- 精子発生の過程で除去された細胞質の食作用。
- 隣接するセルトリ細胞どうしで密着帯を形成し，血液精巣関門を作る。
- **アンドロゲン結合蛋白** androgen-binding protein (ABP)の合成と分泌。
- ミューラー管（女性生殖器系の前駆体）の形成を抑制し，発生する胚子の"男性"を確立する**抗ミューラー管ホルモン** antimüllerian hormoneの合成と分泌（胚子発生の時期）。
- 下垂体前葉からの卵胞刺激ホルモン（FSH）の分泌を抑制する**インヒビン** inhibinの合成と分泌。
- 精子を栄養し，精巣から精子の輸送を促進するフルクトースに富んだ液の分泌。
- 血清トランスフェリンから鉄を受け取り，それを成熟しつつある精子に渡すアポ蛋白である**精巣トランスフェリン** testicular transferrinの合成と分泌。

精子形成細胞

> 精祖細胞が精子になる精子発生の過程は，精母細胞発生，減数分裂，精子形成の3つの相に分けることができる。

厚い精上皮は，様々な成熟段階にある**精子形成細胞** spermatogenic cellで構成される（図21-5）。これらの細胞のうち，**精祖細胞** spermatogoniumは基底区画に，成熟途上の細胞である**一次精母細胞** primary spermatocyte，**二次精母細胞** secondary spermatocyte，**精子細胞** spermatid，**精子** spermatozoonは傍腔区画に位置する。精祖細胞は二倍体細胞で，有糸分裂を行い，傍腔区画に移動する第一精母細胞のほか，精祖細胞自身も形成する。第一精母細胞は，**第一減数分裂** first meiotic divisionを行って二次精母細胞を形成し，さらにこの細胞が**第二減数分裂** second meiotic divisionを行って**精子細胞** spermatidという**半数体** haploidの細胞を形成する。この半数体の精子細胞では，大部分の細胞質が分離して細胞小器官が再配列され，鞭毛を形成して精子ができる。

このような精子が作られる過程を**精子発生** spermatogenesisと呼び，その概要を図21-7に示す。精子発生は以下の3つの相に分けられる。

- **精母細胞発生** spermatocytogenesis：精祖細胞から一次精母細胞への分化。
- **減数分裂** meiosis：二倍体の精母細胞が相同染色体を別々に分け，半数体の精子細胞を形成する分裂。
- **精子形成** spermiogenesis：精子細胞から精子への形態変化。

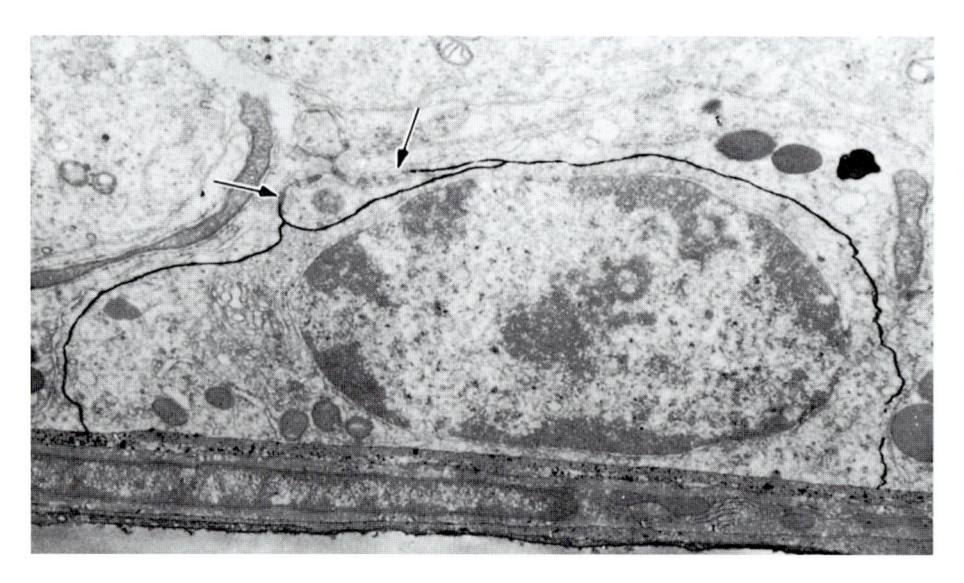

図21-6　精細管上皮の基底区画の電子顕微鏡像（×15,000）。高電子密度のトレーサー（硝酸ランタン）を含む液を血管灌流して精巣の試料を作製したもの。セルトリ細胞間の密着帯（矢印）によって，トレーサーが傍腔区画に侵入できないことを示す。(Leeson TS, Leeson CR, Papparo AA: Text/Atlas of Histology. Philadelphia, WB Saunders, 1988.より)

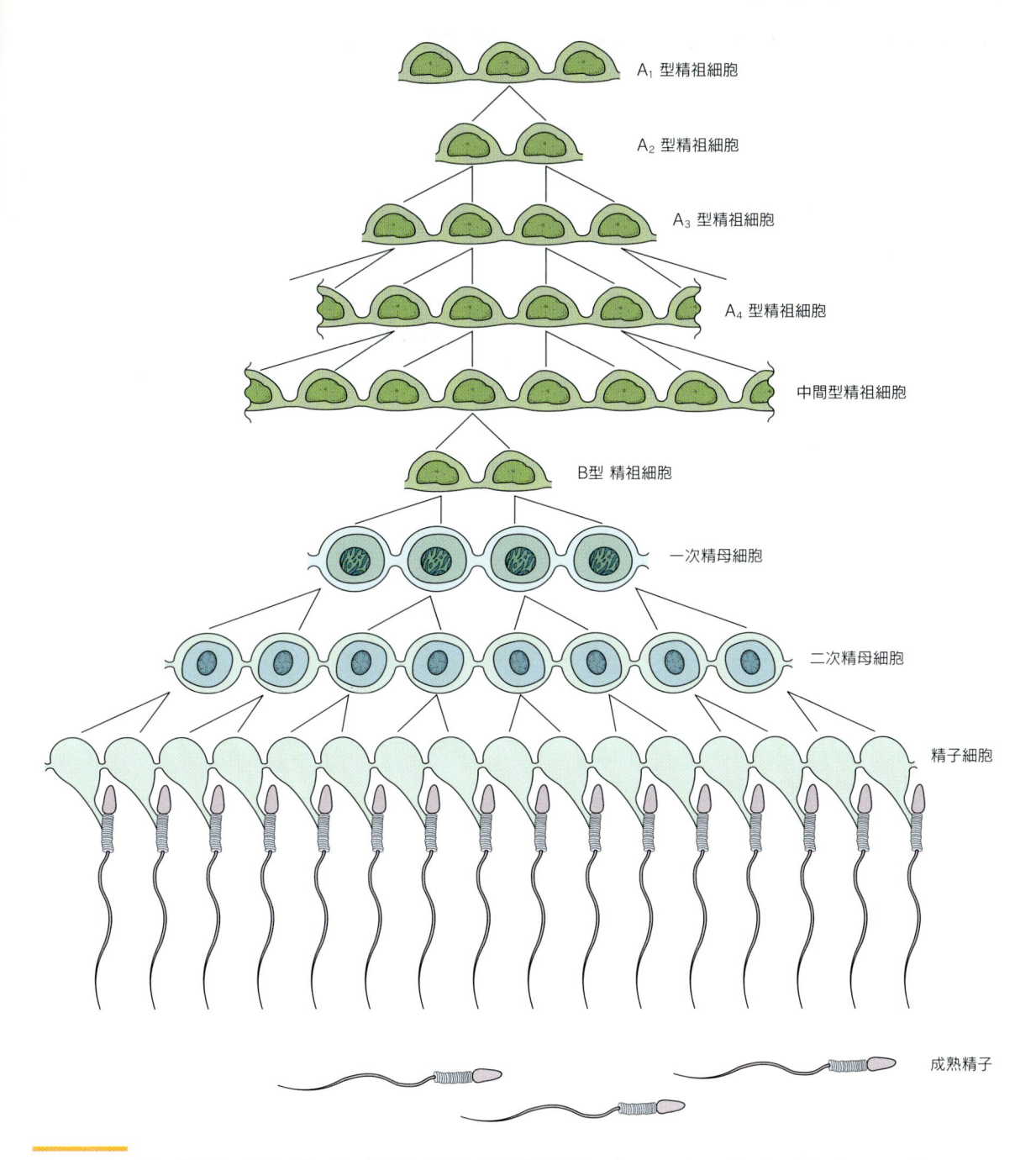

図21-7 精子発生の模式図。分化と成熟の間，合胞体を維持する細胞間橋を示す。(Ren X-D, Russell L: Clonal development of interconnected germ cells in the rat and its relationship to the segmental and subsegmental organization of spermatogenesis. Am J Anat 192:127, 1991. より)

精祖細胞の分化

精祖細胞(2n)は，思春期になるとテストステロンの影響を受けて細胞周期に入る。

精祖細胞 spermatogonium は小型の二倍体の精子形成細胞で，精細管の基底区画に位置している(図21-6，図21-7)。この細胞は基底板上に存在し，思春期になるとテストステロンの影響を受けて細胞周期に入る。精祖細胞には以下の3種がある。

■ 暗調A型精祖細胞(Ad型) dark type A spermatogonium：直径が12μmの小型の細胞で，ドーム形をしている。多量のヘテロクロマチンを有する扁平な卵形の核を持ち，核は暗く見える。この細胞は細胞周期に入ってはいないが，入る可能性のある**予備細胞**reserve cellである。いったん有糸分裂に入ると，暗調A型精祖細胞のほか，次に述べる明調A型精祖細胞も形成される。

- **明調A型精祖細胞**（Ap型）pale type A spermatogonium：暗調A型細胞と似ているが，核には多量のユークロマチンがあり，そのため核は明るく見える。細胞質には，ミトコンドリア，少数のゴルジ装置，少数のRER，多数の遊離リボソームなどがある。この細胞は，テストステロンの影響を受けて増殖し，有糸分裂によってB型精祖細胞のほか，明調A型精祖細胞が生じる。
- **B型精祖細胞**（B型）type B spermatogonium：明調A型精祖細胞に似ているが，通常，核は扁平ではなく円形である。これらの細胞も有糸分裂によって第一精母細胞を生じる。

精母細胞の減数分裂

一次精母細胞から第一減数分裂によって二次精母細胞が生じ，さらに第二減数分裂によって，染色体数とDNA量が半数体（n）の精子細胞が生じる。

一次精母細胞は形成されるとすぐに，基底区画から傍腔区画へ移動する。この細胞はセルトリ細胞の間を移動する際，セルトリ細胞と密着帯を形成し，血液精巣関門を維持する。一次精母細胞は，精上皮で最も大きい細胞である（図21-5）。この細胞は大きな核を持ち，そのクロマチンは様々な濃縮段階にある。一次精母細胞は形成されると直ちに染色体を倍増させ，4nのDNA量と2nの染色体数になる。

第一減数分裂 first meiotic divisionによって，二次精母細胞のDNA量は2nと半量になり，染色体数は半数体（n）になる。**第二減数分裂** second meiotic divisionによって，新しく形成された精子細胞のDNA量は1nと半数体の量になるが，染色体数は半数体のままである。

第一減数分裂前期 prophase Iは22日間続き，次の4期からなる。

- **細糸期** leptotene：一次精母細胞のクロマチンが濃縮し始め，長い染色糸を形成する。
- **合糸期** zygotene：相同染色体どうしが対合する。
- **厚糸期** pachytene：さらに濃縮が進み，短くて太い染色体が生じて，**四分染色体** tetradとして認識できるようになる。
- **移動（分離）期** diakinesis：相同染色体の一部に**交叉** crossing overが起こり，このランダムな遺伝的な組み換えがそれぞれの配偶子に特有のゲノムを生じさせ，遺伝子の多様性をきたす。

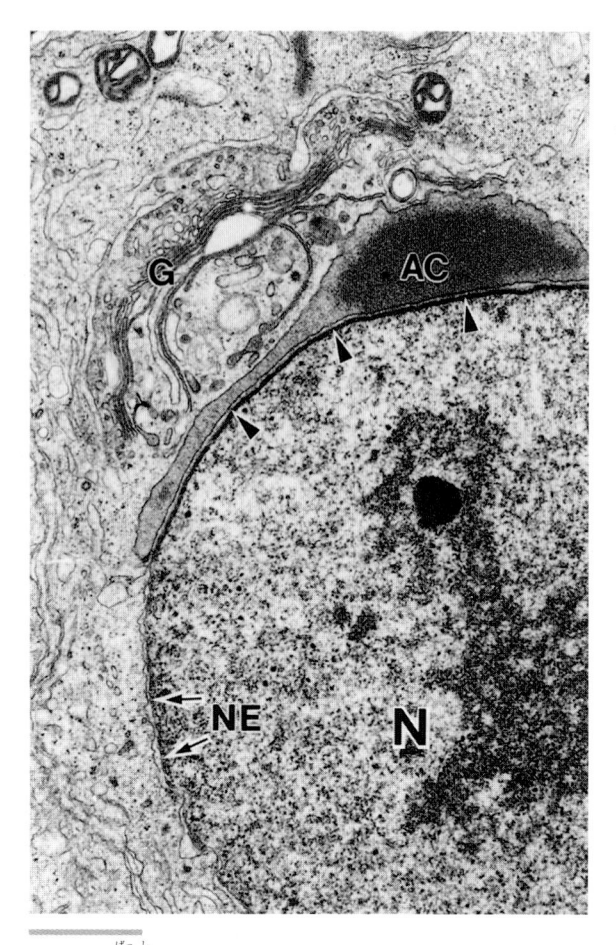

図21-8　齧歯類の頭帽期にある精子細胞の電子顕微鏡写真（×16,650）。AC：先体，G：ゴルジ装置，N：核，NE：核膜。（Oshako S, Bunick D, Hess RA et al：Characterization of a testis specific protein localized in the endoplasmic reticulum of spermatogenic cells. Anat Rec 238:335-348, 1994. より）

第一減数分裂中期 metaphase Iになると，対になった相同染色体が赤道面に並ぶ。

第一減数分裂後期 anaphase Iには，対をなしていたそれぞれの染色体が細胞の両極に移動し，娘細胞は分離する。

第一減数分裂終期 telophase Iには，2個の二次精母細胞が形成される。ただし，細胞質は完全には2個に分離せず，細胞間橋として残る。相同染色体は分離して，XとY染色体は別々の二次精母細胞に分けられ，最終的には，XかY染色体のどちらかを持つ精子が形成される。従って，将来の胚の性を決定するのは精子である。

二次精母細胞（精娘細胞）secondary spermatocyteは比較的小型の細胞で，短期間しか存在しないので，精上皮を観察しても簡単に見出すことができない。この細胞は2n DNAを持ち，染色体を複製しない。すぐ第二減数分裂に入り，2個の半数体の（1n DNA）の精子細胞を形成

する。

　精祖細胞の有糸分裂から精母細胞の減数分裂の間，**核分裂**karyokinesisは普通に進行するが**細胞質分裂**cytokinesisは変則的である。すなわち，細胞が分裂して2個の細胞になるとき，**細胞間橋**cytoplasmic bridgeが細胞間に残り，新しく形成された細胞どうしをつないでいる（図21-7）。この不完全な分裂は何回もの有糸分裂や減数分裂に続いて起こるので，互いに結合した多数の精子細胞からなる細胞の**合胞体**syncytiumが生じる。この連結によって，精子発生細胞が互いに連絡し合ってその活動を同調させることができる。

臨床ノート

　XX相同染色体の不分離による最も一般的な異常は，**クラインフェルター症候群**Klinefelter syndromeである。この疾患の性染色体はXXYで，1個余分にX染色体を持っている。この患者は不妊となり，背が高く痩せ型の外見を呈する。小さな精巣を有しており，様々な男性的な特徴を示し，若干の精神的遅滞が認められる。

精子形成

精子細胞は，形態変化して精子になるため，細胞質の大部分を捨て，細胞小器官を再配列させて鞭毛を形成する。この過程は精子形成と呼ばれる。

　精子細胞は小型で円形の半数体の細胞で，直径は約8 μmである。1個の明調A型精祖細胞に由来する精子細胞は，互いに細胞間橋でつながっている。精子細胞は小さな集団をなし，精細管の内腔近くに見られる。この細胞は多量のRER，多数のミトコンドリア，よく発達したゴルジ装置を持っている。精子への形態変化の間に加水分解酵素を蓄え，細胞小器官を再配列してその数を減らし，鞭毛と関連した細胞骨格装置を形成し，細胞質の一部を脱離する。このような過程は**精子形成**spermiogenesisと呼ばれ，以下の4期に分けられる（図21-8，図21-9）。

- **ゴルジ期**Golgi phase：加水分解酵素がRERで形成され，ゴルジ装置で修飾されてトランスゴルジ網から膜で取り囲まれた小さな**前先体果粒**preacrosomal granuleとして放出される。この小さな果粒は癒合して，先

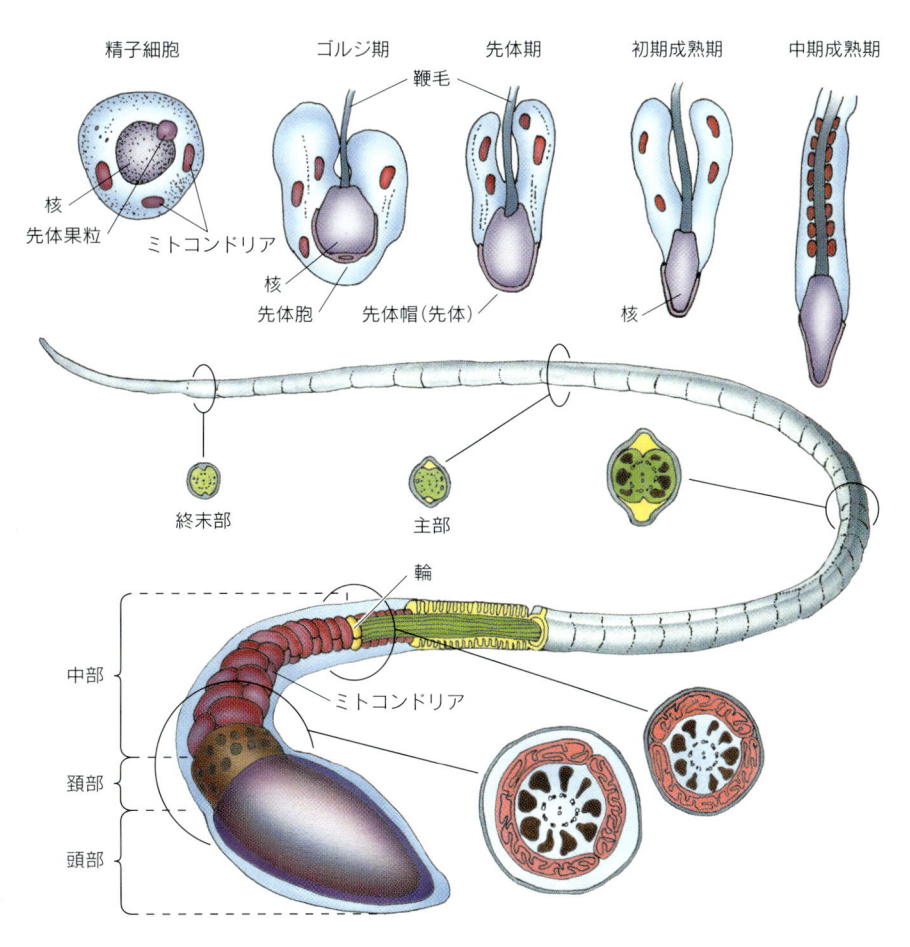

図21-9 精子発生と成熟精子の模式図。

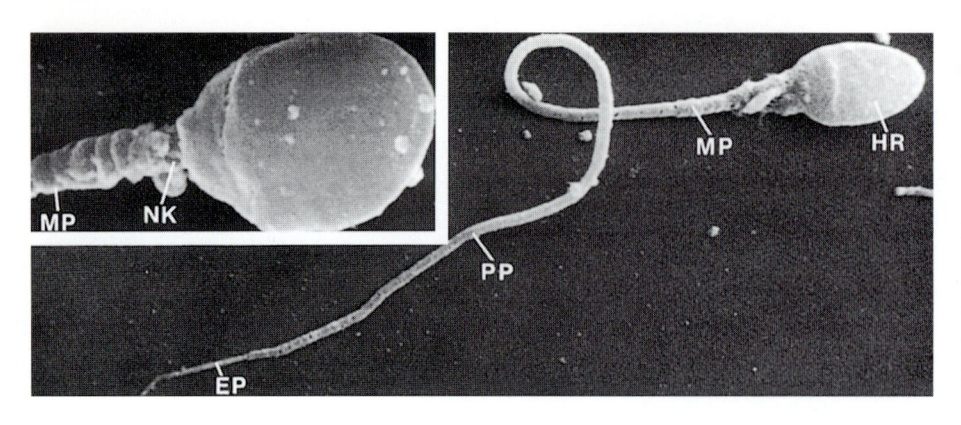

図21-10　ヒト精子の走査型電子顕微鏡写真（×650）。精子全体が示されている。頭部（HR），中部（MP），主部（PP），終末部（EP）。左上は，頭部，頸部（NK），中部（MP）の拡大像（×15,130）。(Kessel RC: Tissue and Organs: A Text Atlas of Scanning Electron Microscopy. San Francisco, WH Freeman, 1979.より)

体胞acrosomal vesicleを形成する。先体胞のなかにある加水分解酵素は，電子顕微鏡で観察すると電子密度の高い**先体果粒**acrosomal granuleとして認められる。先体胞は核膜に接して結合しており，成熟する精子細胞の前極を作る。

　先体胞が形成されるにつれて，中心小体は核の周辺から離れ，1対のうちの1つが鞭毛の**軸糸**flagellar axonemeの形成に関与する。微小管の形成が始まると中心小体は核周辺に戻り，中心小体を取り囲む構造である**結合子**connecting pieceの形成を助ける（後述の精子の項を参照）。

- **頭帽期**cap phase：先体胞は大きさを増し，核を部分的に取り囲む（図21-8）。先体胞が大きくなると，**先体**acrosome（**先体帽**acrosomal cap）と呼ばれる。
- **先体期**acrosomal phase：この時期には，精子細胞のいくつかの形態が変化する。核は濃縮し，細胞は長くなり，ミトコンドリアは位置を変える。

　染色体は高度に濃縮されて核のなかに詰め込まれている。染色体の体積が減るにつれ，核全体の体積も減る。さらに，核は扁平になり，精子は特異的な形を呈するようになる。

　微小管は重合して，円筒形の構造物である**マンシェット（尾鞘）**manchetteが形成される。この構造は精子細胞が伸長するのを助ける。長く伸びた細胞質が鞭毛の軸糸の微小管の周囲に到達すると，尾鞘の微小管は分解する。その部位は**輪**annulusと呼ばれ，精子の**中部**middle pieceと**主部**principal pieceとの間にある電子密度の高い，リング状の構造物である（図21-9）。精子尾部の中部の軸糸の周りに，ミトコンドリア鞘が形成される。

　ミトコンドリア鞘が形成されたり，精子細胞が伸長する間，9本の**外緻密線維**outer dense fiberが軸糸の周囲に形成される。この線維はゴルジ期に形成された結合子に接着している。これらの構造が完成すると，外緻密線維は**線維鞘**fibrous sheathという一連のリング状の電子密度の高い構造によって取り囲まれる。

- **成熟期**maturation phase：この時期に精子細胞の細胞質が除去される。余分な細胞質が脱離すると合胞体は壊れ，精子が細胞集団から離れて精細管内腔に放出される（**精子遊離**spermiation）。細胞質の遺残はセルトリ細胞によって貪食される。

　新しく形成された精子には運動性がなく，そのままでは卵子（二次卵母細胞）と受精できない。精子は精巣上体を通過する間に運動性を獲得し，女性生殖器に入ってから受精能を獲得する。

精子の構造

精子は，核のある頭部と，頸部，中部，主部，終末部からなる尾部で構成されている。

　精子spermatozoon, spermは，精子発生によって産生される細長い細胞（～65 μm）である。精子は核のある頭部と，長さの大部分を占める尾部から構成されている（図21-9，図21-10）。

精子の頭部

　精子の頭部は扁平で，長さは約5 μmある（図21-9）。頭部には23本の染色体を含む電子密度の高い濃縮した核と，核の前方を部分的に囲む**先体**acrosomeがある。先体は，精子の細胞膜と前方で接しており，ノイラミニダーゼ，ヒアルロニダーゼ，酸性ホスファターゼ，アリルサルファターゼ，**アクロシン**acrosinというトリプシン様プロテアーゼなど様々な酵素を含む。

　精子が透明帯にあるZP3分子と結合すると，**先体反応**acrosomal reactionが起こる。この反応は精子が二次卵母細胞に至る通路を融解する先体酵素を分泌し，それによって受精の過程が促進される（☞図20-15）。受精の過程とこの先体反応の詳細は第20章で述べた。

精子の尾部

　精子の尾部は，頸部，中部，主部，終末部の4領域に細分される（図21-9）。頭部の細胞膜は尾部の細胞膜とつ

ながっている。

- **頚部** neck：頭部と尾部の中部をつなぐ部分である。2個の中心小体を取り囲む9本の円筒状の配列をした**結合子** connecting piece がある。中心小体のうち1つは通常断片化している。結合子の後部の電子密度の高い部分は，9本の**外緻密線維** outer dense fiber と連続している。
- **中部（中間部）** middle piece：頚部と主部の間に位置しており，長さは5 μm以下である。中心には**軸糸** axoneme があり，その周囲は**外緻密線維** outer dense fiber で取り囲まれている。さらにその周囲はラセン状に並んだミトコンドリア鞘がある。中部は，**輪** annulus と呼ばれる細胞膜に付着したリング状の電子密度の高い構造物のところで終わる。この輪はミトコンドリア鞘が尾方へ移動するのを防いでいる。また，9本の外緻密線維のうちの2本は輪に終わり，残りの7本は主部の方に伸びている。
- **主部** principal piece：尾部のなかで最も長い部分で，輪から終末部までの部分をいい，長さは約45 μmある。主部の軸糸は中部の軸糸と連続している。中部の外緻密線維の続きである7本の外緻密線維は軸糸を取り囲み，さらに**線維鞘** fibrous sheath によって取り囲まれている。主部は，外緻密線維と線維鞘が終わるところで次第に細くなり，終末部に移行する。
- **終末部** end piece：細胞膜に取り囲まれた軸糸からなり，長さは5 μm以下である。軸糸は最後の0.1～1.0 μmのところでは配列が乱れ，9本の**辺縁双微小管** doublet と2本の**中心微小管** singlet の規則的な配列は認められず，20本の微小管が無秩序に並んでいるが，個々の微小管は明瞭に観察される。

精上皮の周期

精上皮は16日周期を示す。精子形成が完了するのには，4サイクルが必要である。

1個の明調A型精祖細胞から生じる精子形成細胞は，細胞間橋によってつながって合胞体を形成しているので，互いに連絡し合って発生を同調させることができる。ヒトの精上皮を詳細に観察した結果，成熟しつつある細胞の組合せによって，精上皮は6つの**ステージ** stage of spermatogenesis に分けられることが明らかになった（図21-11）。精細管の一断面には，3～4種類の異なるステージが認められる。

ヒトの精巣に^{3}H標識チミジンを注射してその動態を調べた結果，同じステージの放射活性が16日周期で見られることが明らかとなった。この16日周期は，**精上皮周期** cycle of the seminiferous epithelium と呼ばれる。精子発生には4サイクル，すなわち64日が必要である。1本の精細管の連続切片を精査すると，精上皮の同じステージは，管の長軸に沿って一定の距離ごとに現れることが明らかとなり，これは精細管の波と呼ばれている。

ライディッヒ細胞

間質の結合組織に散らばっているライディッヒ細胞は，テストステロンを分泌する。

精細管は，血管に富む疎性結合組織である間質で取り囲まれている。間質には，疎性結合組織に通常見られる線維芽細胞，肥満細胞などのほかに，内分泌細胞の小集団である**ライディッヒ細胞（間質細胞）** interstitial cell of Leydig が散在している。ライディッヒ細胞は**テストステロン** testosterone というホルモンを分泌する。

ライディッヒ細胞は多面体状の細胞で，直径は約15 μmである。ときに2核のこともあるが，通常は単核である。この細胞は典型的なステロイド合成細胞で，管状クリスタを持つミトコンドリア，密に発達した滑面小胞体，よく発達したゴルジ装置がある（図21-12）。また，少数のRERと多数の脂肪滴を持つが，分泌果粒はない。これはテストステロンが合成されると，すぐに分泌されるためである。リソソームやペルオキシソームのほか，リポフスチン果粒（特に高齢者に著明）も多い。ヒトのライディッヒ細胞の細胞質には，結晶化した蛋白である**ラインケの結晶** crystal of Reinke が含まれる。

精巣の組織生理学

精巣の主な機能は，精子の産生とテストステロンの合成・分泌である。

2個の精巣は，全分泌と考えられる過程によって，1日当たり約2億個の精子を形成する。精細管にあるセルトリ細胞は，フルクトースに富む液を産生する。この液は，新しく形成された精子に栄養を与え，精子を精細管内腔から精巣外の精路へ送り出すために働く。

下垂体前葉から分泌される黄体化ホルモン（LH）は，ライディッヒ細胞のLH受容体と結合し，アデニル酸シクラーゼを活性化させてcAMPを形成させる。cAMPによってライディッヒ細胞のプロテインキナーゼが活性化すると，不活性の**コレステロールエステラーゼ** cholesterol esterase が活性化し，細胞内の脂肪滴からコレステロール分子を切り離す。テストステロン合成過程での最初のステップもLHに感受性があり，LHはコレステロールをプレグネノロンに変換する**コレステロールデスモラーゼ** cholesterol desmolase を活性化する。合成経路の

精細管内の精子発生の6ステージ

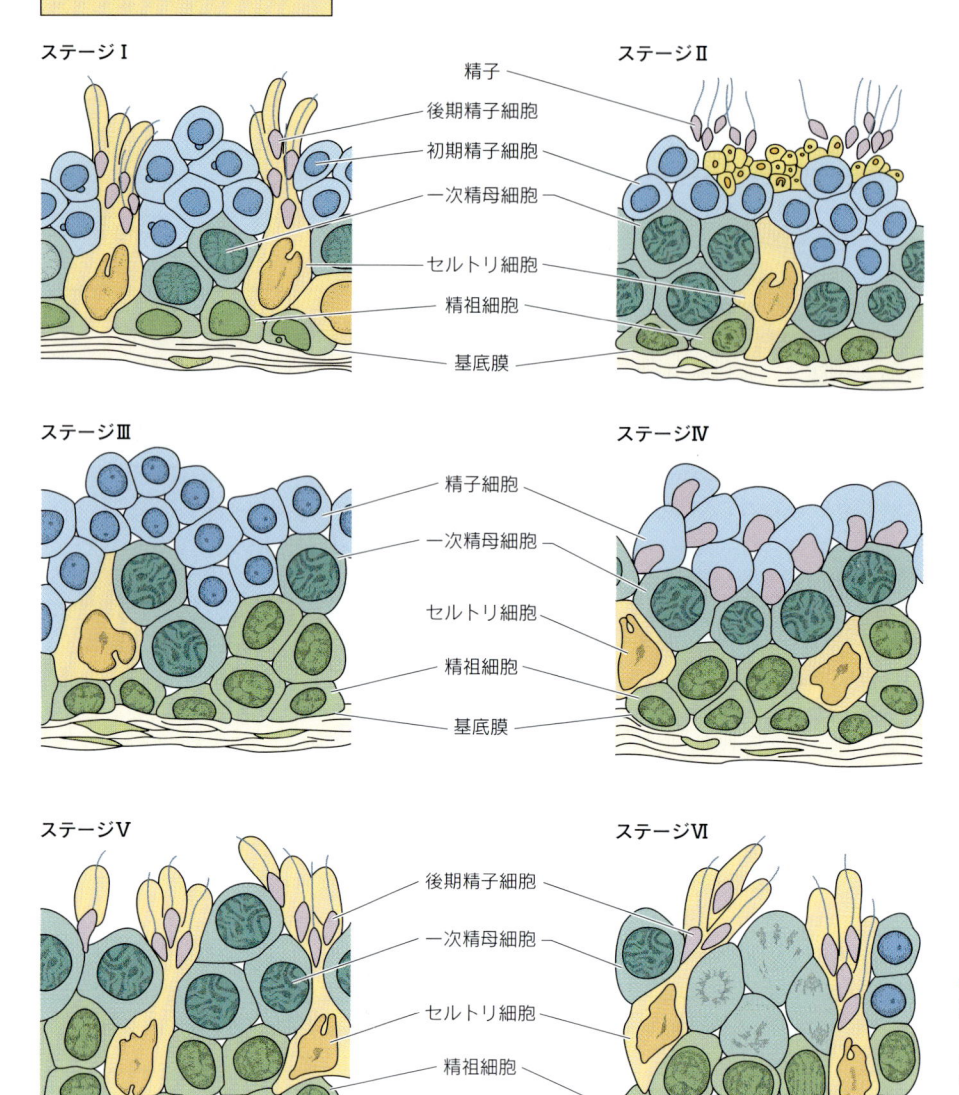

ステージⅠ
- 精子
- 後期精子細胞
- 初期精子細胞
- 一次精母細胞
- セルトリ細胞
- 精祖細胞
- 基底膜

ステージⅡ

ステージⅢ
- 精子細胞
- 一次精母細胞
- セルトリ細胞
- 精祖細胞
- 基底膜

ステージⅣ

ステージⅤ
- 後期精子細胞
- 一次精母細胞
- セルトリ細胞
- 精祖細胞
- 基底膜

ステージⅥ

図21-11 ヒト精細管における精子発生の6ステージの模式図。(Clermont Y: The cycle of the seminiferous epithelium in man. Am J Anat 112:35-52, 1963. を改変)

種々の産物は滑面小胞体とミトコンドリアの間を行き来し，やがて男性ホルモンの**テストステロン** testosteroneが合成され，最終的にこの細胞から分泌される（図21-13）。

血中のテストステロン濃度は，精子形成を開始・維持するほど高くないので，下垂体前葉の性腺刺激ホルモンであるFSHがセルトリ細胞を刺激し，**アンドロゲン結合蛋白** androgen-binding protein（ABP）を合成・分泌させる（図21-14）。その名称が示すように，ABPはテストステロンと結合して，ホルモンが精細管から離れるのを防ぎ，局所環境において，精子発生を維持するのに十分なほどテストステロン濃度を上げている。

LHの分泌はテストステロンとデヒドロテストステロンの濃度の上昇によって抑制され，FSHの分泌はセルトリ細胞で産生される**インヒビン** inhibinというホルモンによって抑制される（図21-14）。女性ホルモンであるエストロゲンもABPと結合し，精子発生を低下させることができるのは興味深い。

テストステロンは男性の二次性徴の発現と維持に作用するばかりでなく，精囊，前立腺，尿道球腺が正常な機能を営むためにも必要である。テストステロンを必要とする細胞は，テストステロンをさらに強力なジヒドロテ

男性生殖器系　第21章

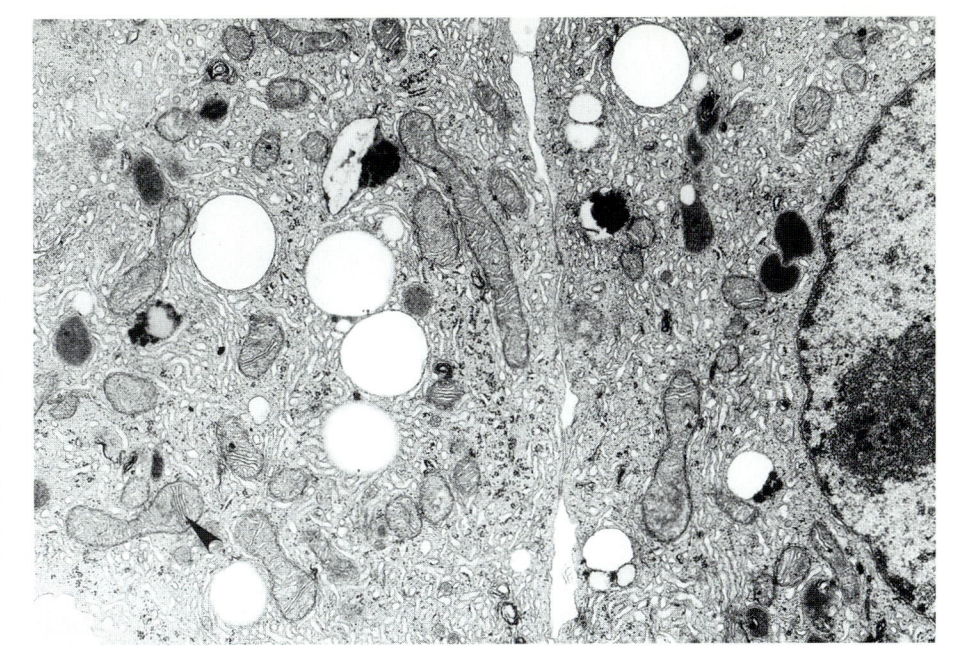

図21-12　ヒトの2個のライディッヒ細胞を示す低倍率の電子顕微鏡写真（×18,150）。ミトコンドリアの直径はほぼ同じで，低倍率にもかかわらず，層板状クリスタが明瞭に見える（矢頭）。（Prince EP: Mitochondrial cristae diversity in human Leydig cells: A revised look at cristae morphology in these steroid-producing cells. Anat Rec 254:534-541, 1999.より）

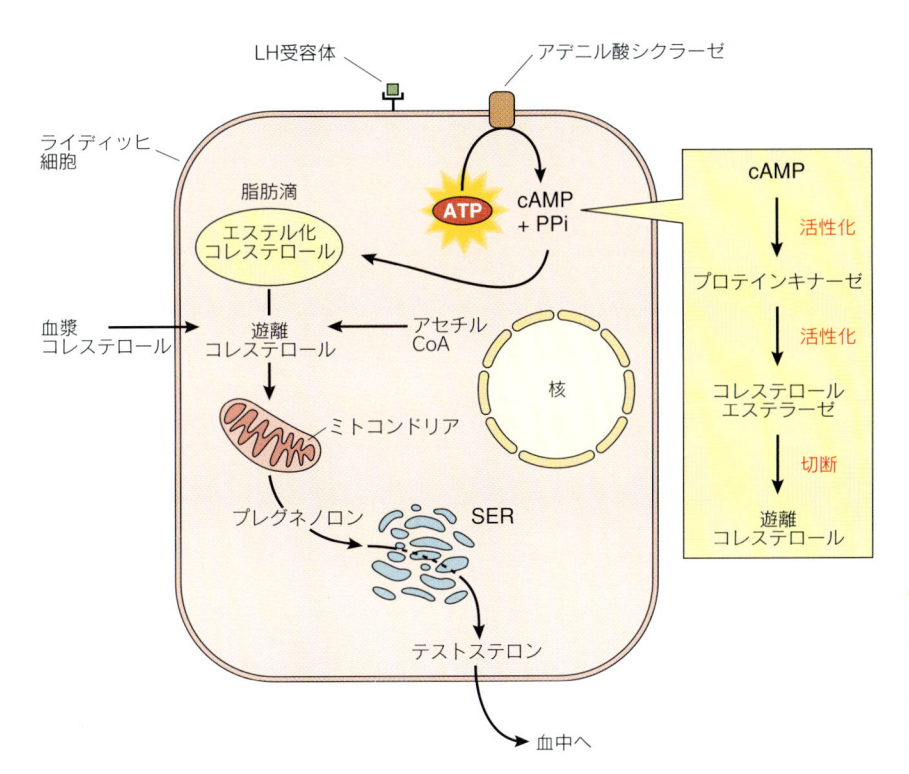

図21-13　ライディッヒ細胞におけるテストステロン合成の模式図。ATP：アデノシン三リン酸，cAMP：サイクリックAMP，CoA：補酵素A，SER：滑面小胞体。

ストステロンdihydrotestosteroneに変換する5α-リダクターゼ5α-reductaseという酵素を持っている。

精路

精路は，**精巣内**intratesticularにあるものと**精巣外**extratesticularにあるものに区分できる（表21-1）。

第21章　男性生殖器系

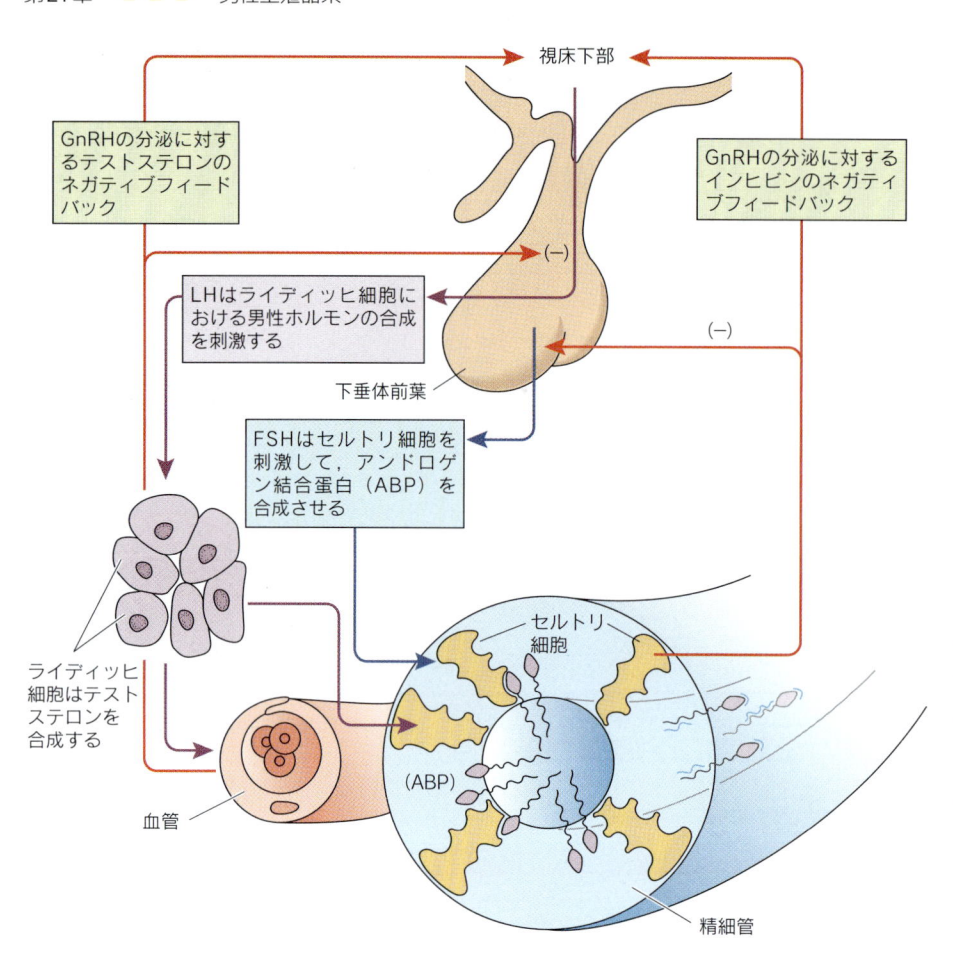

図21-14 精子発生におけるホルモン制御の模式図。FSH：卵胞刺激ホルモン，GnRH：性腺刺激ホルモン放出ホルモン，LH-RH：黄体化ホルモン放出ホルモン。（Fawcett DW: Bloom and Fawcett's A Textbook of Histology, 10th ed. Philadelphia, WB Saunders, 1975.を改変）

図中ラベル：
- 視床下部
- GnRHの分泌に対するテストステロンのネガティブフィードバック
- GnRHの分泌に対するインヒビンのネガティブフィードバック
- LHはライディッヒ細胞における男性ホルモンの合成を刺激する
- 下垂体前葉
- FSHはセルトリ細胞を刺激して，アンドロゲン結合蛋白（ABP）を合成させる
- ライディッヒ細胞はテストステロンを合成する
- 血管
- セルトリ細胞
- (ABP)
- 精細管

表21-1　精路の組織と機能

管	上皮	支持組織	機能
直精細管	近位部はセルトリ細胞，遠位部は単層立方上皮	疎性結合組織	精子を精細管から精巣網へ送る
精巣網	単層立方上皮	血管に富む結合組織	精子を直精細管から精巣輸出管へ送る
精巣輸出管	線毛を持たない立方細胞と線毛を持つ円柱細胞とが交互に斑状に配列	薄い疎性結合組織で，その外側は輪状に配列した薄い平滑筋層で囲まれる	精子を精巣網から精巣上体に送る
精巣上体	多列上皮：丈の低い基底細胞と丈が高くて不動毛を持つ主細胞からなる	薄い疎性結合組織で，その外側は輪状に配列した薄い平滑筋層で囲まれる	精子を精巣輸出管から精管へ送る
精管	不動毛を持つ多列円柱上皮	疎な線維・弾性結合組織，厚い3層の平滑筋層（内縦筋層・中輪筋層・外縦筋層）	精子を精巣上体尾部から射精管へ送る
射精管	単層円柱上皮	上皮下の結合組織は波状にうねり，内腔は不規則な様相を呈する　平滑筋はない	精子と精液を精丘のところで尿道前立腺部へ放出

精巣内精路

　精巣内にある精路は精細管を精巣上体とつなぐもので，直精細管と精巣網がある（図21-2）。

直精細管

直精細管は精子を精細管から精巣網へ送る。

　直精細管 tubulus recti は精細管とつながる短くてまっすぐな管で，精細管の精上皮で産生された精子を精巣網

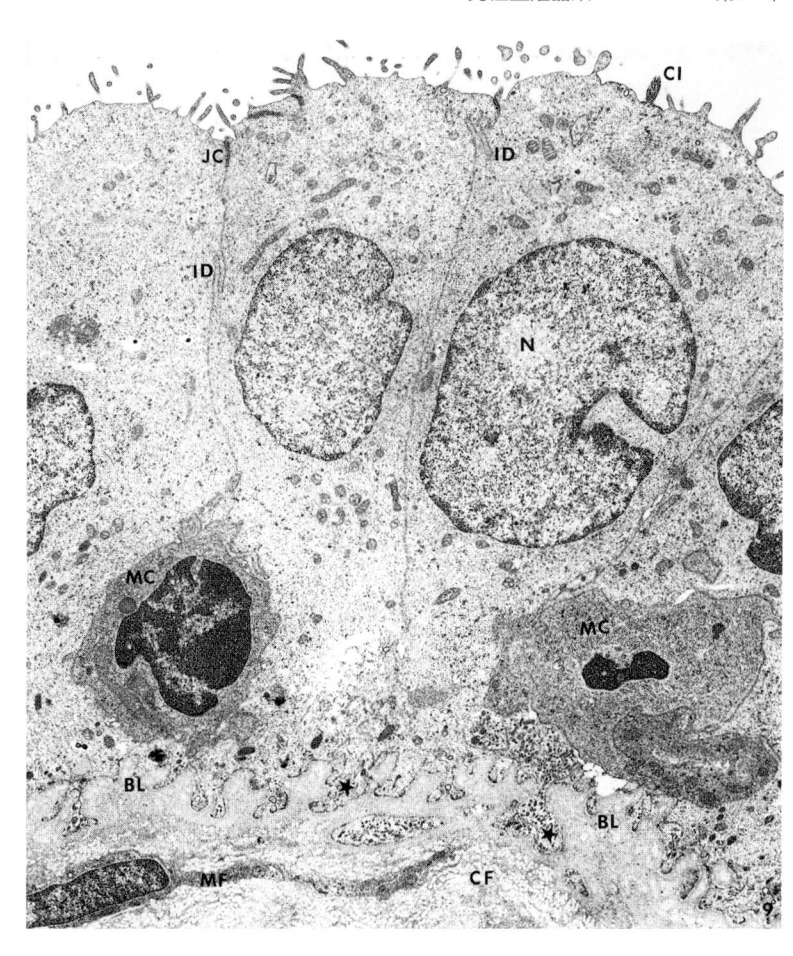

図21-15 ウシ精巣網上皮の電子顕微鏡写真（×19,900）。BL：基底板，CF：膠原線維，CI：線毛，ID：側面細胞膜のかみ合い，JC：接着複合体，MC：単核細胞，MF：筋線維芽細胞，N：核。(Hees H, Wrobel KH, Elmagd AA, Hees I: The mediastinum of the bovine testis. Cell Tissue Res 255: 29-39, 1989. より)

へ送る。この管の精細管に近い部分にはセルトリ細胞が並んでおり，精巣網に近い部分は単層立方上皮で被われている。この立方形の細胞は短くてしっかりした微絨毛を持ち，大部分の細胞は**単一線毛**single ciliumを持っている。

精巣網

未成熟の精子は直精細管から精巣網に入る。精巣網は迷路のような内腔構造をしており，その内面は立方上皮で被われている。

精巣網rete testisは精巣縦隔のなかにあり，単層立方上皮で被われた迷路のような内腔がある。この立方形の細胞は，直精細管の細胞と似ており，多数の短い微絨毛と単一線毛を持つ（図21-15）。

精巣輸出管

精巣輸出管は精巣網と精巣上体の間にある管である。

精巣輸出管ductulus efferentesは10〜20本ある短い管で，白膜を貫通して精巣網からきた精子を精巣上体へ送る管である（図21-2）。

内腔を被う単層上皮は，**線毛円柱細胞**ciliated columnar cellの部分と，線毛を持たない**立方細胞**nonciliated cuboidal cellの部分からなる。丈の低い立方上皮細胞と高い円柱上皮細胞の細胞集団があるため，精巣輸出管の断面は星形を呈する。この立方上皮細胞はリソソームに富み，頂部細胞膜はエンドサイトーシスを示す多数の陥入が見られる。これは，精細管のセルトリ細胞が産生した内腔液を再吸収しているものと考えられている。円柱上皮細胞の線毛は，精子を精巣上体の方へ移動させるのに働くと思われる。

単層上皮は基底板の上に載っており，周囲の薄い疎性結合組織から隔てられている。この結合組織は，輪状に配列する薄い平滑筋層によって取り囲まれている。

精巣外精路

精巣外精路は精巣上体，精管，射精管からなる。

精巣外精路 extratesticular genital duct は精巣上体，精管，射精管からなる（図21-1）。精巣上体は精子の成熟を促進する多数の因子を分泌するが，その機序は不明である。前述したように，精子は，女性生殖器で産生される分泌物によって**受精能獲得** capacitation がなされ，それがなければ卵子と受精できない。

精巣上体

> 精巣上体は著しく迂曲した管からなる構造物で，頭部，体部，尾部からなり，精管につながっている。

精巣上体 epididymis は，精巣の後部にある長さが約7 cmの構造物で，そのなかには4〜6 mの細長い**精巣上体管** ductus epididymis が著しく迂曲しながら折り畳まれている（図21-2）。精巣上体は頭部，体部，尾部の3つの領域に区分される。頭部は10〜20本の精巣輸出管の集合構造によって形成されており，管は著しくコイル状を呈し，同じくコイル状をなす管の集まりである体部につながっている。尾部の遠位部は，短時間精子を蓄える場であるが，精管に近づくにつれて，コイル状ではなくなる。

精巣上体管の内腔は2種の細胞からなる**多列上皮** pseudostratified epithelium で被われている（図21-16）。

1. 丈の低い**基底細胞** basal cell は，錐体状〜多面体状をしている。丸い核を持ち，ヘテロクロマチンが大量にあるため，核は濃く見える。細胞質には細胞小器官が少なく，比較的明るい。基底細胞は幹細胞として機能し，必要に応じて主細胞はもとより自身の細胞を再生していると考えられている。
2. 丈の高い**主細胞** principal cell は，1〜2個の大きな核小体を有する細長い核を持っている。この核は基底細胞の核より明るく，細胞のなかでは基底よりに位置している。

主細胞には核と基底細胞膜との間に多量のRERがある。核上部には，大きなゴルジ装置，大量の滑面小胞体，後期エンドソーム，多胞小体がある。頂部細胞膜から内腔に突出する多数の**不動毛** stereocilia があり，その基部には多量の飲小胞や被覆小胞がある。不動毛は長くて枝分かれした細胞膜の突出構造物であり，運動性のない微絨毛の集団である。不動毛が互いに付着し合うと，塊のように見える。

主細胞は，精巣上体管の内腔にある液体を再吸収する。それは飲作用によって取り込まれ，後期エンドソームに渡されて処理される。また，細胞には，セルトリ細胞によって取り除かれなかった細胞質の遺残体を貪食する作用もある。さらに，主細胞は，精子の受精能獲得を阻害する糖蛋白である**グリセロホスホコリン** glycerophosphocholine を産生するので，精子は女性の生殖器に入り込むまでは卵子と受精できない。

精巣上体管の上皮は，基底板によって周囲の疎性結合組織と隔てられている。その周りを平滑筋が輪状に取り囲んでいる。この平滑筋層の**間歇的な収縮** peristaltic contraction によって精子は精管へ送り込まれる。

精管

> 精管は精子を精巣上体の尾部から射精管に送り込む筋性の管である。

精管 ductus deferens, vas deferens は，精子を精巣上体の尾部から射精管に送り込む管で，小さく不規則な内腔と厚い筋性の壁を持つ（図21-1，図21-2）。

精管の内腔は**多列円柱上皮** pseudostratified columnar epithelium で被われており，不動毛を持つ。細胞の丈は低いが，精巣上体の上皮に似ている。上皮は基底板によって，周囲から隔てられている。基底板は多数のヒダを持ち，それに沿うように上皮が内腔に突出するので，内腔は星形に見える。結合組織を取り囲む厚い平滑筋層は，内縦筋層，中輪筋層，外縦筋層の3層よりなる。これらの平滑筋層は，疎らな線維・弾性結合組織によって取り囲まれている。

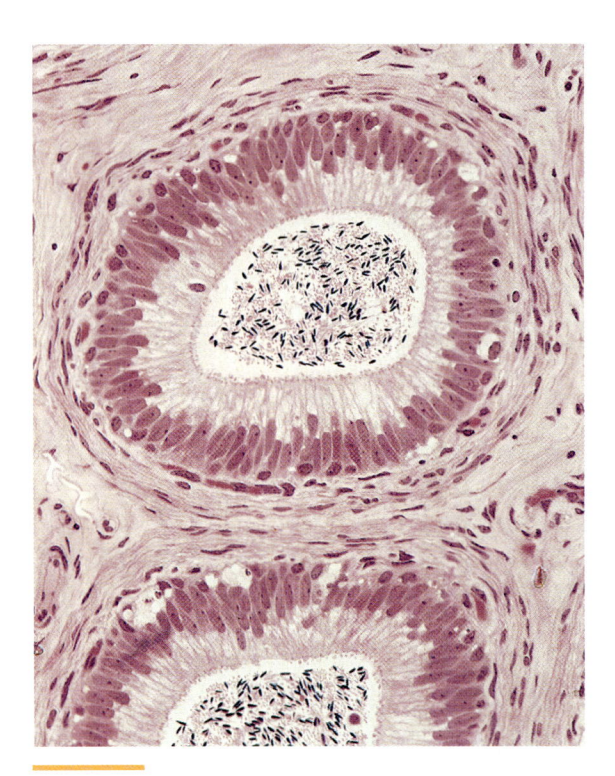

図21-16　サル精巣上体の顕微鏡写真（×250）。

精管の終末部は拡大して**膨大部**ampullaをなし，その内面は厚い上皮がヒダ状をなして並んでいる。膨大部が前立腺に近づくと，やがて精嚢と合流する。膨大部と精嚢が結合した続きの部分は**射精管**ejaculatory ductと呼ばれる。

> **臨床ノート**
>
> 精管は厚さが約1 mmの筋性の壁を持つので，陰嚢の皮膚を通して簡単に触知できる。精管の一部を外科的に取り除く**精管切除術**vasectomyは，陰嚢に小さな切れ目を入れて，男性を不妊にするために行われる。

射精管

> 精管膨大部は精嚢と合流して射精管となる。射精管は前立腺に入り，前立腺内の尿道に開口する。

射精管ejaculatory ductは，短くてまっすぐな管で，前立腺の実質に進入し，前立腺で取り囲まれている（図21-1）。射精管は，**精丘**colliculus seminalisの両側で尿道前立腺部に後方から開く。射精管の内腔は単層円柱上皮で被われている。上皮下にある結合組織は波状にうねっているため，内腔は不規則な形状を呈する。射精管の壁には平滑筋がない。

付属性腺

男性生殖器系には，1対の精嚢，1個の前立腺，1対の尿道球腺からなる，**付属性腺**accessory genital glandがある（図21-1）。

精嚢

> 精嚢は膀胱の後壁の近くに1対あり，精液の約70％を占める粘調な液体を分泌する。

精嚢seminal vesicleは，長さが約15 cmの管がコイル状に巻いた構造をしている。膀胱頚部の後部と前立腺の間に1対あり，前立腺のすぐ上の部分で精管膨大部と合流する。

精嚢の粘膜は著しく入り組んで袋小路様構造をなすが，三次元的に見れば，いずれも中央部の内腔につながっている。内腔は丈の低い基底細胞と丈の高い円柱細胞からなる多列円柱上皮で被われている（図21-17）。

円柱細胞の頂部表面には，多数の短い微絨毛と内腔に突出する1本の単一線毛がある。細胞質はRER，ゴルジ装置，多数のミトコンドリア，脂質滴，リポフスチン果粒，多量の分泌果粒を持つ。この細胞の高さは，血中テストステロン濃度によって変化する。上皮下には線維・弾性結合組織があり，さらに平滑筋からなる内輪筋層と外縦筋層によって取り囲まれている。その外側は，線維・弾性結合組織からなる薄い層で取り囲まれている。

精嚢は，かつては精子を貯蔵する構造物であると考えられていた。実際，ある程度の精子がこの腺の内腔に常に存在する。現在では，この腺はフルクトースに富んだ粘調な黄色の液を産生することが知られており，その量は精液の70％を占める。精液はアミノ酸，クエン酸，プロスタグランジンと蛋白も含むが，精子のエネルギー源となるフルクトースが主な成分である。精液の淡黄色は，精嚢から分泌されたリポフスチン果粒（リポクローム）によるものである。

前立腺

> 前立腺は，尿道の一部を取り囲んでおり，酸性ホスファターゼ，フィブリノリシン（プラスミン），クエン酸を直接尿道の内腔に分泌する。

前立腺prostate glandは付属性腺のなかで最も大きい腺で，尿道と射精管が貫通する（図21-18）。前立腺は，血管に富んだ密不規則膠原線維性結合組織からなる薄い**被膜**capsuleで被われており，そのなかに平滑筋が介在する。結合組織性の**間質**stromaは被膜に由来するので，通常の結合組織細胞に加えて，平滑筋細胞に富んでいる。

前立腺は30～50個からなる複合管状胞状腺の集合体

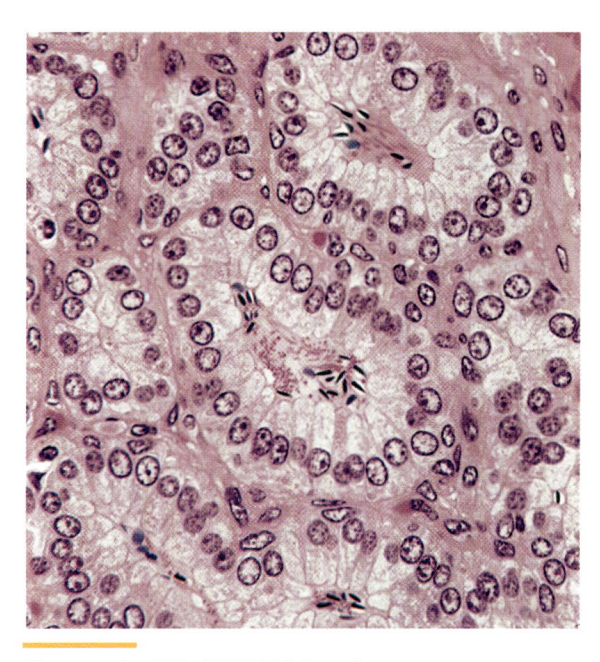

図21-17　サル精嚢の顕微鏡写真（×250）。

第21章　●●●　男性生殖器系

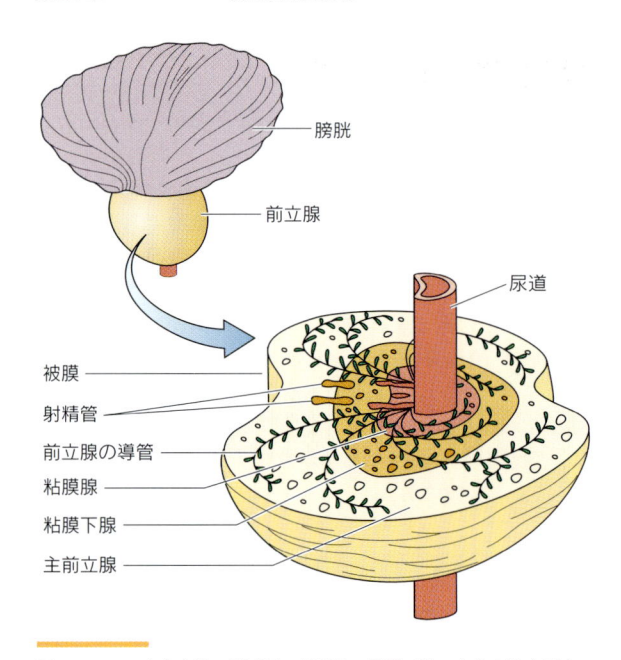

図21-18 ヒト前立腺の模式図。粘膜腺，粘膜下腺，主前立腺を示す。

で，以下の3種類の腺が同心円状に並んで層構造を作っている。いずれの腺も分泌産物を尿道前立腺部に分泌する固有の導管を持っている。

- **粘膜腺** mucosal gland：尿道に最も近く，最も短い腺である。
- **粘膜下腺** submucosal gland：粘膜腺より表層にあり，粘膜腺より大きい。
- **主前立腺** main prostatic gland：最も表層にある腺で，最も大きく，数も最も多い。前立腺の大部分を構成する。

前立腺の内腔には単層〜多列上皮が並んでいる（図21-19）。その上皮細胞には，蛋白の合成と詰め込みに必要な細胞小器官がある。つまり，この細胞は，多量のRER，大きなゴルジ装置，多数の分泌果粒（図21-20），多くのリソソームを持っている。

管状胞状腺の内腔にはしばしば，円形〜卵形の**前立腺石** prostatic concretion（**澱粉様小体** corpora amylacea）が見られる（図21-19）。これは石灰化した糖蛋白からなり，加齢とともに数が増えるが，この結石の意義は不明である。

前立腺の分泌物である**前立腺液** prostatic fluid は精液の一部をなす。前立腺液は漿液性の白色の液で，脂質，蛋白分解酵素，酸性ホスファターゼ，フィブリノリシン（プラスミン），クエン酸に富む。前立腺液の産生，分泌はテストステロンの活性型である**ジヒドロテストステロン** dihydrotestosterone に制御されている。

臨床ノート

加齢とともに，前立腺の間質，粘膜腺，粘膜下腺は肥大し，**良性前立腺肥大症** benign prostatic hypertrophy と呼ばれる状態になる。肥大した前立腺は尿道の内腔を部分的に圧迫し，排尿困難を引き起こす。50歳代の男性の約40％がこの状態に悩まされ，80歳代になると95％に達する。

男性で2番目に多い癌は，**前立腺の腺癌** adenocarcinoma of the prostate で，75歳以上の約30％に見られる。癌細胞はしばしば，血流に入って骨に転移する。**前立腺特異抗原** prostatic-specific antigen（PSA）を検出する簡単な血液検査が発達し，前立腺癌の早期発見が可能になった。

尿道球腺

尿道球腺は陰茎根に1対あり，液体を尿道に分泌する。

尿道球腺 bulbourethral gland, Cowper's gland は直径3〜5 mmの小さい腺で，陰茎根の尿道隔膜部の起始部にある（図21-1）。この腺は，線維・弾性結合組織からなる外膜で被われている。そのなかには線維芽細胞や平滑筋細胞のほか，**尿生殖隔膜** urogenital diaphragm に由来す

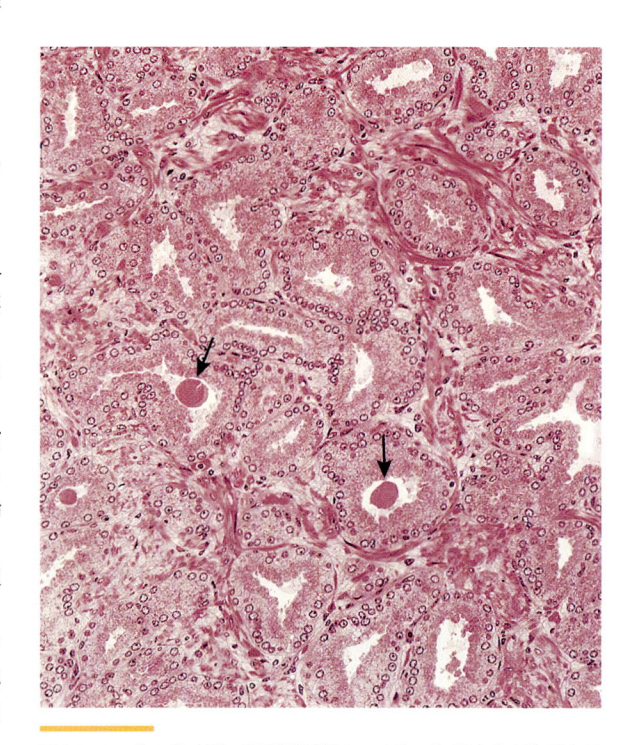

図21-19 サル前立腺の顕微鏡写真（×122）。矢印は前立腺石を示す。

男性生殖器系　第21章

付属性腺の組織生理学

　尿道球腺は粘調で潤滑性の液体を産生・分泌し，尿道の内腔〜亀頭の表面を潤して滑らかにする。この液は，陰茎の勃起に引き続いて分泌される最初の分泌液である。射精の直前に，精管膨大部から精子が放出される際，前立腺液が尿道に放出される。この前立腺液は明らかに精子が運動能を獲得するのに役立つ。最後の分泌物は精嚢から生じ，これは精液量を著しく増加させるのに役立つ。この液はフルクトースに富み，精子のエネルギー源として利用される。

　射精物は**精液**semenと呼ばれ，ヒトでは約3mℓの量である。精液は2〜3億個の精子と付属性腺からの分泌物からなる。

陰茎

陰茎は，尿を排泄する器官として，また精子を女性生殖器に送り込む交接器として機能する。

　陰茎penisには3本の円柱状の**勃起組織**erectile tissueがある。この勃起組織はそれぞれ，密線維性結合組織からできた**白膜**tunica albugineaという被膜で囲まれている（図21-21）。

　陰茎海綿体corpus cavernosum penisは陰茎の背側にある2本の円柱状の勃起組織で，その白膜は部分的に不連続になっているので，2本の勃起組織は部分的につながっている。もう1つの勃起組織である**尿道海綿体**corpus spongiosum penis, corpus cavernosum urethraeは腹側にあり，尿道海綿体部を取り巻いている。尿道海綿体の遠位部は大きくふくらんで**亀頭**glans penisをなす。亀頭の先端には，外尿道口が垂直の切れ目として認められる。

　3本の海綿体は共通の疎性結合組織の鞘で包まれている。さらにその外側は薄い皮膚で被われているが，皮下組織を欠く。陰茎の近位部の皮膚には，粗い恥毛と多量の汗腺や脂腺がある。陰茎の遠位部は毛を欠き，わずかの汗腺があるだけである。皮膚は亀頭の近位部とつながっており，伸縮自在の鞘である**包皮**prepuceを形成する。その内面は非角化重層扁平上皮からなる湿った粘膜で被われている。割礼が行われるとき除去されるのが包皮である。

勃起組織の構造

勃起組織の内部にある血管腔が血液で満たされると，陰茎が勃起する。

　陰茎の勃起組織には，結合組織と平滑筋からなる小柱

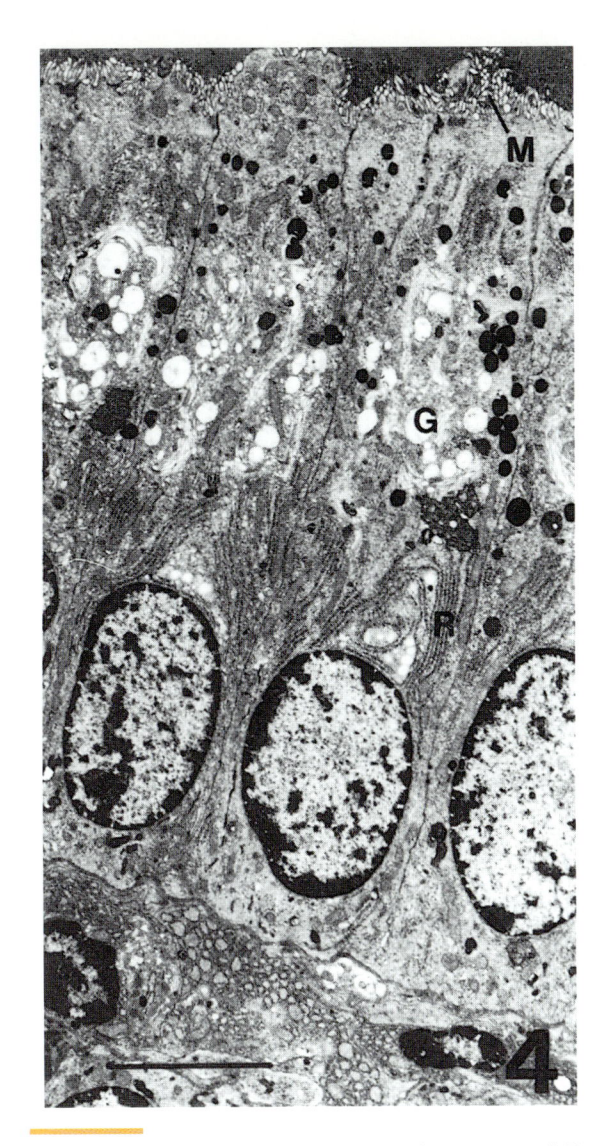

図21-20　ハムスター前立腺の電子顕微鏡写真。G：ゴルジ装置，M：微絨毛，R：粗面小胞体。左下のスケールは5μmを示す。(Toma JG, Buzzell GR: Fine structure of the ventral and dorsal lobes of the prostate in a young adult Syrian hamster, *Mesocritetus auratus*. Am J Anat 181:132-140, 1988. より)

　る骨格筋も含まれている。被膜に由来する中隔は腺をいくつかの小葉に分け，そのなかに複合管状胞状腺が入っている。この腺の上皮は単層立方状〜単層円柱まで様々である。

　尿道球腺が産生する分泌物は，濃厚な潤滑性の液体である。性的興奮が起こると，この粘調な液は尿道を経て射精に先立ち分泌され，亀頭の表面を滑らかにする役割を持つと考えられている。

429

で隔てられた，様々な形をした多数の洞がある．洞の内面は内皮細胞で被われている．陰茎海綿体の洞は中央部では大きいが，白膜近くの周辺では小さい．これに対し，尿道海綿体の洞はほぼ同じ大きさで部位による差がない．また，尿道海綿体の小柱は，陰茎海綿体の小柱より多くの弾性線維を含み平滑筋は少ない．

陰茎海綿体は**深陰茎背動脈** deep and dorsal arteries of penis から血液を受ける（図21-21）．これらの動脈の枝は勃起組織の小柱に侵入し，ある程度の血液を血管腔に供給する毛細血管網か，または勃起時に洞への血液の重要な供給元である**ラセン動脈** helical artery を形成する．

静脈からの流出は3群の静脈を経て**深陰茎背静脈** deep dorsal vein of penis に注ぐ（図21-21）．3群の静脈は，亀頭の基部，陰茎海綿体の背部，陰茎海綿体腹部と尿道海綿体に由来する．さらに，陰茎根で勃起組織を離れ，前立腺に注ぐ静脈叢に流入する静脈もある．

勃起，射精，萎縮の機構

> 勃起は副交感神経系によって制御されており，性的，触覚的，嗅覚的，視覚的，聴覚的，心理的な刺激の結果によって起こる現象である．射精は交感神経系によって制御されている．

陰茎が萎縮している場合は，勃起組織の洞（血管腔）にはほとんど血液がない．この状態では，大部分の動脈血は，陰茎深・背動脈と深陰茎背静脈とをつなぐ動静脈吻合の方に流れ，勃起組織の洞を迂回している（図21-22A）．

勃起 erection は，血液が勃起組織である陰茎海綿体や尿道海綿体の洞（血管腔）に流入して起こり，陰茎は大きくふくれる（図21-22B）．勃起時には，勃起組織を取り囲む白膜は伸展し，厚さは2 mm～0.5 mmと薄くなる．

勃起を引き起こす血液の流入は副交感神経系によって制御されており，喜びを誘う触覚，嗅覚，視覚，聴覚，心理的な刺激などの性的刺激によって起こる．副交感神経の刺激は**一酸化窒素** nitric oxide の局所的な分泌を引き起こし，深陰茎背動脈の分枝の平滑筋が弛緩して，勃起組織への血流が増加する．同時に，動静脈吻合が収縮して，血流は勃起組織のラセン動脈へと送られる．勃起組織の海綿体の洞が血液で満たされると，陰茎は大きくふくらみ，勃起する．陰茎の静脈は圧迫されて，血液は海綿体の洞に閉じ込められ，勃起状態が維持される（図21-22）．

勃起に引き続き，尿道球腺から潤滑剤として働く粘調な液が分泌される．亀頭部が持続的に刺激を受けると，**射精** ejaculation が起こり，**精液** semen が勢いよく精路から射出する．1回の射精の量は，ヒトでは約3 mlであるが，そのなかには2億～3億個の精子が付属性腺の分泌物とともに含まれている．射精の直前には，前立腺液が尿道に分泌され，両側の精管膨大部から精子が射精管に放出される．前立腺液は精子が運動能を獲得するのを助ける．そのほか，精嚢からフルクトースに富んだ液が分泌される．この液は精子にエネルギーを供給し，射精される精液の大部分を占める．

射精は，勃起とは異なり，交感神経系に制御されている．この刺激によって以下の一連の出来事が起こる．

1. 精路と付属性腺の平滑筋が収縮して，精液を尿道へ送り込む．
2. 膀胱の括約筋は収縮して，排尿あるいは精液の膀胱への流入を防ぐ．
3. 尿道海綿体の近位端にある**尿道球** bulb of penis を取り囲む筋は，力強いリズミカルな収縮を起こし，その結果，精液は尿道から力強く放出される．

射精が起こると，陰茎への血液の供給を制御していた副交感神経の刺激が停止する．その結果，動静脈吻合が再び開き，深陰茎背動脈を通る血流が減少し，勃起組織の洞に充満していた血液は，静脈からの流出によってゆっくりと減少していく．この洞の血液がなくなるにつれて，勃起していた陰茎は**減退** detumescence し，委縮する．

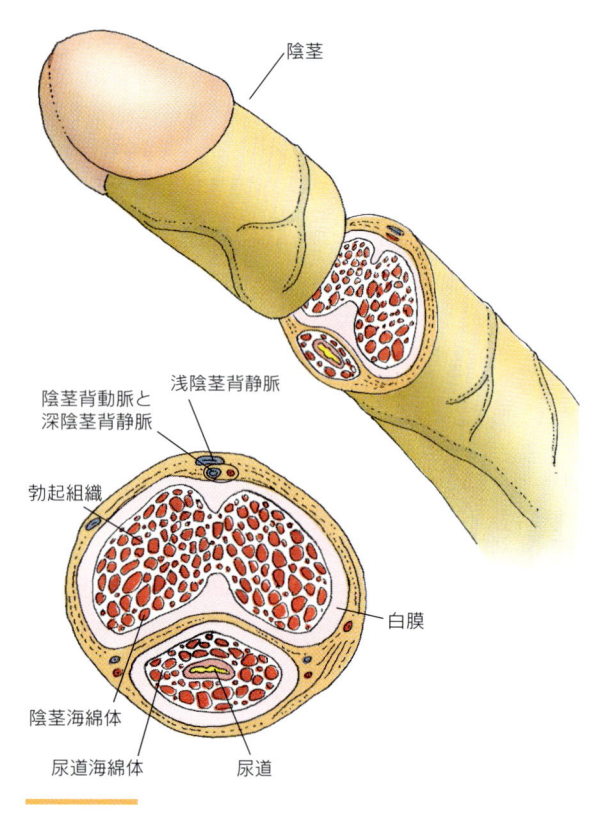

図21-21　陰茎の断面模式図．

男性生殖器系　■ ■ ■　第21章

萎縮した陰茎　　　　勃起した陰茎

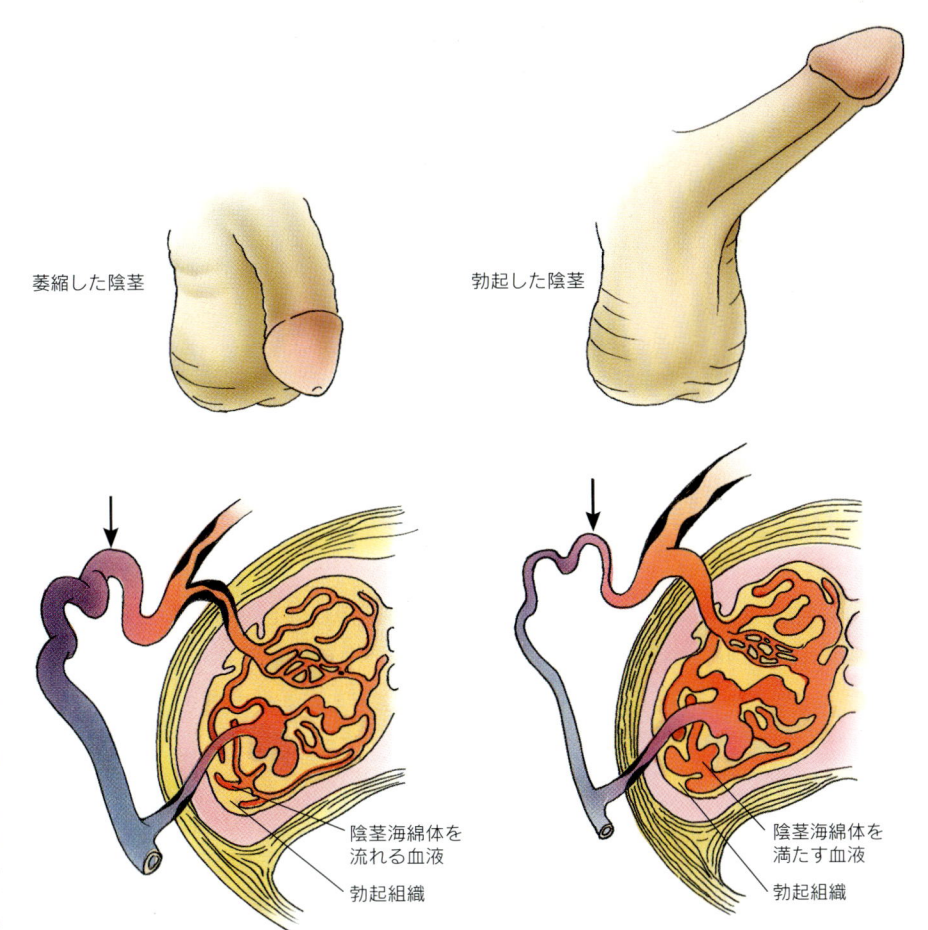

陰茎海綿体を
流れる血液

勃起組織

陰茎海綿体を
満たす血液

勃起組織

図21-22　萎縮した陰茎と勃起した陰茎における血液循環模式図。萎縮した陰茎の動静脈吻合（矢印）は幅広く，血流を静脈の方へ迂回させている。勃起した陰茎では，動静脈吻合は収縮して，勃起組織の洞への血流が増加し，陰茎は血液で充満する。(Conti G: Acta Anat 5:217, 1952. を改変)

臨床ノート

　精液には，通常1 mℓ当たり約5,000万〜1億個の精子が含まれている。その数が1 mℓ当たり2,000万個以下の男性は**不妊** sterile と考えられる。

　勃起を起こすことができないのを**インポテンス** impotence という。一時的なインポテンスは心理的要因やアルコールなどの薬剤によって起こり，恒常的なインポテンスは神経学的か血管病理学的な原因によって生じる。

22 感覚器

末梢神経の終末には2種類ある。1つは，中枢神経系からのインパルスを骨格筋や平滑筋に伝える**運動終末** motor endingや，腺に伝える**分泌終末** secretory endingである。もう1つは，**感覚終末** sensory endingまたは**受容器** receptorと呼ばれる樹状突起が特殊化した終末である。この終末は様々な刺激を受け取り，情報を中枢神経系に伝達する。感覚性の受容器は受容する刺激の種類によって以下の3種類に分類され，それぞれ一般あるいは特殊な体性求心性，臓性求心性経路の構成要素をなす。

- **外受容器** exteroceptor：体表近くにあり，外部環境の刺激を感受するように特殊化している。外受容器は温度覚，触・圧覚，痛覚を感受し，**一般体性求心路** general somatic afferent pathwayの構成要素をなす。一方，視覚や聴覚を感受する外受容器は，**特殊体性求心路** special somatic afferent pathwayに伝達される（後述）。嗅覚と味覚はそれぞれ呼吸器と消化器にある特殊な外受容器で感受され，ともに**特殊臓性求心路** special visceral afferent pathwayに伝達される。嗅覚の受容器は第15章で，味覚の受容器は第16章で解説してある。
- **深部（固有）受容器** proprioceptor：関節包，腱，筋紡錘にある（☞第8章）。これらの受容器は一般体性感覚を感受し，その興奮を一般体性求心路を通じて中枢神経系に伝達し，空間や動きに関する体感覚情報に変換する。内耳にある前庭は平衡に関する受容器で，頭部の運動方向に関する情報を感受する。この感覚は脳に伝達され，姿勢を保持するように情報処理される。
- **内受容器** interoceptor：身体内部の器官の感覚情報を受容し，**一般臓性求心路** general visceral afferent pathwayに伝達する。

神経終末の特殊な受容器

特殊化した末梢の受容器としては，機械受容器，温度受容器，侵害受容器がある。

筋，腱，皮膚，筋膜や関節包など全身の様々な領域に存在する感覚受容器は，特別な刺激を受け取るように分化している。これらの受容器は次の3種類に分類される。

- **機械受容器** mechanoreceptor：接触に反応する（図22-1～図22-3）。
- **温度受容器** thermoreceptor：寒さや暖かさに反応する。
- **侵害受容器** nociceptor：物理的圧迫，極端な温度差や化学物質などによる痛みに反応する。

これらの受容器は一般的にある特定の刺激にのみ反応するが，別の種類の刺激でも，それが非常に強い場合には反応することがある。

機械受容器

機械受容器は，受容体そのものや受容体周辺の組織を変形させるような機械的刺激に対して反応する。この刺激には，接触，伸展，振動，圧迫などがある。

非被包性機械受容器

非被包性機械受容器は，皮膚や結合組織，毛包周囲に存在する単純な無髄性の神経終末である。

非被包性神経終末 peritricial nerve ending は最も単純な機械受容器で，感覚性の軸索終末が，シュワン細胞に

第22章　感覚器

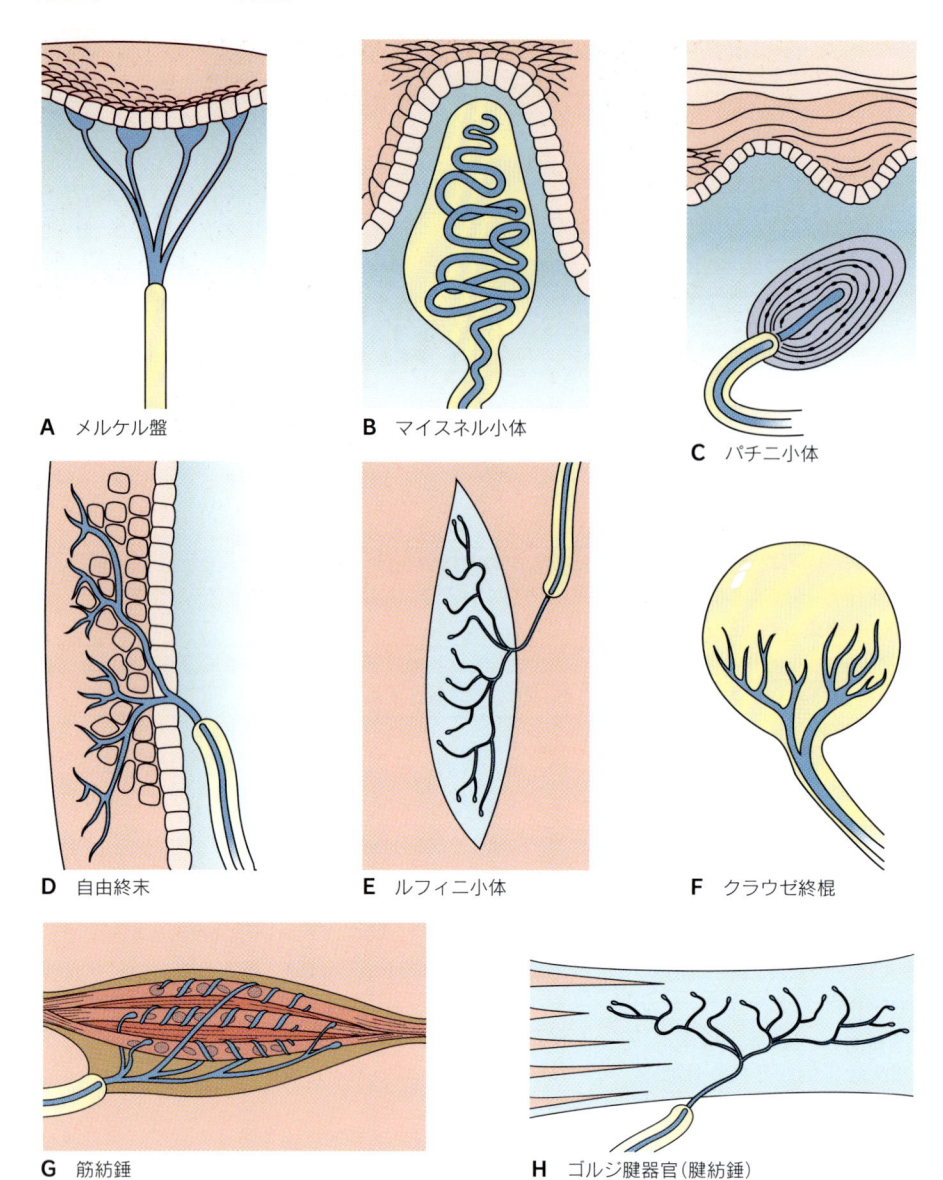

A　メルケル盤
B　マイスネル小体
C　パチニ小体
D　自由終末
E　ルフィニ小体
F　クラウゼ終棍
G　筋紡錘
H　ゴルジ腱器官（腱紡錘）

図22-1　様々な神経終末の受容器の模式図。

も，また結合組織にも被われることなく裸で終わっている。このような自由終末は，皮膚の表皮や眼の角膜のような極めて敏感な場所にあり，接触や圧迫などの刺激に反応する（図22-1D）。また，毛根の毛包や毛球の周りにもあり，毛の動きをもたらすような外力を感受する。侵害受容器や温度受容器として働く場合もある。

メルケル盤 Merkel's disk は，自由終末よりやや複雑な機械受容器である（図22-1A）。表皮基底層の角化細胞の間にある**メルケル細胞** Merkel cell とこれにシナプスする無髄神経終末からなり，識別性触・圧覚に関与する（☞図14-1）。メルケル盤は毛のない皮膚や，接触に敏感な部分に存在する。

被包性機械受容器

被包性機械受容器は特徴的な構造を持ち，特定の部位にある。

マイスネル小体 Meissner's corpuscle は，**識別性触覚** tactile discrimination を感受する被包性機械受容器である（図22-2）。主に指腹や手掌の真皮乳頭にあり，これらの部分で全体の数の半分を占める。このほか，眼瞼，口唇，舌，乳頭，足，前腕などにも存在する。$80 \times 30\ \mu m$の大きさで，真皮乳頭内に表皮と垂直に存在する（図22-1B）。この小体は結合組織性の被膜に包まれており，なかに層板状の細胞が多数積み重なっている。この細胞は

感覚器　■■■　第22章

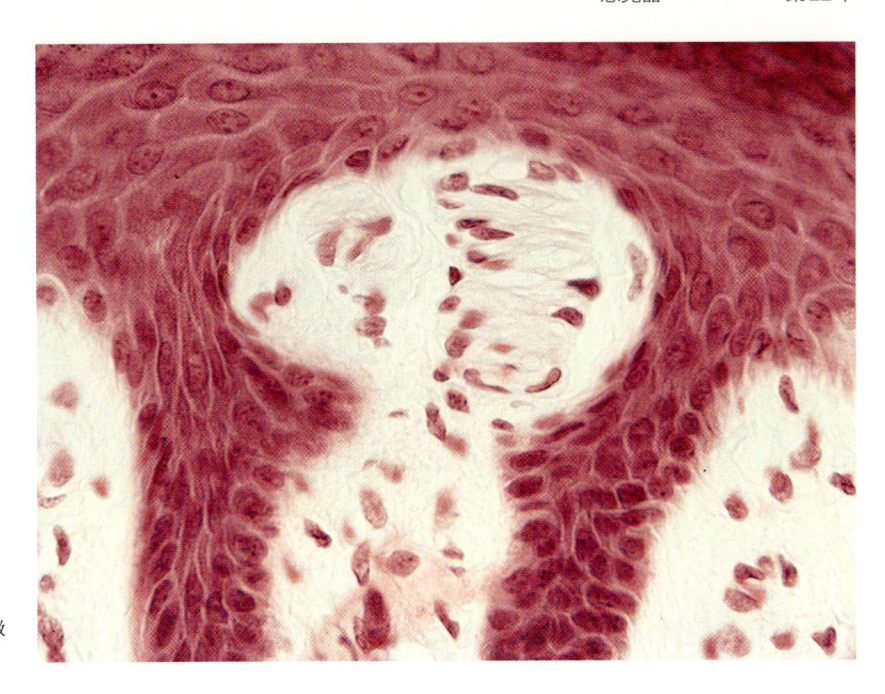

図22-2　マイスネル小体の光学顕微鏡写真。

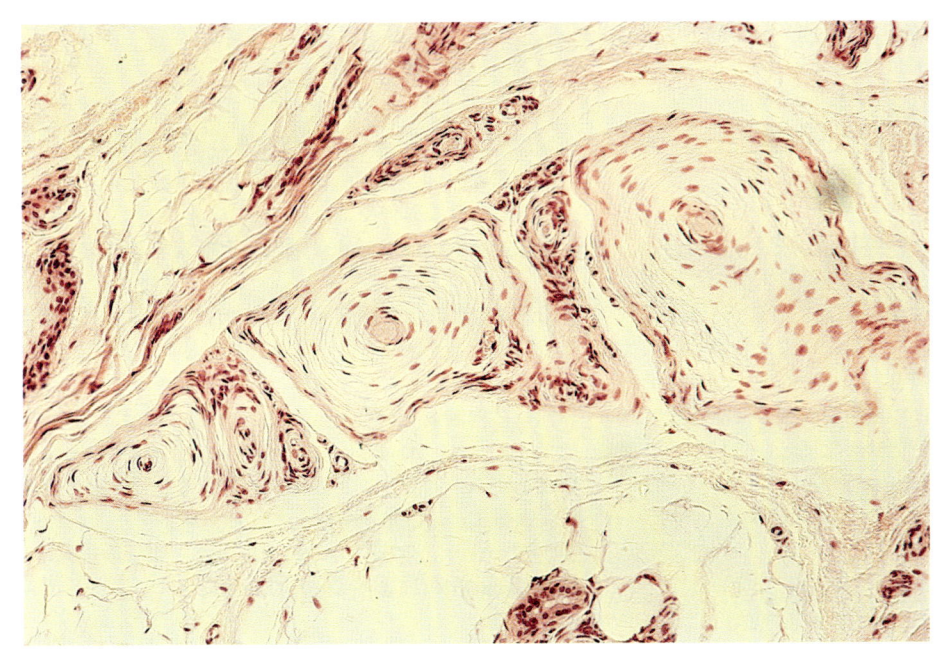

図22-3　パチニ小体の光学顕微鏡写真（×132）。

シュワン細胞か線維芽細胞の一種と考えられている。軸索はマイスネル小体に入るところで髄鞘を失い，多数の枝を出しながら層板状細胞の間を不規則に走る。マイスネル小体は，物体の端や突起物，さらにこれらの動きに対して特に感受性が高い。

　パチニ小体 Pacinian corpuscle は，圧迫，接触，振動を感知する受容器で，主に手指や胸部の皮膚の真皮と皮下組織，関節と腸間膜の結合組織に存在する。長さ1〜2 mm，直径0.1〜0.7 mmで，肉眼でも見えるほど大きな卵円形の受容器である（図22-1C，図22-3）。中心部には長軸方向に無髄性の軸索が走り，周囲をシュワン細胞が層板状に何層にもわたって取り囲み，さらに，約60層にも及ぶ層板状の線維芽細胞が取り巻いている。これらの層板の間には，液体で満たされた狭い間隙がある。組織切片でパチニ小体を観察すると，タマネギの断面のように見える。

　ルフィニ終末（小体） Ruffini's ending (corpuscle) は，皮膚の真皮や爪床，関節包に存在する長さ1 mm，直径

0.2 mmの大型の受容器である。枝分かれの多い無髄性の神経終末が膠原線維のなかに入っており，さらに4〜5層の線維芽細胞によって取り囲まれている（図22-1E）。受容器を包む結合組織性被膜の端が周囲の組織に結合していて，皮膚や関節包の伸展や圧迫に対する感受性を高めるようになっている。

クラウゼ終棍Krause's end bulbは，真皮乳頭に存在する球形の被包性神経終末である（図22-1F）。冷温覚を感知する受容器と考えられていたが，現在これを支持する証拠はなく，その機能は不明である。

筋紡錘muscle spindleと**ゴルジ腱器官**Golgi tendon organ（**腱紡錘**tendon spindle）は，深部感覚を感受する機械受容器である。筋紡錘（図22-1G）は骨格筋の長さの変化とその変化の速度についてフィードバックを行う。ゴルジ腱器官（腱紡錘）（図22-1H）は，運動の際に腱の緊張度を監視する役割を担っている。これらの感覚受容器からの情報は脊髄レベルで無意識的に処理されるが，一方で小脳やときに大脳にまで到達し，筋の収縮の度合いを感知し，筋の状態を知ることができる。ゴルジ腱器官と筋紡錘の詳細については第8章を参照してほしい。

温度受容器

温度受容器は約2℃の温度差を感知し，温覚受容器，冷覚受容器，温度感受性侵害受容器の3種類がある。

温覚を感知する特異的な受容器は同定されておらず，温度の上昇に反応する小さい無髄神経終末がこれに相当すると考えられている。冷覚は表皮内に入り込んだ無髄の神経終末で感知される。この神経終末は有髄神経線維が表皮に入るところで髄鞘を失ったもので，表皮内で枝分かれする。温度受容器は物理的な刺激では活性化されないので，温度依存性の生化学的な反応を感知するのではないかと考えられている。

侵害受容器

侵害受容器は，機械的刺激，極端な高温や低温，ブラジキニン，セロトニン，ヒスタミンなどのサイトカインによって引き起こされる痛みを感受する。

侵害受容器は，痛みを感じる受容器である。これは有髄神経線維が真皮で枝分かれした後に髄鞘を失って裸になった神経終末で，このまま表皮内に入る。侵害受容器は，機械的刺激や傷害に反応するもの，極端な熱さや冷たさに反応するもの，ブラジキニン，セロトニン，ヒスタミンなどの化学物質に反応するものの3種類に分けられる。

眼

眼球は眼球壁とその内容物からなる。眼球壁は線維膜，血管膜，神経膜の3層の膜から，内容物は水晶体，硝子体，眼房水からなる。

眼球は直径が24 mmほどの球体で，眼窩という頭蓋のくぼみに入っている。眼は光を感受する器官で，光は角膜，水晶体（レンズ）などを通過し，光感受部位である**網膜**retinaに当たる。水晶体は光を収束させる。網膜には光感受細胞である**杆状体細胞**rod cellと**錐状体細胞**cone cellがある。これらの細胞によって感受された光情報は，神経細胞と支持細胞からなる数層の構造を経て視神経に集まり，脳に送られて情報処理される。

眼球は胎生第4週頃に，3種類の異なる発生源から生じる。まずはじめに，将来網膜と視神経になる神経外胚葉由来の組織が，前脳の突出構造として出現する。やがて，表皮外胚葉から水晶体や眼球前方部の組織が誘導される。その後，近くの間葉組織から眼球壁を構成する膜構造とそれに関連する構造が形成される。

眼球壁は以下の3層構造からなる（図22-4）。

- **眼球線維膜**fibrous tunic：眼球壁の最外層をなす。
- **眼球血管膜**vascular tunic：眼球壁の中層で，メラノサイトと豊富な血管を含む。
- **眼球神経膜**neural tunic：最内層を形成する網膜。

眼球線維膜には**外眼筋**extrinsic muscleがついている。外眼筋は骨格筋でできており，左右の眼球を協調的に動かし，様々な視覚対象を的確に捉えることができる。眼球内には**内眼筋**intrinsic muscleがある。これは平滑筋でできており，水晶体による焦点合わせや瞳孔の大きさを調節する。**涙腺**lacrimal glandは眼窩の上外側に位置し，**涙**lacrimal fluidを分泌して，眼球の前方や眼瞼の内面を湿らせる。角膜以外の眼球前方部と眼瞼の内側は，**結膜**conjunctivaによって被われている。

眼球線維膜

眼球線維膜は強膜と角膜からなる。

眼球線維膜tunica fibrosa bulbiは眼球壁の最外層をなす。膠原線維に富む強靭な組織で，強膜と角膜に分けられる（図22-4）。強膜は眼球線維膜の後方5/6に当たる部分で，白くて不透明である。角膜は前方1/6に当たる部分で透明である。

強膜

> 強膜は，白くて不透明で，膠原線維（Ⅰ型コラーゲン）と弾性線維でできている。

強膜 sclera は，一般には"白目"と呼ばれ，血管がほとんどない。眼球の後方では厚さが1 mmあるが，赤道部では薄く，角膜付近では再び厚さを増す。強膜は強靱な線維性結合組織からできた膜で，Ⅰ型コラーゲンからなる膠原線維のなかに弾性線維が交じっている。強膜は，水晶体より前方では眼房水，水晶体より後方では硝子体によって生じる眼内圧に耐え，眼球の形の維持に役立っている。

強膜の結合組織内に存在する線維芽細胞は，やや扁平な紡錘形をしている。強膜の深部にはメラノサイトも存在する。また，強膜の表層にある密性結合組織には外眼筋の腱が侵入しており，これを**テノン鞘（眼球鞘）**capsule of Tenonが被っている。テノン鞘は視神経から眼球の毛様体の位置までの部分をも被っており，眼球を周囲の脂肪組織から隔て，それ自身は**上強膜**episcleraと呼ばれる一層の薄い疎性結合組織によって強膜と結合している。眼球は眼窩脂肪体のなかにあり，外眼筋によって動かされる。

角膜

> 角膜は眼球線維膜の前方1/6を占める透明な膜である。

角膜 corneaは眼球線維膜の前方1/6をなす，ややふくらんだ透明な部分である。血管は存在しないが，感覚神経が豊富に分布する。角膜は強膜よりもやや厚く，組織学的に以下の5層が区別される。

- **角膜上皮** corneal epithelium：角膜の前方の表面を被う非角化性重層扁平上皮で，角膜の前方部分と眼瞼の内表面を被う粘膜である結膜の上皮に続く。5〜7層の細胞からなり，表層の細胞は微細なヒダ状の隆起や微絨毛を持つ。隣接する細胞間には密着帯があり，互いにかみ合いながらデスモソームによってつながっている。また，上皮内には感覚神経の自由終末が多数見

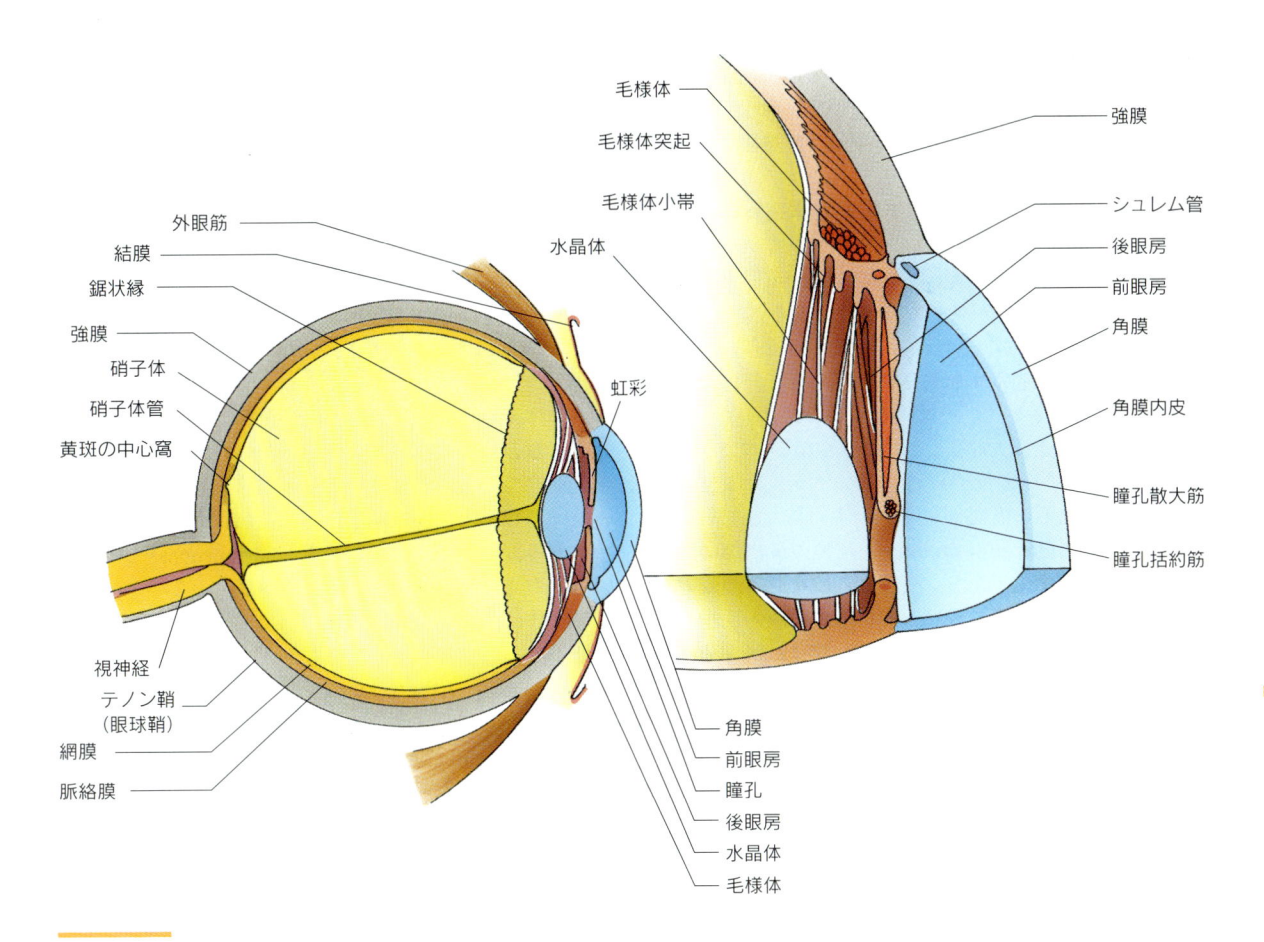

図22-4 眼球の構造の模式図。

られる．上皮細胞の細胞質には，中間径フィラメントが多く，小器官が散在する．上皮細胞の更新の周期は約7日で，角膜周辺部に細胞分裂像が見られる．角膜上皮が傷害されると，周辺部から細胞が速やかに遊走して欠損部を被い，細胞分裂によって細胞が補われる．角膜上皮はまた，角膜固有質から角膜の表層に向かって水とイオンを輸送する．

- **ボウマン膜** Bowman's membrane：角膜上皮の直下にある厚さ6〜30 μmの無構造の層である．電子顕微鏡で見ると，太さが250〜350 nmの膠原線維が不規則に走っている．この膠原線維はⅠ型コラーゲンからなる．ボウマン膜は角膜上皮と角膜固有質の両者によって作られると考えられている．感覚神経線維がこの層を通って角膜上皮内に侵入し，神経終末を形成している．

- **角膜固有質** stroma：最も厚い層で，角膜の厚さの90％を占める．平行に並んだ膠原線維が厚さ約2 μmの層を作り，これが200〜250枚ほど重なっている．隣り合う層の膠原線維の配列は，互いに直交している．膠原線維はⅠ型コラーゲンが主体で，膠原線維の間に弾性線維が混在している．これらの線維はコンドロイチン硫酸やケラタン硫酸を主体とした基質のなかにある．また，線維束の間には細長い線維芽細胞が存在する．血管はないが，炎症が起こるとリンパ球や好中球が角膜固有質に出現する．**角膜縁（角強膜移行部）** limbus corneaeの角膜固有質の内部には，内皮細胞で縁取られた間隙があり，**格子状網目構造** trabecular meshworkと呼ばれる．この間隙はやがてシュレム管に移行する．**シュレム管** canal of Schlemmは前眼房からの眼房水を静脈系へ排出する部位である．

- **デスメ膜** Descemet's membrane：角膜固有質と角膜内皮の間に存在する比較的厚い均質な層で，角膜内皮の基底板に当たる．この層は若年者では薄いが（出生時には厚さ5 μm），加齢とともに厚くなる（厚さ17 μmに及ぶ）．電子顕微鏡で見ると，フィラメントの網状構造や，六角形の配列パターンを呈する．

- **角膜内皮** corneal endothelium：角膜の最後部に位置する単層扁平上皮である．角膜内皮はデスメの膜の成分を産生し，この膜を維持している．角膜内皮細胞には多くの飲み込み小胞があり，細胞膜にはナトリウムイオンを前眼房に輸送するナトリウムポンプがある．Na^+の移動はCl^-と水の受動的な移動を伴い，その結果，角膜固有質の過剰な液体成分が除去される．こうして固有質内部の水分は少なめに維持され，角膜の屈折機能の維持に役立っている．

眼球血管膜

眼球壁の中層をなす**眼球血管膜** tunica vasculosa bulbiはブドウの皮のように見えるので，**ブドウ膜** uveaともよばれる．眼球血管膜は後方から前方にかけて，脈絡膜，毛様体，虹彩の3部からなる（図22-4）．

脈絡膜

> 脈絡膜は眼球血管膜の後方部分を占め，メラノサイトと血管に富む．外側の強膜とは緩く結合しており，内側の網膜とはブルーフ膜によって隔てられている．

脈絡膜 choroidは眼球血管膜の大部分を占め，外側の強膜とは緩やかに結合している．脈絡膜は多数の線維芽細胞，メラノサイト，そのほかの結合組織細胞を含む疎性結合組織でできており，血管が豊富である．脈絡膜が黒色を呈するのは，無数のメラノサイトの存在による．脈絡膜の内側には小血管に富む層があり，**脈絡毛細血管板** choriocapillary layerと呼ばれる．この層の血管は網膜に栄養分を送る．脈絡膜は**ブルーフ膜** Bruch's membraneを介して網膜と接している．ブルーフ膜は厚さ1〜4 μmの層で，均質無構造に見え，弾性線維を含んでいる．電子顕微鏡で見ると，弾性線維が中央にあり，その両側を膠原線維がサンドイッチのように挟んだ構造をしている．脈絡膜側の膠原線維層の外側には毛細血管の基底板が，網膜側の膠原線維層の内側には網膜色素上皮の基底板がある．ブルーフ膜は脈絡膜と網膜の両方の要素で作られた複合膜である．

毛様体

> 毛様体は，脈絡膜と虹彩の間にある構造物で，楔形をしており，水晶体に向かって突出している．

毛様体 ciliary bodyは脈絡膜と虹彩の間にある部分で，脈絡膜との境を鋸状縁という．水晶体がある位置で眼球内壁を取り巻き，断面は楔形を示す．毛様体の外側面は強膜に接し，内側面は硝子体と水晶体に面する．水晶体に面する部分では，**毛様体突起** ciliary processという短い指状の突起が水晶体に向かって伸びている．

毛様体は，弾性線維と多数のメラノサイトを含む疎性結合組織，血管，平滑筋からなり，内表面は**網膜毛様体部** pars ciliaris of the retinaで，網膜の続きの2層の細胞からなる．このうち眼球内腔に面する層は**無色素上皮** nonpigment epithelium（**毛様体上皮** ciliary epithelium）で，強膜側の層は網膜色素上皮の続きであり，多量の色素果粒を含む（毛様体）**色素上皮** pigment epitheliumである．2層の上皮は互いに頂部細胞膜が向かい合っている．

毛様体の前方1/3の部分には約70個の毛様体突起がある．これは放射状（経線状）に走るヒダで，なかに豊富な有窓型毛細血管を含む．毛様体突起からは**毛様体小帯**

ciliary zonule, suspensory ligament of the lensと呼ばれる細い線維の集団が出て水晶体包と結合している（図22-5）。

　毛様体突起も毛様体と同様に，2層の細胞層によって被われている。無色素上皮は基底側を水晶体の方に向けており，上皮細胞の基底細胞膜には多数のヒダ状の陥入が見られる。また，上皮細胞間には多くのかみ合いがあり，細胞の表面積を広げている。この細胞は血漿から**眼房水** aqueous humorを産生して後眼房に分泌する。眼房水は虹彩と水晶体の間を抜け，**瞳孔** pupil を通って後眼房から前眼房へ流れる。眼房水はこの後，隅角の格子状網目構造を経てシュレム管に入り，最終的には静脈に注ぐ。眼房水は，血管のない水晶体と角膜に栄養と酸素を供給し，老廃物を運び去る。

　毛様体には**毛様体筋** ciliary muscleという平滑筋束があり，その走向によって3群に分けられる。経線方向に走る経線状線維は脈絡膜を引き伸ばし，シュレム管を開いて眼房水の流出を促進させると考えられている。放射状線維と輪状線維は強膜に付着しており，毛様体小帯を緩める働きをする。これらの筋線維は動眼神経（Ⅲ）の副交感性線維に支配されており，筋が収縮すると毛様体突起が水晶体に向かって近づき，毛様体小帯が緩んで水晶体が厚くなる。これによって近くの対象物に焦点を合わせることができるようになる。このような一連の過程を**調節** accommodationという。

> ### 臨床ノート
>
> **緑内障** glaucomaは遷延性の眼内圧亢進状態で，前眼房からの眼房水の排出が悪くなることによって起こり，失明の最大の原因となっている。**慢性緑内障** chronic glaucomaが最も多く，持続的な眼内圧上昇が網膜を障害するので，治療を怠ると失明に至る。

虹彩

> 虹彩は眼球血管膜の最前部にある。メラニン色素を有し，瞳孔の大きさを調節する。

　虹彩 irisは眼球血管膜の最前部にある円板状の膜で，中央に**瞳孔** pupilという丸い孔がある。虹彩の瞳孔側の縁を瞳孔縁，毛様体側の縁を毛様体縁という。虹彩は瞳孔の部分を除いて水晶体の前面を被っている。虹彩と角膜の間にある腔を前眼房，虹彩より後ろで水晶体との間にある腔を後眼房という。虹彩は中央部分で最も厚く，瞳孔縁や毛様体縁に近づくにつれて薄くなる。虹彩を前から見ると，瞳孔を中心に2つの同心円状の構造物がある。内側のものを**小虹彩輪** anulus iridis minor，外側のものを**大虹彩輪** anulus iridis majorという。大虹彩輪には同心円状の溝が多数認められる。このなかには収縮に

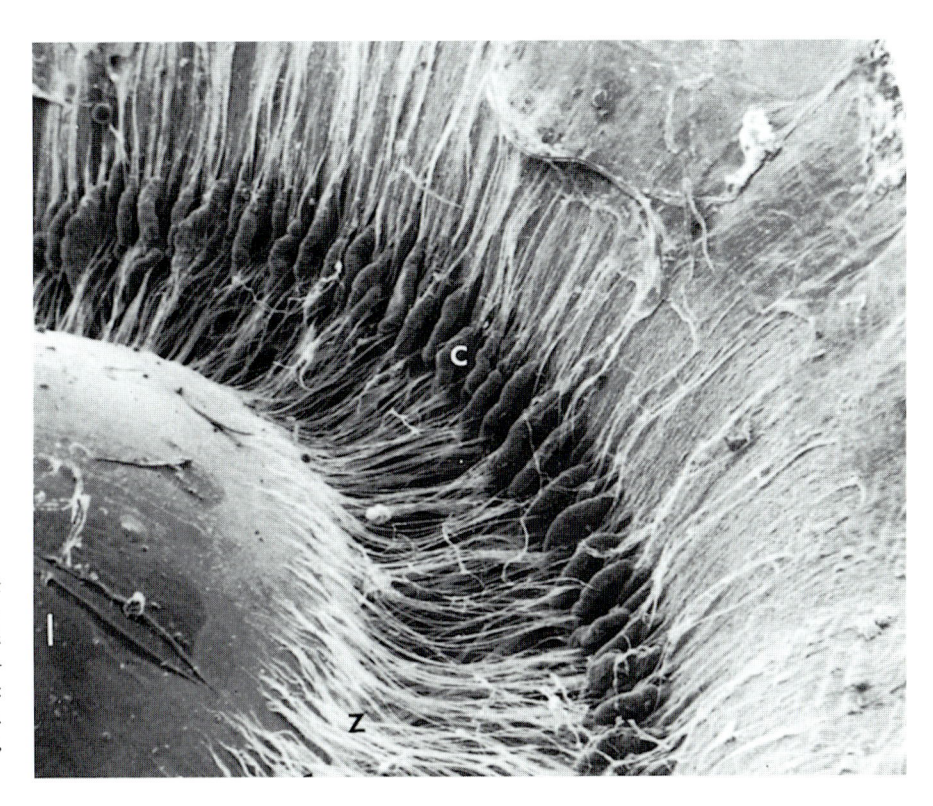

図22-5　水晶体の後方の走査型電子顕微鏡写真（×28）。c：毛様体，l：水晶体，z：毛様体小帯。（Leeson TS, Leeson CR, Paparo AA: Text/Atlas of Histology. Philadelphia, WB Saunders, 1988.より）

よって生じる溝もあり，瞳孔が散大したときに顕著になる。虹彩の前面は，メラノサイトと線維芽細胞が作る虹彩内皮によって不完全に被われる。この後側には結合組織性の虹彩支質があり，多くの線維芽細胞とメラノサイトを含む血管に乏しい層，さらに血管の豊富な血管層へと続く。

虹彩の後面は網膜毛様体部の続きで，滑らかで，**網膜虹彩部** pars iridica retinae という。網膜虹彩部は2層の上皮からできており，水晶体側にある色素性虹彩後上皮は，豊富な色素を持つ細胞からなる。この細胞によって瞳孔以外の部分での光の通過が妨げられる。支質側にある虹彩筋色素細胞層は網膜色素上皮の続きである。この層からは細胞質突起が放射状に走り，**瞳孔散大筋** dilator pupillae muscle を形成する。**瞳孔括約筋** sphincter pupillae muscle は，瞳孔の周囲を同心円状に囲むように走る。瞳孔の径はこれらの平滑筋の収縮によって変化する。瞳孔の径は眼球内に入る光量によって調節され，光量が多い（明るい）と瞳孔が縮小し，少ない（暗い）と瞳孔が広がる。瞳孔散大筋は交感神経の支配を受け，瞳孔を広げる（散瞳）。逆に，瞳孔括約筋は副交感性の動眼神経（Ⅲ）の支配を受け，瞳孔を縮小させる（縮瞳）。

虹彩の上皮と支質にあるメラノサイトは光を遮断する。また，この色素の量によって虹彩の色調が決まる。色素が多いと虹彩の色は黒っぽく見え，少ないと灰色〜褐色を呈する。さらに量が極めて少ないと青色に見える。

水晶体

> 水晶体は瞳孔のすぐ後方にある凸レンズで，眼球内に入ってきた光線の焦点を網膜上に合わせる役割を果たす。

水晶体 lens は，弾力性のある，両面が凸の透明なレンズで，水晶体上皮細胞とその分泌物によってできている。水晶体は水晶体包，水晶体上皮，水晶体線維の3つの部分からなる。

水晶体包 lens capsule は，水晶体全体を包む弾力性のある膜で，均質無構造に見える。一種の基底板で，厚さは10〜20 μm あり，前面の方が後面より厚く，Ⅳ型コラーゲンと糖蛋白を含む。水晶体包には毛様体小帯が入り込む（図22-5）。

水晶体上皮 subcapsular epithelium は水晶体の前面のみにあり，水晶体包の直下にある（図22-6）。単層立方上皮からなり，上皮細胞どうしはギャップ結合で互いに結合していて，その端は水晶体線維と互いにかみ合っている。細胞は特に水晶体の赤道部で長く伸び出し，水晶体線維に移行する。

水晶体の大部分は，**水晶体線維** lens fiber と呼ばれる約2,000個もの六角柱状の細胞でできている。水晶体線維は，水晶体上皮が非常に細長くなったもので（7〜10

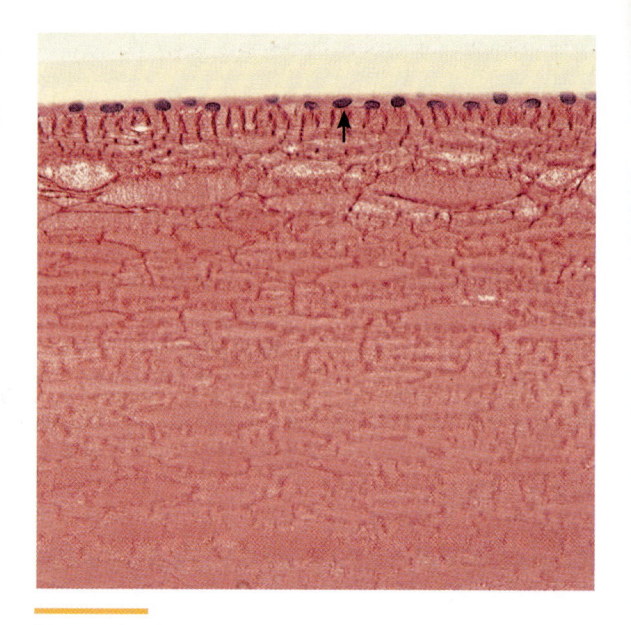

図22-6 水晶体の光学顕微鏡写真（×122）。前側の表面を被う単層立方上皮（矢印）に注意。

μm），大部分は核を失っている。**成熟** maturation と呼ばれる水晶体線維の伸長・形成過程は細胞が生きている間持続する。最終的に水晶体線維は，水晶体蛋白である**クリスタリン** crystallin で満たされる。クリスタリンの存在によって水晶体の屈折率が増加する。

> **臨床ノート**
>
> **老視（老眼）** presbypia は，近くのものに焦点を合わせる調節が困難になった状態である。加齢によって水晶体の弾性が低下し，水晶体が厚みを増すことができなくなって起こる。眼鏡を用いれば焦点の調整が可能である。
>
> **白内障** cataract は，通常加齢によって起こる変化で，水晶体が不透明になり，視力低下を招く。白内障は，色素などの物質の集積，紫外線の過度の曝露などによって起こると考えられている。薬物治療は無効なことが多く，不透明になった水晶体を外科的に取り除き，代わりに人工レンズを挿入する手術が行われる。

硝子体

硝子体 vitreous body は，水晶体の後部の**硝子体腔** vitreous cavity を満たす，透明で光屈折性のゲル状の物質である。その大部分（99％）は水で，少量の電解質，微細な線維，ヒアルロン酸を含む。硝子体は網膜に緩く接着するが，鋸状縁のところでは密着している。**硝子体細胞** hyalocyte と呼ばれるマクロファージあるいは小型の遊走細胞が硝子体の表面に見られ，これらの細胞が線維

やヒアルロン酸を合成していると考えられている。水晶体の後面から視神経乳頭に向けて，硝子体中をまっすぐ走る**硝子体管** hyaloid canal という管状構造がある。これは胎生期の硝子体動脈の遺残である。

網膜（眼球神経膜）

網膜は10層の層構造からなり，杆状体と錐状体の特殊化した光受容器がある。

網膜 retina は眼球壁の最も内層をなす（図22-4）。網膜には**杆状体細胞** rod cell と**錐状体細胞** cone cell という光を感受する**視細胞** photoreceptor cell がある（図22-7，図22-8）。網膜は発生学的に，前脳胞から外側に突出して生じる眼胞に由来する。眼胞の先はやがて陥入して二重壁からなる眼杯を形成する。後に，この二重壁の部分は網膜に，杯の柄に当たる部分が視神経になる。

眼球神経膜は，広義の網膜というべきもので，**色素層** pigmented layer と**神経層** neural layer からなる。色素層は眼杯の二重壁の外側から発達した部分で，神経層は二重壁の内側から発達した部分である。広義の網膜を網膜視部と網膜盲部に分ける。両者の境は鋸状縁である。網膜視部は光を感受する部分で，脈絡膜と接する。網膜盲部は光感受性のない部分で，網膜毛様体部と網膜虹彩部からなる。網膜は本質的に脳の続きであり，その構成も脳の構築をさらに高度に分化させたものである。

眼球の後壁にある**視神経円板** optic disk は，視神経が眼球から出ていくところである。ここは視細胞を欠き，

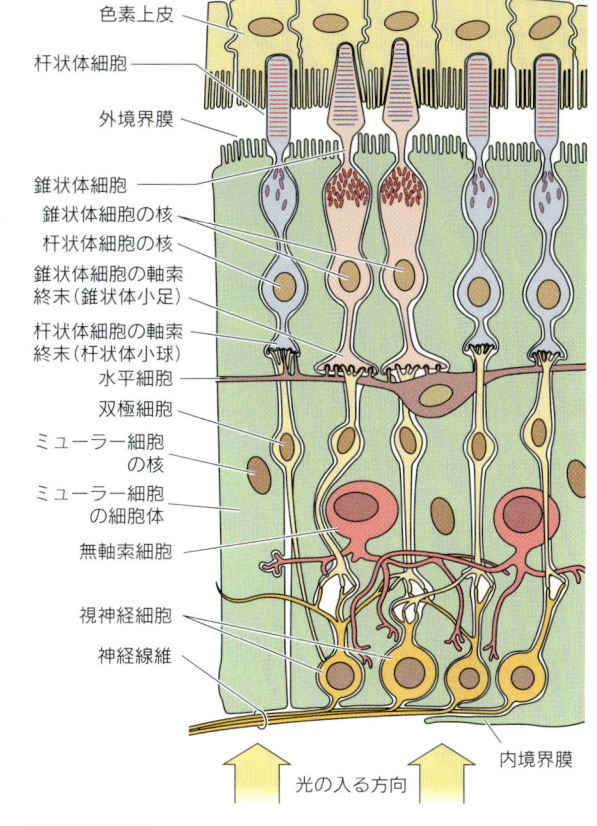

図22-8　網膜の各層の構成を示す模式図。色素上皮層と網膜の層との間は間隙を広げて描いてある。このような間隙は発生途上の網膜や網膜剥離以外には顕著ではない。

光に対して感受性がないので**盲点** blind spot と呼ばれる。視神経円板の約 2.5 mm 外側には，**黄斑** macula lutea と呼ばれる黄色みを帯びた領域がある。この黄斑の中央部分には円形の小さなくぼみがあり，**中心窩** fovea centralis という（図22-4）。中心窩は網膜の特殊化した領域の1つで，錐状体細胞のみがあり，最も視力が高い。中心窩から周辺に離れるにつれ，錐状体細胞の数が減少し，杆状体細胞の数が増える。

網膜視部は，視神経円板から鋸状縁までの脈絡膜の内側にあり，明瞭な10層構造を示す（図22-7，図22-8）。この10層は，脈絡膜側から内側に向かって，次のように並んでいる。

- 色素上皮層
- 杆状体錐状体層
- 外境界膜
- 外果粒層
- 外網状層
- 内果粒層

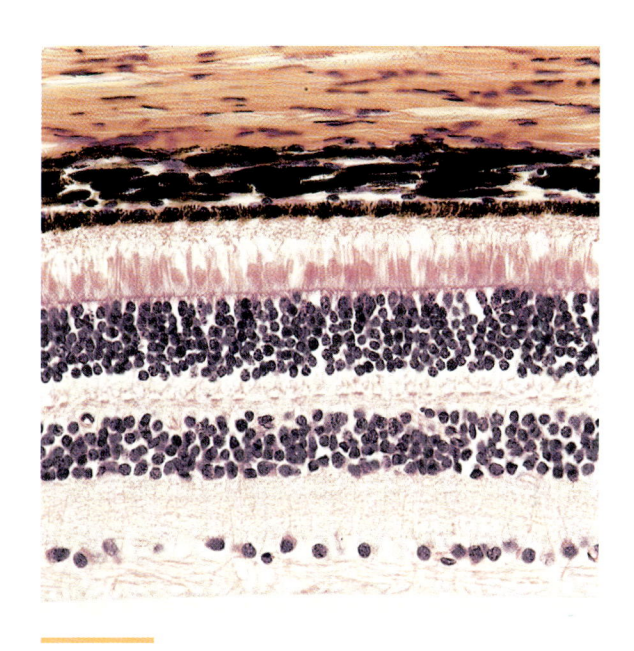

図22-7　網膜の10層構造を示す光学顕微鏡写真（×250）。

第22章　●●●　感覚器

- 内網状層
- 視神経細胞層
- 神経線維層
- 内境界膜

色素上皮層

色素上皮層 pigment epithelium layerは，幅14 μm，高さ10〜14 μmの立方状〜円柱状の色素上皮細胞からなり，外側でブルーフ膜と接する。ブルーフの膜側が色素上皮細胞の基底側に当たり，細胞膜のヒダがよく発達していて，ミトコンドリアが多数存在する。これはこの領域で物質輸送が盛んであることを示している。上皮細胞の側面細胞膜には密着帯，接着帯，デスモソーム，ギャップ結合などの接着装置がある。密着帯は血液網膜関門を形成し，ギャップ結合は細胞間の情報伝達に関与する。細胞の頂部は杆状体錐状体層側にあり，頂部細胞膜から微絨毛と筒状の突起構造が出ている。筒状突起は個々の杆状体と錐状体を包み込み，互いを隔離している。

色素上皮細胞は豊富なメラニン果粒を有する。これはこの上皮細胞によって合成されたもので，細胞頂部に蓄えられている。頂部の細胞質には，多数の水解小体のほか，貪食された杆状体の残渣も存在する。細胞質には，滑面小胞体，粗面小胞体，ゴルジ装置などの小器官が発達している。

色素上皮細胞は視細胞の機能維持に重要な役割を果たしている。この細胞は眼球内に入ってきた光を吸収し，焦点を合わせるのを妨げる反射散乱を防いでいる。また，この細胞は，杆状体の先端の古くなった膜円板を貪食・処理するほか，滑面小胞体でビタミンA誘導体をエステル化してロドプシンの素材を杆状体細胞に与える。

臨床ノート

色素上皮細胞の筒状の突起は，杆状体および錐状体の先端をしっかりと取り巻いているが，強い外力が働くと離れてしまうことがある。このような色素上皮層と杆状体錐状体の間が離れたものを**網膜剥離** detachment of the retinaといい，放置すると色素上皮細胞による代謝のサポートが得られなくなり，視細胞は死んでしまう。視細胞が消失した領域はもはや光を感受することができないので，視野欠損が生じる。網膜剥離はこのような部分的な失明の原因として比較的多い。剥離した部分を元に戻し，レーザー光などを当てて"点溶接"をすることによって離れないようにすることが可能であるが，視野欠損がどれくらい残るかは治療開始までの時間による。

杆状体錐状体層

杆状体錐状体層 layer of rods and cones は，杆状体細胞と錐状体細胞の視細胞の突起である**杆状体** rodと**錐状体** coneからなる層である。視細胞には極性があり，その頂部が杆状体，錐状体となっていて色素上皮層の方に向いている。杆状体，錐状体は一種の樹状突起で，その先端側1/2は外節と呼ばれる特殊な構造をしており，細胞体側1/2は内節と呼ばれる。外節は杆状体，錐状体ともに，色素上皮細胞の筒状の突起によって取り囲まれている（図22-8）。視細胞の細胞体は外果粒層にある。この細胞の基底側から出た軸索が外網状層をなし，双極細胞の樹状突起とシナプスを形成している。視細胞のうち，杆状体細胞は約1億〜1億2,000万個，錐状体細胞は約600万個ある。杆状体細胞は弱い光に特異的に反応する

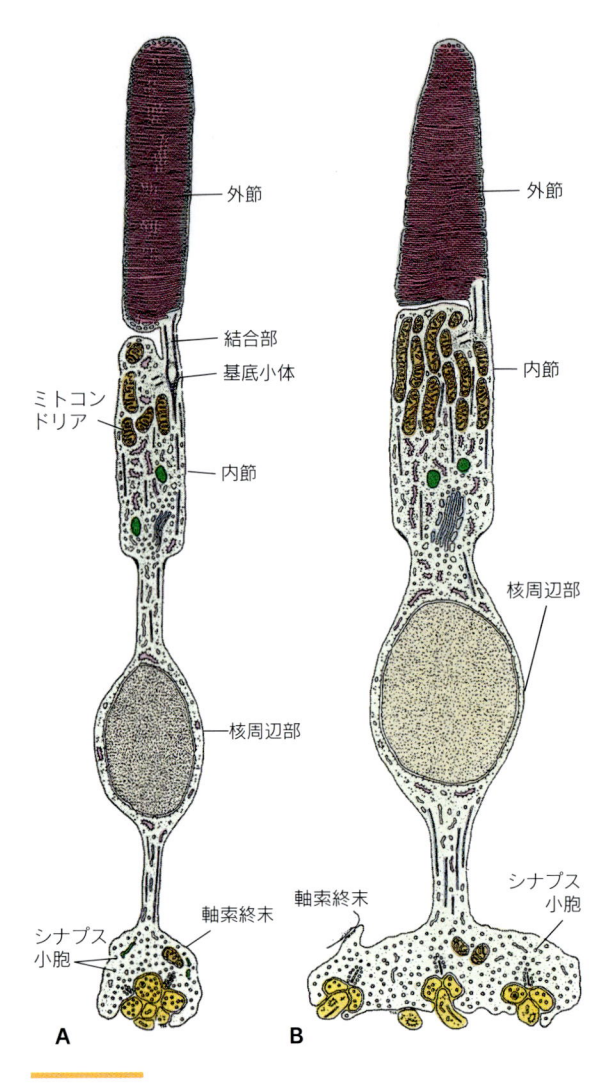

図22-9　杆状体（A）と錐状体（B）の構造を示す模式図。(Lentz TL: Cell Fine Structure: An Atlas of Drawings of Whole-Cell Structure. Philadelphia, WB Saunders, 1971.より)

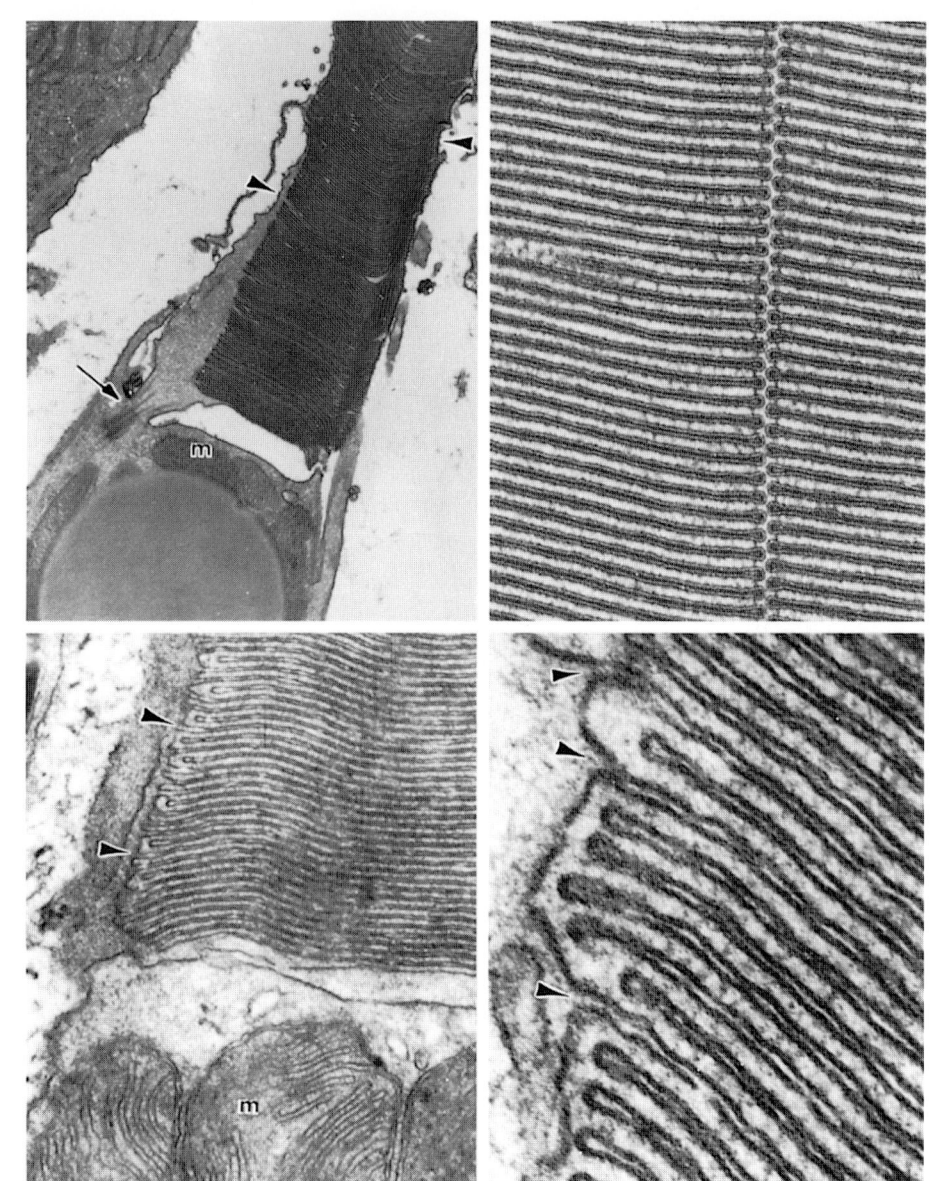

図22-10 カエル眼球の杆状体とリス眼球の錐状体の電子顕微鏡写真。左上：カエルの杆状体外節の円板と内節のミトコンドリア（m）（×16,200）。矢印は結合部の線毛構造を示す。右上：カエルの杆状体外節の円板の拡大像（×76,500）。左下：リスの錐状体の外節と内節の結合部（×28,800）。右下：リスの錐状体外節の円板の拡大像（×82,800）。細胞膜と円板膜の連続性を示す。(Leeson TS, Leeson CR, Paparo AA: Text/Atlas of Histology. Philadelphia, WB Saunders, 1988.より)

受容細胞で，錐状体細胞は強い光に反応する受容細胞である。また，錐状体細胞は色覚にも関係するが，杆状体細胞は光のみに反応する。網膜における2種類の視細胞の分布には偏りがあり，錐状体細胞は中心窩に集中している。

杆状体細胞

杆状体細胞は，弱い光を感受するように特殊化した光受容細胞である。

弱い光にのみ反応する杆状体細胞は非常に感受性が高く，1光子の入力からでも1つの信号を作り出す。杆状体細胞は明るい光のなかでは働かず，また色を感知することもできない。

杆状体細胞は長さ50 μm，幅3 μmの細長い細胞で，互いに並行に，網膜面に対して垂直に並んでいる。この細胞を大まかに，外節，内節，核周囲領域，シナプス領域の4つの部分に分ける（図22-9）。

杆状体の**外節** outer segmentには，その長軸に直交するように並んだ，数百もの扁平な嚢の重積が認められる（図22-9，図22-10）。この扁平な嚢は外節の細胞膜の陥入によって生じたもので，陥入部分が細胞膜から離れて円板状になる。杆状体のものを杆状体円板，錐状体のものを錐状体円板と呼ぶ。個々の円板は，8 nmの間隔を

おいた2枚の膜によって構成されている。杆状体円板の膜には**ロドプシン**rhodopsin（**視紅**visual purple）という視色素が存在する。杆状体細胞の外節は錐状体細胞のものより長いため、多くのロドプシンを含み、錐状体細胞より反応は遅いが、光を受容し集積する能力は高い。

外節と**内節**inner segmentは、**結合部**connecting pieceと呼ばれる細い部分でつながっている。結合部では、9組の二連微小管が並んだ一種の線毛構造をとっており、結合部の基部にある基底小体に由来する。すなわち、外節は線毛が特殊化したものともいえる。内節の上半部（遠位部）には多数のミトコンドリアとグリコーゲン果粒があり、視覚情報処理のためのエネルギーを活発に産生していると考えられる。内節の下半部（近位部）は、微小管、ポリソーム、滑面小胞体、粗面小胞体、ゴルジ装置などの細胞小器官に富む。内節で産生された蛋白は外節に送られ、そこで円板膜に組み込まれる。円板は次第に外節の先端方向に移動し、やがては色素上皮細胞の筒状突起のなかに入り込み、最終的に色素上皮細胞に貪食される。蛋白の組み込みから移動、貪食までの一連の過程にかかる時間は2週間足らずである。光受容は次のような過程を経て起こる。

1. 杆状体細胞による光受容は、視色素のロドプシンが光を吸収することによって始まる。このロドプシンは膜貫通蛋白である**オプシン**opsinがビタミンAのアルデヒド型の**シス型レチナール**cis retinalに結合したもので、紫紅色を呈する。
2. 光を吸収すると、レチナールは異性化を起こして**オール-トランス型レチナール**all-trans retinalになり、オプシンから離れる。
3. オプシンとレチナールが離れると褪色し、生じた活性型オプシンが、グアノシン三リン酸（GTP）と、3量体G蛋白である**トランスジューシン**transducinのα-サブユニット（Gα）との結合を促進する。
4. その結果生じたGTP-Gαは、サイクリックグアノシン一リン酸分解酵素を活性化する。
5. 分解酵素の働きで細胞内のサイクリックグアノシン一リン酸（cGMP）の濃度が下がると、杆状体細胞の細胞膜のナトリウムイオンチャネルが閉じる。すると、Na^+は細胞外に出ることができなくなり、そのために杆状体細胞は過分極状態になる。
6. 杆状体細胞が過分極を起こすと、双極細胞とのシナプスにおける神経伝達物質の放出が抑制される。
7. 次の暗期の間にcGMPの濃度が上昇する。すると、ナトリウムイオンチャネルが再び開き、Na^+の流れが回復する。
8. 分解を免れたオール-トランス型レチナールは拡散して、レチナール結合蛋白によって網膜色素上皮細胞へ運ばれる。
9. オール-トランス型レチナールは11-シス型レチナールに変換される。
10. 最終的にシス型レチナールは杆状体細胞へ戻され、そこで再びオプシンと結合してロドプシンとなる。

杆状体細胞が光によって活性化されないと、cGMPによって杆状体細胞の細胞膜にあるナトリウムイオンチャネルが開いたままの状態となる。暗期の間は、Na^+は内節から出てナトリウムチャネルを通って杆状体細胞の外節に入る。Na^+が外節に存在すると、双極細胞とのシナプスにおける神経伝達物質の放出が起こる。

杆状体細胞のシグナルは脱分極によって誘導されるのではなく、むしろ光によって誘導された過分極がシグナルとなり、網膜の様々な細胞を経て視神経細胞に伝えられる。このようにして、視神経細胞は活動電位を生じ、これが視神経を通じて脳に伝えられる。

錐状体細胞

錐状体細胞は、明るい光と色を感知するように特殊化した光受容細胞である。

錐状体細胞の機能は杆状体細胞と似ているが、杆状体細胞に比べて明るい光のもとで活性化されること、鮮鋭度の高い識別力を有するなどの特徴がある。錐状体細胞には3種類あり、それぞれ異なった種類の**ヨードプシン**iodopsinという視色素を含有している。各ヨードプシンは、それぞれ赤、緑、青のスペクトルに対し最大の感受性を持つが、その違いは11-シス型レチナールにはなく、むしろオプシン残基にある。

錐状体細胞も細長い細胞で、長さは60 μm、径は1.5 μmあり、中心窩に近づくにつれてさらに細長くなる。その構造は基本的に杆状体細胞と似ているが、次のようないくつかの違いがある（図22-9B、図22-10、図22-11）。

1. 外節が錐状をしており、杆状体細胞に比べて太く短い。
2. 杆状体円板の膜は細胞膜から離れているが、錐状体円板の膜は細胞膜とつながっているものが多い。
3. 錐状体の内節で作られた蛋白は、外節のすべての部分で円板に組み込まれる。一方、杆状体では、外節の近位端で組み込まれる。
4. 色に対する感受性を有し、鮮鋭度の高い識別力を有する。
5. ヨードプシンの再利用は、網膜色素上皮細胞による処理を必要としない。

外境界膜

外境界膜external limiting membraneという用語は網

膜の層を記載するときに習慣的に用いられるが，この構造は本当の膜ではない。この構造は光学顕微鏡で見ると膜状に見えるが，電子顕微鏡で見ると，特殊なグリア細胞であるミューラー細胞の終足が視細胞の間に入り込んで形成された接着帯の領域であることが分かる。ミューラー細胞からは，視細胞の内節間に微絨毛が伸び出している。

外果粒層

外果粒層 outer nuclear layerは，主に視細胞（杆状体細胞と錐状体細胞）の核で構成される。組織切片像では，杆状体細胞の核は錐状体細胞に比べて小さくて丸く，より暗調に染まる特徴がある。

外網状層

外網状層 outer plexiform layerは，視細胞の軸索と双極細胞および水平細胞の樹状突起で形成される層であ

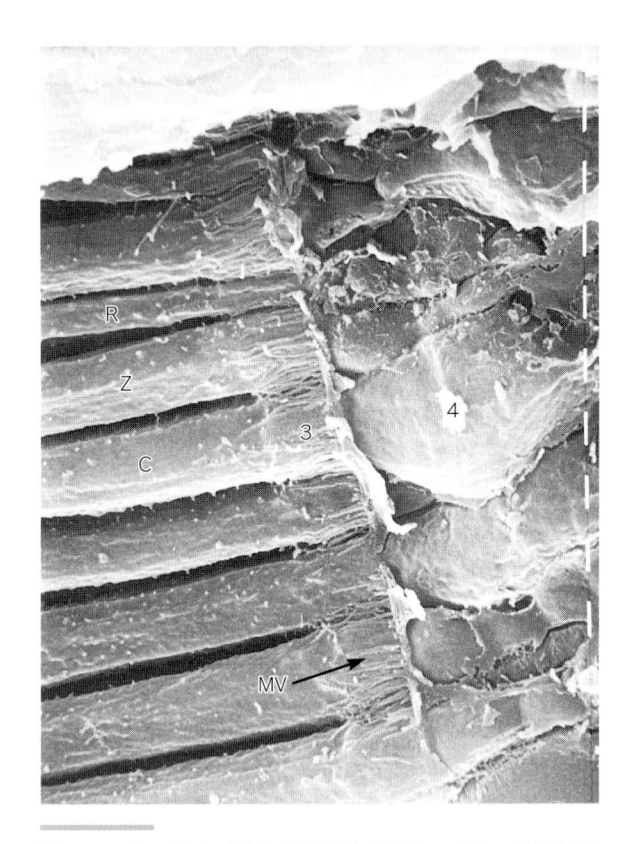

図22-11 サル網膜の走査型電子顕微鏡写真（×5,365）。錐状体（C）と杆状体（R）を示す。Z：内節，3：外境界膜，4：外果粒層，MV：ミューラー細胞の微絨毛。(Borwein B, Borwein D, Medeiros J, McGowan J: The ultrastructure of monkey foveal photoreceptors, with special reference to the structure, shape, size, and spacing of the foveal cones. Am J Anat 159: 125-146, 1980.より)

る。これらの突起の間には2種類のシナプスが認められる。1つは，普通に見られる**平坦型** flat typeで，もう1つは，**陥入型** invaginated typeと呼ばれる特異な形をしたシナプスである。視細胞の軸索終末はやや広がっており，それぞれ杆状体小球，錐状体小足と呼ばれる。これらの終末部には陥入部があり，1個の双極細胞の樹状突起の1本と，2個の水平細胞の樹状突起の2本からなる**三つ組** triadが，シナプス後部として入り込んでいる。また，シナプス前部には**シナプスリボン** synaptic ribbonがある。このシナプスリボンは半円板状の暗調の構造物がシナプス前膜に対して垂直に位置し，この両側にシナプス小胞が並んだ構造をしている。シナプスリボンの機能はよく分かっていない。

内果粒層

内果粒層 inner nuclear layerは，双極細胞，水平細胞，無軸索細胞，ミューラー細胞の核によって構成される。

双極細胞 bipolar cellは視細胞と視神経細胞の間に介在する。1個の双極細胞は複数の杆状体細胞とシナプスしており，その数は黄斑の近くで10個，鋸状縁の近くで100個ある。このシナプス結合によって光信号が集積され，光量の少ない状況でも有効に働く。一方，錐状体細胞とは，少なくとも中心窩付近ではこのようなシナプス結合はない。その代わりに，2～3個の双極細胞が1個の錐状体細胞とシナプスし，識別力を上げている。双極細胞の軸索は，内網状層で視神経細胞の樹状突起とシナプス結合する。

水平細胞 horizontal cellは双極細胞とともに視細胞にシナプスする。水平細胞には視細胞と双極細胞の間のシナプスの活動を調整する働きがある。

無軸索細胞 amacrine cellは内果粒層の最内側に存在する。無軸索細胞の樹状突起は，双極細胞と視神経細胞との間のシナプス複合体とシナプスする。また，双極細胞の細胞体の近くに散在する**内網状細胞** interplexiform cellともシナプスしている。内網状細胞の軸索は双極細胞と視神経細胞の両方にシナプスしているので，無軸索細胞は，双極細胞と視神経細胞のシナプス複合体由来の神経情報を内網状細胞に伝達し，一種のフィードバック機構を形成していると考えられる。

ミューラー細胞 Müller cellは一種のグリア細胞で，網膜の支持細胞としての役割を担っていて，外境界膜から内境界膜まで伸びている。外境界膜はこの細胞の終足と視細胞との接着帯によって作られる。

内網状層

内網状層 inner plexiform layerは，無軸索細胞，双極細胞，視神経細胞の突起によって形成される層である。

すなわち，双極細胞の軸索と，無軸索細胞および視神経細胞の樹状突起があり，これらの間に**軸索−樹状突起間シナプス**axodedritic synapseが存在する。外網状層と同じく，この層でも平坦型と陥入型の2種類のシナプスが認められる。陥入型シナプスでは，双極細胞の軸索終末が，無軸索細胞あるいは視神経細胞それぞれの2本の樹状突起と，あるいはこの2種類の細胞の樹状突起1本ずつによる二つ組との間にシナプスを形成している。このシナプスではシナプスリボンの小型版のようなものがあり，そこには神経伝達物質が含まれている。

視神経細胞層

視神経細胞層ganglion cell layerには視神経細胞の細胞体が存在する。視神経細胞は大きい多極性のニューロンで，細胞体の直径が30 μmにも及ぶ。このニューロンの軸索は視神経となって脳に投射する。すなわち，杆状体細胞と錐状体細胞が過分極するとこれらの視神経細胞は活性化され，活動電位が生じ，視神経を介して脳へ伝えられる。

神経線維層

視神経細胞の無髄の軸索が**神経線維層** layer of nerve fibersを形成する。これらの軸索は，強膜を貫通して眼球を出ると有髄性になる。

内境界膜

ミューラー細胞の基底面が広がって**内境界膜**inner limiting membraneを作る。内境界膜の内側には基底板がある。

眼の付属器

眼の付属器には，結膜，眼瞼，涙器がある。

結膜

結膜は，眼瞼の内面と強膜の前方を被う一連の粘膜である。

結膜conjunctivaは透明な粘膜で，眼瞼の内面（**眼瞼結膜**palpebral conjunctiva）と眼球の前方の強膜（**眼球結膜**bulbar conjunctiva）を被っている。両者は結膜円蓋でつながっている。結膜は杯細胞を含む重層円柱上皮とその下の疎性結合組織からなる固有層とで構成されている。杯細胞の分泌物は**涙液フィルム**tear filmの一部をなし，眼球の前方部の上皮を被って保護している。結膜上皮は強膜と角膜の境で杯細胞を失い，重層扁平上皮からなる角膜上皮に続く。

> **臨床ノート**
>
> **結膜炎**conjunctivitisは充血と分泌物を伴う結膜の炎症である。原因としては，多種類の細菌，ウイルス，アレルゲン，寄生生物などがある。結膜炎の起炎菌のなかには伝染性の高いものもあり，眼に深刻な傷害を及ぼして，放置すると失明に至ることがある。

眼瞼

眼瞼の外側は皮膚，内側は結膜で被われており，眼球の前方表面を保護する。

眼瞼eyelidは，発生過程では眼球の前方表面を被う皮膚のヒダとして生じる。上眼瞼と下眼瞼の間を**瞼裂**palpebral fissureという。眼瞼の外側面は薄い皮膚が，瞼裂の内側面は眼瞼結膜が被っている。眼瞼には**瞼板**tarsal plateという芯があり，そのほかには結合組織や眼輪筋がある。瞼板は板状の密性結合組織でできており，これによって眼瞼の形が保持されている。眼輪筋は骨格筋でできており，瞼裂を閉じる。眼瞼の皮膚には一般の皮膚と同様，汗腺，細かい毛，皮脂腺などもあるが，真皮は薄く，多くの弾性線維を含んでいる。皮下組織は疎らで脂肪組織はない。眼瞼の端には3〜4列に並んだ**睫毛**eyelashがあるが，立毛筋は伴わない。

モル腺gland of Mollはアポクリン汗腺の一種で，導管はラセン状に走行した後，睫毛の毛包に開口する。瞼板のなかには**マイボーム腺**Meibomian glandがある。マイボーム腺は脂腺で，上眼瞼で30〜40個，下眼瞼で20〜30個あり，眼瞼縁に垂直に並び，その導管は後眼瞼縁に1列に開口する。これらの腺の脂質性の分泌物は涙液フィルムを被い，涙液の蒸発を防いでいる。睫毛の根部にある**ツァイス腺**gland of Zeisは普通の付属脂腺で，導管は睫毛の毛包に開く。

涙器

涙液は眼球の前方表面を浸し，角膜の乾燥を防ぐ。

涙器lacrimal apparatusは次の4つからなる。

- **涙腺**：涙液（涙）を分泌する。
- **涙小管**：涙液を眼球表面から取り除く。
- **涙嚢**：涙管の拡張した部位。
- **鼻涙管**：排出した涙液を鼻腔に導く。

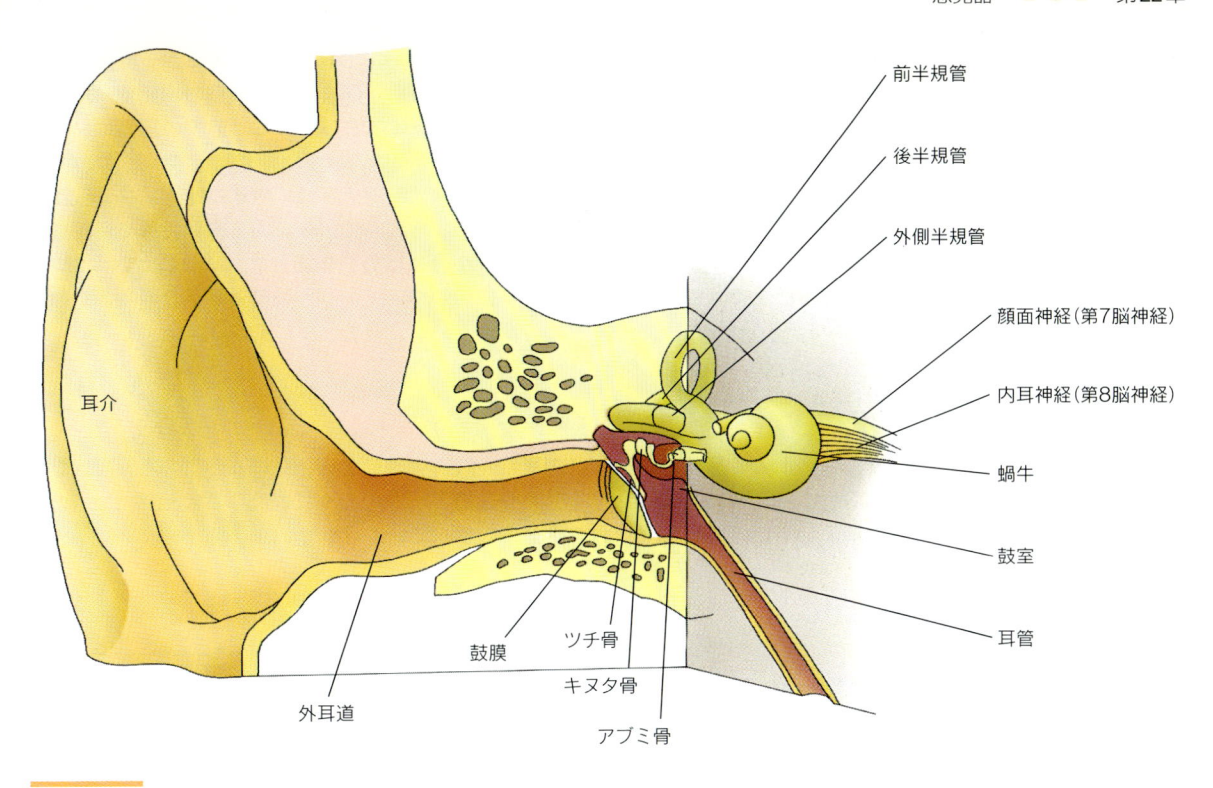

図22-12 耳の構造の模式図。

　涙腺 lacrimal gland は眼窩の上外側にある涙腺窩にあり，6〜12本の導管が上結膜円蓋の外側部に開いている。涙腺は漿液性の複合管状胞状腺で，筋上皮細胞が終末部を完全に取り巻いている。

　涙液 lacrimal fluid（涙 tear）の成分の大部分は水であるが，抗菌性の**リゾチーム** lysozyme を含んでいる。まばたきをすると，角膜と強膜の前方部分が涙で洗浄されるとともに，乾燥が防がれる。涙液は鼻側に流れ，上・下眼瞼の内側縁にある**涙点** lacrimal punctum という孔に流入する。涙点は**涙小管** lacrimal canaliculus に続いて涙嚢に注ぐ。涙小管の壁は重層扁平上皮で被われている。

　涙嚢 lacrimal sac は鼻涙管の上部の拡張した部分で，その壁は多列線毛円柱上皮によって被われている。

　鼻涙管 nasolacrimal duct は涙嚢の下部の続きで，涙嚢と同じく多列線毛円柱上皮によって被われており，涙液を鼻腔の下鼻道に導く。

耳（平衡聴覚器）

耳は，外耳，中耳，内耳の3つの部分からなり，聴覚と平衡覚に関与する。

　耳は聴覚と平衡覚に関与し，外耳，中耳，内耳の3つの部分からなる（図22-12）。

　外耳から入ってくる音波は，鼓膜によって機械的な振動に変換される。この振動は中耳の耳小骨によって増幅され，卵円窓を通して内耳に伝えられる。内耳には，外リンパ液で満たされた骨迷路のなかに膜迷路が入っている。膜迷路には蝸牛，前庭と半規管があり，それぞれ聴覚と平衡覚を感受する。このような平衡聴覚器で感受された情報は，内耳神経（第8脳神経）によって脳に伝えられる。

外耳

外耳は，耳介，外耳道，鼓膜からなる。

　外耳 external ear は，耳介，外耳道，鼓膜からなる（図22-12）。**耳介** auricle は第1および第2鰓弓から発生する。耳介の形や大きさは個人差があるが，同じ人種では類似性がある。耳介は不整形の弾性軟骨の板と，これを被う薄い皮膚からできている。耳垂には軟骨がなく，脂肪組織が入っている。耳介軟骨は外耳道の軟骨につながる。

　外耳道 external auditory meatus は，外耳孔から鼓膜に至るトンネルである。外耳道の壁の外側2/3は耳介軟骨の続きの弾性軟骨で，内側1/3は側頭骨でできている。外耳道の内面は皮膚で被われており，毛包，脂腺のほか，

耳垢腺（耳道腺）ceruminous glandと呼ばれる一種のアポクリン汗腺がある。毛と耳道腺の脂質性分泌物は，異物が外耳道の奥まで入り込まないように防ぐ働きがある。**耳垢**cerumen, earwaxは，耳道腺の分泌物と剥離した上皮などが混ざったものである。

鼓膜tympanic membraneは外耳道の最も奥にある。これは第一咽頭溝と第一咽頭嚢の間の閉鎖板に由来し，外胚葉，中胚葉，内胚葉由来の構造物が近接している。すなわち，鼓膜の外表面を被う薄い表皮は外胚葉由来，内表面を被う単層の扁平〜立方上皮は内胚葉由来であり，その間にある膠原線維，弾性線維，線維芽細胞を含む薄い層は中胚葉に由来する。鼓膜は，外耳道を空気によって運ばれてきた音波を受け止めて振動する。ここで音波は機械的エネルギーに変換され，このエネルギーが中耳の耳小骨に伝えられる。〔訳注：鼓膜を中耳に含めることもある〕

中耳

中耳にはツチ骨，キヌタ骨，アブミ骨の3個の耳小骨がある。

中耳middle earは鼓室と耳管からなる。鼓室は側頭骨の錐体部のなかにある腔所である。このなかは空気で満たされており，後方は乳突蜂巣と，前方は耳管（ユースタキー管）によって咽頭とつながっている（図22-12）。耳管の咽頭への開口部を耳管咽頭口という。鼓室には耳小骨があり，鼓膜の振動を卵円窓に伝える。

鼓室tympanic cavityの内面は鼓膜と同様，単層扁平上皮で被われているが，耳管の近くでは線毛立方〜線毛円柱上皮である。粘膜固有層は骨膜に密着していて薄く，腺組織を含まない。耳管の鼓室側1/3の周囲は側頭骨で，咽頭側2/3は軟骨で囲まれているので，それぞれ骨部，軟骨部と呼ばれる。耳管の上皮は，骨部では線毛を持つ立方〜円柱上皮，軟骨部では杯細胞を交える多列円柱線毛上皮で，両者は移行している。粘膜固有層は骨部では薄く骨膜に密着し，腺組織は存在しない。軟骨部の固有層は咽頭に近づくにつれて厚くなり，多くの粘液腺を含むようになる。耳管咽頭口の近くではリンパ組織も見られる。

耳管咽頭口は通常は閉じているが，物を飲み込んだり，鼻をかんだり，あくびをしたりすると開き，鼓室と外耳道の空気圧が平衡状態になる。飛行機に乗ったときなど急激な外気圧の変化が起こると，鼓膜が押され耳が聞こえにくくなるが，つばを飲み込むと元に戻るのはこのためである。

鼓室には**ツチ骨**malleus，**キヌタ骨**incus，**アブミ骨**stapesの3個の耳小骨が入っている。耳小骨の表面は単層扁平上皮で被われており，互いに関節で連結している。ツチ骨は鼓膜についており，キヌタ骨はツチ骨とアブミ骨の間に存在する。アブミ骨は，鼓室の内側壁にある**卵円窓**oval windowにはまっている。鼓膜の振動はツチ骨を動かし，関節運動によって増幅されてアブミ骨に達し，さらにその振動は卵円窓を経て内耳の外リンパ（後述）に伝わる。このようにして蝸牛にある聴覚装置で音が感受される。耳小骨には鼓膜張筋とアブミ骨筋という2つの小さな骨格筋がついており，鼓膜と耳小骨の動きを調節して音がよく聞こえるようにしている。

内耳

内耳inner earは側頭骨の錐体のなかにある。複雑な形をした骨迷路と，そのなかに存在する膜迷路という2つの構造からできている（図22-13）。

骨迷路

骨迷路は，半規管，前庭，蝸牛の3つの部分からなる。

骨迷路bony labyrinthの内壁は骨膜で被われている。膜迷路との間には**外リンパ隙**perilymphatic spaceという腔があり，**外リンパ**perilymphという透明な液が入っている。膜迷路はこの外リンパのなかに吊り下げられた形で存在する。骨迷路は骨半規管，前庭，蝸牛の3部からなる。

骨半規管semicircular canalは，前庭から外側後方に伸び出した輪状の小管である。**前半規管**anterior semi-circular canal, **後半規管**posterior semicircular canal, **外側半規管**lateral semicircular canalの3本があり，輪の面が互いに直交するように並んでいる（図22-13）。骨半規管の基部は2本の脚で前庭と連結しているが，前半規管と後半規管とはその1本の脚を共有する。従って，半規管は5本の脚で前庭とつながっていることになる。3本の半規管とも，片方の脚はややふくれていて，この部分を**膨大部**ampullaと呼ぶ。骨半規管には膜迷路の一部をなす**膜半規管**semicircular ductが入っている。

前庭vestibuleは骨迷路の中央部にある。その外側壁には**卵円窓**oval window（**前庭窓**fenestra vestibuli）と**正円窓**round window（**蝸牛窓**fenestra cochleae）という2つの孔があいている。卵円窓，正円窓とも膜が張っているが，卵円窓ではこの膜にアブミ骨底が付着している。前庭には膜迷路のうちの卵形嚢と球形嚢が入っている。

蝸牛cochleaは，**蝸牛軸**modiolusと呼ばれる骨の柱の周りを，カタツムリの殻のように2回転半ほど巻いた骨性の洞窟である。この洞窟を蝸牛ラセン管という。蝸牛軸からは**骨ラセン板**osseous spiral laminaと呼ばれる棚状の構造が蝸牛ラセン管の腔に出ている。骨ラセン板の基部には**ラセン神経節**spiral ganglionがある。ここには

蝸牛神経の細胞体が存在する。

膜迷路

> 膜迷路は卵形嚢と球形嚢，膜半規管，蝸牛管の3部からなる連続した袋で，なかに内リンパが入っている。

膜迷路membranous labyrinthは，外胚葉の上皮に由来する。この外胚葉性上皮は，発生途上で側頭骨に侵入し，**卵形嚢**utricleと**球形嚢**saccule，**膜半規管**semicircular duct，**蝸牛管**cochlear ductを形成する（図22-13）。膜迷路にはやや粘調な**内リンパ**endolymphが入っている。内リンパのイオン組成は細胞内液と似ており，Na^+が少なく，K^+が多い。

骨迷路の内壁を被う骨膜からは，索状の結合組織が出て膜迷路に付着し，膜迷路を支持している。この結合組織索は膜迷路に至る血管の通路でもある。

卵形嚢と球形嚢

> 卵形嚢と球形嚢は前庭にある嚢状構造物で，頭部の位置や運動の変化を感受する特殊な上皮細胞がある。

卵形嚢utricleと**球形嚢**sacculeは，**連嚢管**ductus utriculosaccularisという細い管でつながっている。連嚢管からは**内リンパ管**endolymphatic ductが出て側頭骨の内面に達し，この先端は少しふくらんで**内リンパ嚢**endolymphatic sacとなる。また，**結合管**ductus reuniensという小さな管は球形嚢と蝸牛管を連絡している。

卵形嚢と球形嚢の壁は，単層上皮と結合組織からなる。上皮細胞は扁平〜丈の低い立方上皮からなる。この球形嚢と卵形嚢の壁の一部は特殊化して，**卵形嚢斑**macula of the utricleと**球形嚢斑**macula of the sacculeを作っている。これらの斑は，重力に対する頭部の方向性と運動の加速度を感知する受容器で，平衡斑と呼ばれる。

卵形嚢斑と球形嚢斑は互いに直交する位置関係にある。すなわち，卵形嚢斑は水平面にあり，球形嚢斑はこれと直交する前後方向に走る面にある。このため，卵形嚢斑は水平方向の運動の加速度を，球形嚢斑は垂直方向の運動の加速度を感知する。卵形嚢と球形嚢の平衡斑以外の上皮には，明細胞と暗細胞が存在する。**明細胞**light cellの頂部には少数の微絨毛があり，細胞質にはリボソーム，少数のミトコンドリアと飲み込み小胞がある。これに対し，**暗細胞**dark cellの細胞質には多くの被覆小胞，滑面小胞，脂肪滴があるほか，基底細胞膜のよく発達したヒダ構造のなかに細長いミトコンドリアが多数存在する。暗細胞の核は不整形で，細胞上部に位置することが多い。これらの細胞の機能はよく分かっていないが，内リンパの構成成分の調節に働くと考えられている。

平衡斑は直径が2〜3 mmの上皮の肥厚部で，Ⅰ型有毛細胞とⅡ型有毛細胞の**神経上皮細胞**neuroepithelial cellと支持細胞からなる（図22-14）。有毛細胞は基底板に接しておらず，支持細胞の上に載るようにして存在する。有毛細胞には求心性神経線維がシナプスを作っている。

Ⅰ型有毛細胞，Ⅱ型有毛細胞ともに，自由表面に平衡毛と呼ばれる多数の突起を持つ。平衡毛は1本の運動毛と50〜100本の不動毛からなる。運動毛は線毛構造を持

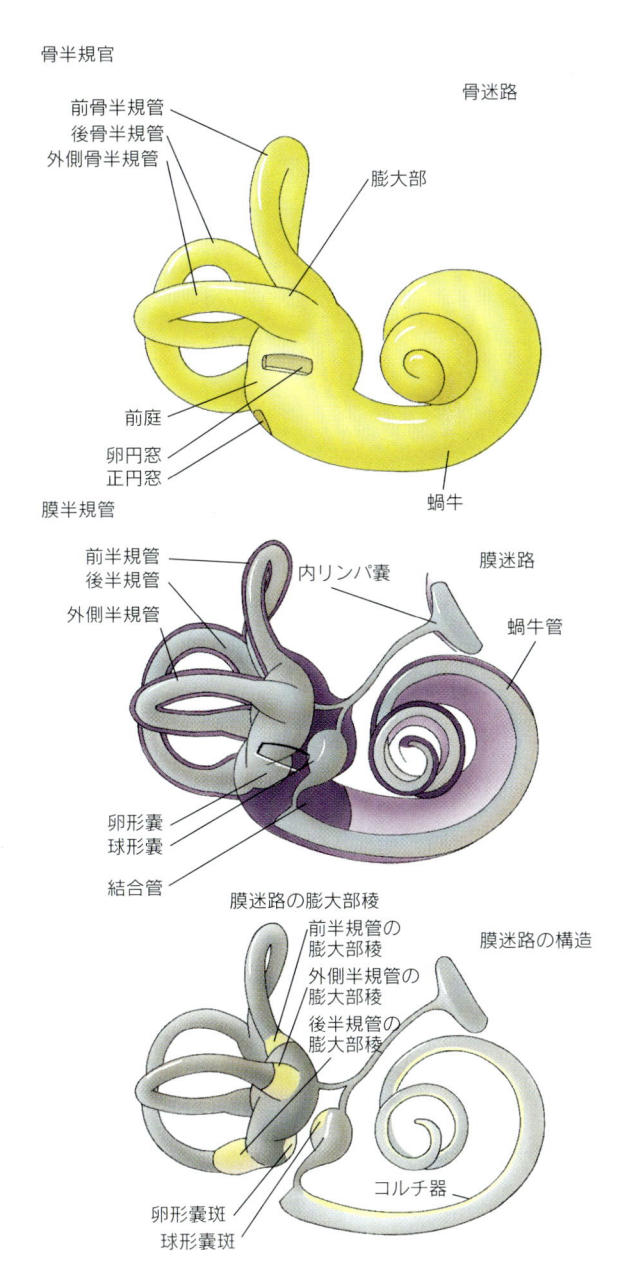

図22-13　内耳の蝸牛の模式図。上：骨迷路の構造，中：膜迷路を入れた骨迷路，下：膜迷路の構造。

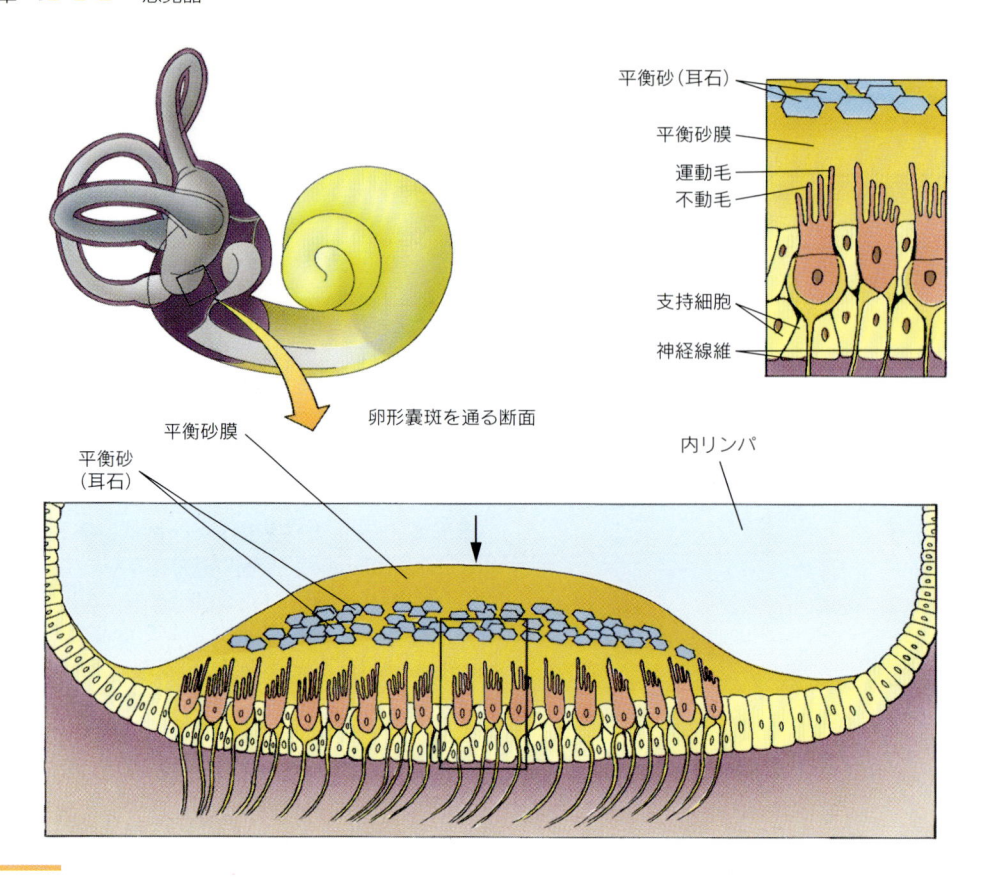

図22-14 卵形嚢斑の構造を示す模式図。中央（矢印）を境に，有毛細胞の運動毛のある側が向かい合うように配列していることに注意。

ち，自由表面の一側に片寄って生えている。不動毛は運動毛を先頭にして長い順に整然と並んでいる。すなわち，運動毛側に最も長い不動毛（約10μm）が並び，運動毛から遠ざかるほど短くなる。不動毛は微絨毛の一種で，**フィンブリン** fimbrin で架橋されたアクチンフィラメントの芯が入っている。アクチンフィラメントは細胞内で終末扇のなかに放散している。不動毛は一般の微絨毛と異なり，根本がくびれて細くなっている。このため，不動毛は根本でのみ曲がることができる。

Ⅰ型有毛細胞 type Ⅰ hair cell はフラスコ形の細胞で，基底部が丸く首の部分が細くなっている（図22-15）。細胞質には，核上部にゴルジ装置があるほか，少数の粗面小胞体，多数の小胞が認められる。

Ⅱ型有毛細胞 type Ⅱ hair cell はⅠ型有毛細胞と似ているが，円柱状をしており，細胞質には大型のゴルジ装置や，より多くの小胞が見られる（図22-15）。

支持細胞 supporting cell は有毛細胞を下から支え，また，その間を隔てている。細胞表面には少数の微絨毛があるに過ぎない。側面細胞膜にはよく発達した接着装置があり，隣接する支持細胞や有毛細胞と強固に連結している。細胞質にはよく発達したゴルジ装置と分泌顆粒があり，有毛細胞を支持するほか，内リンパの産生にもか

かわると考えられている。

有毛細胞の**神経支配** innervation は次のようになっている。Ⅰ型有毛細胞では，杯状に広がった求心性神経終末が丸い基底部を包む。これに対し，Ⅱ型有毛細胞では，一般的な形をした多くの求心性神経終末がシナプスを作っている。Ⅰ型およびⅡ型有毛細胞ともに，求心性神経終末とのシナプス部に**シナプスリボン** synaptic ribbon に似た構造が認められる。このシナプスリボンは，シナプスにおける伝達物質の放出効率を高めるように働くと考えられている。

有毛細胞の平衡毛は，ゼラチン状の厚い**平衡砂膜** otolithic membrane によって完全に被われている。平衡砂膜の成分は糖蛋白で，この膜の表層には**平衡砂** otoconia（**耳石** otoliths）と呼ばれる小さな炭酸カルシウムの結晶が多数存在する（図22-14，図22-15）。

膜半規管

3本の膜半規管にはそれぞれ膨大部稜という部分がある。ここには有毛細胞があって，直線および回転性の運動を感受する。

膜半規管 semicircular duct は卵形嚢に続く細い管で，

感覚器　第22章

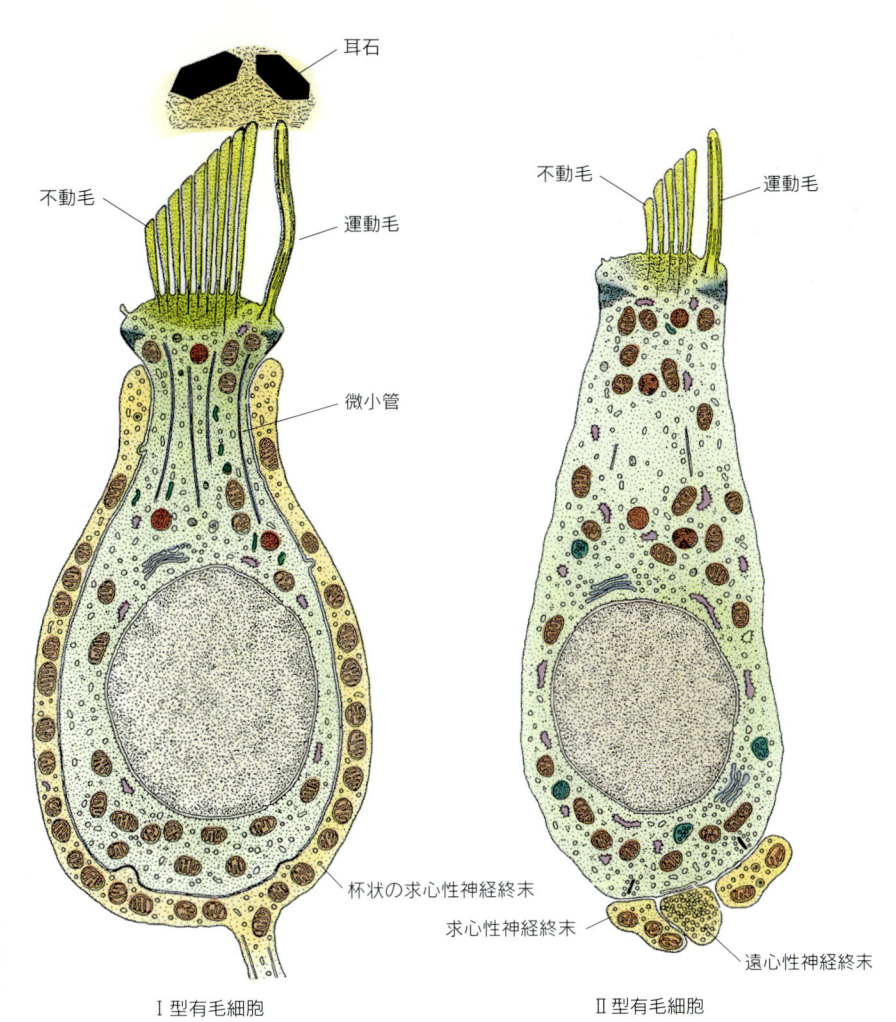

図22-15 卵形嚢斑と球形嚢斑におけるⅠ型およびⅡ型有毛細胞の形態を示す模式図。(Lentz TL: Cell Fine Structure: An Atlas of Drawings of Whole-Cell Structure. Philadelphia, WB Saunders, 1971. より)

Ⅰ型有毛細胞　　Ⅱ型有毛細胞

それぞれ骨半規管のなかにあるのでその形も骨半規管と同じである。また骨半規管の膨大部に一致して，膜半規管にも**膨大部**ampullaがあり，ここに**膨大部稜**crista ampullarisという膜の肥厚部がある。膨大部稜の稜線は，輪状をなす半規管の面と直交している。膨大部稜の表面には有毛細胞と支持細胞からなる感覚上皮がある（図22-16）。支持細胞は基底板の上に載っているが，有毛細胞は基底板まで届かない。平衡斑の場合と同じく，膨大部稜にも**Ⅰ型有毛細胞**type Ⅰ hair cellと**Ⅱ型有毛細胞**type Ⅱ hair cellがある。これらの形態も同様であるが，平衡毛は膨大部稜のものの方が長い。膨大部稜は**小帽**cupulaと呼ばれるゼラチン性の糖蛋白で被われている。小帽の働きは平衡砂膜と似ているが，帽子状に高く突出していて平衡砂を含まない点で異なる。

蝸牛管とコルチ器

蝸牛管にあるコルチ器は聴覚に関与する。

蝸牛管cochlear ductは蝸牛のなかにあるラセン状に巻いた細長い嚢で，結合管で球形嚢とつながっている。蝸牛管の断面はほぼ三角形をなす。三角の1つの角は骨ラセン板に向いており，その角に対する底辺は蝸牛ラセン管の外側壁をなす。残りの2辺は外リンパ隙と接する。これによってラセン管の内部は3階の構造に仕切られた形になる（図22-17，図22-18）。2階部分に当たる蝸牛管（**中間階**scala media）の天井に当たる部分は**前庭膜（前庭階壁）**vestibular membrane（**ライスナー膜**Reissner's membrane）で，床に当たる部分は**基底板**basilar membraneである。前庭膜の上にある最上階を**前庭階**scala vestibuli，基底板の下にある1階を**鼓室階**scala tympaniと呼ぶ。前庭階と鼓室階は外リンパで満たされており，蝸牛ラセン管の先端部の**蝸牛頂**helicotremaでつながっている。

前庭膜は2層の単層扁平上皮とその間にある基底板からできている。前庭階に面する単層扁平上皮は外リンパ

451

第22章　感覚器

隙の内面を被う内皮であり，もう1つは蝸牛管の上皮で内リンパに接する。両者とも上皮細胞の間によく発達した密着帯があり，前庭膜を隔てて存在する外リンパと内リンパにはイオン濃度差が生じている。基底板は骨ラセン板の端からラセン管の外側壁に張っており，聴覚器であるコルチ器を載せている。基底板は**弓状帯** zona arcua-

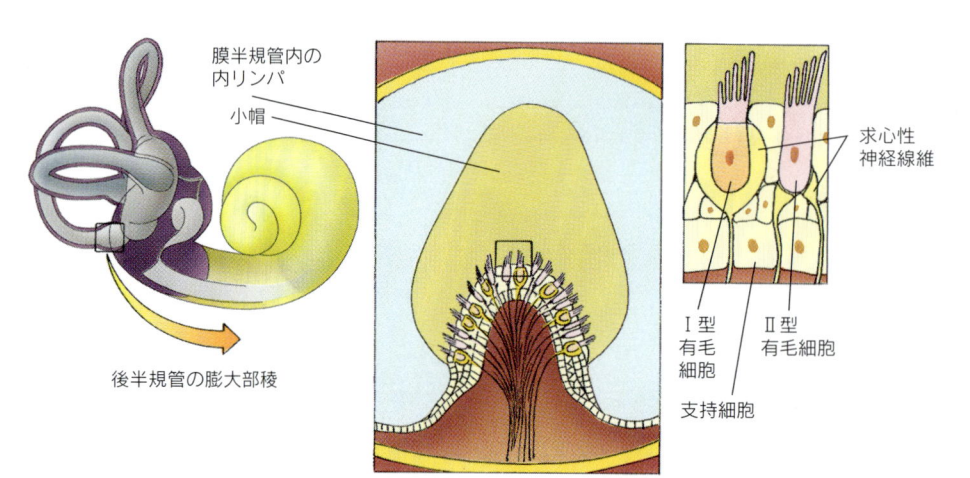

図22-16　膜半規管の膨大部稜における有毛細胞と支持細胞の模式図。

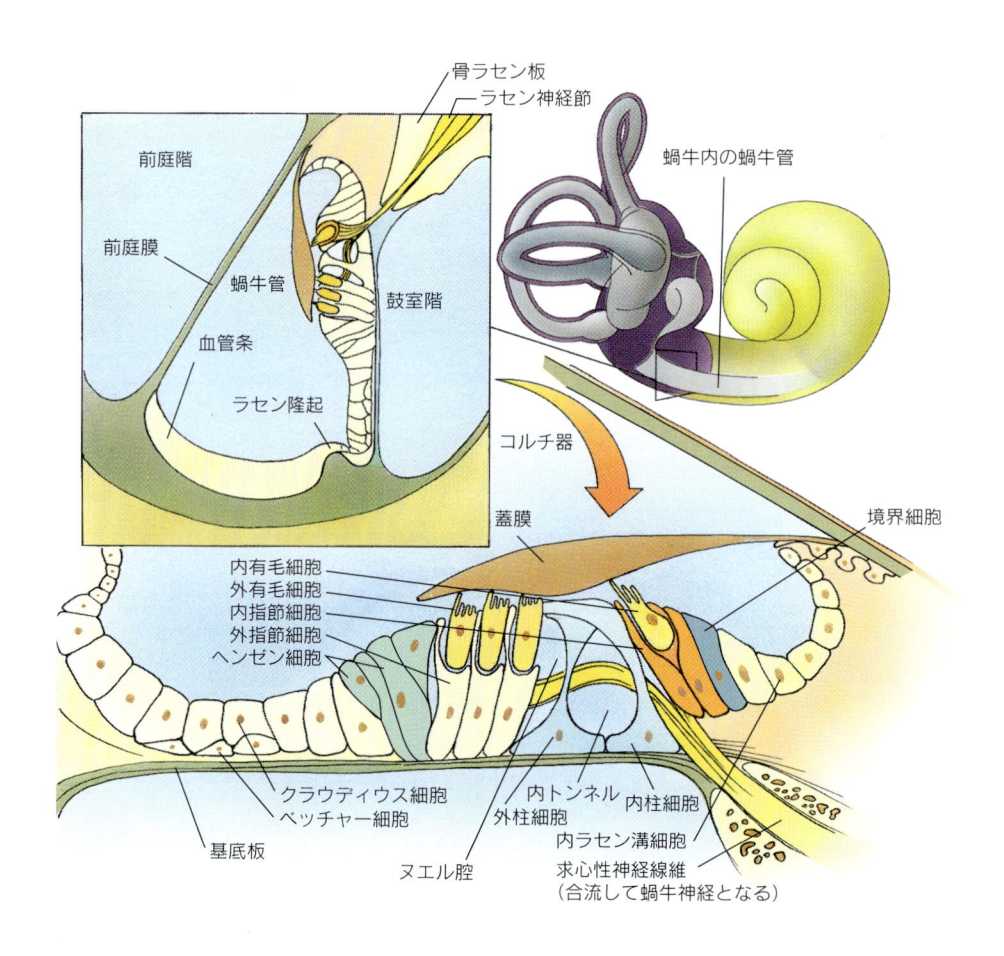

図22-17　コルチ器の模式図。

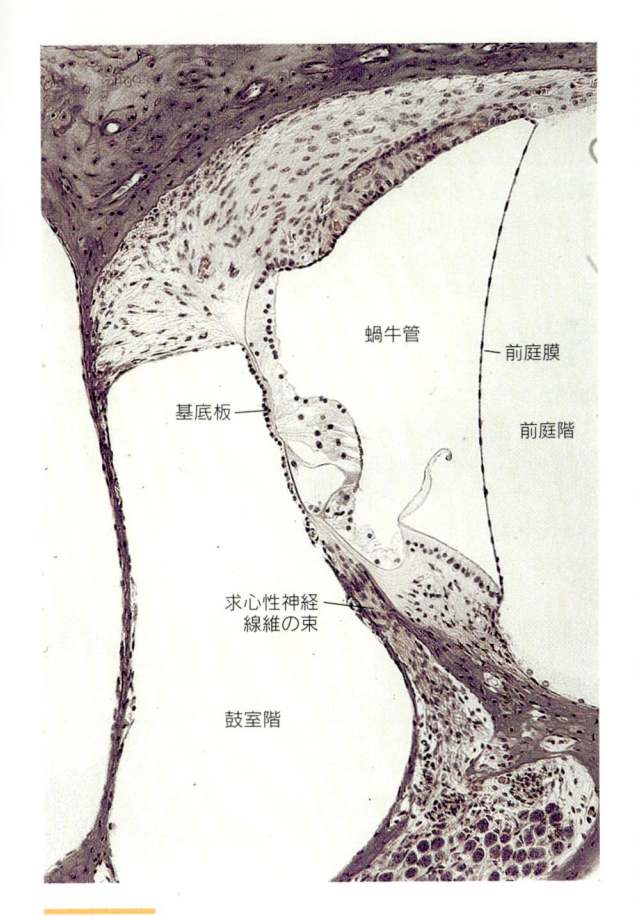

図22-18 基底板の上に載るコルチ器の光学顕微鏡写真（×176）。蝸牛管は前庭膜と基底板によって囲まれ、なかに内リンパを入れている。前庭階と鼓室階のなかには外リンパが入っている。コルチ器から出た求心性神経線維の束がラセン神経節に向かう。

taと**櫛状帯**zona pectinataという2つの領域に分けられる。弓状帯は内側部にあって薄く、コルチ器を載せている。櫛状帯は外側部にあり、微細な線維の網目構造を主体とし、少数の線維芽細胞を含む。

蝸牛管の外側壁は、**血管条**stria vascularisと呼ばれ、多列上皮によって被われている。通常の上皮と異なり、血管条には上皮内毛細血管網がある。血管条の上皮は**基底細胞**basal cell、**中間細胞**intermediate cell、**表在細胞**marginal cellの3種類の細胞からなるとされている。

表在細胞は上皮の最上層に並んでおり、暗調の細胞質を持つ。自由面には豊富な微絨毛があり、細胞質には多くのミトコンドリアと小胞が含まれる。細胞の基底部からは多数の細長い細胞質突起が出ており、なかに多数の細長いミトコンドリアが入っている。

基底細胞と中間細胞は明るい細胞質を持つ。表在細胞に比べて、ミトコンドリアもそのほかの小器官もやや少ない。中間細胞は突起を出して、その先は表在細胞の突起やほかの中間細胞の突起とかみ合っている。基底

にも上方に伸びる細胞突起があり、これには表在細胞の基底部を杯状に囲んで表在細胞を支えたり、周囲から隔離する働きがあると考えられる。**上皮内毛細血管**intraepithelial capillaryは、表在細胞の突起や基底細胞および中間細胞の上行性突起に取り囲まれるように存在する。

血管条を含む膜迷路中の多くの細胞が内リンパの産生を行っていると考えられているが、その産生部位の特定はなされていない。しかし、少なくとも表在細胞が内リンパのイオン組成維持の役割を担っていることは示唆されている。

蝸牛ラセン管の外側壁では骨膜が肥厚しており、ラセン靱帯と呼ばれる。この靱帯は蝸牛管の外側壁下半部に当たる部分で特に厚くなり、**ラセン隆起**spiral prominenceを形成する。血管条の基底細胞はラセン隆起を被う血管層の細胞に連続している。この上皮細胞は、下方でラセン溝に至って立方状になり、次いで基底板上に移って小型の**ベッチャー細胞**cell of Böttcher、その上の**クラウディウス細胞**cell of Claudiusへと続く。ベッチャー細胞は蝸牛管の基底板の折り返し部分にのみ存在する。これらの細胞とベッチャー細胞の機能はよく分かっていない。

前庭膜と基底板が出合う部位では、ラセン板を被う骨膜が肥厚し、**ラセン板縁**limbus of the spiral laminaとなって蝸牛管内へ突き出ている。ラセン板縁からは、上の**前庭唇**vestibular lipと下の**鼓室唇**tympanic lipが突出する。両者の間には**内ラセン溝**internal spiral sulcusが生じる。鼓室唇には多くの孔があり、コルチ器からの求心性神経線維が通過する。ラセン板縁の上面を被う**歯間細胞**interdental cellは、コルチ器の上にかぶさる**蓋膜**tectorial membraneを分泌する。蓋膜はゼラチン状の塊で、細かなケラチン様フィラメントを多数入れたプロテオグリカンを豊富に含む。コルチ器の有毛細胞にある不動毛はこの蓋膜に接している。

コルチ器organ of Cortiは、基底板上にある聴覚を感受する装置で、有毛細胞と数種類の支持細胞で構成されている。これらの支持細胞は、それぞれ特徴は異なるが、すべて基底板に足をつけており、微小管と細線維の束を持ち、コルチ器の表面にある先端部で互いに接している。支持細胞には柱細胞、指節細胞、境界細胞、ヘンゼン細胞などがある（図22-17、図22-18）。

コルチ器の支持細胞

コルチ器の支持細胞には、内・外柱細胞、内・外指節細胞、境界細胞、ヘンゼン細胞、ベッチャー細胞などがある。

内柱細胞inner pillar cellと**外柱細胞**outer pillar cellはそれぞれが1列に並び、コルチ器の支柱の働きをしている。柱細胞は丈の高い細胞で、基底部は広がって基底板に接しており、先端部は板状に広がって頭板と呼ばれる。

柱細胞の中央部は細い柱状で，多数の微小管とフィラメントの束がある。内柱細胞の柱状部は外側へ，外柱細胞の柱状部は内側へ傾いているので，細胞間には三角形の腔ができる。この腔は蝸牛管の全長にわたってトンネルのように走るので，**内トンネル**inner tunnelと呼ばれる。内柱細胞の数は外柱細胞より多く，3個の内柱細胞が2個の外柱細胞と接している。

外指節細胞outer phalangeal cellも基底板に載っており，背もたれの高い椅子のような形をした細胞である。外有毛細胞は椅子に座るような形でこの細胞の上に載っている。背もたれに当たるところは**指節突起**phalangeal processといい，その先端は板状に広がって**指節**phalanxとなる。指節突起のなかには微小管とフィラメントの束が走っており，この部分を支持している。隣接する指節は互いに組み合わさって孔のあいた板状構造（**網状膜**reticular membrane）をなし，この孔から有毛細胞が頭を出す。最内側の外指節細胞と外柱細胞の間には広い間隙があり，これを**ヌエル腔**space of Nuelという。ヌエル腔は独立した腔ではなく，内トンネルとも，外側に並ぶ外指節細胞の間の間隙とも交通している。

内指節細胞inner phalangeal cellは，内柱細胞の内側に1列に並ぶ。外指節細胞と同様，細胞の途中に内有毛細胞を載せる部分があり，指節突起の先には指節がある。この指節と内柱細胞の頭板，境界細胞が作る孔から内有毛細胞が頭を出す。

境界細胞border cellはコルチ器の内側にある。細い細胞でコルチ器の内側を支える。

ヘンゼン細胞Hensen's cellはコルチ器の外側にある丈の高い細胞で，外指節細胞と丈の低いクラウディウス細胞の間に位置する。クラウディウス細胞の下には**ベッチャー細胞**cell of Böttcherがある。

コルチ器の有毛細胞

コルチ器の有毛細胞には，内有毛細胞と外有毛細胞の2種類がある。

コルチ器の有毛細胞は聴覚に関与し，内有毛細胞と外有毛細胞の2種類がある。

内有毛細胞inner hair cellは内指節細胞の椅子に載るように存在するフラスコ形の細胞で，コルチ器の内側に1列に並んでいる。丈はあまり高くなく，ほぼ中央に核がある。細胞質には多くのミトコンドリア，粗面・滑面小胞体と小胞がある。ミトコンドリアは終末扇の直下に特に多く，基底部には微小管も存在する。細胞の自由面にはV字形に並んだ50〜60本の不動毛（**聴毛**hairlet）がある。この不動毛のなかには，平衡斑のⅠ型有毛細胞と同様，フィンブリンで架橋されたアクチンフィラメント束の芯がある。このアクチンフィラメントの基部は細胞質内で，終末扇のなかに放散している。内有毛細胞には運動毛は存在しないが，不動毛が作るV字形の先端に当たる部分に基底小体がある。平衡斑の有毛細胞と同様，不動毛はこの基底小体側に最も長いものが並び，遠くなるほど短くなる。有毛細胞の基底細胞膜には，求心性神経線維と遠心性神経線維がシナプスを作っている。

外有毛細胞outer hair cellは外指節細胞の上に載り，コルチ器の全長にわたって3〜4列に並んでいる。丈の高い円柱状の細胞で，核は基底近くに存在する。細胞質には豊富な粗面小胞体があり，基底部にはミトコンドリアが認められる。側面細胞膜の直下の細胞質には滑面小胞体が列を作って並んでおり，基底細胞膜には求心性および遠心性神経線維がシナプスを作っている。自由面には約100本の不動毛があり，長い順に3〜7列に整然と並び，全体としてW字形をなす。内有毛細胞と同様，外有毛細胞も運動毛を欠くが，基底小体はある。基底小体側には長い不動毛が並ぶ。

前庭の組織生理

> 前庭は頭の傾きと運動の加速度，回転運動を感受する。

空間における姿勢と運動方向の感知は，体のバランスを保つように筋群を作用させるのに必須である。この感覚は内耳にある前庭装置で感受され，この装置には，球形嚢，卵形嚢，膜半規管がある。

卵形嚢と球形嚢の平衡斑にある有毛細胞の不動毛は，平衡砂膜のなかに埋まっている。頭部が加速度的に動くと慣性の力が働いて内リンパ，平衡砂膜，平衡砂膜内の耳石が動き，その結果有毛細胞の不動毛が押されて曲がる。不動毛が運動毛側に傾いたときには有毛細胞が脱分極し，逆の場合には過分極を引き起こす。このような情報が前庭神経によって脳へ伝達される。前庭神経は前庭神経節に細胞体をおくニューロンの軸索で，この樹状突起が有毛細胞とシナプスを作る。なお，運動の速度が一定になると有毛細胞の興奮はおさまる。

頭部の回転性の動きは，半規管の受容器によって感知される。膨大部稜の有毛細胞の不動毛は，小帽というゼラチン状の構造物のなかに埋まっており，小帽全体が内リンパに浸かっている。頭が回転すると，慣性力によって内リンパが回転方向とは逆に動く。この内リンパの動きは小帽を動かし，引いては不動毛を変形させる。この機械的な刺激が電気的インパルスに変換され，シナプスを介して前庭神経から脳へ伝達される。

このような頭部の動きに関する情報は，前庭神経によって脳に伝えられる。脳内で情報は処理され，姿勢に関する特定の筋群に作用して身体のバランスが調整される。

感覚器　第22章

骨迷路と膜迷路の一部を示す模式図（前庭と蝸牛管の位置関係に注意）

図22-19 アブミ骨底の振動がコルチ器に伝わるメカニズムを示す模式図。アブミ骨底が振動すると卵円窓に張っている膜が振動し，これが前庭階の外リンパに伝わる。前庭階は蝸牛頂で鼓室階とつながっており，前庭階の外リンパに生じた圧は鼓室階へ伝わる。鼓室階の外リンパに伝わった圧の波は，基底板とその上のコルチ器を振動させる。この振動によって生じた基底板上の有毛細胞の興奮がラセン神経節のニューロンに伝えられ，その軸索の集合である蝸牛神経を経て脳に伝わり，聴覚情報として認識される。

①アブミ骨底の振動が卵円窓の膜を介して前庭階の外リンパに圧の波を生じる。

②外リンパの圧の波は蝸牛頂で鼓室階に伝わる。

③蝸牛管の外リンパの圧の波は特定の位置の基底板を振動させ，コルチ器の有毛細胞を刺激する。

④外リンパの圧の波は減衰し，正円窓で消失する。

正円窓

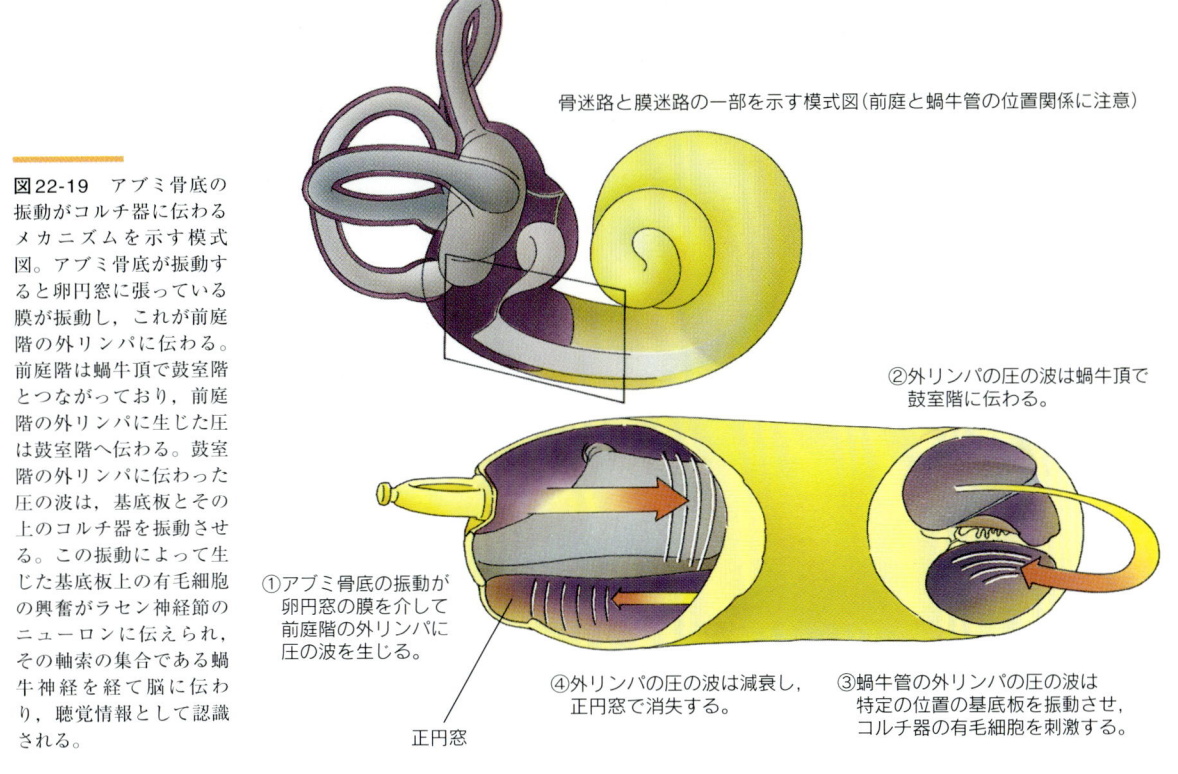

蝸牛

蝸牛は音を感受する。

耳介で集められた音波は，外耳道を通り鼓膜に当たる。鼓膜の振動によって，音波は機械的・物理的エネルギーに変換され，中耳のツチ骨，キヌタ骨，アブミ骨を動かす。

3つの耳小骨の組合せによる伝達効率の向上と，鼓膜とアブミ骨底の大きさの比率の効果によって，アブミ骨底が卵円窓の膜を振動させるときには，機械的エネルギーは約20倍にも増加する。卵円窓の膜が振動すると，前庭階にある外リンパに圧変化の波が生じる。外リンパ液は圧縮されないので，圧変化の波は前庭階を通って蝸牛頂に至り，次いで鼓室階に到達する。鼓室階の外リンパの圧変化によって基底板が振動する。

コルチ器は基底板に密着しているので，基底板の動きは，蓋膜の下に埋もれている有毛細胞の不動毛と共振する。この力によって，より長い不動毛の方に全体がひずみ，その結果，有毛細胞が脱分極して，このインパルスが感覚神経線維を介して伝達される（図22-19）。

音の振動数や振幅の違いがどのようにして識別されているのかはよく分かっていないが，基底板がその幅に比例した異なる周波数に応じて振動するものと長い間考えられてきた。この通りとすると，低い音は蝸牛の先端近くで感知され，逆に高い音は蝸牛の基底部近くで感知されることになる。外有毛細胞には，入力に速やかに反応する機構が備わっており，それによって不動毛の長さを変えて，蓋膜と基底板の間の共振力を変え，結果として基底板の運動を調節していることを推測させる所見もある。これによって音感受性内有毛細胞の反応性が変化し，異なる周波数の音に反応することができるのかもしれない。

臨床ノート

伝音性難聴 conductive deafness は，外耳から内耳のコルチ器に至る音の伝導経路における障害によって引き起こされる。この難聴を引き起こす原因としては，伝導経路における異物の存在，中耳炎，**耳硬化症** otosclerosis（アブミ骨底の卵円窓への癒着）などが考えられる。

中耳炎 otitis media は，小児の中耳に比較的よく起こる感染症である。多くの場合，耳管から波及した呼吸器系の感染症に由来し，鼓室への滲出液が鼓膜を湿らせ，耳小骨の動きを制限する。通常，抗生剤の投与が主な治療法である。

神経性難聴 nerve deafness（**感音性難聴** sensory deafness）は通常，神経インパルスの伝達が障害されることにより引き起こされる。これは，コルチ器から脳までの経路のどの部位の障害でも起こり得る。この原因として，風疹，神経腫瘍，神経変性疾患などが挙げられる。

和文索引

数字
I 型肺胞上皮細胞　304
I 型有毛細胞　450, 451
II 型肺胞上皮細胞　305
II 型有毛細胞　450, 451
21 トリソミー　50
5α-リダクターゼ　423

ギリシア文字
α-アクチニン　84, 140, 141, 154
α 運動ニューロン　145, 148
α 遠心性ニューロン　148
α 果粒　201
β-エンドルフィン　263
β 果粒　362
β-リポトロピン　263
δ 果粒　201
γ 果粒　201

アルファベット
A キナーゼ　19
A 細胞　356
A 帯　137
ATP 合成酵素　34
B 型精祖細胞　418
B 記憶細胞　237
B 細胞　199, 233, 237, 355
　　　　233
B 細胞受容体　234, 235
B リンパ球　199, 237
C_3 蛋白　235
C キナーゼ　19
C-字軟骨　298
Ca^{2+} カルモジュリン依存性蛋白キナーゼ　19
cAMP 応答因子　19
cAMP ホスホジエステラーゼ　19
CaM キナーゼ　19
Charcot-Böttcher の結晶　415
CRE 結合蛋白　19
D 細胞　356
DNES 細胞　300
F アクチン　38
Fab フラグメント　235
Fc フラグメント　235
G_0 期　54
G_1 期　54, 55
G_2 期　55, 55
G アクチン　38
G 細胞　356
G 蛋白　258
G 蛋白依存性イオンチャネル　16
G 蛋白連結型受容体　18
G バンド　50
H メロミオシン　141
I 帯　137
J 蛋白　236
K^+ 漏出チャネル　169

骨原性細胞　117, 119
L メロミオシン　141
MHC 拘束性　238
M 期→有糸分裂期
M 細胞　254, 339
Na^+-K^+ ATP アーゼ　17
Na^+-K^+ ポンプ　16
NK 細胞→ナチュラルキラー細胞
PP 細胞　356
RNA ポリメラーゼ　50
RNA スプライシング　52
S_1 領域　377
S_2 領域　378
S_3 領域　378
S 期　54, 55
T 細管　138, 150
T 細胞　199, 233, 237, 244
　　　　233
T 細胞受容体　234
T 細胞非依存性抗原　237
T リンパ球　199, 237
Z 線　138

あ
アイソタイプスイッチ　237
アウエルバッハ筋層間神経叢　324
アウエルバッハ神経叢　158
アクアポリン　79
悪性貧血　329
アクチビン　398
アクチン　38, 140
アクチンフィラメント　80, 140, 161
アグリカン　65, 115
アグリカン複合体　118
アクロシン　405, 420
アジソン病　273
アズール　191
アズール果粒　195, 198
アストロサイト　164
アセチルコリンエステラーゼ　146
アセチルコリン受容体　146
アダプチン　27
アデニル酸シクラーゼ　18
アデノイド　255
アテローム　230
アトリオペプチン　229
アドレナリン　269
アナフィラキシーショック　198
アナフィラキシー反応　102
アブミ骨　448
アポクリン汗腺　287
アポクリン分泌　90
アポトーシス　61, 209
アミノアシル tRNA　21
アミノ酸誘導体　257
アミン　257
アラキドン酸　103, 198

アルカリホスファターゼ　119
アルドステロン　271, 381, 386
アルブミン尿症　376
アロマターゼ　395, 398
アンギオテンシノーゲン　221, 385
アンギオテンシン I　221, 385
アンギオテンシン II　221, 272, 385
アンギオテンシン変換酵素　216, 221, 385
アンキリン　193
暗細胞　286
アンチコドン　21
暗調 A 型精祖細胞　417
暗調域　247
暗調細胞　320
暗調小管系　201
暗調小体　153, 154
暗調野　154
アンチコドン　52
アンドロゲン結合蛋白　416, 422
アンドロステンジオン　272
アンパサン型　155

い
胃　326
イオンチャネル　15
イオンチャネル受容体　171
イオンチャネル連結型受容体　16
胃潰瘍　336
異形成　300
移行上皮　75, 79
異種移植　132
胃小窩　326
胃食道括約筋　326
異数性　50
異染色質→ヘテロクロマチン
異染色性→メタクロマジー
胃相　335
胃体　326
一元平滑筋　152, 155
一次感覚神経終末　147
一次骨　123
一次骨化中心　126
一次シナプス下ヒダ　145
一次絨毛　407
一次真皮隆線　284
一次精母細胞　416
一次胆汁　361
一次能動輸送　17
一次免疫応答　234
一次卵胞　395
一次リンパ器官　233, 243
一次リンパ小節　247, 249
一染色体性　50
胃腸内分泌細胞　338
胃腸反射　343
一酸化窒素　221, 430
一般臓性求心路　433

457

一般体性求心路　433
胃底　326
遺伝子　50
遺伝性球状赤血球症　193
伊東細胞　360
胃表面上皮細胞　327
異物巨細胞　105, 199
いぼ　285
胃抑制ペプチド　336
陰窩　255
陰核　409
陰核亀頭　409
陰茎　429
陰茎海綿体　429
陰茎部　390
飲作用→ピノサイトーシス
インスリン　355
インスリン様成長因子　261
インターフェロン-γ　133
インターロイキン　208
インターロイキン-1　133
インターロイキン-6　133
インテグリン　39, 65, 72, 74, 87
咽頭食道括約筋　326
咽頭鼻部　297
咽頭扁桃　255, 297
イントロン　52
インパルス　171
インヒビン　416, 422
インポーチン　48
インポテンス　431
インボルクリン　281, 284

う

う蝕　313
右リンパ本幹　231
ウロガストロン　336, 340
運動終板　145
運動神経　157
運動単位　145
運動ニューロン　164
運搬RNA→トランスファーRNA

え

永久歯　312
衛星オリゴデンドロサイト　167
衛星細胞　180
栄養膜　405
エーラース・ダンロス症候群　71, 220
エオジン　191
液性免疫　200
液性免疫応答　237
液性免疫反応　233
エキソン　52
エクスポーチン　48
エックリン汗腺　285
エナメリン　313
エナメル芽細胞　313
エナメル器　315
エナメル結節　315
エナメル質　313

エナメル小柱　313
エナメル小皮　313
エナメル髄→エナメル網状層
エナメル成長線→レチウス条
エナメル象牙境　316
エナメル網状層　315
エピトープ　33, 199, 234, 239
エフェクター細胞　234
エブネル腺　320
エライジン　281
エラスチン　71, 97, 216
エリスロポエチン　208, 382
遠位曲尿細管　379
遠位直尿細管　378, 379
遠位尿細管　379
塩酸　329
遠心性神経　157
遠心性ニューロン　164
塩素ポンプ　385
エンタクチン　66
エンドサイトーシス　28
エンドセリン　202
エンドセリンⅠ　226
エンドソーム輸送小胞　31

お

横細管　138
黄色骨髄　204, 123
黄体　396, 398
黄体化ホルモン　260, 393
黄体化ホルモン放出ホルモン　393
黄体期　404
黄体融解　398
黄疸　364
横断部　149
黄斑　441
横紋筋　135
オーエン外形線　314
オートファゴソーム　32
オートラジオグラフィー　5
オキシトシン　263, 402
オクルディン　83
オステオカルシン　118
オステオネクチン　66, 95
オステオプロテゲリン　121, 133
オステオプロテゲリンリガンド　132
オステオポンチン　118
オステオン→骨単位
オステオン層板　125
オッディの括約筋　368
オプソニン　236
オプソニン化　253
オリゴデンドロサイト　166
温度受容器　433

か

外エナメル上皮　315
外核膜　45, 46
外仮骨　131
外果粒層（大脳）　184
外果粒層（網膜）　445

外環状層板　124
外境界膜　444
壊血病　71, 133
開口分泌　90
外肛門括約筋　347
外呼吸　293
外根鞘　289
介在細胞　381
介在層板　125
介在ニューロン　164, 181
介在板　149
介在部　350, 354
外耳　447
開始tRNA　21
外軸索間膜　167
開始コドン　21, 52
外指節細胞　454
外耳道　447
外受容器　433
外錐体細胞層　184
外節　443
外舌筋群　319
外層　371
外側線維層　123
外側半規管　448
外帯　371
外弾性膜　215, 216, 219
外弾性膜→外弾性板
外痔静脈叢　347
外緻密線維　420, 421
外柱細胞　453
回腸　341
解糖　144
解糖系　144
外透明板　375
外尿道括約筋　389
灰白質　162, 181
灰白髄炎　309
外板（骨）　123
外板（基底膜）　72, 150, 153
外皮　277
外鼻孔　293
外分泌腺　88, 89
開放小管系　201
開放性循環説　251
外膜（ミトコンドリア）　34
外膜（脈管）　215, 216
外膜（消化管）　324
蓋膜　453
海綿骨　123
海綿状細胞　272
海綿体部　390
外網状層　445
回盲弁　345
外有毛細胞　454
外葉　12, 167
外卵胞膜　395
外リンパ　448
外リンパ隙　448
カイロミクロン　344
化学シナプス　171

下下垂体動脈　260
蝸牛　448
蝸牛管　451
蝸牛軸　448
蝸牛窓　448
蝸牛頂　451
核　45
角化細胞→ケラチノサイト
角化重層扁平上皮　77
角強膜移行部→角膜縁
核小体　54
核小体形成領域　57
核鎖線維　147
核質　9, 45
角質層　278, 281
核質リング　48
核周囲槽　45
核周部　158
核小体　45
核上部　79
核嚢線維　147
核バスケット　47, 48
核分裂　55, 419
核片貪食マクロファージ　245
核膜　45
角膜　437
角膜縁　438
核膜孔　45, 46, 48
核膜孔装置→核膜孔複合体
核膜孔複合体　46, 47
角膜固有質　438
角膜上皮　437
核膜槽→核周囲槽
角膜内皮　438
隔膜部　389
核マトリックス　53
核ラミナ　45
核ラミン　40
過形成　156
籠細胞　350
下上皮小体　268
下垂体　259
下垂体性巨人症　133
下垂体門脈　260
加水分解酵素→酸性ヒドロラーゼ
ガストリン　335, 356
カズパーゼ　61
化生　88
カタラーゼ　197
滑液　134
顎下腺　352
褐色脂肪組織　100, 110
活性化マクロファージ　106
活動性ゲート　169
滑膜　134
滑膜層　134
滑面小胞体　20
可動関節　134
カドヘリン　83, 84
花粉症　104
カベオラ　154

鎌状赤血球貧血　192
カリウム漏洩チャネル　16
カリエス→う蝕
果粒細胞　184
果粒層（小脳）　185
果粒層（表皮）　278, 281
果粒層黄体細胞　397
果粒層細胞　395
果粒球-大食細胞前駆細胞　121
果粒白血球　195
果粒部　200
果粒膜　396
カルシトニン　265
カルディオディラチン　229
カルディオナトリン　229
カルモジュリン　19, 80, 154
癌　88
癌遺伝子　55, 59
感音性難聴　455
感覚終末　433
感覚神経　157
感覚神経節　180
感覚ニューロン　164
肝管　368
間期　54
眼球血管膜　436, 438
眼球結膜　446
眼球鞘→テノン鞘
眼球神経膜　436
眼球線維膜　436
眼瞼　446
眼瞼結膜　446
還元分裂　59
汗孔　285
肝硬変　362
感作　102
間在細胞→介在細胞
幹細胞　328, 329, 339
肝細胞　357, 361
幹細胞因子　208
肝細胞索　358
間細胞刺激ホルモン　263
肝細胞成長因子　366
肝細胞板　358
間質　88, 393
間質細胞→ライディッヒ細胞
間質成長　114
間質腺　396, 398
管状筋細胞　135
杆状細胞　252
管状腺　91
杆状体　442
杆状体錐状体層　442
冠状動脈性心疾患　230
管状胞状腺　91
肝小葉　357
肝性昏睡　365
関節包　134
乾癬　285
肝腺房　359
肝臓　357

肝臓造血期　205
貫通線維→シャーピー線維
眼房水　439
肝三つ組　357
肝門　357
肝門管　357
間葉　95
間葉細胞　95, 107
間葉組織　107

き

キアスマ　59
キーゼルバッハ部位　294
既往性応答　234
記憶B細胞　241, 248
記憶T細胞　238
記憶細胞　200, 234
機械刺激依存性チャネル　16
機械受容器　433
器官　9
気管　298
器官系　9
気管支関連リンパ組織　254
気管支樹　300
気管支静脈　309
気管支動脈　309
気管支肺区域　301, 309
起始円錐　159, 162
基質　63, 95
基質果粒　34
基質腔　34
基質小胞　129
偽単極性ニューロン　164
基底陥入　87
基底細胞　299, 320, 453
基底細胞癌　285
基底線条　87
基底層　278, 279, 402
基底側明調域　247
基底脱落膜　407
基底動脈　402
基底板　6, 72, 75, 373
基底板（内耳）　451
基底膜　72
亀頭　429
気道　293
希突起膠細胞腫　163
キヌタ骨　448
キネシン　41, 163
機能層　402
キムザ染色　191
逆行性変化　185
逆行性輸送　26, 162
キャッピング蛋白　38
ギャップ結合　85
球形嚢　449
球形嚢斑　449
嗅細胞　295
休止期　291
吸収上皮　338
吸収上皮細胞　338

弓状静脈　383
球状帯　270
弓状帯　452
弓状動脈　382, 402
嗅上皮　295
嗅小胞　295
求心性神経　157
求心性ニューロン　164
急性骨髄芽球性白血病　212
急性膵炎　355
共役輸送　16
境界細胞　454
境界細胞層　182
胸管　231
凝固　189
凝固因子　202, 204
狭心症　230
胸腺　199, 244
胸腺液性因子　246
胸腺細胞　244
胸腺小体　245
胸腺非依存性抗原　237
胸膜　309
強膜　437
胸膜腔　309
共輸送　16
胸腰髄線維系　178
巨核芽球　213
巨核球　213
棘　161
局所的接着　39
局所変化　185
極性　79
極微小管　57
虚血性心疾患　230
ギラン・バレー症候群　309
近位曲尿細管　376
近位直尿細管　376
筋衛星細胞　137
筋芽細胞　135
筋型動脈　218
筋形質　135
筋腱接合部　144
筋細糸　135, 153
筋細線維　135, 137
筋細胞膜　135
筋周膜　137
筋上皮細胞　92, 156, 287, 350
筋小胞体　20, 135
筋上膜　137
銀親和性細胞　94
筋節　138
筋線維　135
筋線維芽細胞　98, 156, 318
筋束　137
筋組織　75
筋内膜　137
筋紡錘　146, 147, 436
筋様細胞　415
筋様内分泌細胞→傍糸球体細胞

く

グアノシン三リン酸結合蛋白　258
空腸　341
くしゃみ反射　297
クッシング病　273
クッパー細胞　105, 359
クモ膜　182
クモ膜下腔　182
クモ膜顆粒　182
クモ膜小柱細胞　182
グラーフ卵胞　396
クラインフェルター症候群　50, 419
クラウゼ終棍　436
クラウゼ小体　283
クラウディウス細胞　453
クラウディン　83
クラス II - 関連定常蛋白　239
クラススイッチ　237
クラスリン　25
クラスリン・トリスケリオン　27
クラスリンバスケット　27
クラスリン被覆　29
クラスリン被覆小胞　27
クララ細胞　302
グランザイム　240, 242
グリア細線維酸性蛋白　40
グリア細胞　157, 164
グリア線維酸性蛋白　164
グリア瘢痕　187
グリコサミノグリカン　113
グリコーゲン　36, 362
グリコサミノグリカン　63, 95
グリコホリン A　193
クリスタ　34
クリスタ間腔　34
クリスタリン　440
グリソン鞘　357
グリソン嚢　357
グルカゴン　356
グルココルチコイド　270
グルタールアルデヒド　7
グルタチオンペルオキシダーゼ　197
グルテン腸症　344
くる病　133, 269
グレーブス病　235, 267
クレチン症　267
クローン　200, 234, 235
クローン除去　234
クローン増大　234
クローン不活化　234
クロマチン　45
クロム親和細胞　273

け

毛　288
軽鎖　235
形質細胞　98, 106, 200, 234, 237, 241, 248
形質性アストロサイト　165
形質膜　12
経神経性変性　187
頚動脈小体　220

頚動脈洞　220
頚粘液細胞　329
頚部　401, 403
ゲート　15
ゲートチャネル　15
血液胸腺関門　246
血液空気関門　308
血液髄液関門　184
血液脳関門　166, 183
血管運動神経　216
血管運動中枢　221
血管極　373
血管終足　165
血管条　453
血管層　402
月経　404
月経黄体　397, 400
月経期　403
結合管　449
結合子　420
結合組織　75, 95
結合尿細管　381
結合部　444
結晶　37
血漿　189, 191
血小板　189, 200
血小板活性化因子　103
血小板減少症　204
血小板第 3 因子　202
血小板由来増殖因子　221
血清　191
血栓　202
血栓塞栓症　204
結腸　345
結腸ヒモ　345
結腸膨起　345
血島　205
結膜　446
結膜炎　446
血友病　204
ケトーシス　365
ケトン体　365
ケトン体血症→ケトーシス
ゲノム　49
ケラチノサイト　278
ケラチン　40, 85, 280, 284
ケラチンフィラメント　278
ケラトヒアリン果粒　281
下痢　346
ケルクリング弁　337
ゲルソリン　39
ケロイド　69
限界板　357
原癌遺伝子　55
原形質　9, 14
原始卵胞　393, 394
減数分裂　59, 416
原尿→糸球体濾液
原発性副甲状腺機能亢進症　269
瞼板　446
顕微解剖学　1

腱紡錘　146, 149, 436
研磨標本　118
瞼裂　446

こ

孔　224, 225
好塩基球　98, 107, 198
好塩基性　2, 198
好塩基性細胞　261
口蓋　319
口蓋扁桃　255
後角　181
光学顕微鏡　2, 3
交感神経幹　178
交感神経系　178
後期　56, 57
後期エンドソーム　27, 30
好銀性細胞　94
口腔粘膜　311
抗原　233, 234
抗原決定基　234
膠原細線維　67
膠原線維　66, 96, 108
膠原線維性　109
抗原提示細胞　199, 233, 239
硬口蓋　319
後根神経節　180, 181
虹彩　439
好酸球　98, 107, 197
好酸球走化因子　103
好酸球由来神経毒素　197
好酸性　2
好酸性細胞　261, 268
好酸性陽イオン蛋白　197
厚糸期　59, 418
合糸期　59, 418
甲状腺機能亢進症　267
甲状腺機能低下症　267
甲状腺刺激ホルモン　262
甲状腺刺激ホルモン分泌細胞　262
甲状腺刺激ホルモン放出ホルモン　260
交織線維性結合組織→密不規則性結合組織
口唇　311
構成性分泌経路　27, 89
酵素原果粒　354
酵素連結型受容体　18
酵素連動型受容体　258
抗体　200, 233, 235
抗体依存性細胞傷害　236, 237, 240
好中球　28, 98, 107, 195, 233
好中球走化因子　103
後天性免疫不全症候群　243
喉頭　297
喉頭炎　298
高内皮細静脈　227, 248
後半規管　448
後鼻孔　293
興奮性シナプス　173
興奮性シナプス後電位　171
合胞体性栄養膜　405
硬膜　123, 182

硬膜上腔　182
抗ミューラー管ホルモン　416
肛門　347
肛門管　347
肛門周囲腺　347
肛門腺　347
肛門柱　347
肛門洞　347
肛門弁　347
後葉　260
後葉細胞　264
抗利尿ホルモン　221, 263, 387
絞輪間節　167
コートマー　28
コートマーⅠ　25
コートマーⅡ　25
呼吸鎖　34
呼吸細気管支　303
呼吸上皮　294, 299
呼吸部　293
鼓室　448
鼓室階　451
鼓室唇　453
骨格筋　135
骨芽細胞　117, 119
骨化帯　129
骨幹　123
骨幹端　123
骨形成層→内側細胞層
骨原性細胞　117, 119, 129
骨細胞　120
骨周囲硬膜　182
骨小管　120, 123
骨小腔　119, 120
骨小柱　126
骨針　123, 126
骨髄　117, 199, 204
骨髄芽球　210
骨髄細胞系　206
骨髄造血期　205
骨層板　124
骨粗鬆症　133
骨端　123
骨単位　125
骨端板　114, 123
骨内膜　117
骨軟骨症　133
骨半規管　448
骨膜　117, 123
骨迷路　448
骨癒合　132, 134
骨ラセン板　448
骨梁→骨小柱
固定細胞　97
固定線維→リンパ管付着細糸
固定マクロファージ　105
古典小葉　359
古典の血友病　204
コドン　21, 50
ゴナドトロピン　263
ゴナドトロピン放出ホルモン　260, 393

コネキシン　85
コネクソン　85
虎斑溶解　186
鼓膜　448
固有胃腺　326, 328
固有受容器→深部受容器
固有食道腺　326
コラーゲン　67, 68, 69, 87, 97
コラゲナーゼ　121
コリンアセチルトランスフェラーゼ　146
ゴルジ期　419
ゴルジ腱器官　146, 149, 436
ゴルジ小胞　24
ゴルジ槽　23
ゴルジ層板　24
コルチ器　453
コルチコイド　269
コルチコステロイド　269
コルチコステロン　272
コルチゾール　272
コルヒチン　59
コレシストキニン　354
コレラトキシン　342
コロイド　260, 265
コロニー刺激因子　208
コロニー刺激因子-1　133
クロマチン間果粒　53
クロマチン周辺果粒　53
混合性末梢神経　176
混合腺　90
棍状毛　291
コンドロイチン硫酸　101, 102
コンドロネクチン　66, 95, 116

さ

サージ　396
サーモゲニン　36
細気管支　302
サイクリックAMP　18
サイクリン　55
細隙膜　376
ザイゴテン期→合糸期
細糸期　59, 418
細動脈　219
サイトカイン　233
サイトクリン分泌　282
サイトケラチン　280
サイトゾル　9
細胞　9, 63
細胞外基質　63, 95, 113
細胞化学　4
細胞間橋　419
細胞間小管　286
細胞骨格　10, 38
細胞質　9
細胞質フィラメント　47
細胞質分裂　55, 60, 419
細胞質リング　47
細胞周期　54
細胞傷害性T細胞　200, 238, 241
細胞性栄養膜　405

細胞性免疫　200
細胞性免疫反応　233
細胞増多型肥満　110
細胞体　158
細胞内分泌細管　329
細胞肥大型肥満　110
細胞被覆　14
細胞膜　12
細胞領域基質　115
細網細胞　109
細網線維　66, 96, 108, 153
細網組織　109
細網内皮系　104
サイロカルシトニン　268
サイロキシン　265
杯細胞　91, 299, 338
痤瘡　288
錯角化　318
刷子縁　77, 79, 338
刷子細胞　300
作動細胞　200
サプレッサーT細胞　200, 238
莢動脈　250
サラセミア　192
酸化的リン酸化　34
散在性神経内分泌系　92
散在性神経内分泌系細胞　328
酸性ヒドロラーゼ　31
三微小管→トリプレット
残余小体　32, 37

し

ジアシルグリセロール　19
シアロ蛋白　118
耳介　447
自家移植　132
耳下腺　352
歯冠　312
歯間細胞　453
色素嫌性細胞　261
色素上皮　438
色素上皮層　442
子宮　401
子宮外膜　403
子宮筋層　402
子宮頸癌　403
子宮頸腺　404
子宮広間膜　392
糸球状動静脈吻合　225
子宮腺　402
糸球体　185, 297, 373
糸球体腎炎　376
糸球体包→ボウマン嚢
糸球体傍細胞→傍糸球体細胞
糸球体傍複合体→傍糸球体装置
糸球体濾液　371, 384
糸球体濾過　376
糸球体濾過量　384
子宮内膜　402
子宮内膜症　403
子宮部　400

軸索　158, 162
軸索起始節　162
軸索細胞体間シナプス　171
軸索軸索間シナプス　171
軸索終末　159
軸索樹状突起間シナプス　171
軸索反応　185
軸索膜　162
軸索輸送　162
軸糸　81, 420, 421
軸周囲腔　147
シグナル識別粒子　23
シグナル識別粒子受容体　21
シグナル伝達経路　55
シグナルトランスダクション　257
シグナル分子　14, 17
シグナルペプチダーゼ　23
シグナルペプチド　23
歯頸　312
自己　233
視紅　444
耳垢　448
耳硬化症　455
耳垢腺　448
自己抗原　245
自己分泌　89
自己分泌型シグナル伝達　17
自己免疫病　235
歯根　312
歯根膜　312, 318
視索上核　263
四酸化オスミウム　7
脂質二重層　12
歯周靱帯→歯根膜
視床下部　259
指状嵌入樹状細胞　252
歯状線　347
糸状乳頭　320
茸状乳頭　320
歯小囊　315
歯小皮→エナメル小皮
篩状野　369
視神経円板　441
視神経細胞層　446
歯髄　312, 314
シスゴルジ槽　24
シスゴルジ網→シスゴルジ槽
シス側　24
ジストロフィン　74, 139
雌性前核　405
耳石　450
指節　454
指節突起　454
脂腺　287
自然免疫系　233
歯槽　312, 318
実質　88
櫛状帯　453
室傍核　263
歯堤　315
耳道腺→耳垢腺

シナプシンⅠ　173
シナプシンⅡ　173
シナプス　159, 171
シナプス型シグナル伝達　17
シナプス間隙　171
シナプス後膜　145, 171, 173
シナプス小胞　145, 172
シナプス前膜　146, 171
シナプトタグミン　173
シナプトネマ複合体　59
シナプトフィジン　173
シナミン　40
歯肉　318
歯乳頭　315
歯胚　316
ジヒドロテストステロン　422
脂肪細胞　36, 97, 98, 108
脂肪酸誘導体　257
脂肪腫　111
脂肪摂取細胞　360
脂肪層　277
脂肪組織　109
脂肪便　364
姉妹染色分体　56
指紋　277
シャーピー線維　123, 314, 318
雀卵斑　285
射精　430
射精管　427
シャルコベッチャー結晶　37
シュヴァイゲル・ザイデル鞘　251
終期　56, 57
周期間線　167
周期線　167
終結因子　23
集合管　370, 381
集合静脈　359
重鎖　235
自由細胞　97
自由絨毛　407
収縮環　59
舟状窩　390
重症筋無力症　146, 309
重層円柱上皮　78
重層上皮　75
重層扁平上皮　77
重層立方上皮　78
十二指腸　341
十二指腸腺　340
十二指腸乳頭　341
周皮細胞　97, 98, 156, 216, 222
自由マクロファージ　105
終末球　159
終末細気管支　302
終末細動脈　225
終末神経節　181
終末扇　39, 80, 338
終末部　421
終末ボタン　159, 172
終末毛細血管　251
絨毛　337

絨毛性ゴナドトロピン　397
絨毛膜　407
絨毛膜絨毛　407
絨毛膜板　407
主気管支　300
粥状硬化　221
主細胞　220, 268, 330, 381
種子骨　123
樹状細胞　281
樹状突起　158, 161
樹状突起間シナプス　171
主膵管　354
受精能獲得　400, 426
主導管　350
受動輸送　15
主部　420, 421
シュミット・ランターマン切痕　167
腫瘍壊死因子　61, 133
主要塩基性蛋白　197
受容器　157, 433
腫瘍成長因子-β　237
主要組織適合遺伝子複合体　238
主要組織適合抗原　199
主要組織適合複合体→主要組織適合遺伝子複合体
受容体　257
受容体依存型輸送　183
受容体依存性エンドサイトーシス　29
シュレム管　438
シュワン管　186
シュワン細胞　167
循環血液幹細胞　200
順行性変化　185
順行性変性　185
順行性輸送　26, 162
上衣細胞　167
小陰唇　409
漿液細胞　350
漿液性半月　90
漿液腺　90
消化管　323
上下垂体動脈　260
松果体細胞　274
小果粒粘液細胞→刷子細胞
小桿細胞　400
小管小胞系　329
上強膜　437
小膠細胞　105, 167
小虹彩輪　439
娘細胞　54
硝子体　440
硝子体管　441
硝子体腔　440
硝子体細胞　440
硝子軟骨　113, 114
硝子部　200
鐘状期　316
上上皮小体　268
小食細胞　196
小人症　133
小腎杯　369, 387

小節周囲皮質洞　247
常染色体　49
小前庭腺　409
小足　375
小柱　123
小柱間エナメル質　313
小脳島　185
小脳皮質　184
上皮　75
小皮縁　79
上皮小体　268
上皮性細網細胞　244
上皮組織　75
上皮内毛細血管　453
小帽　451
小胞体　20
情報伝達結合　83
小胞被覆蛋白 AP-2　173
漿膜　324
静脈　215, 226, 227
静脈瘤　228
睫毛　446
小葉　92
小葉下静脈　359
小葉間結合組織　92
小葉間胆管　360
小葉間導管　350
初期エンドソーム　30
食作用→ファゴサイトーシス
食道　325
食道噴門腺　326
食道裂孔ヘルニア　326
食胞→ファゴソーム
伸張反射　147
処女膜　409
初乳　410, 411
歯蕾　315
自律神経系　157, 177
自律神経節　180, 181
塵埃細胞　105, 306
腎盂　369, 387
侵害受容器　433
心外膜　229
心筋　149
心筋外膜　149
心筋梗塞　204, 230
心筋細胞　149
心筋層　228, 229
シングレット　81
神経核　181
神経芽細胞腫　163
神経管　157
神経筋接合部　145
神経溝　157
神経膠細胞　157
神経膠性血管周囲限界膜　183
神経細線維　161
神経細胞→ニューロン
神経絨→ニューロピル
神経修飾物質　174
神経周膜　176
神経上皮　157

神経上膜　175
神経性下垂体　259
神経性難聴　455
神経節　180
神経線維層　446
神経線維束　175
神経組織　75
神経堤細胞　157
神経伝達物質　171, 174
神経伝達物質依存性チャネル　16
神経内膜　176
神経板　157
神経微小管　161
神経分泌　263
神経分泌細胞　259
神経ペプチド　174
神経ホルモン　174
神経葉　260
尋常性天疱瘡　85
腎小体　369, 370, 373
腎静脈　383
腎錐体　369
新生児呼吸窮迫症候群　306
真性毛細血管　225
心臓　215, 228
腎臓　369
心臓血管系　215
心臓骨格　230
心臓弁膜症細胞→心不全
靭帯結合　134
腎単位→ネフロン
腎柱　369
伸張反射　147
シンデカン　65
腎洞　369
腎動脈　381
心内膜　228
心内膜下層　229
心内膜下組織→心内膜下層
腎乳頭　369
腎盤→腎盂
真皮　277, 283
心肥大　151
真皮乳頭　277, 283, 284
深部受容器　433
心不全　308
心房性ナトリウム利尿ペプチド　151, 229
心膜炎　230
腎門　369
腎葉　369

す

髄液→脳脊髄液
錘外筋線維　147
髄核　117
膵癌　355
髄腔　117
髄質（副腎）　269
髄質（毛幹）　290
髄質（卵巣）　398

髄質集合管　381
髄鞘　162, 167
髄鞘形成　167
水晶体　440
錐状体　442
水晶体上皮　440
水晶体線維　440
水晶体包　440
膵臓　353
錐体細胞　184
錐体葉　265
髄洞　247
水頭症　184
錘内筋線維　147
水平細胞　184, 445
髄放線　369
髄傍ネフロン→傍髄質ネフロン
膵ポリペプチド　356
スーパーオキシド　196, 198
頭蓋冠（ずがいかん）→（とうがいかん）
頭蓋骨膜（ずがいこつまく）→（とうがいこつまく）
スチール因子　208
ステロイド　257
ステロイドホルモン受容体　18
ストランド　83
ストレスファイバー　39
スプルー　344
スペクトリン　39
スペクトリン四量体　193
スポーク　81

せ

精液　429, 430
正円窓　448
精管　414, 426
精管切除術　427
精丘　427
精細管　414
精索　414
精子　416, 420
精子形成　416, 419
精子細胞　416
静止電位　169
精子発生　416
成熟期　420
成熟卵胞　396
星状膠細胞腫　163
星状細胞　184
精娘細胞→二次精母細胞
星状細網細胞　247
星状静脈　383
星状体　56
精上皮　414, 415
精上皮周期　421
星状網→エナメル網状層
性腺刺激ホルモン分泌細胞　262
正染色質→ユークロマチン
性染色質　49
性染色体　49, 195
精巣　413
精巣縦隔　414

精巣上体　414, 426
精巣上体管　426
精巣小葉　414
精巣動脈　414
精巣網　414, 424
精巣輸出管　414, 424
精祖細胞　416, 417
声帯靭帯　298
声帯ヒダ　298
正中隆起　260
成長期　291
成長ホルモン　261
成長ホルモン分泌細胞　261
成長ホルモン放出ホルモン　260
静的γ運動ニューロン　147
精嚢　427
正のフィードバック　258
声門　298
セカンドメッセンジャー　258
セカンドメッセンジャー系　17
赤芽球　205
赤筋　137
赤色骨髄　123, 204
赤唇縁　311
脊髄硬膜　182
脊髄神経　176
赤体　396
咳反射　298
赤脾髄　249, 252
セクレチン　330, 354
舌　319
石灰化帯　129
舌下腺　352
赤血球　189, 191
赤血球コロニー形成単位　209
接合系期→合糸期
接合子　405
接合上皮　319
接合線　125
接合部ヒダ　145
節後線維　178
舌根　319
節前線維　178
接着結合　83
接着条　84
接着帯　84
接着斑　84
接着斑板　85
接着複合体　83
接着野　149
舌乳頭　320
舌分界溝　319
舌扁桃　255, 319
舌盲孔　319
セメント芽細胞　314, 317
セメント細胞　314
セメント質　314, 317
ゼラチナーゼ　121
セルトリ細胞　415
セレクチン　248
セレクチン受容体　196

セレクチン分子　196
腺　88
線維　63
線維芽細胞　97, 98, 108, 156
線維間オリゴデンドロサイト　166
線維細胞　98
線維三角　230
線維鞘　420, 421
線維性アストロサイト　165
線維層　113, 114, 134
線維軟骨　113, 117
線維輪　230
前角　181
全か無か　169
全か無かの法則　143
腺癌　88
前期　55, 56
浅筋膜　277
前駆細胞　206
前血小板　213
腺細胞　88
線条部　87, 350
染色　2
染色質→クロマチン
染色体　49
腺性下垂体　259
前赤芽球　209
前先体果粒　419
喘息　104, 302
先体　420
先体果粒　420
先体期　420
先体反応　405, 420
先体胞　420
先体帽　420
前単球　212
先端巨大症　133
前中期　55, 57
前中心子オーガナイザー　82
前庭　448
前庭階　451
前庭階壁→前庭膜
前庭唇　453
前庭窓　448
前庭ヒダ　298
前庭膜　451
先天性巨大結腸症　158
蠕動激発　343
蠕動波　342
セントロメア　56
全能性幹細胞　207
全能性造血幹細胞　206
前半規管　448
全分泌　91
腺房細胞　353
腺房中心細胞　354
線毛　77, 80
前毛細血管括約筋　225
前毛細血管細動脈→メタ細動脈
線毛細胞（気道）　299
線毛細胞（卵管）　400

前葉　259
前立腺　427
前立腺液　428
前立腺石　428
前立腺特異抗原　428
前立腺の腺癌　428
前立腺部　389

そ

窓　224
総肝管　368
双極細胞　445
双極性ニューロン　164
象牙芽細胞　313, 316
象牙芽細胞層　315
象牙芽細胞突起　313, 316
象牙細管　314
象牙質　313
造血　191, 204, 208, 254
爪根　291
走査型電子顕微鏡　7, 8
桑実胚　405
爪床　291
増殖期　404
増殖帯　129
臓性神経系　177
臓側胸膜　309
爪体　291
総胆管　354, 368
層板果粒　280
層板小体（肺）　305
層板小体（表皮）　284
爪母基　291
足細胞　373, 375
即時型過敏症反応　102
束状帯　270
促進拡散　15
促進性G蛋白　18
速度依存性　16
続発性副甲状腺機能亢進症　269
側副枝　162
側面部　149
祖細胞　206
組織　9, 63, 75
組織化学　4
組織学　1
組織トロンボプラスチン　202
咀嚼粘膜　311
疎性結合組織　108
そばかす→雀卵斑
ソマトスタチン　261, 356
ソマトメジン　261
粗面小胞体　20
素量　146

た

ターナー症候群　50
ターミナルウェブ→終末扇
第一極体　396
第一減数分裂　59
第一減数分裂後期　60

第一減数分裂終期　60
第一減数分裂前期　59
第一減数分裂中期　59
第一次毛細血管網　260
大陰唇　409
退行期　291
大虹彩輪　439
対向輸送　16
対向流交換系　387
対向流増幅系　385
太鼓ばち　195
太糸期→厚糸期
胎児性結合組織　107
胎児赤芽球症　194
体循環　215
対称性シナプス　174
大食細胞→マクロファージ
大腎杯　369, 387
代生歯　312
代生歯堤　316
体性神経系　157
大前庭腺　409
大腸　345
タイチン　140, 141
大動脈　217
大動脈小体　220
ダイナミン　29
第二極体　405
第二減数分裂　59, 396
第二減数分裂後期　60
第二減数分裂終期　60
第二減数分裂前期　60
第二減数分裂中期　60
第二次毛細血管網　260
第二次卵母細胞→卵娘細胞
ダイニン　41, 81, 163
大脳皮質　184
大肺胞上皮細胞　305
胎盤　407
胎盤関門　407
胎盤中隔　407
体部　401
ダウン症候群　50
唾液　351
唾液アミラーゼ　352
楕円状赤血球　193
多極性ニューロン　164
ダグラス窩→直腸子宮窩
多形核白血球　195
多形細胞層　184
多元平滑筋　152, 155
多細胞腺　91
多精子受精　405
多層一次卵胞　395
脱果粒　103
脱水　1
脱分極　169
脱落膜　407
脱落膜細胞　405, 407
タニサイト　167
多尿　356

多能性造血幹細胞　206
多発性硬化症　168
ダブレット　81
多胞小体　31
多胞性　109
多胞性脂肪細胞　100
タリン　39
多列円柱上皮　75, 79
多列線毛上皮　79
単一腺　91
単位膜　12
単芽球　212
単核食細胞系　104, 199
胆管周囲毛細血管叢　358
単球　28, 98, 105, 107, 199
単極性ニューロン　164
単屈折性　138
短骨　123
単細胞腺　91
炭酸脱水酵素　191
胆汁　253, 361
胆汁酸　363
単純拡散　14
胆小管　360
胆膵管膨大部　368
弾性型動脈　217
弾性線維　66, 71, 96, 108
弾性線維性　109
弾性軟骨　113, 116
男性ホルモン　270
胆石　368
単層一次卵胞　395
単層円柱上皮　77
単層上皮　75
単層扁平上皮　77
単層立方上皮　77
胆嚢　367
単能性　206
単能性幹細胞→祖細胞
蛋白輸送チャネル　21
単胞性　109
単胞性脂肪細胞　100, 110
淡明層　278, 281
単輸送　16

ち

痔核　347
腟　407
腟前庭　409
腟部　403
遅反応性アナフィラキシー物質　198
緻密骨　123
緻密斑　379, 380
緻密板　72, 373
チムリン　246
チモシン　38, 246
チモポエチン　246
着床　405
チャネル蛋白　14
中央体　57
中間筋線維　137

中間径フィラメント　39, 85
中間ゴルジ槽　24
中間細胞　320, 453
中間洞　247
中間部→中部
中間リング　47
中期　56, 57
中期板　57
中耳　448
中耳炎　455
中心窩　441
中心芽細胞　248
中心細胞　248
中心子→中心小体
中心鞘　81
中心小体　42, 56
中心静脈　358
中心体　41, 42, 56
中心チャネル　225
中心動脈　250
中心乳糜管　341
中心リンパ管→中心乳糜管
虫垂　345, 347
虫垂炎　347
中枢神経系　157
中枢性リンパ器官　243
中性プロテアーゼ　103
中胚葉造血期　205
中皮　75, 230, 392
中部　259, 420, 421
中膜　215
腸炎　346
腸管関連リンパ組織　254
腸肝循環　363
腸管神経系　324
長骨　123
張細糸　279
調節性分泌経路　27, 89
腸腺　337, 339
腸相　335
超低密度リポ蛋白　362
蝶番領域→ヒンジ領域
張フィラメント　87
頂部細胞膜　79
頂部側明調域　247
聴毛　454
跳躍伝導　176
直血管　383
直細静脈　383
直細動脈　383
直精細管　414, 424
直腸　347
直腸子宮窩　403
直腸診　347
チロシナーゼ　290

つ

ツァイス腺　446
椎間板ヘルニア　117
通過ボタン　172
ツチ骨　448

爪　291
蔓状静脈叢　414

て

テイ・サックス病　32
停止コドン　52
定住マクロファージ　106
ディ・ジョージ症候群　246
ディッセ腔　360
底部　401
ディプロテン期→複糸期
デオキシコルチコステロン　271
デオキシリボ核酸　21, 50
適応免疫系　233
デジタル画像法　3
テストステロン　421
デスミン　40, 139, 154
デスメ膜　438
デスモシン架橋　71
デスモソーム　84
デスモプラキン　85
テタニー　246, 269
鉄欠乏性貧血　209
テネイシン　66
テノン鞘　437
デヒドロエピアンドロステロン　272
デフォルト経路　23
転移 RNA　20
電位依存性カリウムチャネル　169
電位依存性チャネル　15
電位依存性ナトリウムチャネル　169
伝音性難聴　455
てんかん　158
電気シナプス　171
電子伝達系　34
転写　18, 50, 52
伝達動脈　217
伝導速度　176
澱粉様小体　428
伝令 RNA →メッセンジャー RNA

と

糖衣　14, 79, 80, 338
頭蓋冠　123
頭蓋骨膜　123
透過型電子顕微鏡　7
動原体　56
瞳孔　439
瞳孔括約筋　440
瞳孔散大筋　440
糖脂質　13
同種移植　132
透出分泌　91
動静脈吻合　225
糖新生　356, 365
頭相　335
動的 γ 運動ニューロン　147
透徹　1
導入細静脈　358
導入細動脈　358
糖尿病　356

1 型——　356
2 型——　356
頭帽期　420
洞房結節　229
動脈　215, 217
動脈硬化　221
動脈周囲リンパ鞘　250
動脈瘤　220
透明帯　395
透明板　72, 373
洞様毛細血管　224, 358
ドーパミン　175
トームス線維　313
トームス突起　317
特殊果粒　195, 198
特殊臓性求心路　433
特殊体性求心路　433
特殊粘膜　311
ドッキング蛋白　21
トランスゴルジ槽　24
トランスゴルジ網　24
トランスサイトーシス　225, 342
トランス側　24
トランスファー RNA　50, 52
トランスフェリン　253
トランスフォーミング増殖因子-β　133, 237
トリコヒアリン果粒　290
トリソミー　60
トリプレット　82
トリヨードサイロニン　265
トルイジン・ブルー　2
トロポコラーゲン分子　67, 69
トロンビン　202
トロンボキサン A_2　104, 202
トロンボスポンジン　202
トロンボポエチン　208
トロンボモジュリン　201

な

ナース細胞　209
ナイーブ細胞　234
内因子　329, 335
内エナメル上皮　315
内核膜　45
内仮骨　131
内果粒細胞層　184
内果粒層　445
内環状層板　124
内境界膜　446
内肛門括約筋　347
内呼吸　293
内根鞘　289
内在性蛋白　13
内細胞塊　405
内耳　448
内軸索間膜　167
内指節細胞　454
内受容器　433
内錐体細胞層　184
内節　444
内舌筋群　319

和文索引

内層 371
内臓運動神経 178
内臓運動神経核 178
内臓平滑筋 156
内側細胞層 123
内帯 371
内弾性板 215, 216, 217, 218
内弾性膜→内弾性板
内痔静脈叢 347
内柱細胞 453
内透明板 375
内トンネル 454
内板 123
内皮下層 216, 228
内分泌 89
内分泌型シグナル伝達 17
内分泌細胞 257
内分泌腺 88, 92, 257
内膀胱括約筋 389
内膜（ミトコンドリア） 34
内膜（脈管） 215
内網状細胞 445
内網状層 445
内有毛細胞 454
内葉 12
内ラセン溝 453
内卵胞膜 395
内リンパ管 449
内リンパ嚢 449
ナチュラルキラー細胞 200, 233, 240
涙 447
軟クモ膜 182
軟口蓋 319
軟骨芽細胞 114, 115
軟骨化中心 114
軟骨形成細胞 114, 115
軟骨形成層 113, 114
軟骨結合 134
軟骨細胞 113, 114, 115
軟骨小腔 113, 114
軟骨内骨化 113, 127
軟骨膜 113, 114
軟膜 182
軟膜-神経膠膜 165

に

匂い受容体分子 297
肉芽組織 131
二次感覚神経終末 147
二次骨 123
二次骨化中心 128
二次シナプス下ヒダ 145
二次絨毛 407
二次小節冠 247
二次性赤血球増加症 209
二次精母細胞 416, 418
二次能動輸送 17
二次免疫応答 234
二次卵胞 395
二次リンパ器官 234, 243
二次リンパ小節 247, 249

ニッスル小体 159
二倍体 50, 59
二分脊椎 158
乳化 343
乳管 409
乳癌 412
乳管洞 409
乳歯 312
乳腺 409
乳腺葉 409
乳頭 409
乳頭管 369, 370, 381
乳頭間隆起 284
乳頭層 283
乳糜 344
乳糜腔 337
乳糜槽 231
乳輪 410
乳輪腺 410
ニューロビル 181
ニューロフィジン 263
ニューロフィラメント 40, 161
ニューロン 157, 158
尿 369
尿管 369, 388
尿細管 370
尿細管極 373, 376
尿細管周囲毛細血管網 382
尿失禁 389
尿生殖隔膜 428
尿素 365
尿道 369, 389
尿道海綿体 429
尿道球 430
尿道球腺 428
尿崩症 264
妊娠黄体 397, 400

ぬ

ヌエル腔 454
ヌクレオソーム 48
ヌクレオチド依存性チャネル 16
ヌル細胞 199, 200, 240

ね

ネキシン 81
ネブリン 140, 141
ネフロン 370
粘液 89
粘液細胞 350
粘液水腫 267
粘液腺 89
粘膜 324
粘膜下組織 324
粘膜型肥満細胞 102
粘膜関連リンパ組織 254
粘膜筋板 324
粘膜固有層 324

の

膿 107, 197

脳回 184
脳溝 184
脳砂 275
脳脊髄液 167, 184
脳脊髄硬膜 182
脳仙髄線維系 178
能動輸送 15
囊胞 263
囊胞腎 370
飲み込み小胞 28, 29
乗換 59
ノルアドレナリン 269

は

パーキンソン病 175
バー小体 49, 195
パーフォリン 240, 242
バーベック果粒 281
パールカン 72
パイエル板 254, 341
肺界面活性物質 305
肺気腫 308
胚結節 405
肺根 309
肺循環 215
胚上皮 392, 415
胚中心 247
肺動脈幹 217
ハイドロコーチゾン 272
肺胞 303
肺胞管 303
肺胞孔 303
肺胞前室 303
肺胞中隔 303, 308
肺胞囊 303
肺胞マクロファージ 306
肺門 309
排卵 396
ハウシップ侵食（食）窩 121
パキテン期→厚糸期
白筋 137
白質 162, 181
白色脂肪組織 100, 110
ハクスレー層 290
薄切 2
白体 398
白内障 440
白脾髄 249, 252
白膜 392, 414, 429
破骨細胞 105, 118, 121
破骨細胞刺激因子 119, 132, 269
破歯細胞 314
波状縁 121
バセドー病 267
バソプレシン 221, 263
パチニ小体 284, 435
ハックスレーのフィラメント滑り説 140
白血球 107, 189, 194
ハッサル小体 245
パネート細胞 339
ハバース管 125

和文索引

ハバース管系　125
バフィコート　189
パラクリン→傍分泌
パラトルモン　268
パラホルムアルデヒド　7
貼り付け　2
バルトリン腺→大前庭腺
板間層　123
パンクレオザイミン　354
半月　291
反射弓　148
半数体　50, 59, 416
ハンチントン舞踏病　175
半デスモソーム　87
バンド3蛋白　193
バンド4.1蛋白　193
繁茂絨毛膜　407

ひ

ヒアルロニダーゼ　65
ヒアルロン酸　64
被蓋細胞　388
被蓋粘膜　311
非角化重層扁平上皮　77
皮下組織　277, 283
非活動性ゲート　169
鼻腔　293
脾索　252
非自己　233
皮質（脳）　181
皮質（副腎）　269
皮質（毛幹）　290
皮質（卵巣）　393
皮質弓　369
皮質集合管　381
皮質ネフロン　371
皮質迷路　369
微絨毛　77, 79
尾鞘→マンシェット
微小管　41
微小管関連蛋白　161
微小管形成中心　26, 41, 56
微小管結合蛋白　41
脾静脈　251
脾髄細動脈　250
脾髄静脈　251
ヒス束　229
ヒスタミン　102, 103, 104
ヒストン　48
鼻前庭　293
脾臓　249
脾臓コロニー形成単位　206, 207
脾臓造血期　205
肥大　156
非対称性シナプス　173
肥大帯　129
左肝管　360
脾柱動脈　250
ピット細胞　360
筆毛動脈　250
脾洞　252

ヒト白血球抗原　239
ヒト白血球抗原クラスⅡ　199
ヒト免疫不全ウイルス　243
ヒドロキシアパタイト　313
ヒドロキシアパタイト結晶　118
ピノサイトーシス　28
皮膚　277
被覆細胞　180
被覆蛋白サブユニット　28
皮膚紋理　277
非抱合型ビリルビン　364
被包脱落膜　407
被膜　91, 369
肥満細胞　97, 101, 108
ビメンチン　40, 46, 139, 154
鼻毛　293
百日咳毒素感受性G蛋白　18
表在細胞　453
表在性蛋白　13
表層反応　405
標的細胞　17, 89, 257
表皮　277
表皮稜　277
表面IgD　236
表面下槽　160
表面免疫グロブリン　234
ビリルビン　253, 364
ビリン　39, 80
鼻涙管　447
ヒルシュスプルング病　158
ビルロート索→脾索
ピロリ菌　336
ビンキュリン　39, 84
ヒンジ領域　235

ふ

ファーター乳頭　354
ファーター膨大部→胆膵管膨大部
ファゴサイトーシス　28
ファゴソーム　28, 32, 196, 199
ファブリキウス嚢　213, 237
ファロピウス管　400
ブアンの液　1
フィブリノーゲン　202
フィブリリン　71
フィブリン　202
フィブロネクチン　39, 66, 73, 96
フィラグリン　40, 284
フィンブリン　39
封入体　10, 36
不応期　16, 169
フォルクマン管　125
フォン・ウィルブランド因子　202, 217
フォン・ウィルブランド病　218
付加成長　114, 129
不規則骨　123
複屈折性　138
副交感神経系　178
副交感神経節　178
複合顕微鏡　3
副甲状腺機能低下症　269

複合腺　91
副細胞→頚粘液細胞
複糸期　59
副腎　269
副腎皮質刺激ホルモン　262
副腎皮質刺激ホルモン分泌細胞　262
副腎皮質刺激ホルモン放出ホルモン　260
副鼻腔　297
腹膜垂　345
浮腫　108, 226
不随意筋　152
二つ組　150
プチアリン　352
付着絨毛　407
太い筋細糸　140
太いフィラメント　39, 140, 141, 154
不動関節　134
ブドウ膜　438
不動毛　80, 426
不妊　431
負のフィードバック　258
不分枝腺　91
不分離　60
ブラキン　40
ブラジキニン　104
プラス端　38, 41, 142
プラスミノーゲン活性物質　204
プラスミン　204
フリーズ・フラクチャー法　8
ブルーフ膜　438
プルキンエ細胞　184
プルキンエ細胞層　184
プルキンエ線維　229
ブルンネル腺　340
プレクチン　40
プロオピオメラノコルチン　263
プログラムされた細胞死　60
プロコラーゲン分子　69
プロスタグランジンD_2　103
プロスタサイクリン　201
プロテアソーム　239
プロテインキナーゼ　19, 257
プロテオグリカン　63, 64, 95, 113
プロトフィラメント　41
プロトロンビン　202, 204
プロフィリン　38
プロラクチン分泌細胞　261
プロラクチン放出因子　263
プロラクチン放出ホルモン　260
プロラクチン抑制因子　260
分画チャネル　213
分化抗原蛋白群　238
分極　169
分枝腺　91
分子層　184
分配静脈　358
分配動脈　218
分泌果粒　342
分泌顆粒　27, 88
分泌期　404
分泌細胞（卵管）　400

分泌部 350
噴門腺 326, 333
噴門部 333
分葉腎 370
分裂溝 57

へ

平滑筋 135, 152
平滑絨毛膜 407
平衡砂 450
平衡砂膜 450
平行線維性結合組織→密規則性結合組織
閉鎖 393, 398
閉鎖性循環説 251
閉鎖帯 83
閉鎖堤 82
閉鎖卵胞 398
ペースメーカー 229
壁細胞 329
壁側胸膜 309
壁側脱落膜 407
ベッチャー細胞 454
ヘテロクロマチン 48
ヘパラン硫酸 73
ヘパリン 101
ペプシン 326
ペプチジル基転移酵素→ペプチジルトランスフェラーゼ
ペプチジルトランスフェラーゼ 21
ヘマトキシリン・エオジン染色 2
ヘマトクリット 191
ヘミデスモソーム 87
ヘモグロビン 192
ベリニ管 369, 370, 381
ヘリング管 360
ヘリング小体 263
ペルオキシソーム 33
ペルオキシソーム標的シグナル 33
ヘルトヴィッヒ上皮鞘 317
ヘルパー T 細胞 200, 238
弁 227
辺縁帯 252
辺縁洞 247, 252
辺縁微小管→ダブレット
ヘンゼン細胞 454
扁桃 254
扁平骨 123
扁平細胞癌 285
扁平上皮化生 88
扁平肺胞上皮細胞 304
鞭毛 82
ヘンレ層 289
ヘンレのループの太い下行脚 376
ヘンレのループの太い上行脚 379
ヘンレのループの細い脚 378
ヘンレのループの細い下行脚 378
ヘンレのループの細い上行脚 378

ほ

膀胱 369, 388
抱合型ビリルビン 364

膀胱三角 389
傍骨細胞間隙 121
傍糸球体細胞 380
傍糸球体装置 380
房室結節 229
房室束 229
放出ホルモン 260
帽状域 247
帽状期 315
胞状腺 91
胞状卵胞 395
紡錘糸 56
傍髄質ネフロン 371, 385
紡錘体微小管 57
放線冠 396
膨大部 427, 448, 451
膨大部稜 451
胞胚 405
包皮 429
傍分泌 89
傍分泌型シグナル伝達 17
ボウマン腔 373
ボウマン腺 295, 296
ボウマン嚢 373
ボウマン膜 438
包埋 2
傍梁柱リンパ洞 247
ポーリン 34
星細胞 360
ホスファチジルイノシトールビスリン酸 19
ホスホリパーゼ A_2 103
ホスホリパーゼ C 19
細い筋糸 140, 149
細いフィラメント 140, 142, 154
補体 233
補体系 235
補体結合反応 237
勃起 430
勃起組織 429
ボツリヌス中毒 146
ポドカリキシン 375
ポリソーム 21
ポリリボソーム 21
ホルマリン 1
ホルモン 257

ま

マイクロフィラメント 38
マイクロボディ 33
マイスネル小体 283, 434
マイスネル粘膜下神経叢 324
マイナス端 38, 41, 142
マイボーム腺 446
膜間隙 34
膜貫通蛋白 13
膜結合型抗体 234
膜攻撃複合体 235
膜性中隔 230
膜蛋白 12
膜内骨化 113, 126
膜半規管 448, 450

膜迷路 449
膜輸送 28
マクロファージ 28, 98, 104, 108, 196, 199, 213, 233
末梢神経 175
末梢神経系 157
末梢性リンパ器官 243
末端肥大症→先端巨大症
末端部 259
マルチノッティ細胞 184
マルピギー層 280
マルファン症候群 72, 220
マンシェット 420
慢性本態性高血圧 386
マンノース 6-リン酸受容体 32

み

ミエリン鞘→髄鞘
ミエロペルオキシダーゼ 196
ミオシン 38, 39, 80, 140, 141
ミオシン軽鎖キナーゼ 154
未感作細胞 234
右肝管 360
ミクログリア 167, 187
ミクロトーム 2
味孔 320
ミセル 343
密規則膠原線維性結合組織 109
密規則性結合組織 109
密規則弾性線維性結合組織 109
三つ組 139
密性結合組織 109
密着結合 83
密着帯 79, 83
密不規則性結合組織 109
ミトコンドリア 34
ミトコンドリア果粒 34
ミネラロコルチコイド 270
未分化細胞 108
味毛 321
脈管栄養血管 216
脈管のための脈管→脈管栄養血管
脈絡叢 167, 183
脈絡組織 183
脈絡膜 438
脈絡毛細血管板 438
ミューラー細胞 445
味蕾 320

む

無果粒白血球 195
無色素上皮 438
無軸索細胞 445
無髄神経線維 162
ムスカリン性アセチルコリン受容体 16
無線毛細胞 400
ムチン 89, 338
無脳症 158

め

明細胞 268, 286

和文索引

迷走-迷走神経反射　325
明調A型精祖細胞　418
明調細胞　320
メサンギウム細胞　373
メタクロマジー　2
メタクロマティック　2
メタ細動脈　219, 225
メタロプロテイナーゼ　123
メチレンブルー　191
メッセンジャーRNA　18, 50
メラトニン　275
メラニン　282
メラニン果粒　160
メラニン細胞刺激ホルモン　263
メラノサイト　278, 282, 290
メラノソーム　282, 290
メルケル細胞　278, 282, 434
メルケル細胞-神経突起複合体　282
メルケル盤　434
免疫学的寛容　234
免疫学的記憶　234
免疫グロブリン　233, 235
免疫原　234
免疫組織化学　5
免疫担当細胞　237

も

毛球　289
毛根　289
毛細血管　215, 217, 221
毛細血管後細静脈　227, 248
毛細胆管　359
毛細リンパ管　231
網状層　283, 284
網状帯　270
毛小皮　290
網状膜　454
盲点　441
毛乳頭　289
毛包　289
毛母基　289
網膜　441
網膜虹彩部　440
網膜剥離　442
網膜毛様体部　438
毛様体　438
毛様体筋　439
毛様体小帯　438
毛様体上皮　438
毛様体突起　438
モール腔　357
モノソミー　60
モルガニーの直腸柱　347
モル腺　446
門　246
門細胞　398
モントゴメリー腺　410
門脈　251, 357
門脈管→肝門管
門脈小葉　359

ゆ

優位卵胞　400
有郭乳頭　320
有棘層　278, 280
ユークロマチン　48
有糸分裂　54, 55
有糸分裂期　54
有髄神経線維　162, 167
雄性前核　405
優先チャネル　225
有窓型毛細血管　224
遊走細胞　97
遊走性結合組織細胞　106
有窓膜　218
遊走マクロファージ　106
誘導マクロファージ　106
有尾上衣細胞→タニサイト
幽門括約筋　333
幽門腺　333
幽門前庭→幽門部
幽門部　326, 333
幽門弁　326
輸出細動脈　373, 382
輸出リンパ管　231, 246, 247
輸送小胞　23, 24
輸送蛋白　14, 16
輸入細動脈　373, 382
輸入リンパ管　231, 246
ユビキチン化　33

よ

葉気管支　301
葉状乳頭　320
容積伝達　175
ヨードプシン　444
抑制性G蛋白　18
抑制性シナプス　174
抑制性シナプス後電位　171
抑制ホルモン　260

ら

蕾状期　315
ライスナー膜　451
ライディッヒ細胞　414, 421
ライト染色　191
ラインケ結晶　37, 421
ラシュコフ神経叢　315
ラセン神経節　448
ラセン動脈（子宮）　402
ラセン動脈（陰茎）　430
ラセン板縁　453
ラセン隆起　453
ラトケ嚢　259
ラパポルトの腺房　359
ラミニン　66, 87, 95
ラミン　46
ランヴィエ絞輪　167
卵円窓　448
卵管　400
卵管峡部　400
卵管采　400

卵管膨大部　400
卵管漏斗　396
卵丘　396
卵形嚢　449
卵形嚢斑　449
ランゲルハンス細胞　105, 278, 281
ランゲルハンス島　353, 355
卵子　405
卵娘細胞　396
卵巣　392
卵巣間膜　392
卵祖細胞　393
卵胞　393
卵胞液　395
卵胞期　404
卵胞腔　395
卵胞刺激ホルモン　260, 393
卵胞上皮細胞　393
卵胞膜黄体細胞　397
卵母細胞　393

り

リーベルキューン陰窩　338, 339
リウマチ熱　229
リガンド　17, 29
リガンド依存性チャネル　16
リソソーム　31
リットレ腺　389, 390
立毛筋　284, 290
リポイドネフローゼ　376
リボ核酸　50
リボ核蛋白粒子　52
リボソームRNA　20, 50, 52
リボソーム受容体蛋白　21
リポトロピン　262
リポフスチン　37
リポフスチン果粒　161
隆起部　260
流行性耳下腺炎　352
流動モザイクモデル　14
領域間基質　115
両親媒性　13
良性前立腺肥大症　428
良性多形性腺腫　352
梁柱　247
緑内障　439
リラキシン　400, 404
輪　420, 421
リン脂質　12
輪状ヒダ　337
リンパ　215, 231
リンパ管　231
リンパ管系　215, 231
リンパ管付着細糸　231
リンパ球　98, 107, 199
リンパ球系　206
リンパ球コロニー形成単位　206
リンパ節　231, 246
リンパ本幹　231

る

涙液　447
類骨　119
涙小管　447
類上皮細胞　105
涙腺　447
涙点　447
類洞→洞様毛細血管
類洞周囲腔　360
涙嚢　447
ルフィニ終末　435
ルフィニ小体　284, 435

れ

レチウス条（エナメル成長線）　313
レニン　221
レプチン　110
レプトテン期→細糸期
連続型毛細血管　223
レンニン　326
連嚢管　449

ろ

ロイコトリエン　103, 197
老眼→老視
老視　440
漏斗　260, 400
漏斗茎　260
濾過細隙　375
濾過障壁　384
ロドプシン　444
濾胞　265
濾胞腔　265
濾胞樹状細胞　248, 249
濾胞上皮　265
濾胞上皮細胞　265
濾胞星状細胞　263
濾胞傍細胞　265
ロマノフスキー　191

わ

ワーラー変性　185
ワイベル・パラーデ小体　217

欧文索引

ギリシャ文字

α-actinin 84, 140, 141, 154
α-efferent neuron 148
α granule 201
α-melanocyte-stimulating hormone 263
α-motor neuron 145, 148
α-MSH 263
β-endorphin 263
β-lipotropin 263
β particle 362
δ granule 201
λ granule 201

数字

5α-reductase 423

A

A band 137
A cell 356
A kinase 19
ABP 416, 422
absorptive epithelial cell 338
absorptive epithelium 338
ACE 216, 221, 385
acetylcholine receptor 146
acetylcholinesterase 146
acid hydrolase 31
acidophil 261
acidophilic 2
acinar cell 353
acinus of Rappaport 359
acne 288
acquired immunodeficiency syndrome 243
acromegaly 133
acrosin 405, 420
acrosomal cap 420
acrosomal granule 420
acrosomal phase 420
acrosomal reaction 420
acrosomal vesicle 420
acrosome 420
acrosome reaction 405, 420
ACTH 262
actin 38, 140
actin filament 80, 140, 161
activated macrophage 106
activation gate 169
active transport 15
activin 398
acute myeloblastic leukemia 212
acute pancreatitis 355
adaptin 27
adaptive immune system 233
ADCC 237
Addison's disease 273
adenocarcinoma 88
adenocarcinoma of the prostate 428

adenohypophysis 259
adenoid 255
adenylate cyclase 18
ADH 221, 263, 387
adipocyte 36, 98
adipose tissue 109
adrenal gland 269
adrenaline 269
adrenocorticotropic hormone 262
adult teeth 312
adventitia 324, 403
afferent glomerular arteriole 373, 382
afferent lymph vessel 246
afferent lymphatic vessel 231, 246
afferent nerve 157
afferent neuron 164
aggrecan 65, 115
aggrecan composite 118
agranulocyte 195
AIDS 243
air-way 293
albuminuria 376
aldosterone 271, 381, 386
alimentary canal 323
alkaline phosphatase 119
all-or-none 169
all-or-none law 143
alveolar duct 303
alveolar gland 91
alveolar macrophage 306
alveolar pore of Kohn 303
alveolar sac 303
alveolus 303, 312, 318
amacrine cell 445
ameloblast 313
amin 257
amino-acid-derivative 257
aminoacyl tRNA 21
amphipathic 13
ampulla 400, 427, 448, 451
ampulla of Vater 368
anagen phase 291
anal canal 347
anal column 347
anal gland 347
anal sinus 347
anal valve 347
anamnestic response 234
anaphase 56, 57
anaphase Ⅰ 60
anaphase Ⅱ 60
anaphylactic reaction 102
anaphylactic shock 198
anchoring junction 83
anchoring villi 407
androgen 270
androgen-binding protein 416, 422

androstenedione 272
anencephaly 158
aneuploidy 50
aneurysm 220
angina 230
angiotensin Ⅰ 221, 385
angiotensin Ⅱ 221, 272, 385
angiotensin-converting enzyme 216, 221, 385
angiotensinogen 221, 385
anisotropic 138
ankyrin 193
annulus 420, 421
annulus fibrosus 230
anterior pituitary 259
anterior semicircular canal 448
anterograde change 185
anterograde transport 26, 162
antibody 200, 233, 235
antibody-dependent cell-mediated cytotoxicity 236, 237, 240
anticodon 21, 52
antidiuretic hormone 221, 263, 387
antigen 233, 234
antigenic determinant 234
antigen-presenting cell 199, 233, 239
antimülerian hormone 416
antiport 16
antral follicle 395
antrum 395
anulus iridis major 439
anulus iridis minor 439
anus 347
aorta 217
aortic body 220
APC 233, 239
apical light zone 247
apical plasma membrane 79
apocrine secretion 90
apocrine sweat gland 287
apoptosis 61, 209
appendices epiploicae 345
appendicitis 347
appendix 345, 347
appositional growth 114, 129
aquaporin 79
aqueous humor 439
arachidonic acid 103, 198
arachnoid 182
arachnoid granulation 182
arachnoid trabecular cell 182
arachnoid villi 182
arcuate artery 382, 402
arcuate vein 383
area cribrosa 369
areola 410
areolar gland 410
areolar gland of Montgomery 410

欧文索引

argentaffin cell　94
argyrophil cell　94
aromatase　395, 398
arrector pili muscle　284, 290
arteriola rectae　383
arteriole　219
arteriosclerosis　221
arteriovenous anastomosis　225
artery　215, 217
ascending thick limb of Henle's loop　379
ascending thin limb of Henle's loop　378
asthma　104, 302
astral ray　56
astrocyte　164
astrocytoma　163
asymmetric synapse　173
atheroma　230
atherosclerosis　221
ATP synthase　34
atresia　393, 398
atretic follicle　398
atrial natriuretic peptide　151, 229
atriopeptin　229
atrioventricular bundle　229
atrioventricular node　229
atrium　303
attachment plaque　85
Auerbach's myenteric plexus　324
Auerbach's plexus　158
AUG　52
auricle　447
autocrine　89
autocrine signaling　17
autograft　132
autoimmune disease　235
autonomic ganglion　157, 180, 181
autonomic nervous system　157, 177
autophagosome　32
autoradiography　5
autosome　49
AVA　225
axoaxonic synapse　171
axodendritic synapse　171
axolemma　162
axon　158, 162
axon hillock　159, 162
axon reaction　185
axon terminal　159
axonal transport　162
axoneme　81, 421
axosomatic synapse　171
azure　191
azurophilic granule　195, 198

B

B cell　199, 237, 355
B lymphocyte　199, 233, 237
BALT　254
band 3 protein　193
band 4.1 protein　193
Barr body　49, 195

basal artery　402
basal cell　299, 320, 453
basal cell carcinoma　285
basal infolding　87
basal lamina　6, 72, 75, 373
basal layer　402
basal light zone　247
basal striation　87
Basedow's disease　267
basement membrane　72, 75
basilar membrane　451
basket cell　350
basophil　98, 107, 261
basophilic　2, 198
B-cell receptor　234, 235
bell stage　316
benign pleomorphic adenoma　352
benign prostatic hypertrophy　428
bile　253, 361
bile canaliculus　359
bile salt　363
bilirubin　253, 364
bipolar cell　445
bipolar neuron　164
Birbeck granule　281
blastocyst　405
blind spot　441
blood clot　202
blood island　205
blood-air barrier　308
blood-brain barrier　166, 183
blood-CSF barrier　184
blood-thymus barrier　246
B-memory cell　237, 241, 248
body (stomach)　326
body (uterus)　401
bone marrow　117, 199, 204
bony labyrinth　448
bony union　132
border cell　454
border cell layer　182
Botulism　146
Bouin's fluid　1
bouton en passage　172
Bowman's capsule　373
Bowman's gland　295, 296
Bowman's membrane　438
Bowman's space　373
brabched gland　91
bradykinin　104
brain sand　275
breast cancer　412
broad ligament of the uterus　392
bronchial artery　309
bronchial tree　300
bronchial vein　309
bronchiole　302
bronchopulmonary segment　301, 309
bronchus-associated lymphoid tissue　254
brown adipose tissue　100, 110
Bruch's membrane　438

Brunner's gland　340
brush border　77, 79, 338
brush cell　300
bud stage　315
buffy coat　189
bulb of penis　430
bulbar conjunctiva　446
bulbourethral gland　428
bundle of His　229
bursa of Fabricius　213, 237

C

C kinase　19
Ca^{2+}-calmodulin-dependent protein kinase　19
cadherin　83, 84
calcitonin　265
calmodulin　19, 80, 154
calvaria　123
CaM-kinase　19
cAMP　18
cAMP phosphodiesterase　19
canal of Hering　360
canal of Schlemm　438
canaliculus　120, 123
canalis portalis　357
cancellous　123
cap phase　420
cap stage　315
capacitation　400, 426
capillary　215, 217, 221
capping protein　38
capsule　91, 369
capsule cell　180
capsule of Tenon　437
carbonic anhydrase　191
carcinoma　88
cardia　326
cardiac gland　333
cardiac hypertrophy　151
cardiac muscle　149
cardiac muscle cell　149
cardiac region　333
cardiac skeleton　230
cardiodilatin　229
cardionatrin　229
cardiovascular system　215
caries　313
carotid body　220
carotid sinus　220
carrier protein　14, 16
caspase　61
catagen phase　291
catalase　197
catalytic receptor　258
cataract　440
caveola　154
CCK　354
cell　9, 63
cell body　158
cell coat　14
cell cycle　54

cell membrane   12
cell of Bötcher   454
cell of Claudius   453
cellular immune response   233
cellular layer   113, 114
cellularly mediated immune system   200
cementing line   125
cementoblast   314, 317
cementocyte   314
cementum   314, 317
central artery   250
central channel   225
central lacteal duct   341
central lymphoid organ   243
central nervous system   157
central sheath   81
central vein   358
centriole   42, 56
centroacinar cell   354
centroblast   248
centrocyte   248
centromere   56
centrosome   41, 42, 56
cephalic phase   335
cerebellar cortex   184
cerebellar island   185
cerebral cortex   184
cerebrospinal fluid   167, 184
cerumen   448
ceruminous gland   448
cervical carcinoma   403
cervical gland   404
cervix   312, 401, 403
CFU-E   209
CFU-Ly   206
CFU-S   206, 207
channel protein   14
chemical synapse   171
chiasma   59
chief cell   220, 268, 330
chloride pump   385
choana   293
cholangiole   360
cholecystokinin   354
cholelithiasis   368
cholera toxin   342
choline acetyl transferase   146
chondrification center   114
chondroblast   114, 115
chondrocyte   113, 114, 115
chondrogenic cell   114, 115
chondroitin sulfate   101, 102
chondronectin   66, 95, 116
choriocapillary layer   438
chorion   407
chorion frondosum   407
chorion laeve   407
chorionic plate   407
chorionic villi   407
choroid   438
choroid plexus   167, 183

chromaffin cell   273
chromatin   45
chromatolysis   186
chromophobe   261
chromosome   49
chronic essential hypertension   386
chyle   344
chylomicron   344
cilia   77, 80
ciliary body   438
ciliary epithelium   438
ciliary muscle   439
ciliary process   438
ciliary zonule   438
ciliated cell（air-way）   299
ciliated cell（oviduct）   400
circulating stem cell   200
circumanal gland   347
circumvallate papilla   320
cis Golgi network   24
cis-face   24
cisterna chyli   231
Clara cell   302
class switching   237
class Ⅱ-associated invariant protein   239
classic hemophilia   204
classical lobule   359
clathrin   25
clathrin basket   27
clathrin coat   29
clathrin triskelion   27
clathrin-coated vesicle   27
claudin   83
clear cell   268, 286
clearing   1
cleavage furrow   57
cleft of Schmidt-Lanterman   167
CLIP   239
clitoris   409
clonal anergy   234
clonal deletion   234
clonal expansion   234
clone   200, 234, 235
closed circulation theory   251
club hair   291
clusters of differentiation protein   238
CNS   157
coagulation   189
coagulation factor   202, 204
coat protein subunit   28
coatomer   28
coatomer Ⅰ   25
coatomer Ⅱ   25
cochlea   448
cochlear duct   451
code of Billroth   252
codon   21, 50
coiled artery   402
colchicine   59
collagen   67, 68, 69, 87, 97
collagen fiber   66, 96, 108

collagen fibril   67
collagenase   121
collagenous   109
collateral branch   162
collecting tubule   370, 381
collecting vein   359
colliculus seminalis   427
colloid   260, 265
colon   345
colony-forming unit-erythrocyte   209
colony-forming unit-lymphocyte   206
colony-forming unit-spleen   206, 207
colony-stimulating factor   208
colony-stimulating factor-1   133
colostrum   410, 411
common bile duct   354, 368
common hepatic duct   368
communicating junction   83
compact bone   123
complement   233
complement fixation   237
complement system   235
compound gland   91
compound microscope   3
conducting artery   217
conducting portion   293
conduction velocity   176
conductive deafness   455
cone   442
congenital megacolon   158
conjugated bilirubin   364
conjunctiva   446
conjunctivitis   446
connecting piece   420, 444
connecting tubular system   201
connecting tubule   381
connective tissue   75, 95
connexin   85
connexon   85
constitutive secretory pathway   27, 89
continuous capillary   223
contractile ring   59
COP   28
COP Ⅰ   25
COP Ⅱ   25
cornea   437
corneal endothelium   438
corneal epithelium   437
corona   247
corona radiata   396
coronary heart disease   230
corpora amylacea   428
corpora arenacea   275
corpus   326
corpus albicans   398
corpus cavernosum penis   429
corpus cavernosum urethrae   429
corpus hemorrhagicum   396
corpus luteum   396, 398
corpus luteum of menstruation   397, 400
corpus luteum of pregnancy   397, 400

corpus spongiosum penis　429
cortex（adrenal gland）　269
cortex（cerebellum, cerebrum）　181
cortex（hair）　290
cortex（ovary）　393
cortical arch　369
cortical collecting tubule　381
cortical nephron　371
cortical reaction　405
corticoid　269
corticosteroid　269
corticosterone　272
corticotroph　262
corticotropin-releasing hormone　260
cortisol　272
cough reflex　298
countercurrent exchange system　387
countercurrent multiplier system　385
coupled transport　16
Cowper's gland　428
craniosacral outflow　178
CRE　19
CREB　19
CRE-binding protein　19
Cretinism　267
CRH　260
C-ring　298
crista　34
crista ampullaris　451
crossing over　59
crown　312
crypt　255
crypt of Lieberkühn　338, 339
crystal　37
crystal of Charcot-Böttcher　37
crystal of Reinke　37, 421
crystallin　440
crystalloid of Charcot-Böttcher　415
CSF　167, 208
CTL　200, 238, 241
cumulus oophorus　396
cupula　451
Cushing's disease　273
cuticle　290
cycle of the seminiferous epithelium　421
cyclic AMP　18
cyclic AMP response element　19
cyclin　55
cyst　263
cytochemistry　4
cytocrine secretion　282
cytokeratin　280
cytokine　233
cytokinesis　55, 60, 419
cytoplasm　9
cytoplasmic bridge　419
cytoplasmic filament　47
cytoplasmic ring　47
cytoskeleton　10, 38
cytosol　9
cytotoxic T cell　200

cytotoxic T lymphcyte　238, 241
cytotrophoblast　405

D

D cell　356
dark cell　286, 320
dark type A spermatogonium　417
dark zone　247
daughter cell　54
decidua　407
decidua basalis　407
decidua capsularis　407
decidua parietalis　407
decidual cell　405, 407
deciduous teeth　312
default pathway　23, 27
degranulation　103
dehydration　1
dehydroepiandrosterone　272
DEJ　316
demarcation channel　213
dendrite　158, 161
dendritic cell　281
dendrodendritic synapse　171
dense area　154
dense body　153, 154
dense connective tissue　109
dense irregular connective tissue　109
dense regular collagenous connective tissue　109
dense regular connective tissue　109
dense regular elastic connective tissue　109
dense tubular system　201
dental follicle　315
dental lamina　315
dental papilla　315
dental sac　315
dentin　313
dentinal tubule　314
dentinoenamel junction　316
deoxycorticosterone　271
deoxyribonucleic acid　21, 50
depolarization　169
dermal papilla　277, 283, 284
dermatoglyph　277
dermis　277, 283
Descemet's membrane　438
descending thick limb of Henle's loop　376
descending thin limb of Henle's loop　378
desmin　40, 139, 154
desmoplakin　85
desmosine cross-link　71
desmosome　84
detachment of the retina　442
DHEA　272
diabetes insipidus　264
diabetes mellitus　356
diacrine secretion　91
diacylglycerol　19
diaphysis　123
diarrhea　346

diarthrosis　134
diffuse neuroendocrine system　92
diffuse neuroendocrine system cell　328
DiGeorge syndrome　246
digital imaging technique　3
dihydrotestosterone　422
dihydroxyphenylalanine　160
dilator pupillae muscle　440
diploë　123
diploid　50, 59
diplotene stage　59
distal convoluted tubule　379
distal tubule　378, 379
distributing artery　218
distributing vein　358
DNA　21, 50
DNES cell　300, 328, 338
docking protein　21
dome-shaped cell　388
dominant follicle　400
DOPA　160
dopamine　175
dorsal horn　181
dorsal root ganglion　180, 181
doublet　81
Douglas' pouch　403
Down syndrome　50
drumstick　195
duct of Bellini　369, 370, 381
ductuli efferentes　414
ductulus efferentes　424
ductus deferens　414, 426
ductus epididymis　426
ductus reuniens　449
ductus utriculosaccularis　449
duodenal gland　340
duodenal papilla of Vater　341
duodenum　341
dura mater　123, 182
dust cell　105, 306
dwarfism　133
dyad　150
dynamic γ-motor neuron　147
dynamin　29
dynein　41, 81, 163
dystrophin　74, 139

E

early endosome　30
earwax　448
eccrine sweat gland　285
edema　108, 226
effector cell　200, 234
efferent（glomerular）arteriole　373, 382
efferent lymph vessel　246
efferent lymphatic vessel　231, 247
efferent nerve　157
efferent neuron　164
EGF　284
Ehlers-Danlos syndrome　71, 220
ejaculation　430

ejaculatory duct 427
elastic 109
elastic artery 217
elastic cartilage 113, 116
elastic fiber 66, 71, 96, 108
elastin 71, 97, 216
electrical synapse 171
electron transport chain 34
eleidin 281
elicited macrophage 106
elliptocytic red blood cell 193
embedding 2
embryoblast 405
embryonic connective tissue 107
emphysema 308
emulsifying 343
en passant type 155
enamel 313
enamel knot 315
enamel organ 315
enamel rod 313
enamelin 313
end bulb 159
end piece 421
endocardium 228
endochondral bone formation 113, 127
endocrine 89
endocrine cell 257
endocrine gland 88, 92, 257
endocrine signaling 17
endocytosis 28
endolymphatic duct 449
endolymphatic sac 449
endometriosis 403
endometrium 402
endomysium 137
endoneurium 176
endoplasmic reticulum 20
endosomal carrier vesicle 31
endosteum 117
endothelin 202
endothelin I 226
entactin 66
enteric nervous system 324
enteritis 346
enterohepatic recirculation of bile salt 363
enzyme-linked receptor 18
eosin 191
eosinophil 98, 107, 197
eosinophil chemotactic factor 103
eosinophil-derived neurotoxin 197
eosinophilic cationic protein 197
ependymal cell 167
epicardium 229
epidermal ridge 277
epidermis 277
epididymis 414, 426
epidural space 182
epilepsy 158
epimysium 137
epineurium 175

epiphyseal plate 114, 123
epiphysis 123
episclera 437
epithelial reticular cell 244
epithelial tissue 75
epithelioid cell 105
epithelium 75
epitope 33, 199, 234, 239
EPSP 171
ER 20
erectile tissue 429
erection 430
erythroblast 205
erythroblastosis fetalis 194
erythrocyte 189, 191
erythropoietin 208, 382
esophageal cardiac glands 326
esophageal gland proper 326
esophagus 325
euchromatin 48
excitatory postsynaptic potential 171
excitatory synapse 173
exocrine gland 88, 89
exocytosis 90
exon 52
exportin 48
external anal sphincter muscle 347
external auditory meatus 447
external callus 131
external ear 447
external elastic lamina 215, 216, 219
external granular layer 184
external hemorrhoidal plexus 347
external lamina 72, 150, 153
external limiting membrane 444
external mesaxon 167
external pyramidal layer 184
external respiration 293
external root sheath 289
external sphincter muscle 389
exteroceptor 433
extracellular matrix 63, 95, 113
extrafusal fiber 147
extrinsic muscles 319
eyelash 446
eyelid 446

F

Fab fragment 235
facilitated diffusion 15
F-actin 38
Fallopian tube 400
fascia adherens 84, 149
fascicle 175
fat cell 97, 98, 108
fat storing cell 360
fatty acid derivative 257
fatty stool 364
Fc fragment 235
female pronucleus 405
fenestra 224

fenestra cochleae 448
fenestra vestibuli 448
fenestrated capillary 224
fenestrated membrane 218
fiber 63
fibrillin 71
fibrin 202
fibrinogen 202
fibroblast 97, 98, 108, 156
fibrocartilage 113, 117
fibrocyte 98
fibronectin 39, 66, 73, 96
fibrous astrocyte 165
fibrous layer 113, 114, 134
fibrous sheath 420, 421
fibrous tunic 436
filaggrin 40, 284
filiform papilla 320
filtration barrier 384
filtration slit 375
fimbriae 400
fimbrin 39
fingerprint 277
first polar body 396
fixed cell 97
fixed macrophage 105
flagella 82
flagellar axoneme 420
flat bone 123
fluid mosaic model 14
focal contact 39
foliate papilla 320
follicle 265
follicle epithelial cell 265, 393
follicle epithelium 265
follicle-stimulating hormone 260, 393
follicular dendritic cell 248, 249
follicular lumen 265
follicular phase 404
folliculostellate cell 263
foramen cecum 319
foreign-body giant cell 105, 199
formalin 1
fovea centralis 441
foveola 326
freckle 285
free cell 97
free macrophage 105
free villi 407
freeze fracture technique 8
FSH 260, 393
functional layer 402
fundus (stomach) 326
fundus (uterus) 401
fungiform papilla 320

G

G band 50
G cell 356
G protein 258
G_0 phase 54

G₁ phase 54, 55
G₂ phase 55, 55
G-actin 38
GAG 63
gallbladder 367
gallstone 368
GALT 254
ganglion 180
ganglion cell layer 446
gap junction 85
gastric gland proper 326, 328
gastric inhibitory peptide 336
gastric phase 335
gastric pit 326
gastric ulcer 336
gastrin 335, 356
gastroenteric reflex 343
gastroesophageal sphincter 326
gate 15
gated channel 15
G_Bq 18
gelatinase 121
gelsolin 39
gene 50
general somatic afferent pathway 433
general visceral afferent pathway 433
genome 49
germinal center 247
germinal epithelium 392, 415
germinativum 278
GFAP 164
GFR 384
Gi 18
Giemsa staining 191
gingiva 318
GIP 336
gland 88
gland of Bartholin 409
gland of Littre 389, 390
gland of Moll 446
gland of von Ebner 320
gland of Zeis 446
glandular cell 88
glans clitoridis 409
glans penis 429
glaucoma 439
glial cell 157, 164
glial fibrillar acidic protein 164
glial fibrillary acidic protein 40
glial scar 187
Glisson's capsule 357
Glisson's sheath 357
glomerular filtrate 371
glomerular ultrafiltrate 384
glomerular filtration 376
glomerulonephritis 376
glomerulus 185, 297, 373
glomus 225
glomus cell 220
glucagon 356
glucocortidoid 270

gluconeogenesis 356, 365
glutaraldehyde 7
glutathion peroxidase 197
gluten enteropathy 344
glycocalyx 14, 79, 80, 338
glycogen 36, 362
glycolipid 13
glycolysis 144
glycophorin A 193
glycosaminoglycan 63, 95, 113
GM-CFU 121
GnRH 260, 393
goblet cell 91, 299, 338
Golgi cistern 23
Golgi phase 419
Golgi stack 24
Golgi tendon organ 146, 149, 436
Golgi vesicle 24
gonadotroph 262
gonadotropin 263
gonadotropin-releasing hormone 260, 393
G-protein-gated ion channel 16
G-protein-linked receptor 18
Graafian follicle 396
granular layer 185
granulation tissue 131
granule cell 184
granulocyte 195
granulocyte-macrophage progenitor cell 121
granulomere 200
granulosa cell 395
granulosa-lutein cell 397
granzyme 240, 242
Graves' disease 235, 267
gray matter 162, 181
great alveolar cell 305
ground section 118
ground substance 63, 95
growth hormone 261
Gs 18
Gt 18
guanosine triphosphate-binding protein 258
Guillain-Barr syndrome 309
gut-associated lymphoid tissue 254
gyrus 184

H

H & E 2
hair 288
hair bulb 289
hair follicle 289
hair matrix 289
hair papilla 289
hair root 289
hairlet 454
half desmosome 87
hapatic triad 357
haploid 50, 59, 416
hard palate 319
Hassall's corpuscle 245
haustra coli 345

haversian canal 125
haversian canal system 125
hay fever 104
HbA 192
hCG 397
HCl 329
heart 215, 228
heart failure cell 308
heart muscle 149
heavy chain 235
Heavy meromyosin 141
helical artery 430
Helicobacter pylori 336
helicotrema 451
helper T cell 200, 238
hematocrit 191
hematopoiesis 191
hematoxylin and eosin staining 2
hemidesmosome 87
hemoglobin 192
hemophilia 204
hemopoiesis 191, 204, 208, 254
hemorrhoid 347
Henle's layer 289
Hensen's cell 454
heparan sulfate 73
heparin 101
hepatic acinus 359
hepatic coma 365
hepatic duct 368
hepatic lobule 357
hepatic phase 205
hepatocyte 357, 361
hepatocyte growth factor 366
hereditary spherocytosis 193
herniated disk 117
Herring body 263
HERS 317
Hertwig's epithelial root sheath 317
heterochromatin 48
heterograft 132
HEV 248
HGF 366
hiatal hernia 326
high-endothelial venule 227, 248
hilum 246, 369
hilus 309
hilus cell 398
hinge region 235
Hirschsprung disease 158
histamine 102, 103, 104
histochemistry 4
histology 1
histone 48
HIV 243
HLA 239
HLA class II 199
holocrine secretion 91
homograft 132
horizontal cell 184, 445
hormone 257

Howship's lacuna 121
human chorionic gonadotropin 397
human immunodeficiency virus 243
human leukocyte antigen 239
human leukocyte antigen class Ⅱ 199
humoral immune response 233
humorally mediated immune response 200, 237
Huntington chorea 175
Huxley's layer 290
Huxley's sliding filament theory 140
hyaline cartilage 113, 114
hyalocyte 440
hyaloid canal 441
hyalomere 200
hyaluronic acid 64
hyaluronidase 65
hydrocephalus 184
hydrochloric acid 329
hydrocortisone 272
hydroxy apatite 313
hydroxyapatite crystal 118
hymen 409
hypercellular obesity 110
hyperplasia 156
hyperthyroidism 267
hypertrophic obesity 110
hypertrophy 156
hypodermis 277, 283
hypolemmal cistern 160
hypoparathyroidism 269
hypophyseal portal vein 260
hypophysis 259
hypothalamus 259
hypothyroidism 267

I

I band 137
ICSH 263
IG 53
IL-1α 284
ileocecal valve 345
ileum 341
immediate hypersensitivity reaction 102
immunocompetent 237
immunogen 234
immunoglobulin 233, 235
immunohistochemistry 5
immunological memory 234
immunological tolerance 234
implantation 405
importin 48
impotence 431
impulse 171
inactivation gate 169
incisura of Schmidt-Lanterman 167
inclusion 10, 36
incus 448
inferior hypophyseal artery 260
inferior parathyroid gland 268
infundibular stalk 260
infundibulum 260, 396, 400

inhibin 416, 422
inhibiting hormone 260
inhibitory G protein 18
inhibitory postsynaptic potential 171
inhibitory synapse 174
initial segment 162
initiator tRNA 21
inlet arteriole 358
inlet venule 358
innate immune system 233
inner cell mass 405
inner cellular layer 123
inner circumferential lamella 124
inner ear 448
inner enamel epithelium 315
inner hair cell 454
inner leaflet 12
inner limiting membrane 446
inner membrane 34
inner nuclear layer 445
inner nuclear membrane 45
inner phalangeal cell 454
inner pillar cell 453
inner plexiform layer 445
inner segment 444
inner stripe 371
inner table 123
inner tunnel 454
inner zone 371
insulin 355
insulin-like growth factor 261
integral protein 13
integrin 39, 65, 72, 74, 87
integument 277
interalveolar septum 303, 308
intercalated cell 381
intercalated disk 149
intercalated duct 350, 354
intercellular canaliculus 286
interchromatin granule 53
intercristal space 34
interdental cell 453
interdigitating dendritic cell 252
interfascicular oligodendrocyte 166
interferon-γ 133
interleukin 208
interleukin-1 133
interleukin-6 133
interlobular bile duct 360
interlobular connective tissue 92
interlobular duct 350
intermediate cell 320, 453
intermediate filament 39, 85
intermediate muscle fiber 137
intermediate sinus 247
intermediate stack 24
intermembrane space 34
internal anal sphincter muscle 347
internal callus 131
internal elastic lamina 215, 216, 217, 218
internal granular layer 184

internal hemorrhoidal plexus 347
internal mesaxon 167
internal pyramidal layer 184
internal respiration 293
internal root sheath 289
internal sphincter muscle 389
internal spiral sulcus 453
interneuron 164, 181
internodal segment 167
interoceptor 433
interpapillary peg 284
interphase 54
interplexiform cell 445
interrod enamel 313
interstitial cell 381
interstitial cell of Leydig 414, 421
interstitial cell-stimulating hormone 263
interstitial gland 396, 398
interstitial growth 114
interstitial lamella 125
interterritorial matrix 115
intestinal gland 337, 339
intestinal phase 335
intracellular canaliculus 329
intraepithelial capillary 453
intrafusal fiber 147
intramembranous bone formation 113, 126
intramural region 400
intraperiod line 167
intrinsic factor 329, 335
intrinsic muscles 319
intron 52
involucrin 281, 284
involuntary muscle 152
iodopsin 444
ion channel 15
ion channel-linked receptor 16
ion-channel receptor 171
IPSP 171
iris 439
iron deficiency anemia 209
irregular bone 123
ischemic heart disease 230
isolet of Langerhans 353, 355
isotropic 138
isotype switching 237
isthmus 400
Ito cell 360

J

J protein 236
jaundice 364
jejunum 341
joint capsule 134
junctional complex 83
junctional epithelium 319
junctional fold 145
juxtaglomerular apparatus 380
juxtaglomerular cell 380
juxtamedullary nephron 371, 385

K

K⁺ leak channel　16, 169
karyokinesis　55, 419
karyoplasm　9, 45
keloid　69
keratin　40, 85, 280, 284
keratin filament　278
keratinized stratified squamous epithelium　77
keratinocyte　278
keratohyalin granule　281
ketone body　365
ketosis　365
kidney　369
Kiesselbach's area　294
kinesin　41, 163
kinetocochore　56
Klinefelter syndrome　50, 419
Krause end bulb　283
Krause's end bulb　436
Kupffer cell　105, 359

L

labium majus pudendi　409
labium minus pudendi　409
lacrimal canaliculus　447
lacrimal fluid　447
lacrimal gland　447
lacrimal punctum　447
lacrimal sac　447
lacteal　337
lactiferous duct　409
lactiferous sinus　409
lacuna (bone)　119, 120
lacuna (cartilage)　113, 114
lamella　124
lamellar body　305
lamellar granule　280
lamin　46
lamina densa　72, 373
lamina lucida　373
lamina propria　324
lamina rara　72, 373
lamina rara externa　375
lamina rara interna　375
laminin　66, 87, 95
Langerhans cell　105, 278, 281
large intestine　345
laryngitis　298
larynx　297
late endosome　27, 30
lateral portion　149
lateral semicircular canal　448
layer of nerve fibers　446
layer of rods and cones　442
left hepatic duct　360
lens　440
lens capsule　440
lens fiber　440
leptin　110
leptotene　418
leptotene stage　59

leukocyte　107, 194
leukotriene　103, 197
LH　260, 393
LHRH　393
ligand　17, 29
ligand-gated channel　16
light cell　320
light chain　235
Light meromyosin　141
light microscope　2, 3
limbus corneae　438
limbus of the spiral lamina　453
limiting plate　357
line of Owen　314
lingual papilla　320
lingual tonsil　255, 319
lining mucosa　311
lip　311
lipid bilayer　12
lipofuscin　37
lipofuscin granule　161
lipoid nephrosis　376
lipoma　111
lipotropic hormone　262
liquor folliculi　395
liver　357
liver cell cord　358
liver cirrhosis　362
lobar bronchus　301
lobated kidney　370
lobule　92, 409
lobuli testis　414
local change　185
long bone　123
loose connective tissue　108
LPH　262
lunula　291
luteal phase　404
luteinizing hormone　260, 393
luteinizing hormone-releasing hormone　393
luteolysis　398
lymph　215, 231
lymph node　231, 246
lymphatic anchoring filament　231
lymphatic capillary　231
lymphatic duct　231
lymphatic vascular system　215, 231
lymphatic vessel　231
lymphocyte　98, 107, 199
lymphoid cell lines　206
lysosome　31

M

M　55
M cell　254, 339
macrophage　28, 98, 104, 108, 196, 199, 213, 233
macula adherentes　84
macula densa　379, 380
macula lutea　441
macula of the saccule　449

macula of the utricle　449
main pancreatic duct　354
major basic protein　197
major calyx　369, 387
major dense line　167
major histocompatibility complex　238
major histocompatibility complex antigens　199
male pronucleus　405
malleus　448
malpighian layer　280
MALT　254
mammary gland　409
mammotroph　261
manchette　420
mannose-6-phosphate (M6P) receptor　32
mantle zone　247
MAP　41, 161
Marfan syndrome　72, 220
marginal cell　453
marginal sinus　252
marginal zone　252
marrow cavity　117
Martinotti cell　184
mast cell　97, 101, 108
masticatory mucosa　311
matrix granule　34
matrix space　34
matrix vesicle　129
maturation phase　420
mature follicle　396
mechanically gated channel　16
mechanoreceptor　433
medial Golgi stack　24
median eminence　260
mediastinum testis　414
medulla (adrenal gland)　269
medulla (hair)　290
medulla (ovary)　398
medullary collecting tubule　381
medullary ray　369
medullary sinus　247
megakaryoblast　213
megakaryocyte　213
Meibomian gland　446
meiosis　59, 416
meiosis I　59
meiosis II　59, 396
Meissner's corpuscle　283, 434
Meissner's submucosal plexus　324
melanin　282
melanin granule　160
melanocyte　278, 282, 290
melanosome　282, 290
melatonin　275
membrana granulosa　396
membrane attack complex　235
membrane protein　12
membrane trafficking　28
membrane-bound antibody　234
membrane-coating granule　284
membranous labyrinth　449

membranous urethra 389
memory cell 200, 234
meningeal dura mater 182
menses 404
menstrual phase 403
menstruation 404
Merkel cell 278, 282, 434
Merkel cell-neurite complex 282
Merkel's disk 434
mesangial cell 373
mesenchymal cell 95, 107
mesenchymal tissue 107
mesenchyme 95
mesoblastic phase 205
mesothelium 75, 230, 392
mesovarium 392
messenger ribonucleic acid 18, 50
messenger RNA 50
metachromasia 2
metachromatic 2
metalloproteinase 123
metaphase 56, 57
metaphase I 59
metaphase II 60
metaphase plate 57
metaphysis 123
metaplasia 88, 300
metarteriole 219, 225
methylene blue 191
MHC 238
MHC II 199
MHC-restriction 238
MHSC 206
micelles 343
microbody 33
microfilament 38
microfold cell 254
microglia 105, 167, 187
microphage 196
microscopic anatomy 1
microtome 2
microtubule 161
microtubule-associated protein 161
microtubule-organizing center 26, 41, 56
microvilli 77, 79
midbody 57
middle ear 448
middle piece 420, 421
middle ring 47
milk teeth 312
mineralocorticoid 270
minor calyx 369, 387
minor vestibular gland 409
minus end 38, 41, 142
mitochondria 34
mitochondrial granule 34
mitosis 54, 55
mitotic phase 54
mitotic spindle microtubule 57
mixed gland 90
mixed peripheral nerve 176

modiolus 448
molecular layer 184
monoblast 212
monocyte 28, 98, 105, 107, 199
mononuclear phagocyte system 104, 199
monosomy 50, 60
morula 405
motor end plate 145
motor nerve 157
motor neuron 164
motor unit 145
mounting 2
MPO 196
mRNA 18
MTOC 26, 41, 56
mucin 89, 338
mucosa 324
mucosa-associated lymphoid tissue 254
mucosal mast cell 102
mucous cell 350
mucous gland 89
mucous neck cell 329
mucus 89
Müller cell 445
multicellular gland 91
multiform layer 184
multilaminar primary follicle 395
multilocular 109
multilocular fat cell 100
multiple sclerosis 168
multipolar neuron 164
multipotential hemopoietic stem cell 206
multiunit smooth muscle 152, 155
multivesicular body 31
mumps 352
muscarinic acetylcholine receptor 16
muscle bundle 137
muscle fiber 135
muscle spindle 146, 147, 436
muscle tissue 75
muscular artery 218
muscularis mucosae 324
myasthenia gravis 146, 309
myelin sheath 162, 167
myelinated nerve fiber 162, 167
myelination 167
myeloblast 210
myeloid cell line 206
myeloid phase 205
myeloperoxidase 196
myoblast 135
myocardial infarction 204, 230
myocardium 149, 228, 229
myoepicardial mantle 149
myoepithelial cell 92, 156, 287, 350
myofibril 135, 137
myofibroblast 98, 156, 318
myofilament 135, 153
myoid cell 415
myometrium 402
myoneural junction 145

myosin 38, 39, 80, 140, 141
myosin light chain kinase 154
myotendinous junction 144
myotube 135
myxedema 267

N

Na^+-K^+ ATPase 17
Na^+-K^+ pump 16
NADP 192
nail 291
nail bed 291
nail body 291
nail matrix 291
nail root 291
naive cell 234
naris 293
nasal cavity 293
nasolacrimal duct 447
nasopharynx 297
natural killer cell 200, 240
navicular fossa 390
nebulin 140, 141
negative feedback 258
nephron 370
nerve deafness 455
nervous tissue 75
neural crest cell 157
neural groove 157
neural plate 157
neural tube 157
neural tunic 436
neuroblastoma 163
neuroepithelium 157
neurofibril 161
neurofilament 40, 161
neuroglial cell 157
neurohormone 174
neurohypophysis 259
neuromodulator 174
neuron 157, 158
neuropeptide 174
neurophysin 263
neuropil 181
neurosecretion 263
neurosecretory cell 259
neurotransmitter 171, 174
neurotransmitter-gated channel 16
neutral protease 103
neutrophil 28, 98, 107, 195, 233
neutrophil chemotactic factor 103
nexin 81
nipple 409
Nissl body 159
nitric oxide 221, 430
NK cell 200, 233
NO 221
nociceptor 433
node of Ranvier 167
nonciliated cell 400
nondisjunction 60

nonkeratinized stratified squamous epithelium 77
nonpigment epithelium 438
nonself 233
NOR 57
noradrenaline 269
nuclear bag fiber 147
nuclear basket 47, 48
nuclear chain fiber 147
nuclear envelope 45
nuclear lamin 40
nuclear lamina 45
nuclear matrix 53
nuclear pore 45, 46, 48
nuclear pore complex 46, 47
nucleolus 45, 54
nucleoplasm 45
nucleoplasmic ring 48
nucleosome 48
nucleotide-gated channel 16
nucleus 45, 181
nucleus pulposus 117
null cell 199, 200, 240
nurse cell 209

O

occludin 83
occluding junction 83
odontoblast 313, 316
odontoblastic process 313, 316
odontoblastic zone 315
odontoclasts 314
odor receptor molecule 297
olfactory cells 295
olfactory epithelium 295
olfactory vesicle 295
oligodendrocyte 166
oligodendroglioma 163
oncogene 55, 59
oogonia 393
open circulation theory 251
opsonin 236
opsonized 253
optic disk 441
oral mucosa 311
organ 9
organ of Corti 453
organ system 9
orthograde degeneration 185
osmium tetroxide 7
osseous spiral lamina 448
osteoblast 117, 119
osteocalcin 118
osteoclast 105, 118, 121
osteoclast-stimulating factor 119, 132, 269
osteocyte 120
osteoid 119
osteomalacia 133
osteon 125
osteon lamella 125
osteonectin 66, 95

osteopontin 118
osteoporosis 133
osteoprogenitor cell 117, 119, 129
osteoprotegerin 121, 133
osteoprotegerin ligand 132
otitis media 455
otoconia 450
otolithic membrane 450
otoliths 450
otosclerosis 455
outer circumferential lamella 124
outer dense fiber 420, 421
outer enamel epithelium 315
outer fibrous layer 123
outer hair cell 454
outer leaflet 12, 167
outer membrane 34
outer nuclear layer 445
outer nuclear membrane 45, 46
outer phalangeal cell 454
outer pillar cell 453
outer plexiform layer 445
outer segment 443
outer stripe 371
outer table 123
outer zone 371
oval window 448
ovarian follicle 393
ovary 392
oviduct 400
ovulation 396
ovum 405
oxidative phosphorylation 34
oxyphil cell 268
oxytocin 263, 402

P

pacemaker 229
pachytene 59, 418
Pacinian corpuscle 284, 435
palate 319
palatine tonsil 255
pale type A spermatogonium 418
palpebral conjunctiva 446
palpebral fissure 446
PALS 250
pampiniform plexus of vein 414
pancreas 353
pancreatic cancer 355
pancreatic polypeptide 356
pancreozymin 354
Paneth cell 339
panniculus adiposus 277
papilla of Vater 354
papillary collecting tubule
papillary duct 369, 370, 381
papillary layer 283
paracrine 89
paracrine signaling 17
parafollicular cell 265
paraformaldehyde 7

parakeratinization 318
paranasal sinus 297
parasympathetic ganglion 178
parasympathetic nervous system 178
parathormone 268
parathyroid gland 268
paratrabecular sinus 247
paraventricular nucleus 263
parenchyma 88
parietal cell 329
parietal pleura 309
Parkinson disease 175
parotid gland 352
pars ciliaris of the retina 438
pars convoluta 376, 379
pars distalis 259
pars intermedia 259
pars iridica retinae 440
pars nervosa 260
pars recta 376, 379
pars tuberalis 260
passive transport 15
PCG 53
PDGF 221
PDL 318
pectinate line 347
pedicle 375
peg cell 400
pemphigus vulgaris 85
penicillar artery 250
penile urethra 390
penis 429
pepsin 326
peptidyl transferase 21
perforin 240, 242
periarterial lymphatic sheath 250
periaxial space 147
peribiliary capillary plexus 358
pericarditis 230
perichondrium 113, 114
perichromatin granule 53
pericranium 123
pericyte 97, 98, 156, 216, 222
perikaryon 158
perilymph 448
perilymphatic space 448
perimysium 137
perineurium 176
perinodular cortical sinus 247
perinuclear cisterna 45
periodontal ligament 312, 318
periosteal dura mater 182
periosteocytic space 121
periosteum 117, 123
peripheral lymphoid organ 243
peripheral nerve 175
peripheral nervous system 157
peripheral protein 13
perisinusoidal space 360
peristaltic rush 343
peristaltic wave 342

peritubular capillary network   382
perivascular glia limitans   183
perlecan   72
permanent teeth   312
pernicious anemia   329
peroxisome   33
peroxisome targeting signal   33
pertussis toxin-sensitive G protein   18
Peyer's patch   254, 341
phagocytosis   28
phagosome   28, 32, 196, 199
phalangeal process   454
phalanx   454
pharyngeal tonsil   255, 297
pharyngoesophageal sphincter   326
phosphatidylinositol bisphosphate   19
phospholipase A_2 103
phospholipase C   19
phospholipid   12
PHSC   206
pia mater   182
pia-arachnoid   182
pia-glial membrane   165
PIF   260
pigment epithelium   438
pigment epithelium layer   442
pinealocyte   274
pinocytosis   28
pinocytotic vesicle   28, 29
PIP_2 19
pit cell   360
pituicyte   264
pituitary gigantism   133
pituitary gland   259
placenta   407
placental barrier   407
placental septum   407
plakin   40
plasma   189, 191
plasma cell   98, 106, 200, 234, 237, 241, 248
plasma membrane   12
plasmalemma   12
plasmin   204
plasminogen activator   204
plate of hepatocyte   358
platelet   189, 200
platelet activating factor   103
platelet factor 3   202
platelet-derived growth factor   221
plectin   40
pleura   309
pleural cavity   309
plicae circulares   337
pluripotential hemopoietic stem cell   206
pluripotential stem cell   207
plus end   38, 41, 142
PNS   157
podocalyxin   375
podocyte   373, 375
polar microtubule   57
polarity   79

polarization   169
poliomyelitis   309
polycystic kidney disease   370
polymorphonuclear leukocyte   195
polyribosome   21
polysome   21
polyspermy   405
polyuria   356
POMC   263
pore   224, 225
pore protein   21
porin   34
porta hapatis   357
portal lobule   359
portal vein   251, 357
portio vaginalis   403
positive feedback   258
postcapillary venule   227, 248
posterior pituitary   260
posterior semicircular canal   448
postganglionic fiber   178
postsynaptic membrane   145, 171, 173
potassium leak channel   16
PP cell   356
preacrosomal granule   419
precapillary sphincter   225
precursor cell   206
preferential channel   225
preganglionic fiber   178
prepuce   429
presbypia   440
presynaptic membrane   146, 171
PRH   260
primary active transport   17
primary bile   361
primary bone   123
primary bronchus   300
primary capillary plexus   260
primary dermal ridge   284
primary enamel cuticle   313
primary follicle   395
primary hyperparathyroidism   269
primary immune response   234
primary lymphoid nodule   247, 249
primary lymphoid organ   233, 243
primary oocyte   393
primary ossification center   126
primary sensory nerve ending   147
primary spermatocyte   416
primary synaptic cleft   145
primary villi   407
primordial follicle   393, 394
principal cell   381
principal duct   350
principal piece   420, 421
procentriole organizer   82
procollagen molecule   69
proerythroblast   209
profilin   38
progenitor cell   206
programmed cell death   60

prolactin inhibitory factor   260
prolactin-releasing factor   263
prolactin-releasing hormone   260
proliferative phase   404
prometaphase   55, 57
promonocyte   212
proopomelanocortin   263
prophase   55, 56
prophase Ⅰ   59
prophase Ⅱ   60
proplatelet   213
proprioceptor   433
prostacyclin   201
prostaglandin D_2 103
prostate gland   427
prostatic concretion   428
prostatic fluid   428
prostatic urethra   389
prostatic-specific antigen   428
proteasome   239
protein C_3 235
protein kinase   19, 257
proteoglycan   63, 64, 95, 113
prothrombin   202, 204
protofilament   41
protooncogene   55
protoplasm   9, 14
protoplasmic astrocyte   165
proximal convoluted tubule   376
PSA   428
pseudostratified (columnar) epithelium   75, 79
pseudostratified ciliated epithelium   79
pseudostratified epithelium   75
pseudounipolar neuron   164
psoriasis   285
PTH   268
ptyalin   352
pulmonary circulation   215
pulmonary surfactant   305
pulmonary trunk   217
pulp   312, 314
pulp arteriole   250
pulp vein   251
pupil   439
Purkinje cell   184
Purkinje cell layer   184
Purkinje fiber   229
pus   107, 197
PVN   263
pyloric gland   333
pyloric region   333
pyloric sphincter   333
pyloric valve   326
pylorus   326, 333
pyramidal cell   184
pyramidal lobe   265
PZ   354

Q

quantum   146

R

radial spoke 81
radioautography 5
Raschkow plexus 315
Rathke's pouch 259
RBC 189
receptor 157, 257, 433
receptor-mediated endocytosis 29
receptor-mediated transport 183
rectal column of Morgagni 347
rectal examination 347
rectum 347
red blood cell 189, 191
red bone marrow 123
red marrow 204
red muscle fiber 137
red pulp 249, 252
reductional division 59
reflex arc 148
refractory period 16, 169
regenerative cell 328, 329, 339
regulated secretory pathway 27, 89
Reissner's membrane 451
relaxin 400, 404
release factor 23
releasing hormone 260
renal artery 381
renal column 369
renal corpuscle 369, 370, 373
renal labyrinth 369
renal lobe 369
renal papilla 369
renal pelvis 369, 387
renal pyramid 369
renal sinus 369
renal vein 383
renin 221
rennin 326
RER 20
resident macrophage 106
residual body 32, 37
respiratory bronchiole 303
respiratory chain 34
respiratory distress of the newborn 306
respiratory epithelium 294, 299
respiratory portion 293
resting potential 169
rete testis 414, 424
reticular cell 109
reticular fiber 66, 96, 108, 153
reticular layer 283, 284
reticular membrane 454
reticular tissue 109
reticuloendothelial system 104
retina 441
retrograde change 185
retrograde transport 26, 162
rheumatic fever 229
rhodopsin 444
ribonucleic acid 50
ribonucleoprotein particle 52
ribosomal RNA 20, 52, 50
ribosome receptor protein 21
rickets 133, 269
right hepatic duct 360
right lymphatic duct 231
rima glottidis 298
RNA 50
RNA polymerase 50
RNA transfer RNA 52
RNP 52
rod 442
rod cell 252
Romanovsky 191
root 309, 312
root of the tongue 319
rough endoplasmic reticulum 20
round window 448
rRNA 20, 50, 52
Ruffini's corpuscle 284, 435
Ruffini's ending 435
ruffled border 121

S

S phase 54, 55
S_1 region 377
S_2 region 378
S_3 region 378
saccule 449
saliva 351
salivary amylase 352
saltatory conduction 176
sarcolemma 135
sarcomere 138
sarcoplasm 135
sarcoplasmic reticulum 20, 135
satellite cell 137, 180
satellite oligodendrocyte 167
scala tympani 451
scala vestibuli 451
scanning electron microscope 7, 8
Schwann cell 167
Schwann tube 186
Schweiger-Seidel sheath 251
sclera 437
scurvy 71, 133
sebaceous gland 287
second meiotic division 396
second messenger 258
second messenger system 17
second polar body 405
secondary active transport 17
secondary bone 123
secondary capillary plexus 260
secondary center of ossification 128
secondary follicle 395
secondary hyperparathyroidism 269
secondary immune response 234
secondary lymphoid nodule 247, 249
secondary lymphoid organ 234, 243
secondary oocyte 396
secondary polycythemia 209
secondary sensory nerve ending 147
secondary spermatocyte 416, 418
secondary synaptic cleft 145
secondary villi 407
secretin 330, 354
secretory cell (oviduct) 400
secretory component 342
secretory granule 27, 88
secretory phase 404
secretory portion 350
sectioning 2
selectin 248, 330
selectin molecule 196
selectin receptor 196
self 233
self-antigen 245
SEM 7
semen 429, 430
semicircular canal 448
semicircular duct 448, 450
seminal vesicle 427
seminiferous epithelium 414, 415
seminiferous tubule 414
sensitizing 102
sensory deafness 455
sensory ending 433
sensory ganglion 180
sensory nerve 157
sensory neuron 164
septal cell 305
septum membranaceum 230
SER 20
serosa 324
serous cell 350
serous demilune 90
serous gland 90
Sertoli cell 415
serum 191
sesamoid bone 123
sex chromatin 49
sex chromosome 49, 195
Sharpey's fiber 123, 314, 318
sheathed artery 250
short bone 123
sialoprotein 118
sickle cell anemia 192
SIG 234
sIgD 236
signal peptidase 23
signal peptide 23
signal recognition particle 23
signal recognition particle receptor 21
signal transduction 257
signal transduction pathway 55
signaling molecule 14, 17
simple columnar epithelium 77
simple cuboidal epithelium 77
simple diffusion 14
simple epithelium 75
simple gland 91
simple squamous epithelium 77

singlet 81
single-unit smooth muscle 152, 155
sinoatrial node 229
sinusoid 224
sinusoid capillary
sinusoidal capillary 224, 358
sister chromatid 56
skeletal muscle 135
skin 277
skull cap 123
slit diaphragm 376
slowreacting substance of anaphylaxis 198
smooth endoplasmic reticulum 20
smooth muscle 135, 152
sneeze reflex 297
soft palate 319
soma 158
somatic nervous system 157
somatomedin 261
somatostatin 261, 356
somatotroph 261
somatotropin-releasing hormone 260
SON 263
space of Disse 360
space of Mall 357
space of Nuel 454
special somatic afferent pathway 433
special visceral afferent pathway 433
specialized mucosa 311
specific granule 195, 198
spectrin 39
spectrin tetramer 193
sperm 420
spermatic cord 414
spermatid 416
spermatogenesis 416
spermatogonia 416
spermatogonium 416
spermatozoon 416, 420
spermiogenesis 416, 419
sphincter of Oddi 368
sphincter pupillae muscle 440
spicule 123, 126
spina bifida 158
spinal dura mater 182
spinal nerve 176
spindle fiber 56
spine 161
spiral ganglion 448
spiral prominence 453
spleen 249
splenic phase 205
splenic sinus 252
splenic vein 251
splicing 52
spongiocyte 272
spongy bone 123
spongy urethra 390
sprue 344
squamous alveolar cell 304
squamous cell carcinoma 285

squamous metaplasia 88
SRH 260
SRP 23
SRS-A 198
staining 2
stapes 448
start codon 21, 52
static γ-motor neuron 147
steel factor 208
stellate cell 184, 360
stellate reticular cell 247
stellate reticulum 315
stellate vein 383
stem cell factor 208
stereocilia 80, 426
sterile 431
steroid 257
steroid hormone receptor 18
stimulatory G protein 18
stomach 326
stop codon 52
strand 83
stratified columnar epithelium 78
stratified cuboidal epithelium 78
stratified epithelium 75
stratified squamous epithelium 77
stratum basale 278, 279
stratum corneum 278, 281
stratum granulosum 278, 281
stratum lucidum 278, 281
stratum spinosum 278, 280
stratum vasculare 402
stress fiber 39
stretch reflex 147
stria vascularis 453
striae of Retzius 313
striated portion 87
striated border 79
striated duct 350
striated muscle 135
stroma 88, 393, 438
subarachnoid space 182
subcapsular epithelium 440
subcapsular sinus 247, 252
subendocardial layer 229
subendothelial layer 216, 228
sublingual gland 352
sublobular vein 359
submandibular gland 352
submucosa 324
succedaneous lamina 316
succedaneous teeth 312
sulcus 184
sulcus terminalis 319
superficial fascia 277
superior hypophyseal artery 260
superior parathyroid gland 268
superoxide 196, 198
suppressor T cell 200
supranuclear region 79
supraoptic nucleus 263

surface IgD 236
surface immunoglobulin 234
surface-lining cells 327
surface-opening tubular system 201
surge 396
suspensory ligament of the lens 438
sweat pore 285
symmetric synapse 174
sympathetic nervous system 178
sympathetic trunk 178
symport 16
synamin 40
synapse 159, 171
synapsin- I 173
synapsin- II 173
synaptic cleft 171
synaptic signaling 17
synaptic vesicle 145, 172
synaptonemal complex 59
synaptophysin 173
synaptotagmin 173
synarthrosis 134
synchondrosis 134
syncytiotrophoblast 405
syndecan 65
syndesmosis 134
synostosis 134
synovial fluid 134
synovial layer 134
synovial membrane 134
systemic circulation 215

T

T_3 265
T_4 265
T cell 199, 237, 244
T cell-independent antigen 237
T killer cell 200
T lymphocyte 199, 233, 237
T tubule 138, 150
taeniae coli 345
talin 39
tanycyte 167
target cell 17, 89, 257
tarsal plate 446
taste bud 320
taste hair 321
taste pore 320
Tay-Sachs disease 32
T-cell receptor 234
TCR 234
tear 447
tectorial membrane 453
tela chorioidea 183
telogen phase 291
telophase 56, 57
telophase I 60
telophase II 60
TEM 7
tenascin 66
tendon spindle 146, 149, 436

terminal arterial capillary 251
terminal arteriole 225
terminal bar 82
terminal bouton 159, 172
terminal bronchioles 302
terminal duct 350
terminal ganglion 181
terminal web 39, 80, 338
territorial matrix 115
testicular artery 414
testis 413
testosterone 421
tetany 246, 269
tetraiodothyronine 265
TGF-β 237
TGN 24
TH 238
thalassemia 192
theca externa 395
theca interna 395
theca-lutein cell 397
T-helper cell 238
thermogenin 36
thermoreceptor 433
thick filament 39, 140, 141, 154
thick myofilament 140
thin filament 140, 142, 154
thin limb of Henle's loop 378
thin myofilament 140, 149
thoracic duct 231
thoracolumbar outflow 178
thrombin 202
thrombocyte 200
thrombocytopenia 204
thromboembolism 204
thrombomodulin 201
thrombopoietin 208
thrombospondin 202
thromboxane A_2 104, 202
thrombus 202
thymic corpuscle 245
thymic humoral factor 246
thymocyte 244
thymopoietin 246
thymosin 38, 246
thymulin 246
thymus 199, 244
thymus-independent antigen 237
thyrocalcitonin 268
thyroid-stimulating hormone 262
thyroid-stimulating hormone-releasing hormone 260
thyrotroph 262
thyrotropin 262
thyrotropin-releasing hormone 260
thyroxine 265
tight junction 83
tigrolysis 186
tingible body macrophage 245
tissue 9, 63, 75
tissue thromboplastin 202

titin 140, 141
T-memory cell 238
TNF 61
toluidine blue 2
Tomes' fiber 313
Tomes' process 317
tongue 319
tonofilament 87, 279
tonsil 254
tooth buds 315
tooth germ 316
trabecula 123, 126, 247
trabecular artery 250
trachea 298
trans Golgi netwaork 24
trans Golgi stack 24
transcription 18, 50, 52
transcytosis 225, 342
trans-face 24
transfer RNA 20, 50, 52
transfer vesicle 24
transferrin 253
transforming growth factor-β 133, 237
transitional epithelium 75, 79
transmembrane protein 13
transmission electron microscope 7
transneuronal degeneration 187
transport vesicle 23, 24
transverse portion 149
transverse tubule 138
TRH 260
triad 139
trichohyalin granule 290
trigone 389
trigonum fibrosum 230
triiodothyronine 265
triplet 82
trisomy 60
trisomy 21 50
tRNA 20, 52
trophoblast 405
tropocollagen molecule 67, 69
true capillary 225
TSH 262
T-suppressor cell 238
tubular gland 91, 402
tubuloalveolar gland 91
tubulovesicular system 329
tubulus rectus 414, 424
tumor growth factor-β 237
tumor necrosis factor 61, 133
tunica adventitia 215, 216
tunica albuginea 392, 414, 429
tunica fibrosa bulbi 436
tunica intima 215
tunica media 215
Turner syndrome 50
tympanic cavity 448
tympanic lip 453
tympanic membrane 448
type Ⅰ alveolar cell 304

type Ⅰ cell 220
type Ⅰ hair cell 450, 451
type Ⅰ pneumocyte 304
type Ⅱ alveolar cell 305
type Ⅱ cell 450, 451
type Ⅱ pneumocyte 305
type 1 diabetes 356
type 2 diabetes 356
type B spermatogonium 418
tyrosinase 290

U

UAA 52
UAG 52
ubiquination 33
UGA 52
unbranched gland 91
undifferentiated cell 108
unicellular gland 91
unilaminar primary follicle 395
unilocular 109
unilocular fat cell 100, 110
unipolar neuron 164
uniport 16
unipotential 206
unit membrane 12
unitary smooth muscle 152, 155
unmyelinated nerve fiber 162
urea 365
ureter 369, 388
urethra 369, 389
urinary bladder 369, 388
urinary incontinence 389
urinary pole 373, 376
urine 369
uriniferous tubule 370
urogastrone 336, 340
urogenital diaphragm 428
uterus 401
utricle 449
uvea 438

V

vagina 407
vagovagal reflex 325
valve 227
valve of Kerckring 337
varicose vein 228
vas deferens 414, 426
vasa recta 383
vasa vasorum 216
vascular foot 165
vascular pole 373
vascular tunic 436, 438
vasectomy 427
vasomotor center 221
vasomotor nerve 216
vasopressin 221, 263
vein 215, 226, 227
velocity-dependent 16
venae rectae 383

ventral horn   181
vermiform appendix   347
vermilion border   311
very low density lipoprotein   362
vesicle coat protein AP-2   173
vestibular fold   298
vestibular lip   453
vestibular membrane   451
vestibule   293, 409, 448
vibrissae   293
villi   337
villin   39, 80
vimentin   40, 46, 139, 154
vinculin   39, 84
virgin cell   234
visceral motor nerve   178
visceral nervous system   177
visceral pleura   309
visceral smooth muscle   152, 156
visceromotor nucleus   178
visual purple   444
vitreous body   440
vitreous cavity   440
VLDL   362
vocal fold   298

vocal ligament   298
Volkmann's canal   125
voltage-gated calcium ion channel   173
voltage-gated calcium release channel   143
voltage-gated channel   15
voltage-gated K^+ channel   169
voltage-gated Na^+ channel   169
volume transmission   175
von Willebrand disease   218
von Willebrand factor   202, 217

W

Wallerian degeneration   185
wandering cell   97
wandering connective tissue cell   106
wandering macrophage   106
wart   285
WBC   189
Weibel-Palade body   217
white adipose tissue   100, 110
white blood cell   189, 194
white matter   162, 181
white muscle fiber   137
white pulp   249, 252
wright staining   191

X

XO   50

Y

yellow bone marrow   123
yellow marrow   204

Z

Z line   138
zona arcuata   452
zona fasciculata   270
zona glomerulosa   270
zona pectinata   453
zona pellucida   395
zona reticularis   270
zone of calcification   129
zone of maturation and hypertrophy   129
zone of ossification   129
zone of proliferation   129
zonula adherentes   84
zonula occludens   79, 83
zygote   405
zygotene   418
zymogen granule   354

最新 カラー 組織学
2003年4月25日発行

監修者　石村和敬　井上貴央

発行人　西村正徳
発行所　西村書店

東京支社（出版編集・営業部）〒102-0071 東京都千代田区富士見2-4-6
　　　　Tel. 03-3239-7671　Fax. 03-3239-7622
本　　社（医書販売・出版部）〒951-8122 新潟市旭町通1-754-39
　　　　Tel. 025-223-2388　Fax. 025-224-7165
www.nishimurashoten.co.jp

印刷・製本　三美印刷株式会社

本書の内容を無断で複写・複製・転載すると著作権および出版権の侵害となることがありますので，ご注意ください。　ISBN-4-89013-308-9